全国高等医药院校改革创新精品教材

供临床、预防、口腔、康复、药学、检验、护理等专业用

# 医学生理学

**（第5版）**

主　编　孙庆伟　周光纪　李光华　王　杨

副主编　温二生　孙艳宏　胡淑婷　徐明锋　石瑞丽

编　者（以姓氏笔画为序）

王　杨（海南医学院）
王俊芳（广东医科大学）
石瑞丽（包头医学院）
吕　军（包头医学院）
刘古锋（广东医科大学）
孙　霞（杭州师范大学医学院）
孙庆伟（赣南医学院）
孙艳宏（内蒙古医科大学）
李光华（宁夏医科大学）
李良东（赣南医学院）
杨　英（内蒙古医科大学）
吴敏范（沈阳医学院）
范爱辉（广东医科大学）
周光纪（广东医科大学）
胡淑婷（宁夏医科大学）
聂黎红（宁夏医科大学）
徐明锋（广东医科大学）
陶　虹（宁夏医科大学）
黄　诚（赣南医学院）
蒋绍祖（赣南医学院）
温二生（赣南医学院）
谢新华（赣南医学院）
潘际刚（贵州医科大学）

人民卫生出版社

图书在版编目（CIP）数据

医学生理学 / 孙庆伟等主编 . —5 版 . —北京：人民卫生出版社，2019

ISBN 978-7-117-29136-1

Ⅰ. ①医… Ⅱ. ①孙… Ⅲ. ①人体生理学 - 医学院校 - 教材 Ⅳ. ①R33

中国版本图书馆 CIP 数据核字（2019）第 245260 号

| | | |
|---|---|---|
| 人卫智网 | www.ipmph.com | 医学教育、学术、考试、健康，购书智慧智能综合服务平台 |
| 人卫官网 | www.pmph.com | 人卫官方资讯发布平台 |



医学生理学

第 5 版

主　　编：孙庆伟　周光纪　李光华　王　杨

出版发行：人民卫生出版社（中继线 010-59780011）

地　　址：北京市朝阳区潘家园南里 19 号

邮　　编：100021

E - mail：pmph @ pmph.com

购书热线：010-59787592　010-59787584　010-65264830

印　　刷：人卫印务（北京）有限公司

经　　销：新华书店

开　　本：787 × 1092　1/16　　印张：29

字　　数：724 千字

版　　次：1999 年 8 月第 1 版　　2019 年 12 月第 5 版

2021 年 8 月第 5 版第 2 次印刷（总第 11 次印刷）

标准书号：ISBN 978-7-117-29136-1

定　　价：65.00 元

打击盗版举报电话：010-59787491　E-mail：WQ @ pmph.com

质量问题联系电话：010-59787234　E-mail：zhiliang @ pmph.com

# 前言

《医学生理学》(第4版)出版已2年余,现根据教学需要再次修订。这次修订增加、修改和删除了部分内容,对插图作了进一步处理。本版教材有以下特点:内容丰富(全书约70万字,与第4版基本持平,为了减少篇幅,部分拓展内容用小五号宋体字排版,联系临床和日常生活的内容用小五号楷体字排版,各使用学校可根据专业及教学时数的不同选讲或供学生自学);生理学名词规范;教材既着重阐述了生理学的基本知识和概念,也适当介绍了生理学的新进展和较为重要的内容(如生命的基本特征,生物节律,骨骼肌纤维分类,人类白细胞抗原和造血干细胞移植,心室压力-容积环,摄食调节,肝脏的功能,最大呼气流速-容积曲线,肺的非呼吸功能,胃肠内的气体,游离水清除率,利尿药的作用机制,渴、痒、感觉编码,视网膜神经节细胞动作电位的产生,环境雌激素与人类生殖健康,性生理与避孕,衰老生理和运动生理等);取材新颖,编写时参考了国外近年出版的20多种原版英文生理学教材及一些国内生理学教材,取各教材之所长,对一些生理机制和理论采用了较为合理和简明的解释,例如,刺激频率与肌肉收缩力的关系、心脏做功、有效滤过压的计算、肺循环调节、消化液的分泌与消化道运动、肾小管的重吸收机制、胰岛素的作用机制、促进睡眠与觉醒的神经体液机制等;文字简明、清楚,循序渐进,内容深入浅出,淡化物理、化学概念;文句通顺易懂,形象生动,举例和比喻多;插图丰富、形象,示意性好,有助于读者理解教材中的理论和机制;理论联系实际,基础结合临床,实用性较强,不仅正文中能自然紧密地联系临床(一般都是"点到为止"),而且另设小段介绍与临床密切联系的生理学知识,每章后附有1~2个"生理与临床"小专题和1个"临床病例分析",这样做的目的是使学生尽量早些接触临床,使学生加深对生理学基本知识的理解,能用所学的生理学知识解释日常生活中的一些问题和提高学生学习生理学的兴趣。总之,本书是一本改革创新的、有特色的生理学教材,不仅可供医学、药学本科生作教材用,还可作为临床医师提高业务及医师资格考试复习使用,以及作为生理学教师教学参考用书。

限于作者的水平和修订、编写时间较仓促,本版教材虽经再次修订,书中不当和疏漏之处仍在所难免,希望广大读者指正。

主　编

2019年10月

# 目录

# 第一章

# 绪　　论

## 第一节　生理学的研究内容及与医学的关系

### 一、生理学的研究内容

**生理学**（physiology）是生物学的一个分支，它是研究生物机体生命活动的原理、规律和过程的科学。生命活动即生命现象，如呼吸、心跳、血液循环、胃肠运动和分泌、泌尿、出汗、生殖、行为表现和思维活动等。生理学要研究的就是这些生命活动产生的原理和条件，正常活动规律和过程，体内、外环境变化对它们的影响以及维持其正常活动的机制。由于在整体中每种生命活动都起一定的作用（work），即实现一定的生理功能，所以生理学也可以说是研究生命机体及其组成部分功能的科学。根据研究对象的不同，生理学有许多分支，如细菌生理学、植物生理学、动物生理学、人体（类）生理学等。而研究人体各种异常即患病机体的生命活动的科学称为病理生理学。由于人体正常的功能与异常活动在一定条件下可以互相转化，了解异常活动有助于从反面加深理解正常的功能，所以本书也适当介绍患病时生理功能的改变。与生理学相对应的是解剖学，后者研究人体结构。由于结构与功能是不能完全分开的，组织器官的功能与其结构紧密相连，机体的结构是生理功能的基础，所以在介绍机体功能时往往要简要复习有关结构基础的知识。

由于人体的功能十分复杂，而人体的结构又可以分为许多层面（细胞→组织→器官→系统→整体），因此，研究人体的生理功能时可以从不同的结构水平出发。目前生理学的研究内容大致可以分为三个不同的水平，即器官、系统水平，细胞、分子水平和整体水平。

#### （一）器官、系统水平

研究体内各个器官、系统活动的规律、活动过程、影响因素及其调节，以及它在整体生命活动中的意义和作用。例如，心脏是一个器官，它的功能就是有规律地舒缩即跳动（心跳），并把血液推动到动脉里去，起“泵”的作用。我们就要研究心跳从心脏的什么部位开始，心脏收缩与舒张的规律，心脏舒缩过程中心腔内容积、压力，瓣膜启闭，血流方向的变化，心脏活动时产生的声音和电的变化，这些变化在体内受哪些因素的影响以及心脏活动对整个生命活动的影响等。有关这一水平的研究内容称为器官生理学（organ physiology）和系统生理学，例如，心脏生理学、肾脏生理学、呼吸生理学、消化生理学等。

#### （二）细胞、分子水平

细胞是构成人体最基本的结构功能单位。因此，整个机体的生命活动或器官、系统的功能活动都与其结构单位细胞的功能活动有关，而细胞的功能活动归根到底又取决于构成细胞的各个物质，特别是大分子物质，如蛋白质（包括酶）和核酸的物理－化学过程。蛋白质和酶又是由细胞核染色质上的基因（gene）决定的。为了研究各器官活动的本质和产生的机制,还要深入到细胞、亚细胞水平和分子与基因水平,来探讨生命活动最基本的物理–化学过程。例如,心脏主要是由心肌细胞构成的,心肌细胞为什么能有规律地舒缩呢?通过细胞、分子水平的研究,了解到心肌细胞中含有特殊的蛋白质,其分子有一定的组合排列方式,在某些离子变化和酶的作用下其排列方式发生变化,发生收缩或舒张活动。又如许多激素的作用是通过调节细胞基因的表达(转录),诱导产生一些特殊功能或结构的蛋白质(包括酶)来实现的。有关这方面的研究内容传统上称为**普通生理学**(general physiology),现称为细胞和分子生理学(cellular and molecular physiology)。近几十年来,分子水平的研究取得很大进展,但是分子水平的研究成果并不能说明这些分子在完整的生命机体中的意义。

**(三)整体水平**

机体的正常生命活动,首先是机体本身作为一个完整的统一体而存在的,同时机体的生命活动与周围环境也是密切联系的。环境的变化会影响机体的生命活动,机体的生命活动则必须与环境变化相适应。整体水平的研究就是研究完整机体各个系统功能活动之间的相互关系和协调,以及完整机体与环境之间的对立统一关系。例如,从整体水平研究自然环境的变化(如温度、湿度、气压、氧含量的变化以及加速运动等)对人体功能活动的影响,以及机体处于特殊状态下(如运动、体力劳动、做气功、潜水、航天等)生理功能的改变与人体对这些情况的适应过程。研究在整体活动中各系统功能活动的调节机制与互相配合的规律。近年来,由于电子计算机遥控、遥测技术,体表无创伤检测,如磁共振成像、正电子发射成像、彩色多普勒、功能性磁共振成像等技术的应用,使整体生理学研究水平有了很大发展。

上述三个不同水平的研究是紧密相关的,彼此可以相互补充。将这三方面研究的结果结合起来进行整合,才能更全面、更深刻地认识人体作为一个整体的生命活动规律。将不同水平的研究结果联系和综合起来,以求得对机体功能更全面和整体性的认识,称为**整合生理学**(integrative physiology)。本教材主要介绍器官生理学和整体水平(主要是机体功能的调节机制)研究的生理知识,对一些基本的生命现象适当地介绍细胞或分子水平的知识。

## 二、生理学与医学的关系

生理学是一门重要的医学基础理论,它与医学有着密切的关系。只有了解和掌握机体正常的生命活动规律,才能理解和掌握机体异常的生命活动规律,对患病时所发生的一切病理现象才能理解,并通过医务人员和患者的主观努力,使异常向正常方面转化。这样我们才能在防病治病中掌握主动,不会盲从,不仅知其然,而且知其所以然,提高医疗水平。例如,只有了解和掌握正常体温维持相对恒定的原理,才能了解和认识发热的机制,理解用物理方法和药物退热的原理。而且,认识和掌握了机体的正常生命活动规律,能更好地维持它的正常进行,防止它发生异常,从而达到预防疾病和延年益寿的目的。再则,生理学本身的发展可促进临床医学和预防医学的发展。例如,对生殖生理的深入研究,促进了计划生育及生殖系统疾病防治的发展;胰岛素的发现及其作用机制的研究促进了糖尿病的防治;在分子水平上对离子通道的研究成果,认识和阐明了一些过去不甚了解的疾病——通道病;对勃起功能的阐明及Viagra(伟哥)的发明,给全世界千千万万勃起功能障碍(erectile dysfunction,ED)患者带来了福音。而临床医学的长期实践又为生理学的发展提供了许多宝贵资料,促进了生理学发展。此外,一些生物科学和基础医学,如生物化学、生物物理学、神经科学、免疫学、病理学、病理生理学、微生物学、药理学等,均需要生理学作基础,要学好这些学科，必须先学好生理学。正因为生理学与医学的关系如此密切，所以在诺贝尔生理学或医学奖中，将生理学和医学放在了一起。

## 三、生理学的研究方法

生理学是一门实验性科学，它的所有知识都来自临床实践和实验研究。而生理学真正成为一门实验性科学是从 17 世纪开始的。17 世纪初，英国医生 Harvery（哈维）首先在动物身上用活体解剖和科学实验的方法研究了血液循环，证明心脏是血液循环的中心，血液由心脏射入动脉，再由静脉回流入心脏。1928 年，哈维出版了他的著作《心与血的运动》，是历史上第一部基于实验证据的生理学著作。随后发明了显微镜和发现了毛细血管，证实了哈维对血液循环的正确推论。

生理学实验主要在动物身上进行；仅在不损害健康并得到受试者同意的情况下，才允许进行有限的人体试验。由于人与动物的基本结构和功能有许多相似之处，因此利用动物实验结果来推断人体生理功能是完全可能的。但是，人体的许多功能活动，尤其是高级神经活动与动物相比有质的不同，因此不能将动物实验结果直接套用于人体。

### （一）动物实验

**1. 急性实验** 以完整动物或动物材料为研究对象，在人工控制的实验环境条件下，在短时间内对动物某些生理活动进行观察和记录。

（1）在体实验：动物在清醒或麻醉条件下，手术暴露某些所需研究部位，观察和记录某些生理功能在人为干预条件下的变化。急性实验的优点是实验条件比较简单，易控制，便于进行直接观察和细致分析。缺点是可能与正常生理条件下完整机体的功能活动仍有差别。

（2）离体实验：从活着或刚处死的动物身上取出所需的器官、组织、细胞或细胞中的某些组分，置于一个能保持其正常活动的人工环境中，观察某些人为干预因素对其功能活动的影响。其优点是更能深入到细胞和分子水平，有助于揭示生命现象中最为本质的基本规律。缺点是实验结果与整体中的真实情况会有很大差异。

**2. 慢性实验** 在无菌条件下对健康动物进行手术，暴露要研究的器官或摘除或破坏某一器官，然后尽可能在接近正常生活的条件下，观察所暴露器官的功能，观察摘除或破坏某器官的功能改变。其优点是便于观察某一器官在正常情况下的功能以及在整体功能活动中的作用地位。缺点是不便于具体分析该器官功能的详细机制。

### （二）人体试验

人体试验由于受到伦理学的限制，目前主要是进行人群资料调查，例如，血压、心率、肺通气功能、肾小球滤过率以及血液成分的正常数值等，就是通过对大批人群采样，再进行数据的统计学分析而得到的。有些实验可在志愿者中进行，例如测试人体在特殊环境（如高温、低温、失重、低压、高压等）中某些生理功能的变化。

# 第二节 生命的基本特征

## 一、新陈代谢

新陈代谢是机体与环境之间进行物质与能量交换的过程，包括同化作用（合成代谢）和异化作用（分解代谢）两个方面，一般地说，同化作用中贮存能量，异化作用中释放能量。新陈代谢是生命最基本的特征。

## 二、兴奋性

兴奋性是机体组织细胞受到刺激后产生反应的能力或特性。体内外环境的变化称为刺激，而机体对刺激所产生的应答性变化称为反应。

兴奋性的表现形式：①兴奋：由相对静止状态变为明显的活动，或由活动弱变为活动强。②抑制：由活动变为相对静止或活动强变为活动弱。

可兴奋组织：神经、肌肉及腺体组织对刺激发生反应的能力比其他组织大，反应较明显、较迅速，即兴奋性较高，称之为可兴奋组织。兴奋性的高低可用刺激的阈值来表示：兴奋性高的组织细胞对较小（弱）的刺激能产生反应，刺激的阈值较低；反之，兴奋性低的组织细胞要用较大（强）的刺激才能产生反应（兴奋），刺激的阈值较高。兴奋性与刺激阈值呈反变关系，即兴奋性 =1/ 阈值。

## 三、适应性

环境条件发生变化时，机体或其组成部分的功能与结构在一定限度内随着发生相应的改变，以适应所处的环境。适应性是在进化过程中发展起来的，动物越高等，适应性越强，到了人类，不仅能适应环境，还能改造环境。

## 四、生殖

生物体生长发育到一定阶段后，能产生与自己相似的个体，这种能力称为生殖。生物个体的寿命是有限的，只有通过生殖过程产生新个体来延续种系。

## 五、衰老

衰老是成熟机体结构和功能随着年龄的增长而进行性衰退，对内外环境刺激的适应性降低，导致机体生存能力减弱的综合性进程。

# 第三节 机体的内环境、稳态和生物节律

## 一、机体的内环境

人体的结构很复杂，大约由 100 万亿个结构和功能不同的细胞组成不同的组织、器官和系统。因此，除少数细胞外，人体绝大多数细胞并不直接与外环境接触，而是浸浴在细胞外液之中（图 1-1）。这样，细胞外液就成为细胞生活的直接液体环境，细胞新陈代谢所需要的养料由细胞外液提供，细胞的代谢产物也排到细胞外液之中。法国著名生理学家克劳德 · 伯尔纳（Claude Bernard，1813—1878）称之为机体的**内环境**（internal environment），以区别于整个机体所生存的外环境。

人体内的水分（称体液总量）占体重的 50%~70%，平均为 60%，其中 40% 位于细胞内（称细胞内液），20% 位于细胞外（称细胞外液）。细胞外液包括血浆（占 5%）和组织间液（组织液，占 15%）（图 1-2）。体液总量与体内脂肪总量呈负相关，由于女性体内脂肪含量一般多于男性，故女性体液总量比男性少。

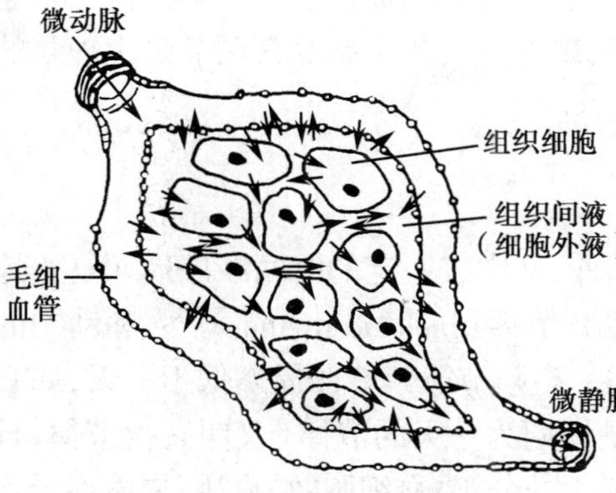


图 1-1 组织细胞“浸浴”在细胞外液中

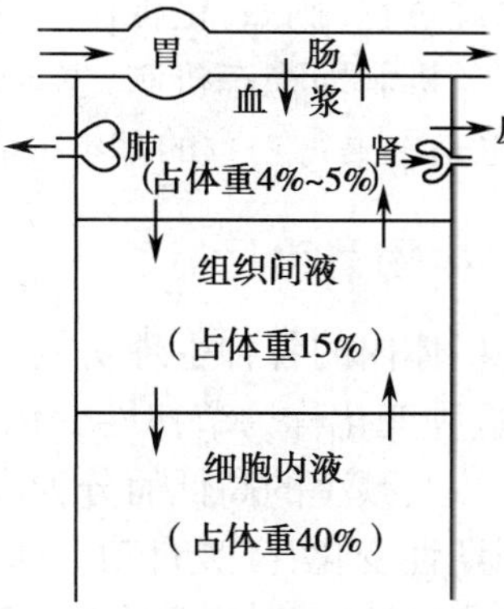


图 1-2 体液分布及其物质交换示意图

## 二、内环境的稳态

内环境本身一个很大的特点是它的物理－化学特性，如温度、渗透压、酸碱度、体液各种化学成分变化得非常小，比较恒定。也正由于内环境变动得非常小，才使得机体在外环境不断变化的情况下，仍能维持正常的生命活动。例如，如果空气干燥，人可以在120℃室温下停留15分钟，并无不良反应，体温仍保持稳定。而在此温度下，只需13分钟，就可使牛肉烤熟。伯尔纳说过：“内环境恒定是机体自由和独立生存的首要条件。”但内环境理化性质的恒定是相对的，是在不断变化中所达到的相对平衡状态，即动态平衡。20世纪40年代，美国著名生理学家坎农（W.B.Cannon）将这种平衡状态称为**稳态**（homeostasis）或自稳态。这是因为一方面细胞不断进行着新陈代谢，不断消耗细胞外液中的养料和 $O_2$，并不断向细胞外液排出代谢产物、$CO_2$ 和释放热量，所以细胞的新陈代谢本身不断破坏着内环境的稳定；另一方面，外环境的强烈变化也直接或间接通过机体活动的改变而影响内环境的稳定，例如，大气压的迅速下降可以使机体很快减少 $O_2$ 的供应，从而使细胞外液中 $O_2$ 含量下降。但内环境的变化，机体通过血液循环、呼吸、消化、排泄等功能协调活动，又能使之恢复，例如，呼吸系统摄入 $O_2$ 与排出 $CO_2$，消化系统提供营养物质、水和电解质，肾排泄代谢终产物，调节水盐和酸碱平衡，心血管系统推动血液在全身循环往复运输营养物质和代谢产物，沟通全身各器官。这样便使细胞外液中的理化因素保持相对稳定（图1-2）。因此，稳态的维持是机体自我调节的结果。内环境的变化都必将引起机体各种调节机制精确的调节，以限制与恢复这种变化。由于每项生命活动（如体液酸碱度）的维持都是体内许多器官、系统共同参与和协调的，因此，如果某机制发生障碍，其他机制可协助维持稳态。但是机体维持内环境稳定的能力是有一定限度的，当内外环境的变化过于剧烈而超过机体的调节能力时，就可能导致内环境发生大幅度变动，以致稳态不能维持——失稳态，这就是病理状态，严重时可危及生命。例如，血浆中的钾浓度过高或过低时可引起心律失常；氢离子浓度过高时会导致酸中毒，过低时会导致碱中毒；体温过高会影响中枢神经系统的功能及代谢等。不仅如此，稳态机制长期紊乱还可引起细胞的异常生长（可能引起肿瘤）、产生自身抗体（引起自身免疫性疾病）和细胞过早死亡等。因此，稳态是维持机体正常生理活动的必要条件。

现在，稳态不仅指细胞外液理化性质保持相对稳定的状态，并且还包括细胞内进行的各种生化反应的精细调节。例如，细胞内进行的酶促反应，底物被酶分解为产物，其产物又可抑制该酶进一步作用，使产物不致过多。而且还发展到包括机体内各种生理功能保持协调、稳定的生理过程，例如，正常血压的维持、各种反射活动的协调等。这种广义的稳态是通过机体的调节机制即稳态机制，主要是负反馈机制实现的。因此稳态及其调节是生理学的中心议题，也是本书每一章的基本内容之一。

### 三、生物节律

生物机体内的各种生理功能活动除保持稳态外，又常按一定的时间顺序周而复始地发生变化，这种变化称为节律性变化，其节律称为**生物节律**（biologic rhythm）。人和动物的生物节律可按其频率的高低而分为高、中、低频三类。高频节律其节律周期低于一天，如心脏活动的周期性变化，呼吸自动节律等；中频节律是周期为一天的节律（又叫昼夜节律、日节律），体内最常见。例如，觉醒与睡眠、体温、一些激素的分泌、血细胞数、血压、尿液离子含量和各种代谢过程的强度均有昼夜变化。低频节律有月周期（例如女性的月经周期）和年节律（例如候鸟的迁徙）等。

生物节律是由机体内部启动的，是机体在长期进化中形成的生物固有节律，同时也受外部环境变化的影响，如月球、太阳引力的影响。生物节律的调节中枢（生物钟）可能在下丘脑的视交叉上核，其传入信息来自眼和神经系统的某些部位。

生物节律给稳态控制系统添加一个“预见性”成分，使前馈反应在没有监视装置的情况下起作用。负反馈是“纠正”反应，即它是在稳态遭到破坏之后启动的，而生物节律使稳态在很可能遭到破坏之前就立即自动地启动。例如，尿排钾节律：白天排钾高，夜间排钾低，这是因为从食物中摄入钾是在白天，而不是在夜间睡眠时，因此尿排钾的昼夜节律可使体内钾的总量波动减小。此外，一些生理功能活动（如激素分泌）的周期性变化可影响机体对细菌和药物的耐受性，因此临床上可根据生理功能活动和药物反应的日周期变化的特征来提高药物治疗效果。

## 第四节 人体功能活动的调节

### 一、人体功能活动的调节方式

如前所述，机体的内环境经常受到体内组织细胞代谢和外环境变化的影响。另外，机体各器官、系统的功能活动不仅非常精确、稳定，而且密切配合、协调、互相制约，有机地组合成一个完整的统一体而存在和活动。机体内环境的稳定以及机体功能活动的这种整体性与适应性是通过调节实现的。机体的调节功能主要有神经调节、体液调节和自身调节。

#### （一）神经调节

**神经调节**（neural regulation）是通过神经系统的调节，其基本方式是**反射**（reflex）。反射就是机体在中枢神经系统的参与下对体内、外环境变化的刺激发生规律性的反应。反射活动的结构基础是反射弧（reflex arc），它由感受器、传入神经、神经中枢、传出神经和效应器 5 部分组成（图 1-3）。感受器是专门接受各种刺激的结构，是一种能量转换器，可把各种能量形式的刺激转化为生物电信号——神经冲动。效应器是产生反应的器官。神经中枢是位于脑和脊髓内参与某一反射活动的神经细胞群，它能对传入的神经冲动进行加工处理（所谓**整合作用**，integration），并发出冲动经传出神经传至所支配的效应器，使之产生适应性反应。传入和传出神经是将中枢与感受器和效应器联系起来的通路。例如，伤害性刺激作用于肢体皮肤引起该肢体屈曲，强光作用于视网膜引起瞳孔缩小，食物入口引起唾液分泌等都是反射的例子。反射弧任何环节如发生障碍或被破坏，这一反射活动就发生紊乱或不出现。

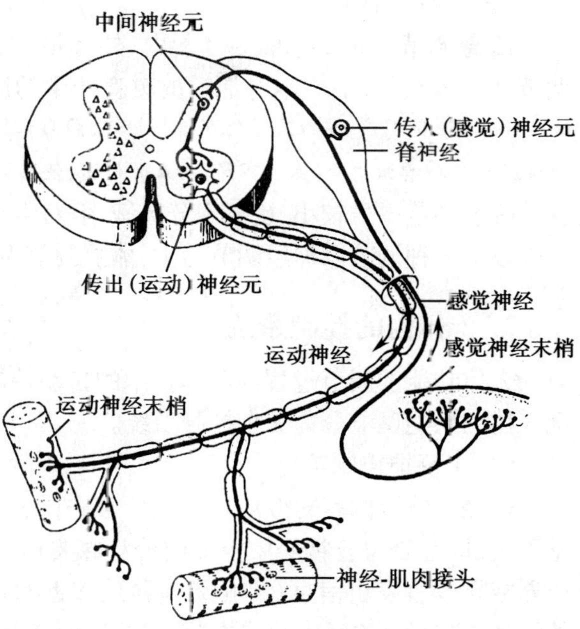

图 1-3 反射弧及其组成示意图

反射又可分为非条件反射和条件反射两类。非条件反射是先天遗传的同一种族所共有的反射，有固定的反射弧，所以当某种刺激作用于某一感受器时，就规律地呈现相应的反射。其反射中枢在中枢神经系统的较低部位，但在高级中枢大脑皮质存在下，要受到高级中枢的影响。上面列举的反射都是较简单的非条件反射。条件反射是后天获得的，是个体在生活过程中按照所处的生活条件，在非条件反射的基础上建立起来的，因此是个体所特有的，是一种高级神经活动。例如，见到或谈论食物时引起唾液分泌（详见第十章第七节）。

神经调节的特点：神经调节作用迅速而准确，作用部位有局限性，作用时间比较短暂。

**（二）体液调节**

**体液调节**（humoral regulation）主要是内分泌细胞所分泌的激素，经血液或淋巴循环到全身各处，以影响对激素敏感的器官、组织和细胞的活动。例如，甲状旁腺分泌的甲状旁腺素经血液运输到骨组织，使骨钙释放入血，血钙升高。受激素作用的器官、组织和细胞分别称为靶器官、靶组织和靶细胞。有些内分泌细胞产生的激素，不经过血液循环的运输，而是通过组织液扩散，作用于邻近的效应细胞，这称为**旁分泌**（paracrine）。例如，胰岛 D 细胞分泌的生长抑素可通过组织液扩散，作用于邻近的 A 细胞和 B 细胞，分别抑制其分泌胰高血糖素和胰岛素。此外，组织细胞可产生一些化学物质（如组胺、缓激肽、5- 羟色胺等）或代谢产物（如 $CO_2$、乳酸等），对局部的细胞或血管的活动进行调节，称之为局部体液调节。这种调节的作用可使局部与全身的功能活动相互配合、协调一致。

体液调节的特点：作用缓慢，受影响部位广泛，作用时间持久，它主要调节新陈代谢、生长、发育、生殖等较为缓慢的生理过程。

对大多数器官而言，两种调节是密切、相辅相成的。一般的，神经调节起主导作用。由于一些内分泌腺或内分泌细胞本身也直接或间接地接受中枢神经系统的控制，这样体液调节就成为神经调节的传出径路的延长部分，这称为**神经－体液调节**（neurohumoral regulation）。例如，运动时交感神经兴奋，肾上腺素分泌增加，引起心跳加快加强，使心输出量增加，血压升高，血液循环加快等反应，就属于神经－体液调节。

### （三）自身调节

**自身调节**（autoregulation）指内、外环境变化时，组织、细胞可不依赖于神经或体液的调节而由该组织、细胞本身活动的改变产生的适应性反应。例如，脑血流量的调节，血压变动于60~140mmHg范围内，脑血流量仍可维持恒定，因为血压升高，脑血管自发收缩，阻力增加使脑血流量不致因血压升高而增加过多；血压下降，脑血管舒张，使脑血流量不致因血压降低而减少过多。自身调节的调节幅度和范围虽较小，也不十分灵敏，但对生理功能调节仍有一定的重要意义。

以上3种调节以神经调节为主，体液调节为辅，自身调节作必要的补充。

## 二、体内的控制系统

人体功能的调节过程与工程技术的自动控制过程具有共同的规律，根据控制论原理，即把人体的功能调节分为2个控制系统。

### （一）反馈控制系统

神经或体液因素对效应器或靶器官进行了调节，调节的效果（反应）如何？有无过度或是不足，即是否符合神经中枢或内分泌腺要达到的预定值（理想值、调定点），往往还要由效应器或靶器官发出信息（即由效应器或邻近的感受器发出神经冲动，或效应器、靶器官本身的活动）返回到神经中枢或内分泌腺，以便随时纠正和调整效应器或靶器官的活动，如反应过度便抑制之，反应不足加强之，使调节（反应）更为精确。这种联系称为**反馈**（feed back）联系。因此，神经调节和体液调节基本上都是一个闭环（closed loop）系统，极少是开环（open loop）系统，犹如工程学中的自动控制系统（图1-4）。

**1. 概念** 受控部分在产生输出变量时，此变化信息返回作用于控制部分，影响其活动，称为反馈。来自受控部分反映输出变量变化情况的信息称为**反馈信息**。控制部分所设定的一个期望值（正常值），称为**调定点**（set point）。

**2. 分类** 根据反馈信息的作用效果将反馈分为两类。

（1）负反馈：反馈信息作用所引起的反应是使输出变量向原来变化相反的方向变化，以维持稳态，称为**负反馈**（negative feedback）。它是维持稳态的重要方式，体内大多数调节属于负反馈。如体温、血压和血糖的恒定。

在常温下，产热器官和散热器官（受控系统）在体温调节中枢（控制系统）的控制下，使产热与散热维持平衡，从而维持正常的体温。当环境温度突然降低时（干扰因素的作用），机体散热增加，致使体温降低；体温降低刺激体内的温度感受器（监视装置）并使之产生神经冲动（反馈信息），神经冲动经传入神经传至下丘脑的体温调节中枢（控制系统），体温调节中枢到有关效应器的传出冲动增加，结果引起皮肤血管收缩、身体蜷曲（可减少散热）、战栗以及代谢率增加（增加产热），从而使体温回升到原有的水平（图1-5）。又如，正常时血钙浓度能保持相对恒定也是一种负反馈调节。血钙降低时，刺激甲状旁腺分泌甲状旁腺素，使血钙升高（使骨钙→血钙）；而当血钙浓度过高时，又可反过来作用于甲状旁腺，抑制其分泌甲状旁腺素。

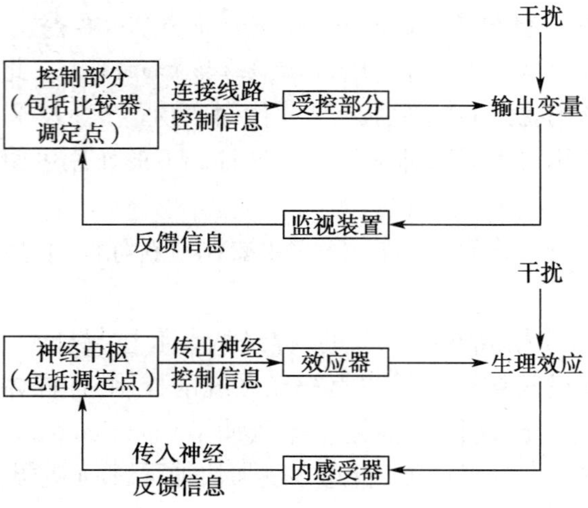

图1-4 反馈控制系统示意图

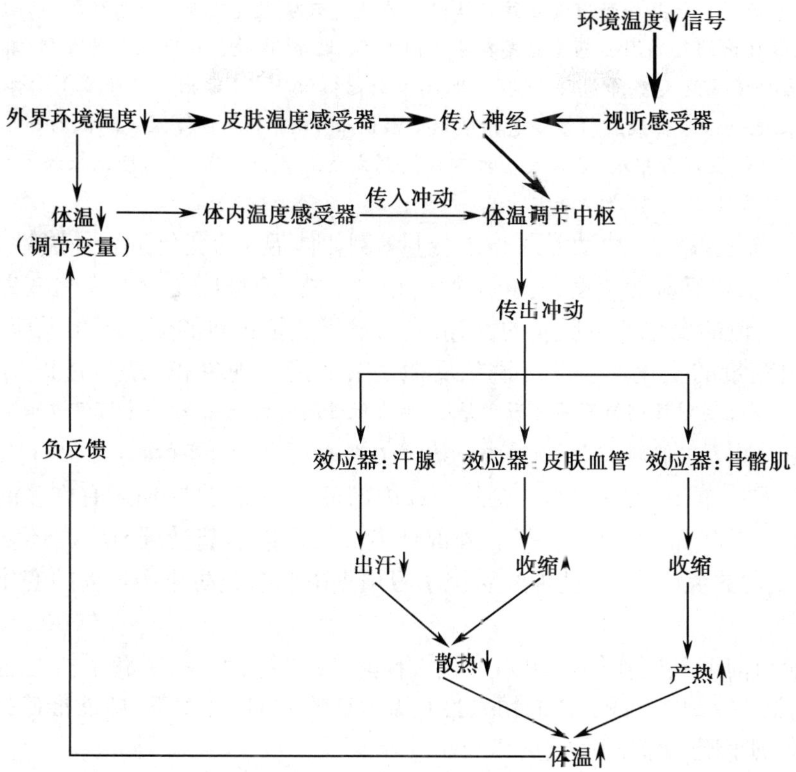


图 1-5 负反馈和前馈举例：体温调节
粗箭头表示前馈

（2）正反馈：反馈信息的作用与控制信息的作用方向一致，使输出变量更加向原来相同的方向变化，起促进与加强作用，称为**正反馈**（positive feedback）。它使某一生理过程逐步加强直至完成。正常情况下，体内发生的正反馈过程较少，主要有排尿、分娩、血液凝固、钠通道开放过程和卵巢激素分泌的调节等。

正常分娩时，随着子宫肌收缩和胎儿向宫颈施压，来自宫颈的信号通过神经传至大脑。大脑发动垂体分泌缩宫素，后者引起子宫进一步收缩，胎儿更加向宫颈施压，传入脑的信号增加，引起更多的缩宫素分泌。这一自我维持的循环持续到胎儿通过宫颈娩出。

在病理情况下正反馈可导致恶性循环，例如：人急性大出血→心输出量减少、血压下降→冠脉血流减少→心肌缺血→心肌收缩力降低→心输出量进一步减少、血压进一步降低，如此循环下去可导致死亡。医生的责任是要采取必要的措施中断有害的正反馈循环即恶性循环。

### （二）前馈控制系统

**1. 定义** 指控制部分在反馈信息尚未到达前已受到干扰信息（通过监测装置）的作用，在输出变量发生变化前，及时纠正其指令可能（预期）出现的偏差。前馈调节是一个开环系统，它不感受输出变量（图 1-6）。

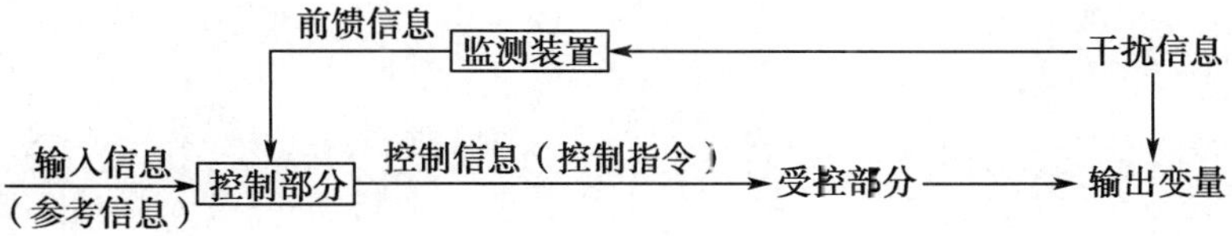


图 1-6 前馈控制系统示意图

**2. 举例** 条件反射就是一种前馈系统的活动。在上述环境温度改变（干扰因素）引起体温降低的案例中，触发体温负反馈调节的温度感受器是在身体内部的，此外，皮肤上也有温度感受器，其作用是感受外部环境温度。当环境温度突然降低时，虽然这时尚未引起体温下降（输出变量改变），但体表温度感受器（监测装置）已把这一信号转换成前馈信息输送到体温调节中枢，甚至环境温度降低的一些信号，通过视、听监测装置输送到体温调节中枢，后者发出控制信息到皮肤血管和肌肉，从而预先采取了相应的"措施"，即加强机体的产热和减少散热（图 1-6）。

**3. 意义** 前馈系统的冲动能对输出变量（例如体温）的变化进行前瞻性（超前）的调节，可加快机体稳态反应的速度，防止干扰信号的干扰，使输出变量的变化减到最小。反馈机制是对输出变量的变化产生反应的，前馈是对输出变量预料的变化产生反应，即预先采取措施防止输出变量的变化。前馈可避免反馈调节的滞后现象和"矫枉过正"产生的波动。又如，当食物还在消化道时可刺激胃肠道激素分泌，后者促进胰岛素分泌，胰岛素可促进细胞摄取和贮存从消化道吸收的营养物，从而有助于限制血中营养物（如葡萄糖）浓度的升高（输出变量预料的变化）。

在上述例子中，前馈调节动用一套外部或内部环境的感受器，但还有许多前馈调节可能是学习的结果。在生命出生后的早期，外部环境波动可能引起受调节的内环境相对大的变化，在对这些变化的反应中，中枢神经系统学习预先采取措施防止产生大的变化并更有效承受这些变化。

通常反馈与前馈共同作用。例如，用手拾起一支铅笔，手臂、手和手指的运动是大脑皮质（前馈控制器）控制的，而运动的精确性（如运动的方向、力度等，即能准确拾起铅笔）是由视觉及关节、肌肉感受器的反馈信息控制的。

（孙庆伟）

# 第二章

# 细胞的基本功能

细胞是构成人体及其他生物体的基本结构和功能单位。因此，在了解整个人体、各系统和各器官、组织的功能（生命活动）之前，首先应掌握细胞的基本结构和功能的一般特征（关于细胞的基本结构在生物学与组织学已作过详细介绍）。

细胞的基本功能有许多，本章仅介绍几种主要的功能：细胞膜的物质转运功能，细胞的生物电活动，细胞间的信息传递及肌细胞的收缩功能。

## 第一节　细胞膜的基本结构和物质转运功能

### 一、细胞膜的基本结构

细胞膜又称质膜（plasma membrance），它把细胞内容物与细胞的周围环境（主要是细胞外液）分隔开来，起一个通透性屏障作用，它不仅能使细胞内的化学成分保持相对稳定，又允许某些物质或离子有选择地通过。虽然细胞膜的化学结构及特性在不同的细胞变化很大，但都具有某些共同的特性。它们一般为7.5~10nm厚，在电镜可见由3层组成，其内、外两侧各有一层致密带，致密带的中间有一层透明带。细胞膜主要由脂类、蛋白质和少量的糖类组成。其中蛋白质55%，磷脂25%，胆固醇13%，其他脂类4%，糖类3%。它们在细胞膜中排列的方式，目前用**液态镶嵌模型**（fluid mosaic model）来说明。该模型的基本内容是以液晶态的脂质双分子层为基架，其中镶嵌着具有不同分子结构和不同功能的蛋白质（图2-1）。

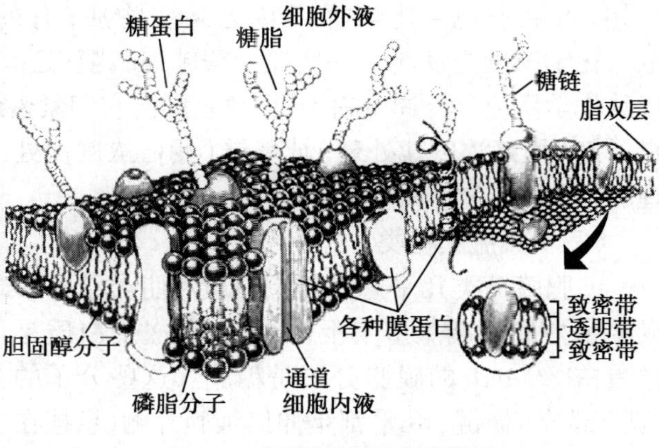


图2-1　细胞膜分子组成模型

#### （一）细胞膜脂类

膜的脂类包括3类：第一类是磷脂（phospholipid），如磷脂酰胆碱（卵磷脂）、鞘磷脂（两者均为含胆碱的磷脂），磷脂酰丝氨酸、磷脂酰乙醇胺（两者为含氨基的磷脂）及磷脂酰肌醇等。第二类是胆固醇（cholesterol）。第三类是糖脂（glycolipid）分子。虽然糖脂分子在质膜中的含量很少，但都具有重要的功能。糖类伸出细胞外表面的部分，常常起着受体或抗原的作用。所有的膜脂质都是一些双嗜性（amphiphilic）分子。以磷脂为例，它一端的磷酸和碱

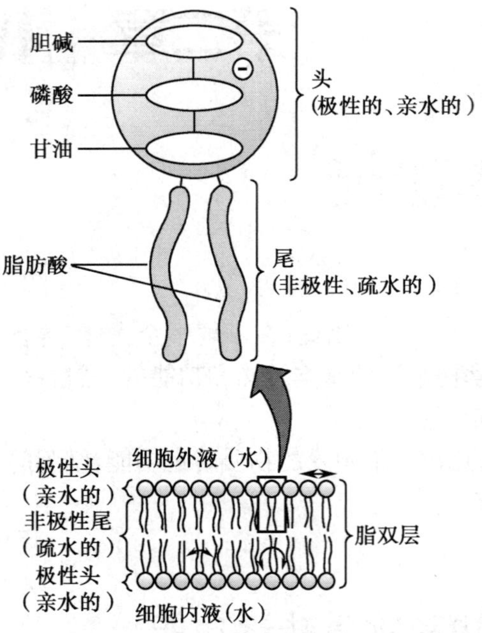


图 2-2　磷脂结构模式图

基是亲水性基团，朝向细胞膜的内、外表面，与细胞外和胞质液体中的极性水分子接触；另一端的两条长链脂肪酸则是疏水性基团，朝向脂质双分子层内部（图 2-2）。疏水性的内部可阻止水以及水溶性物质通过脂质双层。由于磷脂彼此之间没有化学键连接，因此每个分子能独立地作平行于膜表面的侧向移动，而且长链脂肪酸能弯曲和向外扭动，因此使膜脂质双层具有液态的特点（具有一定的流动性）。而胆固醇分子中的类固醇核与膜磷脂的脂肪酸烃链平行排列（图 2-3），可稳定细胞膜，降低膜脂类在膜水平的天然流动性，膜胆固醇含量增加时，脂类及蛋白在膜中较难移动。

### （二）细胞膜蛋白质

脂质双层中的蛋白质有两类：**整合蛋白**（integral protein）和**外周蛋白**（peripheral protein）。整合蛋白与膜脂质紧密结合在一起，也是双嗜性分子，它们的肽链中常有一个或数个主要由疏水性氨基酸组成的片段，由于这些氨基酸分子间相互吸引形成 α- 螺旋（图 2-3），其长度大致相当于膜的厚度，并且与脂质双分子层内部的疏水性脂肪酸烃链相互吸引，使之较稳定地镶嵌在膜内。这样，肽链中有几个疏水性 α- 螺旋，就可能有几次贯穿膜结构，相邻的 α- 螺旋之间则以位于膜外侧和内侧的不同长度的直肽链连接（镶嵌蛋白的亲水性部分）。由于大多数镶嵌蛋白贯穿整个细胞膜，因此被称为**跨膜蛋白**（transmembrane protein）。一些跨膜蛋白形成允许某些物质通过的**通道**（channel），有的起**载体**（carrier）作用，可顺着电 - 化学梯度转运某些物质；有的还起着“泵”（pump）的作用，能逆着电 - 化学梯度主动转运一些离子跨越细胞膜；还有的起酶的作用，催化膜内侧或外表面的特殊化学反应。外周蛋白不是双嗜性的，它们紧密地附着于细胞膜的内、外表面，通过破坏离子键（用高浓度盐处理）或氢链（用低浓度盐处理）便可以将它们从膜上除去。

### （三）细胞膜糖类

细胞膜糖类几乎总是与蛋白质和脂类结合形成糖蛋白和糖脂。事实上，大多数镶嵌蛋白质是糖蛋白，约 1/10 的膜脂分子是糖脂。这些分子的“糖”部分（糖链）几乎都是伸出细胞外侧，悬挂在细胞外表面。许多其他的糖类称为蛋白多糖，它们主要是由糖类物质包围一小的蛋白核心，也松松地附着于细胞外表面。因此，整个细胞外表面常常有一层松松的糖被，称为糖包被（glycocalyx）。

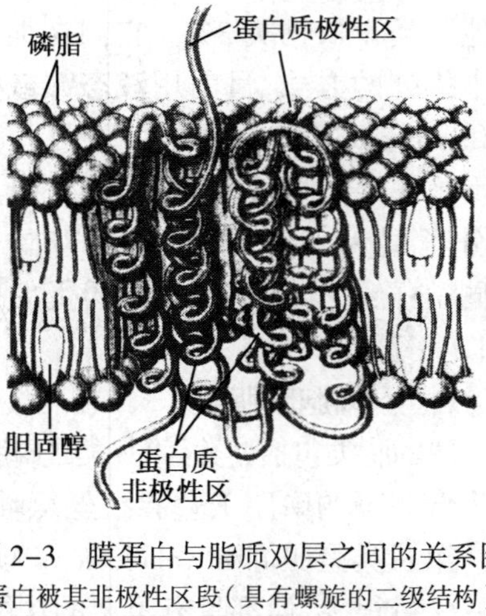


图 2-3　膜蛋白与脂质双层之间的关系图
膜蛋白被其非极性区段（具有螺旋的二级结构）锚定在脂质双层内，许多膜蛋白在膜内组成若干疏水性区段，并与伸到膜两侧的亲水性区段相连接

细胞外表面的糖部分具有重要的功能：①它们许多带负电，使大多数细胞膜表面带负电，因此可以排斥其他带负电的物质；②某些细胞的多糖被附

着于其他细胞的多糖被，因此使这些细胞连接在一起，保护细胞不受细胞外液中酶的消化；③许多糖类起受体物质的作用，可与激素结合，继之激活其所附着的镶嵌蛋白，再激活一系列细胞内的酶系，起到信号传递分子的作用；④某些糖类参与免疫反应，即起抗原作用，例如，A 型血和 B 型血的抗原就是人类红细胞膜上神经节苷脂的糖类部分。

## 二、细胞膜的物质转运功能

细胞膜的物质转运功能是细胞膜多种功能中最重要的一种功能。细胞膜介于细胞内液与细胞外液之间，它维持着细胞内液与细胞外液各自成分和性质的相对稳定性，即成为物质分子和离子在细胞内液与细胞外液之间的屏障（细胞外液与细胞内液主要成分见表 2–1）。细胞内液和细胞外液成分的差别是由膜的特性决定的，即细胞膜具有选择通透性，允许某些物质通过，而不允许另一些物质通过（对水通透，而对其他物质的通透性即取决于其分子大小、脂溶性及所带电荷等），而且细胞膜对物质的通透性是可以改变的（增大或减小）。物质通过细胞膜的方式有以下几种（图 2–4）。

表 2–1 细胞外液与细胞内液主要成分

| 成分 | 细胞外液浓度（mmol/L） | 细胞内液浓度（mmol/L） |
|---|---|---|
| $Na^+$ | 145 | 12 |
| $K^+$ | 4.0 | 140 |
| $Ca^{2+}$ | 1 | 0.0001（游离） |
| $Mg^{2+}$ | 1.5 | 12 |
| $Cl^-$ | 120 | 4 |
| 磷酸盐 | 2 | 40 |
| 氨基酸 | 2.0 | 8 |
| 葡萄糖 | 5.6 | 1.0 |
| 蛋白质 | 0.2 | 4 |
| ATP | 0 | 4 |

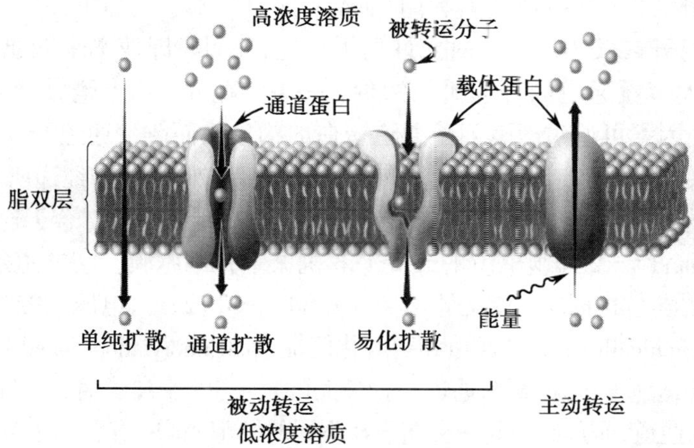


图 2–4 物质跨膜转运的方式

### （一）经脂质双层的扩散——简单扩散

**简单扩散**（simple diffusion）又称单纯扩散，是一种单纯的物理过程，是指分子或离子在液体或气体中做随机的热运动，最终使它们均匀地重新分布于整个容器的过程。分子运动的平均速度则取决于温度和分子大小。由于细胞膜是一脂质双层膜，一些脂溶性非极性（疏水性）分子，例如 $O_2$、$CO_2$、脂肪酸、类固醇激素等，可进行由高浓度向低浓度的跨膜扩散。而大多数极性（亲水性）分子或离子，常含有一个离子化的磷酸基，因此不溶或难溶于膜的非极性区（膜磷脂的脂肪酸链所在部位），不能或很难通过扩散通过细胞膜，而滞留在细胞或细胞器内，除非膜含有特殊的蛋白质（如通道）。单位时间物质通过单位界面（$cm^2$）的量称为**扩散通量**（flux）。影响扩散通量的主要因素有：扩散面积、扩散分子的大小、膜两侧扩散分子的浓度差、细胞膜的厚度、扩散物质的脂溶性。

### （二）经蛋白通道扩散

一些离子，例如 $Na^+$、$K^+$、$Cl^-$、$Ca^{2+}$，尽管它们在脂质中的溶解性很低，但能做迅速的跨膜运动，而且不同细胞对这些离子具有不同的通透性。这些离子是经细胞膜上的通道扩散通过细胞膜的。

通道是一种镶嵌蛋白，又称为**通道蛋白**（channel protein），它贯穿脂质双层。有的通道蛋白形如管状，中间有一微孔，给离子移动提供了一个通道；多数通道由若干膜蛋白（亚单位）聚集围成通道的壁。通道的直径很小，仅稍大于能通过它的离子的直径。

主要有两种类型的离子通道，即**渗漏通道**（leakage channel）（非门控通道）和门控通道（gated channel）（图 2-5），前者总是开放或随机开放的，因此允许某离子顺其电－化学梯度持续扩散，后者能打开和关闭。经门控通道进行扩散有以下一些特点。

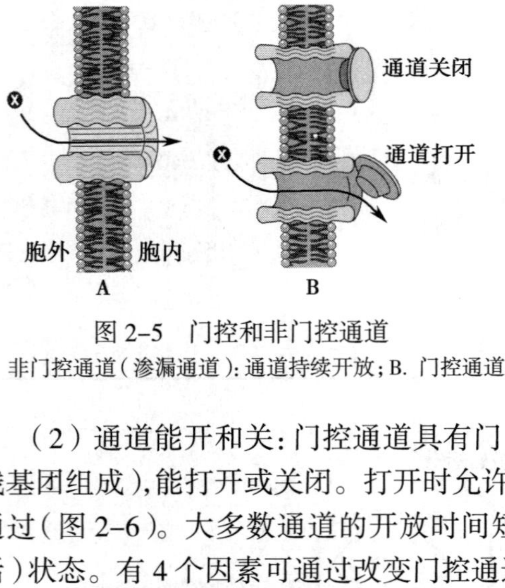

图 2-5　门控和非门控通道
A. 非门控通道（渗漏通道）：通道持续开放；B. 门控通道

（1）相对特异性：某一种通道（如 $K^+$ 通道）只允许某种离子（$K^+$）通过，对其他离子不通透。但也有的通道（如 $K^+$、$Na^+$ 通道）允许几种离子（$Na^+$、$K^+$）通过。这是由于不同通道的直径、形状及通道壁内表面所带的电荷不同所造成的。

（2）通道能开和关：门控通道具有门（gate），犹如"闸门"（"门"由一组带电的氨基酸残基团组成），能打开或关闭。打开时允许离子通过，关闭时即使本来能通过的离子也不让通过（图 2-6）。大多数通道的开放时间短促，一般持续几或几十毫秒，然后进入关闭（失活）状态。有 4 个因素可通过改变门控通道蛋白的构象从而改变通道开放的状态，它们是：①特异性化学物质结合于通道蛋白。这些物质通常是细胞外的，如神经递质、激素、药物，然而也可能是细胞内的，例如细胞内 $Ca^{2+}$、cAMP 或细胞膜的 G 蛋白。能结合于通道蛋白的物质称为配基或**配体**（ligand）。②跨膜电位的改变。③机械牵张细胞膜。④通道磷酸化。据此，可将门控通道分为化学（chemical）或配体门控（ligand-gated）通道、电压门控（voltage-gated）通道、机械门控（mechanically-gated）通道和磷酸化门控（phosphorylation-gated）通道（图 2-6）。

通道介导的转运速度极快，每个通道每秒最大可允许 $10^8$ 个离子通过。细胞膜上不仅对不同的离子有不同的通道，而且对于同一种离子在不同的细胞或同一细胞存在结构和功能上不同的通道蛋白质。离子通道的这种多样性在细胞膜的电活动中有重要意义（见本章第二节）。

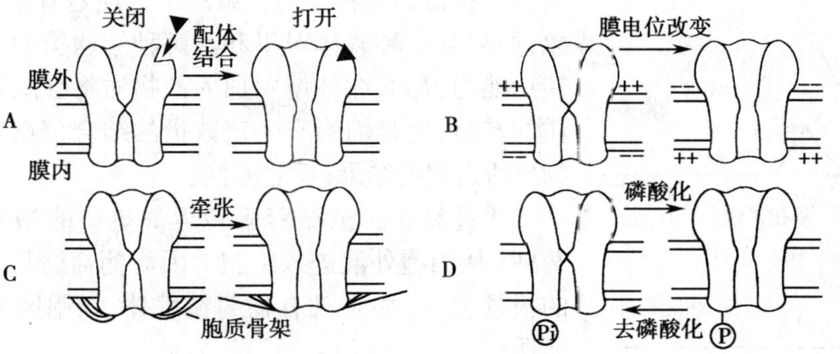


图 2-6　离子通道的类型

A. 化学门控通道；B. 电压门控通道；C. 机械门控通道；D. 磷酸化门控通道

通道的开放引起的带电离子跨膜移动，可以形成跨膜电流（离子电流）；移位的带电离子在不导电的膜两侧的聚集，会造成膜两侧电位即跨膜电位的改变，而跨膜电位的改变以及进入膜内的离子，特别是 $Ca^{2+}$，将会引起该通道所在细胞一系列功能改变。非门控通道总是打开的（见图 2-5），其数量决定静息时膜对该离子的通透性大小。例如，质膜对 $K^+$ 通透性比对 $Na^+$ 大（50~100 倍），就是由于质膜上的 $K^+$ 渗漏通道比 $Na^+$ 渗漏通道多。

**渗透**（osmosis）：是指水通过一选择性通透膜（如细胞膜）的净扩散，即从较低浓度溶液（水的浓度较高）向较高浓度溶液（水的浓度较低）移动。虽然水是极性分子，但由于分子小，使它可通过磷脂膜分子之间或水通道作跨膜移动。水通道的类型和数量在不同细胞中是不同的，所以不同细胞对水的通透性是不同的。

### （三）载体介导转运

在细胞膜上存在一种称为载体（carrier）或转运体（transporter）的蛋白质，这种蛋白质也是一种整合蛋白，它具有能与被转运物质（分子或离子）相结合的位点（结合部位）。当被转运物质与位点相结合时，引起载体蛋白构型改变，使结合的位点移到膜对侧，然后被转运物质脱离位点，完成转运过程（图 2-7）。载体分子可在膜上做跨膜的双向转运。当载体分子顺着被转运物质的浓度差和电位差方向转运时，无需另外供给能量，这个过程称为**易化扩散**（facilitated diffusion）。当载体分子逆着被转运物质的浓度差和电位差转运时，需要另外供给能量，称为**主动转运**（active transport）。载体转运的速度比通道小，一般为每秒转运 $10^2$~$10^3$ 个分子。

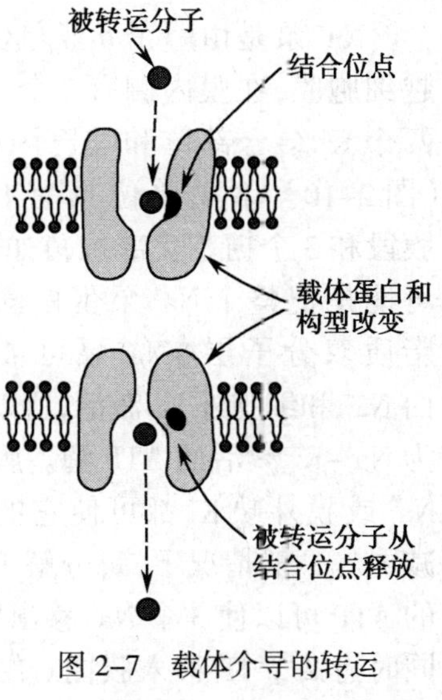


图 2-7　载体介导的转运

**1. 易化扩散**　易化扩散最重要的特点是有饱和现象，即物质跨膜转运率（扩散通量）随着膜两侧浓度差的加大而增加，但当浓度差达到某一限度（最大值称为 $V_{max}$）时转运率就不再随之增大，即发生饱和现象（简单扩散的扩散通量则随着被扩散物质浓度差的增加而成比例地持续增加）（图 2-8）。这是因为膜上有关载体的数量，或载体蛋白上与被转运物质结合位点的数量在短时间是不变的，即载体能结合的转运物的数量是有限的。在达到这个限度后，再增加膜两侧的浓度差，转运率就不再随之增加。此外，载体蛋白与其所转运的物质有结构特异性，即一种载体只能转运一种或

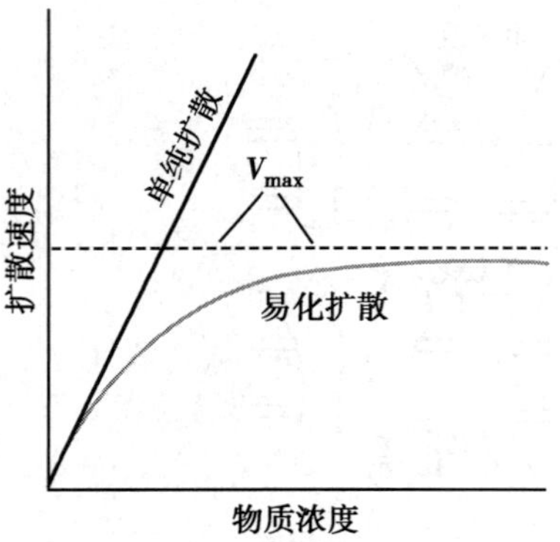


图 2-8 物质浓度对单纯扩散和易化扩散速率的影响

结构上相似的几种物质。第三个特性是有竞争性抑制现象，如果某一种载体对甲和乙两种结构类似的物质都有转运能力，那么在环境中加入乙物质将会减弱它对甲物质的转运，这是因为有一定数量的结合位点竞争地被乙物质所占据的结果；反之亦然。

通过易化扩散做跨膜转运最重要的物质之一是葡萄糖（从细胞外液进入细胞），因为葡萄糖是一个相当大的极性分子，如果没有葡萄糖载体，细胞膜对葡萄糖不通透。

简单扩散、经离子通道扩散和易化扩散都不消耗细胞能量，其所需能量来自高浓度溶液本身所包含的势能，就像位于斜坡高处的物体可以靠势能自动下滑（“下坡”）不需要另行供能一样，它们都属于**被动转运**（passive transport）（见图 2-4）。

**2. 主动转运** 主动转运与易化扩散不同，前者使用能量使物质做“上坡”移动，即被转运物质从浓度和电位较低一侧跨膜转运到较高一侧。由于这种逆浓度差（梯度）和电位差（梯度）转运的过程，犹如从低处往高处泵水必须有水泵一样，故将这种转运体喻为“泵”（pump）。能转运某物质（主要是离子）的泵就叫某泵，例如，钠泵、钙泵、氢泵、碘泵等。

与易化扩散一样，主动转运也表现化学结构特异性和饱和现象，主动转运的转运体也能改变它的构型。主动转运又可根据能量来源的不同，分为原发性主动转运和继发性主动转运。

（1）**原发性主动转运**（primary active transport）：其能量直接来自 ATP，转运体起 ATP 酶的作用，它催化 ATP 水解为 ADP 和磷酸，同时释放出能量，其自身获得磷酸而被磷酸化（因此，酶和底物都是同一载体蛋白质分子）。载体蛋白在某一部位的磷酸化和去磷酸化可改变载体其他部位对被转运物的亲和力（图 2-9）。通过原发性主动转运的物质有 $Na^+$、$K^+$、$Ca^{2+}$、$I^-$、$Cl^-$、尿素离子。现已分离鉴定的原发性主动转运体主要有 $Na^+$, $K^+$-ATP 酶，$Ca^{2+}$-ATP 酶以及 $H^+$-ATP 酶等。下面介绍 $Na^+$, $K^+$-ATP 酶即 $Na^+$-$K^+$ 泵（简称 $Na^+$ 泵）的转运机制和意义。

$Na^+$ 泵是由一个 α 亚单位和一个 β 亚单位组成的异二聚体蛋白质。α 亚单位多次跨越细胞膜，在膜内侧有 3 个 $Na^+$ 结合部位，$Na^+$ 结合部位附近有 ATP 酶结合部位；外侧有两个 $K^+$ 结合部位和哇巴因（ouabain，又名毒毛花苷 G，$Na^+$ 泵的一种抑制剂）结合部位（图 2-10）。β 亚单位具有 1 个跨膜段和 3 个糖基化部位，它的功能可能是把整个 $Na^+$ 泵蛋白固定于脂质双分子层。$Na^+$ 泵可被细胞内 $Na^+$ 和细胞外 $K^+$ 激活，所以又称为 $Na^+$-$K^+$ 激活的 ATP 酶。膜内缺 $Na^+$ 或膜外缺 $K^+$ 都可使它的活性减弱。一般情况下，每分解 1 分子的 ATP 可以使 3 个 $Na^+$ 移出膜外，同时有 2 个 $K^+$ 移入膜内。结果使

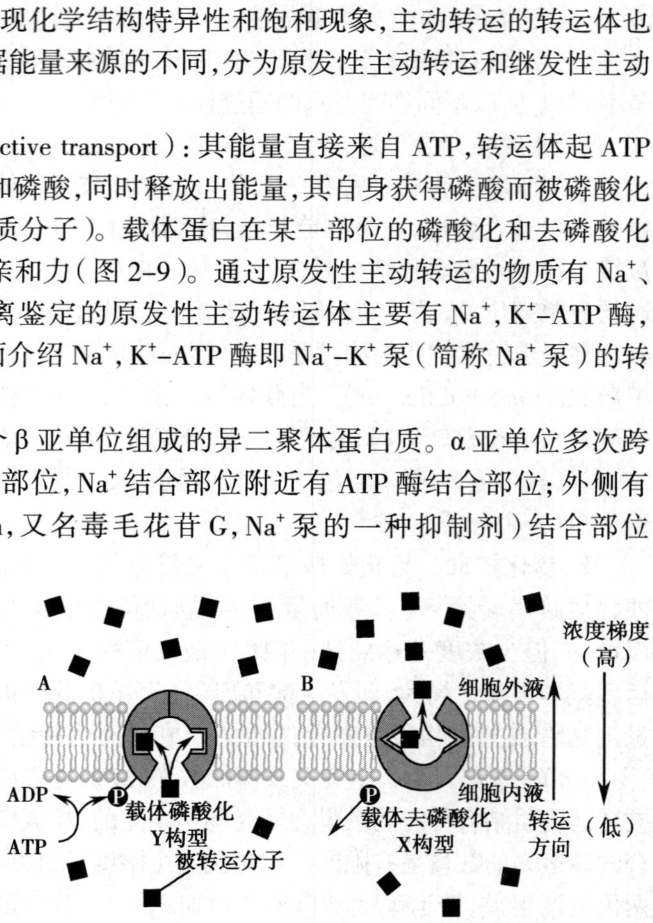


图 2-9 原发性主动转运示意图

膜外正电荷增加产生电位差，此时的 $Na^+$ 泵称为**生电 $Na^+$ 泵**（electrogenic $Na^+$ pump）。

$Na^+$ 泵广泛存在于各种细胞膜。据估计，一般细胞平均把它代谢所获得的能量（ATP）的 24% 用于 $Na^+$ 泵转运（神经细胞可高达 70%）。如此多的能量用于 $Na^+$ 泵活动的生理意义是：①通过 $Na^+$ 泵活动形成和保持细胞内外 $Na^+$、$K^+$ 的不均匀分布（即细胞外高 $Na^+$，细胞内高 $K^+$），从而建立一种浓度势能贮备（即泵出膜外的 $Na^+$ 由于其高浓度而有再进入膜内的趋势，膜内高浓度的 $K^+$ 则有再移出膜的趋势），这既是可兴奋细胞产生生物电活动的基础（见本章第二节），也是某些营养物质逆浓度差转运的能量来源（见继发性主动转运）。②$Na^+$ 泵不断将渗入细胞内的 $Na^+$ 转运出细胞，可防止细胞内高浓度 $Na^+$ 造成的水从细胞外渗透性进入细胞，具有维持细胞正常容积和防止细胞水肿的作用。③$Na^+$ 泵活动造成的细胞内高 $K^+$ 是许多代谢反应进行的必需条件，而阻止细胞内 $K^+$ 过量地移出细胞又可避免高血钾的形成。此外，$Na^+$-$K^+$ 泵活动还可促进 ATP 的生成：$Na^+$ 泵活动加强，ADP 生成增加，通过氧化磷酸化生成的 ATP 就增多。

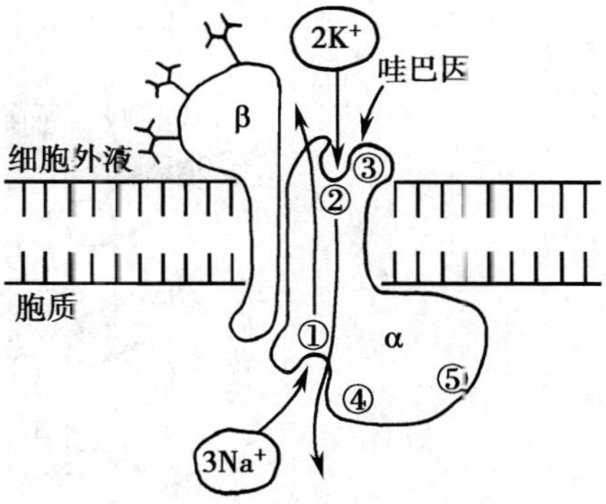

图 2-10　钠泵结构模式图

①$Na^+$ 结合部位；②$K^+$ 结合部位；③哇巴因结合部位；④磷酸化部位；⑤ATP 结合部位

（2）继发性主动转运：继发性主动转运的能量来自 $Na^+$ 泵形成的细胞外高 $Na^+$ 势能贮备。继发性转运蛋白有两个结合部位，一个结合 $Na^+$，另一个结合被转运物质，而且 $Na^+$ 的结合可改变它对被转运物质的亲和力。$Na^+$ 和被转运物质结合于转运蛋白时，引起其构象改变，使 $Na^+$ 和被转运物质做跨膜运动，即 $Na^+$ 从膜外高浓度一侧向膜内低浓度一侧移动，其释放的势能供被转运物质从低浓度一侧移向高浓度一侧（图 2-11）。就像从高处落下的物体可以推动在低处物的向上运动一样。如果被转运物质与 $Na^+$ 转运方向相同，即从膜外到膜内，称为**同向转运**（symport）（图 2-12），例如 $Na^+$ 与葡萄糖或氨基酸在小肠上皮细胞的跨膜转运；如果被转运物质与 $Na^+$ 转运方向相反，即从膜内移到膜外，就称为**逆向转运**（antiport），如肾小管上皮细胞上的 $Na^+$-$H^+$ 交换（$Na^+$ 进入胞内，$H^+$ 排出胞外）及心肌细胞上的 $Na^+$-$Ca^{2+}$ 交换机制（3 个 $Na^+$ 进入胞内，伴有 1 个 $Ca^{2+}$ 排出胞外），毒毛花苷 G（哇巴因）（强心药）可抑制心肌细胞膜上的 $Na^+$ 泵，使 $Na^+$ 外移减少，胞内 $Na^+$ 浓度增加，$Na^+$ 跨膜浓度梯度降低，$Na^+$ 进入细胞减少，导致 $Ca^{2+}$ 排出胞外减少，结果胞内 $Ca^{2+}$ 浓度增加，呈现增强心肌收缩力（详见第四章第二节）。

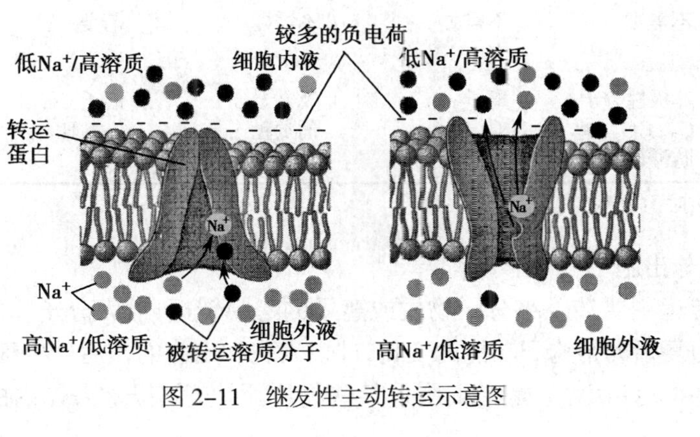

图 2-11　继发性主动转运示意图

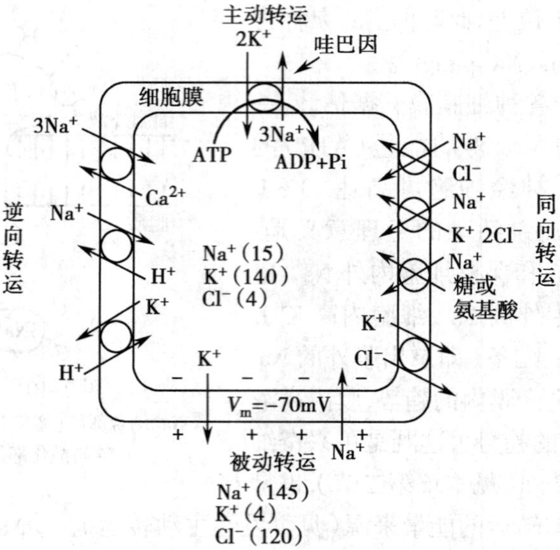


图 2-12　主要的继发性转运示意图

括号中的数字表示离子浓度，单位为 mmol/L；$V_m$ 为膜电位

由上述可见，原发性主动转运和继发性主动转运都要直接依赖 $Na^+$ 泵，它们的能量直接或间接来自 ATP，因此能阻断 ATP 合成代谢的抑制剂，对这两种主动转运都有抑制作用。上述各种跨膜转运机制的主要特征见表 2-2。

**表 2-2　各种跨膜转运机制的特征**

| | 扩散 | | | 载体介导转运 | |
|---|---|---|---|---|---|
| | 通过脂质双层 | 通过蛋白通道 | 易化扩散 | 原发性主动转运 | 继发性主动转运 |
| 净移动方向 | 高浓度向低浓度 | 高浓度向低浓度 | 高浓度向低浓度 | 低浓度向高浓度 | 低浓度向高浓度 |
| 平衡时膜两侧的浓度 | 相等 | 相等※ | 相等 | 不相等 | 不相等 |
| 是否利用整合蛋白 | 不 | 是 | 是（载体） | 是（泵） | 是（泵） |
| 饱和现象 | 无 | 无 | 有 | 有 | 有 |
| 结构特异性 | 无 | 有 | 有 | 有 | 有 |
| 能量供给及其来源 | 不需要 | 不需要 | 不需要 | 需要：ATP | 需要：离子梯度，常为 $Na^+$ |
| 举例 | 非极性分子：$O_2$、$CO_2$、脂肪酸 | 离子：$Na^+$、$K^+$、$Ca^{2+}$ | 极性分子：葡萄糖 | 离子：$Na^+$、$K^+$、$Ca^{2+}$、$H^+$ | 氨基酸、葡萄糖、某些离子 |

注：※ 存在膜电位时，不相等

**（四）入胞与出胞**

上述 3 种转运主要涉及小分子物质或离子的跨膜转运，而大分子物质或物质团块则是通过细胞膜更为复杂的结构和功能的变化，即以入胞和出胞的作用进出细胞膜。

**1. 入胞（endocytosis）**　是指细胞外某些物质团块（如侵入人体内的细菌、病毒、异物或血浆中脂蛋白颗粒、大分子营养物质等）进入细胞的过程（图 2-13）。在入胞作用中，如果进入的物质是固态物质，则称为**吞噬作用**（phagocytosis），如中性粒细胞和巨噬细胞对细菌、组织碎片和异物等的吞噬；如果进入的物质是液态物质，则称为**吞饮**（pinocytosis），常见于毛细血管内皮细胞、小肠、肝上皮细胞等。入胞进行时，被入胞的物质首先要被细胞膜识别，接着与这些物质接触的那部分细胞膜内陷，形成突出的伪足并将其包围，然后细胞膜发生融合和断裂，于是这些物质和包围它的那部分细胞膜一起进入胞质内，形成吞饮小泡。在大多数情况下，吞饮小泡与溶酶体整合并被溶酶体内所含的各种消化酶消化降解（参见图 3-8）。这种入胞称为连续式入胞。

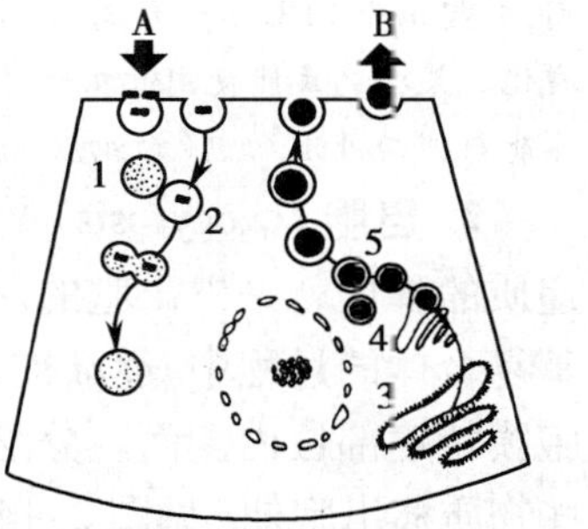


图 2-13　入胞与出胞示意图

A. 入胞；B. 出胞

1. 溶酶体；2. 吞饮小泡；3. 粗面内质网；4. 高尔基复合体；5. 分泌颗粒

入胞作用在很多情况下是由细胞膜上的受体介导的，所谓**受体介导式入胞**（receptor-mediated endocytosis）。受体介导的入胞是通过细胞膜上特化了的网格蛋白（clathrin）包裹的小窝（有被小窝，coated pits）产生的。这个过程首先是由结合于细胞表面受体的各种配基（被转运物质）所触发的。受体一旦与配体结合后，受体在膜内作侧向移动，并聚集于有被小窝。然后小窝内缩、夹断，与膜脱离，形成有被囊泡（coat vesicle），进入胞质，这一过程称为**内移**（internalization）。接着有被囊泡表面的网格蛋白与囊泡分离，再返回质膜有被小窝部位。有被囊泡失去网格蛋白后成为吞饮小泡，吞饮小泡随即与胞内体（endosome）融合，在胞内体内受体与其配体分离。受体与配体分离后胞内体分为两部分，包含配体的胞内体转运到溶酶体或高尔基复合体被破坏或处理；包含受体的胞内体则移向细胞膜并与之再融合，成为细胞膜的组成部分（膜的再循环），从而保持细胞膜面积的相对恒定（图 2-14）。

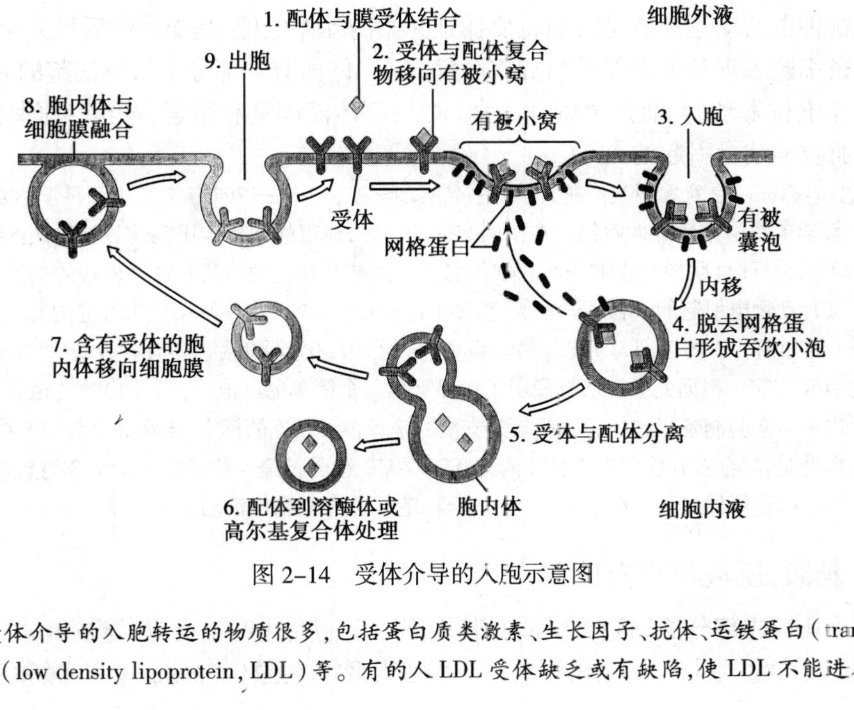


图 2-14　受体介导的入胞示意图

通过受体介导的入胞转运的物质很多，包括蛋白质类激素、生长因子、抗体、运铁蛋白（transferrin）、低密度脂蛋白（low density lipoprotein, LDL）等。有的人 LDL 受体缺乏或有缺陷，使 LDL 不能进入细胞被利用，引起血中LDL水平升高，LDL颗粒中含有大量胆固醇，因而导致高胆固醇血症，这种个体易患动脉粥样硬化。某些病毒能使用此机制进入和感染身体细胞，例如能引起获得性免疫缺陷综合征的人类免疫缺陷病毒能与辅助性T细胞（白细胞）膜上的CD4受体结合，通过受体介导的入胞进入辅助性T细胞。

**2. 出胞（exocytosis）** 是指物质由细胞内排出的过程。各种腺细胞的分泌活动，神经递质的释放就是以出胞的形式进行的。这些物质在粗面内质网生物合成，在被运输到高尔基复合体的过程中，逐渐被一层膜性结构所包裹，形成分泌颗粒或分泌囊泡，并逐渐移向细胞膜特定部位内侧面。分泌时，囊泡膜和细胞膜先互相融合，然后在融合处出现裂口，将这些物质移出胞外（见图2-14）。出胞作用需要$Ca^{2+}$参与和能量供应。

入胞作用和出胞作用都要消耗能量（ATP），因此也属于主动转运。

# 第二节 细胞的生物电活动

活的细胞或组织无论安静时还是活动过程中均表现有电活动，即细胞处于相对静息状态的静息电位和细胞活动时的局部电位和动作电位，总称之为生物电。临床上广泛应用的心电图、脑电图、肌电图、胃肠电图、视网膜电图等就是心脏、大脑皮质、骨骼肌、胃肠肌、视网膜器官活动时所记录到的生物电变化。这些电变化是构成该器官的细胞电变化的综合反映。这一节讨论单个细胞（以神经细胞和骨骼肌细胞为例）的电变化的一般规律，在以后有关章节还要讨论心脏、大脑皮质等器官的电活动。

可兴奋细胞当受到适当刺激后都能产生兴奋（excitation），兴奋的“外部”表现虽然在不同的细胞有所不同，但其共同的表现为产生电变化（生物电），并可用灵敏的仪器记录下来，这种生物电变化在肌肉即可引起肌收缩，在腺细胞即可使其分泌，在神经细胞即为神经冲动，吞噬细胞的吞噬作用，纤毛的摆动以及内分泌细胞、免疫细胞及生殖的功能都与其电活动有关。这种电活动主要就是后面将要详细介绍的动作电位，是受刺激后最先出现的反应，它是可兴奋细胞表现其他功能的前提或触发因素［体内有一部分平滑肌细胞的兴奋（收缩）不是由动作电位发动的，而是由刺激因素（如局部体液因素和激素，甚至牵张刺激）直接作用于平滑肌收缩装置引起的］。

伽伐尼（Galvani）是意大利波伦亚大学的一名解剖学家，1765—1797年在艺术和科学学院担任产科学教授。他在教学工作中常用蛙做解剖。在雷雨交加的一天，他将蛙腿标本用铜钩悬挂在铁丝网上，发现每当铜钩接触到铁栏杆时，肌肉就收缩一次。伽伐尼意识到蛙及其他动物具有独特形式的电活动，蛙腿肌肉收缩是由于这种动物电引起的。物理学家伏打（Volta，1745—1827）进一步研究伽伐尼的发现，认为当两种不同的金属（例如铜和铁的解剖刀）被电解质溶液（蛙的组织液）隔开时发生化学反应，产生电流；电流刺激蛙腿肌肉引起收缩。根据此原理伏打发明了世界上第一个简单的电池（今天干电池的祖先）。后来伽伐尼及其助手进一步实验制备了蛙的腓肠肌与其支配的坐骨神经相连的标本，当将此坐骨神经放在一条蛙腿的腓肠肌切损处时，就会看到连着坐骨神经的腓肠肌收缩。坐骨神经－腓肠肌标本至今仍然是一种研究肌肉生理的制备。由于伽伐尼的工作，诞生了电生理学，它是研究动物电活动的一门学科。

## 一、刺激、反应及兴奋性

机体及其组成部分的细胞组织能对其周围环境的变化产生反应，能被机体或组织细胞感受并引起其产生某种反应的体内、体外环境变化称为**刺激**（stimulus）。刺激和反应是生理学中常用的一对密切联系的术语。一般地说，机体的反应都是由刺激所引起的。机体对刺激产生反应的能力或特性称为**兴奋性**（excitability）。人及动物的神经、肌肉及腺体组织对刺激发生反应的能力比其他组织大，发生反应较明显、较迅速，即兴奋性较高，称之为**可兴奋组织**（excitable tissue）。

在神经和肌肉组织进行的实验表明，在一定范围内，引起组织兴奋所需的最小刺激强度与该刺激的作用时间呈反比关系。这就是说，当刺激的强度较强时，只需较短的作用时间就可以引起组织的兴奋；而当刺激的强度较弱时，这个刺激就必须作用较长的时间才能引起组织兴奋。但无论刺激持续时间有多长，如果刺激强度太小；或无论刺激强度有多大，如果作用时间太短，都不能引起组织兴奋。例如，临床上采用 500~1000kHz 的高频电流，通入人体组织进行电疗，虽然强度达 10 余安培，但是由于频率太高，每次刺激的持续时间极短，而不引起组织兴奋（如肌肉收缩），只有产热反应。因此，组织兴奋性的高低，可以从刺激的强度和时间两个指标即阈值（threshold）来衡量。

生理学上常用强度阈值（阈强度）来衡量组织兴奋性的高低。所谓阈强度是指固定刺激的作用时间，改变刺激强度，刚能引起组织反应的强度，亦即引起组织兴奋所需要的最小刺激强度（阈强度又简称阈值）。阈强度低，则表示兴奋性高；反之，则兴奋性低。组织兴奋性为阈强度的倒数。等于阈强度的刺激就称为**阈刺激**（threshold stimulus），低于或高于阈强度的刺激分别称为**阈下刺激**（subthreshold stimulus）和**阈上刺激**（supraliminal stimulus）。

## 二、细胞的生物电现象及其产生机制

### （一）生物电的记录方法

为了从细胞水平分析电变化的数值和产生的原理，常采用单个细胞或单根神经纤维进行实验，以及用微电极进行细胞内记录来研究细胞的电变化，即用一个细玻璃管制成的充有导电液体（KCl）的尖端直径只有 0.5~1μm 的微型测量电极，用它刺入细胞或神经纤维的膜内，另一个参考电极位于膜外并接地，记录该细胞在不同功能状态时膜内外两电极之间的电位差变化（即膜内电位变化，由于膜外电极已接地，其电位为零，因此这种电位差变化就是膜内电位变化）；并把这种微小的电位变化经放大器放大后加到示波器的垂直偏转板上，使电子束在做横向扫描（由电子扫描电路通过水平偏转板控制）的同时又作垂直方向的移动，以反映膜内电位的变化（图 2-15）。

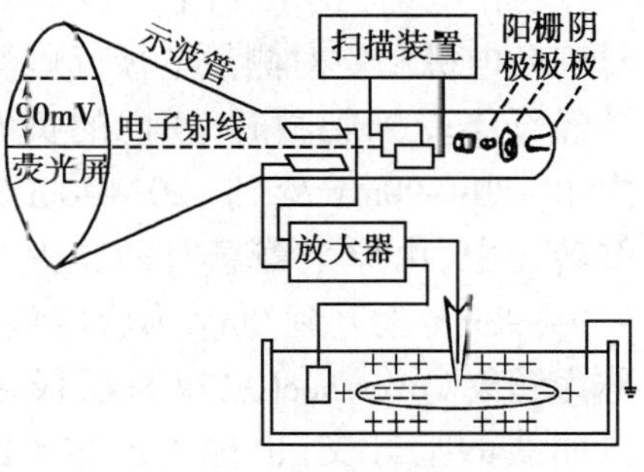

图 2-15　细胞内记录法

细胞水平的生物电活动主要有 3 种表现形式，这就是它们在安静时具有的静息电位和受到刺激时产生的局部电位和动作电位。

### （二）静息电位

完整无损的细胞当处于相对静息状态即没有受到任何刺激时，膜外表面任何两点的电位相等。当将微电极插入细胞膜内的瞬间，示波器（或伏特计）显示突然的电位变化，可以测知细胞膜内外表面存在着电位差，这种存在于静息状态的膜两侧的电位差称为静息膜电位（resting membrane potential），简称**静息电位**（resting potential，RP）（图 2-16），而无论细胞膜处于什么状态下存在的膜内外侧电位差就统称为**膜电位**（membrane potential，$V_m$）。如果规定膜外为 0，则膜内电位为负值。各种细胞的静息电位数值不同，例如，感觉和运动神经元为 -70mV，骨骼肌细胞和心肌细胞为 -90mV，平滑肌细胞为 -50~-60mV，腺细胞为

-40~-70mV，而人的红细胞只有 -10mV。这种细胞膜外是正电位，细胞膜内是负电位，并使两者的电位差稳定于静息电位水平的状态叫作**极化状态**。由于静息电位是指跨膜电位差的大小，因此其大小可用膜内负电位的大小表示，负值（绝对值）越大表示静息电位越大；负值越小，表示静息电位越小。如果静息电位负值减小称**去极化**（depolarization），即极化状态减弱；静息电位负值增大称为**超极化**（hyperpolarization），即极化状态加强。如果细胞先发生去极化或超极化，然后再向安静时膜内所处的负值恢复，则称为**复极化**（repolarization）（图2-17）。虽然细胞膜内、外两侧表面存在电位差，但整个细胞内液和细胞外液电学上是中性的，即正、负电荷相等。

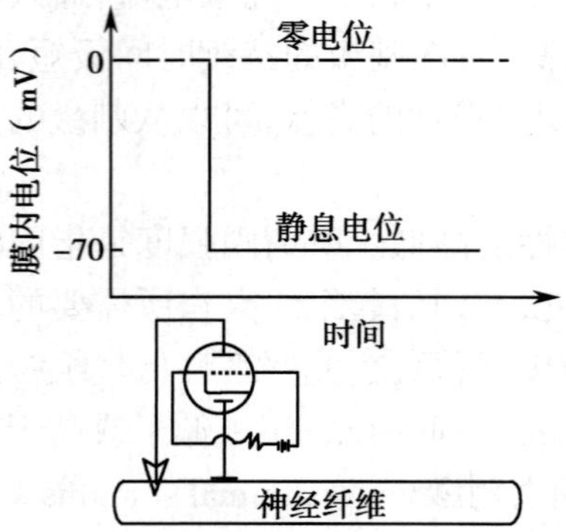


图 2-16　静息电位及其记录装置示意图

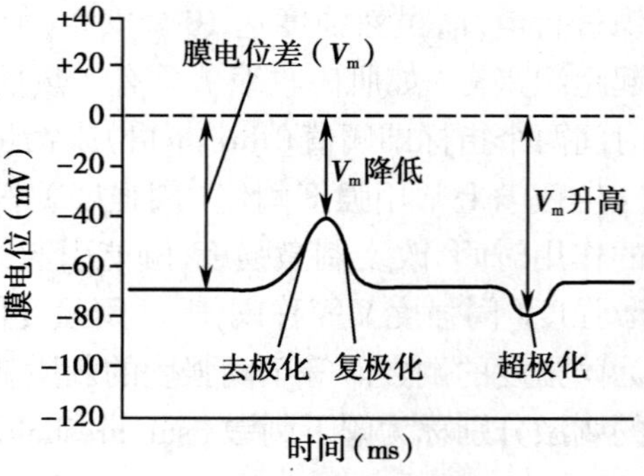


图 2-17　与膜电位变化有关的一些术语

### （三）动作电位

**动作电位**（action potential）是指细胞受到刺激而发生兴奋时发生的一系列快速的膜内电位变化过程。

动作电位在示波器上的波形可通过实验观察（图 2-18）：在一根神经纤维表面放置一对刺激电极和一对测量电极，测量电极中的一个是微电极刺入细胞内，做细胞内记录。当神经纤维受到刺激时，膜内的负电位迅速减小以至消失，进而变为正电位，即在短时间内由 -70~-90mV 变到 +20~+40mV，电位变化幅度达 90~110mV，出现了膜两侧电位极性倒转现象，由原来静息时的膜内为负、膜外为正转变成膜内为正、膜外为负。膜电位从 -70~-90mV 上升到 0mV 为膜内负电位的消失，称为去极化，再由 0mV 上升到 +20~+40mV 称为**超射**（overshoot）（又称反极化，即膜内极性的倒转），两者相加就是记录到的动作电位曲线的上升支，也称去极相。但这种膜电位极性的倒转只是暂时性的（在神经纤维约只经历零点几毫秒），它很快又向静息电位水平恢复（复极化），即膜内负值增加，这构成了动作电位曲线的下降支（也叫复极相）的主要部分。动作电位去极相及复极相的初期，电位变化迅速，历时甚短（零点几毫秒），在示波器上形成一短促而尖锐的脉冲形如尖锋，故称**锋电位**（spike potential）（图 2-19）。锋电位是动作电位的主要部分。当复极化完成约 70% 时，复极化速度变慢而持续较长时间（约 4 毫秒），称**后去极化**（after depolarization）。当复极化达静息电位水平后，膜内电位又朝更负的方向发展，即进入超极化状态，称**后超极化**（after hyperpolarization，其幅度仅 1~2mV，持续时间约 40 毫秒）（图 2-18、图 2-19）。两者合称后电位（图 2-18 是为显示动作电位各组成部分而夸张了的示意图，图 2-19 系按动作电位各组成部分精确的时间和电位大小绘制的示波器扫描图）。

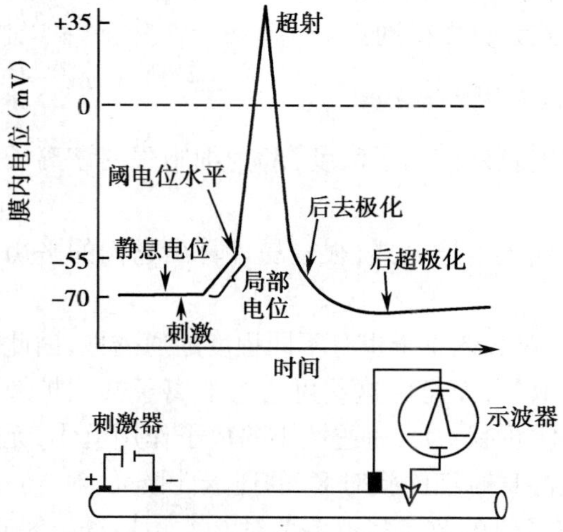

图 2-18 动作电位及其记录装置示意图

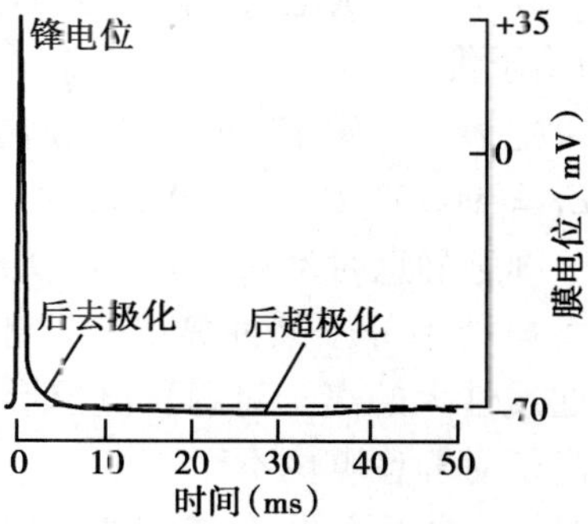

图 2-19 按时间和电压比例描绘的哺乳动物粗大有髓神经纤维动作电位

由此可见，动作电位是膜两侧电位在静息电位基础上发生的一次快速而可逆性的倒转，并可向周围扩布。它是各种可兴奋细胞（除部分平滑肌细胞外）兴奋时的共同表现，也是兴奋产生和兴奋传导的客观标志，可以根据动作电位能否出现来判断可兴奋组织细胞兴奋性的有无，根据引起动作电位所需刺激量的大小来衡量兴奋性的高低。兴奋性便可理解为细胞在受刺激时产生动作电位的能力。

**（四）生物电产生的机制**

**1. 静息电位产生的机制** 静息电位的产生主要是由于细胞膜内、外各种离子分布极不均匀（见表 2-1），以及静息时细胞膜对各种离子的通透性不同造成的。

细胞内的正离子主要是 $K^+$，负离子是有机离子（蛋白质、氨基酸），由于它们分子量大，故不能通过细胞膜。细胞外的正离子主要是 $Na^+$ 和 $Ca^{2+}$，负离子是 $Cl^-$。细胞内液和细胞外液的正、负离子是相等的（电中性）。现假设细胞膜只对某种离子如 $K^+$ 通透，对其他离子不通透，由于膜内 $K^+$ 比膜外高 30 倍，$K^+$ 必然顺着浓度差向膜外扩散，膜外侧正电荷增加，膜内侧相对有较多的负电荷，使膜外表面电位变得较正，膜的内表面电位变得较负（由于跨膜移动的离子只占膜内、外离子总数的极小部分，因此整个细胞内、外侧的正、负电荷仍维持平衡）。但另一方面，扩散出细胞的 $K^+$ 建立的膜外侧正电位要阻止 $K^+$ 外流，且 $K^+$ 流越多，阻止 $K^+$ 外流的电位差越大。当由于 $K^+$ 的浓度差而使 $K^+$ 向膜外扩散的力量和膜外侧正电位阻止 $K^+$ 向外扩散的力量相等时，也就是两种力量达到平衡时，就不再有 $K^+$ 的跨膜净移动，即达到 $K^+$ 的电 – 化学平衡，膜两侧由已外流的 $K^+$ 所形成的膜内外电位差也就稳定于某一数值，这称为 $K^+$ 的扩散电位，也称 **$K^+$ 的平衡电位**（$K^+$ equilibrium potential，用 $E_{K^+}$ 表示）。在神经、骨骼肌细胞其值为 –94mV（当膜内、外 $K^+$ 浓度比值为 4/140 时）。同理，如果假设细胞膜只对 $Na^+$ 通透，对其他离子不通透，$Na^+$ 将顺着浓度差进入膜内，使膜内侧正电荷增加，膜外侧剩下相对较多的负离子，电位变负。随着 $Na^+$ 内流建立起来的膜内正电位又会阻止 $Na^+$ 继续向膜内扩散，当浓度差使 $Na^+$ 内流与膜内外电位差阻止 $Na^+$ 内流的力量达到相等（精确平衡）时，也即达到 $Na^+$ 的电 – 化学平衡。此为 $Na^+$ 的平衡电位（$E_{Na+}$），其数值约为 +67mV（当膜内、外的 $Na^+$ 浓度比值为 12/145 时）。

由于离子的平衡电位（扩散电位）是由于离子作跨膜扩散产生的，因此其大小与该离子的膜内、外浓度差有关，并可用著名的 Nernst 公式计算而得到：

$$E_X=61/Z\log(X_o/X_i)$$

式中，$E_X$ 为 $X$ 的平衡电位，单位为 mV；$X_o$ 为细胞膜外该离子浓度；$X_i$ 为细胞膜内该离子浓度；$Z$ 为离子价。

如果把表 2-1 中 $K^+$、$Na^+$、$Cl^-$ 膜内、外浓度代入上述公式，很容易计算出它们的平衡电位（即 $E_{K^+}$=−94mV，$E_{Na^+}$=67mV，$E_{Cl^-}$=−90mV）。

由于细胞静息时不只对某一种离子通透，而对其他离子也有不同程度的通透性，因此细胞的静息电位不等于某种离子的扩散（平衡）电位，而是由这些可通透的离子共同扩散形成的。通透性大的离子对静息电位形成的作用（贡献）大，通透性小的离子作用就小，无通透性的离子对静息电位不产生作用。由于细胞静息时细胞膜对 $K^+$ 的通透性极大，对 $Na^+$ 的通透性极小（由于膜的 $K^+$ 渗漏通道比 $Na^+$ 渗漏通道的数量多得多），对 $Ca^{2+}$ 不通透。因此，静息电位主要是由 $K^+$ 向膜外扩散形成的，由于静息时少量 $Na^+$ 内流可使膜内正电位小的增加，生电钠泵又可使膜内负电位小的增加。因此，静息电位不等于 $K^+$ 的平衡电位，只接近 $K^+$ 的平衡电位，在骨骼肌和心肌细胞为 −90mV，神经细胞为 −70mV。虽然膜外 $Cl^-$ 浓度远高于膜内，且膜对 $Cl^-$ 通透，其浓度差促使 $Cl^-$ 移入膜内。但 −90mV 的静息电位对 $Cl^-$ 产生外向排斥力，两种力量相等，方向相反，所以 $Cl^-$ 处于电 – 化学平衡状态，对静息电位的形成不产生影响。

由于静息电位主要是由 $K^+$ 向膜外扩散形成的，所以静息电位易受细胞外液中 $K^+$ 浓度及膜对 $K^+$ 和 $Na^+$ 的通透性的影响：当细胞外液中的 $K^+$ 浓度升高时，膜内外 $K^+$ 浓度差减小，使移向膜外的 $K^+$ 减少，静息电位负值就减小；反之，当细胞外液中 $K^+$ 浓度降低时，膜内外的 $K^+$ 浓度差加大，移向膜外的 $K^+$ 增加，静息电位负值就增大。如果膜对 $K^+$ 的通透性相对增大，静息电位将增大；反之，膜对 $Na^+$ 的通透性相对增大，则动作电位减小。

前面说过，细胞内液能保持高浓度 $K^+$ 是 $Na^+$ 泵不断消耗 ATP 主动转运的结果，而 ATP 的产生则要靠细胞的正常新陈代谢。因此，凡缺 $O_2$、低温、使用某种代谢抑制剂或者使用直接抑制 $Na^+$ 泵的哇巴因（ouabain），皆可使细胞内 $K^+$ 浓度降低而使静息电位降低。

**2. 动作电位产生的机制** 动作电位的产生是由于膜对离子的通透性在受到刺激后发生短暂的可逆性改变。在静息状态下细胞膜对 $K^+$ 通透（通过 $K^+$ 渗漏通道），对 $Na^+$ 相对不通透，因此静息电位接近于 $K^+$ 的平衡电位。而在动作电位的去极化时，膜对 $Na^+$ 的通透性增加 500~5000 倍，大大超过膜对 $K^+$ 的通透性，大量 $Na^+$ 快速流入细胞膜内，即进入膜内的正电荷大大超过移出膜的正电荷，因此膜内侧负电位减小，以至消失，并进而出现正电位。此时在示波器上出现动作电位的上升支即去极相。很快膜对 $Na^+$ 的通透性又下降，而对 $K^+$ 的通透性则增大，$K^+$ 又顺其浓度差由膜内流向膜外，造成动作电位的下降支即复极相，使膜两侧的电位差又恢复到它原先的静息电位水平（图 2-20）。实验证明，预先改变细胞外 $Na^+$ 浓度，使跨细胞膜内外 $Na^+$ 浓度差发生变化，就会使动作电位的幅度或其超射出现相应的变化，而静息电位不变（图 2-21）。

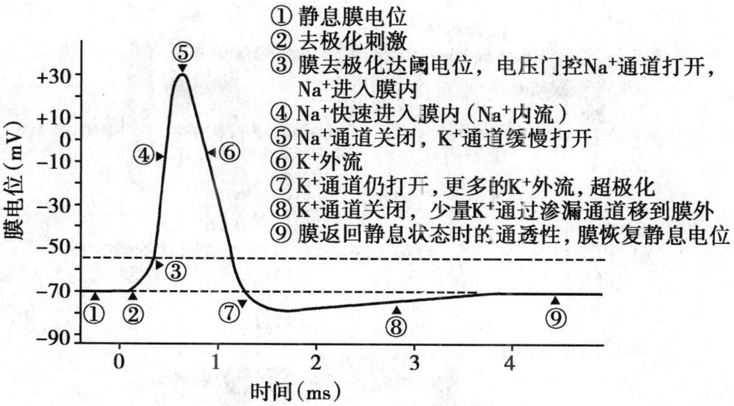


图 2-20　动作电位的形成过程

由上可见，动作电位的去极相和复极相的出现，是在 $Na^+$ 泵造成的 $Na^+$、$K^+$ 不均衡分布的前提下，由于膜对 $Na^+$、$K^+$ 有选择性的通透性增高或降低为基础的，而这种通透性改变的实质是膜 $Na^+$、$K^+$ 电压门控通道状态的改变。电压门控的 $Na^+$ 通道有两个门：激活门（m）和失活门（h），只有两个门都打开时 $Na^+$ 才能通过。有 3 种构象（状态）：①关闭（静息）状态，通道关闭（$Na^+$ 不能进入膜内）但能打开（激活门关闭，失活门打开）；②激活状态，通道打开（激活门和失活门都打开，$Na^+$ 进入膜内）；③失活状态，通道关闭且不能打开（激活门仍打开，失活门关闭，$Na^+$ 不能进入膜内）。电压门控 $K^+$ 通道只有一个门，能打开或关闭，因此只有打开和关闭两种构象（图 2-22）。当膜处于静息电位（-70mV）时，$Na^+$ 通道处于静息状态，$Na^+$ 通道关闭，膜外 $Na^+$ 不能流入膜内；电压门控的 $K^+$ 通道也关闭，阻止 $K^+$ 经此通道由膜内移向膜外（但 $K^+$、$Na^+$ 渗漏通道仍开放）。当膜电位从 -70mV 去极化达到 -55mV 左右时，$Na^+$ 通道（激活门）打开，膜对 $Na^+$ 的通透性迅速增大，$Na^+$ 经 $Na^+$ 通道流入膜内。$Na^+$ 内流引起更多的电压门控 $Na^+$ 通道打开，更多的 $Na^+$ 内流，而进一步去极化（正反馈环）。膜电位向 $Na^+$ 的平衡电位（+60mV）移动，但没有达到。这一电压变化也使失活门开始关闭，但其关闭速度较慢，在 $Na^+$ 通道维持开放零点几毫秒后失活门关闭，进入失活状态（因此激活状态就是在激活门迅速打开而失活门尚未完全关闭之前出现的），$Na^+$ 内流停止（此外，流入膜内的正电荷也阻止 $Na^+$ 内流）；与此同时，电压门控 $K^-$ 通道已完全打开，$K^+$ 外流增加，大大加速复极化过程。由于 $K^+$ 通道开放持续到复极化至静息电位后数毫秒，从而造成后超极化电位，继之恢复静息膜电位。当动作电位结束和膜电位已恢复到静息电位时，$Na^+$ 通道返回其关闭但能打开的构象。由此可见，$Na^+$、$K^+$ 通道的开放和关闭是有严格的电压依赖性和时间依赖性的。$Na^+$ 通道可被**河豚毒素**（tetrodoxin，TTX，河豚鱼的毒素）特异性地阻滞，而四乙胺（tetraethylammonium，TEA）和 4- 氨基吡啶（4-aminopyridine）则可特异性地阻滞 $K^+$ 通道。局部麻醉药，如盐酸普鲁卡因（procaine）和利多卡因（lidocaine）由于可阻滞感觉神经纤维上的电压门控 $Na^+$ 通道，故可阻

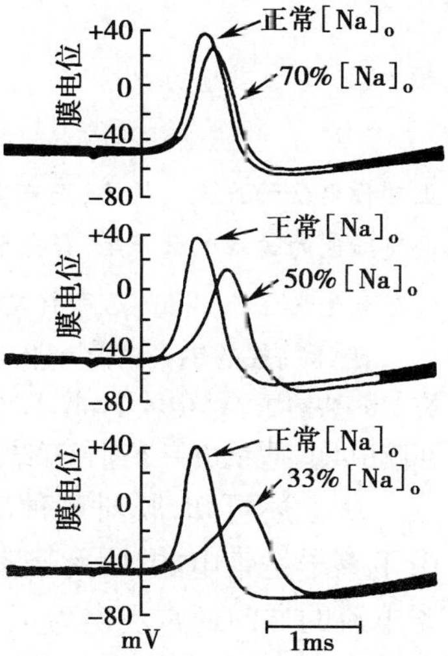


图 2-21　细胞外 $Na^+$ 浓度变化对动作电位的影响

细胞外液 $Na^+$ 浓度降低，动作电位的幅度和上升速度降低，静息电位不变

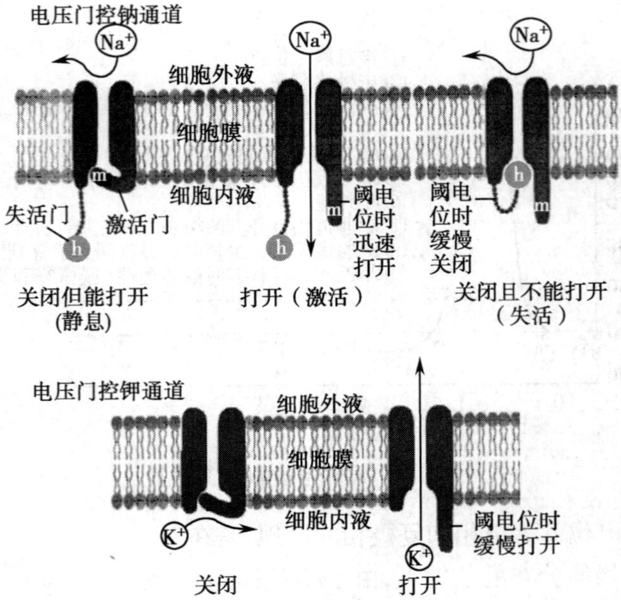


图 2-22　电压门控钠、钾通道构型

止动作电位的产生及传导，而产生局部麻醉作用。**石房蛤毒素**（saxitoxin，STX）是另一种 $Na^+$ 通道阻滞剂，由淡红色的腰鞭毛虫产生，有壳水生动物（虾、蟹、螺及贝类等）吃此鞭毛虫，使组织中浓缩 STX。人食用了这些有壳水生物 30min 后可引起威胁生命的麻痹。

电压门控的钠通道由 α、$\beta_1$ 和 $\beta_2$ 三个亚单位组成，其中 α 亚单位是形成孔道的单位，它包含 4 个结构类似的结构域（结构域Ⅰ~Ⅳ）。每个结构域含 6 个跨膜 α 螺旋（S1~S6）；这 4 个结构域及所包含的 α 螺旋在膜中共同包绕成一个通道样结构。

从上述可知，膜对某种离子通透性的大小，实质上是由该离子通道的开放状态决定的。由于离子是带电的，因此当离子通道的状态发生改变时，必然引起跨膜离子电流的变化。离子电流的方向通常规定为正离子流通的方向，正电荷移出膜外或负电荷移入膜内都称之为外向电流，外向电流使膜内电位负值增大，引起膜复极化或超极化；而正电荷移入膜内或负电荷移出膜外称为内向电流，内向电流使膜内电位负值减小，引起膜的去极化。跨膜离子电流的大小可用离子的电导（$G$）来表示，它是电阻的倒数。$G_{Na}$ 为 $Na^+$ 的电导，$G_K$ 为 $K^+$ 的电导，电导大，表示膜对该离子运动的电阻小，膜对该离子的通透性大；反之亦然。图 2-23 为测得的动作电位与 $G_{Na}$、$G_K$ 的时间对应关系。

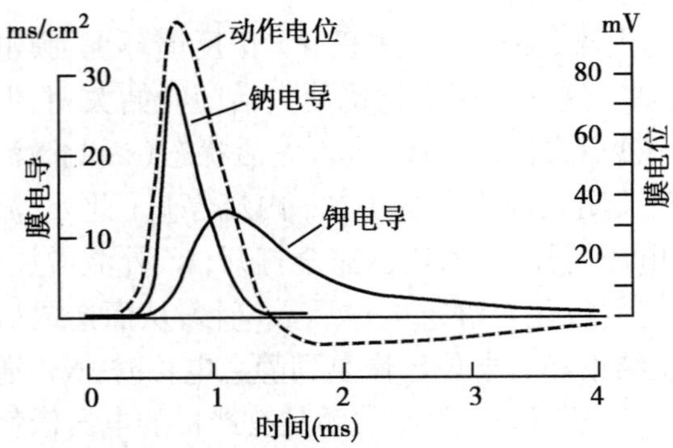


图 2-23　动作电位期间 $Na^+$、$K^+$ 电导的变化

$K^+$ 通道的开放比 $Na^+$ 通道打开更慢且持续较久，故大部分的 $K^+$ 电导增加是在 $Na^+$ 电导增加之后才发生的

现在有一种称为**膜片钳**（patch clamp）的技术，可以直接研究一小片膜两侧施加不同的电压时单一离子通道的开放和关闭情况。膜片钳技术的原理是：用一根玻璃微管电极的尖端与细胞膜接触，通过管腔施以一定负压将膜的极小部分紧紧吸住，这部分膜可能只含有一个离子通道，而电极尖端开口处的边缘与膜紧密接触，形成很高的电阻，因此微电极所记录的电流变化只反映单个离子通道的导电情况（图 2-24）。膜去极化时流入膜内的 $Na^+$ 电流是由打开的数千个 $Na^+$ 通道引起。然而单

个 $Na^+$ 通道的开放是随机的，当膜去极化达阈电位时每个 $Na^+$ 通道开放的概率增加。在细胞膜去极化期间，有些 $Na^+$ 通道开放，有些没有开放，但当把大量通道的电流叠加平均时，表现为所有的 $Na^+$ 通道在去极化时都打开，然后快速关闭，甚至人为维持膜在去极化状态（图 2-24）。

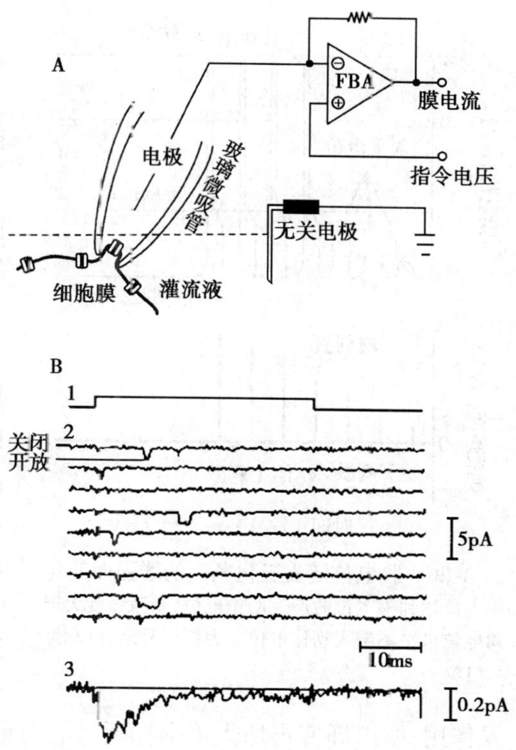


图 2-24　膜片钳方法示意图的单通道电流

A. 膜片钳记录方法示意图；B. 细胞膜上记录的 $Na^+$ 单通道电流

1. 去极化 10mV 的电压钳制；2. 连续 9 次钳制记录得到的单通道电流通道开放产生的内向电流；3. 连续 300 次钳制记录的单通道电流叠加平均得到的总和电流。FBA. 反馈放大器，该反馈放大器同时接受由信号发生器输出的由实验者设定的指令电压

需要指出的是，在动作电位期间，不少 $Na^+$ 通过电压门控通道进入膜内，但由于 $Na^+$-$K^+$ 泵几乎在所有时间包括动作电位期间都在起作用，因此维持了跨膜离子浓度梯度。$Na^+$-$K^+$ 泵工作需要能量，因此神经纤维连续发放动作电位（兴奋）的过程是一个主动代谢的过程。

### （五）动作电位的引起和阈电位

前已提及，刺激要引起组织兴奋（动作电位），必须达到一定的强度（阈强度）。进一步观察又发现，凡是能引起组织产生动作电位的刺激（包括机械的、化学的及电的等），都是先引起细胞膜去极化，使膜电位（负值或绝对值）降低。当细胞膜去极化达一定水平时才能引起动作电位。这个能够引起动作电位的临界膜电位叫作**阈电位**（threshold potential）。阈电位值一般比静息电位小 10~20mV。神经和骨骼肌细胞的静息电位分别为 −70 mV 和 −90mV，它们的阈电位分别约为 −50 mV 和 −70mV。因此，无论什么刺激，只要能使静息电位值减小到阈电位水平，都能诱发出动作电位。为什么膜去极化到阈电位水平时会引起动作电位呢？这是因为膜电位降至阈电位水平时，由于作用于膜的电场力的改变，引起部分电压门控的 $Na^+$ 通道开放（激活门打开），使膜对 $Na^+$ 的通透性增加，使 $Na^+$ 内流超过通过渗漏通道的 $K^+$ 外流；$Na^+$ 快速内流使膜进一步去极化，而膜的去极化又导致更多的 $Na^+$ 通道开放，使更多的 $Na^+$ 内流，形成所谓 $Na^+$ 通道开放的再生性循环（正反馈环）（图 2-25），只要此反馈足够强，可直至全部 $Na^+$ 通道开放。由此可使去极化速度增加 500~5000 倍，使膜产生快速的去极化而形成动作电位的上升支。接着，由于 $Na^+$ 通道失活门关闭和电压门控的 $K^+$ 通道开放而终止动作电位（即恢复到静息电位），$Na^+$ 通道又转变为能再打开的静息状态（激活门关闭，失活门打开）。如果刺激引起的膜

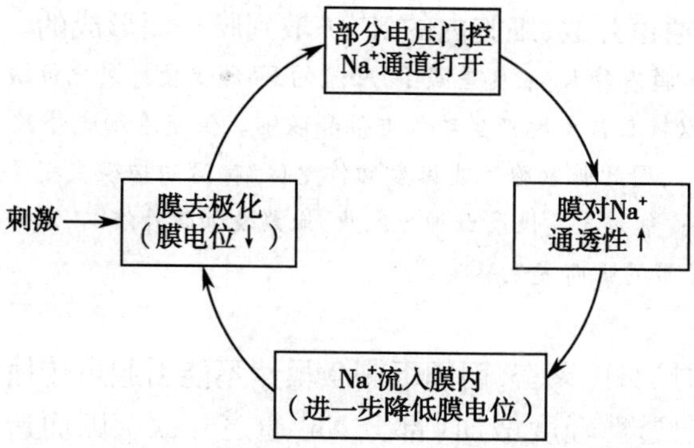


图 2-25　阈电位时打开 $Na^+$ 通道的正反馈环（再生性循环）

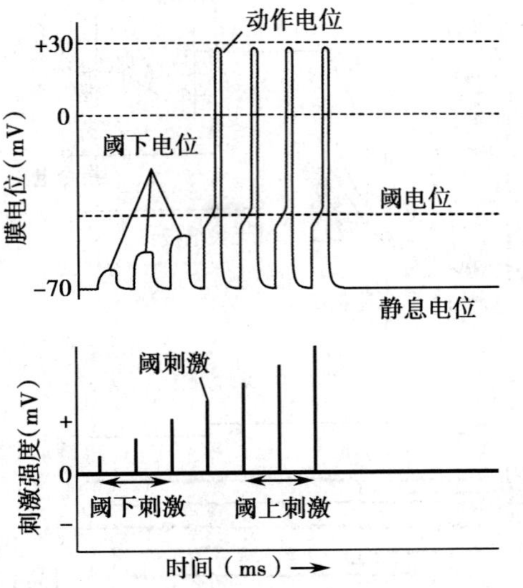


图 2–26 膜电位随去极化刺激的增强而变化
膜电位达到阈电位时产生动作电位，刺激强度大于阈电位水平不增大动作电位。为便于显示，已删除后电位

去极化达不到阈电位时，尽管 $Na^+$ 内流增加，但因通过渗漏通道的 $K^+$ 外流超过 $Na^+$ 内流，不能发动上述正反馈，只要刺激一撤除，膜便又恢复其静息电位。

由此可见，引起动作电位的关键在于去极化能否达到阈电位水平，而与引起去极化的手段或刺激方式无关。至于产生动作电位的速度和幅度则是由当时膜内外 $Na^+$、$K^+$ 的电化学梯度的相对大小及膜对这些离子的相对通透性决定的。也就是说，产生动作电位的能量来源于细胞本身，而不是刺激。所以无论何种性质的刺激，如果引起去极化的强度达不到阈强度便不能引起动作电位，而达到或超过阈强度，它们在同一细胞则引起相同幅度的动作电位，刺激强度增加不会增大动作电位的幅度（图 2–26）。这种现象称为**"全或无"**（all or none）**现象**。这就好比手指扣动枪支的扳机，只要用上足够的力量，就可使弹头飞速射出，由于手指只起触发作用，所以即使再加大手指扣扳机的力量，弹头向前射出的力量和射程也不会增加。"全或无"现象还包括动作电位的传播不会随着传播距离的增加而减小。"全或无"现象不能理解为细胞动作电位永远有相同的幅度，许多因素可以改变细胞贮存的能量，因而可以改变动作电位的幅度。

影响阈电位水平的主要因素是电压门控钠通道在细胞膜中的分布密度、功能状态及细胞外 $Ca^{2+}$ 水平。钠通道密度较大，只需较小的膜去极化即形成较大的 $Na^+$ 电流，因此阈电位水平较低或更接近静息电位。细胞外液 $Ca^{2+}$ 浓度也影响 $Na^+$ 通道的激活。当细胞外 $Ca^{2+}$ 浓度升高时，$Na^+$ 通道开放的概率降低，使阈电位上移，更远离静息电位，兴奋性降低。通常把 $Ca^{2+}$ 抑制 $Na^+$ 内流作用称为**膜屏障作用**（membrance barrier action）。相反，细胞外 $Ca^{2+}$ 浓度降低，$Na^+$ 通道开放的概率增加，可使阈电位水平下移，因此神经纤维去极化时更快达到阈电位，兴奋性升高，有时在没有刺激的情况下自发产生动作电位，引起肌肉收缩。

总之，动作电位的去极相是由于钠通道开放而使细胞外 $Na^+$ 扩散进入细胞内而形成的，复极相是由于钠通道关闭，$Na^+$ 内流停止和钾通道开放，细胞内的 $K^+$ 扩散到膜外而形成的。

细胞外 $K^+$ 浓度升高，可引起骨骼肌细胞去极化（膜内外 $K^+$ 浓度差减小，外流的 $K^+$ 减少使静息电位减小）。这一去极化使肌细胞膜电位更接近阈电位，所以较易自发地产生动作电位和收缩。但随着细胞外 $K^+$ 浓度进一步升高，细胞进一步去极化，使 $Na^+$ 通道失活，因此肌细胞不能爆发动作电位，对运动神经末梢传来的动作电位不能引起收缩反应。有一种遗传性疾病，称为原发性高血钾性麻痹，血浆及细胞外液 $K^+$ 水平升高，患者开始具有痛苦的自发性的肌肉收缩，继之受累的肌肉发生麻痹。

### （六）局部电位

阈刺激或阈上刺激可以引起动作电位，即扩布性兴奋，而阈下刺激虽然不能引起可传播的动作电位，但可使被刺激的膜部位对 $Na^+$ 通透性轻度增加（部分 $Na^+$ 通道开放），因而造成原有静息电位的轻度减小——轻度去极化，这种电位变化称为**局部电位**（local potential）（由于局部电位的电位幅度没有达到阈电位水平，故又称阈下电位）（图 2–27）。之所以称局部电位，是因为它不能诱发动作电位，即不能把膜的去极化推到再生性循环，因此也就不能沿着膜传播，电荷只能在轻度去极化和邻近静息的膜部位之间流动，在细胞内液和细胞外液形成局部电流，它不能使邻近膜去极化到阈电位，而且随着离开局部电位部位的距离的增大而减小，以至完全消失（通常限制在离开产生部位的1.0~2.0mm内），这种传导称为**电紧张传播（导）**（electrotonic conduction）。这就好比水通过一根有裂缝的软管流动一样，水流随着与水龙头间距离的增加而减小。因为膜对离子是可以通透的，电荷可横跨过膜而丢失，就像水从水管裂缝漏出一样，因此局部电流是衰减的（图2-28）。

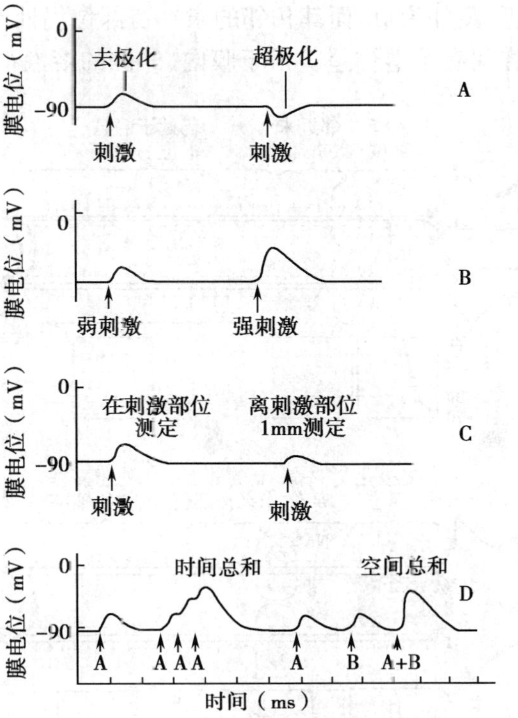


图2-27　局部电位的一些特性示意图

A. 去极化或超极化；B. 有大小变化；C. 衰减传导；D. 能总和

这种局部电位也不是“全或无”式的，其电位有大小等级之分，较强的阈下刺激引起较大的局部电位，较弱的阈下刺激引起较小的局部电位（图2-27，图2-28），因此又称为分级电位（graded potential）。局部电位还可以总和，即如果在第一个阈下刺激所引起的局部电位未消失之前，再接受第二个阈下刺激，两个阈下刺激所引起的局部电位有可能叠加起来，使膜去极化达到阈电位水平，触发一次可传导的动作电位，这称之为**时间性总和**（temporal summation）；另外，在细胞膜相邻两点或几点同时受到阈下刺激，它们所引起的局部电位也可同时总和而产生动作电位，这称为**空间总和**（spatial summation）（图2-27）。局部电位根据其所产生的细胞部位及功能不同而有许多名称：感受器电位（产生于感受器细胞）、突触后电位（产生于突触后膜）、终板电位（产生于运动终板）、起搏电位（产生于心脏传导系统细胞）以及慢波电位（发生于消化道平滑肌细胞），其详细内容将在有关章节介绍。

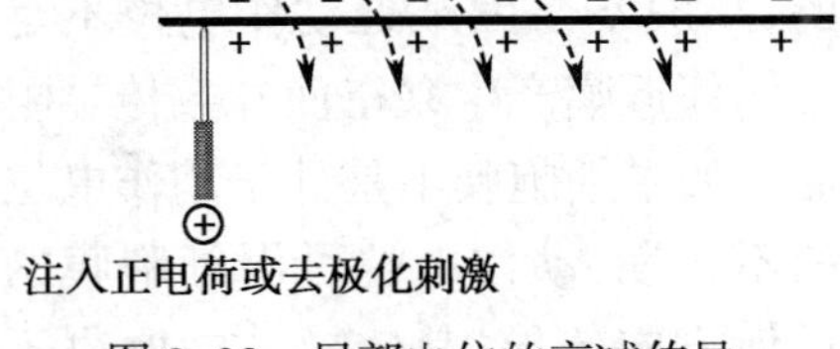


图2-28　局部电位的衰减传导

刺激电极注入正电荷，在神经轴突某部位产生去极化电位，如果没有触发动作电位，将很快消失。去极化幅度降低是由于载电荷跨膜漏出（虚箭头所示），导致电位随着去极化部位距离的增加而进行性衰减

**（七）动作电位在同一细胞上的传播**

动作电位在神经元或其他可兴奋细胞产生后，不会仅仅局限在受刺激部位，要相继引起邻近部位也发生动作电位，即每个动作电位都要触发其邻近未兴奋部位产生一个新的同样大小的动作电位，如此，动作电位沿着细胞膜传遍整个神经元或细胞，这称为动作电位的传播或**传导**（conduction）。这是一种不衰减的传导，其传导机制目前用局部电流学说来解释。由于发生动作电位的部位的膜电位发生了逆转，即膜内为

正、膜外为负，而其相邻的未兴奋部位仍处于静息的外正内负状态，于是兴奋部位与静息部位间有了电位差。由于膜内、外侧的溶液都是导电的，故兴奋部位与邻近未兴奋部位之间有电荷移动形成局部电流。局部电流的方向是膜外的正电荷由未兴奋部位流向已兴奋部位，膜内的正电荷由已兴奋部位流向未兴奋部位，结果使邻近的未兴奋部位的静息电位降低，即去极化。当其降低到阈电位水平时，导致 $Na^+$ 通道大量开放而暴发动作电位。而这后产生的动作电位部位（去极化部位）又与其邻近的未兴奋部位（离开始去极化更远的部位）之间形成局部电流，使其产生动作电位，这样形成动作电位在整个膜上的传导（图 2-29A）。这就好比点爆一串爆竹一样，动作电位本身不移动，但它使其前端膜爆发新的动作电位，到达膜末端的动作电位的形状与开始的动作电位是一样的。因此，这种传播是不衰减的。动作电位也不会传向已复极化的膜部位，因为该部位处于动作电位的不应期。动作电位（去极化过程）沿着神经纤维上传导称为**神经冲动**。由于动作电位的去极化过程电位变化的幅度大、速度快，而且膜内侧的液体有良好的导电性能，局部电流的强度常可超过引起邻近膜兴奋所需的阈强度数倍以上，因此，以局部电流为基础的动作电位的传导过程是相当有效的，一般不易因某处动作电位不足以使邻近膜产生兴奋而导致传导阻滞。如果细胞膜不是处于动作电位的不应期，动作电位可沿细胞膜的任何方向传导，其传导方向取决于刺激所引起的动作电位所在部位，例如，在骨骼肌细胞的动作电位爆发于细胞中部（运动终板处），其传导是双向的；大多数细胞动作电位

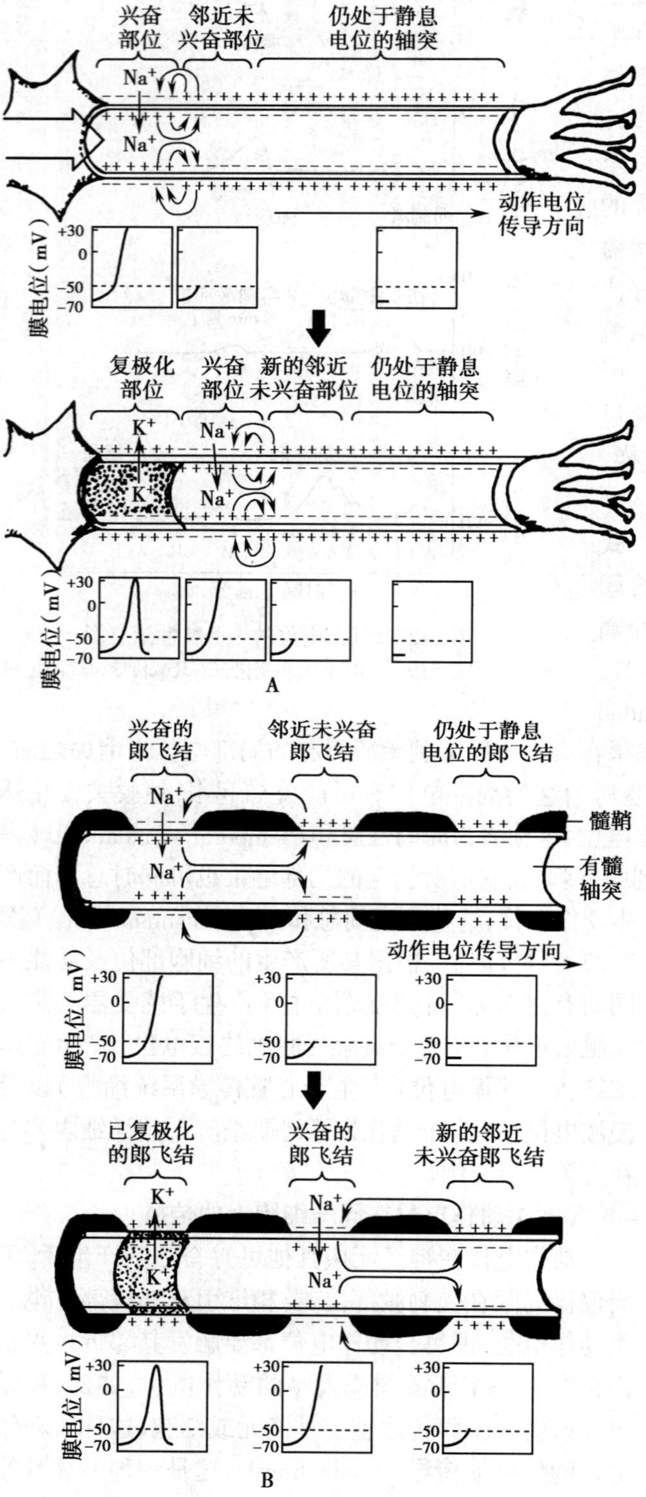


图 2-29 动作电位的传导机制

A. 无髓神经纤维；B. 有髓神经纤维

在细胞的一端暴发，所以是向另一端传导的，当动作电位到达轴突末梢时传播停止。

以上是动作电位在无髓鞘神经纤维及其他可兴奋细胞的传导情况。在有髓神经纤维上，动作电位传导有所不同。对有髓神经纤维，由于髓鞘不导电，不允许带电离子通过，因此动作电位只能在郎飞结（Ranvier node）处产生，局部电流也只能发生在相邻的郎飞结之间（即一种较大范围的局部电流），因此，动作电位只能跨过每一段髓鞘在相邻的郎飞结相继出现，这称为**跳跃式传导**（saltatory conduction）（图 2-29B）。很显然，这种传导的速度快（可提高 5~50 倍），而且由于跳跃式传导时单位长度内每传导一个动作电位所涉及的跨膜离子运动的总数要少得多（为无髓纤维连续传导的 1/1000），因此一系列神经冲动后为重建跨膜 $Na^+$、$K^+$ 浓度差需要的代谢供能量较少，是一种更“节能”的传导方式。

**（八）复合动作电位**

人体内的神经是由不同种类的神经纤维组成的。电刺激神经干时神经纤维上也可产生动作电位，并且可在神经干上记录到。在神经干上记录到的动作电位，是组成该神经干的各种神经纤维动作电位的总和，称**复合动作电位**（compound action potential），其形状不同于单根神经纤维。在一定范围内，复合动作电位的幅度随刺激强度的增大而增大，这是由于各种神经纤维的兴奋性不同，较强的刺激引起较多的神经纤维产生动作电位，直到全部神经纤维都兴奋时，其动作电位的幅度就不再增加。如果神经干是由多种神经纤维组成的混合神经，所记录到的动作电位还会出现多个锋电位，这是由于粗细不同的各类纤维动作电位的传播速度不同造成的，粗大的纤维传导速度快，动作电位先传导到引导的电极上，所以示波器记录到其动作电位要早些，而较细的纤维传导速度慢，其动作电位后传导到引导电极，所以示波器上后记录到该动作电位（图 2-30）。

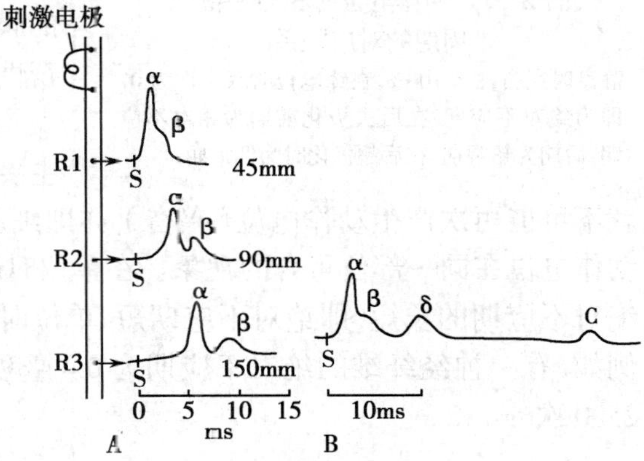


图 2-30　混合神经复合动作电位：记录电极离刺激电极不同距离所作的记录

A. 随着动作电位在神经干的传播，它分成 α 和 β 两个传导速度不同的组分，为便于显示，其他传导较慢的组分已删去；B. 在 R1 部位记录到的动作电位的所有组分。每一个组分反映一组具有同样传导速度的纤维活动。传导速度最快的是 α 纤维，最慢的是 C 类纤维。R 为记录电极，mm 为其离刺激电极的距离

**（九）细胞兴奋后兴奋性的变化**

可兴奋细胞，例如，神经纤维在接受一次刺激后产生兴奋（动作电位）后（包括兴奋的即时及以后的一段极短的时间），其兴奋性也要发生一系列有规律的变化，如果在这期间细胞再次受到刺激，其反应能力将与静息时不同。在神经纤维受到一次有效刺激（阈刺激或阈上刺激）产生兴奋的极短时间内（对应于动作电位去极化和复极化的前 1/3 时期，在粗的有髓神经纤维约为 0.4 毫秒），给予第二个有效刺激，无论此刺激多么强大，都不能再次产生动作电位，即其兴奋性已降至零，这段时间称为**绝对不应期**（absolute refractory period），因为在动作电位的快速去极化期已启动的钠通道的再生性开放将继续进行到其结束，不受后续的第二个刺激的影响，在开始复极化时大多数 $Na^+$ 通道的失活门关闭，不能被第二个刺激所打开，直到大部分 $Na^+$ 通道返回其静息状态（接近复极化终止）才能产生第二个动作电位。此后，直到后去极化开始其兴奋性逐渐恢复，这时受到大于阈强度的刺激可以引起细

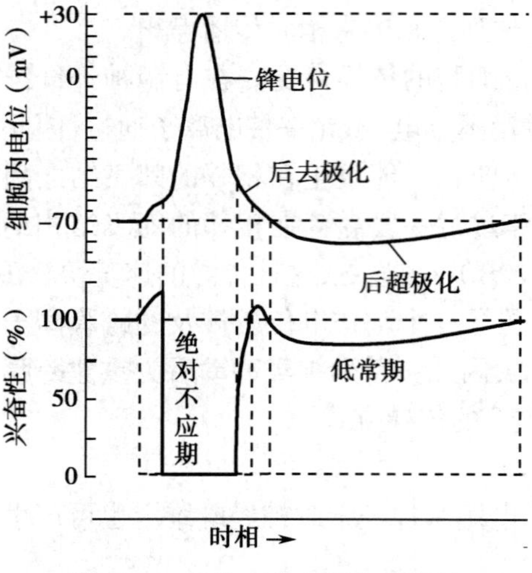


图 2-31　动作电位时相与兴奋性周期的对应关系

静息时兴奋性为 100%，在锋电位时兴奋性为 0，即为绝对不应期，在后去极化前期为相对不应期，后期为超常期，在后超极化时为低常期

胞兴奋，即产生锋电位，这段时间称为**相对不应期**（relative refractory period，为 0.1~0.2 毫秒）。此时部分 $Na^+$ 通道仍处于失活状态，而且电压门控 $K^+$ 通道广泛开放，$K^+$ 外流增大，膜电位更接受 $K^+$ 的平衡电位，因此使膜去极化到阈电位而发动下一次动作电位需要更大的内向电流。在相对不应期后（相当于后去极化的后期），兴奋性高于正常，即阈下刺激可引起细胞再次产生动作电位，此期称为**超常期**（此时的膜电位常未恢复到静止电位水平，它比静息电位更接近阈电位水平，因而有较高的兴奋性）。在后超极化时期兴奋性又低于正常水平（**低常期**），即必须受到阈上刺激才能引起兴奋（此时的膜电位比静息电位更远离阈电位水平）。最后兴奋性恢复正常（图 2-31）。

由于绝对不应期的持续时间相当于动作电位主要部分的持续时间，因此有动作电位存在期间就不可能再次产生动作电位（兴奋），亦即细胞即使受到连续的快速刺激，也不会出现两次动作电位在同一部位重合的现象。在单位时间内，神经纤维产生和传导兴奋的次数决定于绝对不应期的长短，即绝对不应期短，单位时间产生和传导动作电位的次数多，反之亦然。例如，有一神经纤维的绝对不应期为 0.4 毫秒，则此纤维产生的最大兴奋频率不可能超过 2500 次 /s。

# 第三节　细胞间的信息传递

在多细胞机体，大多数细胞周围都是细胞外液，只有少数细胞与其他细胞直接接触，细胞之间也没有原生质联系。因此，细胞之间必须存在传递信息的机制，以实现细胞间的信息联系，完成神经调节和体液调节，保证机体功能活动的完整性和统一性。细胞之间的信号传递机制有化学性传递机制和电传递机制两种（以前者为主）。

## 一、化学性传递机制

细胞之间通过特殊的化学物质传递信息是细胞间功能联系的主要方式。这种传递方式主要是借助于细胞合成与释放某种化学物质，例如内分泌细胞分泌的激素（hormone）、神经细胞释放的神经递质（neurotransmitter）、某些细胞分泌的**细胞因子**（cytokine）等，通过血液运输或经细胞外液扩散作用并影响其他细胞的活动。因此，这些特殊的化学物质携带内分泌细胞或神经细胞等的信息，在机体的功能活动中起**化学信使**（chemical messenger）或化学信号的作用。从细胞水平来看，以激素为信使的体液调节和以神经递质为媒介（信使）的神经调节无本质上的差别，它们都是通过化学物质实现细胞间的联系，只是化学物质（信使）传递的距离和影响范围不同而已。

### （一）受体

化学信使或信号分子（激素、神经递质或细胞因子等）作用于细胞，首先必须该信使结合于它所作用的细胞膜或细胞内的特定部位，并使之激活，然后才能引起细胞产生各种反应或效应。这个结合部位称为**受体**（receptor）。受体是位于细胞膜，少数位于胞质或核内的一种特殊蛋白质或糖蛋白，它能与某种特定的信使分子（称为配体，ligand）结合。由于一种受体只能与一种或一类信使分子结合，因此虽然一种化学信使可与许多不同的细胞接触，但只能影响某些细胞（即具有该配体结合的受体的细胞），对其他细胞不起作用，其原因就是由于细胞所含的受体类型或其亚型不同（受体的结构特异性）。信使和受体的结合是短暂和可逆的化学相互作用，就像酶与底物的相互作用。信使与受体之间的结合强度称为亲和力。一种信号分子常可与一种以上的受体结合，这些受体与该信号分子具有不同的亲和力。一种细胞可能含有能与不同化学信使结合的多种不同受体，例如骨骼肌细胞上具有与神经递质**乙酰胆碱**（acetylcholine，ACh）结合的受体和激素胰岛素结合的受体。ACh 直接参与刺激肌肉的收缩，而胰岛素受体参与肌细胞对葡萄糖的摄取。另外，不同种类的细胞也可含有相同种类的受体，但同种类型的受体在不同类型的细胞可产生十分不同的反应（例如，神经递质去甲肾上腺素引起某些血管平滑肌收缩，通过相同的受体引起胰岛细胞分泌胰岛素减少）。因此，受体功能好比一种分子“开关”，当信使分子（配体）与其结合时开关打开，就引起细胞反应，正如闭合同样的电路开关，既可使电灯亮，也可打开收音机一样。信使－受体相互作用的特征还有饱和与竞争。饱和现象即受体与配体的结合随着配体浓度的增加而增加，但达到一定浓度后，所有受体被占领（结合），再增加浓度，结合率不增加。所谓竞争就是指结构上类似的不同信使分子彼此争夺某一受体。

接着再回答的问题是，受体与信号分子结合以后如何启动细胞的最终反应，例如，细胞膜通透性及物质转运功能的改变，膜电位的变化，物质代谢、细胞分泌、肌细胞收缩功能的变化等。从化学信号分子与受体结合到产生细胞反应的全过程可就称为**跨膜信号转导**（transmembrane signal transductions）。

### （二）受体的分类及跨膜信号转导的方式

虽然化学信号分子与不同细胞的膜受体结合可产生多种多样的细胞反应，但仅通过少数几种信号转导途径完成。根据信号转导的途径不同，可将受体分为细胞膜受体和细胞内受体。细胞膜受体又分为 3 类，即连接离子通道的受体、G 蛋白偶联受体和与酶联型的受体（图 2-32）。

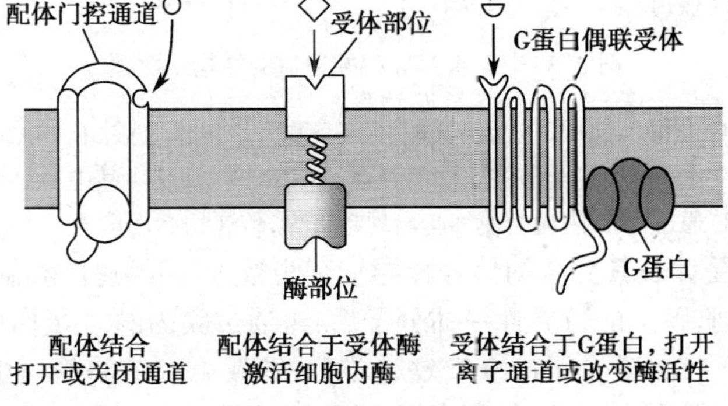


图 2-32　三类膜受体结构示意图

**1. 离子通道型受体及其介导的信号转导**　信号分子与受体结合引起膜受体构型改变，导致膜离子通道的开放或关闭。这种通道就是在本章第一节介绍过的化学门控通道，也称受体启动的通道。这种受体本身就是组成离子通道蛋白质的一部分，配体与受体结合引起受体构象改变，受体构象的改变再引起通道开放或关闭（见图 2-6，图 2-32）。通道的开放或关闭引起离子（如 $Na^+$、$K^+$、$Cl^-$）跨膜流动的增加或降低，进而改变膜电位；或者改变胞质中某种离子的浓度，例如升高胞质 $Ca^{2+}$，最后引起该通道所在细胞一系列生理变化和功能的变化。这类受体在骨骼肌和中枢神经系统大量存在，它接受的化学信号绝大多数是神经递质，故又称递质门控通道，又由于激活后可引起离子的跨膜流动，所以又称**促离子型受体**（ionotropic receptor）。现以神经－肌肉接头的兴奋传递过程为例，简要说明这种跨膜信号传递过程。

支配骨骼肌的躯体运动神经末梢释放的神经递质**乙酰胆碱**（ACh）引起其所支配的骨骼细胞兴奋（收缩），就是由于 ACh 与骨骼肌细胞上的 ACh 受体分子［因为这种受体也能与**烟碱**（nicotine，N）相结合，产生与 ACh 相结合一样的效应，故这种受体又称烟碱型即 N 型 ACh 受体］相结合，引起受体所在分子上的离子通道开放，产生离子电流，导致肌膜产生动作电位和最终引起肌肉收缩（参阅本章第四节）。

N 型 ACh 受体分子是由 5 个亚单位（2α、β、γ、σ）组成的五聚体蛋白质，每种亚单位由一种 mRNA 编码，这些亚单位在膜中通过氢键等共价键式的相互吸引，围成管状结构（其"管腔"即为离子通道），其中两个 α 亚单位是与 ACh 结合的部位（即受体），这种结合引起通道分子内部构象的变化，导致通道开放，其直径为 0.65nm，可允许 $Na^+$、$K^+$ 通过（由于膜内侧的电位为 −90mV，可吸引膜外的 $Na^+$ 和阻止膜内 $K^+$ 外流，所以主要是 $Na^+$ 内流；由于通道口带有负电，而不能允许 $Cl^-$ 等负离子通过），而产生去极化电位（终板电位，一种局部电位），在没有与 ACh 结合时通道处于关闭状态（图 2-33）。

N 型 ACh 受体门控通道的每一个亚单位肽链都需反复贯穿细胞膜 4 次，形成 4 个 α 螺旋（$M_1$–$M_2$，每个 α 螺旋由 20~25 个疏水性氨基酸组成），而 5 个亚单位各以其第 2 个跨膜 α 螺旋（$M_2$）共同组成通道的"内壁"。

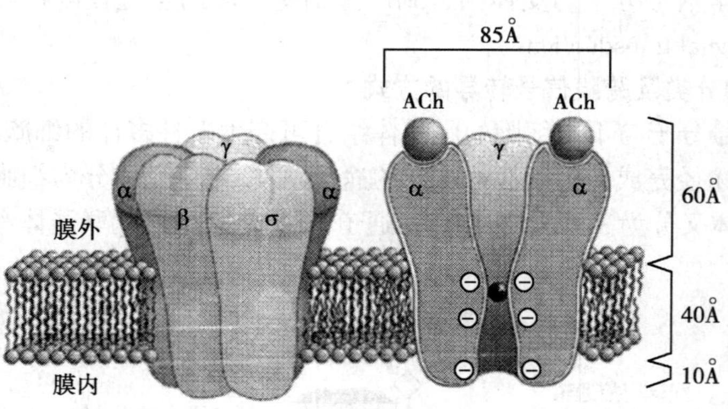


图 2-33　N 型 ACh 门控通道的结构示意图

目前已证明，一些氨基酸类递质，包括谷氨酸、天冬氨酸、γ- 氨基丁酸（GABA）和甘氨酸等，主要是通过同上述 N 型 ACh 门控通道结构相类似的化学门控通道作用于靶细胞。其中 GABA 和甘氨酸分别与相应受体结合后都是打开 $Cl^-$ 通道（$Cl^-$ 内流），使细胞出现超极化，传递抑制性信号。

**2. G 蛋白偶联受体及其介导的信号转导**　有些激素、神经递质和细胞因子作用于靶细胞时，首先作用于细胞膜上的特异性受体分子后，再通过膜内的 G 蛋白中介，激活或抑制膜内侧的效应器蛋白（effector proteins）或效应器酶，导致第二信使物质生成增加或减少，第二信使再激活胞质内的蛋白激酶，使蛋白质（包括酶）磷酸化，蛋白质磷酸化改变其三维构象，导致蛋白活性改变，最终产生细胞功能的改变（图2-34）。由于G蛋白偶联受体既无通道结构，又无酶活性，它们所介导的信号转导主要是一系列生物化学过程，故又称为**促代谢型受体**（metabotropic receptor）。G蛋白还可直接或通过第二信使间接调节 $K^+$、$Ca^{2+}$、$Na^+$ 等离子通道。

（1）受体蛋白：这类受体又称为**G蛋白偶联受体**（G-protein-coupled receptor，GPCR），种类繁多，包括多种激素、神经递质（包括神经肽）、臭气物质（odorants）、促味剂（tastant）、细胞因子和物理性的信号分子（如光量子）的受体。它们具有类似的分子结构，也属于同一蛋白家族，即都具有7个跨膜α螺旋，每个α螺旋含22~28个主要是疏水性的氨基酸，形成一个螺旋形蛋白质（受体）分子。其N末端在细胞外，C末端在细胞内。受体因结合某种外来化学信号而激活时，便与膜中另一种蛋白质——G蛋白相互作用。

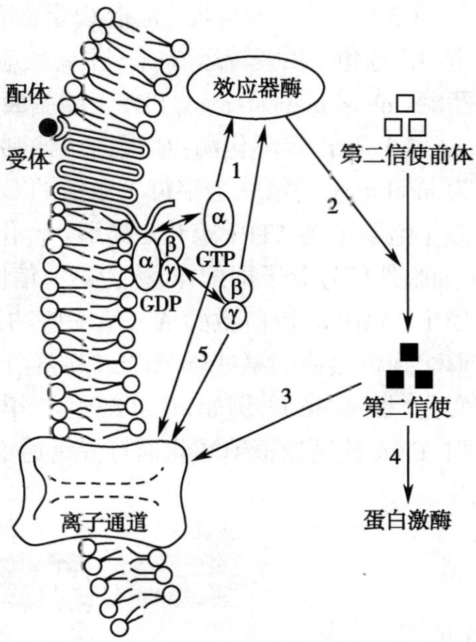

图2-34　由膜受体-G蛋白-膜效应器组成的跨膜信号转导系统

（2）G蛋白（G-protein）：是鸟嘌呤核苷酸结合蛋白（guanine nucleotide binding protein）的简称。是一种能与GTP（三磷酸鸟苷）和GDP（二磷酸鸟苷）可逆性结合且具有GTP酶活性的膜蛋白，存在于质膜的胞质面，由α、β和γ三个亚基组成的异三聚体，配体未与受体结合和激活时，GDP结合于α亚单位（图2-35A）。根据其α亚单位基因序列的同源性可将G蛋白分为4类：Gs、Gi、Gq、$G_{12}$ 家族，每类又分若干亚型，总计20多种。当配体与受体结合时，激活的受体与G蛋白相互作用，引起其构型改变，并使GDP释放和GTP与α亚单位结合（图2-35B）。GTP结合于α单位引起α亚单位与β、γ亚单位分离（β、γ亚基以二聚体的形式存在），游离的α-GTP和β，γ-二聚体单独或协同对膜结构中参与信号转导过程的下游效应器蛋白（它们大多数是酶或离子通道）起作用，改变它们的活性（图2-35C）。随后，α亚单位的内在GTP酶活性水解GTP为GDP（图2-35D），使α亚基成为失活状态，并对β，γ-二聚体的亲和力增加，与β，γ-二聚体重新结合成无活性的G蛋白，终止效应器的作用（图2-35A）。

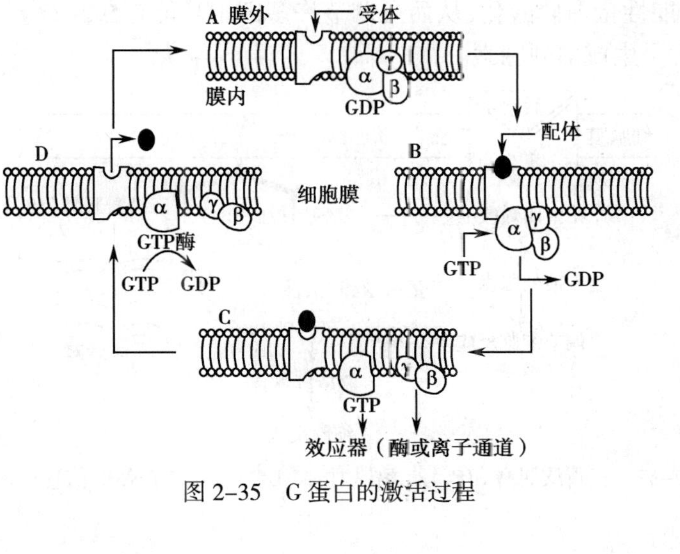

图2-35　G蛋白的激活过程

（3）G 蛋白效应器：是指 G 蛋白直接作用的靶标，包括效应器酶、膜离子通道（$Ca^{2+}$ 通道、$K^+$ 通道）和膜转运蛋白。主要效应器酶有**腺苷酸环化酶**（adenylate cyclase，AC）、**磷酸二酯酶**（phosphodiesterase，PDE）、**磷脂酶 C**（phospholipase C，PLC）、**磷脂酶 $A_2$**（$PLA_2$）。

1）腺苷酸环化酶：G 蛋白可激活或抑制膜内侧面的 AC，抑制 AC 的 G 蛋白称为 Gi（i 为 inhibitory 的第一个字母），激活的 G 蛋白称为 Gs（s 为 stimulatory 的第一个字母）。AC 可催化胞质中的 ATP（腺苷三磷酸）转化为 cAMP（环磷酸腺苷），后者是一种重要的第二信使（细胞外信号分子即配体，称为第一信使），它可激活**蛋白激酶 A**（protein kinase A，PKA）（依赖于 cAMP 的蛋白激酶 A），使一些功能蛋白质（包括酶）磷酸化（即催化转移 ATP 的终末磷酸到蛋白质的某些丝氨酸或苏氨酸残基上），改变其构象，而导致酶活性改变和生理功能变化（图 2-36）。例如，在肝细胞内，PKA 通过激活磷酸化酶激酶，使肝糖原分解；在心肌细胞，PKA 使钙通道磷酸化而打开钙通道。

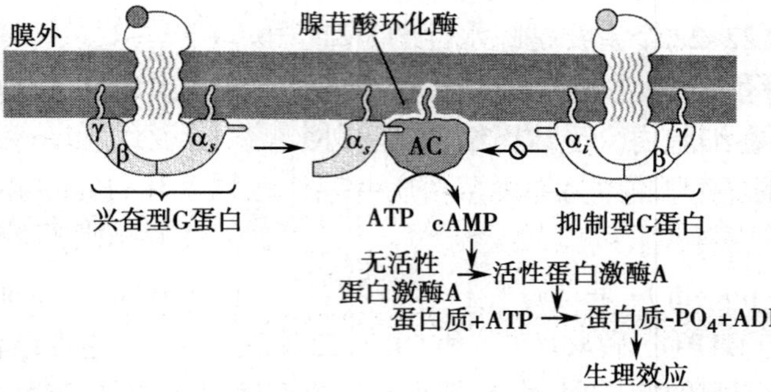


图 2-36　腺苷酸环化酶－环磷酸腺苷（AC-cAMP）第二信使系统

2）磷酸二酯酶：PDE 可使环磷酸鸟苷（cGMP）分解失活，从而降低 cGMP 的水平，而 cGMP 也是细胞内的一种第二信使物质，它在视网膜信号转导中起重要的作用（详见第九章第二节）。

3）磷脂酶 C：G 蛋白可激活 PLC，激活的 PLC 又使膜的二磷酸磷脂酰肌醇（phosphatidyinositol-4，5-bisphosphate，$PIP_2$）水解，生成**三磷酸肌醇**（inositol triphosphate，$IP_3$）和**二酰基甘油**（diacylglycerol，DG 或 DAG）两种第二信使，影响细胞内生理生化过程，完成跨膜信号转导。$IP_3$ 可与内质网上特异的配体门控 $Ca^{2+}$ 释放通道（$IP_3$ 受体）结合，打开通道，引起 $Ca^{2+}$ 释放，升高胞质 $Ca^{2+}$ 的浓度；$Ca^{2+}$ 和 DG 可激活胞质中的**蛋白激酶 C**（protein kinase C），后者可使某些功能性蛋白磷酸化，从而可调节许多细胞功能（图 2-37）。DG 还可水解产生花生四烯酸，后者可生成前列腺素。

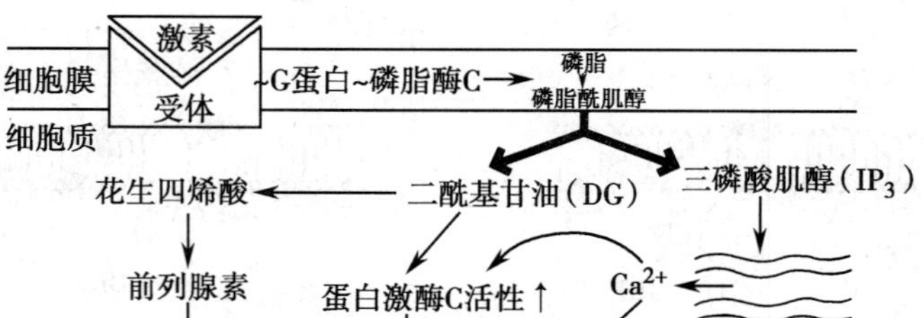


图 2-37　三磷酸肌醇（$IP_3$）、二酰基甘油（DG）为第二信使的信息传递系统

4）**磷脂酶 $A_2$**（phospholipase $A_2$，$PLA_2$）：$PLA_2$ 可分解某些膜磷脂，释放出花生四烯酸（arachidonic acid，AA），后者是合成前列腺素类（prostaglandins，$PG_S$）物质的前体，而 $PG_S$ 是体内的一种重要的调节分子（见第十一章第七节和图 11-33）。

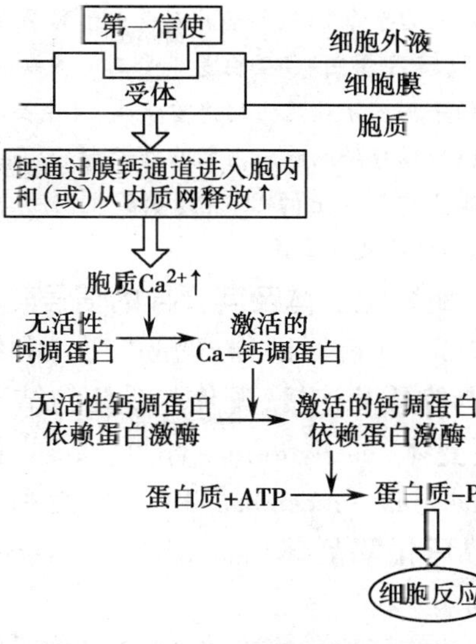


图 2-38　钙 - 钙调蛋白和钙调蛋白依赖的蛋白激酶系统

5）$Ca^{2+}$：$Ca^{2+}$ 不仅是电流的载荷体，还是一种第二信使。$Ca^{2+}$ 与细胞内的**钙结合蛋白**（$Ca^{2+}$-binding protein，CaBP）结合而发挥其调节作用，CaBP 种类很多，其中分布最广、功能最多的是**钙调蛋白**（calmodulin，CaM）。$Ca^{2+}$ 与 CaM 结合形成 Ca-CaM 复合物。这种复合物可激活或抑制依赖于 Ca-CaM 的蛋白激酶，通过对参与细胞最终反应（如收缩、分泌、酶促反应等）的蛋白的磷酸化，导致细胞功能活动的改变（图 2-38）。如 Ca-CaM 通过激活平滑肌粗肌丝上的**肌球蛋白轻链激酶**（myosin light chain kinase）引起平滑肌收缩，激活血管内皮细胞内的**一氧化氮合酶**（nitric oxide synthase），催化生成 NO，后者扩散至血管平滑肌细胞，引起血管舒张。除 CaM 外，$Ca^{2+}$ 还可以通过其他 CaBP 发挥作用，如 $Ca^{2+}$ 与骨骼肌细胞上的肌钙蛋白结合引起骨骼肌收缩，与肌质网上的钙释放通道结合，诱发肌质网释放 $Ca^{2+}$（见本章第四节）。

现将受体 -G 蛋白 - 效应器蛋白组成的信号跨膜传递途径简单归纳如下：激素或其他化学信号分子（统称为配体）结合于细胞膜受体→配体 - 受体复合物与 G 蛋白结合，并使之激活，激活的 G 蛋白与 GTP 结合→激活的 G 蛋白（包括 α 和 βγ 亚单位）作用下列一种效应器蛋白（AC、PDE、PLC、$PLA_2$、离子通道等），使之激活或抑制→升高或降低下列一种或几种第二信使的水平：cAMP、cGMP、$IP_3$、DG、$Ca^{2+}$→改变一种或几种第二信使依赖的蛋白激酶的活性或激活离子通道→改变某种酶或离子通道的磷酸化水平→改变酶或离子的通道的活性→细胞产生最终反应（见图 2-34，图 2-39）。

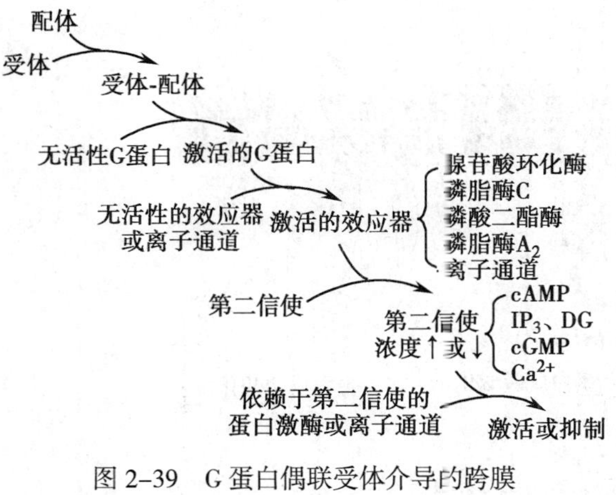


图 2-39　G 蛋白偶联受体介导的跨膜信号转导途径全过程

蛋白质磷酸化在生理功能调节中的重要意义：通过磷酸化方式调节其功能的蛋白质种类繁多，其中包括代谢酶、细胞骨架蛋白、离子通道、细胞表面的多种受体等；与蛋白质磷酸化有关的生理过程种类也多，包括递质或激素的释放、细胞的收缩运动、细胞代谢的改变等；蛋白质磷酸化也是细胞外信号影响细胞基因表达的重要通路；蛋白质磷酸化调节速度较快，有利于细胞对外界的快速反应。

由于 G 蛋白偶联受体广泛存在于体内许多的组织细胞，因此这些受体可作为药物治疗的靶目标。当前临床上使用的许多药物正是通过拮抗这类受体产生治疗作用的，许多疾病是由于 G 蛋白偶联受体基因突变或由于体内产生对抗受体的抗体造成的。

**霍乱与 G 蛋白**：G 蛋白易于受到一些细菌毒素的侵袭，例如引起霍乱的毒素。霍乱是由于感染霍乱弧菌引起的一种可导致死亡的严重疾病，其主要症状是严重腹泻，可引起每日多达 15~20L 体液丢失。霍乱毒素与小肠黏膜分泌细胞膜上的 G 蛋白结合，激活的 G 蛋白持续激活 AC，形成 cAMP，后者激活蛋白激酶，引起肠黏膜上皮细胞上的 $Cl^-$ 通道磷酸化，打开 $Cl^-$ 通道，引起 $Cl^-$ 外流，继之 $Na^+$ 跟着外流，最后引起水渗透性流入肠腔，导致严重腹泻。

**3. 酶联型受体及其介异的信号转导**　这类受体由三部分组成：细胞外结构域（配体结合的部位）、跨膜部分（跨膜一次）和细胞内结构域。细胞内结构域本身具有内在的酶活性，或与胞质酶连接；配体与受体的结合激活这些酶，产生催化效应，称之为酶联型受体或**催化型受体**（catalytic receptor）。酶联型受体有许多类型（图 2-40），主要有**酪氨酸激酶受体**（tyrosine kinase receptor，TKR）、**酪氨酸激酶结合受体**（tyrosine kinase-associated receptor）、**鸟苷酸环化酶受体**（guanylyl cyclase receptor）和**酪氨酸磷酸酶受体**（tyrosine phosphatase receptor）。

（1）酪氨酸激酶受体：TKR 又称受体酪氨酸激酶（receptor tyrosine kinase，RTK）。这类受体的细胞内结构域具有内在的酪氨酸激酶活性，因此受体与酶是同一分子，所以又称受体酶（receptor-enzyme）。配体与受体结合引起受体构象改变，形成受体二聚体，激活受体的酪氨酸激酶（此酶转移 ATP 终末磷酸到自身的酪氨酸残基上而使该受体磷酸化），受体自身磷酸化而使受体激活；活化的受体又使一些特定胞质蛋白的酪氨酸残基磷酸化，这些胞质蛋白再结合和激活信号转导中的下游效应器蛋白而完成信号转导。通过这一信号转导而发挥作用的配体有胰岛素及各种生长因子（如表皮生长因子、神经生长因子、血小板衍生的生长因子、血管内皮生长因子、成纤维细胞生长因子、肝细胞生长因子及胰岛素样生长因子等）（图 2-40B）。

（2）酪氨酸激酶结合受体：这类受体本身不具酪氨酸激酶活性，而是与胞质非受体的酪氨酸激酶结合，故名。配体与受体结合引起受体构象改变，激活结合的某种或几种酪氨酸激酶，激活的酪氨酸激酶再使处于信号转导过程下游的信号蛋白（分子）磷酸化而产生生物学效应。酪氨酸激酶结合受体一般由多个亚单位组成同型或杂二聚体或异三聚体（图 2-40C）。

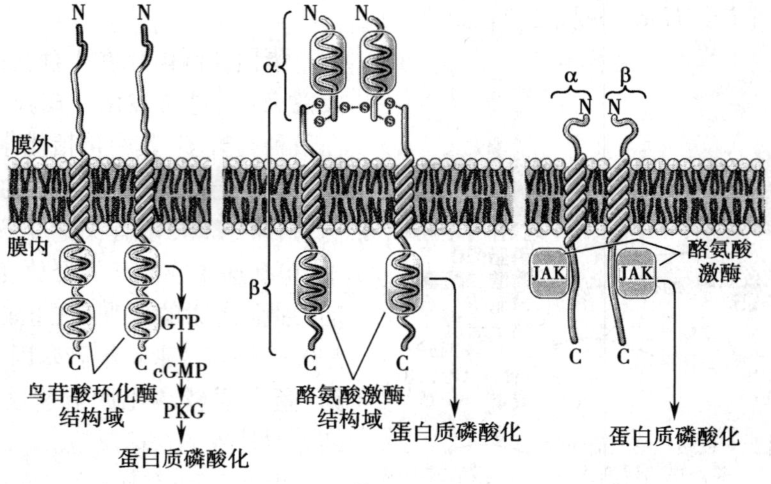


图 2-40　酶联型受体示意图

A. 鸟苷酸环化酶受体；B. 酪氨酸激酶受体（胰岛素受体）；C. 酪氨酸激酶结合受体

与受体结合的胞质内酪氨酸激酶有Janus家族酪氨酸激酶（Janus family of tyrosine kinase，JAK，为just another kinase之缩写）和Src家族酪氨酸激酶。受体与JAK的结合导致JAK蛋白自身和受体磷酸化，然后受体-JAK蛋白复合物与信号转导及转录活化蛋白（signal transducers and activators of transcription，STAT，是一类无活性的胞质转录因子）结合，STAT被磷酸化，并脱离受体-JAK复合物；磷酸化STAT蛋白二聚化转入核内，调节某些基因转录，导致产生细胞反应的新蛋白合成（图2-41）。

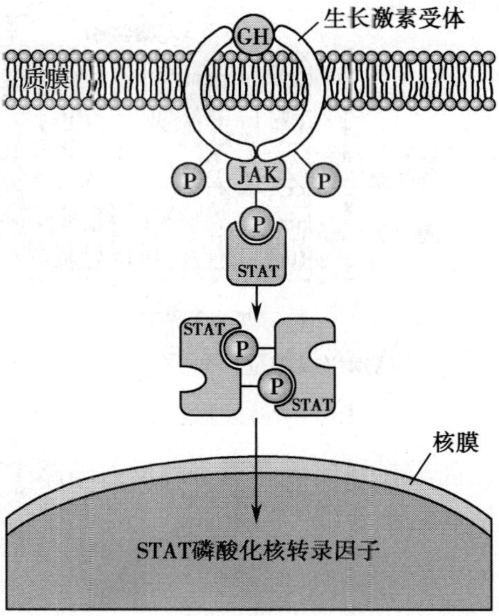


图2-41　酪氨酸激酶结合受体转导过程
P：磷酸基；GH：生长激素

通过酪氨酸激酶结合受体进行信号转导的配体主要有生长激素、催乳素、促红细胞生成素、干扰素与免疫细胞分泌的许多细胞因子（白细胞介素、粒-巨细胞集落刺激因子、肿瘤坏死因子等）。

酪氨酸激酶受体及酪氨酸激酶结合受体的信号转导过程需要多种细胞内信号蛋白逐级反应，有些过程最终通过基因表达的改变而产生生物学效应，因此从接受刺激信号到引起细胞的最终反应，通常需要几分钟乃至几小时以上。主要细胞反应大多涉及细胞的代谢、生长、增殖、分化和存活等相对缓慢的生理过程。

（3）鸟苷酸环化酶受体（guanylyl cyclase receptor）：此类膜受体蛋白也是跨膜一次，分子的N末端有配体结合位点，位于膜外侧，膜内的C末端具有两个相同的鸟苷酸环化酶（GC）结构域。配体与受体结合引起受体构象改变（二聚化）而激活GC，后者催化GTP转化为cGMP，升高细胞内的cGMP水平；激活的cGMP又激活一cGMP依赖的蛋白激酶G（PKG）而使某些蛋白的丝氨酸和苏氨酸残基磷酸化而实现信号转导（见图2-40A）。心房肌细胞释放的**心房钠尿肽**（atrial natriuretic peptide，ANP）就是通过此受体起作用的（增加肾脏排钠、排水，舒张血管平滑肌）。

还有一种GC，它存在于胞质内，称为可溶性GC，它是一氧化氮（nitric oxide，NO）的受体。NO作用于GC后，升高胞质内cGMP的浓度和PKG的活性，引起血管平滑肌舒张。硝酸甘油可升高血中cGMP的浓度，因此可舒张冠状动脉平滑肌，用于治疗心绞痛。

**4. 细胞内受体及其介导的信号转导**　许多重要的信号分子，包括类固醇激素、前列腺素、维生素D、甲状腺激素和视黄酸，不是作用于膜受体，而是进入细胞内与胞质或核内受体结合，然后通过调控DNA的转录和诱导蛋白质合成功能，产生细胞反应（详见第十一章）。

## 二、相邻细胞之间的电联系

细胞之间的信息传递除了通过化学物质进行传递外，还存在相当数量的直接电联系，即动作电位可以从一个细胞直接传导到相邻的另一细胞，无需化学递质参与，以实现细胞间的直接电联系，因此又称为**电突触**（electrical synapse）。细胞之间直接电传递和胞质物质的交换的结构基础是细胞之间的**缝隙连接**（jap junction）。在缝隙连接处，相邻细胞之间的间隔 <3nm，而且每侧细胞膜上都整齐地呈六角形地排列着由6个称为连接蛋白（connexin）亚单位包绕成一中空的连接子（connexin），两个细胞膜的连接子端端相接形成一水相通道，故又称维持开放的连接子通道（connexin channel）（图2-42）。与离子通道不同，缝隙连接的通道

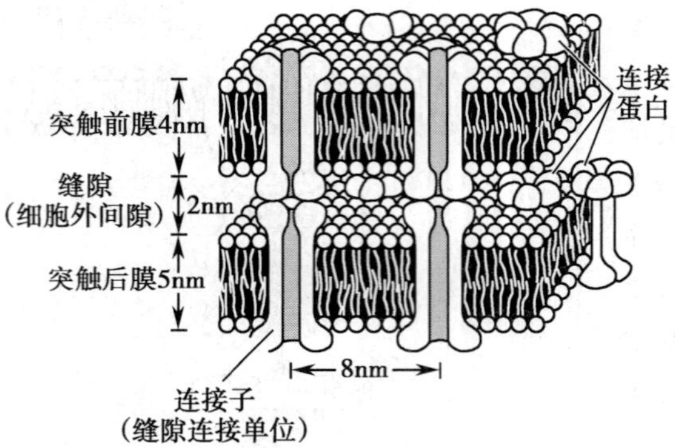

图 2-42　缝隙连接示意图

（“孔”）大多数时间是维持开放的，它可以允许分子量 1200~1500 以下的水溶性物质，如某些离子、糖、氨基酸和核苷酸等通过，即从一个细胞到另一个细胞，细胞之间形成一低电阻途径。这种缝隙连接或电突触广泛存在于中枢和外周神经中。此外，还存在于许多非神经细胞，如肝细胞、心肌细胞、肠平滑肌细胞及晶状体上皮细胞中，由于缝隙连接处动作电位可以直接、快速地传导，又允许各种化学信号在细胞间传递，因此，在细胞之间需在快速传递兴奋的反射通路中和一群功能上类似的细胞（如心肌细胞）进行同步性活动时起到重要的作用。

## 第四节　肌细胞的收缩功能

人体各种运动，主要是靠肌细胞的收缩活动来完成的。骨骼肌、心肌和平滑肌在结构、功能上各有特点，但从分子水平看，它们的收缩机制都有相似之处。

骨骼肌是体内最多的组织，约占体重的 40%，而平滑肌、心肌约占体重的 10%。因此，本节以骨骼肌为重点，介绍肌细胞的收缩机制及影响肌肉收缩的因素。

### 一、骨骼肌

#### （一）神经－骨骼肌接头处的兴奋传递

每个骨骼肌纤维都是一个独立的功能和结构单位，至少接受一个运动神经末梢的支配，并且在体骨骼肌纤维只有在支配它的神经纤维有神经冲动传来时，才能进行收缩。

**1. 神经－骨骼肌接头的微细结构**　运动神经纤维在末梢部位失去髓鞘，以裸露的轴突末梢（终扣）嵌入到肌细胞凹陷中，但它与肌细胞不接触，轴突末梢的膜称接头前膜，与之对应的特化的肌细胞膜称接头后膜或终板膜。接头前膜与接头后膜之间有宽 20~30nm 的接头间隙，间隙内为细胞外液成分。轴突末梢的轴浆中含有许多线粒体和大量直径约为 40nm 的囊泡（图 2-43）。囊泡内贮存一定量的 ACh。终板膜比一般肌细胞膜较厚，且形成许多小皱褶凹入细胞内，称终板皱褶，其意义在于可增加接头后膜与神经递质接触的面积；在终板皱褶开口处存在大量 ACh 受体，它实际上是由 ACh 控制的化学门控通道的一部分（详见本章第三节），终板膜上有胆碱酯酶。

**2. 神经－骨骼肌接头处的兴奋传递过程**　当动作电位传到运动神经的神经末梢时，在神经冲动去极相的影响下，轴突末梢膜上的电压门控 $Ca^{2+}$ 通道打开，部分 $Ca^{2+}$ 进入膜内，轴浆内 $Ca^{2+}$ 浓度升高，$Ca^{2+}$ 可启动囊泡的出胞机制，使囊泡内的 ACh 释放到接头间隙[因为它释放的最小单位是一个囊泡的内容，没有释放半个囊泡的情况，一个囊泡所含 ACh 的量称为 ACh 的一个量子（quantum），故这种释放为量子释放]。临床上有一种疾病，称为**兰伯特－伊顿综合征**（Lambert-Eaton syndrome），其表现为肌肉软弱无力，牵张反射减弱。此类

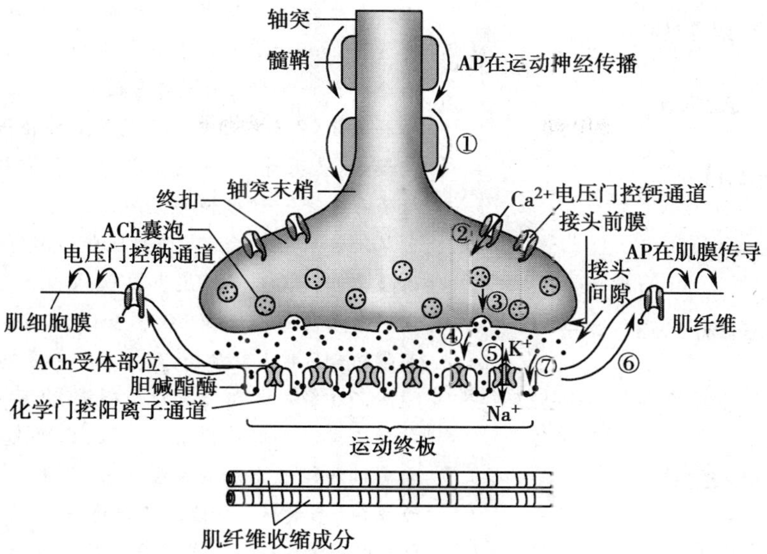


图 2–43　神经骨骼肌接头的结构及兴奋的传递

①动作电位传至轴突末梢；②轴突末梢电压门控钙通道打开，$Ca^{2+}$ 内流；③囊泡向接头前膜移动，递质释放；④递质作用于接头后膜受体；⑤打开 ACh 受体通道，$Na^+$ 内流，产生终板电位；⑥去极化终板与邻近肌膜之间的局部电流，打开肌膜电压门控 $Na^+$ 通道，膜电位达阈电位，暴发动作电位；⑦ACh 被胆碱酯酶水解破坏

患者产生一种对抗运动神经末梢 $Ca^{2+}$ 通道的抗体，因此使能打开的 $Ca^{2+}$ 通道数量减少，使每次动作电位时进入神经末梢的 $Ca^{2+}$ 减少，从而 ACh 释放减少。据估计，一个囊泡中约有 10 000 个 ACh 分子，一次动作电位可使 125 个左右的囊泡释放，而一个轴突末梢约含有 30 万个囊泡。然后，ACh 扩散到终板膜，与该处的 ACh 受体结合，引起受体蛋白分子构象改变，通道开放。ACh 通道主要让 $Na^+$ 通过（内流），结果终板膜（接头后膜）内正电荷增加，静息电位负值减小，即终板膜局部去极化。这一电位变化称为**终板电位**（endplate potential）。终板电位是一种局部电位，具有局部电位的性质（见本章第二节），其大小与轴突末梢释放的 ACh 量呈正比，能以电紧张的形式向周围的肌膜做短距离扩布。当肌膜的静息电位由于终板电位的影响而去极化到该处膜的阈电位水平时，就使细胞膜暴发一次动作电位，此动作电位沿着整个肌细胞膜作不衰减传导，再通过“兴奋 – 收缩耦联”［见本节（三）］，引起肌细胞出现一次机械收缩，从而完成神经纤维和肌细胞之间的信息传递（见图 2–43，图 2–44）。在静息情况下，即使运动神经元无冲动到达末梢时，接头前膜也会自发性发生平均每秒 1 个量子的 ACh 释放，由此约引起 0.4mV 的电位变化，称**微终板电位**（miniature end plate potential）。

ACh 与受体作用后，大部分迅速被接头间隙的胆碱酯酶破坏，即大约在 2 毫秒内便可使一次冲动释放的 ACh 水解为乙酸和胆碱（另有小部分扩散出间隙，因而不能再作用于终板膜）。在正常情况下，一次神经冲动释放的 ACh 所引起的终板电位可达 50~70mV，因此大大超过使邻近的肌膜产生动作电位所需的阈电位水平。终板膜本身没有电压门控 $Na^+$ 通道，因而不会产生动作电位。因此，正常神经 – 肌肉接头兴奋传递是相当可靠和有效的，亦即运动神经纤维每一神经冲动到达末梢，都能使肌细胞兴奋一次，并引起一次肌肉收缩，所以，这种神经 – 肌肉接头的兴奋传递是一对一的。

**3. 影响神经 – 骨骼肌接头处兴奋传递的因素**　凡能影响神经 – 骨骼肌接头处兴奋传递过程的各个环节的因素都能影响传递过程。①影响 ACh 释放的因素：在一定范围内，ACh 释放量随着细胞外液

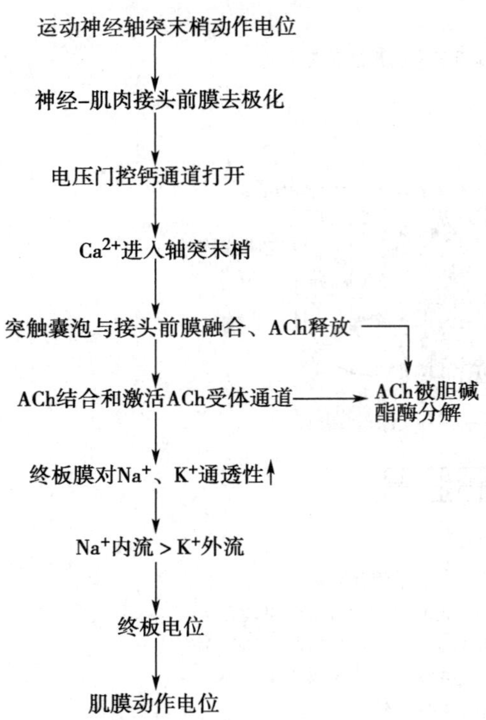


图 2-44　骨骼肌神经－肌肉接头兴奋传递的主要过程

$Ca^{2+}$浓度的增高而增多，而$Mg^{2+}$则可对抗$Ca^{2+}$的作用，使ACh的释放减少。另外，一些细菌，如梭状芽孢杆菌和肉毒杆菌产生的毒素（肉毒毒素）可阻止运动神经末梢释放ACh，从而可阻止化学信使从神经传向肌肉，引起肌肉麻痹（肉毒中毒，一种很常见的食物中毒）。虽然肉毒杆菌毒素是一种很强的天然毒素，但临床上可小剂量局部肌内注射用于治疗局限性肌张力障碍，如痉挛性斜颈、睑痉挛、斜眼、痉挛性发声困难、偏侧面痉挛、除皱等[医用肉毒素商品名叫Botox（保妥适）]。毒素与骨骼肌接头前膜结合后转入胞质内，破坏$Ca^{2+}$介导的ACh释放，不可逆阻断神经－肌肉接头的兴奋传递（所谓肌肉化学性去神经支配），引起神经末梢变性，局部肌纤维萎缩。最终受影响神经长出新的神经终末，与化学性去神经的肌纤维接触（形成新的神经－肌肉接头）。在化学性去神经期间（可持续数个月），患者症状明显解除。但当治疗的肌肉再获得神经支配时，需再次治疗。②影响ACh与受体结合的因素：筒箭毒碱（tubocurarine）和α-银环蛇毒素（α-bungarotoxin）能与ACh竞争终板膜上的ACh受体，不可逆地与运动终板的ACh受体部位结合，阻止ACh与受体的结合，因此ACh受体通道不能开放，终板电位和肌膜动作电位不能产生，从而使肌肉去收缩能力；有类似作用的药物称为肌肉松弛剂，临床上可用于外科手术。③抑制胆碱酯酶的药物：有机磷农药（如对硫磷、1065、敌敌畏、乐果、美曲膦酯等）和药物新斯的明（neostigmine）可选择性抑制胆碱酯酶，使ACh不能被水解而大量堆积于接头间隙和终板膜处，持续和反复刺激肌纤维，以致造成肌肉痉挛，甚至引起喉肌痉挛，人可能窒息而死。有一种病称为重症肌无力（myasthenia gravis），患者的某些骨骼肌非常容易疲劳，并产生暂时性瘫痪。其原因是患者体内产生一种能阻断或破坏自身的N型ACh受体的抗体，使终板膜上能与ACh结合的ACh受体数量减少。抗胆碱酯酶药，如新斯的明，通常能使患者的症状明显改善，因为它可阻止ACh的分解，使接头间隙的ACh水平升高，增强对ACh受体的刺激。

### （二）骨骼肌的微细结构

骨骼肌是由直径10~80μm的大量肌纤维（即肌细胞）组成的。肌纤维是骨骼肌的功能单位。每一条肌纤维含有数百至数千条并列的肌原纤维，肌纤维内部还含有丰富的肌管系统，肌质中含有大量的钾、镁、磷、蛋白酶和线粒体。

**1. 肌原纤维**　肌原纤维直径约1μm，沿肌纤维长轴平行排列。每条肌原纤维都有明暗相间的横纹或带，而且平行的各肌原纤维的明带与暗带在横向排列上处于同一水平，这就使得整个肌纤维呈现明暗相间的横纹。明带又称I带，因为它们对偏振光是各向同性的（isotropic）；暗带又称A带，因为它们对偏振光是各向异性的（anisotropic）。在明带中部有色深的由纤维蛋白组成的间线，叫Z线。在暗带中部有较亮的H带，在H带的中央有着色较深的中线（M线），在两个Z线之间的一段肌原纤维称为肌带（sarcomere）。每条肌原纤维有几千到几万段端端相续的肌节。每个肌节包括$\frac{1}{2}$个明带，1个暗带和$\frac{1}{2}$个明带。一个肌节长度可变动于1.5~3.5μm，当肌肉处于静息状态时，其长度为2.0~2.2μm。肌节是骨骼肌纤维的结构和功能单位。在电镜下，可以见到肌原纤维内包含两种更细的平行排列的丝状结构，称为肌丝。粗肌丝（thick filament）直径约为 10nm，位于暗带中，长度与暗带相同，约 1.5μm，中央借 M 线固定。细肌丝（thin filament）直径约为 5nm，长度约为 1μm，它们一端固定于 Z 线，另一端向明带伸出，水平插入粗肌丝之间，并与对侧 Z 线伸出的细肌丝相对。一个肌节两侧的细肌丝游离端之间的距离为 H 带。在横断面上，能看到肌丝在空间上呈现规则排列：通过明（I）带的横断面只有细肌丝（它们正处于三角形的顶点）（图 2-45A）；通过 H 带两侧的暗（A）带横断面，粗细肌丝交错存在，每条粗肌丝的周围规律地排列着 6 条细肌丝，每条细肌丝周围规律地排列着 3 条粗肌丝（图 2-45C）。通过 H 带的只有粗肌丝（图 2-45B）。

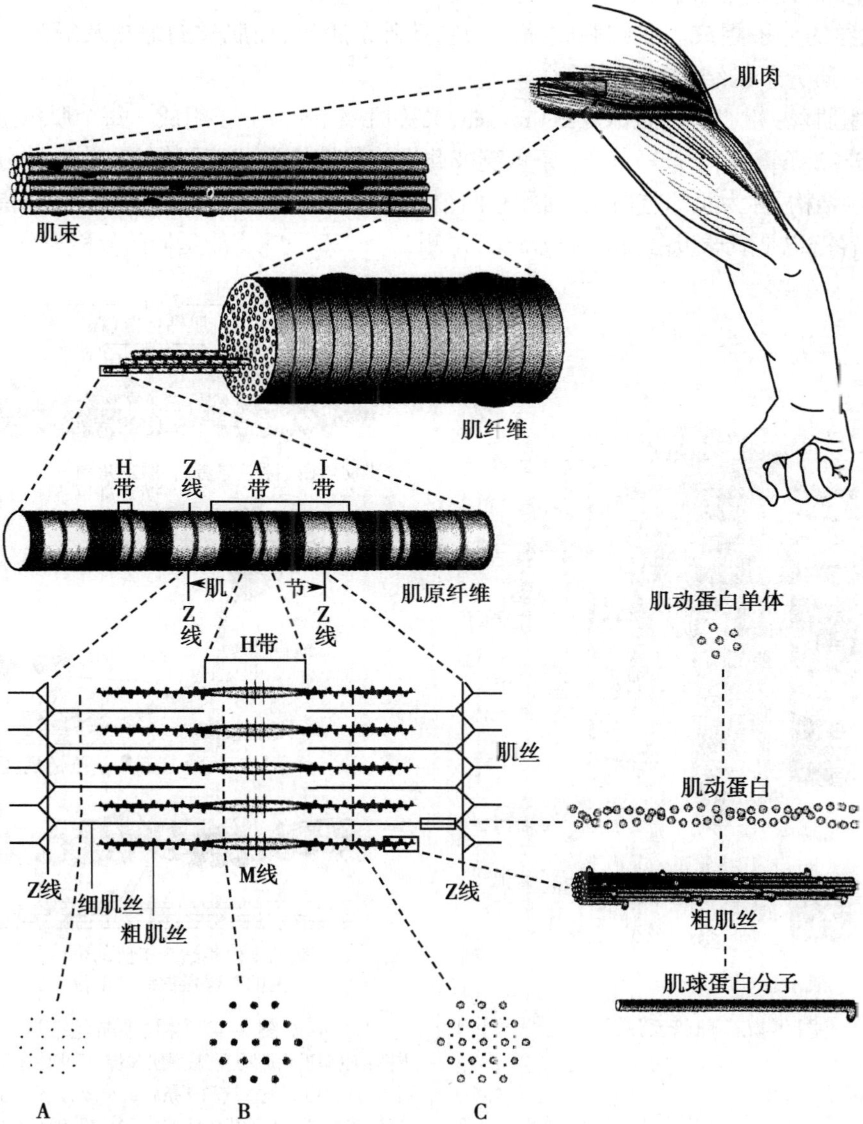


图 2-45 骨骼肌结构

**2. 肌管系统** 肌管系统是与肌纤维收缩功能密切相关的另一个重要结构。它由凹入肌纤维内的肌膜和肌纤维内的肌质网分别组成横管系统和纵管系统（图 2-46）。

（1）横管系统：它由肌膜凹入肌纤维内部，形成小管，穿行于肌原纤维之间，其行走方向与肌原纤维垂直，故称为**横管**（transverse tubule），又称 T 管，它位于明带和暗带交界或 Z 线水平，并与细胞外液相通。

（2）纵管系统：每条肌原纤维周围包绕一组呈套筒状的肌管系统，即肌质网。它们和肌原纤维平行，故称**纵管**（longitudinal tubule），又称 L 管。它主要包绕每个肌小节的中间部分。纵管互相沟通，并且在靠近横管处管腔膨大，称为**终池**（terminal cisterna），这使纵管以较大面积和横管靠近。每一横管和两侧的终池一起，形成**三联体**（trial）结构。横管和纵管的膜在三联体处很靠近，两者之间小于 12nm 的间隙，而且终池顶端膜伸出足突（feet）与横管膜接触（图 2-46）。终池膜上有 $Ca^{2+}$ 的释放通道（$Ca^{2+}$ release channel），肌质网只有钙泵。肌细胞静息时，终池贮存的钙量占细胞内 $Ca^{2+}$ 的 90% 以上。

**3. 肌丝的分子组成**　肌细胞收缩的物质基础是肌丝，而肌丝的缩短及舒张与组成肌丝的各种蛋白质分子的结构和排列有关。

（1）粗肌丝：粗肌丝由**肌球蛋白**（myosin，又称肌凝蛋白）分子组成。每个肌球蛋白分子包含 6 条肽链：2 条重链，4 条轻链。2 条重链彼此螺旋状缠绕形成双股螺旋，其 N 端分开并弯曲成球形多肽结构，称为肌球蛋白头，因此有两个游离的头并列于双股螺旋状的肌球蛋白分子的一端，4 条轻链也是肌球蛋白头的组成部分，每侧 2 个。双股螺旋的延伸部分称为尾（图 2-47）。

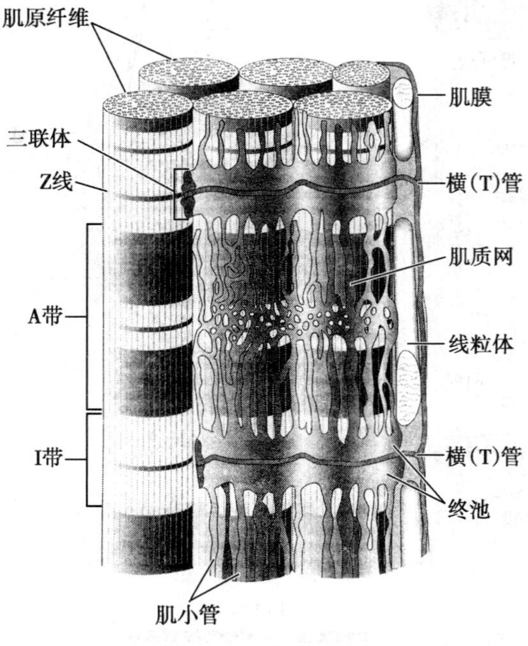


图 2-46　肌管系统

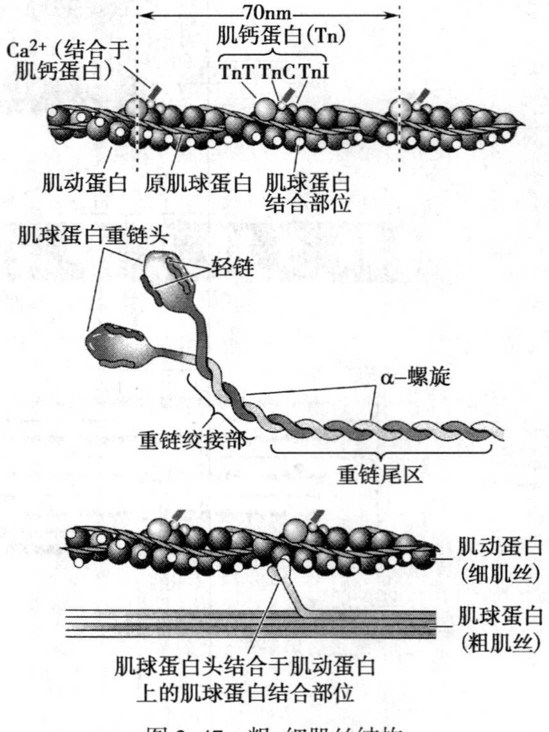


图 2-47　粗、细肌丝结构

上图：细肌丝，由肌动蛋白、原肌球蛋白和肌钙蛋白组成；中图：肌球蛋白，由 2 条重链和 4 条轻链组成，2 条重链聚合形成双螺旋，其 N 端分开形成头状部；下图：粗、细肌丝相互作用

一条粗肌丝含有 200 个或更多个肌球蛋白分子，每个分子长 150nm。肌球蛋白分子在组成粗肌丝时，各尾状部朝向 M 线而聚合成束，形成粗肌丝的主干，球状部则规律地裸露在 M 线两侧粗肌丝主干的表面，而且肌球蛋白分子的双股螺旋也有一部分随着头部伸出主干，称为绞接部（桥臂），绞接部与头一起称为**横桥**（cross-bridge）。粗肌丝中部约 20nm

（0.2μm）范围没有横桥。

肌球蛋白分子的头状部有两个生化特性：①有 ATP 酶的活性，它能使 ATP 分解为 ADP 和无机磷酸（Pi），同时释放贮存于 ATP 的化学能，为横桥运动提供能量；②含有能与肌动蛋白结合的部位（位点），在一定条件下可与肌动蛋白呈可逆性结合。

（2）细肌丝：细肌丝由 3 种蛋白质组成：一是**肌动蛋白**（actin，亦称肌纤蛋白），占 60%，分子单体呈球状，它们聚合成双螺旋状，成为细肌丝的主干（图 2-45、图 2-47），其上有和横桥结合的位点（图 2-47 中的白色小圆圈），能和横桥呈可逆性结合。二是**原肌球蛋白**（tropomyosin），也呈双螺旋结构，缠绕在肌动蛋白双螺旋的“沟（槽）壁”上，并与之平行，在肌肉静息状态下正好处于肌动蛋白和横桥之间，覆盖着肌动蛋白上的横桥结合位点（图 2-47），阻碍两者相互作用。三是**肌钙蛋白**（troponin，Tn），以一定的间隔出现在原肌球蛋白的双螺旋结构之上，其分子呈球形，含有三个亚单位 C、T、I（TnC、TnT、TnI）（图 2-47）。亚单位 C 中有一些带双负电荷的结合位点，对 $Ca^{2+}$ 有很大的亲和力；亚单位 T 结合于原肌球蛋白上；亚单位 I 附着于肌动蛋白上，抑制肌球蛋白之横桥与肌动蛋白相互结合。上述几种蛋白质，由于肌球蛋白和肌动蛋白与肌丝滑行有关，故称为**收缩蛋白**，而肌钙蛋白和原肌球蛋白不直接参与肌丝滑行，但可影响和控制收缩蛋白之间的相互作用，所以称为**调节蛋白**。

### （三）骨骼肌的收缩机制

在电镜下可看到，肌肉处于不同状态时，肌节的长度不同。无论在肌肉静止、收缩或被动拉长时，肌节中暗带的长度始终不变，而明带和 H 带长度则随每个肌小节的长度变化而变化。当肌肉缩短时，明带缩短，各相邻的 Z 线相互接近。但暗带长度不变；明带虽然缩短，但细肌丝长度并未改变，其游离端向 M 线靠近。根据这些观察，有人提出了滑行（sliding）学说来说明肌肉收缩的机制，即肌肉收缩时并无肌丝或其他有形结构卷曲或缩短，而只发生了细肌丝向粗肌丝之间滑行或移行，相邻的各 Z 线互相靠近，肌小节长度变短，结果整个肌肉缩短（图 2-48）。而细肌丝之间的这种移动是通过横桥摆动的牵拽来完成的。

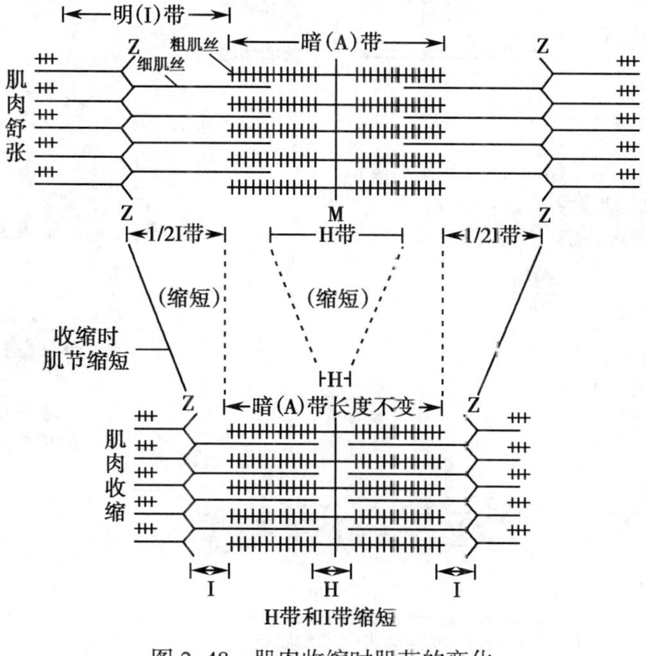


图 2-48　肌肉收缩时肌节的变化

肌肉收缩时暗带长度不变，明带和 H 带缩短，粗、细肌丝长度也不变，而是彼此滑行，肌节缩短

**1. 肌丝滑行的基本过程** 肌肉在静息状态时，肌质中的 $Ca^{2+}$ 浓度低于 $10^{-7}$mol/L，原肌球蛋白位于肌动蛋白与横桥之间，横桥头不能与肌动蛋白结合，肌肉便不能缩短。此时，横桥头已与 ATP 结合，横桥头部的 ATP 酶分解 ATP 生成 ADP、Pi 和释放化学能，贮存于头部（成为赋能的横桥）；横桥头垂直地伸向细肌丝，但还没有结合（由于肌动蛋白的横桥结合部位被原肌球蛋白覆盖）（图 2–49 ①）。当肌细胞膜开始去极化后的极短时间内，由于终池释放 $Ca^{2+}$，肌质 $Ca^{2+}$ 迅速升高 100 倍，达到 $10^{-5}$mol/L 时，作为 $Ca^{2+}$ 受体的 TnC 与 $Ca^{2+}$ 结合（每分子 TnC 可结合 4 个 $Ca^{2+}$），其分子构象发生变化，使 TnI 与肌动蛋白的结合力减小，Tn 以某种方式牵拉原肌球蛋白分子作侧向移动，使它移到肌动蛋白双肌螺旋的“槽底”，暴露出肌动蛋白上的横桥结合部位，横桥得以与肌动蛋白结合（图 2–49 ②）。一旦横桥头与肌动蛋白的活性部位结合，便触发已贮存于横桥头部的能量释放，并引起头部构象改变，使头部向横桥臂弯曲（扭动），随之牵拽肌动蛋白丝（细肌丝），此时 ADP 和 Pi 也脱离横桥头部（图 2–49 ③）。这种形式的能量贮存与释放类似捕鼠器的工作：通过 ATP 水解能量贮存于横桥头部相当于上紧弹簧片能量贮存于活门，横桥头与肌纤蛋白结合即相当于弹动活门。

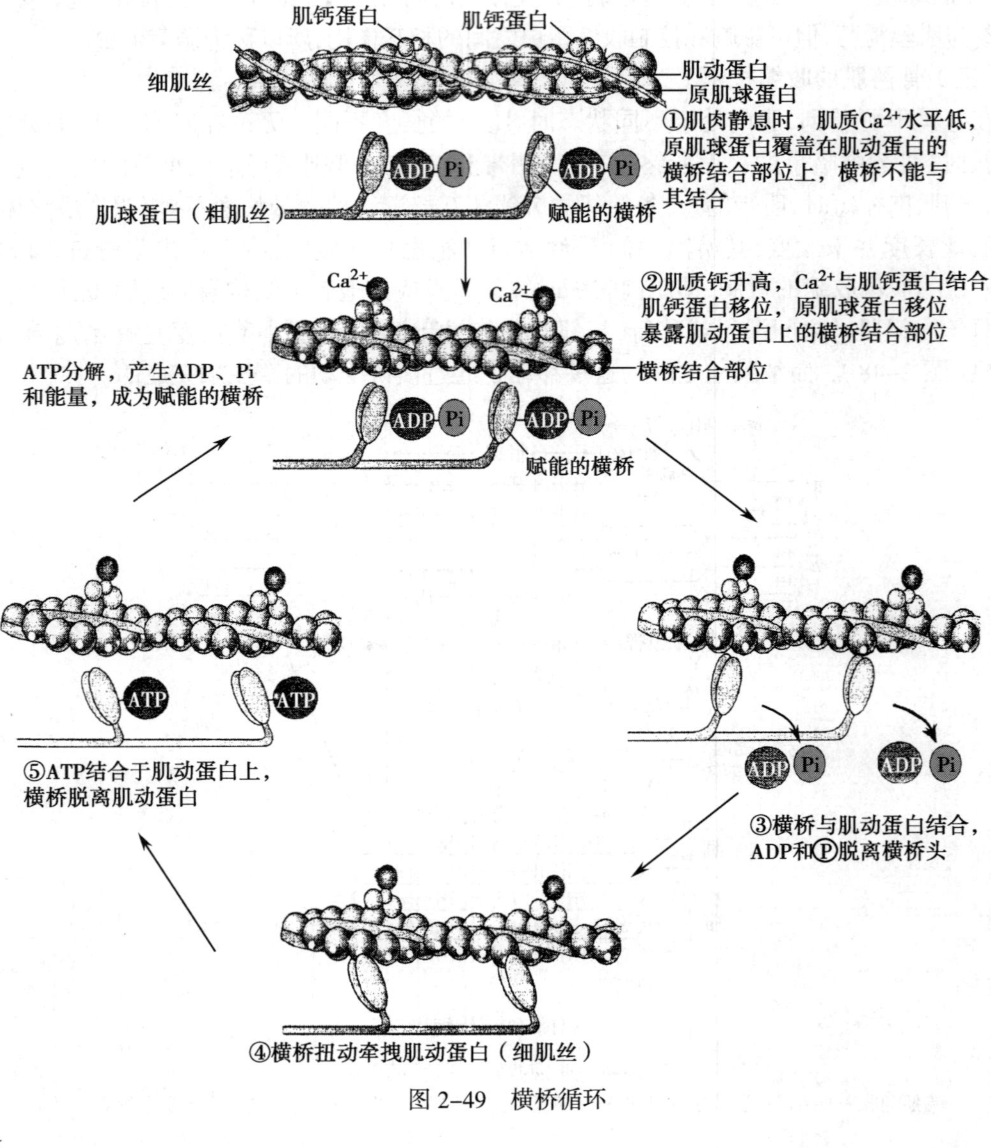


图 2–49 横桥循环

接着在释放ADP的横桥部位又结合一分子ATP（但未水解），这一结合引起横桥与肌动蛋白丝脱离（图2-49④）。这是一种变构调节，即ATP与横桥头的一个部位结合，降低横桥头的另一部位对肌动蛋白的结合。横桥头与肌动蛋白分离后，结合于横桥头的ATP水解，并且其能量贮存于头部，返回到它的垂直状态。然后这种赋能的横桥头又与肌动蛋白丝的一个新的活性部位结合，再引起横桥扭动，如此重复下去，就像人们一把手接一把手地拉拽绳索的动作一样，使细肌丝末端游离端向粗肌丝中央牵拽，肌节就这样不断地缩短。因此又称为肌肉收缩的棘轮学说（ratchet theory）或**滑丝学说**（sliding filament theory）。横桥的这种结合、扭动、脱离、再结合的过程称为**横桥循环**（cross bridge cycling），在肌肉快速收缩时，每秒钟可进行5次，每一循环可使肌小节缩短1%。只要胞质$Ca^{2+}$浓度维持在$10^{-5}$mol/L水平，这种横桥循环就一直进行下去，直到细肌丝牵拽Z线接触粗肌丝末端为止（或加在肌肉上的负荷太大，肌肉不能进一步牵拽为止），肌肉也就维持收缩状态。每个横桥的活动是彼此独立的，即异步的；也不是所有的横桥都能与肌纤蛋白相互作用。由上述可见，ATP在横桥循环中起两个作用：①ATP水解为横桥扭动提供能量；②ATP结合于横桥头（未水解），使横桥头与肌动蛋白丝之间的结合分开，使横桥循环得以连续进行下去。

当肌质中$Ca^{2+}$浓度降低时（低于$10^{-7}$mol/L），$Ca^{2+}$与TnC分离，Tn与原肌球蛋白恢复原构象，后者又回到横桥与肌动蛋白分子之间的位置，阻止它们之间相互作用的继续进行，细肌丝向外回拉，肌肉舒张。

ATP使横桥头脱离肌动蛋白丝的作用可举尸僵为例加以说明：人死后几小时后，所有的骨骼肌变得僵硬称为尸僵，其原因是由于死后细胞不能获得合成ATP所需要的养料和$O_2$，以致细胞内ATP浓度降低，肌纤维在缺乏ATP的情况下，横桥头能结合于肌动蛋白丝上，但随后不能扭动，两者结合后也不能分开，粗、细肌丝彼此结合被横桥固定，从而使肌肉变成坚硬状态。但死后48~60小时，由于溶酶体酶释放引起细胞自溶，肌肉蛋白分解，尸僵消失。

**2. 骨骼肌的兴奋-收缩耦联**　兴奋-收缩耦联是指肌纤维膜上的动作电位通过增加胞质钙浓度导致横桥扭动而引起的肌丝滑行为基础的收缩全过程。它包括3个主要过程：①动作电位通过横管膜传向肌纤维内部——三联体，以及三联体处的信息传递；②肌质网对$Ca^{2+}$的释放和再摄取；③肌质中$Ca^{2+}$浓度升高使肌肉收缩。后一过程前面已介绍，下面着重介绍前两个过程（图2-50）。

当神经冲动（动作电位）传到肌膜时，迅速沿着肌膜传向肌纤维内部即T管膜。T管膜去极化引起肌质网释放$Ca^{2+}$，肌质中的$Ca^{2+}$浓度升高，$Ca^{2+}$与TnC结合通过前述的过程引起肌肉收缩。当没有动作电位传到T管膜上时，一方面肌质网停止释放$Ca^{2+}$，另一方面由于肌质网上的钙泵（一种$Ca^{2+}$、$Mg^{2+}$依赖的ATP酶）主动将肌质中的$Ca^{2+}$泵回肌质网[肌质网中存在一种称为**收钙素**（calsequestrin）的$Ca^{2+}$结合蛋白，后者可与$Ca^{2+}$疏松结合，使肌质网游离$Ca^{2+}$维持低浓度，有助于钙泵工作，从而使肌质网能贮存大量$Ca^{2+}$]，肌质$Ca^{2+}$浓度降低，与Tn结合的$Ca^{2+}$解离，肌肉终止收缩并舒张。由于$Ca^{2+}$的这种再积聚也需要分解ATP而耗能，所以肌肉舒张和收缩一样，都属于主动过程（图2-50）。

**T管膜去极化引起肌质网终池释放$Ca^{2+}$的机制**：T管膜上存在有L型$Ca^{2+}$通道，由于它可被药物**二氢吡啶**（dihydropyridine，DHP）阻断，故又称二氢吡啶受体（DHPR）。在肌质网终池膜上有钙释放通道，由于它可被植物生物碱**兰尼定**（ryanodine）阻断，故又称兰尼定（ryanodine）受体通道或兰尼定受体（RYR）。T管膜动作电位的去极化激活DHPR，使之构象发生改变，后者起电压传感器（voltage sensor）作用，打开邻近终池膜上的钙释放通道，引起$Ca^{2+}$释放（当T管膜处于静息电位时DHPR的胞质端像“塞子”一样塞住终池膜上的钙释放通道，当动作电位传到T管膜时，DHPR构象改变，“塞子”移出，打开终池膜上的钙释放

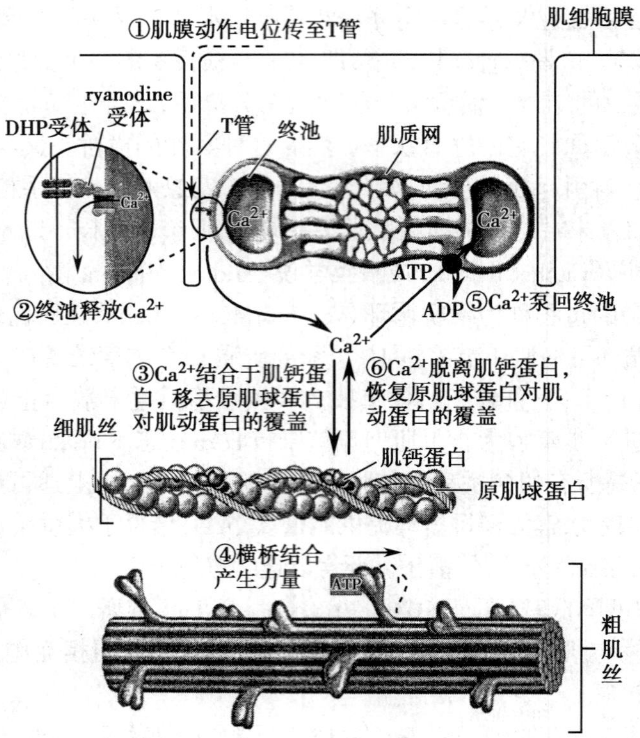


图 2-50　骨骼肌收缩与舒张期间肌质网 $Ca^{2+}$ 释放与再摄取

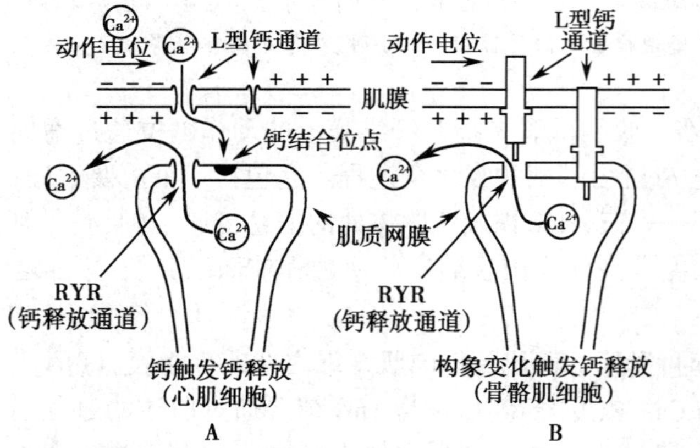


图 2-51　骨骼肌（B）和心肌（A）肌质网 $Ca^{2+}$ 释放机制
RYR：ryanodine 受体

通道）。在心肌细胞，DHPR 是肌膜电压敏感 L 型 $Ca^{2+}$ 通道的一部分，动作电位传来时 L 型钙通道打开，小量细胞外 $Ca^{2+}$ 通过此通道进入细胞，再触发终池膜上的钙释放通道打开和 $Ca^{2+}$ 释放，这称为**钙诱（触）发钙释放**（$Ca^{2+}$ induced $Ca^{2+}$release）（图 2-51）。

二氢吡啶类钙通道阻滞药，如尼群地平（nitredipine）、尼莫地平（nimodipine）临床上已用于治疗高血压、心绞痛等心血管疾病。肌质网终池膜 $Ca^{2+}$ 释放通道（RYR）先天性缺陷患者（一种常染色体显性遗传病），使用麻醉剂如氟烷、异氟烷以及肌松剂琥珀胆碱时，激活 RYR，导致肌质网释放过量 $Ca^{2+}$ 进入肌质，引起肌肉持续强直收缩，产生过量的热，身体不能及时发散，导致体温迅速升高，出现恶性高热（malignant hyperthermia）。

### （四）骨骼肌的收缩功能

**1. 肌肉收缩时的长度和张力变化**　肌肉收缩时作用于物体的力称为张力（肌力），而物体作用于肌肉的重量称为负荷，因此肌张力和负荷是方向相反的力。骨骼肌在体内的功能，就在于它受到刺激时能产生张力或缩短，借以完成躯体运动或对抗某些外力的作用。根据肌肉收缩时肌纤维长度是否缩短和张力的变化，可将肌肉收缩分为两种形式：

（1）等张收缩：肌肉收缩时张力基本不变，长度缩短，称**等张收缩**（isotonic contraction）。例如，当人试图举（拿）起一个较轻的物体时，二头肌产生的张力超过手中的物体的重量

（负荷），物体被举（拿）起，在此过程中整个肌肉缩短，由于物体重量没有变化，所以肌肉张力没有改变。

（2）等长收缩：肌肉收缩主要发生张力变化，而长度基本不变的收缩称为**等长收缩**（isometric contraction）。例如，当人试图举起一个重的物体（如哑铃）时，首先臂肌收缩，可感受到肌肉产生的张力，哑铃并没有举起。此时肌肉在细胞水平已收缩，但其张力被弹性成分吸收，并被重的负荷抵制，整个肌肉没有产生外部的移动（长度不变）。

人体肌肉运动时两种收缩都有，不同的肌肉收缩形式主要取决于肌肉收缩时所遇到的阻力，即负荷大小。阻力或负荷大，主要以等长收缩；反之，主要为等张收缩。例如，肢体的自由屈曲，人体的各种加速运动及移动负荷时的肌肉收缩主要是等张收缩；而维持身体固定姿势，或肌肉固定于某一位置支持负荷，或试图移动一个比肌张力较大的负荷时的肌肉收缩，以产生张力为主，近于等长收缩。大多数情况下的肌肉收缩是等长与等张收缩不同程度的结合，或交替发生。例如，当你拿起一本书时，你的肱二头肌是等张收缩，但随后你拿着书阅读时，它又转变为等长收缩。

**2. 影响骨骼肌收缩效能的因素　肌肉收缩效能**（performance of contraction）表现为收缩时所产生的效力的大小、肌肉缩短的程度，以及产生张力或肌肉缩短的速度。骨骼肌的收缩效能受肌肉所承受的负荷，肌肉自身的收缩性能，运动神经发放神经冲动或肌肉受刺激的频率、参与收缩的运动单位和肌纤维的数量等因素的影响。后两者表现为肌肉收缩的总和效应。

肌肉在体内或实验条件下能遇到的负荷主要有两种：一种是肌肉在收缩之前就加在肌肉上的，这种负荷称为**前负荷**（preload），前负荷使肌肉在收缩前即处于某种被拉长的状态，使它在一定的初长度的情况下进入收缩。另一种负荷称为**后负荷**（afterload），是肌肉在开始收缩时才遇到的负荷或阻力，它不能增加肌肉收缩的初长度，但能阻碍肌肉收缩时的缩短。

（1）前负荷对肌肉收缩的影响：前负荷可使肌肉在收缩之前便处于某种程度的被拉长状态。肌肉在收缩之前的长度称为初长度。在一定范围内，随着前负荷的增加，肌肉做等长收缩时所产生的张力也增大。当超过某一负荷（或初长度）时，肌肉收缩所产生的张力反而减小（图 2–52）。能使肌肉收缩时产生最大张力时的前负荷称最适前负荷，此时的初长度称最适初长度。从骨骼肌结构来看，所谓最适前负荷和由此决定的最适初长度，正好使肌原纤维中肌节静止长度保持在 2~2.2μm，这样的长度能使粗、细肌丝处于最理想的重叠状态，即粗肌丝的横桥与细肌丝的肌动蛋白上的结合位点结合的数量最多，因而产生的张力最大。而肌肉在小于或大于最适初长度时收缩，横桥与肌动蛋白上的结合位点结合的数量减少，所以产生的肌张力减小（图 2–53）。

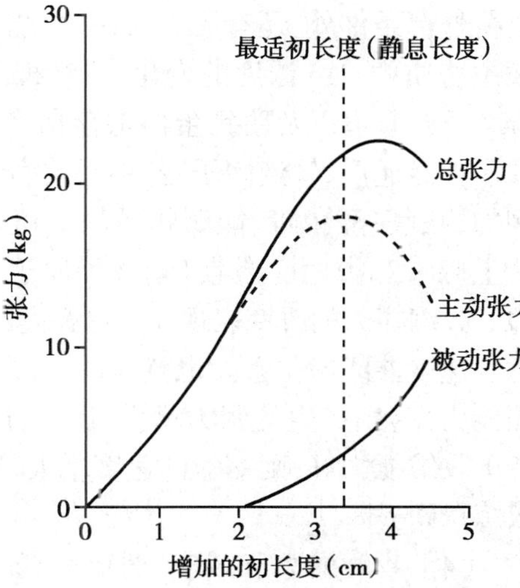


图 2–52　骨骼肌初长度对肌张力的影响

（2）后负荷对肌肉收缩的影响：肌肉收缩的张力–速度关系是指前负荷固定于某一数值时，改变后负荷对肌肉收缩速度的影响。肌肉在前负荷固定不变而有后负荷的条件下收缩，总是先产生张力以克服负荷，然后才发生肌肉长度的缩短，并且从缩短开始到结束肌张力维持不变（等张收缩）。后负荷越大，肌肉收缩所产生的张力也越大，开始出现缩短的时间越迟，肌肉收缩所表现的张力与缩短的速度呈反变关系（图 2–54）。当后负荷增加到某一数值时，肌肉不能缩短，此时，肌肉缩短的速度和长度等均为零，但产生的张力即达最大（$P_0$）。由于此时肌肉缩短的距离为零，故从理论上讲，肌肉没有做功，也无功率［功率（功 / 时间）= 力 × 距离 / 时间 = 力 × 速度］输出。相反，如后负荷越小，肌肉收缩产生的张力就越小，开始出现缩短的时间越早，缩短的速度和缩短的长度也越大。当后负荷为零时，肌肉缩短速度达到最大（$V_{max}$），但这时肌肉的张力为零，故肌肉也没有做功和功率输出（但这两种“无效”的收缩生理上都是需要的）。在这两个极端之间，在不同的后负荷时，肌肉都能产生与后负荷相同张力的情况下移动后负荷，都可做功和有功率输出，但以后负荷相当于最大张力的 30% 左右时，肌肉输出的功率最大（图 2–54 曲线 2 所示）。

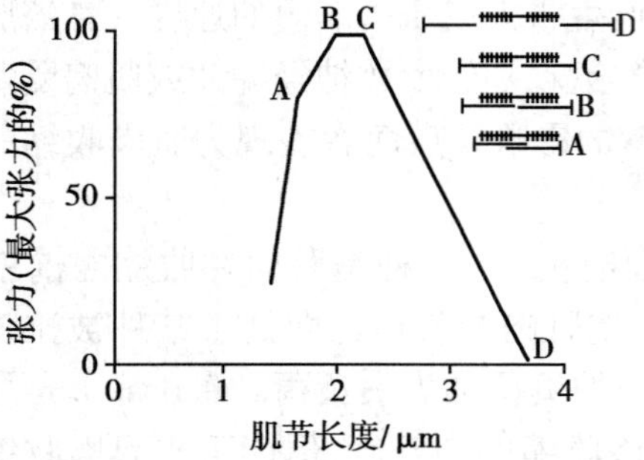


图 2–53　肌节长度与肌肉收缩张力的关系图
右上方示肌节长度不同时（从 A 点到 B 点）粗、细肌丝的相对位置

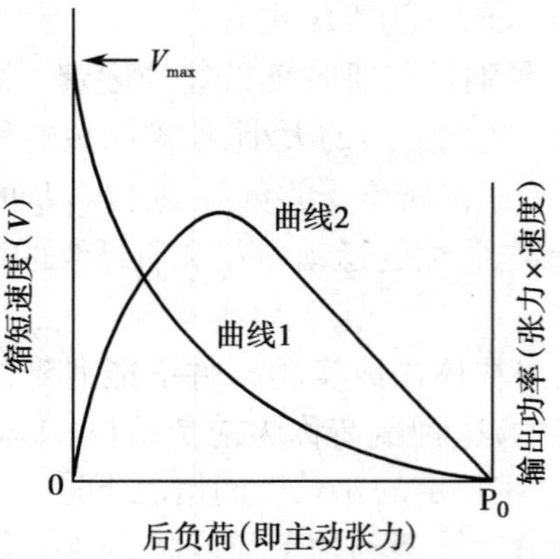


图 2–54　肌肉的张力 – 速度关系曲线
曲线 1 为张力 – 速度曲线；
曲线 2 为功率曲线

（3）肌肉收缩能力的改变对肌肉收缩的影响：能影响肌肉收缩效能的因素，除了前、后负荷外部条件外，还有肌肉内在的功能状态，即肌肉收缩的能力或性能，它由兴奋 – 收缩耦联中胞质中 $Ca^{2+}$ 浓度的变化、肌纤维的类型（肌球蛋白重链和轻链、肌质网钙泵、收钙素、$Ca^{2+}$ 释放通道以及肌钙蛋白都存在多种亚型）、能量供给、离子及其他内环境因素所决定。许多神经递质、体液因子、药物和致病因子都可通过上述途径来调节和影响肌肉收缩能力。例如，缺氧、酸中毒、能源物质缺乏可降低肌肉收缩能力；而交感神经兴奋、$Ca^{2+}$、咖啡因、肾上腺素和类固醇激素（后 3 种属于体育比赛中所谓的兴奋剂）等则可提高肌肉收缩能力。收缩能力的改变表现在它可提高或降低图 2–52 中的长度 – 张力曲线及图 2–54 中的张力 – 速度曲线的位置。也就是说，肌肉在同样的前负荷（初长度）条件下（后负荷不变），收缩能力好，则产生的张力增大，反之，产生的张力减小；在同样的后负荷条件下（前负荷不变），收缩能力好，则缩短的速度增大，反之，缩短的速度减小。肌肉的收缩能力可通过体育锻炼得到提高。

（4）收缩的总和效应：骨骼肌通过收缩的总和（summation）可以调节其收缩的强度。在整体内骨骼肌的收缩是在运动神经元的控制下进行的，中枢神经系统可通过**空间总和**

（spatial summation）和**时间总和**（temporal summation）调节肌肉收缩的强度。

1）空间总和：一个运动神经元及其轴突分支所支配的全部肌纤维，称为一个**运动单位**（motor unit）。不同肌肉的运动单位的数量及每个运动单位所包含的肌纤维数相差很大。小的运动单位仅含数根肌纤维（如眼外肌和手部肌），大的运动单位多达 2000 根（如腿部肌）。一个运动单位的肌纤维分散在整块肌肉中，每根肌纤维受一个运动神经元的一个分支支配，它们同时收缩时产生一均匀分布的较弱的肌肉收缩。对于强度较小的肌肉收缩仅激活一个或几个运动单位，对于愈来愈强的收缩，激活愈来愈多的运动单位。对于持续时间较长的肌肉收缩（如支持身体的抗重力肌的收缩），是在中枢神经系统的精细控制下轮流激活运动单位，即一部分运动单位参与收缩，另一部分未参与收缩，相互交替，就像工厂的工人倒班一样，所以维持的收缩是平稳而不是间断进行的。但当肌肉作最大的强度收缩时，由于所有的运动单位都参与收缩肌肉，不能轮换运动单位，所以这种收缩不能持久。大多数肌肉是由不同代谢类型的肌纤维混合组成，在轻度或中等强度收缩时，首先激活那些运动单位较小、较不易发生疲劳的肌纤维；在需要进一步增加收缩强度时，最后激活大运动单位（大运动单位支配的肌纤维较易发生疲劳）。这种按运动单位大小顺序激活称为**大小原则**（size principle）。而通过激活更多的运动单位参加收缩以增加肌肉收缩力（强度）的过程，称为肌肉收缩的空间总和或**多纤维总和**（multiple-fiber summation）。

2）时间总和（刺激频率与肌张力的关系）：又称**频率总和**（frequency summation）。当肌肉受到刺激发生收缩时，由于刺激频率的不同，可产生两种形式的收缩。

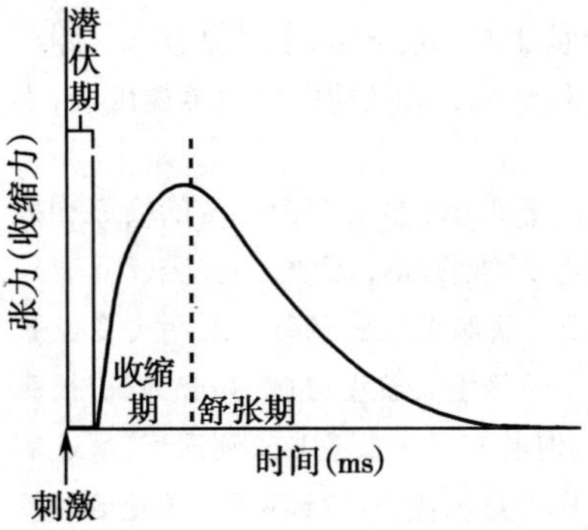


图 2-55　单收缩

单收缩：当骨骼肌受到一次短促的刺激（如电脉冲）时，先产生一次动作电位，紧接着出现一次收缩，称为**单收缩**（twitch）。它可分为 3 个时期：①潜伏期：是指刺激开始到肌纤维开始收缩这一段无明显外部表现时间（即兴奋-收缩耦联所需时间）；②收缩（缩短）期：指肌肉收缩开始到肌肉收缩到最短或张力达到最大这段时间；③舒张期：指肌肉收缩最短或张力达到最大以后恢复到原来长度或张力的时间（图 2-55，图 2-56）。

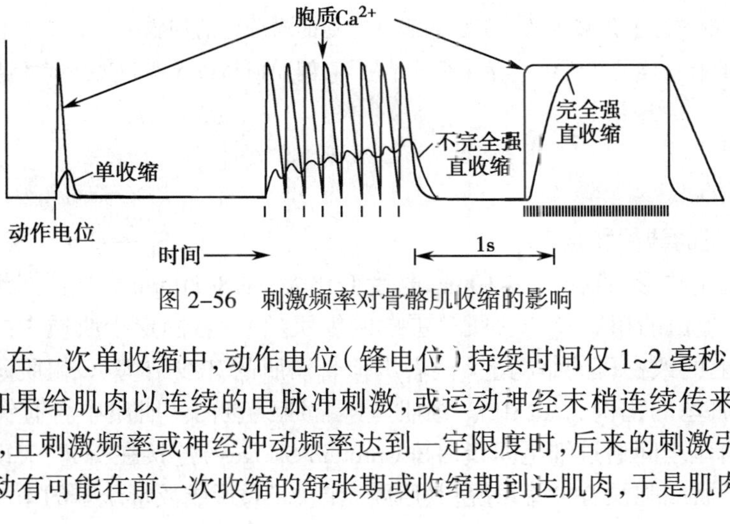


图 2-56　刺激频率对骨骼肌收缩的影响

强直收缩：在一次单收缩中，动作电位（锋电位）持续时间仅 1~2 毫秒，而收缩过程持续 25~200ms，如果给肌肉以连续的电脉冲刺激，或运动神经末梢连续传来一串神经冲动（动作电位）时，且刺激频率或神经冲动频率达到一定限度时，后来的刺激引起的动作电位或传来神经冲动有可能在前一次收缩的舒张期或收缩期到达肌肉，于是肌肉处于一定程度的缩短或张力的基础上进行收缩，即每次后来的收缩都出现在前次收缩的舒张期或收缩期，于是各次收缩长度缩短或张力增加融合或叠加起来，使收缩的幅度或张力比单收缩更大，这称为**强直收缩**（tetanus）。每次后来的收缩出现在前次收缩的舒张期称为**不完全强直收缩**（incomplete tetanus）（在刺激频率较低时），出现在前次收缩期的称为**完全强直收缩**（complete tetanus）。完全强直收缩的张力可达到单收缩的 3~4 倍（图 2-56）。

正常体内的骨骼肌收缩都是强直收缩，这是因为支配骨骼肌的运动神经传来的神经冲动常常是一连串的。骨骼肌只有进行强直收缩才能完成一定的功。能够引起肌肉进行完全强直收缩的最低刺激频率，在不同的肌肉是不同的，这主要与不同肌肉单收缩的持续时间长短不同有关（而后者又与肌质网释放和回收 $Ca^{2+}$ 的速度、ATP 酶活性以及能量释放的速度等有关）。例如，单收缩快的眼球内直肌需要每秒 350 次的刺激才能产生完全强直，而收缩较慢的比目鱼肌只需要每秒 30 次即可。但无论肌肉进行完全或不完全强直收缩，随刺激出现的肌膜动作电位只出现频率增快，却始终是各自分离而不能整合。这是由于肌肉动作电位只持续 1~2 毫秒，当刺激频率增加到后一次刺激引起的动作电位落到前一次刺激引起动作电位持续时间内，组织正好处于兴奋性的绝对不应期，这时后一刺激将无效，既不引起新的动作电位，也不引起新的收缩，因此动作电位是不可能出现叠加或总和现象的。

#### （五）骨骼肌纤维的分类

骨骼肌纤维根据其肌球蛋白 ATP 酶活性、收缩速度及其他特性的不同，一般可分为慢肌（Ⅰ型）纤维和快肌（Ⅱ型）纤维。

**1. 慢肌纤维** 一般直径较小，毛细血管分布密度较大，线粒体和肌红蛋白较丰富，主要靠有氧代谢产生 ATP，肌球蛋白 ATP 酶活性低，由于肌红蛋白含量高而呈红色，故又称红肌。此类肌纤维收缩速度慢，不易疲劳。

**2. 快肌纤维** 直径较粗，毛细血管密度、线粒体及肌红蛋白含量比慢肌小（少），但含丰富的糖原和糖原酵解酶，ATP 酶活性高，由于肌红蛋白少，故呈白色，又称白肌。此类肌纤维收缩速度快，易疲劳。

鸟类具有丰富的红（黑、慢）肌，而善于飞翔；相反，鸡几乎全是白肌（快肌），仅能拍打。人的大多数肌肉包含上述两类纤维，两者所占比例主要取决于肌肉活动的形式，例如支持体重及抗重力肌，如背部肌，慢肌纤维比例较大；而眼外肌、上肢肌快肌纤维比例大。不同人的快、慢肌比例也不同。在某些欧洲国家，通过测试运动员快、慢肌的比例，预测谁善于长跑，谁善于短跑。运动也能改变肌纤维的类型。世界顶级长跑运动员的骨骼肌 95% 以上是慢肌纤维，而世界顶级短跑运动员的快肌纤维达到 80% 以上。

人出生后骨骼肌细胞的数量基本维持恒定的，出生后肌肉增大主要是由于肌纤维增粗，随着年龄的增长，肌纤维的数量实际上是减少的。但肌内膜下存在的未分化的细胞——卫星细胞受到刺激时可分化和发育为有限的有功能的肌纤维。存在肌纤维破坏，例如损伤或疾病和高强度的训练时可刺激这些细胞。

## 二、平滑肌

#### （一）平滑肌的结构特点

平滑肌细胞呈梭形，直径为 2~10μm，长度变化大，在 8~800μm。平滑肌细胞质中也有两类肌丝：含肌球蛋白的粗肌丝和含肌动蛋白的细肌丝，后者固定于肌质中的致密体（dense bodies）或肌膜上的致密斑的结构上（两者类似骨骼肌的 Z 线结构）。粗肌丝被包绕在细肌丝之中（粗、细肌丝的比例为 1∶10）。细肌丝不含肌钙蛋白。肌质中含有钙调蛋白。某些相邻细胞的致密斑之间通过细胞间蛋白桥（protein bridges）连接在一起，借以实现细胞间的张力传递。平滑肌细胞没有 T 管系统，其肌膜内向凹陷，形成数量众多的小凹，相当于 T 管。

平滑肌细胞的肌质网不发达，呈小管状，位于肌膜下与小凹相邻近。膜上存在两种钙释放通道，即三磷酸肌醇（$IP_3$）门控的 $Ca^{2+}$ 通道和 $Ca^{2+}$ 敏感（门控）的 $Ca^{2+}$ 通道（ryanodine 受体，RYR）。相邻的平滑肌细胞之间还有缝隙连接，便于细胞间化学信号分子和神经冲动的传递（图 2–57）。

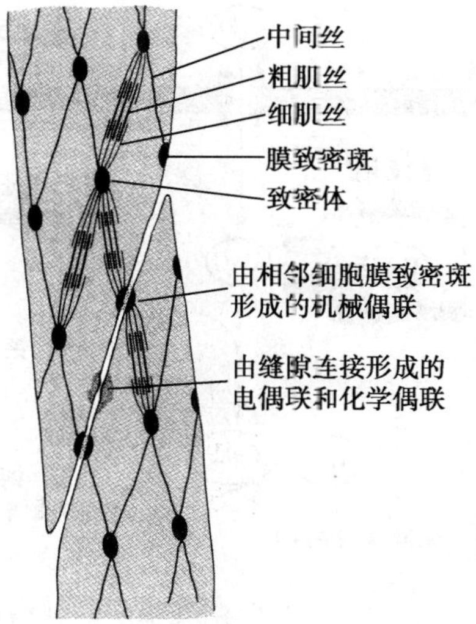

图 2–57　平滑肌结构模式图

### （二）平滑肌的收缩机制

平滑肌细胞像骨骼肌一样，肌球蛋白与肌动蛋白之间通过横桥运动拖拉细肌丝发动收缩（图 2–58），并且由 $Ca^{2+}$ 控制横桥的活动。但 $Ca^{2+}$ 对横桥活动的作用及肌纤维控制胞质 $Ca^{2+}$ 浓度的机制与骨骼肌明显不同。

由于平滑肌细胞的细肌丝上没有能与 $Ca^{2+}$ 结合的肌钙蛋白，胞质中有钙调蛋白（calmodulin，CaM）。胞质 $Ca^{2+}$ 升高后，$Ca^{2+}$ 与钙调蛋白结合（1 分子钙调蛋白结合 4 个 $Ca^{2+}$），形成钙 – 钙调蛋白复合物，后者再与胞质中的钙调蛋白依赖的肌球蛋白轻链激酶结合，并使之激活，此酶分解 ATP，使横桥头上的肌球蛋白轻链磷酸化，肌球蛋白磷酸化使肌球蛋白（横桥）上的 ATP 酶活性提高，并驱使横桥伸向肌动蛋白并与其结合，发动横桥运动，引起细肌丝滑行和收缩。平滑肌肌球蛋白 ATP 酶活性是骨骼肌的 1/100~1/10，因此分解 ATP 的速度很慢，以致横桥循环以及肌肉缩短的速度比骨骼肌小，这可能是平滑肌长时间收缩不易产生疲劳的原因。当肌质中 $Ca^{2+}$ 浓度降低时，肌球蛋白轻链激酶受抑制，存在于肌质中的肌球蛋白轻链磷酸酶使肌球蛋白去磷酸化，去磷酸化的速度超过磷酸化的速度，磷酸化的肌球蛋白数量减少，$Ca^{2+}$– 钙调蛋白复合物解离，横桥脱离肌动蛋白，肌肉舒张（图 2–59）。然而，磷酸酶促进肌球蛋白去磷酸化不一定导致平滑肌舒张，平滑肌似有一种闩桥或门闩（latch bridge）机制，通过这一机制在胞质 $Ca^{2+}$ 浓度降低后，去磷酸化的肌球蛋白横桥仍然与肌纤维蛋白结合某些时间，从而使平滑肌持续收缩而耗能很少。

升高胞质 $Ca^{2+}$ 浓度的途径有二，即从肌质网释放和从细胞外液进入细胞。肌膜的动作电位可触发紧靠内侧面的肌质网释放 $Ca^{2+}$。肌膜上有电压门控和化学门控的钙通道，某些

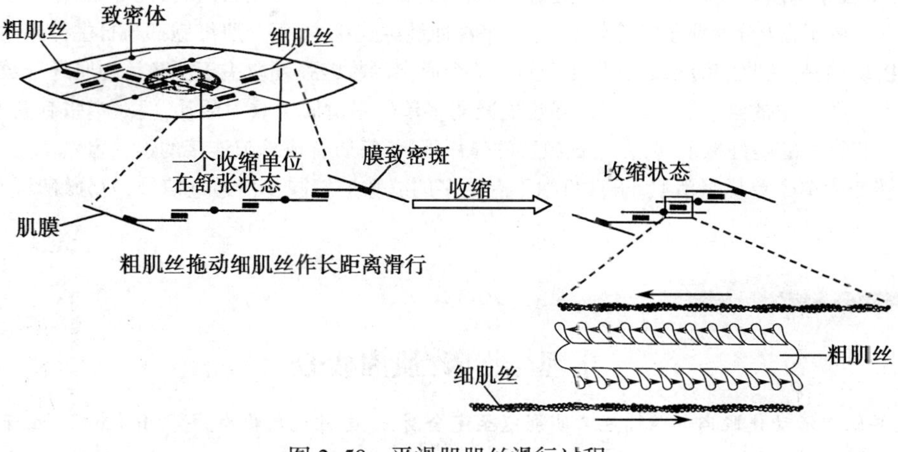

图 2–58　平滑肌肌丝滑行过程

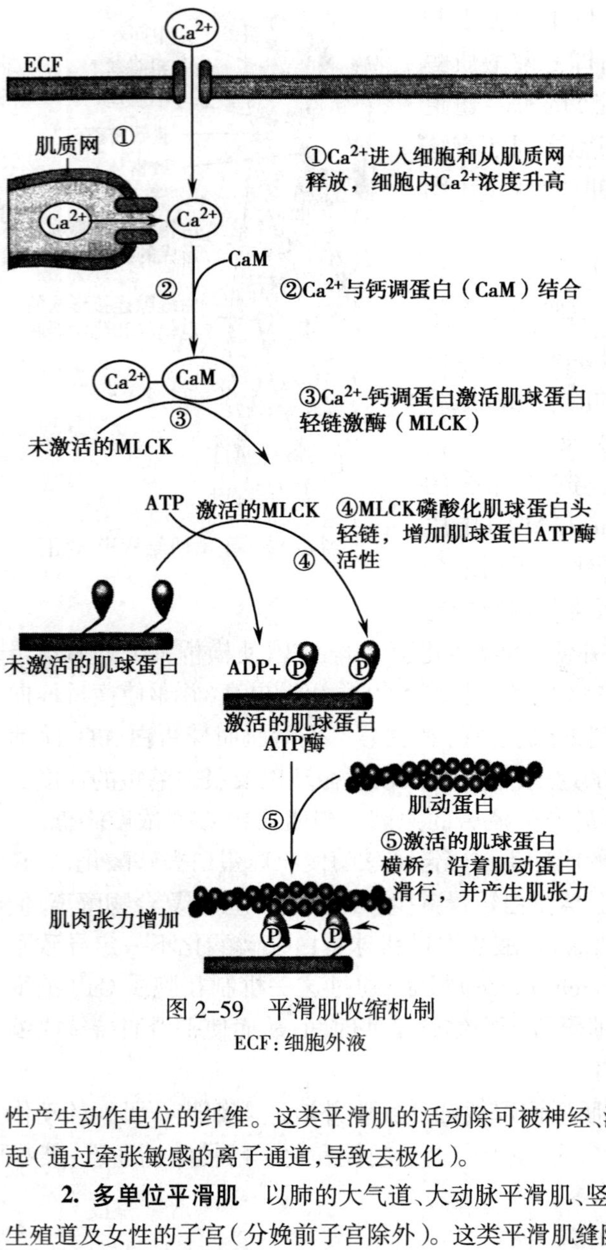


图 2-59 平滑肌收缩机制

ECF:细胞外液

激素则可通过细胞膜去极化和细胞内的第二信使物质打开肌膜钙通道和使肌质网释放 $Ca^{2+}$。平滑肌细胞的活动除受神经、激素控制外，还受许多局部因素的影响，如旁分泌、酸碱度、氧含量、渗透压、细胞外液离子成分等，它们都是通过改变细胞内 $Ca^{2+}$ 浓度影响平滑肌的张力。钙通道阻滞剂如硝苯地平（nifedipine）通过阻滞血管平滑肌膜上的钙通道，引起血管舒张，可用于治疗高血压和冠状动脉痉挛引起的心绞痛。

### （三）平滑肌的分类

根据平滑肌细胞的兴奋特性及动作电位在肌纤维之间的传导特性，可将体内大多数平滑肌分为两大类，即**单个单位平滑肌**（single unit smooth muscles）及**多单位平滑肌**（multiunit smooth muscles）。

**1. 单个单位平滑肌** 又称内脏平滑肌（visceral smooth muscle），因为它们组成内脏器官的壁，如肠道、子宫、小血管等的平滑肌。此类平滑肌存在大量的缝隙连接（电突触），动作电位在细胞间通过细胞膜传播，电活动可由一个肌细胞通过缝隙连接迅速传播到其他细胞，使它们的电活动及机械活动同步化（就像心肌一样）。单个单位平滑肌的某些肌纤维能自发地产生动作电位（自律性，即能自动去极化到阈电位），并通过缝隙连接传播到无自发性产生动作电位的纤维。这类平滑肌的活动除可被神经、激素及局部因素所控制外，还可由牵张刺激所引起（通过牵张敏感的离子通道，导致去极化）。

**2. 多单位平滑肌** 以肺的大气道、大动脉平滑肌、竖毛肌及虹膜肌为代表，此外，也存在于男性某些生殖道及女性的子宫（分娩前子宫除外）。这类平滑肌缝隙连接少，每个肌细胞都与自主神经的轴突末梢或曲张体密切接触，其收缩活动是彼此独立的。整个肌肉的收缩强度取决于所激活的肌纤维数量及神经冲动的频率。循环中的某些激素既能加强也能减弱多单位平滑肌的收缩活动，但对牵张刺激不敏感，也无自律性。有意义的是妊娠期间，在妊娠激素的作用下，子宫肌合成缝隙连接的连接蛋白基因转变，多单位平滑肌转变为单个单位平滑肌，子宫肌细胞有更多的缝隙连接同步传递电信号，使分娩时子宫收缩更有力。

## 生理与临床：肌肉疲劳

持久的肌肉活动使肌肉的收缩能力减弱以至完全消失，这种现象称为**疲劳**（fatique）。由于肌肉的收缩是在中枢神经系统的控制下，由运动神经元支配的骨骼肌的随意运动，因此疲劳可发生在参与肌肉收缩的从中枢到肌肉的任何一个环节，主要包括肌肉本身，神经－骨骼肌接头及中枢部位，通常将疲劳分为外周疲劳（产生于神经－肌肉接头与收缩成分之间）和中枢疲劳（产生于中枢神经系统）。

（一）外周疲劳

肌肉疲劳与许多因素有关。高强度、短时间的运动产生疲劳的原因有：①无机磷酸（Pi）水平升高：由于肌纤维利用ATP氧化供能，使肌质Pi升高。肌质Pi升高一方面可减慢Pi从肌球蛋白（横桥）释放，降低起作用的横桥数量和每一横桥产生的力量；另一方面，Pi与$Ca^{2+}$结合生成磷酸钙，影响肌质网释放$Ca^{2+}$。②细胞外$K^+$水平升高：肌肉在作最大运动时肌细胞动作电位复极化时大量$K^+$外流，$Na^+$-$K^+$泵不能完全主动转运$K^+$返回肌细胞，导致细胞外特别是T管内$K^+$浓度升高，引起肌细胞膜电位降低（去极化），干扰其产生动作电位的能力。③胞质$H^+$浓度升高：由于短时间强力运动主要依靠无氧代谢（糖酵解）供能，所以产生大量乳酸；乳酸释放出$H^+$，结果使肌质pH降低；pH降低使$Ca^{2+}$与肌钙蛋白的结合力降低，且快肌纤维对pH的作用较慢肌纤维更敏感。此类疲劳的发生与恢复都相当快。

此外，高强度的运动还可引起神经－肌肉接头疲劳，当运动神经元受到恒定的长时间强刺激时，运动神经元重复放电，可消耗突触终末贮存的ACh，导致神经－肌肉兴奋传递障碍。

低强度、持续时间长的运动如长跑，跑步时肌肉交替地收缩与舒张，不产生乳酸堆积，其疲劳的发生主要与糖原消耗有关。肌糖原消耗降低肌质网释放$Ca^{2+}$的能力，导致兴奋－收缩耦联障碍。此类疲劳发生慢，疲劳发生后肌肉要获得完全的恢复需要较长的休息时间，往往要24小时或以上。因此，在训练运动员时应注意补充葡萄糖，一般在消耗性运动2小时内给予高糖饮食。

无论是高强度运动或长时间运动引起的肌肉疲劳，肌浆网中的ATP水平都没有显著降低，使所有细胞能获得ATP以维持正常的生命活动。如果没有疲劳，肌肉的持久收缩势必引起ATP浓度降低到横桥不能脱离肌动蛋白的水平，导致肌肉强直，而肌肉强直对肌纤维有很大损伤。因此，肌肉疲劳是防止发生肌肉强直的一种保护机制。

（二）中枢疲劳

当中枢神经系统不再充分激活下运动神经元（支配骨骼肌的运动神经元）时产生中枢疲劳（central fatigue）或中枢指令性疲劳（central command fatigue）。中枢疲劳时主观上感到累并想停止活动，虽然肌肉仍能运动。这种疲劳比肌肉的生理性疲劳更早出现，因此是一种保护机制。中枢疲劳有精神因素，在强烈运动时中枢疲劳可能与运动时引起的身体不适有关，当疼痛时需要强烈的动机（如希望获胜）才能坚持；在较不强烈运动时中枢疲劳与厌烦及单调的工作（例如组装线的工作）或劳累有关，可降低身体做功效果。运动员都知道，运动成绩受运动员精神状态和身体条件两方面的影响，跑得最快或最长距离的运动员往往是"决心获胜"最强烈的运动员。实验证明，中枢疲劳机制与体内燃料状况有关，人在疲劳之前用糖水漱口者比用清水漱口者更慢发生疲劳。这可能是一种前馈机制，即口腔糖感受器报告脑中枢更多的燃料（能量）即将到来（在途中），从而抑制中枢性疲劳。总之，对于中枢疲劳产生的机制所知较少，在某些情况下可能与脑内某些生化物质不足有关。

## 临床病例分析：重症肌无力

**病例简介**：一位18岁的女大学生来到大学生健康中心，对医生诉说：肌肉软弱不断加重，偶尔会眼皮下垂和容易疲劳，甚至进行日常生活活动如梳头时都感到无力，爬一段楼梯要跌倒几次。这些症状迫使她只好休息。经验血发现她的抗ACh抗体水平很高，神经学检查发现重复刺激运动神经引起的肌肉收缩反应降低。诊断为重症肌无力。

**病例分析**：此年轻女性为典型的重症肌无力，是一种自身免疫性疾病，发病率为0.25/10 000~1.25/10 000。患者体内免疫系统产生肌型胆碱能受体的抗体，该抗体破坏部分肌型胆碱能受体，使每个运动终板上的受体数量减少，突触后膜（终板膜）对ACh的反应降低，导致神经冲动通过神经－肌肉接头传递障碍。虽然ACh能从运动神经末梢正常释放，但不能与运动终板上的ACh受体结合，不能引起运动终板膜去极化和产生终板电位，因而骨骼肌不能产生正常动作电位，肌肉便不能收缩。

**治疗**：患者用胆碱酯酶（AChE）抑制剂吡斯的明（pyridostigmine，一种长效 AChE 抑制剂）治疗后症状好转。运动终板上存在的 AChE 正常降解 ACh，即终止 ACh 的作用。吡斯的明通过抑制 ACh 降解，维持神经 - 肌肉接头处较高水平的 ACh，使更多的 ACh 能与受体相互作用，因此在肌纤维上能产生比正常较多的终板电位，增强神经 - 肌肉传递效果。

（孙庆伟　石瑞丽）

# 第三章

# 血　液

## 第一节　血 液 概 述

血液（blood）是在心血管系统内流动的流体组织，由血细胞（blood cells）和血浆（plasma）组成。在心脏射血的动力驱动下，循环流动的血液将由肺吸入的 $O_2$ 和消化道吸收的营养物质运送到各组织细胞，将组织细胞的代谢产物（如 $CO_2$、尿素等）运送到肺、肾等器官并排出体外，保障细胞的正常代谢。体内产生的一些生物活性物质（如激素）经血液运输到靶器官，对靶器官的功能进行调节，起到信息传递作用。血液中含有多种缓冲物质，可以缓冲血液的酸碱变化，维持血浆 pH 的恒定。血液中的水比热较大，有利于运送热量，参与维持体温的相对恒定。血液中还有多种免疫细胞（如粒细胞、单核细胞和淋巴细胞等）和免疫分子（如抗体、补体和其他细胞因子），参与机体的免疫保护作用。血液中的血小板、凝血因子和抗凝血物质，参与机体的生理性止血和调控。

很多疾病可导致血液成分或性质发生特征性变化，故对血液进行检查可以帮助我们了解机体的功能状态，对疾病的诊断、治疗以及预后的判断都有重要的参考价值。

### 一、血液的基本组成和血容量

#### （一）血液的组成和比重

血液由血浆（plasma）和悬浮于其中的血细胞（blood cells）组成。血细胞包括红细胞（red blood cells，RBC），白细胞（white blood cells，WBC）和血小板（platelet）。血液经抗凝血经离心后可为三层：上层淡黄色透明的液体为血浆，占总体积的 50%~60%；下层深红色不透明的部分为红细胞，占总体积的 40%~50%；上下两层中间是一灰白色薄层，是白细胞和血小板，约占总体积的 1%（图 3-1）。

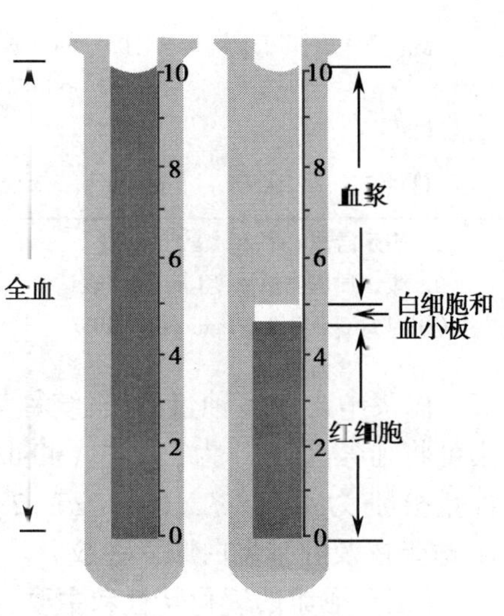

图 3-1　血液的组成示意图

正常人全血比重为 1.050~1.060。比重随红细胞的数量与血浆蛋白的含量而变化。红细胞及血浆蛋白的含量越多，血液比重越大。血浆的比重主要取决于血浆蛋白含量，正常约为 1.025~1.030。血细胞的比重比血浆大，不同血细胞的比重不同。由于血液各个成分的比重不同，因此可用密度梯度离心法分离各种血细胞。

**（二）血细胞比容**

在全血中，血细胞所占全血的容积百分比称为血细胞比容（hematocrit）。由于白细胞和血小板仅占总容积的 0.15%~1%，所以临床上用“红细胞比容”来反映血细胞比容。正常成年男性的红细胞比容为 40%~50%；女性为 37%~48%；新生儿为 55%。严重贫血时，红细胞比容减小；严重脱水使血浆浓缩时，红细胞比容可增大。

**（三）血容量**

血容量简称血量（blood volume），指全身血液的总量，包括存在于循环系统中的循环血量和滞留在肝、肺、腹腔静脉和皮下静脉丛内的储存血量。正常成年人的血液总量约相当于体重的 7%~8%，幼儿的为 9%。血容量相对恒定是维持正常生命活动的必要前提。当急性失血时，若失血量小于血容量的 15% 时，很少引起血流动力学改变，经机体代偿可自行恢复生理功能。如失血量超过血容量的 25%~30% 时，机体难以自行代偿恢复，必须进行输血等抢救措施，否则可危及生命。

## 二、血浆的成分、理化特性和生理功能

**（一）血浆的主要成分**

血浆中 91%~93% 是水分，其中溶解着多种电解质和小分子物质（如营养物质、代谢产物和激素等）以及一些气体（$O_2$、$CO_2$ 等）（表 3-1）。正常血浆中含有一定量的胆红素，因而血浆呈现淡黄色。当胆红素代谢异常时，血液中胆红素含量增加形成高胆红素血症，血浆的黄色加深，可使眼球巩膜、皮肤黏膜染成黄色，称之为黄疸。

**表 3-1 人体各部分体液中电解质的含量（mmol/L）**

| 正离子 | 血浆 | 组织液 | 细胞内液 | 负离子 | 血浆 | 组织液 | 细胞内液 |
|---|---|---|---|---|---|---|---|
| $Na^+$ | 142 | 145 | 12 | $Cl^-$ | 104 | 117 | 4 |
| $K^+$ | 4.3 | 4.4 | 139 | $HCO_3^-$ | 24 | 27 | 12 |
| $Ca^{2+}$ | 2.5 | 2.4 | <0.001（游离）[1] | $HPO_4^{2-}/H_2PO_4^-$ | 2 | 2.3 | 29 |
| $Mg^{2+}$ | 1.1 | 1.1 | 1.6（游离）[1] | 蛋白质[2] | 14 | 0.4 | 54 |
| | | | | 其他 | 5.9 | 6.2 | 53.6 |
| 总计 | 149.9 | 152.9 | 152.6 | 总计 | 149.9 | 152.9 | 152.6 |

1. 表示游离 $Ca^{2+}$ 和 $Mg^{2+}$ 的浓度
2. 蛋白质以当量浓度（mEq/L）表示

（引自 Greger R & Windhorst U，1996）

血浆中含有多种蛋白质，统称为血浆蛋白（plasma proteins），含量为 65~85g/L。用盐析法可将血浆蛋白分为白蛋白（albumin）、球蛋白（globulin）和纤维蛋白原（fibrinogen，Fg），含量分别为 40~48g/L、15~30g/L、2~4g/L。用电泳法可将血浆蛋白分为白蛋白，$\alpha_1$、$\alpha_2$、β、γ- 球蛋白及纤维蛋白原六种成分。

**（二）血浆的理化特性和主要生理功能**

**1. 血浆蛋白的生理功能** 血浆蛋白种类不同，功能也不尽相同，主要有以下几个方面：

（1）维持血浆胶体渗透压：血浆胶体渗透压的大小取决于血浆中蛋白质的浓度，而和分子大小关系不大。白蛋白的浓度最高，是构成血浆胶体渗透压的主要成分。

（2）维持正常的血浆 pH：血浆中含有多种缓冲物质，可形成缓冲对，缓冲血浆的酸碱变化，维持正常的血浆 pH。

（3）运输作用：血浆白蛋白、α- 球蛋白、β- 球蛋白可作为载体运输激素、脂质、离子、维生素及代谢废物等低分子物质，同时还能防止这些物质被破坏或从肾脏滤出。

（4）营养作用：血浆蛋白可被组织摄取，分解生成氨基酸后供组织细胞合成新的蛋白质，或转变成其他含氮物质，或氧化分解提供能量。

（5）凝血 - 抗凝血与纤溶 - 抗纤溶作用：血浆蛋白中有凝血因子、生理性抗凝血物质，有些蛋白质与纤维蛋白溶解（纤溶）- 抗纤溶有关，它们的作用对立统一，保证了血流的畅通。

（6）催化作用：血浆中存在多种酶或酶原，按其来源与功能可分为血浆功能酶、外分泌酶和细胞内酶。其中细胞内酶正常情况下只存在于细胞内，当细胞受损时可释放到血浆，测定这些酶的变化有助于疾病的诊断。

（7）免疫作用：参与机体免疫功能的多种免疫球蛋白（immunoglobulin，Ig）、补体（complement，C）和细胞因子等都是血浆中的蛋白质，可参与或调节免疫反应。

**2. 血浆电解质与血浆渗透压**　电解质是血浆中种类最多的物质，对机体的代谢和生长发育有广泛的影响，也是形成血浆渗透压的主要成分。

（1）晶体渗透压与胶体渗透压：一种溶液渗透压的高低取决于单位容积溶液中溶质颗粒数目的多少，而与溶质的种类和颗粒的大小无关。血浆渗透压主要来自溶解于血浆的晶体物质。血浆中的晶体物质形成的渗透压为晶体渗透压（crystal osmotic pressure）主要来自 $Na^+$ 和 $Cl^-$；血浆蛋白形成的渗透压称为胶体渗透压（colloid osmotic pressure），主要来自数量最多的白蛋白。血浆胶体渗透压也仅为总渗透压的 0.4%。因此，血浆总渗透压更接近于血浆晶体渗透压，而不是胶体渗透压。

由于血浆和组织液的晶体物质绝大部分不易透过细胞膜，所以细胞外液的晶体渗透压相对稳定，对于保持细胞内外水平衡极为重要。小分子晶体物质易于通过血管壁，使血浆与组织液中晶体物质的浓度几乎相等，故组织液和血浆的晶体渗透压基本相等。

血浆蛋白不易透过毛细血管壁，使血浆蛋白浓度远大于组织液蛋白浓度，故血浆胶体渗透压比组织液胶体渗透压大得多，这对于血管内外的水平衡有重要作用。血浆胶体渗透压使血浆中的水分保持在血管内，不仅保障了循环血量的稳定，还可以防止组织发生水肿。血浆蛋白浓度下降或组织局部蛋白质异常聚集时，引起过多水分渗出形成组织水肿。

（2）等渗溶液与等张溶液：通常将渗透压与血浆渗透压相等的溶液称为等渗溶液（iso-osmotic solution），渗透压高于或低于血浆渗透压的分别称为高渗溶液（hyperosmotic solution）、低渗溶液（hypoosmotic solution）。将红细胞置于等渗盐溶液中，由于细胞内外的渗透压相等，红细胞能保持正常形态。若将红细胞置于高渗液中，红细胞内的水分子渗透至细胞外，细胞将发生皱缩。相反，将红细胞置于低渗液中，细胞外水分子渗透进入细胞内，红细胞将发生肿胀变形，甚至破裂溶血（图 3-2）。一般将能够使悬浮其中的红细胞保持正常形态和大小的溶液称为等张溶液（isotonic solution）。不能自由透过细胞膜的电解质，其等渗溶液也是等张溶液，如 0.9% 的 NaCl 溶液，也称为“生理盐水”。可以透过细胞膜的物质，其等渗溶液不是等张溶

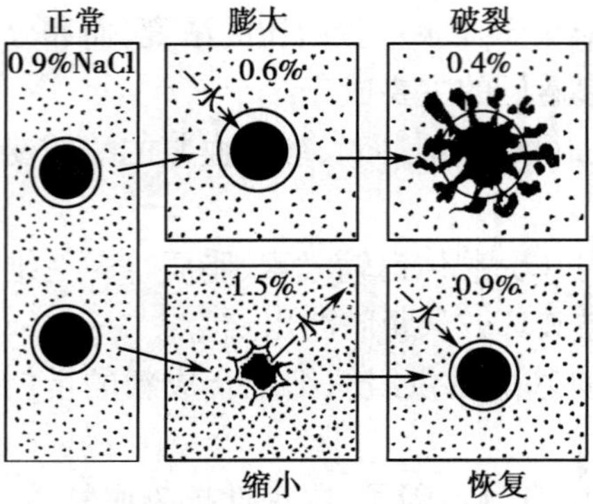


图 3-2 红细胞在高渗、低渗及等渗溶液中的体积变化
图中细点代表 NaCl 浓度，血红蛋白以黑色表示

液，如 1.9% 的尿素。虽然 1.9% 的尿素与血浆等渗，但将红细胞置于其中后，尿素分子易于透过细胞膜进入胞内，同时吸引水分子进入细胞，使红细胞发生溶血。

**3. 血浆缓冲对与血浆 pH** 正常人血浆 pH 为 7.35~7.45。血浆 pH 相对恒定有赖于血浆内的缓冲物质，以及肺和肾的正常功能。血浆中主要的缓冲系统有 $NaHCO_3/H_2CO_3$、$Na^+$-蛋白质/$H^+$-蛋白质、$Na_2HPO_4/NaH_2PO_4$ 等，其中以 $NaHCO_3/H_2CO_3$ 最为重要，两者之比为 20∶1。红细胞中还有血红蛋白钾盐/血红蛋白等缓冲对。当血浆 pH 低于 7.35 时，称为酸中毒，高于 7.45 时称为碱中毒。

**4. 血液的黏度** 血液的黏度主要来自血液内颗粒物质（血细胞、大分子血浆蛋白质）之间的摩擦力。若以水的黏度为 1，则全血的相对黏度为 4~5，血浆的相对黏度为 1.6~2.4。全血的黏度主要取决于血细胞比容的高低；血浆的黏度则主要由血浆蛋白的含量决定。血液黏度是形成血流阻力的重要因素。

# 第二节 血细胞生理

## 一、血细胞的生成

### （一）造血的起源与变迁

所有血细胞均起源于造血器官中的造血干细胞（hematopoietic stem cell，HSC）。能够生成并支持造血细胞存活增殖，发育分化的组织器官称为造血器官。卵黄囊壁上的血岛是人类血管和原始造血发生的最初部位。从胚胎的第 6 周开始，肝脏开始造血，主要生成红细胞和粒细胞。至胚胎第 5 个月时肝、脾造血减弱，出生后完全停止。当胚胎发育到第 4 个月时，骨髓开始出现造血活动，以后逐渐取代肝、脾造血。出生后，骨髓是生成各种血细胞的主要场所。脾、胸腺和淋巴结则成为淋巴细胞产生和成熟的主要场所。在造血需求增加时，肝、脾又可重新恢复造血的功能，称为髓外造血，具有代偿作用。

### （二）造血过程及造血干细胞的发育

造血（hematopoiesis）是指造血干细胞（HSC）在造血器官中增殖分化，发育为各种成熟血细胞的过程。造血过程可分为：①HSC 分化为各系定向祖细胞（committed stem cell）；②定向祖细胞增殖分化为各系形态学可辨认的造血前体细胞（precursor）；③造血前体细胞进一步发育成熟为各系终末细胞三个阶段（图 3-3）。

HSC 是存在于造血器官/组织中的一类具有自我更新和多向分化能力的幼稚细胞，可以发育为血管内皮细胞和各种类型的血细胞。HSC 数量少，多数处于静止期，形态学上难于辨认。

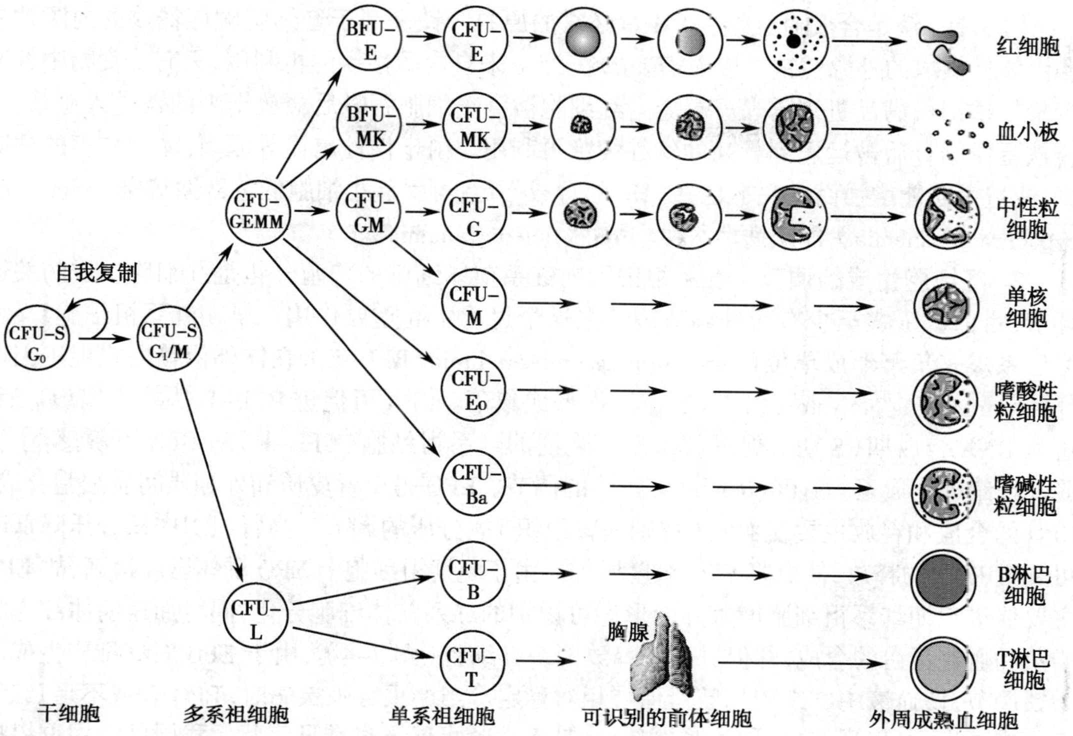


图 3-3　血细胞的发生过程示意图

CFU-S：脾集落形成单位；CFU-GEMM：粒红巨核巨噬集落形成单位；BFU-E：红系爆式集落形成单位；CFU-E：红系集落形成单位；BFU-MK：巨核系爆式集落形成单位；CFU-MK：巨核系集落形成单位；CFU-GM：粒单系集落形成单位；CFU-G：粒系集落形成单位；CFU-M：巨噬系集落形成单位；CFU-Eo：嗜酸系集落形成单位；CFU-Ba：嗜碱系集落形成单位；CFU-L：淋巴系集落形成单位；CFU-B：B 淋巴细胞集落形成单位；CFU-T：T 淋巴细胞集形成单位；$G_0$：$G_0$ 期；$G_1$/M：$G_1$ 期 /M 期

## 二、血细胞生成的调节

### （一）红细胞的生成及其调节

成人的红细胞在骨髓生成。红骨髓内的造血干细胞首先分化为红系定向祖细胞（也称红系集落形成单位，CFU-E），之后依次分化为原红细胞、早幼红细胞、中幼红细胞、晚幼红细胞和网织红细胞。网织红细胞从骨髓进入血液循环，1~2 天后成为成熟的红细胞。

**1. 红细胞生成所需的原料**　红细胞生成除需要蛋白质、脂质和糖以外，还需要维生素 $B_{12}$、叶酸和铁等。

（1）维生素 $B_{12}$ 和叶酸：维生素 $B_{12}$ 和叶酸是合成 DNA 所需的重要物质。人和动物体内不能合成可利用的维生素 $B_{12}$。人体所需要的维生素 $B_{12}$ 主要从动物性食品中获得，以肝、肾和心含量最多。食物中维生素 $B_{12}$ 的吸收需要内因子（intrinsic factor，IF）的参与。胃黏膜壁细胞分泌的内因子结合维生素 $B_{12}$ 后，在回肠末端促进维生素 $B_{12}$ 通过特殊受体介导而被吸收。当胃大部分被切除或胃腺细胞损伤（如严重的萎缩性胃炎），机体缺乏内因子，或体内产生抗内因子抗体时，可使维生素 $B_{12}$ 吸收不良，影响红细胞发育成熟，导致巨幼红细胞性贫血（megaloblastic anemia）。

食物中所含的叶酸都是叶酸盐，主要来自肝、酵母及植物性食品。叶酸须转变为四氢叶酸才具有参与 DNA 合成的活性，这个转变过程需要维生素 $B_{12}$ 的参与。因此，维生素 $B_{12}$ 缺乏时，叶酸的利用率下降，可引起巨幼红细胞性贫血。

（2）铁：铁是合成血红蛋白（Hb）必需的原料。铁来源于红细胞破坏释放的内源性铁和由体外摄取的外源性铁。成人需要的铁95%来自内源性铁的再利用，只需从食物中补充少量的铁即可满足机体需求。衰老的红细胞被巨噬细胞吞噬后释放出来的铁进入血浆，与转铁蛋白结合后被运送到骨髓的幼红细胞再利用。由于慢性出血等原因，体内贮存的铁减少，或造血功能增强而供铁不足，使Hb的合成不足，可引起小细胞低色素性贫血（microcytic hypochromic anemia），即缺铁性贫血（iron deficiency anemia）。

**2. 红细胞生成的调节** 红系祖细胞向红系前体细胞的增殖分化是红细胞生成的关键环节，目前已证实至少有两种调节因子在这个过程中起重要作用。早期红系祖细胞，又称为红系爆式集落形成单位（burst forming unit-erythroid，BFU-E），在体外依赖爆式促进因子（burst promoting activator，BPA）的作用而形成集落。BPA可促进BFU-E从静止期（$G_0$期）进入DNA合成期（S期），促进其增殖。晚期的红系祖细胞（CFU-E）对BPA不敏感，主要受促红细胞生成素（erythropoietin，EPO）的调节。EPO是由肾皮质和外髓质间质细胞合成。EPO的合成和释放主要受血液（特别是肾组织）氧分压的调节。当肾组织中氧分压降低时可刺激EPO的释放，使血浆EPO浓度增加。由于晚期祖细胞上EPO受体密度最高，故EPO主要促进晚期红系祖细胞增殖并向形态可识别的红系前体细胞分化，同时加速前体细胞的增殖和血红蛋白的合成，并促进骨髓释放网织红细胞（图3-4）。由于EPO对红细胞生成的反馈调节，使血液中红细胞的数量保持相对稳定。当严重肾脏疾病时，EPO合成不足，红细胞生成不良，可出现贫血，称为肾性贫血，是慢性肾小球肾炎常见症状。我国已能用重组技术生产EPO，用于治疗由于化疗、慢性肾衰竭等引起的贫血。

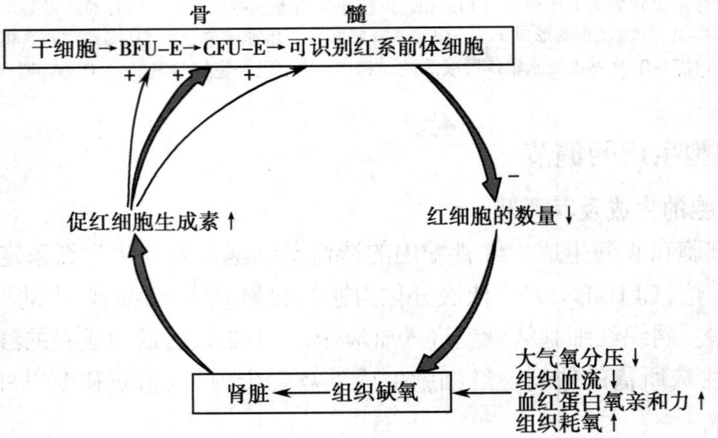


图3-4 促红细胞生成素调节红细胞生成反馈环
BFU-E：红系爆式集落形成单位；CFU-E：红系集落形成单位；
+表示促进；–表示抑制

除EPO外，雄激素可直接刺激骨髓造血，促进血红蛋白的合成，还可通过提高血浆中EPO的浓度间接促进红细胞生成，故成年男性红细胞数和血红蛋白含量略高于女性。性功能低下的男性，其红细胞数和血红蛋白含量降低，可给予生理剂量的雄激素治疗。临床上用雄激素来治疗骨髓造血功能低下和男性性功能降低所致的贫血。相反，雌激素可降低红系祖细胞对EPO的反应，抑制红细胞生成。

**3. 红细胞的破坏** 红细胞的破坏是指机体对衰老和有缺陷的红细胞的清除过程，主要由脾、肝及骨髓中的单核–巨噬细胞系统完成。正常人红细胞平均寿命为120天。

（1）红细胞的衰老：红细胞的衰老主要与以下因素有关：①随着红细胞的老化，参与糖酵解途径酶的活性下降，使 ATP 生成和还原型谷胱甘肽（GSH）减少，使红细胞的抗氧化能力下降；②由于红细胞的抗氧化能力下降，可使红细胞膜僵硬，红细胞变形性下降；③老化的红细胞内高铁血红蛋白浓度增高，易生成变性珠蛋白小体，使红细胞变形性下降，脆性增高，在通过脾窦时易被破坏。

（2）红细胞的死亡：每天红细胞生理性破坏约占总量的 0.8%~1.0%，释放出的血红蛋白分解为铁、珠蛋白和卟啉。铁和珠蛋白被再利用，而卟啉进入胆色素代谢。

### （二）白细胞的生成与调节

白细胞生成所需的原料和促成熟因子主要是氨基酸、维生素 $B_6$、维生素 $B_{12}$ 和叶酸等。叶酸拮抗剂如甲氨蝶呤可减少白细胞的生成，临床上可用于治疗白血病。

白细胞起源于骨髓 HSC，历经定向祖细胞和形态可识别的前体细胞阶段，最后发育为有功能的成熟白细胞。白细胞的增殖和分化主要受集落刺激因子（colony stimulating factor，CSF）的调节。CSF 主要由活化的巨噬细胞产生，能影响多系造血祖细胞的生成和发育。CSF 主要包括：粒细胞 - 巨噬细胞 CSF（GM-CSF）、粒细胞 CSF（G-CSF）、巨噬细胞 CSF（M-CSF）、多系 CSF（Multi-CSF）等。此外，还有一类抑制因子，如乳铁蛋白和转化生长因子 -β 等，它们或是抑制白细胞的生成，或是抑制上述 CSF 的作用或释放。

白细胞的寿命比较难以判断，因为粒细胞和单核细胞主要是在组织中发挥作用，淋巴细胞则往返于血液、组织液和淋巴之间，而且可增殖分化。一般说来，中性粒细胞在循环血液中停留 8h 左右即进入组织，3~4d 后即衰老死亡或经消化道排出；若有细菌入侵，中性粒细胞在吞噬活动中可因释放的溶酶体酶而发生“自我溶解”，与破坏的细菌和组织共同构成脓液。单核细胞进入组织后称为巨噬细胞，在组织中可生存 3 个月左右。

### （三）血小板的生成和调节

**1. 血小板的生成**　血小板主要来源于骨髓中成熟的巨核细胞。HSC 在血小板生成素（thrombopoietin，TPO）的作用下，发育分化成巨核细胞。成熟的巨核细胞将其胞质变形延伸进入骨髓窦腔，胞质逐渐与核脱离、分割，形成血小板并释放入血。每个巨核细胞可以裂殖出约 2000~5000 个血小板。从原始巨核细胞到血小板的释放大约需要 8~10d。

**2. 血小板生成的调节**　TPO 是血小板生成调节最重要的调节因子。TPO 能刺激 HSC 向巨核系祖细胞分化，并促进巨核祖细胞增殖、分化以及巨核细胞的成熟和释放血小板。在某些情况下（如急性出血、炎症等），肝脏受刺激产生更多的 TPO，导致血小板升高（血小板增多症）。肾上腺素和糖皮质激素可引起脾脏释放血小板，但长期大量使用皮质激素可抑制血小板的生成。目前，人工合成的重组 TPO 已用于医学研究和临床治疗。

**3. 血小板的破坏**　外周血小板的平均寿命有 7~14d，但只在前 2d 具有生理功能。血小板除衰老破坏外，还可能在其发挥功能时被消耗。

## 三、红细胞生理

### （一）红细胞的数量和形态

红细胞是血液中数量最多的血细胞。我国成年男性红细胞的数量为（4.5~5.4）$\times 10^{12}$/L，平均为 $5.0\times 10^{12}$/L；女性为（3.8~4.6）$\times 10^{12}$/L，平均为 $4.2\times 10^{12}$/L；新生儿为 $6.0\times 10^{12}$/L 以上。红细胞内含有大量的血红蛋白（hemoglobin，Hb），具有携带 $O_2$ 和 $CO_2$ 的功能。我国成年男性血红蛋白的浓度为 120~160g/L；成年女性为 110~150g/L。

外周血中红细胞或血红蛋白的含量稳定地低于正常水平,称为贫血(anemia)。贫血是一种常见的临床症状,可影响红细胞的携氧功能,造成组织细胞缺氧。

正常红细胞呈双凹圆碟形,直径约为 7~8μm,厚约 2μm,无核,周边厚,中央薄。这种形态有利于红细胞的携氧和变形,在通过狭窄的血管或血窦时不容易破裂。

**(二)红细胞的生理特征**

**1. 红细胞的渗透脆性** 红细胞在低渗溶液中发生膨胀破裂的特性称为红细胞渗透脆性(osmotic fragility)。实验证明,红细胞在 0.4%~0.45%NaCl 溶液中开始溶血,在 0.3%~0.35%NaCl 溶液中完全溶血,说明红细胞膜对低渗盐溶液有一定的抵抗力,且同一个体的红细胞对低渗盐溶液的抵抗力也不相同。新生成的红细胞膜抵抗力高,脆性小。衰老红细胞、球形红细胞、血红蛋白异常的红细胞抵抗力低,脆性大,容易发生溶血。

**2. 红细胞的可塑变形性** 红细胞在外力作用下具有变形的能力,这种特性称为可塑变形性(deformability)。红细胞要经过变形才能通过直径小于 7.5μm 的毛细血管、骨髓血窦和脾索间的微孔。衰老红细胞、形态异常的红细胞(如球形红细胞)以及血红蛋白异常(如血红蛋白病患者)的红细胞变形能力下降,在通过狭窄的血窦和毛细血管时易破裂。

**3. 红细胞的悬浮稳定性** 红细胞的比重较血浆大,在重力的作用下红细胞将逐渐下沉。单位时间内红细胞下沉的距离称为红细胞沉降率(erythrocyte sedimentation rate, ESR),简称血沉。

正常时红细胞的沉降很慢,说明红细胞能稳定地悬浮于血浆中。红细胞稳定地悬浮于血浆中保持不易下沉的特性,称为红细胞的悬浮稳定性(suspension stability of erythrocyte, SSR)。红细胞的悬浮稳定性与血沉呈反变关系。用魏氏法测定,正常成年男性血沉为 0~15mm/h,女性为 0~20mm/h。

血沉的快慢与红细胞是否叠连有关。红细胞叠连(rouleaux formation)是指红细胞彼此以凹面相嵌。叠连的红细胞表面积与容积之比减小,与血浆的摩擦力也减少,血沉加快。影响血沉的因素主要是血浆。血浆中的球蛋白与纤维蛋白原增多(如心肌梗死、活动性肺结核和风湿热等),血沉加速;而血浆中白蛋白增多,血沉减慢。故测定血沉可用于某些疾病的辅助诊断。

**(三)红细胞的生理功能**

**1. 运输 $O_2$ 和 $CO_2$** 在血液中,98% 以上的 $O_2$ 与血红蛋白(Hb)结合为氧合血红蛋白($HbO_2$)进行运输。1 分子 Hb 可结合 4 分子 $O_2$。贫血时,由于 Hb 的总量减少,携 $O_2$ 量下降;血红蛋白病(如珠蛋白生成障碍性贫血)时,由于 Hb 分子发生变异也可使携 $O_2$ 能力下降,造成不同程度的缺氧。

除了运输 $O_2$ 外,红细胞还能运输 $CO_2$。体内 95% 以上的 $CO_2$ 在红细胞内生成碳酸氢盐和氨基甲酰血红蛋白进行运输。此外,红细胞还能与 CO 结合生成一氧化碳血红蛋白(详见第五章)。

**2. 红细胞的缓冲作用** 红细胞内有碳酸氢盐 / 碳酸,$Hb/HbO_2$ 等多种缓冲对,可缓冲红细胞内酸碱变化,稳定 pH。

## 四、白细胞生理

**(一)白细胞的数量与分类**

白细胞(leukocyte, or white blood cells, WBC)是一类有核的血细胞。正常成年人白细胞数是(4.0~10.0)×$10^9$/L。白细胞包括粒细胞(granulocyte)、单核细胞(monocyte)和淋巴细胞(lymphocyte)三大类。粒细胞又分为中性粒细胞(neutrophil)、嗜酸性粒细胞(eosinophil)和嗜碱性粒细胞(basophil)。正常成年人血液中的中性粒细胞占50%~70%,淋巴细胞占20%~40%,单核细胞占3%~8%,嗜酸性粒细胞占0.5%~5%,嗜碱性粒细胞占0~1%。

正常情况下,不同类型的白细胞随着机体的生理状态的变化而变化。新生儿白细胞数较高,3个月后逐渐降低至正常人水平。运动、剧烈疼痛和激动时,外周血中白细胞显著增多;妊娠时白细胞总数轻度升高,分娩时达最高,产后又逐步恢复正常。在某些急性感染情况下,中性粒细胞呈现反应性增加。因此常将中性粒细胞数量和比例作为急性感染的判断指标之一。

**(二)白细胞的生理特性和功能**

白细胞是体内主要的免疫细胞,通过杀灭入侵的病原微生物、清除体内衰老死亡的细胞、识别清除癌变的肿瘤细胞等方式,发挥着抗感染、抗肿瘤和免疫调节作用。粒细胞、单核细胞通过细胞膜的变形运动形成伪足,得以穿过血管壁,这一过程称为白细胞渗出(leukopedesis)。白细胞能定向地集中游走到某些化学物质分布的区域聚集的特性,称为白细胞的趋化性(chemotaxis)(图3-5)。能吸引白细胞发生定向运动的物质称为趋化因子(chemokines)。趋化因子包括炎症组织的变性产物、抗原-抗体复合物、补体活化产物、细菌和细菌毒素等。白细胞在趋化因子的作用下将细菌等异物包围起来并吞入胞质内的过程称为吞噬作用(phagocytosis)(图3-6)。

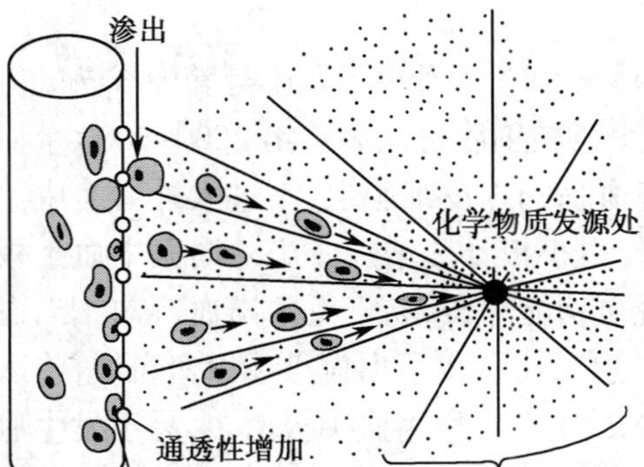


图3-5 白细胞对组织坏死处的化学趋向性

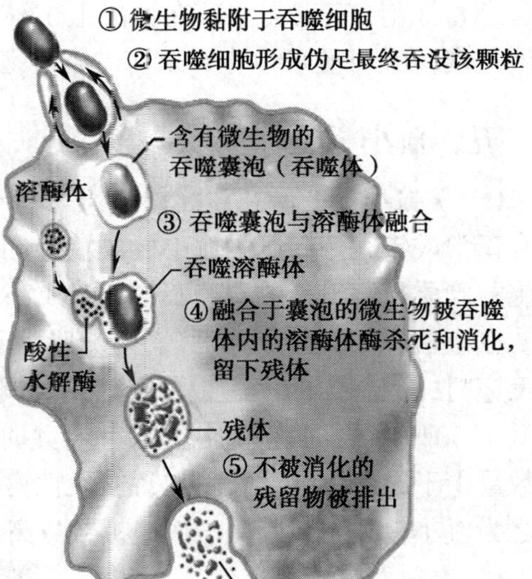


图3-6 白细胞吞噬和消化细菌示意图

血液中的淋巴细胞可游走出血管,进入血管外组织中,然后聚集于外周淋巴器官。外周组织或淋巴结中的淋巴细胞可经淋巴循环返回血液中。淋巴细胞也可定向地游走迁移到炎症组织,形成炎症部位的"淋巴细胞浸润"现象。

**1. 粒细胞**

(1)中性粒细胞:中性粒细胞在血流中停留6~8h即进入组织,在组织中生存4~5d内衰老破坏或游走进入分泌的体液中而排出体外。在严重感染时,生存时间往往缩短为几小时。进入组织的中性粒细胞不再重返血液。

血管中的中性粒细胞约有一半随血流循环，称为循环池，通常白细胞计数即反映这部分中性粒细胞数量；另一半则滚动于血管内皮细胞上，称边缘池。这两个池的细胞相互交换，保持动态平衡。另外，在骨髓中还贮存有相当于外周血粒细胞总数15~20倍的成熟粒细胞，称为贮存池。当机体受到刺激（如急性炎症）以后，贮存池细胞可大量进入循环池，使外周血白细胞数显著增高。

中性粒细胞是血液中主要的吞噬细胞，它的主要功能是在细菌感染或急性炎症反应时杀死细菌，调节炎症反应。

（2）嗜酸性粒细胞：血液中嗜酸性粒细胞的数目有明显的昼夜周期性波动，清晨细胞数减少，午夜时增多，可能与肾上腺皮质激素含量的昼夜波动有关。当血液中皮质激素浓度增高时，嗜酸性粒细胞数减少。成熟的嗜酸性粒细胞主要存在于组织中，在血中的半寿期仅为6~12h。嗜酸性粒细胞仅有微弱的吞噬功能，基本上没有杀菌作用，其主要作用是抑制由嗜碱性粒细胞和肥大细胞引起的超敏反应，还参与对蠕虫的免疫反应。

（3）嗜碱性粒细胞：血液中嗜碱性粒细胞平均循环时间为仅为数小时，在外周血中一般不易见到。嗜碱性粒细胞的胞质中有较大的嗜碱性染色颗粒，颗粒内含有大量的炎症介质，如组胺、肝素、过敏性慢反应物质等，与过敏反应有关。

**2. 单核细胞**　单核细胞在血液中存在10~20h后进入组织成为巨噬细胞，在组织中存在约3个月。单核－巨噬细胞是重要的免疫细胞。

**3. 淋巴细胞**　淋巴细胞分成T淋巴细胞、B淋巴细胞和自然杀伤细胞（natural killer cells，NK细胞）三大类型。在功能上T淋巴细胞主要参与细胞免疫，B淋巴细胞主要参与体液免疫，NK细胞可以直接杀伤肿瘤细胞、细菌和被病毒感染的细胞。

## 五、血小板生理

### （一）血小板的形态和数量

正常成年人外周血中血小板数量为（100~300）$\times 10^9$/L。血小板是由骨髓中成熟的巨核细胞的胞质裂解出来的双凸圆形的胞质小块。每个巨核细胞可以裂殖出2000~5000个血小板。血小板释放到外周血后，有部分吸附于肝、脾血窦的内皮细胞上，不进入外周血中。应激反应时，肝、脾中的血小板可释放到外周血中，使血小板计数增加。当外周血中血小板数量低于50$\times 10^9$/L时称为血小板减少，此时可有凝血功能障碍，易于发生出血倾向。当血小板数量少于30$\times 10^9$/L时，可出现自发性皮下出血现象，出现皮下出血点或出血斑块，临床上称之为血小板减少性紫癜。血小板数量高于1000$\times 10^9$/L时称为血小板增多，易于发生血栓性疾病，出现血管栓塞。

### （二）血小板的生理特性和功能

血小板的主要作用是参与正常的止血功能。血小板的黏附、聚集、释放反应以及凝血功能是完成正常止血功能的基本因素。此外，血小板还参与炎症反应和免疫反应，参与维持正常血管内皮细胞完整性。

**1. 黏附功能**　血小板黏附（adhesion）是指血小板与非血小板表面的黏着。血小板不能黏附于正常血管内皮细胞的表面。当血管壁受损时，血小板可黏附于内皮下组织，但需要有血小板膜糖蛋白（glycoprotein，GP）、内皮下成分以及血浆中的血管性血友病因子（von Willebrand factor，vWF）的参与。血小板借助于血浆中vWF，并通过自身表达的多种GP受体（主要是GPⅠb/Ⅸ、GPⅡb/Ⅲa）与内皮下的胶原纤维发生黏着。血小板黏附是生理性止血反应和血栓形成的起始步骤。

**2. 聚集功能** 血小板聚集(aggregation)是指血小板与血小板之间的彼此黏附过程,是形成血小板血栓的基础,也是血小板参与止血、促进血液凝固的保证。能够引起血小板聚集的因素称血小板致聚剂(或诱导剂)。生理性致聚剂主要有 ADP、肾上腺素、5- 羟色胺、组胺、胶原、凝血酶、血栓素 $A_2$(thromboxane $A_2$, $TXA_2$)等;病理性致聚剂有细菌、病毒、免疫复合物、药物等。血小板在致聚剂的作用下被激活。血小板聚集过程须有纤维蛋白原、$Ca^{2+}$ 和血小板膜上 GPⅡb/Ⅲa 的参与。

血小板发生聚集反应有两种类型 ①第一相聚集(初级聚集):指由外源性致聚剂诱导的聚集反应。第一时相的聚集发生快,是可逆的,在消除致聚因素的情况下,聚集的血小板可以解聚。②第二相聚集(次级聚集):是不可逆聚集,主要由血小板释出的内源性致聚剂 ADP 所引起。

$TXA_2$ 是最强的内源性血小板致聚剂。血小板内没有 $TXA_2$。当血小板激活时,血小板内的磷脂酶 $A_2$ 被激活,在此酶的作用下,血小板膜磷脂中的花生四烯酸被释放,后者在环加氧酶的作用下生成前列腺素(PG)$G_2$ 和 $H_2$,继而生成 $TXA_2$。$TXA_2$ 有强烈的引起血小板聚集和血管收缩的功能。

正常情况下,完好的血管内皮细胞有前列环素(prostacyclin, $PGI_2$)合成酶,可以使血小板内生成的 $PGG_2$ 和 $PGH_2$ 转为 $PGI_2$。$PGI_2$ 能够强烈抑制血小板聚集,舒张血管。由于 $TXA_2$ 和 $PGI_2$ 的生成处于动态平衡,使血小板不发生聚集(图 3-7)。当血管内皮细胞受到损伤时,$TXA_2$ 生成增多,$PGI_2$ 生成不足,血小板发生聚集。小剂量的阿司匹林即可抑制环加氧酶,减少 $TXA_2$ 的合成,具有抗血小板聚集的作用,临床上已用于防治血栓性疾病。

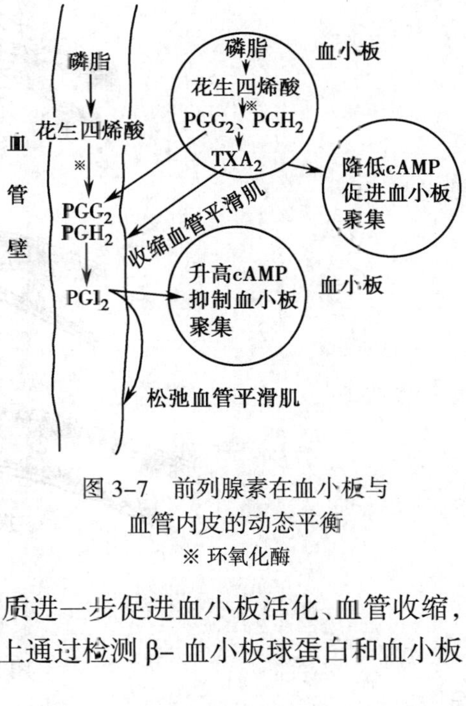


图 3-7 前列腺素在血小板与血管内皮的动态平衡
※ 环氧化酶

**3. 释放反应** 血小板释放反应(release reaction)是指激活的血小板将贮存在致密体、α 颗粒或溶酶体内的物质释放到血小板外的过程。大部分血小板致聚剂均能引起释放反应。血小板释放的物质包括 ADP、ATP、5-HT、$Ca^{2+}$、β- 血小板球蛋白、血小板第 4 因子、vWF 等。血小板释放的物质进一步促进血小板活化、血管收缩,加速止血过程。释放反应是血小板激活的标志,临床上通过检测 β- 血小板球蛋白和血小板第 4 因子来了解血小板的活化状态。

**4. 收缩** 血小板活化后,胞质内 $Ca^{2+}$ 增加,引发了收缩蛋白收缩。血小板收缩挤出纤维蛋白网隙中的血清同时,也加固了血凝块,有利于血栓形成和止血。

**5. 维护血管内皮细胞的完整性** 血小板能填充受损血管内皮细胞脱落所造成的空隙,参与血管内皮细胞的再生和修复过程,使血管壁的通透性减低。当血小板数量明显减少时,血管通透性增高,可使少量红细胞渗出血管导致局部出血,产生皮下瘀点、瘀斑。

**6. 吸附** 血小板表面可吸附血浆中多种凝血因子(如因子Ⅰ、Ⅴ、Ⅺ、ⅩⅢ等),有利于局部凝血反应。

# 第三节 血液凝固与纤维蛋白溶解

正常情况下，小血管受到创伤出血，在数分钟内就会自行停止，这种现象称为生理性止血（hemostasis）。临床上常以皮肤毛细血管被刺破后，血液自行流出到自然停止所需的时间为出血时间（bleeding time，BT）。BT 因测定方法不同而不同，临床常用模板法测定，正常 BT 应小于 9min。BT 的长短反映机体生理性止血功能的状态。

生理性止血是机体的重要保护功能，主要包括血管收缩、血小板血栓形成和凝血系统激活形成纤维蛋白凝块三个时相（图 3-8）。一方面，当血管受到损伤后，这些过程同时被激发，协同作用，最终达到永久性止血。另一方面，抗凝与纤溶系统激活，以防止凝血过程不断扩大导致形成广泛的血栓，确保血液凝固局限于组织损伤部位。

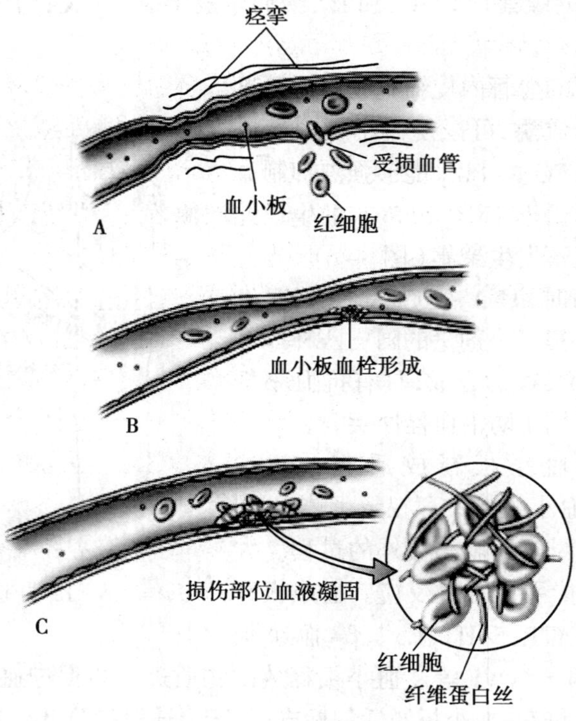


图 3-8 生理止血步骤

## 一、正常生理性止血的基本过程

生理性止血过程包括血管收缩、血小板血栓形成和血液凝固三个环节（图 3-8，图 3-9）。

### （一）血管收缩

组织损伤发生出血的第一反应是受损局部的小血管收缩，使局部血流量减少，有利于止血。局部血管收缩的原因来自三个方面：①损伤性刺激引起血管的反射性收缩；②受损伤的局部血管平滑肌出现肌源性收缩；③局部损伤后引起血小板黏附、聚集、活化，释放缩血管物质（5-HT、$TXA_2$ 等）。

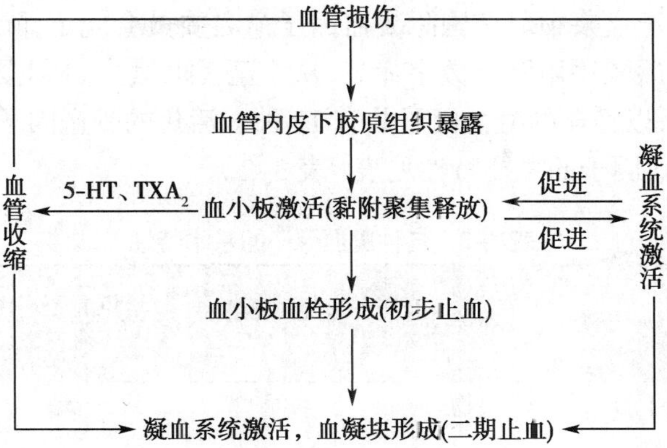


图 3-9　生理止血过程示意图

**（二）血小板血栓形成**

血管破损后，血管内皮细胞下的胶原纤维暴露，血小板黏附于胶原纤维上。黏附的血小板被激活后发生释放反应，引起更多的血小板彼此黏着，导致大量的血小板聚集，形成血小板血栓。血小板血栓的形成，除了直接堵塞血管伤口，发挥直接止血作用外，还可引起凝血因子活化，导致凝血系统激活。

**（三）凝血系统激活**

血管损伤可导致血管内皮下胶原纤维暴露和组织因子（Ⅲ因子）释放，使内源性和外源性凝血系统激活（见"二、血液凝固"），凝血系统被活化；血小板的激活又加速了凝血反应的速度。活化的血小板能够吸附血浆中的凝血因子，使局部的凝血因子浓度增高，加强局部的凝血反应，导致大量纤维蛋白生成，形成局部止血栓。血小板收缩可以使血栓块更加结实，附着更牢固，形成牢固的止血栓（图 3-9）。

## 二、血液凝固

血液凝固（blood coagulation）简称凝血，是指血液由流动的液体状态转变成不流动的凝胶状态的过程。其实本质就是使血浆中的可溶性纤维蛋白原转变成不溶性的纤维蛋白，纤维蛋白重叠交错成网，将血细胞网罗其中，使液体的血液变成了半固体的血凝块（图 3-10）。在血液凝固 1~2h 后，血凝块会发生回缩并释出淡黄色液体，称为血清（serum）。血清在外观上与血浆相似，但血清经历了血液凝固过程，血浆中的许多凝血因子（特别是纤维蛋白原）在凝血过程中被消耗，同时血小板活化后可释放出许多血浆中没有的活性物质。血液凝固是由一系列凝血因子参与的复杂的酶促反应过程。

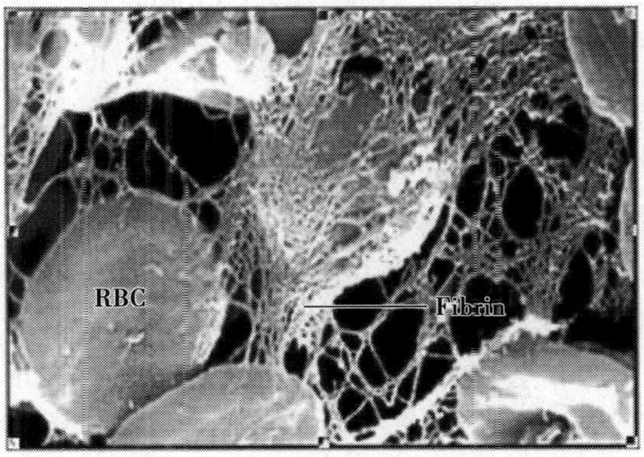


图 3-10　显微镜下所见的血凝块
RBC：红细胞；Fibrin：纤维蛋白

**（一）凝血因子**

凝血因子（coagulation factors）是指直接参与凝血反应的物质。迄今已证实有 14 种因子参与凝血过程，包括 12 种经典的凝血因子和 2 种激肽系统的因子（前激肽释放酶、高分子激肽原）。除组织因子（tissue factor, TF，亦即Ⅲ）由受损伤的血管外组织释放外，其余凝血因子都存在于血浆中。按国际凝血因子命名委员会规定，除激肽系统以外的凝血因子均以其发现的先后顺序用罗马数字命名，从Ⅰ至ⅩⅢ，其中，FⅥ因在后来被证实是FⅤ的活化形式而废除，所以经典的凝血因子共有12种。活化的凝血因子在其罗马数字右侧以英文字母a表示。凝血因子的主要特性见表（表3-2）。

**表3-2　各种凝血因子的基本特性**

| 凝血因子 | 别称 | 功能 | 作用途径 | 丝氨酸蛋白酶活性 | 合成部位（来源） |
|---|---|---|---|---|---|
| Ⅰ | 纤维蛋白原 | 底物 | 共同 | 无 | 肝细胞 |
| Ⅱ | 凝血酶原 | 酶原 | 共同 | 有 | 肝细胞（需要维生素K） |
| Ⅲ | 组织因子 | 辅因子 | 外源 | 无 | 组织细胞 |
| Ⅳ | $Ca^{2+}$ | 辅因子 | 共同 | 无 | — |
| Ⅴ | 前加速素 | 辅因子 | 共同 | 有 | 血管内皮细胞、血小板 |
| Ⅶ | 前转变素 | 酶原 | 外源 | 有 | 肝细胞（需要维生素K） |
| Ⅷ | 抗血友病因子A | 辅因子 | 内源 | 无 | 肝细胞 |
| Ⅸ | 血浆凝血活酶（抗血友病因子B） | 酶原 | 内源 | 有 | 肝细胞（需要维生素K） |
| Ⅹ | stuart factor | 酶原 | 共同 | 有 | 肝细胞（需要维生素K） |
| Ⅺ | 血浆凝血活酶前质（抗血友病因子C） | 酶原 | 内源 | 有 | 肝细胞 |
| Ⅻ | 接触因子（抗血友病因子D） | 酶原 | 内源 | 有 | 肝细胞 |
| ⅩⅢ | 纤维蛋白稳定因子 | 酶原 | 共同 | 有 | 肝细胞、血小板 |
| PK | 前激肽释放酶 | 酶原 | 内源 | 有 | 肝细胞 |
| HMWK | 高分子激肽原 | 辅因子 | 内源 | 无 | 肝细胞 |
| $PF_3$ | 血小板因子3 | 辅因子 | 共同 | 无 | 血小板 |

凝血因子大致有以下基本特征：

**1. 大部分属于蛋白质**　除了FⅣ是$Ca^{2+}$，其他因子都是蛋白质，所以凝血因子也称为凝血蛋白。

**2. 大部分在肝脏合成**　FⅠ、FⅡ，FⅦ－ⅩⅢ，PK和HMWK都在肝脏合成。其中FⅡ、FⅦ、FⅨ、FⅩ的生成需要维生素K的参与。肝功能严重受损或严重维生素K缺乏均可使凝血因子合成不足，引起凝血功能障碍。FⅡ、FⅦ、FⅨ、FⅩ、FⅪ、FⅫ、FⅩⅢ和PK都是丝氨酸蛋白酶，每种酶只能对特定的肽链进行有限水解。

**3. 多数凝血因子以“酶原”形式存在于血液中**　许多凝血因子在血液中是以无活性的酶原形式存在，需要激活后才能发挥作用。活化的凝血因子在其罗马数字右侧以英文字母a表示。

**4. 凝血因子的启动与抗凝血作用相关联**　在凝血反应过程中，血管内皮细胞受损，FⅫ

与血管壁的胶原组织接触而被激活，启动凝血系统。同时，FⅫ的激活也启动了纤维蛋白溶解系统（纤溶系统）。凝血系统激活的最终结果是形成止血栓，利于止血；“纤溶系统”启动的结果是溶解纤维蛋白，使血栓液化。凝血和纤溶系统被FⅫ有机地连接起来，在促凝和抗凝的平衡中有重要作用。

### （二）凝血过程

凝血过程分为凝血酶原激活物生成（FⅩ→FⅩa）、凝血酶生成（FⅡ→FⅡa）和纤维蛋白生成（FⅠ→FⅠa）三个基本过程：

凝血酶原激活物（FⅩa因子复合物）生成
↓
凝血酶原（FⅡ）→凝血酶（FⅡa）
↓
纤维蛋白原（FⅠ）→纤维蛋白（FⅠa）

凝血酶原激活物通过内源性凝血途径和外源性凝血途径生成（图3-11）。两条途径的启动方式和参与的凝血因子有所不同，但两者又互相密切联系，并不完全独立。

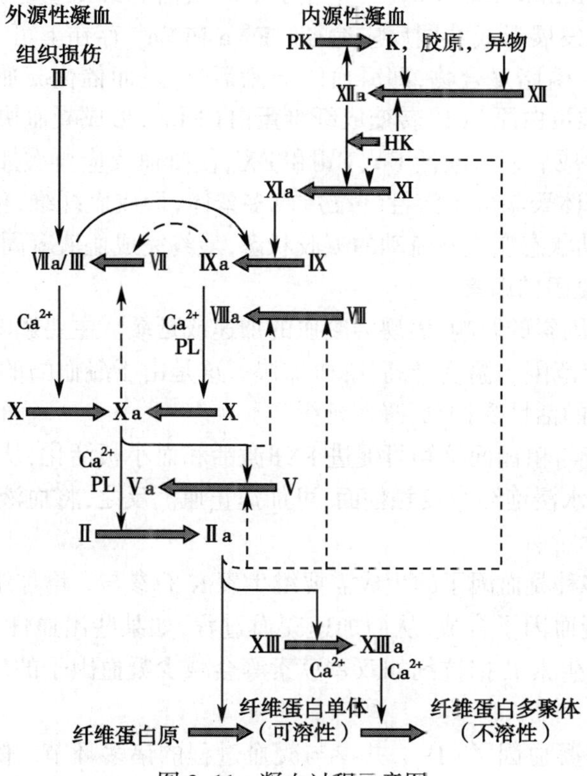


图3-11 凝血过程示意图

→ 催化作用 ⇒ 变化方向 - - -> 正反馈促进

PL：磷脂；PK：前激肽释放酶；K：激肽释放酶；HK：高分子激肽原；罗马数字表示相应凝血因子

**1. 内源性凝血途径（intrinsic pathway）** 该途径的特点是凝血过程开始于FXⅡ的活化，参与凝血反应的所有凝血因子都来自血液（或者说存在于血管内）。正常情况下，FXⅡ以非激活的酶原状态存在于血液中。当血管内皮受损伤时，血管内膜下的胶原纤维暴露，FXⅡ与胶原纤维接触而被激活，成为有活性的FXⅡa。FXⅡa一方面可以使FXⅠ激活；另一方面，

FXⅡa 还可激活 PK，使之成为有活性的激肽释放酶（kallikrein，K）。激肽释放酶正反馈地促进 FXⅡa 的形成。由 FXⅡ 激活到 FXⅠ 激活的过程称接触活化或表面激活，此过程还需要高分子激肽原的参与。FXⅠa 在 $Ca^{2+}$ 的存在下激活 FⅨ生成 FⅨa。FⅨa 和 FⅧa 被 $Ca^{2+}$ 连接到血小板磷脂表面上，形成一个复合物，其又催化 FX，使之激活成 FXa。FXa 也可正反馈地激活 FⅧ。在这个催化过程中。FⅨa 起蛋白水解酶作用，激活 FX，而 FⅧa 是一种辅助因子，可使 FⅨa 激活 FX 的速度加快 20 万倍。A 型血友病患者缺乏 FⅧ，凝血过程缓慢，轻微外伤可引起出血不止。

**2. 外源性凝血途径（extrinsic pathway）** 由受损伤的组织释放 FⅢ（组织因子，TF）而启动的凝血过程。正常情况下，血细胞和血管内皮细胞不表达 TF。血液中只有约 0.5% 的 FⅦ 处于活化状态。在没有 TF 存在时，这些少量活化的 FⅦa 并不能发挥凝血作用。当 TF 释放后与 FⅦa 形成 FⅦa/TF 复合物，可使 FⅦa 激活 FX 的效力增加 1000 倍。FXa 也可正反馈地激活 FⅦ，进而激活更多的 FX。

FⅨa 除能激活 FX 外，也能正反馈激活 FⅦ。因此，通过 F Ⅶ a/TF 复合物的形成，使内、外源性凝血途径相互联系，相互促进。

**3. 共同途径（common pathway）** 是指 FX 的激活到纤维蛋白形成的过程。至 FXa 形成，内、外凝血系统发展形成共同反应途径。FXa 在 $Ca^{2+}$ 存在下可与 FⅤa 在磷脂膜表面形成 FXa-FⅤa-$Ca^{2+}$- 磷脂复合物，即凝血酶原激活物，进而催化凝血酶原（FⅡ）变成凝血酶（FⅡa），最终使纤维蛋白原（FⅠ）转变成纤维蛋白（FⅠa），形成凝血块。

凝血酶（FⅡa）形成后还可激活 FⅤ、FⅧ和 FⅪ，使凝血反应再次加速。FⅡa 激活 FⅩⅢ，使可溶性纤维蛋白单体聚集成不溶性纤维蛋白多聚体，形成血纤维，包绕、网络血细胞形成血栓快，使血液由流动状态变成不流动的凝胶状态，最终完成血液凝固过程。

### （三）影响血液凝固的因素

血液凝固受许多因素的影响，表现为凝血的加速或延缓。主要影响因素有：

**1. 温度** 在一定范围内温度升高，凝血加快。这是由于凝血酶的活性增加的缘故。相反，当温度过低时，酶的活性受抑制，凝血延缓。

**2. 粗糙面** 血液与粗糙面接触可促进 FXⅡ激活和血小板活化，从而凝血加速。如外科手术时用温热生理盐水浸泡纱布接触创面，可加速止血。反之，将血液置于涂有石蜡的玻璃管内则凝血延缓。

**3. 维生素 K** 多种凝血因子的生成需要维生素 K 的参与。增加维生素 K 的供应，有利于依赖维生素 K 的凝血因子合成，从而加速凝血过程，如某些出血性疾病注射维生素 K 后可有一定疗效。而维生素 K 拮抗剂如双香豆素等会减少凝血因子的生成，可用于血栓患者的治疗。

**4. $Ca^{2+}$** $Ca^{2+}$ 是凝血因子（Ⅳ），并参与凝血过程的诸多环节。除去血浆中的 $Ca^{2+}$，血液则不凝固。抗凝剂枸橼酸钠就是同血浆中的 $Ca^{2+}$ 结合，形成可溶且不易解离的络合物，从而起到抗凝作用。草酸铵、草酸钾、EDTA 都可结合血浆中的 $Ca^{2+}$ 起到抗凝作用。

## 三、抗凝系统

在正常情况下，引起凝血系统激活的因素经常存在，会激活少量的凝血因子，但并不会形成广泛的血栓。即使组织损伤而发生生理性止血时，凝血也仅限于受损的局部组织，不会扩展到全身引起血液循环障碍。这意味着体内的生理性凝血过程受到严格的调控。凝血系统和抗凝系统相互对抗,保持动态平衡,既可以防上组织损伤时发生大量出血,又可以防止轻微损伤引发广泛的血栓,二者形成对立统一。

**1. 血管内皮的抗凝作用**

(1)正常血管内皮结构完整,表面光滑,可阻止凝血因子、血小板与内皮下成分接触,而且内皮表面还覆盖有多糖包被,排斥凝血因子和血小板,从而不会激活凝血系统和血小板。

(2)血管内皮细胞可合成生理性抗凝物质:如硫酸乙酰肝素蛋白多糖、凝血酶调节蛋白、组织因子途径抑制物、抗凝血酶等。

(3)血管内皮细胞能释放抑制血小板聚集和激活的物质:如前列环素(PGI2)、一氧化氮(NO)、胞膜 ADP 酶等。

**2. 纤维蛋白的抗凝血作用** 纤维蛋白与凝血酶有高度的亲和力,在凝血过程中形成的 85%~90% 凝血酶被纤维蛋白吸附,可避免凝血范围扩大化。

**3. 生理性抗凝物质**

(1)丝氨酸蛋白酶抑制物:主要包括抗凝血酶(antithrombin,AT)、肝素辅因子Ⅱ、$C_1$ 抑制物、$\alpha_1$-抗胰蛋白酶、$\alpha_2$-抗纤溶酶、$\alpha_2$-巨球蛋白等。抗凝血酶是最重要的抑制物,由肝细胞和血管内皮分泌,能与凝血酶、FⅨa、FⅩa、FⅪa、FⅫa 等分子活性中心的丝氨酸残基结合而使之失活。在缺乏肝素的情况下,抗凝血酶的活性很弱,但与肝素结合后,其活性增加 2000 倍。在正常情况下,循环血浆中几乎没有肝素,抗凝血酶主要是通过与内皮细胞表面的硫酸乙酰肝素蛋白多糖结合而行使抗凝作用。

(2)蛋白 C 系统:主要包括蛋白 C、蛋白 S、凝血酶调节蛋白等。凝血系统激活后,凝血酶与凝血酶调节蛋白结合,激活蛋白 C,后者可灭活 FⅧa 和 FⅤa,从而抑制 FⅩ和凝血酶原的激活,避免凝血向周围正常血管扩展。活化的蛋白 C 还有促进纤维蛋白溶解的作用。蛋白 S 是活化蛋白 C 的辅因子,可增强蛋白 C 对 FⅧa 和 FⅤa 的灭活作用。

(3)组织因子途径抑制物:组织因子途径抑制物(tissue factor pathway inhibitor,TFPI)由血管内皮细胞产生,能与 FⅩa 和 FⅦa/TF 复合物结合而使之灭活,从而终止外源性凝血途径凝血过程。

(4)肝素(heparin):是由肥大细胞和嗜碱性粒细胞产生的一种酸性黏多糖,主要通过增强抗凝血酶活性而间接发挥抗凝作用。肝素还可刺激血管内皮细胞释放 TFPI,故在体内的抗凝作用强于体外的作用。

## 四、纤维蛋白的溶解

纤维蛋白溶解简称纤溶(fibrinolytic),是指纤溶酶原在纤溶酶激活物的作用下被激活,然后使纤维蛋白和纤维蛋白原降解,凝血块(血栓)溶解、液化的过程。纤溶过程与血液凝固存在着既矛盾又统一的动态平衡关系,其主要作用是将沉积在血管内外的纤维蛋白溶解而保持血管畅通,防止血栓形成,或使已形成的血栓溶解,血流再通。此外,纤溶系统还参与组织修复、血管再生等过程。纤溶系统功能亢进表现为出血倾向;纤溶系统功能低下则可出现血栓倾向。

### (一)纤溶系统的组成及功能

纤溶系统主要由纤溶酶原、纤溶酶原激活物、纤溶酶及纤溶抑制物等组成。

**1. 纤溶酶原和纤溶酶(plasminogen and plasmin)** 纤溶酶原是一种单链糖蛋白,主要由肝脏合成,以无活性的酶原形式存在于血浆中。当血液凝固时纤维蛋白形成,纤溶酶原大量吸附于纤维蛋白网上，在纤溶酶原激活物的作用下激活为有活性的纤溶酶（plasmin），纤溶酶以纤维蛋白和纤维蛋白原为底物，可使之分解（图 3-12）。

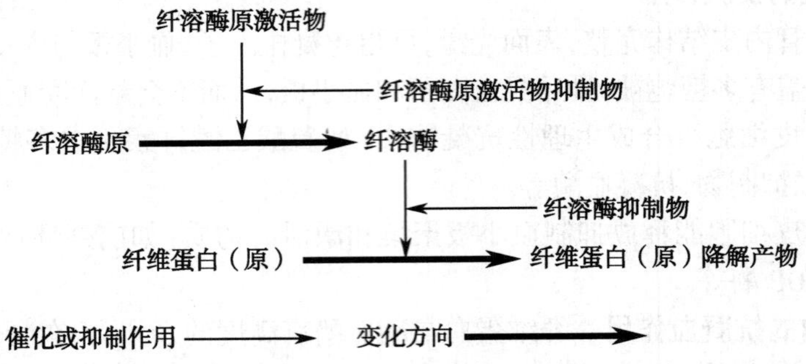


图 3-12 纤维蛋白溶解系统激活与抑制示意图

**2. 纤溶酶原激活物** 纤溶酶原激活物（plasminogen activator，PA）广泛存在于血液、组织液和组织中，也可由微生物产生，能特异性地激活纤溶酶原。PA 包括：①组织型纤溶酶原激活物（tissue plasminogen activator，t-PA）：以低活性单链形式被大多数组织的血管内皮细胞分泌，其激活纤溶酶的效应可因纤维蛋白的存在而增加 1000 倍。重组人 t-PA 已作为溶栓药应用于血栓性疾病的溶栓治疗。②尿激酶型纤溶酶原激活物（urokinase plasminogen activator，u-PA）：主要由肾小管和集合管上皮细胞产生。其主要是溶解血管外纤维蛋白，有助于防止肾小管栓塞。③依赖 FⅫa 的纤溶酶原激活物——激肽释放酶：FⅫa 在启动内源性凝血途径的同时，还可激活前激肽释放酶变成激肽释放酶，后者激活纤溶系统，使凝血和纤溶互相协作，保持平衡。

**3. 纤溶抑制物** 人体内存在许多可抑制纤溶系统活性的物质，可防止血液凝固或纤溶亢进，保障血液循环通畅。主要的纤溶抑制物有：纤溶酶原激活物抑制物 -1（plasminogen activator inhibitor type-1，PAI-1）和 $\alpha_2$- 抗纤溶酶（$\alpha_2$-anti plasmin，$\alpha_2$-AP）。PAI-1 主要作用是灭活 t-PA 和 u-PA。$\alpha_2$-AP 主要是抑制纤溶酶的活性。

**（二）纤维蛋白（原）的降解**

纤维蛋白溶解（纤溶）是指纤维蛋白和纤维蛋白原在纤溶酶的作用下被分解为一系列小分子片段的过程。被分解后的小分子片段统称纤维蛋白降解产物（fibrin degradation products，FDP）。FDP 非但不会引起凝固，并且还有抗凝血作用。纤溶系统中，纤溶酶原激活物可以激活纤溶酶原为纤溶酶，促进纤溶；纤溶抑制物可以抑制纤溶酶原激活，抑制纤溶活动。激活物与抑制物相互对抗，处于动态平衡，既能使纤溶适时发生，有利于组织修复和伤口愈合，也能控制纤溶不致过度，防止出血。

# 第四节 血型与输血原则

## 一、血型与红细胞凝集

血型（blood group）是指红细胞膜上特异性抗原（凝集原）的类型。将不同类型人的血液相互混合后，红细胞可凝集成簇，这种现象称红细胞凝集。红细胞凝集后，可启动血浆中的补体。在补体的作用下,红细胞将发生破坏溶解,这种现象称溶血。红细胞凝集和血液凝固不同,红细胞凝集是血浆中的凝集素(抗体)将红细胞彼此相连,聚集成簇。血液凝固是血细胞被纤维蛋白网络、包绕,使血液凝固成团块状。红细胞凝集的本质是抗原(凝集原)-抗体(凝集素)反应。

按引起红细胞凝集的红细胞表面特定抗原的类型,可将人类的红细胞分为不同的类型,即血型。血液中不同类型的抗原-抗体系统即为血型系统。严格地说,血型包括红细胞血型、白细胞血型和血小板血型,但通常说的血型仅指红细胞血型。

**(一)红细胞血型**

红细胞血型是指红细胞上携带的特定血型抗原的类型。目前已经发现人类红细胞上有多种同时独立存在的血型系统,与临床关系最为密切的是ABO血型系统和Rh血型系统。其他血型系统(如MNSs、Kell、Kidd、Lutheran、Lewis和Duff等)为稀有血型系统。

**1. ABO血型系统** ABO血型是根据红细胞膜上有无A、B两种血型抗原(凝集原)划分的。根据红细胞上A、B两种血型抗原的存在情况,红细胞可以分成A、B、AB和O四种类型。凡红细胞只含A凝集原的,称A型;含B凝集原的称B型;A、B两种凝集原都含有的为AB型;A、B两种凝集原都没有的为O型(图3-13)。ABO血型抗原除主要存在于红细胞表面之外,也广泛存在于血浆、唾液、骨骼、毛发等组织中,但含量较低。ABO血型抗原在胚胎发育6周时即出现,但抗原表达较弱,出生后至3~4岁时抗原表达才达到成年人水平。出生后一般情况下血型抗原终生维持不变。

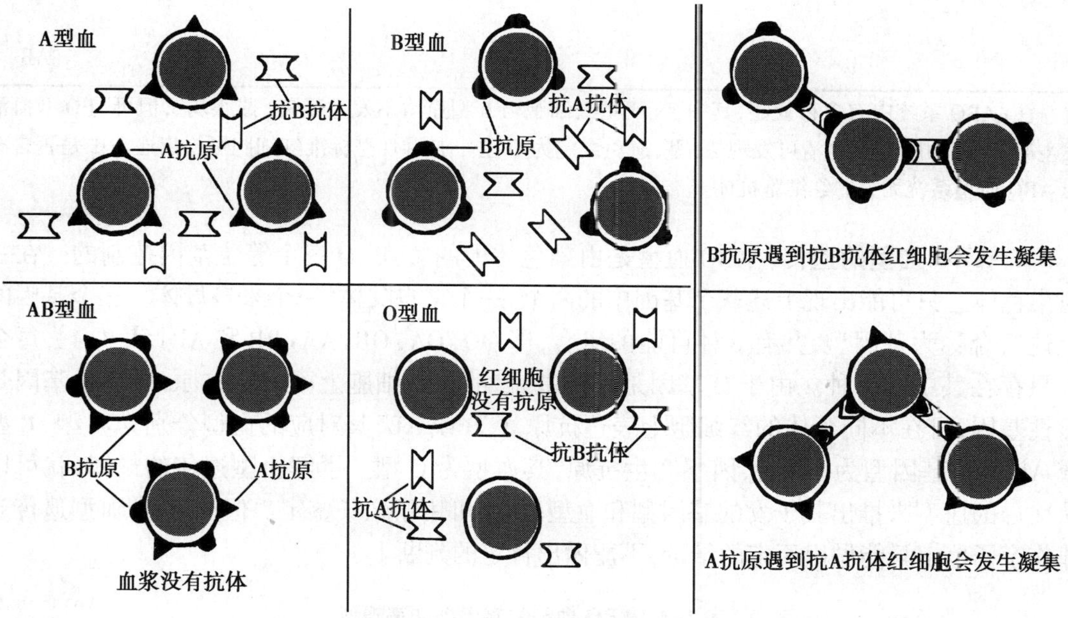


图3-13 ABO血型的抗原和抗体及其相互关系示意图

**2. 血型抗体** ABO血型者的血浆(或血清)中存在相应的抗体(又称凝集素),分别称为抗A抗体和抗B抗体(简称抗A和抗B)。A型人血浆中含有抗B抗体;B型人血浆中含有抗A抗体;AB型人的血浆中不含抗A和抗B两种抗体;O型人血浆中同时含抗A、抗B两种抗体。可见,同一个人血清中不含与自身血型抗原对应的抗体。

自然状态下，ABO 血型系统的抗体属天然抗体，在婴儿出生后半年即在血液中出现。这类抗体属大分子的 IgM 抗体，正常情况下不能通过胎盘。因此，母－婴血型不同时，在妊娠期间母亲的血型抗体不会通过胎盘进入胎儿体内，造成胎儿的红细胞溶血。如果机体免疫系统有机会接触异体血型抗原物质（如输血；分娩时子宫血窦开放，胎儿红细胞进入母体），则会刺激母体产生免疫性抗体。与天然抗体不同，免疫性抗体属于小分子的 IgG，能通过胎盘进入胎儿体内，引起胎儿溶血。

**3. ABO 血型鉴定** 血型鉴定就是利用抗原－抗体特异性结合特点，用已知的抗血清试剂（抗体）去检测红细胞上的抗原的类型，根据红细胞有无凝集现象来推知血型。常规 ABO 血型的鉴定包括正向定型和反向定型。正向定型是用抗 A 与抗 B 抗体来检测被检红细胞上有无 A 或 B 抗原；反向定型是用已知血型的红细胞来检测被检血清中有无抗 A 或抗 B 抗体，结果判断见表 3–3。同时进行正向定型和反向定型是为了相互印证。

表 3–3 ABO 血型定型

| 正向定型 | | | 反向定型 | | | 血型 |
|---|---|---|---|---|---|---|
| B 型血清（抗 A） | A 型血清（抗 B） | O 型血清（抗 A、抗 B） | A 型红细胞 | B 型红细胞 | O 型红细胞 | |
| – | – | – | + | + | – | O |
| + | – | + | – | + | – | A |
| – | + | + | + | – | – | B |
| + | + | + | – | – | – | AB |

注：ABO 系统中有多种亚型，其中 Ax 亚型红细胞与 B 型血清不发生凝集（或很弱），但可与 O 型血清发生凝集，故加用 O 型血清可发现 Ax 型，避免误定为 O 型。加用 O 型标准红细胞可检出血清中是否含有与 ABO 血型系统无关的红细胞抗体。

**4. ABO 血型的遗传** ABO 血型是由染色体上的 A、B、O 三个等位基因控制的。在一对染色体上只可能出现上述三个基因中的两个，一个来自父体，一个来自母体。三个基因的上述组合称为基因型，共有 6 种可能的组合，即 OO，OA，OB，AA，BB 和 AB（表 3–4），每个人只存在其中的一种。由于 O 基因是隐性基因，故在红细胞上不表达抗原，A 和 B 基因是显性基因，可在不同个体的红细胞上表达抗原 A、B 或 AB，其对应的血型分别为 A 型、B 型或 AB 型。基因型为 OO 者，因不产生抗原，其血型为 O 型。了解血型遗传的规律，就可以从父母的血型来推出其子女的基因型和血型，从而可用于亲子鉴定。但用 ABO 血型遗传规律作亲子鉴定只能做出否定的结论，不能做出肯定的判断。

表 3–4 ABO 血型的基因型和表现型

| 基因型 | 表现型 | 基因型 | 表现型 |
|---|---|---|---|
| OO | O | BB，BO | B |
| AA，AO | A | AB | AB |

### （二）Rh 血型系统

1940 年在恒河猴（Rhesus monkey）的红细胞上发现了一种新的血型抗原，之后相继在大多数人的红细胞上也发现了同型抗原。这种抗原取恒河猴学名的首 2 个字母，命名为 Rh 抗原（或称 Rh 因子）。该系统目前已经发现有 50 多种抗原，与临床关系密切的是抗原 D、E、C、c、e 五种，其中 D 抗原的抗原性最强。医学上通常将红细胞上含 D 抗原者称为 Rh 阳性，不含 D 抗原者称 Rh 阴性。我国各族人群中，汉族和大部分民族的 Rh 阳性者占 99% 以上，Rh 阴性者不到 1%；在有些民族中，Rh 阴性者较多，如塔塔尔族 15.8%，苗族 12.3%，布依族 8.7%。

Rh 抗原只存在于红细胞上，出生时已经发育成熟。人血清中没有天然的抗 Rh 抗体。只有当 Rh 阴性的人接受 Rh 阳性的血液后才会产生抗 Rh 抗体。此抗体属于小分子的免疫性 IgG 抗体，能透过胎盘。Rh 阴性的母亲怀有 Rh 阳性的胎儿时，在正常妊娠时胎儿红细胞不会进入母体，但妊娠异常出现胎盘早剥或正常分娩胎盘剥离时胎儿的 Rh 阳性红细胞有可能进入母体循环，使母体产生抗 Rh 抗体（主要是抗 D 抗体）。当该母亲第二次妊娠时，母体抗 Rh 抗体可通过胎盘进入胎儿血液，与胎儿红细胞发生凝集反应，导致溶血性贫血，严重者可致胎儿死亡。为了预防第二次妊娠时新生儿溶血的发生，可于首次妊娠 28 周和分娩后立即给 Rh 阴性血型母亲注射抗 D 免疫球蛋白，中和进入母体的 D 抗原，以防止母体致敏。同理，输血时，如 Rh 阴性的受血者接受 Rh 阳性者的血液，机体也可产生抗 Rh 抗体。当再次输入 Rh 阳性红细胞时，将发生严重的溶血反应。

## 二、输血

### （一）输血的原则

**1. 同型输血**　准备输血之前首先必须保证供血者和受血者的 ABO 血型相合，对于生育年龄的妇女和需要反复输血的病人来说，还必须使供血者和受血者的 Rh 血型相合，以避免 Rh 血型不合引起的溶血反应。只要条件允许，无论 ABO 还是 Rh 血型都要尽量做到同型输血。

**2. 交叉配血**　现行的输血方法仍然是以输全血为主，输入病人体内的既有血型抗原（主要存在于红细胞上），也有血型抗体（存在于血浆中）。准备输血时，首先要考虑供血者的红细胞不被受血者的血型抗体凝集，因为，如果血型不合的话，受血者的血浆中有足够的抗体，可将输入的红细胞凝集并破坏；其次还应考虑输入的血型抗体不破坏受血者的红细胞。由于输入的抗体数量有限，由此引起的溶血反应相对较轻。再者，ABO 血型系统中还有几种亚型，亚型不吻合也会发生溶血反应。最后还要考虑 Rh 血型的问题。因此输血前必须进行交叉配血试验：分别采集供血者和受血者的红细胞和血清，将供血者红细胞和受血者血清进行配合实验（此为交叉配血的主侧），检测受血者体内是否存在针对供血者红细胞的抗体；再将受血者红细胞和供血者血清作配合实验（此为交叉配血的次侧），检测供血者体内是否存在针对受血者红细胞的抗体（图 3-14）。如果两侧都没有凝集，即为配血相合，可以输血；如果主侧凝集，则为配血不合，不能输血；如果次侧凝集而主侧不凝集，为配血基本相合，一般情况下不能输血，但如果情况紧急而又没有合适的血源时，在严密监护下可

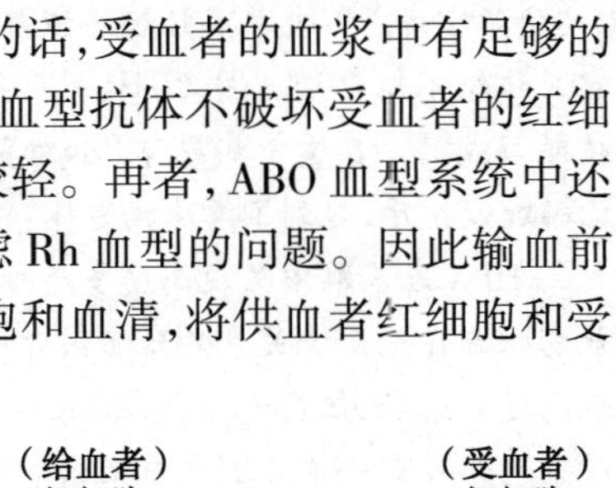


图 3-14　交叉配血试验图示

临时性少量缓慢输血，但如果发生溶血反应，则应立即停止输血。

### （二）血型不合与溶血

不同血型的血液相互混合后，血型抗原和同型抗体会发生特异性凝集反应，引起溶血。由ABO系统血型不合引起的溶血称为ABO溶血；Rh血型不合引起的溶血称为Rh溶血。相较于ABO溶血，Rh溶血较少发生。

母婴血型不合引起的新生儿溶血，以ABO溶血最为多见，其中又以母亲为O型，胎儿为A型或B型者为多。这些溶血反应都是由于妊娠期间母体产生的小分子IgG型抗体通过胎盘进入胎儿体内，凝集同型抗原的胎儿红细胞所致。一般情况下ABO溶血反应较轻，胎儿可以继续生存，但胎儿发育可能受到影响。溶血较重者，可导致流产、早产或死胎。由于妊娠期间胎儿溶血产生的胆红素，可以通过胎盘进入母体后由母体肝脏代谢处理，所以即使在妊娠期发生一定程度溶血也不会使胎儿血红素过高，婴儿出生时黄疸并不明显，不易及时发现。胎儿出生后由于过多的红细胞生理性破坏，会出现生理性黄疸。若先天存在ABO溶血，则黄疸可明显加重，严重者可引起神经系统损害（临床上称为“核黄疸”），可致残甚至致死。母体获得抗原物质的途径主要是分娩时子宫血窦开放，胎血进入母体。少数情况下也可以是妊娠晚期出现胎盘早剥，胎儿血经子宫血窦进入母体。所以ABO溶血主要发生在第二胎以后。但由于A、B血型抗原物质广泛存在，母体有可能在第一胎妊娠之前已经产生了抗体，所以第一胎妊娠即引起溶血者也不少见。Rh血型不合引起的溶血主要发生在Rh阴性母亲第二次以后的妊娠，第一次妊娠即发生Rh溶血者极少见，但如果Rh阴性母亲接受过Rh阳性红细胞（输血），则第一次妊娠也可能发生溶血。

## 生理与临床：人类白细胞抗原与造血干细胞移植

人类白细胞抗原（human leukocyte antigen，HLA）由人类主要组织相容性复合体（major histocompatibility antigen，MHC）基因编码。编码HLA抗原的基因定位于第6染色体短臂上，编码HLA-Ⅰ、HLA-Ⅱ、HLA-Ⅲ类抗原。其中HLA-Ⅰ抗原广泛表达于各种有核细胞上，包括白细胞、网织红细胞和血小板。HLA抗原在人群中呈现高度多态性，除同卵孪生者之外几乎不存在HLA抗原完全相同者。因此，HLA抗原具有个体专有性，成为个体识别的“身份条码”，在器官移植和法医学的个体识别和亲子鉴定中有重要意义。

HLA是个体识别的基础。两个HLA完全相同的个体，其免疫系统相互将对方识别为“自己”而不排斥；HLA不相同的个体之间，机体的免疫系统将对方识别为“异己”，并发起对另一方的免疫攻击和排斥，以达到最终清除异己，“净化”自身的目的。在器官移植时，只有HLA完全相同的供体（提供器官者）和受体（接受器官者）之间才不引起移植排斥，否则，受体将对植入的异体器官或组织发起攻击，最终使移植的器官或组织不能存活。因此，HLA差异成了个体间的组织细胞能否相互“容忍”的主要依据，决定了器官移植能否成功。在遭受病原体（如细菌、病毒、寄生虫等）入侵时，由于HLA的差异，机体将病原体识别为异己而加以排斥，起到了清除病原体，保护机体的作用，这也是“免疫”的基本含义。

HLA在人群中呈现高度多态性，在无血缘关系人群中基本上不存在HLA完全一致的两个个体。这也就意味着在无血缘关系的器官供者和受者之间，很难找到HLA完全相合的人。尽管HLA在整个群体中呈现高度多态性，但在遗传上，HLA却以相对简单的“单元遗传”方式传递给后代，即子代个体细胞中的每一对染色体各有一条分别来自父亲和母亲（两个单元，构成了HLA的基因型），因此，亲代和子代之间必然有一个HLA单元完全相同；在同胞兄妹中，HLA单元型完全相同和完全不相同的概率都是25%；一个HLA单元型相同（即50%HLA相同）的概率为50%。这就是在器官移植前进行“组织配型”（HLA配型）时，有血缘关系的亲人中配型成功率远大于无血缘关系人群的原因。

造血干细胞（hematopoietic stem cell，HSC）是造血器官中一类具有自我更新（self-renewal）和多向分化（multi-differentiation）潜能的细胞。其自我更新能力保证了这类细胞永不衰老，能够终生维持造血功能；多向分化潜能使造血干细胞能够分化成所有类型的成熟血细胞，包括各种免疫细胞。因此，造血、免疫功能严重受损时，可向患者移植正常的造血干细胞“种子”，通过这些种子细胞在患者体内的增殖分化来重新建立患者的造血和免疫功能，以达到使机体完全康复的目的，这就是造血干细胞移植（hematopoietic stem cell transplantation，HSCT）。

按造血干细胞的来源不同，造血干细胞移植可分为骨髓移植、外周血干细胞移植和脐带血干细胞移植。按造血干细胞来自患者自身与否可分为自体造血干细胞移植、同基因造血干细胞移植和异基因造血干细胞移植。其中同基因移植是指患者与移植供体为同卵孪生兄弟或姐妹。对白血病患者找不到适合供体时，可在经治疗使白血病完全缓解后，采集其自身造血干细胞用于移植，称为“自体造血干细胞移植”。骨髓移植是造血干细胞移植的最早运用阶段，造血干细胞采集自供者骨髓，采集过程复杂，对供者有一定的损伤，现已不用。外周血造血干细胞移植是通过专用的血细胞分离仪从供者的外周静脉血中采集造血干细胞，通过静脉输注的方式移植给供者。这是目前最常用的方法。外周血造血干细胞移植技术要求高，造血干细胞采集体积小，采集过程没有痛苦，对供者完全不构成损伤。脐带血造血干细胞移植时，造血干细胞采集自分娩后的脐静脉。采集到的脐血造血干细胞可在脐血库长期保存备用，属于医疗资源的合理利用。但由于每份脐带血总量一般仅约 100ml 左右，其中所含造血干细胞总数较少，仅够一个体重不超过 30kg 的患儿移植，使其运用受到很大限制。

适用于造血干细胞移植治疗的疾病有：①血液系统恶性肿瘤（包括各种类型的白血病、淋巴瘤）；②造血衰竭性疾病（如再生障碍性贫血、骨髓增生异常综合征）；③严重遗传缺陷（如重症联合免疫缺陷症 CSID）；④放射病（因核事故、核辐射导致的造血、免疫功能衰竭）。这些疾病进行造血干细胞移植可得到彻底治愈。

当供者和受者的 HLA 不吻合时，随供者的造血干细胞一同输入的免疫活性细胞或者由移植的造血干细胞成活后大量增殖分化成免疫活性细胞，这些免疫活性细胞“反客为主”，将宿主（接受移植者）的组织细胞视为“异己”而加以排斥，出现移植物抗宿主反应（graft versus host reaction，GVHR），严重时称移植物抗宿主病（graft versus host disease，GVHD），是移植失败的重要原因。

移植者对所移植的供者器官加以排斥（移植排斥）或供者移植的免疫细胞对宿主组织器官发起的免疫攻击（移植物抗宿主反应）都是源于供/受者之间的 HLA 不合，二者均是移植失败的重要原因。因此，移植前的组织配型必不可少。鉴于 HLA 的高度多态性，受者与非血缘供者间 HLA 完全吻合的概率极低，严重限制了器官移植的开展。但由于 HLA 各基因位点的抗原表达强度各不相同，对移植的影响也各不相同。在实际运用时，在做不到 HLA 位点完全相同的情况下，主要考虑 HLA-A、HLA-B 和 HLA-DR 三对位点的相合情况。此三个位点相同时，虽然也会引起免疫排斥，但排斥较弱，在使用免疫抑制措施的情况下也能使移植获得成功。如果此三个位点不同，移植排斥或移植物抗宿主病都将非常严重，很难移植成功，一般情况下不考虑进行器官移植。

## 临床病例分析：新生儿溶血病

**病历简介：** 王女士为已婚的 Rh 阴性者，第一胎是 Rh 阳性婴儿，产后母婴均正常。产后医生给母亲注射了 Rh 免疫球蛋白（抗 Rh 抗体），该种球蛋白可中和透入母体的 Rh 抗原并最终将其清除，以防止母亲再次怀上 Rh 阳性胎儿时产生新生儿溶血。

**问题：**

1. 为什么王女士的第一胎 Rh 阳性婴儿不会得新生儿溶血？

2. 如果产后不给王女士注射 Rh 免疫球蛋白，为什么她再次妊娠怀 Rh 阳性胎儿时会发生新生儿溶血？

3. 王女士第一次分娩 Rh 阳性婴儿后注射 Rh 免疫球蛋白，为什么能预防她再次妊娠怀 Rh 阳性胎儿发生新生儿溶血的情况？

4. 王女士每次分娩 Rh 阳性胎儿后都必须给予 Rh 免疫球蛋白吗？为什么？

解答:

1. 王女士的第一胎 Rh 阳性婴儿不会得新生儿溶血,因为妊娠期间,胎儿与母亲之间是通过胎盘进行物质交换,血液不会混合,所以王女士体内不会产生抗 Rh 的抗体。

2. 由于分娩过程中,胎儿的红细胞(Rh 抗原)可能会进入母体血液,如果母体血液接触胎儿血中的 Rh 抗原,母体将产生抗 Rh 抗体,这是主动免疫。主动免疫系统形成记忆细胞,可在很长一段时间产生抗体。王女士再次怀上 Rh 阳性胎儿,抗 Rh 抗体是小分子 lgG,可以通过胎盘进入胎儿血液,与胎儿红细胞上的 Rh 抗原凝集,导致新生儿溶血。

3. 若王女士第一次分娩 Rh 阳性婴儿后立即给予外源性 Rh 免疫球蛋白,即使胎儿的红细胞(Rh 抗原)进入母体血液,也可立即被 Rh 免疫球蛋白结合而清除,避免 Rh 抗原诱导母体产生抗 Rh 抗体。所以如果王女士再次怀上 Rh 阳性胎儿,也不会发生新生儿溶血。

4. 由于给予外源性 Rh 免疫球蛋白属于被动免疫,维持时间短,所以,每次妊娠分娩 Rh 阳性胎儿后,都应给 Rh 阴性母体注射 Rh 免疫球蛋白。

(王俊芳　徐明锋　周光纪)

# 第四章

# 血液循环

血液在心血管系统（cardiovascular system）内按一定方向、周而复始地循环流动，称为**血液循环**（blood circulation）。心血管系统包括心脏、动脉、毛细血管和静脉。心脏是推动血液流动的动力器官，起着“血泵”的作用。心脏推动血液由动脉流到毛细血管，血液在此处与组织细胞进行物质交换和气体交换，以后毛细血管汇集成静脉流回心脏。

血液循环完成物质运输功能，把消化道吸收的营养物质和由肺吸入的氧运送到各组织；同时将组织细胞的代谢产物运送到排泄器官；将体内各内分泌腺分泌的激素或其他体液因素运送到靶细胞，实现体液调节，运输热量参与体温调节。血液的不断循环，是维持内环境稳定和实现血液防卫功能的重要条件。因此，当机体循环功能发生障碍时，新陈代谢将不能正常进行，体内重要器官的功能也将受到严重损害，甚至危及生命。

心脏、血管平滑肌和内皮细胞分泌心房钠尿肽、血管紧张素和内皮舒张因子等多种生物活性物质，因此心血管系统还具有重要的内分泌功能。

## 第一节　心脏的泵血功能

心脏是由心肌构成的具有瓣膜结构的空腔器官。心腔由左、右心房和左、右心室组成。心房和心室有房室口相通，口上有房室瓣，附于房室口边缘，尖端朝下，突向心室腔，房室瓣的游离缘以腱索连于心室壁乳头肌上。心室舒张时，房室瓣开放，血液流入心室；当心室收缩时，因腱索、乳头肌对瓣膜的牵拉，使房室瓣不能翻向心房而相互紧贴，从而关闭房室口，使血液不能逆流入心房。心室出口处为主动脉口（左室）和肺动脉口（右室），口上各有3个半月形瓣膜。心室收缩时半月瓣开放，血液被射入动脉；心室舒张时半月瓣关闭，防止血液从动脉倒流入心室（图4-1）。

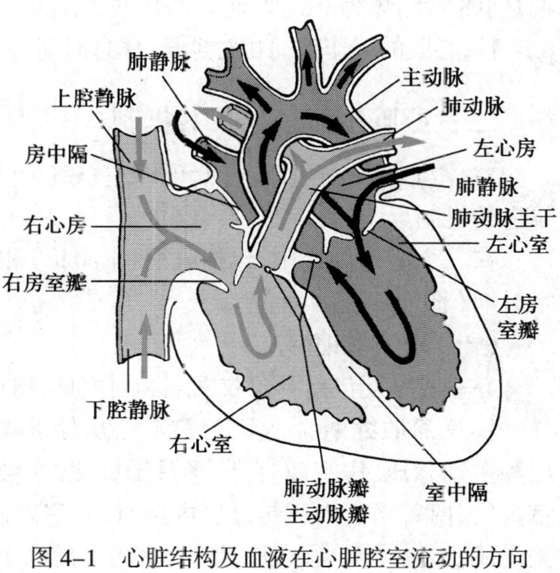


图4-1　心脏结构及血液在心脏腔室流动的方向

心脏活动呈周期性，不断作收缩和舒张交替的活动，舒张和收缩引起心脏内压力、容积、瓣膜开关等的变化，从而推动血液沿一定方向流动并产生心音。心脏舒张时容纳由静脉返回心脏的血液，收缩时把血液射入动脉，为血液流动提供能量，心脏的这种活动形式与具有单向阀门的泵相似。心脏的舒张和收缩交替活动，不断将血液从静脉抽吸回心脏又射入动脉，称为心脏的泵血功能。

## 一、心动周期和心率

心脏一次收缩和舒张构成一个机械活动周期，称为**心动周期**（cardiac cycle）。在一个心动周期中，心房和心室各自按一定的过程和次序进行收缩与舒张。由于心室在泵血活动中起主要作用，所以通常心动周期是指心室活动周期而言。心动周期持续的时间与心率有关。成年人心率平均约为75次/分，每个心动周期持续约0.8秒，其中，两心房先收缩，持续约0.1秒；继而心房舒张，持续约0.7秒；心房收缩时，心室处于舒张，心房进入舒张后，心室开始收缩，持续约0.3秒，随后进入舒张，占时约0.5秒。心室舒张的前0.4秒期间，心房也处于舒张状态，称此间期为全心舒张期，在心室舒张的最后0.1秒，心房又开始收缩，如此周而复始（图4–2）。

单位时间内（每分钟）心脏搏动的次数称为心率（heart rate，HR）。正常成年人安静状态下，心率变动于60~100次/分，心率可因年龄、性别和机体处于不同状态而有较大差异。初生儿心率可达130次/分，随着年龄增长而逐渐减慢，至青春期时接近于成人。在成人中，女性心率较男性稍快；吸气时较呼气时快；经常体育锻炼或体力劳动者心率较慢；安静或睡眠时心率较慢；运动或情绪激动时心率加快。在临床上，成人安静时心率超过100次/分，称**心动过速**（tachycardia）；低于60次/分，称**心动过缓**（bradycardia）。*在动物界心率与身体大小呈反变关系：蓝鲸10次/分，象25次/分，老鼠500次/分。*

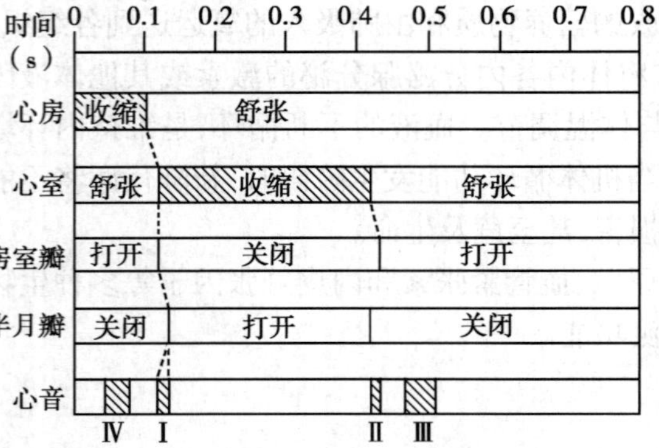

图4–2　心动周期中心房和心室活动的顺序与时间关系

一次心动周期中，心房和心室的活动按一定时程与次序进行。左、右两侧心房或两侧心室的活动几乎是同步的，且心房或心室收缩期均短于舒张期。如果心率增快，心动周期缩短，收缩期和舒张期均缩短，但舒张期缩短的比例较大。例如，心率由75次/分增至200次/分，心动周期从0.8秒缩短为0.3秒，此时心室收缩期从0.3秒缩短为0.16秒，而舒张期从0.5秒缩短为0.14秒，心肌的工作时间相对延长，休息时间将会缩短，长此下去，将影响心脏的泵血功能。

## 二、心脏泵血过程及其机制

左、右心室泵血过程相似，现以左心室为例，说明心室射血和充盈的过程，以便了解心脏泵血的机制。

在一个心动周期中，包括收缩（systole）和舒张（diastole）两个时期，每期又可细分为多个时期（图4–3，图4–4）。

### （一）心室收缩期

心室收缩期包括等容收缩期和射血期，射血期又分为快速射血期和减慢射血期。

**1. 等容收缩期**　心室收缩前，心房处于收缩期，心室处于舒张状态，心室内压低于心房压和主动脉压，房室瓣打开，半月瓣关闭，血液经心房流入心室。心室收缩（心房已舒张），室内压升高，当室内压超过房内压时，心室内血液产生由心室向心房反流倾向，推动房室瓣关闭，阻止血液流入心房。此时，室内压尚低于主动脉压，半月瓣仍处于关闭状态，室内成为

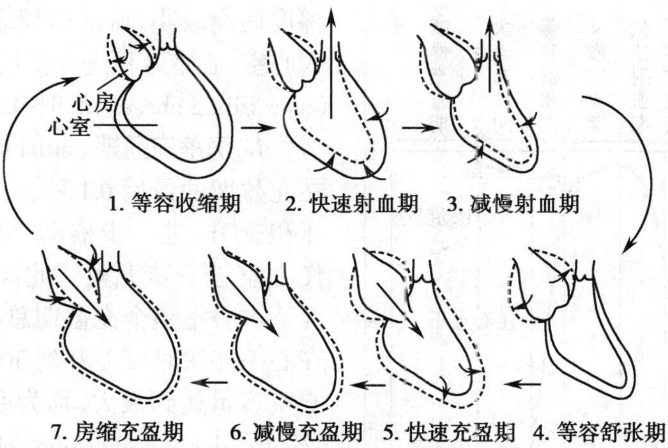


图 4-3　心室收缩和舒张时心瓣膜血流方向变化

心腔内箭头表示血流方向

一个封闭腔。由于血液是不可压缩的液体，此时心室肌的强烈收缩导致心室内压急剧升高，但心室容积未变，故称这段时间为**等容收缩期**（isovolumic contraction period），持续约 0.05 秒。当主动脉压升高或心肌收缩力减弱时，等容收缩期延长。

**2. 快速射血期**　等容收缩期间当室内压升高超过主动脉压时，半月瓣被冲开，血液快速射入主动脉，射血量占整个射血期血量的 2/3，血流流速也很快，心室容积明显缩小，室内压继续上升达峰值，故称为**快速射血期**（rapid ejection phase），历时约 0.10 秒。

**3. 减慢射血期**　快速射血期后，由于大量血液由心室进入主动脉，使主动脉压相应增高，心室内压开始下降，射血速度也逐渐变慢，称为**减慢射血期**（slow ejection phase），占时约 0.15 秒。此时，心室内压已等于或略低于主动脉压，但心室内的血液由于受到心室收缩的作用而具有较高的动能，依其惯性动力而逆着压力梯度继续流向动脉。到此期末心室容量减少到最小值，称为**心室收缩末期容量**（ventricular end-systolic volume），或残留容量（residual volume），约为 50ml。在整个射血期约有 70ml 血液射入主动脉。心室末期容积在心肌收缩力和心率增加时减小，而在血液从主动脉流出受阻（如主动脉瓣狭窄）时增加。

**（二）心室舒张期**

心室舒张期包括等容舒张期和充盈期，充盈期又分为快速充盈期、减慢充盈期和房缩充盈期。

**1. 等容舒张期**　心室肌开始舒张，室内压降低，明显低于主动脉压，主动脉内血液向心室方向反流，推动半月瓣关闭。此时，室内压仍明显高于房内压，房室瓣仍然关闭，心室又成为封闭腔。这段时期心室内压急剧下降，但其容积不变，故称为**等容舒张期**（isovolumic relaxation period），历时 0.06~0.08 秒。

**2. 快速充盈期**　心室继续舒张，室内压继续降低，当室内压降到低于房内压时，房室瓣被血液冲开，心房内血液顺着房室压力梯度被心室“抽吸”快速进入心室，心室容积随之增大，故称为**快速充盈期**（rapid filling phase），历时 0.11 秒。此期进入心室内血量约为充盈期总充盈量的 2/3。在此期内，心房、心室同时处于舒张状态，房、室内压接近于零，低于静脉压，静脉血也将经心房注入心室。此期半月瓣仍处于关闭状态，由于主动脉壁弹性回位，血流持续流向外周，主动脉压下降。

**3. 减慢充盈期**　快速充盈期后，随着心室内血液不断增多，房、室和大静脉之间的压力

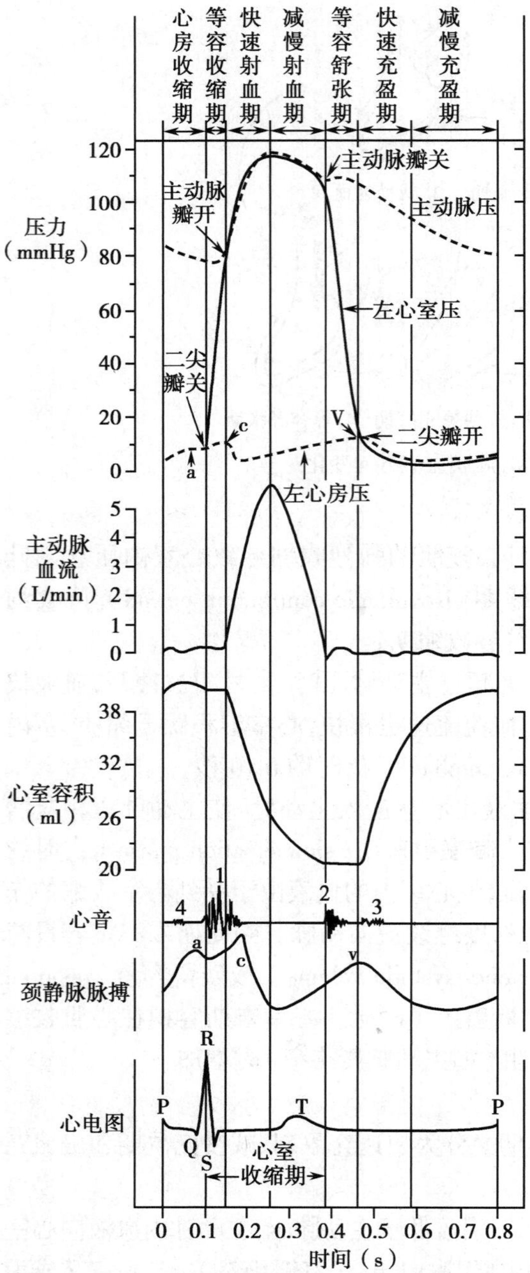

图 4-4 心脏射血与充血过程中压力、容积、瓣膜、心音、心电的变化（犬）

梯度逐渐减小，血液以较缓慢的速度继续流入心室，心室容积进一步增大，称**减慢充盈期**（slow filling phase），历时 0.22 秒。

**4. 房缩充盈期**（atrial systole filling period）在充盈期的最后 0.1 秒，心房开始收缩，房内压稍上升，进一步推动心房血液进入心室，使心室进一步充盈。此期充盈量在静息情况下占心室整个充盈期总充盈量的 10%（但在心率加快时可上升到 30%~40%）。此期末心室容量达到最大，称为**心室舒张末期容量**（ventricular end-diastolic volume），安静站立时为 120ml，最大可达 240ml。

由上述的心室射血和充盈全过程可以看出，驱动血液在心房与心室之间，以及心室与主动脉之间流动的主要动力是相应腔室之间的压力梯度（差），而心室肌的收缩和舒张是造成心房与心室、心室与主动脉之间产生压力梯度的根本原因。由于心脏瓣膜的结构特点和有序的启闭活动，保证了血液单向流动，即从心房流入心室，再从心室流向主动脉。心房在心脏泵血过程中起初级泵的作用，心房不能泵血，如心房纤维性震颤（心房肌持续不同步颤动）和房室传导阻滞（心房、心室各自独立收缩）时，心室充盈量仅少量减少，甚至仍维持正常，不会明显影响心脏的泵血功能。但在心率加快（心室充盈期缩短）及房室瓣狭窄时，心室被动充盈不完全，此时心房收缩挤压心房血进入心室对于维持心室足够的充盈和心输出量起较重要作用。但如果心室舒张时间太短，以致心室充盈严重不足时，心房收缩也不能提供足够的心室充盈，心输出量降低可能导致晕厥。

右心室的泵血过程与在心室基本相同，由于肺动脉内压仅为主动脉内压力的 1/6，故在心动周期中右心室内压的变化幅度比左心室小得多。

**心动周期中心房内压的变化**：每一心动周期中，心房内压发生几次较大的波动，分别称之为 a 波、c 波及 v 波。心房收缩时，房内压升高，形成 a 波的升高，随后心房舒张，房内压回降，形成 a 波的降支（当心房血流入心室受阻，如三尖瓣狭窄时，右心房 a 波幅度增大）。接着心室开始收缩时，室内压上升，使房室瓣关闭并向心房腔一侧凸出，从而使房内压稍上升，形成 c 波的升支（三尖瓣关闭不全时，右心房 c 波幅度增大）；随后随着心室射血，心室容积减小，心底部向下移位而使心房容积增大，房内压下降形成 c 波降支。此后（减慢射血期及等容舒张期）由于静脉血不断流入心房，而此时房室瓣仍处于关闭状态，血液不能进入心室，于是心房内血量不断增加，使房内压逐渐升变，形成 v 波的升支，当心室充盈时，房室瓣打开，血流由心房迅速进入心室，房内压下降，形成 v 波降支（三尖瓣狭窄时，右心室充盈阻力增加，v 波降支削弱）。在每一心动周期中，右心房内的压力波动可逆向传播到颈静脉，使颈静脉内压发生同样的波动，即产生 a、c、v 波（见图 4–4）。

## 三、心音

在心动周期中，由于心肌的收缩和舒张、瓣膜启闭、血流冲击心室壁和大动脉壁以及血液在心室内形成的漩涡等因素引起的机械振动，通过周围组织传导到胸壁，如将耳紧贴胸壁或将听诊器放在胸壁一定部位即可听到由上述机械振动所产生的声音，称为**心音**（heart sound）。通常用听诊器很容易听到第一和第二心音。若将这些机械振动通过换能器转换成电信号放大后，用记录仪记录下来的曲线即为**心音图**（phonocardiogram）。

正常心脏在一个心动周期中主要产生两个心音，分别称为第一、第二心音，在某些人或某些情况下用听诊器可听到第三、第四心音（见图 4–4）。

**1. 第一心音** 第一心音出现在心缩期的早期，是心室收缩开始的标志，其特点是音调较低，声强较高，持续时间较长。第一心音主要是房室瓣关闭产生的。由于心室收缩，血液冲击房室瓣，房室瓣关闭，并使房室瓣凸向心房，使腱索绷紧，然后绷紧的腱索弹性回位，又使血液冲向心室，这样引起血液、心室壁和绷紧的瓣膜振动，以及血液在心室内形成湍流而形成。第一心音于左侧第 5 肋间锁骨中线处（心尖冲动处）听得最清楚，一般情况下，心肌收缩力量愈强时愈响亮。

**2. 第二心音** 第二心音出现在心舒期开始时，是心室舒张开始的标志，其特点是音调较高，声强较低，持续时间较短。第二心音主要是半月瓣关闭产生的。心室收缩一停止，心室开始舒张，主动脉和肺动脉血液倒流（由于主动脉和肺动脉内压大于心室内压），半月瓣关闭，使半月瓣向心室凸出，然后其弹性回位，又把血液弹回动脉，这样引起血液在动脉壁与半月瓣之间以及半月瓣与心室壁之间短时间的来回振荡。这种振动沿着动脉传导到胸壁而产生可听取的心音。当主动脉压和（或）肺动脉压升高时，第二心音增强。

**3. 第三心音** 在儿童以及胸壁较薄的成人，在心室舒张早期（快速充盈期）可在心尖部听到一柔和的低强度、低频率的第三心音，其产生的原因是血液由心房冲入心室引起血液在心室壁内来回振荡所致。当心脏负荷过重时，例如充血性心力衰竭时，心室容量增大和心室壁扩张很大，常能听到第三心音。听到第三心音通常是心脏病患者一个重要的症状。在某些异常情况下，当第三心音和第四心音增强时，可产生类似飞奔的马的声音的三联律（称为奔马律）。

**4. 第四心音** 又叫心房音，为一低频音（通常为 20Hz，甚至更少），在正常人偶尔可听到，其成因为心房收缩，心房血液冲入心室，引起血液和心室壁振动所致。

总之，第一心音主要是心室收缩房室瓣关闭所产生，第二心音主要是心室舒张半月瓣关闭所产生，正常情况下，瓣膜开放不产生声音。

## 四、心脏泵血功能的评价

心脏的主要功能是在单位时间内泵出足够的血液以适应机体各器官组织新陈代谢的需要。因此，心输出量的适宜与否，是评价心脏泵血功能的重要指标。以下介绍几种常用的指标。

### （一）心脏的输出量

**1. 每搏输出量和每分输出量** 一侧心室每次收缩时射出的血液量，称**每搏输出量**

(stroke volume, SV),简称搏出量。一侧心室每分钟射出的血液量,称**每分输出量**(minute volume),简称心输出量(cardiac output, CO),等于搏出量与心率的乘积。左、右两心室的心输出量基本相等。通常所说的心输出量是指左心室的输出量。

心输出量与机体的新陈代谢水平相适应,可因性别、年龄及其他生理情况不同而改变。健康成年男性静息状态下,心率平均 75 次 / 分,搏出量 60~80ml(平均为 70ml),心输出量为 4.5~6.0L/min(平均为 5L/min),女性比男性约低 10%,青年时期的心输出量高于老年时期,情绪激动、进食、妊娠和环境温度升高时,心输出量增加或明显增加,剧烈运动时可高达 25~35L/min,麻醉状态下可下降到 2.5L/min。

**2. 心指数** 心输出量是以个体为单位计算的,不同个体之间心输出量也有差别。由于心输出量与体表面积呈正变关系,因此为了比较不同个体之间的心脏功能,生理学上以每平方米($m^2$)体表面积所算出的心输出量,称为**心指数**(cardiac index)。中等身材的成年人体表面积为 1.6~1.7$m^2$,安静和空腹情况下心输出量为 5~6L/min,其心指数为 3.0~3.5L/(min·$m^2$)。安静和空腹情况下的心指数,称为**静息心指数**,可作为比较不同个体心功能的评定指标。年龄在 10 岁左右时,静息心指数最大,可达 4L/(min·$m^2$),以后随年龄增长而逐渐下降,到 80 岁时约为 2L/(min·$m^2$)。肌肉运动、妊娠、情绪激动和进食等生理条件下心指数有不同程度增高。

### (二)射血分数

正常成人,左心室舒张末期容积为 120~130ml,收缩末期容积约 50ml,搏出量约为 70ml。可见,心室每次射血并未把心室内血液全部射出。搏出量占心室舒张末期容积的百分比,称为**射血分数**(ejection fraction)。健康成年人,射血分数为 55%~65%。正常情况下,搏出量始终与心室舒张末期容积呈正比,即当心室舒张末期容积增加时,搏出量也相应增加,射血分数基本不变。但是,在心室异常扩大,心功能减退时,心室舒张末期容积显著增大,尽管搏出量变化不大,但射血分数已经明显下降,表明心脏的泵血功能已经失常。因此,射血分数是评定心脏泵血功能的重要指标。心肌收缩力越强,搏出量越多,心室收缩末期存留血量越少,射血分数越大。

### (三)心脏做功量

心脏所做的功包括:

**1. 外功**(external work) 为血液在循环系统中的运行提供能量,表现为心室收缩时以一定的压力(射血期室内压的净增值),将一定量的血液(搏出量)射入动脉,并给予血液流动的动能(kinetic energy)。前部分为**压力-容积功**(volume-pressure work),后部分为动能功,两者组成每搏功(stroke work)。而心室每分钟所做的外功称为每分功(minute work)。

(1)每搏功:简称搏功,是指心室一次收缩射血所做的功,包括压力-容积功及产生动能所需的功。由于正常情况下后者所占比例很小(只占总外功的 1%),且变化不大,可以忽略不计。压力-容积功等于搏出量乘以射血压。以左心室为例,射血压等于射血期左心室内压-左心室舒张末期内压。由于射血期左心室内压不断变化,测量计算较困难,可用平均动脉压代替,左心室舒张末期压则用平均心房压(约为 6mmHg)代替。因此,

每搏功(J)= 搏出量(L)× 血液比重 ×(平均动脉压 - 左心房压)

若按搏出量为 70ml,平均动脉压 92mmHg,平均心房压为 6mmHg,血液比重为 1.055 计算,则:

每搏功(J)=0.07(L)× 1.055 ×(92−6)(mmHg)× 13.6 × 9.807 ×(1/1000)=0.847J。

(2)每分功:是指心室每分钟收缩所做的功,等于每搏功乘以心率,如心率为 75 次 /

分，则每分功为 0.847 × 75=63.5J/min。

**2. 张力热** 又称内功（internal work），像骨骼肌一样，心脏不仅缩短和移动一定的负荷，以完成上述的机械功（等张收缩），而且还产生和维持主动张力（等长收缩）。在等容收缩期，心室产生和维持很高的压力（张力），没有做任何外功，但肌肉分解 ATP，能量转化为热。心肌的这类耗能称为**张力热**（tension heat），它与心室壁产生的张力（$T$）和心室维持张力的时间（$t$）的乘积（$T \cdot t$）呈正比。而心室张力的大小主要取决于心室泵血所遇到的压力（阻力）。

心脏活动所消耗的能量主要用于张力热的产生，静息状态下，外功消耗的能量只占心脏总耗能的一小部分（10%）。心脏的张力热不仅比外功大得多，而且具有较大的临床意义。冠状动脉疾病患者如身体活动加强时，需要增加心输出量，或主动脉瓣狭窄时，主要的负担不是增加心输出量时要消耗更多的外功，而是要增加张力热，因此，降低心室壁的张力（$T$）——动脉血压，可减轻心脏的耗能负担；此外，减少心缩期的时间（$t$）对心脏也有利。心率加快时，心脏收缩时间所占比例较大。因此心脏病患者在动脉压降低和心率减慢（即 $T \cdot t$ 乘积减小）的情况下，更有利于增加心输出量。

心室总的外功与总耗能的比例，称为心脏的机械效率。正常为 10%~15%。如果心脏的平均耗氧量为 29ml/min，呼吸商定为 0.85，氧的热价为 20.36kJ/L $O_2$（参见第七章），心脏的总耗能为 0.59kJ/min。因此心脏的机械效率 =0.063 72kJ/0.59kJ × 100%=10.8%。所以心脏作为一个泵的机械效率是很低的。

在正常情况下，左、右心室的搏出量相等，但肺动脉平均压仅为主动脉平均压的 1/6 左右，右心室做功量也只有左心室的 1/6 左右。

## 五、影响心输出量的因素

人体具有复杂、完善的调节机制，使心脏的泵血功能适应人体不同生理情况下新陈代谢的需要。如精神激动时心输出量增加 50%~100%，进食可使输出量增加 30%，而人由平卧位突然变成直立位时，心输出量可短时减少 30%，等。但上述变化都会很快恢复正常。这是在复杂的神经和体液机制参与下，通过对心脏和血管活动的综合调节而实现的。这种整体的调节机制（心脏外在调节机制）将在后文介绍。这里仅讨论心脏本身控制心输出量的因素及其作用机制（内在机制）。

心输出量决定于心率和搏出量，人体通过对心率和搏出量两方面调节心输出量。而搏出量又受心脏前负荷、后负荷和心肌收缩能力的影响。

### （一）影响搏出量的因素

心室每次收缩射出血量的多少，取决于心肌纤维缩短的程度和速度。凡是能影响心肌收缩强度和速度的因素都能影响搏出量，而搏出量的调节正是通过改变心肌收缩的强度和速度来实现的。

**1. 心室前负荷与心肌异长自身调节**

（1）心室肌的前负荷：控制心肌收缩强度和速度的一个重要因素是心肌的初长度。心室舒张末期存在于心室内的血液（包括心室收缩期射血后残留的血量和静脉回心血量）即充盈量，所产生的压力决定了心肌在收缩前的初长度。此压力就是心脏的前负荷。所以，在正常情况下可用心室舒张末期的压力表示心室肌的前负荷。而此时的容积表示心室肌的初长度。

（2）心肌的异长自身调节和心定律：1895 年，德国生理学家 Otto Frank 用离体蛙心，1914 年，英国生理学家 Starling 用犬的心－肺标本研究，都观察到在其他情况不变的情况下，在一定范围内，心室的收缩力和搏出量随着心室舒张末期容积（充盈量）的增大而增强，主动脉压也相应升高，但若超出一定范围，则心室容积继续增大时，心肌收缩力和搏出量不仅不再增加，反而出现室内压下降的情况。心肌收缩力和搏出量与心室舒张末期容积之间的这一相互关系称为 Frank-Starling 机制，以纪念确定它的两位生理学家。也称 Starling 心定律（law of the heart）（图 4-5，图 4-6）。

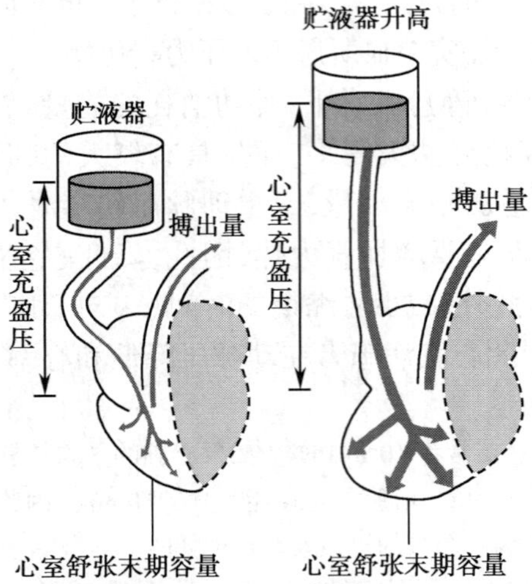


图 4-5 Starling 心定律的实验装置

升高贮液器引起心室充盈压升高，更多的血液进入心室，由此牵张心肌，产生较强的收缩，搏出量也相应增加

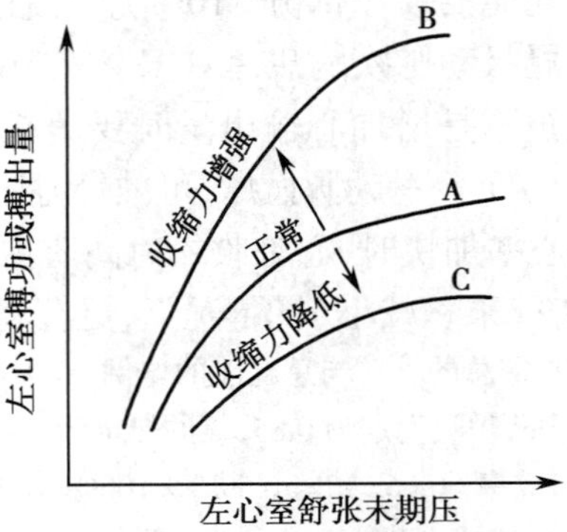


图 4-6 心室功能曲线

A. 正常心功能曲线；B. 心功能曲线上移，表示心室收缩能力增强；C. 心功能曲线下移，表示心室收缩能力降低

（3）心功能曲线：为了分析前负荷和初长度的心脏泵血功能的影响，可在实验中稳定动脉血压不变，逐步改变心室舒张末期的容积（相当于初长度），同时心室舒张末期压力（相当于前负荷）也相应改变，并测量射血心室的搏出量，将一系列心室的搏出量数据对应心室舒张末期压力或容积，绘制成心室舒张末期压力与每搏功的关系线，即为**心室功能曲线**（ventricula function curve）（见图 4-6）。

心室功能曲线分三段：①心室舒张末期压在 5~15mmHg 的范围内为曲线的上升支，随着心室舒张末期压的增大，心室的每搏功也增大。通常情况下，左心室舒张末期压仅 5~6mmHg，而左心室舒张末期压为 12~15mmHg 是心室的最适前负荷，说明心室有较大的初长度储备。心室通过前负荷 - 初长度的增加（异长自身调节）使心脏泵血功能增强的贮备能力是很强的。②心室舒张末期压在 15~20mmHg 范围内，曲线趋于平坦，表明前负荷在此范围内变动时对每搏功和心室泵血功能影响不大。③心室舒张末期压超过 20mmHg 时，曲线仍平坦或只轻度下倾，并不出现明显的降支，说明充盈压即使超过 20mmHg，每搏功和搏出量保持不变或仅轻度减少。只有在心室发生严重病理性变化时，心功能曲线才出现明显的降支。

心室功能曲线的特点：正常心室功能曲线的特点是不出现明显的降支，是因为心肌细胞外间质内含有大量劲度较大的胶原纤维，因而心肌的伸展性较小，处于最适初长度时，产生的静息张力已很大，从而阻止心肌细胞继续被拉长。尽管前负荷很大，心肌肌节初长度一般不会超过 2.25~2.30μm。心肌细胞这种抵抗过度延伸的特性，对心脏泵血功能有重要生理意义，它使心脏不会因回心血量明显增加而引起搏出量和每搏功明显下降。心室功能曲线不出现下降支，并不是心肌初长度超过最适初长度之后，心肌的收缩功能依然不受影响，而是在这种情况下，初长度不再与前负荷呈平行关系。

(4)异长自身调节的意义:异长自身调节即 Frank-Starling 机制的意义是在任何心率时增加静脉回心血量,由于增加心室舒张末期容积,因此增加搏出量将自动增加心输出量。这种相互关系的一个重要功能是维持右心室和左心室输出量相等,维持心室舒张末期充盈血量和搏出量之间的动态平衡,防止心室舒张末期压力和容积发生过度和过久改变。如当体位突然改变或动脉血压突然升高,以及当左右心室搏出量不平衡等引起充盈量变化时,通过异长自身调节机制改变搏出量使之与充盈量之间达到新的动态平衡。例如,当右心室突然开始泵出比左心室更多的血液,返回左心的血液增加,将导致自动增加左心室的输出量,从而使血液不会堆积于肺循环。然而,当机体发生持续的、剧烈的循环功能变化时,异长自身调节机制的作用不大,此时主要靠心肌收缩能力的变化来调节。

(5)影响前负荷的因素:心室充盈量 = 静脉回心血量 + 心室射血后剩余血量。

1)影响静脉回心血量因素

A. 心室舒张充盈期的长短:当心率增快,充盈期缩短,心室充盈不完全,静脉回心血量减少;反之,心室充盈时间延长,静脉回心血量增多。但在心室完全充盈后继续延长充盈时间将不能进一步增加静脉回心血量。

B. 静脉血回流速度:回流速度快,静脉回心血量大;反之,静脉回心血量小。静脉血回流速度取决于外周静脉压与心房压和心室压之差。压力差愈大,愈有助于静脉血回流心室。当外周静脉压增高(如循环血量增多,外周静脉血管壁收缩张力增高等)和/或心房心室内压降低时,静脉血回流速度加快。

C. 心室舒张功能:心肌舒张期肌质 $Ca^{2+}$ 回降速率快,$Ca^{2+}$ 与肌钙蛋白解离快,心肌舒张速率快,快速充盈期心室产生的负压大,抽吸作用强,静脉回心血量多。

D. 心包内压:正常情况下,心包有防止心室过度充盈的作用。当发生心包积血时,心室内压增高,可使心室充盈受限制,导致静脉回心血量减少。

E. 心室顺应性(即心室的可扩张性、可塑性,心室壁受外力作用时发生变形的难易程度):心室顺应性降低时(如心肌纤维化或瘢痕形成、心肌肥厚等),心室充盈量将降低。

2)影响心室射血后余血量的因素:如果静脉回心血量不变,心室射血后剩余血量多,将会使充盈量增加,前负荷增加,搏出量增加;但另一方面,因为心室射血后剩余血量多,将会使心室舒张期室内压增高,从而使静脉回心血量减小,因此,心室充盈量并不一定增加。

**2. 心肌收缩能力对搏出量的影响——等长自身调节** 运动和体力劳动时,搏出量增加,但舒张末期容积不一定增大,甚至可能会稍小,这种情况下搏出量的增加则主要是靠**心肌收缩能力**(myocardial contractility)的变化即变力(inotropic)作用来调节的。心肌收缩能力是心肌细胞功能状态或其内在特性的一种描述,是指在任何长度时产生力量的能力(大小),它并不决定于前负荷和后负荷(后述),而是决定于心肌细胞兴奋-收缩耦联的各环节,主要是肌球蛋白 ATP 酶的活性和被活化的横桥数目。而活化(即与肌动蛋白结合)的横桥数目又取决于肌质内 $Ca^{2+}$ 的浓度和肌钙蛋白 $Ca^{2+}$ 的结合力。心肌收缩能力与搏出量和每搏功呈正变关系,当心肌收缩能力增加时,搏出量和每搏功明显增加,搏出量的这种调节与心肌的初长度无关,而是通过调节心肌收缩活动的强度和速度实现的,因此称为**等长自身调节**(homeometric autoregulation)。

许多因素可影响心肌收缩能力,如支配心脏的交感神经兴奋或血中儿茶酚胺(肾上腺素和去甲肾上腺素)浓度增加,心肌收缩能力增强,心肌纤维缩短的速度和程度增加,室内压上升速度加快，上升的峰值增高，结果搏出量和每搏功增加，心功能曲线向左上方移位。此外，咖啡因、茶碱、强心苷都有增强心肌收缩力的作用，使心功能曲线向左上方移位，而刺激迷走神经、ACh、缺氧、高碳酸血症、酸中毒等都可使心肌收缩力减弱，搏出量减小，心功能曲线向右下方移位。

**3. 后负荷对搏出量的影响** 心肌在收缩时遇到的负荷称**后负荷**。对心室而言，大动脉血压起着后负荷的作用。动脉血压的变化将影响心室肌的收缩过程，从而影响搏出量。在心率、心肌初长度和心肌收缩能力不变的情况下，动脉血压（后负荷）升高时，引起心室等容收缩期延长而射血期缩短，射血期心肌纤维的缩短速度和幅度均减小，射血速度减慢，搏出量减少。由于搏出量减少导致射血后心室内剩余血量增多，若此时静脉血液回流量不变，则心室舒张末期充盈血量增多即初长度增加，通过Frank–Starling机制，使搏出量增加，可纠正由于动脉血压升高引起的搏出量减小，从而使机体在动脉压升高的情况下，能够维持适当的心输出量。如果动脉血压长期持续升高，需要增加心肌的收缩能力，以维持适当的心输出量，这种心输出量的维持是以增加心肌收缩力为代价的，久而久之心室将出现肥厚的病理性改变，导致泵血功能减退。

**4. 心室容积压力环** 为了更好地理解左心室泵血机制，这里介绍一个压力–容积环概念，它对于分析和理解左心室泵血功能及评价心脏做功量是十分有意义的。

在一个心动周期中，以左心室容积改变为横坐标，左心室压力变化为纵坐标，绘制成**心室压力–容积环**（ventricular pressure–volume），描绘出左心室压力和容积这两个变量的变化过程和相互关系（图4–7）。

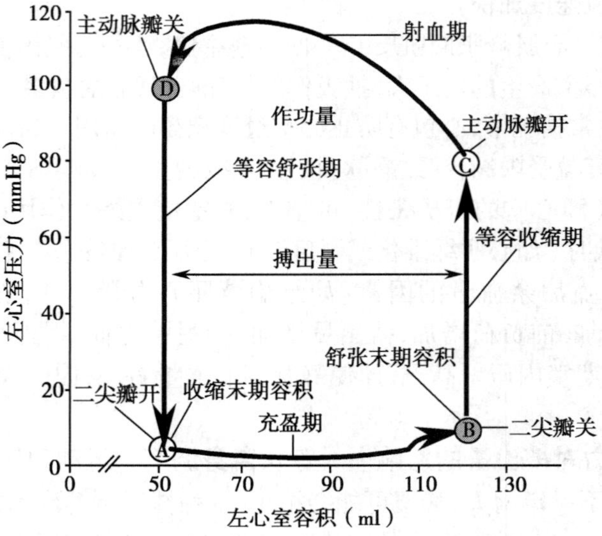


图4–7 心室压力–容积环（曲线）

说明在一个心动周期室内容积与压力变化的相互关系。切线覆盖的面积为心脏做功量（外功）

图4–7中黑色粗箭头包绕部分描绘出一个正常心动周期中左心室压力–容积变化过程和相互关系，形成一个容积–压力环（P–V环）。它的面积代表心脏一个心动周期的做功量（外功）。P–V环的底边（从A点到B点）为左心室充盈期，从心室容量约50ml，舒张期压为2~3mmHg，分别增加到120ml和5~7mmHg。环的右边（从B点到C点）为等容收缩期，心室容积不变，所有瓣膜关闭，但室内压升高到等于主动脉压，约80mmHg。环的顶边（从C点到D点）为射血期。由于心室较强的收缩，使内压更加升高，同时由于主动脉瓣打开，血液射入主动脉，心室容积降低。环左边（从D点到A点）为等容舒张期。在射血期末（D点）主动脉瓣关闭。左心室压迅速降至舒张初期水平，心室容积不变，曲线回到起始点（A点），又一次心室充盈即将开始。

当心脏泵血量增大（如交感神经兴奋）时，P–V 环面积增大，由于心舒期心室充盈较多血量，环向右扩展，由于心室收缩压增大，环向上扩展，由于心室收缩至更小的容积，环向左进一步扩展。P–V 环包绕的面积代表心脏的做功量，环所包绕的面积越大，表示心脏做功量越大。

左心室 P–V 环比较形象地描绘出一个心动周期中，室内压与容积之间的变化规律和两者的相互关系，以及一次心动周期期间的做功量。

### （二）心率对心输出量的影响

心输出量是搏出量与心率的乘积。心率增快，心输出量增加，但心率加快时，心动周期缩短主要是舒张期缩短。舒张期缩短，则充盈时间缩短，充盈血量减少，心室舒张末期容积减小，搏出量减小。因此，心率太快（超过 170~180 次 / 分）时，心室充盈时间明显缩短，充盈量显著减少，搏出量大大减小，此时虽然心率快，但心输出量反而降低（图 4–8）。反之，若心率太慢，低于 40 次 / 分，心输出量也会减少。因为当心室舒张期延长至一定时间，心室充盈已至极限，此时再延长舒张时间也不能再增加充盈量和搏出量。所以心率减慢在一定范围内搏出量可增加，但若再进一步减慢，则搏出量不会进一步增加，反而使心输出量减少。可见，心搏频率最适合时，心输出量最大，心率过快或过慢，心输出量都会减少。

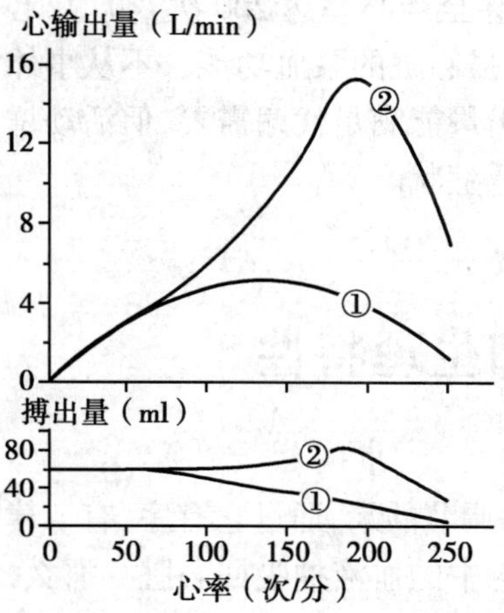

图 4–8 心率对心输出量的影响
曲线①为一般健康人安静状态下，心率超过 150 次 / 分时心输出量下降；曲线②为有体育锻炼的人的心输出量，当心率超过 200 次 / 分时心输出量才下降

训练有素的运动员，心肌发育良好，收缩力强，射血分数增加，射血期可略缩短，心舒期相对延长，心室舒张时的抽吸力强，而且在运动时，由于呼吸运动及肌肉收缩等因素促进静脉血回流，使心室充盈较快。因此，运动员心率超过 150 次 / 分时，搏出量和心输出量还能增加，当心率超过 200 次 / 分时，搏出量和心输出量才开始下降（图 4–8）。

## 六、心脏泵血功能的贮备

心脏的泵血功能能够适应机体不同生理情况下的代谢需要。成人静息状态下心输出量为 5L 左右，强体力劳动时，心输出量可达 25~30L，为静息时的 5~6 倍。这表明健康人心脏泵血功能有一定的贮备能力。心输出量随机体代谢需要而增加的能力，称为心泵功能贮备或**心力贮备**（cardiac reserve）。心力贮备可分为心率贮备和搏出量贮备（图 4–9）。

### （一）心率贮备

健康成人静息时心率平均为 75 次 / 分，在剧烈活动后可达 170~180 次 / 分，为静息时的 2 倍多。因此，动用心率贮备是提高心输出量的重要途径。但心率超过 170~180 次 / 分时，心输出量反而会减少。

### （二）搏出量贮备

正常成年人静息搏出量约为 70ml，而强体力劳动时，搏出量可提高到 150ml 左右。搏出量的贮备来源于两方面，即收缩

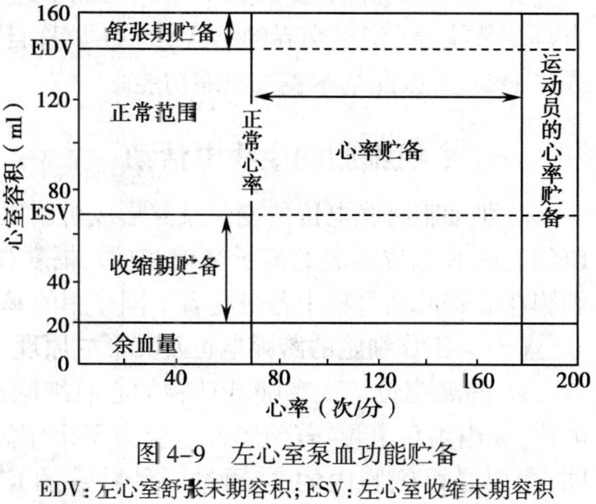

图 4–9 左心室泵血功能贮备
EDV：左心室舒张末期容积；ESV：左心室收缩末期容积

期贮备和舒张期贮备。

**1. 收缩期贮备** 正常静息时,左心室射血之末约有 50ml 的剩余血量,当心脏作最大限度收缩后,心室收缩末期容量降至 10~20ml。静息状态下心室收缩末期容量与心室作最大射血后余血量之差就是收缩末期贮备,为 30~40ml。

**2. 舒张期贮备** 静息情况下,左心室舒张末期容量 120~130ml,当心室作最大限度舒张时,舒张末期容量可达 150~180ml,舒张末期容量贮备为 30~60ml。

心力贮备反映泵血功能对代谢需要的适应能力。坚持体育锻炼的人,心肌纤维增粗,心肌的收缩能力增强,因而收缩期贮备增加。同时,由于运动员的基础心率比一般健康人低,因此心率贮备也较大,在剧烈运动时其心率可增快 2~3 倍,甚至当心率达 200 次 / 分时,心输出量仍不减少。可见体育锻炼能有效地提高心力贮备,增强心脏的泵血功能。不从事体育锻炼或有心脏疾病的人,因心力贮备小,虽然静息时心输出量能满足代谢需要,但活动增加时,心输出量却不能相应增加,会出现心慌气喘、头晕目眩等症状。

## 第二节 心肌的生物电活动和生理特性

如前所述,心脏主要起一个泵的作用,而且是一个可自动调节的泵,通过它有序、有节律地收缩与舒张,不断将心脏中的血液驱出,同时又不断将静脉中的血液抽吸回心脏。那么,心脏为什么能自动地兴奋?心房和心室为什么能有规律地交替收缩和舒张?这就必须了解心肌的生理特性,包括心肌细胞的自动节律性、兴奋性、传导性和收缩性,而这些特性是和心肌细胞的生物电活动密切相关的,本节我们将首先介绍心肌细胞的生物电现象,然后讨论心肌的生理特性。

根据组织学、电生理及功能特点,可将心肌细胞粗略地分为两类:一类为普通的心肌细胞(包括心房肌、心室肌细胞),这类细胞具有兴奋性、传导性和收缩性。但是,在正常情况下不具有自动产生节律性兴奋的能力,即不具有自动节律性,故称为非自律细胞,这些细胞的细胞质中有丰富的肌原纤维,具有较强的收缩性,又可称为收缩细胞或工作细胞;另一类是一些特殊分化了的心肌细胞,它们组成了心脏的特殊传导系统(包括窦房结、结间束、房室交界、房室束和浦肯野纤维)(图 4-10)。这类心肌细胞不仅具有兴奋性和传导性,而且具有自动节律性(房室交界的结区除外),故称自律细胞。这类细胞的细胞质中肌原纤维很少或完全缺乏,因此基本丧失收缩功能。

### 一、心肌细胞的生物电活动

心肌细胞跨膜电位的变化及其形成机制比骨骼肌和神经细胞的复杂,而且,不同类型心肌细胞跨膜电位形成的离子基础、波形、幅度和持续时间也有一定差别,这是不同类别心肌细胞在心脏活动过程中各自起着不同作用的基本原因。

#### (一)工作细胞的跨膜电位及其形成原理

**1. 静息电位** 人和哺乳动物的心肌细胞在静息状态下,膜两侧呈极化状态,膜外为正电位,膜内为负电位,若使膜外电位为零,膜内电位约为 -90mV。其形成机制与神经纤维相同,主要是由细胞内的 $K^+$ 通过一种特殊的 $K^+$ 通道——内向整流 $K^+$ 通道(inward rectifier

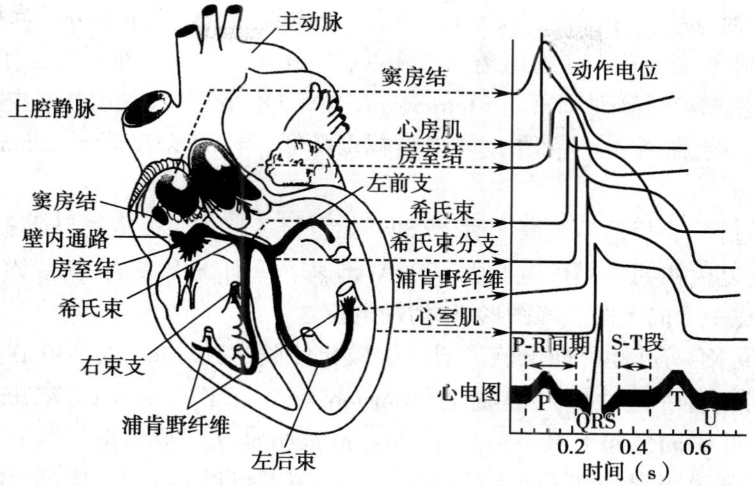


图 4-10 心脏的传导系统和心脏各部分心肌细胞的跨膜电位与心电图

channel，$K_{ir}$）向细胞外扩散形成的内向整流 $K^+$ 电流（inward rectifying $K^+$ current，$I_{K1}$），接近 $K^+$ 平衡电位，这是由于心肌细胞静息时还有少量 $Na^+$ 内流（通过渗漏通道）造成的背景电流（$I_b$）及生电 $Na^+$ 泵外向电流。

**2. 动作电位** 心肌工作细胞（以心室肌细胞为例）的动作电位，与神经纤维、骨骼肌细胞动作电位比较，其主要特点在于复极过程比较复杂，持续时间很长，降支与升支很不对称。一般可将其分为 0、1、2、3、4 五个时期，其中 0 期为去极化过程，1~3 期为复极化过程，4 期为静息期（图 4-11）。心肌细胞动作电位各时相的变化是由于细胞膜对 $Na^+$、$K^+$、$Ca^{2+}$ 的通透性改变引起的。膜通透性的改变可改变这些离子跨膜运动的速率，从而改变膜电压（位）（$V_m$），而膜通透性这种改变是这些离子特异性通道的开放与关闭造成的。

（1）去极过程：去极过程又称 0 期。膜内电位由静息时的 -90mV 迅速上升到 +30mV 左右，即出现去极化和反极化过程，形成动作电位图形的上升支。此期极短暂，仅占 1~2 毫秒，但去极幅度很大，达 120mV，且去极（上升）速度（称为 $dV/dT$）很快，膜内电位上升的最大变化速率（$V_{max}$）可达 200~400V/s。

心室肌细胞 0 期去极化的离子机制类似神经纤维与骨骼肌细胞，是由 $Na^+$ 通道开放和 $Na^+$ 内流引起的。当心肌细胞受到有效刺激（正常情况下这种刺激来自邻近细胞的动作电位），使膜去极化达阈电位（65~70mV）时，激活膜上的 $Na^+$ 通道开放（激活门打开），$Na^+$ 顺其浓度梯度和电位梯度由膜外快速流入膜内，$Na^+$ 内流使膜内负电位进一步减小，这又打开更多的 $Na^+$ 通道，造成更大量的 $Na^+$ 内流，膜内负电位更加迅速减少（即形成 $Na^+$ 通道开放的再生性循环），直至膜内、外电位倒转（即膜内为正，膜外为负）。$Na^+$ 通道是快通道（fast channel），其激活（开放）与失活（关闭）都很快。当膜去极化达 0mV 左右时，$Na^+$ 通道就开始关闭，

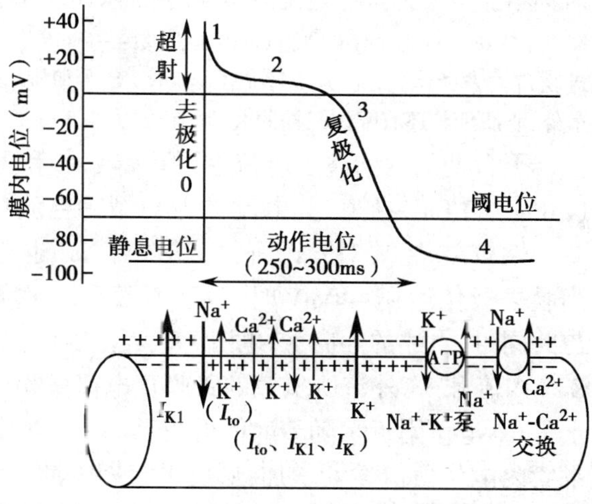


图 4-11 心室肌细胞动作电位的离子转运

达 +20~+30mV 时几乎完全关闭，$Na^+$ 内流停止。此时膜电位接近但没有达到 $Na^+$ 的平衡电位（−70mV）。在 0 期，膜对 $K^+$ 的通透性也降低，$K^+$ 外流减少（$I_{K1}$ 抑制），也有助于膜的去极化。心室肌细胞 $Na^+$ 通道对河豚毒（tetrodoxin，TXX）不敏感。因此，0 期去极化幅度受细胞外 $Na^+$ 浓度影响，胞外 $Na^+$ 降低，动作电位幅度降低，当 $Na^+$ 浓度降至 20mmol/L 时无动作电位产生。

（2）复极过程：去极达到顶峰之后，立即开始复极。整个复极过程包括 3 个阶段。

1 期（快速复极初期）：膜内电位由 +30mV 迅速下降到 0mV 左右，持续约 10 毫秒。0 期和 1 期一起形成一个向上的尖峰图形，称为锋电位。

1 期主要由 $K^+$ 一过性外向电流形成。去极化使膜达到峰值（约 +30mV）时，快 $Na^+$ 通道失活，而打开一种一过性外向 $K^+$ 通道（transient outward $K^+$ channel），$K^+$ 顺着其浓度差及电位差外流，产生**瞬时外向电流**（transient outward current，$I_{to}$），膜内电位迅速下降到 0mV 左右。$I_{to}$ 可被 $K^+$ 通道阻滞剂四乙基铵（TEA）和 4– 氨基吡啶（4–AP）阻断，说明 $K^+$ 是 $I_{to}$ 的主要离子成分。因此，$K^+$ 的一过性外流是形成 1 期的主要原因。

2 期（平台期）：当 1 期复极达到 0mV 左右时，复极过程变得非常缓慢，记录的动作电位图形较平坦，称**平台期**（plateau），持续 100~150 毫秒，是整个动作电位持续（200~300 毫秒）时间长的主要原因，是心室肌动作电位区别于神经和骨骼肌动作电位的主要特征。

平台期的形成是由于该期间外向电流（$K^+$ 外流）和内向电流（主要是 $Ca^{2+}$ 内流）同时存在。在平台的初期，外向电流和内向电流两者处于平衡状态，随后，内向电流逐渐减弱，外向电流逐渐增强，总的结果出现一种随时间推移而逐渐增强的微弱的净外向电流，导致膜电位的缓慢复极化。

平台期的外向离子流是由 $K^+$ 携带的。心肌细胞膜的 $K^+$ 通道有多种，产生多种 $K^+$ 电流，包括：①一过性外向 $K^+$ 通道，其电流称为**瞬时外向 $K^+$ 电流**（transient outward $K^+$ current，$I_{to}$），在膜电位为正值时短暂开放，引起一过性 $K^+$ 外流，形成复极 1 期（但直到 2 期后不完全失活）。②内向整流 $K^+$ 通道（inward rectifying $K^+$ channel），其电流为**内向整流 $K^+$ 电流**（inward rectifying $K^+$ current，$I_{K1}$），是形成静息电位的主要电流，在膜内电位负值较大时，通过 $K^+$ 外流维持静息电位（复极 4 期），在膜电位接近 0mV 或正值时（如平台期）$K^+$ 电流很小或没有 $K^+$ 电流（在 0~2 期处于抑制状态），随着膜电位逼近静息电位而增大，因此参与复极 3 期后阶段的复极。当膜电位处于正电位或负值较小时，$I_{K1}$ 通道对 $K^+$ 的通透性降低，$K^+$ 外流小，称为**内向整流**。③外向整流 $K^+$ 通道（outward rectifying $K^+$channel），其电流为**外向整流 $K^+$ 电流**（outward rectifying $K^+$ current，$I_K$），是 3 期复极化的主要外向 $K^+$ 电流，在 4 期此电流关闭，当膜去极化时缓慢激活，阻碍膜的去极化，故又称延缓整流 $K^+$ 电流（delayed rectifying $K^+$ current），复极至 −10mV 时充分激活，充分复极化时通道缓慢关闭，其衰减过程促进膜自动去极化（见后）。$I_K$ 有快（rapidly）激活和慢（slowly）激活两种成分，即 $I_{Kr}$ 和 $I_{Ks}$。除电压门控 $K^+$ 通道外，心肌细胞还有配体门控的 $K^+$ 通道，如 ACh 和 ATP 敏感的 $K^+$ 通道（分别形成 $I_{K-ACh}$，$I_{K-ATP}$）。

平台期的内向离子电流主要是由 $Ca^{2+}$ 和少量 $Na^+$ 携带的。心肌细胞膜上存在 L（long-lasting）型 $Ca^{2+}$ 通道，其电流称为 **L 型钙电流**（long lasting calcium current，$I_{Ca-L}$）。该通道的专一性较差，主要对 $Ca^{2+}$ 通透，其次对 $Na^+$ 也有通透性，但比对 $Ca^{2+}$ 的通透性小 70~100 倍。当膜去极化达到 −40mV 时，该通道激活，$Ca^{2+}$ 顺其浓度梯度流入膜内，倾向于使膜去极化；与此同时，上述的外向 $K^+$ 电流（$I_{to}$、$I_{K1}$、$I_K$）主要是 $I_K$ 倾向于使膜复极化。在平台期的早期，$Ca^{2+}$ 内流和 $K^+$ 外流所负载的跨膜正电荷量相当，因此膜电位稳定于 1 期复极所达到的电位水平（0 电位附近），随着时间的推移，$Ca^{2+}$ 通道逐渐失活（关闭），$K^+$ 外流（$I_K$）逐渐增强，结果膜内电位负值逐渐增加，形成平台期晚期。此外，$Na^+$–$Ca^{2+}$ 交换（3 个 $Na^+$ 进入膜内，1 个 $Ca^{2+}$ 出膜外，因此产生净的内向电流）对平台晚期的维持也起重要作用。

心室肌的L型$Ca^{2+}$通道的激活、失活及复活过程都很慢，故称慢通道（slow channel）。$Ca^{2+}$内流不仅参与心肌细胞动作电位平台期的形成，而且$Ca^{2+}$进入心肌细胞还可引起细胞内贮存的$Ca^{2+}$释放（钙诱发的钙释放，见第二章第一节），从而发动肌肉收缩。该通道可被$Mn^{2+}$及$Ca^{2+}$通道拮抗剂如维拉帕米（verapamil）所阻滞；阻滞心肌细胞$Ca^{2+}$通道，减少$Ca^{2+}$内流，可缩短动作电位的平台期及心肌细胞收缩的强度。

3期（快速复极末期）：在2期复极末，膜内电位负值逐渐增加，延缓为3期。2期和3期之间没有明显界限。在动作电位3期，复极化速度加快，膜内电位由0mV左右迅速下降至-90mV，完成整个复极化过程。此期历时100~150毫秒。

3期复极是由于L型$Ca^{2+}$通道失活关闭，内向离子电流终止，而外向$K^+$电流（$I_K$）进一步增大所致。到3期末，随着膜电位负值增加，外向的$I_{K1}$也增大，而后者又进一步使复极化过程加快，导致膜的复极化越来越快，直至复极化完成。

从0期去极化开始到3期复极化完毕这段时间，称为动作电位时程（action potential duration）。心室肌细胞动作电位时为200~300毫秒。

4期（静息期）：又称动作电位4期，此期间，心室肌细胞的电位虽恢复到静息水平，但膜内、外离子分布尚未恢复。在动作电位形成过程中，有一些$Na^+$和$Ca^{2+}$进入细胞，而一些$K^+$流出细胞。膜内$Na^+$升高可激活$Na^+$-$K^+$泵主动转运活跃进行，逆着浓度梯度将去极化过程中进入膜内的$Na^+$排出膜外，又将复极化过程中外流的$K^+$泵回细胞内，以恢复细胞内、外正常的浓度梯度（见图4-11）。在4期，$Ca^{2+}$的逆浓度梯度移向膜外是以$Na^+$-$Ca^{2+}$交换的形式进行的，即$Ca^{2+}$的主动转运出细胞外是由$Na^+$顺浓度梯度流入细胞内提供能量（势能）。由于细胞外高$Na^+$势能贮备的维持有赖于$Na^+$-$K^+$泵的作用，因此，$Ca^{2+}$的主动转运也是由$Na^+$-$K^+$泵间接提供能量的（属继发性主动转运）。抑制$Na^+$-$K^+$-ATP酶的药物，如毒毛花苷G（oubain）及洋地黄（digitalis）使细胞内的$Na^+$含量升高而使细胞内、外的$Na^+$梯度降低，因此使$Na^+$的内流量降低，导致$Na^+$-$Ca^{2+}$交换量降低。由于外流的$Ca^{2+}$减少，细胞内的$Ca^{2+}$增加，则心肌收缩力增加（强心作用）。还有部分$Ca^{2+}$是通过细胞膜上的$Ca^{2+}$泵（$Ca^{2+}$-ATP酶）排出细胞的。$Na^+$-$K^+$泵及$Na^+$-$Ca^{2+}$交换是持续进行的，不过在动作电位的不同时期，其活动强度随当时膜内外不同离子分布情况的改变而改变，这对维持细胞膜内、外离子分布的稳定性起重要作用。

由上述可见，在一次动作电位过程中发生被动和主动离子转移。被动离子转移取决于膜通透性的改变，即离子通道的开放和关闭，由此产生的各种离子电流引起膜电位的变化，即产生动作电位（图4-12）。主动离子转移则能保持各种离子在细胞膜两侧

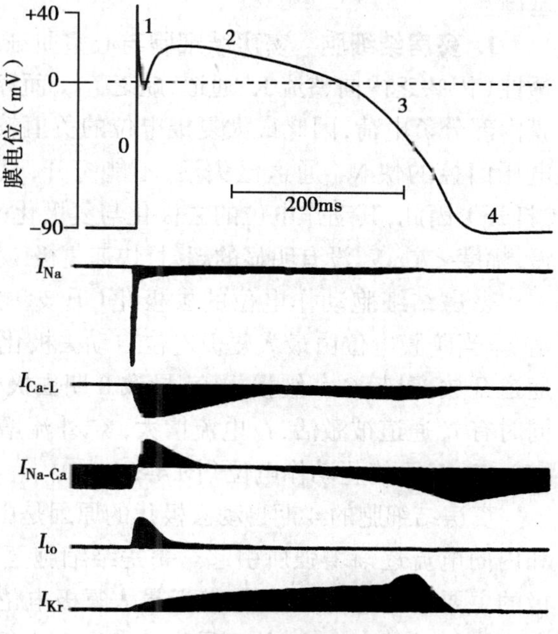


图4-12　心室肌细胞跨膜电位及其离子电流示意图
位于基线以下的离子流为内向电流
位于基线以上的离子流为外向电流
$I_{Kr}$和$I_{Ks}$是$I_K$的两种成分（分别是慢激活成分和快激活成分）

的不对等分布，从而保持细胞膜的正常兴奋性，使动作电位得以不断地进行下去。

心房肌静息电位负值较小，约为 –80mV。心房肌细胞动作电位的形态及形成原理与心室肌基本相同，但无明显的 2 期，复极化较快，故 2 期和 3 期的区分不明显，动作电位的时程也较短（150~200 毫秒）（图 4–13）。

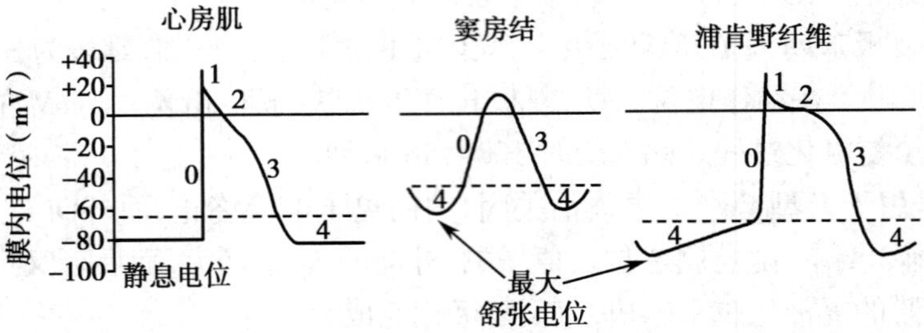


图 4–13　心房肌、窦房结和浦肯野纤维的跨膜电位

虚线为阈电位

### （二）自律细胞的跨膜电位及其形成机制

心脏特殊传导系统中的自律细胞，主要包括窦房结中的 P 细胞和浦肯野细胞。自律细胞的“静息电位”不稳定，具有自动去极化现象，因此可以说没有“静息”电位，其最大复极化时的电位称为**最大复极电位**（maximal repolarization potential），也称最大舒张电位（maximal diastolic potential）。复极化达最大复极电位后，立即自发地缓慢去极化。去极化达阈电位后又引起动作电位，如此周而复始。因此，4 期自动去极化是自律细胞产生自动节律性兴奋的基础。

**1. 窦房结细胞**　窦房结细胞与心室肌细胞明显不同，静息时对 $K^+$ 没有持久恒定的通透性（因缺乏内向整流 $K^+$ 通道，缺乏 $I_{K1}$），而存在 $Na^+$ 渗漏通道，经常有少量 $Na^+$ 内流，中和膜内部分负电荷，因此最大复极电位的负值较小，介于 –60~–70mV，在这种膜电位情况下，电压门控的快 $Na^+$ 通道已失活，不能打开，只有慢 $Ca^{2+}$ 通道（L 型 $Ca^{2+}$ 通道）才能被激活（打开），因此，其动作电位的去极化与复极化的发生都比心室肌细胞慢，0 期去极化历时缓慢，幅度 <70mV，没有明显的超射、快速复极 1 期和 2 期（平台期）（图 4–13）。

窦房结细胞动作电位的去极化（升支）主要是由 $Ca^{2+}$ 内流引起的（通过 L 型 $Ca^{2+}$ 通道）。当跨膜电位由最大复极电位自动去极化达到阈电位（约 –40mV）时，膜上的 L 型 $Ca^{2+}$ 通道开放，引起 $Ca^{2+}$ 缓慢内流，导致 0 期去极化。随后 $Ca^{2+}$ 通道逐渐失活，$Ca^{2+}$ 内流停止，同时有 $I_K$ 通道被激活，$I_K$ 电流增大，$K^+$ 外流增加，膜便复极化形成 3 期，最终膜内电位达到 –60~70mV 而终止动作电位（图 4–14 左）。

窦房结细胞的 4 期自动去极化的原因是由于窦房结细胞 4 期存在的外向电流逐渐减弱和内向电流逐渐增强所引起。窦房结细胞至少存在 3 种离子电流：①$I_K$：是窦房结 3 期复极的主要外向电流，当复极接近最大复极电位时，$I_K$ 通道开始关闭，$K^+$ 外流逐渐减小，使内向电流超过外向电流，从而导致 4 期自动去极化。②$I_f$：一种奇特的（funny）主要由 $Na^+$ 负载的内向电流（$I_f$ 与心肌细胞去极化的快 $Na^+$ 电流不同，它不被河豚毒素所阻断，可被铯阻断），$I_f$ 在动作电位复极到 –50mV 以下（超极化）时开始激活，其激活程度随着复极的进行膜内负电位的增加而增加，至 –100mV（超极化）充分激活。由于窦房结 P 细胞的最大复极电位 –70mV，在此电位水平，$I_f$ 通道激活十分缓慢，电流也小，因此 $I_f$ 在窦房结细胞 4 期自动去极化过程中所起作用较少。③内向钙电流——**瞬时钙电流**（transient calcium current，$I_{Ca-T}$），在 4 期去极化末即膜电位达到 −55mV 激活，$Ca^{2+}$ 内流，加速 4 期去极化。因此，降低细胞内 $Ca^{2+}$ 或给予 $Ca^{2+}$ 通道阻滞剂，可降低窦房结细胞动作电位幅度及 4 期自动去极化速度。此外，窦房结细胞还存在较小的恒定的**背景电流**（background current，$I_b$），由 $Na^+$ 携带（通过 $Na^+$ 渗漏通道）。$I_b$ 的去极化作用与复极化外向电流 $I_K$ 相对抗，由于 $I_K$ 进行性减小，使抗衡 $I_b$ 的作用越来越小，导致膜内正电位不断增加，这可能是窦房结 4 期自动去极化的重要原因。由于窦房结存在多种起搏电流，这就为窦房结细胞提供了一个安全因素，所以如果抑制任一电流，仍有其他离子流完成 4 期自动复极化过程。

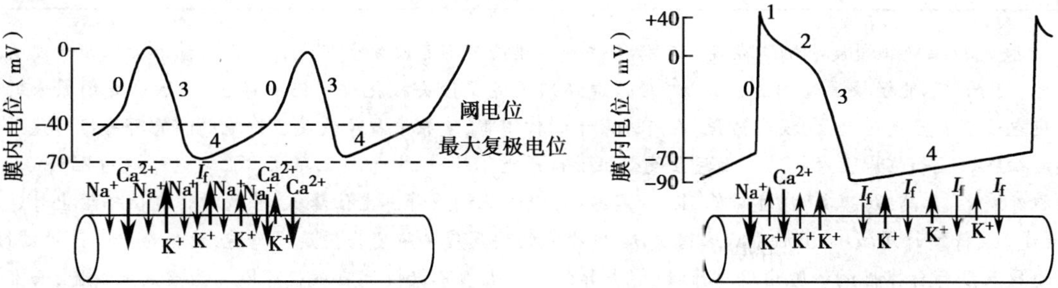


图 4–14 窦房结细胞（左）和浦肯野细胞（右）动作电位及 4 期自动去极化的原理

**2. 浦肯野细胞** 浦肯野细胞动作电位的波形与心室肌细胞相似，产生的离子基础也基本相同，其最大复极电位比心室肌静息电位更负，阈电位为 −70mV。不同的是其 0 期去极化速度比心室肌快；1 期较心室肌细胞更明显；在 1 期和 2 期之间可形成一个明显的切迹；动作电位时程比其他心肌细胞长。浦肯野细胞 4 期自动去极化的原理主要是由于外向电流 $I_K$ 减弱和内向电流 $I_f$ 增强所致。与窦房结细胞相比，$I_K$ 衰减而引起的 $K^+$ 外流减少在浦肯野细胞 4 期自动去极化中所起的作用较小，而 $I_f$ 在其中发挥重要作用（图 4–14 右）。因此，$I_f$ 也称起搏电流（pacemaker current）。

**3. 快反应动作电位和慢反应动作电位** 根据动作电位 0 期去极化的速度和幅度及其产生的原理不同，可将心肌细胞所产生的动作电位分为快反应电位（fast response potential）和慢反应电位（slow response potential），而产生这两类不同电位的细胞分别称为快反应细胞（fast response cell）和慢反应细胞（slow response cell）。

快反应细胞和慢反应细胞具有不同的电生理特性。详见表 4–1。

**表 4–1 心肌快反应细胞与慢反应细胞比较表**

| 电生理特性及其他 | 快反应细胞 | 慢反应细胞 |
|---|---|---|
| 类型（主要依动作电位 0 期分） | 快反应电位 | 慢反应电位 |
| 通道激活、失活及形成 0 期速度 | 快 | 慢 |
| 0 期主要离子流 | 快通道开放，快 $Na^+$ 内流 | 慢通道开放，慢 $Ca^{2+}$ 内流 |
| 静息电位 | −80~−90mV | −55~−65mV |
| 阈电位 | −60~−70mV | −30~−40mV |
| 动作电位去极化幅度 | 大（100~130mV） | 小（60~70mV） |
| 去极化速度 | 快（200~400V/s） | 慢（1~10V/s） |

续表

| 电生理特性及其他 | 快反应细胞 | 慢反应细胞 |
|---|---|---|
| 时程 | 0、1、2、3、4（五期） | 0、3、4（三期） |
| 超射 | +20~+35mV | 0~+15mV |
| 传导速度 | 1.0~4.0m/s | 0.02~0.10m/s |
| 有效不应期终止于 | 3 期末（复极完毕之前） | 4 期初（可延长至完全复极完毕之后，因而易出现传导阻滞） |
| 心肌细胞所在部位 | 心房肌、心室肌，除窦房结、房室交界以外的心传导组织 | 窦房结、房室交界，病理情况下，快反应细胞可转变为慢反应细胞 |

快反应细胞和慢反应细胞在某些实验条件或病理情况下可以发生变化。如以河豚毒素作用于浦肯野纤维，使 $Na^+$ 不能经快通道内流，而 $Ca^{2+}$ 经慢通道内流的缓慢去极化作用仍然存在，其结果是由原来的快反应电位变为慢反应电位，换句话说，在河豚毒素的作用下，使原来属于快反应细胞的浦肯野纤维转化为慢反应细胞。又如临床上冠状动脉疾病致使心肌供血严重不足时，由于缺血部位心肌细胞外排的 $K^+$ 增加，使细胞外液 $K^+$ 升高，跨膜 $K^+$ 梯度降低，$K^+$ 外流减小，使心肌细胞静息电位降低，导致动作电位幅度上升速度（陡度）及持续时间减小，且快 $Na^+$ 通道失活，使原来的快反应细胞变为慢反应细胞，使兴奋传导速度减慢，或使原来没有自律性的细胞出现自律性，形成异位起搏点。不仅快反应细胞可以变为慢反应细胞，而且在实验条件下，如用卡巴胆碱作用于窦房结使其超极化，窦房结细胞也可出现快反应电位，这证明窦房结也存在快 $Na^+$ 通道，只不过在正常情况下，$Na^+$ 通道处于失活状态。

## 二、心肌的生理特性

心肌组织具有兴奋性、自律性、传导性和收缩性 4 种生理特性。前 3 种生理性是以肌膜的生物电活动为基础的，故又称为电生理特性，后一种是心肌的一种机械特性。心肌组织的这 4 种生理特性共同决定着心脏的活动。

### （一）心肌的兴奋性

所有心肌都具有兴奋性即产生动作电位的能力，衡量心肌组织兴奋性的高低，同样可用刺激阈值做指标，阈值小表示兴奋性高，阈值大表示兴奋性低。

**1. 心肌兴奋性的周期性变化** 心肌细胞的兴奋性不是一成不变的，在受刺激而发生扩布性兴奋的过程中，其兴奋性会发生周期性的变化。这些变化与其跨膜电位的变化密切相关，可分为如下几个时期（以快反应细胞为例）（图 4-15）。

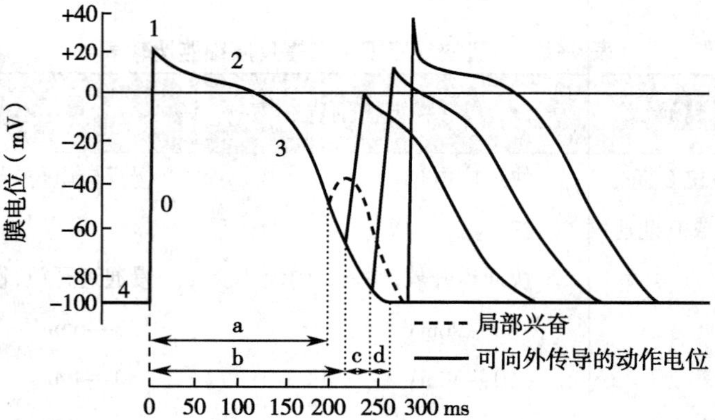


图 4-15 心室肌的动作电位与兴奋性变化

a. 绝对不应期；b. 有效不应期；c. 相对不应期；d. 超常期

（1）有效不应期：从心肌细胞 0 期去极化开始，到复极化 3 期膜电位达 -55mV 这段时间内，无论给予多大的刺激，都不能使心肌细胞发生反应。因此，此期内兴奋性为零，这段时间称为绝对不应期（absolute refractory period，ARP）。此后，复极从 -55mV 到 -60mV 期间，给予强大的刺激可使膜发生部分去极化或局部兴奋（图 4-15 中的虚曲线），但不能产生动作电位，因而也不能引起心肌收缩，此期称为局部反应期（local response period）。所以，从 0 期去极化开始到复极化达 -60mV 这段时间，称为有效不应期（effective refractory period）。有效不应期包括绝对不应期和局部反应期。有效不应期的产生是因为这段时间膜电位负值太小，$Na^+$ 通道完全失活（绝对不应期阶段），或只有少量 $Na^+$ 通道已复活（打开）（局部反应期阶段），其激活产生的内向电流仍不足以使膜去极化至阈电位。

（2）相对不应期：有效不应期过后，膜内电位从 -60mV 复极化到 -80mV 这段时间，称为相对不应期（relative refractory period，ERP）。此期由于膜电位负值进一步增大，复活的 $Na^+$ 通道的数量增加，但没有全部复活，因此，只有用阈上刺激，才能使心肌产生动作电位（这时产生的动作电位称为期前兴奋），而且，其 0 期去极的幅度和速度都比正常小，兴奋的传导也比较慢。

（3）超常期：相对不应期过后，膜电位从 -80mV 复极化到 -90mV 这段时间内，如给予心肌一个阈下刺激就能引起一个动作电位，表明此期的兴奋性高于正常，称为超常期（supernormal period）。原因是此期内 $Na^+$ 通道基本恢复到备用状态（失活门已打开），而此时膜电位与阈电位差距较小，用于引起该细胞发生兴奋所需的刺激阈值比正常要小。

在相对不应期和超常期，$Na^+$ 通道尚未完全恢复，膜内负电位水平小于静息电位水平，因此，若此时受到一次刺激，所产生的动作电位 0 期去极化幅度和速度均比正常动作电位小，动作电位时程也短，兴奋传导速度也较慢（见图 4-15）。

最后，当膜复极化完毕达静息电位时，心肌兴奋性又恢复到原来的正常状态。

兴奋性周期性变化的现象，是神经、肌肉所有可兴奋细胞的共性。心肌兴奋性变化的特点是其有效不应期特别长，相当于心肌的整个收缩期加舒张早期（参见图 4-23）。心肌组织的这一特点，能使心脏不会发生强直收缩，始终保持节律性的收缩与舒张活动，这样，心脏的充盈和射血才可能进行。

**2. 决定和影响兴奋性的因素** 兴奋（即动作电位）的产生是 $Na^+$、$Ca^{2+}$ 的跨膜内流所引发的，$Na^+$、$Ca^{2+}$ 通道状态决定了 $Na^+$、$Ca^{2+}$ 内流的与否及其快慢，从而也就决定了当时心肌细胞兴奋性的有无及高低。此外，静息电位与阈电位之间的差距决定着引起组织兴奋所需施加刺激阈值的大小，所以静息电位和阈电位水平的改变也必然影响着心肌组织的兴奋（图 4-16）。

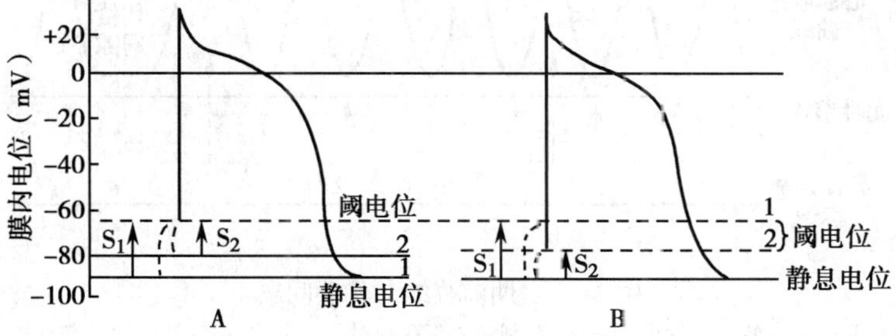


图 4-16 兴奋性的决定因素

A. 静息电位水平的影响：静息电位 1 的阈刺激 $S_1$ 大于静息电位 2 的阈刺激 $S_2$；

B. 阈电位水平的影响：阈电位 1 的阈刺激 $S_1$ 大于阈电位 2 的阈刺激 $S_2$

（1）$Na^+$ 通道的状态：心肌细胞 $Na^+$ 通道（以快反应细胞为例）被激活是产生兴奋的基础。$Na^+$ 通道有备用（能被激活）、激活和失活 3 种状态。该通道处于哪种状态取决于当时的膜电位水平（电压依从性）以及相关的时间进程（时间依从性），膜电位处于正常静息电位（–90mV）时，$Na^+$ 通道处于备用状态。此时若给予一个阈刺激，可使膜电位去极化达 –70mV（阈电位），$Na^+$ 通道被打开（$Na^+$ 通道处于激活状态），$Na^+$ 快速跨膜内流，产生去极化直至膜内电位倒转为 +30mV，随即 $Na^+$ 通道关闭，$Na^+$ 内流停止（$Na^+$ 通道处于失活状态）。处于失活状态的 $Na^+$ 通道不仅限制了 $Na^+$ 的跨膜扩散，而且不能被再次激活，只有膜电位恢复静息电位水平时，$Na^+$ 通道才能重新恢复到可再激活的备用状态，这个过程称为复活。由此可见，$Na^+$ 通道的功能状态是决定心肌兴奋性的前提条件，而且其 3 种功能状态的相互转变是有电压依从性和时间依从性的。

（2）静息电位水平：一般来说，静息电位（在自律细胞则为最大复极电位）负值增大，则与阈电位差距加大，引起兴奋所需的刺激阈值也增大，亦即兴奋性降低；反之，静息电位负值减小，则使兴奋性增高（见图 4–16A）。例如，细胞外 $K^+$ 浓度降低时，细胞膜内、外 $K^+$ 浓度差增大，$K^+$ 外流增加，静息电位负值增大（超极化），心肌兴奋性降低。但当静息电位显著减小时，由于部分 $Na^+$ 通道失活，而使阈电位上移，结果兴奋性反而降低。

（3）阈电位水平：阈电位水平上移（负值减小），则与静息电位之间的差距增大，引起兴奋所需的刺激阈值增大，兴奋性降低；反之，阈电位下移，则兴奋性增大（见图 4–16B）。例如，细胞外 $Ca^{2+}$ 浓度增加，可使阈电位上移，于是兴奋性降低；反之，细胞外 $Ca^{2+}$ 浓度降低，则阈电位下降，兴奋性增高。

**3. 兴奋性周期性变化与收缩活动的关系——期前收缩与代偿间歇**　当正常心脏按照窦房结的节律进行活动时，窦房结发生的兴奋冲动都是在前一次兴奋的不应期过了之后才传导到心房和心室，因此，心房和心室能按窦房结节律进行收缩和舒张的交替活动。在实验或病理情况下，在有效不应期之后，窦房结的兴奋传来之前，心室受到一次人工的或异位起搏点传来的刺激时，便可发生一次兴奋和收缩。由于这一兴奋和收缩是在窦房结正常兴奋冲动传来之前发生的，所以称之为期前兴奋或**期前收缩**（premature systole）。期前兴奋同样经历兴奋性的周期性变化过程，也有自己的不应期。当窦房结兴奋冲动传来时，正好落在期前兴奋的有效不应期内，不能引起心室兴奋和收缩，因而出现一次较长时间的舒张期，称为**代偿间歇**（compensatory pause）（图 4–17）。

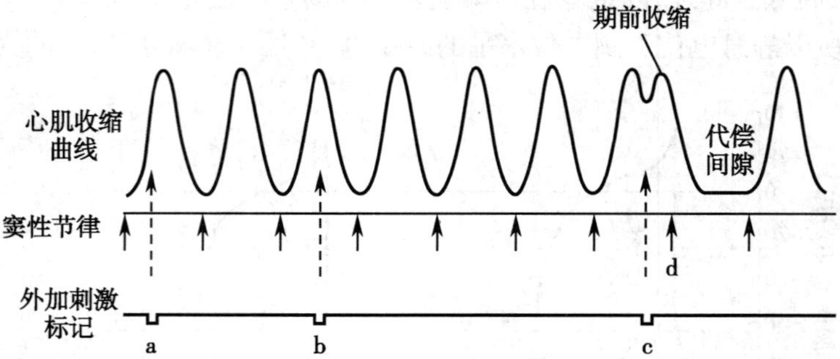


图 4–17　期前收缩与代偿间歇

刺激 a、b 落在有效不应期内不起反应，刺激 c 落在相对不应期内，引起期前收缩与代偿间歇

窦性节律 d 落在期前收缩的有效不应期内不引起兴奋

## （二）自动节律性

心肌细胞在没有外来刺激的情况下，能自动地产生节律性兴奋和收缩的特性，称为自动节律性（autorhythmicity），简称自律性。单位时间（每分钟）内能够自动发生兴奋的次数是衡量自律性高低的指标。

**1. 心脏的正常起搏点和潜在起搏点** 不是所有心肌细胞都有自律性，只有心脏的特殊传导组织具有此特性。自律组织各部位的自律性不同：窦房结自律性最高，约为100次/分，房室交界次之，约为50次/分，浦肯野纤维最低，约为25次/分。正常时，心脏的节律性舒缩活动受自律性最高的窦房结控制，故窦房结是心脏活动的**正常起搏点**（normal pacemaker）。以窦房结为起搏点控制的心跳节律，称为**窦性心律**（sinus rhythm）。窦房结以外的自律组织，由于自律性较低，通常处于窦房结控制之下，其本身的自律性表现不出来，称为潜在起搏点（latent pacemaker）。在某些异常情况下，如窦房结的自律性降低或其兴奋传导阻滞，或者潜在起搏点的自律性升高，心脏的活动将由潜在起搏点控制，这时的潜在起搏点称为**异位起搏点**（ectopic pacemaker）。由异位起搏点控制的心律，称为异位心律。在正常起搏点不能发放冲动时，异位起搏点可能起一种安全机制作用。但如果正常起搏点活动正常，异位起搏点的活动（放电）可引起偶发性心律失常，如期前收缩，或持续性心律失常，如阵发性心动过速。

窦房结对于潜在起搏点的控制，可能是采取两种方式：①"抢先占领"（capture）：由于窦房自律性高于潜在起搏点，在潜在起搏点的4期自动去极化尚未达到阈电位水平时，它们已经受到窦房结传来的兴奋的激动作用而产生了动作电位，其自身的自动兴奋就不可能再出现。②超速驱动压抑（overdrive suppression）：窦房结以外的自律细胞（潜在起搏点）受到高于其自身固有频率的刺激（正常为来自窦房结的冲动）时，按外来刺激（窦房结）的频率发生兴奋，称为超速驱动（overdrive）。一旦外来（窦房结）的超速驱动刺激停止，潜在起搏点不能立即呈现其固有的频率（自律性）活动，需经一段静止期后才逐渐恢复其自律性，这种现象称为超速驱动压抑，这段时间称为窦房结恢复时间。而且正常起搏点（窦房结）与潜在起搏点自动兴奋频率相差越大，压抑的程度越大，超速驱动中断后心脏停止活动的时间（即窦房结恢复时间）也越长。临床上见到在突然发生窦性心律停搏时，往往要间隔较长时间才能出现由房室结或其他自律组织产生的自主心律，就是这原因（在窦房结恢复时间即心搏暂停时间可引起意识丧失）。因此，临床上使用人工起搏器时，如因故需要暂时中断起搏器工作时，应在中断之前逐步减慢其驱动频率，以免发生心搏暂停。发生超速驱动压抑的原因之一，是由于心肌细胞膜上$Na^+$泵活动增强的结果，当自律细胞受到超速驱动时，单位时间内产生的动作电位数量增加，导致进入细胞内的$Na^+$增多，于是$Na^+$泵活动加强，以排出进入细胞内的较大数量的$Na^+$，由于泵出的$Na^+$超过泵入细胞的$K^+$（生电钠泵），$Na^+$泵活动的结果引起细胞超极化，因此自律细胞4期自动去极化到达阈电位需要更长的时间，而且当超速驱动停止时，$Na^+$泵的活动不是立即停下来，仍暂时维持过度的活动。排出过多的$Na^+$削弱自律细胞4期的逐渐去极化，因此暂时抑制细胞的固有自律性。

在某些心脏病患者（如房室传导阻滞）需要安放**人工起搏器**（artificial pacemaker）。这是一种电池驱动装置，为小锁大小，可永久性植于胸壁左锁骨下皮下。起搏器的电极从静脉导入右心房，再通过房室孔进入右心室，固定于乳头肌上，并与心室壁接触（图4-18）。电极连续地或当心脏本身不能及时产生冲动时，输出脉冲，引起心室去极化和收缩，然后复极化，心室舒张，正如心室对窦房结发来的冲动的反应

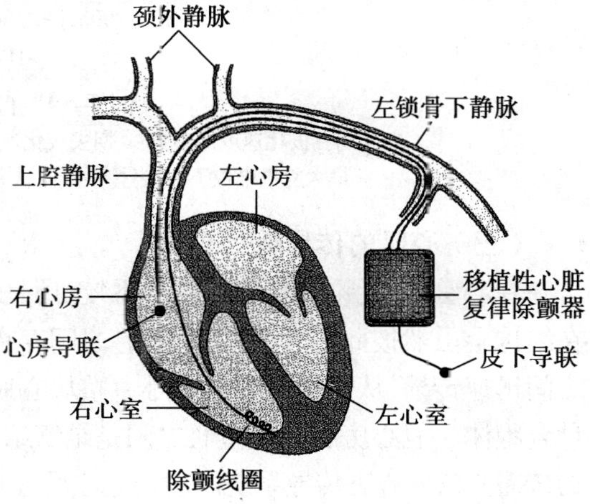

图4-18 人工起搏器结构示意图

一样。类似起搏器的还有移植复律－除颤器（cardioverter defibrillator）装置，用于预防心室纤维性颤动（室颤）及阵发性室性心动过速（常发展为室颤）的发生。插入右心房和右心室的两个导联可记录其心电图和提供其起搏的性能，右心房的除颤线圈输送强电流至心室，因此可终止致命性的心律失常。

**2. 决定和影响自律性的因素** 如前所述，4 期自动去极化是自律性形成的基础。所以，自律性高低既受 4 期去极化速度的影响，又取决于最大复极电位与阈电位之间的差距。

（1）4 期自动去极化速度：4 期自动去极化速度增快，4 期自动去极电位到阈电位水平所需时间就短，单位时间内发生兴奋次数就多，自律性就增高；反之，自律性就降低。例如，交感神经和儿茶酚胺可加速窦房结细胞 4 期自动去极化的速度（由于增强内向电流 $I_f$ 和 $I_{Ca}$），使自律性提高、心率加快；迷走神经则可增强 $K^+$ 外流和削弱内向电流 $I_f$ 和 $I_{Ca}$，而使 4 期去极化速度减慢，使心率减慢（图 4-19A）。

（2）最大复极电位与阈电位之间的差距：最大复极电位负值减小和（或）阈电位下移，均使两者之间的差距减小，自动去极达到阈电位水平所需时间缩短，4 期去极化速度加快；反之亦然（图 4-19B，C）。如迷走神经可使窦房结细胞膜 $K^+$ 通道开放概率增高，复极化 3 期 $K^+$ 外流增加，最大复极电位负值增大，且使阈电位上移，使两者的差距增大，自律性降低，心率减慢。而儿茶酚胺使阈电位下移，使最大复级电位与阈电位之间的差距缩小，自律性增加，心率加快。

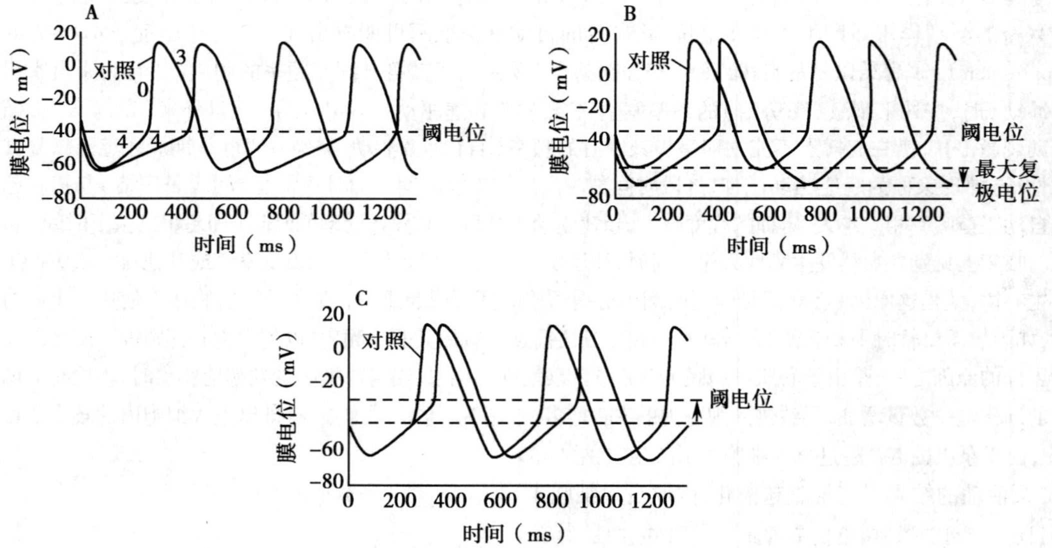


图 4-19 自律性的决定因素

A. 4 期去极化速度的影响：4 期去极化速度降低，自律性降低；B. 最大复极电位的影响：最大复极电位下移，自律性降低；C. 阈电位的影响：阈电位上移，自律性降低

### （三）心肌的传导性

在心脏内，无论是特殊的传导系统，还是普通心肌细胞都具有传导兴奋的能力。心肌细胞在结构上虽然彼此隔开，但由于细胞之间存在电阻低的缝隙连接，动作电位可以在细胞和细胞之间迅速传播，从而引起心房或心室整块心肌同步地兴奋和收缩。所以，心肌在功能上表现是种合胞体。但心房肌和心室肌之间是结缔组织将两者分开，并无心肌纤维相互联系，其间兴奋的传播要依靠心脏传导系统。动作电位沿着心肌细胞膜传播的速度是衡量心肌传导性的指标。

**1. 兴奋在心脏中传播的途径和特点** 正常情况下，窦房结发出的兴奋通过心房肌传播到整个右心房和左心房，同时沿着"优势传导通路"（结间传导通路）迅速传到房室交界区（又称房室结，可分房结区、结区和结希区三部分），然后经过房室束（希氏束）和左、右束支传到浦肯野纤维网，先引起靠近心内膜侧的心室肌兴奋，再直接通过心室肌将兴奋向外膜侧心室肌扩布，引起整个心室肌兴奋（图 4–20）。

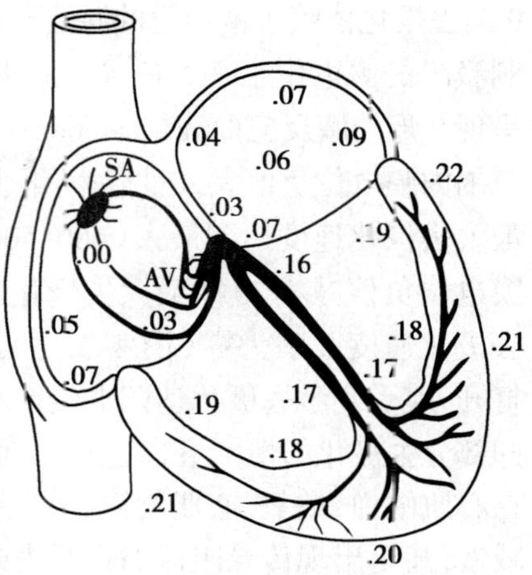


图 4–20 兴奋由窦房结开始传导到心脏各处的时间（S）
SA：窦房结；AV：房室结

由于各种心肌细胞的传导性高低不等，表现为兴奋在心脏各部分传播的速度也不相同（图 4–20）。普通心房肌的传导速度慢，约为 0.3m/s，左、右心房全部兴奋需时 0.06~0.11 秒。而"优势传导通路"的传导速度较快（1.0m/s），窦房结的兴奋可以沿着这些通路较快地（0.03 秒）传播到房室交界区。心室肌的传导速度约为 1.0m/s，而末梢浦肯野纤维传导速度可达 4.0m/s，而且它又呈网状分布于心室壁，从而由房室交界传入心室的兴奋迅速而广泛地向左、右两侧心室壁传导，保证左、右心室作为功能整体进行同步收缩。值得注意的是，作为房室间兴奋传导唯一通道的房室交界区的传导速度很低，其中又以结区最低，为 0.02~0.05m/s，从而使兴奋能过房室交界要延搁一段时间（约 0.13 秒）才能传向心室，称之为**房室延搁**（atrio-ventricular delay）。心脏内兴奋传播中房室延搁的存在具有重要的生理意义，它保证了心室能在心房收缩完毕之后才开始收缩，有利于心脏有次序地进行收缩活动以很好地实现心室的充盈和射血功能。冠状动脉疾病或伴随老年的退化过程，兴奋冲动在右束支或左束支，或左束支的分支传导阻滞，分别称为右束支或左束支传导阻滞和左前半支或左后半支传导阻滞。

**2. 决定和影响传导性的因素** 心肌的传导性取决于心肌细胞某些结构特点和电生理特性。

（1）结构因素：兴奋传导速度与心肌细胞的直径大小呈正变关系，末梢浦肯野纤维的直径最大，所以其传导速度最快；窦房结细胞直径很小，传导速度很慢；而结区细胞直径更小，传导速度也就更慢。此外，细胞间缝隙连接的数量和功能状态也可影响传导速度。在窦房结和房室交界区，细胞间缝隙连接数量较少，因此传导速度较慢。在某些病理情况下，如心肌缺血时，细胞间的缝隙连接通道可关闭，兴奋传导明显减慢。

（2）生理因素：由于结构因素是相对固定的，而生理因素变动性大，所以是影响心肌传导性的主要因素。

1）动作电位 0 期去极化的速度和幅度：心肌细胞兴奋的传播也是通过兴奋部位与邻近未兴奋部位之间的局部电流而实现的。因此，兴奋部位与邻近未兴奋部位之间的局部电流形成的速度与幅度直接影响兴奋传导的速度。0 期的去极化速度愈快，局部电流的形成愈快，很快就促使邻近未兴奋部位膜去极化到达阈电位水平，因此兴奋传导愈快。另一方面，0 期去极化幅度愈大，兴奋部位与未兴奋部位的电位差愈大，形成的局部电流愈强，局部电流波及的距离大，可使距兴奋部位更远的未兴奋部位受到局部电流的刺激而兴奋，故兴奋传导也愈快。快反应细胞如浦肯野细胞、心房肌、心室肌细胞 0 期去极化速度快、幅度大，因而兴奋传导就快；而慢反应细胞，如窦房结和房室结的细胞动作电位的 0 期去极化速度慢、幅度小，兴奋传导就慢。

动作电位 0 期去极化的速度（$dV/dT$）与幅度受膜电位的影响。以快反应动作电位为例，

0 期去极化依赖于钠通道的激活开放，而钠通道开放的速度和数量是电压依赖的，即取决于受刺激时的膜电位水平。如果以膜电位为横坐标，而以 0 期最大去极化速度为纵坐标，可得到呈现 S 形的**膜反应曲线**（membrane responsive curve）（图 4–21）。从膜反应曲线中可见，在一定范围内膜电位负值大，0 期去极化速度快，在正常静息电位水平（–90mV）时，膜受刺激时 0 期最大去极化速度达到最大（400~500V/s），再加大膜内负电位，0 期最大去极化速度基本不变。膜电位负值减小，0 期最大去极化速度降低（图 4–22），当膜电位降至于 –55mV 时，0 期最大去极化速度几乎为零（图 4–21）。这是因为在正常静息电位水平，电压门控 $Na^+$ 通道失活门打开，膜受刺激去极化达阈电位水平后，能引起大量 $Na^+$ 通道迅速开放，而在膜电位负值较小即部分去极化的情况下，部分 $Na^+$ 通道已失活，仅一部分 $Na^+$ 通道开放，在 0 期产生内向电流。在心肌缺血、缺氧，心肌梗死、心肌炎、高血钾等情况下，心肌的膜电位负值减小，使传导速度减慢，甚至出现传导阻滞。在膜尚未完全复极化时产生的过早兴奋（期前兴奋），由于膜电位负值较小，所以 0 期去极化速度、幅度较小，兴奋传导速度也较小。某些抗心律失常药可改变 $Na^+$ 通道开放的效率而影响膜反应曲线。如苯妥英钠可使膜反应曲线向左上方移位，使传导性增加；奎尼丁则使膜反应曲线向右下方移位，降低传导性（图 4–21）。

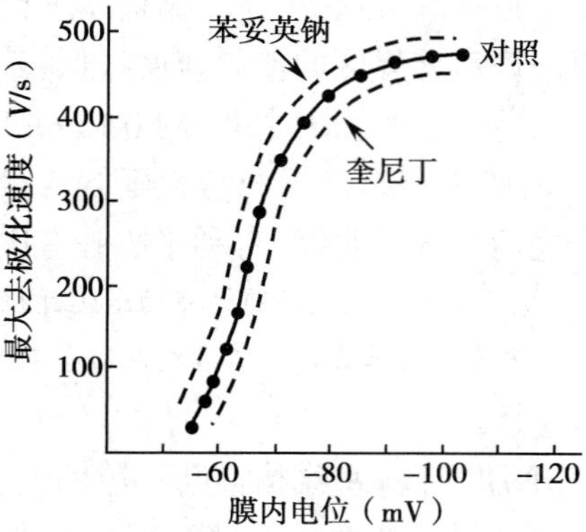


图 4–21　膜反应曲线

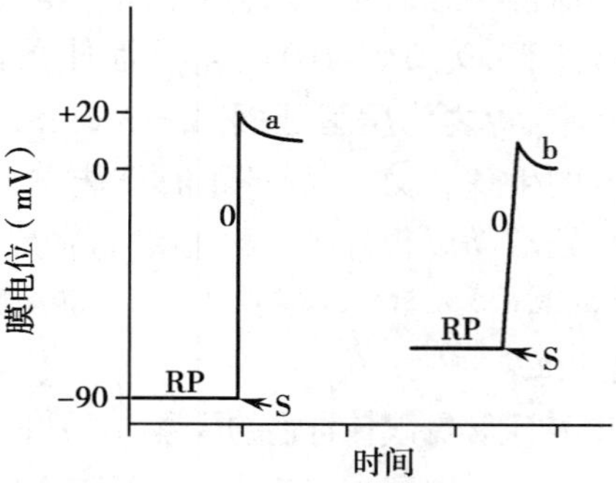


图 4–22　静息电位（RP）水平对动作电位 0 期幅度及上升速度的影响
S: 去极化刺激

2）邻近未兴奋部位膜的兴奋性：兴奋的传导是细胞膜依次发生兴奋的过程，因此，邻近未兴奋部位膜的兴奋性必将影响兴奋的传导。如果邻近未兴奋部位膜上决定 0 期去极化的离子通道处于失活状态（即处于有效不应期内），即传来的局部电流不能使之兴奋，结果产生传导阻滞；如果邻近膜处于部分失活状态（即处于相对不应期或超常期），则产生的动作电位的 0 期去极化速度与幅度都将降低，使传导速度减慢。此外，如果邻近未兴奋部位的静息电位与阈电位的差距加大，则膜的兴奋性降低，去极化达到电位水平所需的时间延长，所以传导速度减慢。

**（四）心肌细胞的收缩特性**

**1. 对细胞外液的 $Ca^{2+}$ 浓度有明显的依赖性**　心肌细胞和骨骼肌细胞的收缩机制基本相似，都是通过横桥扭动拖动细肌丝在粗肌丝之间滑行，并且都是以 $Ca^{2+}$ 作为兴奋 – 收缩耦联的媒介的。但是，心肌细胞的肌质网、终池不发达，容积较小，贮 $Ca^{2+}$ 量比骨骼肌少，而且 $Ca^{2+}$ 从肌质网释放需要细胞外 $Ca^{2+}$ 进入胞质（通过钙通道）来触发（所谓 $Ca^{2+}$ 诱发的 $Ca^{2+}$ 释放）（参见图 2–51）。因此心肌兴奋 – 收缩耦联所需的 $Ca^{2+}$ 除从终池释放外，还需要由细胞外液的 $Ca^{2+}$ 通过肌膜及横管膜的电压依赖性钙通道内流，心肌的收缩也就易受钙通道阻滞剂的影响。心肌细胞收缩，对细胞外液 $Ca^{2+}$ 有明显的依赖性。在一定范围内，细胞外液的 $Ca^{2+}$ 浓度升高，兴奋时内流的 $Ca^{2+}$ 增多，心肌收缩增强；反之，细胞外液的 $Ca^{2+}$ 浓度降低，则收缩减弱。当细胞外液中 $Ca^{2+}$ 浓度降得很低，甚至无 $Ca^{2+}$ 时，心肌膜虽然仍然产生动作电位，但细胞的内收缩成分却不能收缩，这一现象称为“兴奋－收缩脱耦联”。

心肌细胞像骨骼肌一样，含有由 3 个亚单位组成的肌钙蛋白（TnI、TnT、TnC），心肌受损（如心肌梗死）时，引起肌钙蛋白释放进入血液，因此使用心肌细胞肌钙蛋白特异性的抗体可检测出血液中特异性的心肌细胞肌钙蛋白，从而帮助诊断心肌梗死。

**2. 同步收缩**　心房和心室内特殊传导组织的传导速度快，而心肌细胞之间的闰盘电阻又低，因此兴奋在心房和心室内传导快，兴奋几乎同时到达所有心房肌或心室肌，从而引起所有心房肌或心室肌同时收缩（同步收缩）。同步收缩泵血效果好，力量大，有利于心脏射血。

**3. 不发生强直收缩**　由于心肌细胞的有效不应期很长，相当于心肌收缩的整个收缩期连同舒张早期（图 4-23），因此心肌只有在前次兴奋所引起的收缩完毕后并开始舒张一定时间后（即在舒张早期以后），才可能接受新的刺激而产生第二次收缩。这样，心肌就不会发生强直收缩，而始终保持收缩与舒张相交替的节律性活动，从而使心脏的射血与充盈有可能进行。

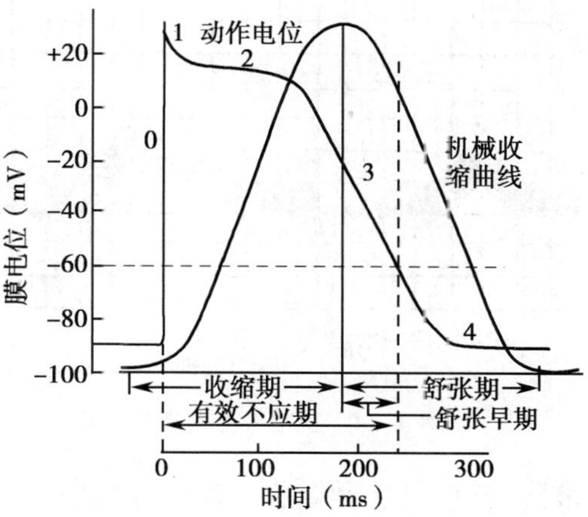


图 4-23　心肌细胞动作电位与机械收缩的对应关系

## 三、体表心电图

前面介绍的心肌细胞的动作电位是单个心肌细胞兴奋时所记录到的细胞内的电位变化，亦即同一心肌细胞膜内外的电位差变化。但在整体内心肌细胞的兴奋不是一个个心肌细胞兴奋的，而是一片心肌细胞同时兴奋的，即同时有许多心肌细胞产生动作电位——进入去极化过程，因此已兴奋的这部分心肌细胞膜外电位较低（为负），而尚未兴奋部位的膜外电位较高（为正），两部分之间形成电位差。由于兴奋（动作电位）不断在心房和心室中传导，即动作电位不断向未兴奋部位的心肌细胞传播，原先兴奋部位复极化时细胞膜外为正，尚处于兴奋状态部位的细胞膜外为负，两者之间也存在电位差。因此心肌细胞膜外不同部位之间的电位差的大小、方向和传播途径都在不断变化着。心脏位于胸腔中，周围有大量电解质溶液，具有导体性质，是一个容积导体，因此在心肌细胞膜外存在的这种电位差变化通过心脏周围的导电组织和体液可反映到人体表面各部位，以及体内的任何部位。如果将探查电极安置在人体内或体表某一特定部位，便可把这种电位差的变化记录下来，即为心电图（electrocardiogram，ECG），如体表心电图、食管内心电图、心外膜心电图、心腔内心电图等。目前临床常规应用的心电图（ECG）就是在人体表某些特定部位安放探查（引导）电极记录到的体表心电图。总之，体表心电图（简称心电图）是从体表间接引导的，是在心肌去极化和复极化过程中不同部位的电位差变化的综合电变化，不代表心脏的机械活动。

### （一）正常心电图的波形及其意义

心电图通常用心电图机来描记，心电图记录纸上有横线和竖线画出的长和宽均为 1mm 的小方格，记录心电图时，首先调节仪器放大倍数，使输入 1mV 电压信号时，描记笔在纵向上产生10mm位移，这样，竖线上每一小格（1mm）相当于0.1mV电位差。横向小格表示时间，每一小格（1mm）相当于0.04秒（因心电图上记录纸的移动速度为25mm/s）。如此，就可以在记录纸上测量出心电图各波的电位数值和经历的时间。测量电极在人体上的安放位置和与心电图机的连线方式（称导联）不同所记录的心电图，尽管在波形上有所不同，但基本上都包含一个P波、一个QRS波群和一个T波，有时在T波后面，还出现一个小的U波（图4-24）。

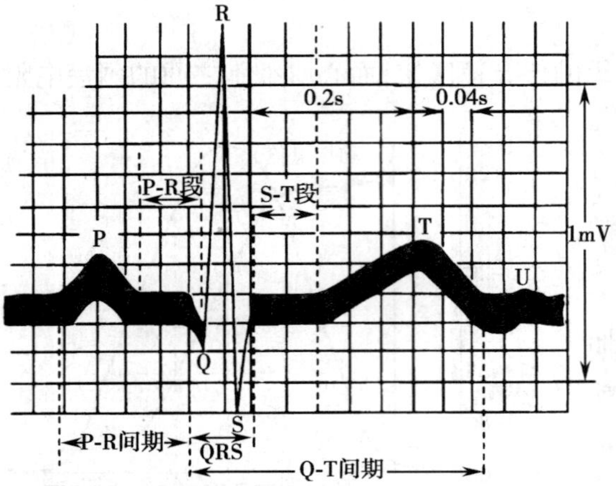


图4-24 正常人心电图模式图

**1. P波** 反映两个心房的去极化过程的电位变化，在心电图上最早出现。P波的起点标志右心房兴奋的开始，终点标志左、右心房已全部兴奋，波宽代表去极化过程在整个心房传播所需的时间，为0.08~0.11秒，波幅不超过0.25mV。窦房结去极化虽然在心房之前，但因所产生的电位差很小，不能在体表记录出来，故在心电图上没有表现。心房纤颤时，P波消失，取而代之的是细小杂乱的房颤波形。

**2. QRS复合波** 代表两心室去极化过程的电位变化。因心室的体积大，兴奋传播的方向变化也较大。所以波幅远比P波大，波形也显得复杂。典型的QRS复合波包括3个大小方向不同的波：先是向下的Q波，接着是向上高耸的R波，最后是向下的S波。用不同导联记录时，这3个波不一定都出现，大小、方向也不同。正常QRS复合波的过程为0.06~0.10秒。心室内兴奋传播障碍时，QRS复合波即表现异常。QRS波群增宽反映兴奋在心室内传导时间延长，表示可能有心室内传导阻滞或心室肥厚；QRS波群幅值增高提示心肌肥厚。

P波之后是心房的复极化过程，但由于在时间上与P-R间期、QRS复合波和ST段初期重叠在一起，波幅又很低，故在一般心电图上看不到。只有当房室传导时间延长即传导阻滞时，由于没有QRS复合波的重叠，心房复极过程才变得比较明显，称为Ta波。

**3. T波** 反映心室复极化过程的电位变化，波幅一般为0.1~0.8mV。在R波较高的导联中T波不应低于R波的1/10。T波历时0.05~0.25秒。T波的方向与QRS复合波的方向相同。

U波：有时出现，可能由于乳头肌缓慢复极化所致。

**4. P-R间期（或P-Q间期）** 指从P波起点到QRS复合波起点之间的时间，代表窦房结产生的兴奋经由心房、房室交界和房室束到达心室，并引起心室开始兴奋所需的时间，故也称房室传导时间。在心率正常的成年人，这段时距一般为0.12~0.20秒。心率越快，P-R间期越短；在房室传导阻滞时，P-R间期延长。

**5. Q-T间期** 从QRS复合波起点到T波终点之间的时程，代表心室由开始兴奋到完全恢复至静息状态的时间。正常成人为0.32~0.44秒。明显受心率影响：心率快，Q-T间期短；心率慢，Q-T间期长。

**6. ST段** 指从QRS波的终点到T波起点之间的过程，正常时与基线平齐，代表心室已全部去极化，各部分之间不存在电位差。心肌缺血或损伤时ST段会出现异常压低或抬高。

### （二）心电图与心肌细胞电变化的对应关系

虽然心肌细胞的生物电变化是心电图的来源，但是单个心肌细胞发生兴奋时所记录到的动作电位图形与心脏在一个心动周期中所记录的心电图有很大的不同。虽然如此，但它们都是反映心脏同一兴奋过程的，因此在时间上，两者必有明确的对应关系（图 4–25）。以心室肌为例，其去极化 0 时相的电变化及其在心室内的扩布过程，即对应于心电图的 QRS 复合波。由于心室肌细胞开始云极化的先后稍有不同，使得心电图上 QRS 波群的持续时间要较单一心室肌细胞的去极化 0 时相所占的时间长得多。当心室肌细胞全部去极化完毕，并且处于电位暂时相对稳定的复极化 2 期（平台期）时，由于细胞外各点之间接近于等电位，故没有电位差反映在体表上，动作电位 2 期与心电图 ST 段是对应的。当有一部分心室肌细胞开始进入快速复极化 3 期时，由于心室各部分的快速复极过程不是同时发生的，故在此期内，已复极细胞与复极开始稍晚的细胞之间又出现了电位差，反映在体表上就是心电图的 T 波。所以单一心肌细胞动作电位的 3 期与心电图 T 波是相对应的。因此，心室肌细胞动作电位的整个持续时间便相当于心电图的 Q–T 间期。根据上述两者在时间上的对应关系，可以利用动作电位的产生原理来解释某些异常心电图的变化规律。例如，血钾浓度升高时，3 期 $K^+$ 外流加快，心电图 T 波变为狭窄而高尖，Q–T 间期缩短；血钾浓度降低时，3 期 $K^+$ 外流减慢，心电图 T 波变宽，幅度降低，Q–T 间期延长，便可用细胞外 $K^+$ 浓度改变影响复极化 3 期的持续时间及动作电位的时间来加以解释（图 4–26）。

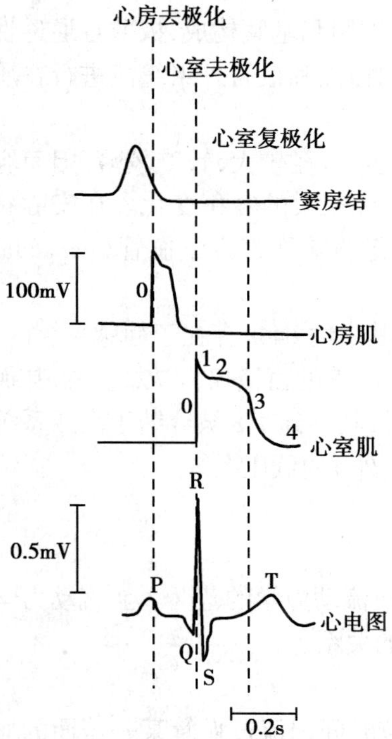


图 4–25 心肌细胞电变化曲线图与体表心电图的比较

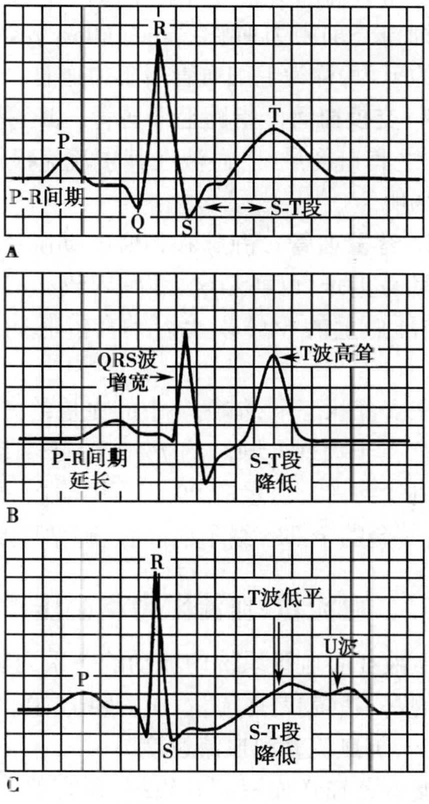


图 4–26 高 $K^+$ 和低 $K^+$ 对心电图的作用

A. 正常心电图；B. 高 $K^+$ 心电图；C. 低 $K^+$ 心电图

# 第三节 血管生理

## 一、各类血管的功能特点

血管是血液流动的管道，无论是在体循环还是肺循环，血液在心脏射血动力的推动下，周而复始地从心室通过动脉，毛细血管和静脉相串联构成血管系统返回心房。从生理功能上可将血管大致分为以下几类。

**1. 弹性贮器血管** 指主动脉、肺动脉主干及其发出的最大分支。这些血管的管壁坚厚,含弹性纤维较多,可扩张性和弹性较大,称为弹性贮器血管(windkessel vessel)。在心室收缩时,血液射入主动脉并使之扩张,贮血量增多而容积增大。在心室舒张时,管壁因弹性回缩,容积减小,将在射血期多容纳的那部分血液推向外周动脉,使血液在舒张期仍能连续不断地流向外周血管。

**2. 分配血管** 从弹性贮器血管以后到分支为小动脉前的动脉(中动脉),其功能是将血液输送至各器官组织,故称为分配血管。

**3. 阻力血管** 指小动脉及微动脉。小动脉和微动脉的管径小,对血流的阻力大,在总外周阻力中,小动脉和微动脉阻力占 47%。并且小动脉和微动脉管壁富含平滑肌,通过平滑肌的舒缩活动可改变血管的口径,从而改变对血流的阻力,调节器官、组织的血流量,故又称为毛细血管前阻力血管(precapillary resistance vessel)。而微静脉因管径小,对血流也产生一定的阻力,称为毛细血管后阻力血管。

**4. 交换血管** 指真毛细血管。其管壁仅由一层内皮细胞和基膜构成,极薄且通透性很高,加之其口径最细,血液在其中流速极慢,故成为血管内血液和血管外组织液进行物质交换的场所。

**5. 容量血管** 静脉和相应的动脉比较小,其数量较多,口径较大,管壁较薄,因而容量较大且易扩张,也就是说,静脉内较小的压力变化就可导致较大的容积变化。在安静状态下,循环血量的 64% 以上容纳在静脉内,故在生理学中将静脉称为容量血管(capacitance vessel)。

在安静状态下,体循环中的血量约占总血量的 84%,其中约 64% 存在于静脉系统内,约 13% 存在于大、中动脉,约 7% 存在于小动脉和毛细血管,心脏的血液仅占 7% 左右,肺循环中的血量约占总血量的 9%。当因输血而额外增加血量时,其不到 1% 被容纳于高压系统的动脉,其余的全部容纳于体静脉、肺循环及心腔(除左心室外)的低压系统。

## 二、血流量、血流阻力和血压

血液在心血管系统中流动的一系列物理学问题属于血流动力学的范畴。血流动力学所研究的基本问题是血流量、血流阻力、血压及其相互之间的关系。

### (一)血流量和血流速度

血管是输送血液到各组织、器官的管道。通常把单位时间内流过血管某一截面的血量称为**血流量**(blood flow, $F$ 或 $Q$),又称容积速度,其单位以 ml/min 或 L/min 来表示。血流量的多少关系到组织或器官的血液灌注量,因此如何保证组织、器官必需的血流量是循环力学要讨论的关键问题。根据流体力学原理,血流量的多少,一方面取决于推动血流运行的压力梯度($\Delta P=P_1-P_2$ 或 $P_A-P_V$,血管始端与末端间压力差或灌注某器官动、静脉间压力差);另一方面取决于血流在血管中遇到的阻力(resistance, $R$)。即:

$$Q=\frac{\Delta P}{R}=\frac{P_1-P_2}{R} \tag{1}$$

血液在血管内流动的线速度称为**血流速度**(velocity of blood flow)。在恒定压力差的条件下,血液流速与血管截面呈反比。动脉不断分支为无数小动脉与微动脉,单一管道的截面随分支增加而减小;而静脉由无数小静脉与微静脉汇拢成大静脉,单一管道的截面渐增加,但任一部位各级血管的总截面却相反，分支越多则总截面积越大。因此血流速度在主动脉最快，毛细血管最慢（图 4–27）[在临床上，循环速度可由上臂静脉注射碱盐（如硫酸镁）测量最早出现其产生的苦味所需的时间而得。正常的上臂到舌的循环时间为 15 秒]。血液在血管内流动时，由于和血管壁发生摩擦，越靠近血管壁的血流流速越慢，而中轴处的流速最快。这种方式的血流称为**层流**（laminar flow）。层流时，血液中各个质点流动的方向是一致的、无声的。血液流动的另一种方式是**湍流**（turbulent flow）。在湍流时，血液中各个质点流动的方向不一致，产生漩涡和声音（图 4–28）。层流发生在正常动脉、小动脉、小静脉，湍流发生在心室及狭窄的小动脉。单行直线流发生在毛细血管。

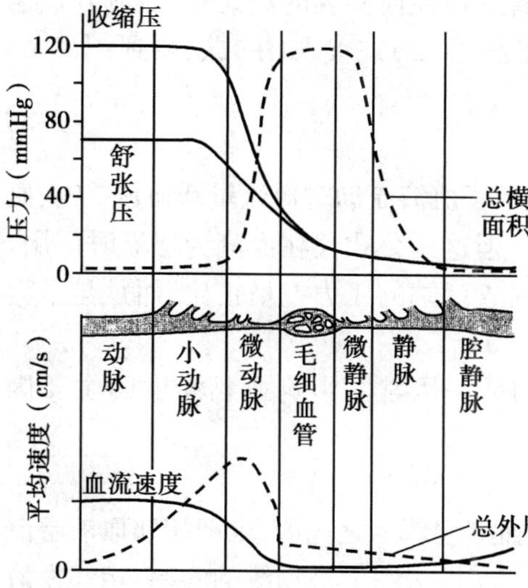


图 4–27 血管系统各段血压、流速和血管总口径的关系

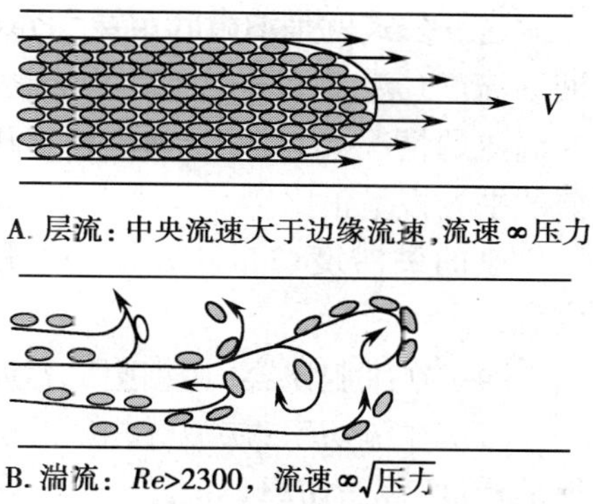


图 4–28 层流和湍流

Re：雷诺数

关于形成湍流的条件，雷诺（Reynolds）提出一个经验公式，即 $Re=\frac{VD\rho}{\eta}$，式中 $Re$ 为雷诺数，$V$ 为血流速度（单位：cm/s），$D$ 为血管直径（单位：cm），$\rho$ 为血管密度（单位：g/cm$^3$），$\eta$ 为血黏滞度[单位：(dyn·s)/cm$^2$]。$Re<2000$ 时通常不发生湍流，$>3000$ 时几乎都发生湍流。可见，血流速度快、血管口径大、血管密度低的情况下，较容易发生湍流。血管口径大，血流速度又变慢，但血流速度对雷诺数的作用比血管直径的作用大。在生理情况下，心室腔和升主动脉的血流是湍流，其余血管中的血流都是层流。但是病理情况下发生血管狭窄时，局部血流加速，其下游可出现湍流；严重贫血时，由于血液黏滞性降低和血流速度加快（因心输出量增加）也可产生湍流，在相应部位血管或心脏，用听诊器可听到功能性杂音（非心脏结构异常引起的杂音）。此外，血管容积突然发生变化或血管壁凹凸不平（如有动脉粥样硬化斑块）都可能产生湍流。湍流比层流较容易发生血液凝固或血栓。

**（二）血流阻力**

血液在血管内流动时所遇到的阻力，称为**血流阻力**（blood resistance）。血流阻力是影响血流量的一个重要因素。血流阻力的产生，是由于血液流动时血液内部以及血液与血管壁间的摩擦而消耗能量，一般是表现为热能。这部分热能不可能再转换成推动血流运行的势能或动能，故血液在血管内流动时压力逐渐降低。在湍流的情况下，血液中各个质点不断变换流动的方向，故消耗的能量较层流时更多，血流阻力增大。

实验表明，血流阻力（$R$）与血管半径（$r$）、长度（$L$）及血液黏滞度（$\eta$）密切相关，它们之间的关系可表示如下：

$$R=\frac{8L\eta}{\pi r^4} \quad (2)$$

可见，血流阻力与血管的长度和血液的黏滞度呈正比，与血管半径的4次方呈反比。由于在一般情况下血液黏滞度变化很小，血管长度更是无甚变化，因此血流阻力受血管口径的影响极大。血管口径只要稍微增大或缩小，就会引起血流量的显著增加或减少。机体调节各器官之间的血流分配就是通过控制各器官阻力血管的口径而实现的。此外，血流方式也影响血流阻力：层流血流阻力小，湍流血流阻力大。将上述（2）式代入（1）式，得到：

$$Q=\frac{\pi\Delta Pr^4}{8\eta L} \quad (3)$$

这一公式就是**泊肃叶定律**（Poiseuille law）。它表示了血液流动时血流量和血压（$P$）、血液黏滞度（$\eta$）、血管长度（$L$）及口径（$r$）之间的关系。但这一公式仅在血流为层流时适用。在湍流的情况，泊肃叶定律不再适用，血流量不是与血管两端的压力差呈正比，而是与压力差的平方根呈正比。

血的黏滞度（blood viscosity）是决定血流阻力的另一因素。影响血黏滞度的主要因素有：

（1）血细胞比容：血细胞比容愈大，血黏滞度就愈大。

（2）血流切率：层流时相邻两层血液流速之差与血液层厚度之比值，也即相邻血液层流速的梯度，称为**切率**（shear rate）。从图4-28A可见，切率即为图中抛物线的斜率，相邻血液层流速差距越大，切率（斜率）越大。匀质液体如血浆的黏滞度不随切率的改变而改变，非匀质液体（如全血）的黏滞度随切率的减小而增大。当血液在血管内以层流方式流动时，红细胞有向中轴移动的趋势，这种现象称为轴流（axial flow）。当切率（斜率）较大时，轴流现象更为明显，红细胞集中在中轴，其长轴与血管的轴平行，红细胞移动时发生旋转以及红细胞相互间撞击的机会少，故血黏滞度较低。在切率较低时，红细胞向中轴集中的趋势被红细胞相互间的碰撞所对抗，血黏滞度则较高。当血流速度低时，红细胞有发生聚集的趋势，此时血的黏滞度明显增高。

（3）血管口径：血液在较大口径（直径 >1mm）的血管流动时，血管口径对血液黏滞度不产生影响。但血液在直径 <1mm 的血管流动时，黏滞度显著降低，这称为法－林（Fahraeus-Lindqvist）效应，这一效应可大大降低血液在血管流动中的阻力，对机体很有益。

（4）温度：血液黏滞度随着温度的降低而升高。人体的体表温度比深部温度低，故血流经体表部位的黏滞度升高。如果将手指浸入0℃的冷水中，局部血液黏滞度增加近2.5倍。血液中存在冷球蛋白（cryoglobulin）的患者血液黏滞度明显升高。

### （三）血压

**血压**（blood pressure）是指血管内的血液对单位面积血管壁的侧压力，即压强。测定血压时，是以血压与大气压作比较，以血压高过大气压的数值表示血压的高度。血压数值通常用mmHg或千帕（kPa）表示（1mmHg=0.133kPa）。如测得动脉血压为100mmHg，即表示动脉内血液对血管壁的侧压力比大气压高100mmHg。血管各段的血压都不相同，平常所说的血压是指动脉血压。静脉血压和心房压较低，常以厘米水柱（$cmH_2O$）为单位（1mmHg=1.36cm $H_2O$）。

血压的形成，首先是由于心血管系统内有血液充盈。循环系统中血液充盈的程度可用循环系统平均充盈压来表示。通常情况下，充盈于心血管腔内的血量约有5000ml。在动物实验中，用电刺激造成心室颤动使心脏暂时停止射血，此时循环系统中各处的压力很快平衡，数值相等，约7mmHg（0.93kPa）。这一压力数值即为**循环系统平均充盈压**（mean circulatory filling pressure）。循环系统平均充盈压的高低取决于血量和循环系统容积之间的相对关系；血量增多，或血管容积缩小，循环系统平均充盈压就增高；反之，血量减少或血管容积增大，循环系统平均充盈压就降低。

形成血压的另一基本因素是心脏射血。在密闭且有一定血液充盈度的心血管系统中，心室肌收缩时所释放的能量可分为两部分，一部分是用于推动血液流动的动能；另一部分形成对血管壁的侧压，并使血管壁扩张，这部分是势能，使血液在血管中继续向前流动。由于血液从大动脉流向心房的过程中，不断克服阻力而消耗能量，故血压逐渐降低。在体循环各段血管中，以小动脉和微动脉的血流阻力最大，血压降落幅度也最大。如小动脉起始端的血压为85mmHg，血液流经微动脉到达毛细血管起始端时，血压仅为30mmHg，下降幅度达55mmHg，当血液经毛细血管达微静脉时，血压下降至15~20mmHg，而血液汇入右心房时压力已接近0mmHg（图4–29）。

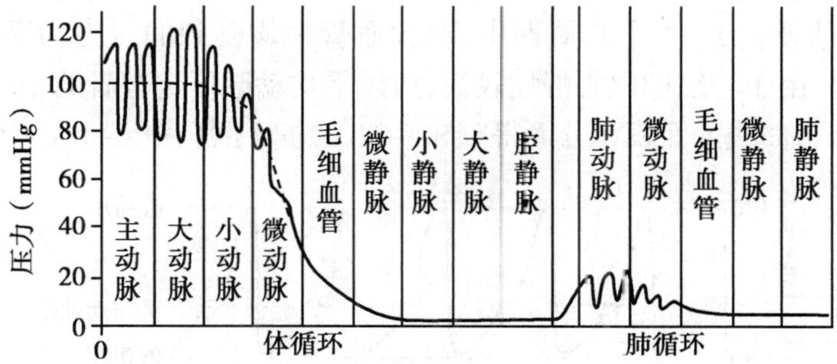

图4–29　人平卧时循环系统各部位正常血压

## 三、动脉血压和动脉脉搏

### （一）动脉血压

**1. 动脉血压的形成**　动脉血压是由于血流对动脉管壁所施加的侧压力。其形成的基本原理如前所述，在封闭的血管系统中有足够量的血液充盈，这是形成血压的前提。心室射血和外周阻力是产生血压的两个基本条件。所谓**外周阻力**（peripheral resistance）主要是指小动脉和微动脉对血流的阻力。如果不存在外周阻力，则心室收缩释放的能量将全部表现为动能，用于推动射出的血液，使之迅速向外周流失，而不能保持其对动脉管壁的侧压力，即不能产生动脉血压。由此可见，动脉血压的形成是心脏射血（可用心输出量$Q$代表）与外周阻力两者相互作用产生的结果（由$Q=\frac{\Delta P}{R}$可得$P=Q\times R$）。

左心室的射血是间断性的。在每一个心动周期中，左心室内压随着心室的收缩和舒张发生很大幅度的变化，而主动脉压的变化幅度则较小。这是由于大动脉的弹性贮器作用以及外周阻力的存在，使左心室每次向主动脉内射出的60~80ml血液仅有1/3流向外周，其余

2/3 暂时贮存在胸腔大动脉之中，使大动脉压升高，并使大动脉管壁弹性纤维被拉长而管腔扩张。这不仅缓冲了心缩期对大动脉管壁突然增大的收缩压，而且将心室收缩时所释放的一部分能量以势能的形式贮存在管壁中。心舒张时，射血停止，于是大动脉管壁弹性回位，将心缩时贮存的那部分能量释放出来，使舒张期动脉压仍能维持一定高度，推动血液继续流动。可见，大动脉管壁的弹性作用，一方面可使心室间断的射血变为动脉内的连续血流；另一方面还能缓冲动脉血压，使收缩压不致过高，并维持舒张压于一定水平（图 4-30）。

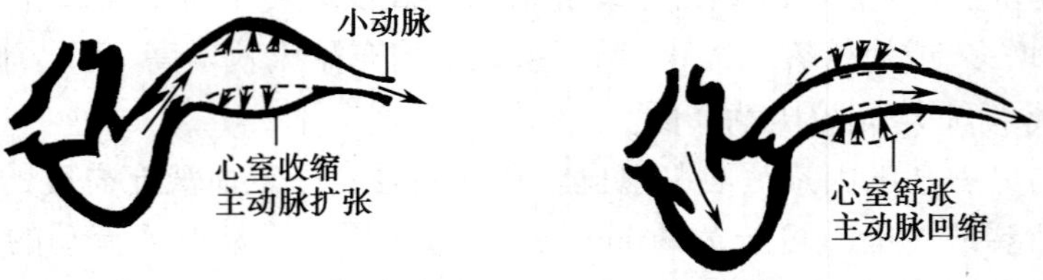


图 4-30　主动脉壁弹性对血压及血流的作用

**2. 动脉血压的正常值及其生理变动**　动脉血压在每一心动周期中，随心室收缩和舒张而发生规律性上下波动。心室收缩时，动脉血压升高，它所达到的最高值称为**收缩压**（systolic pressure）。心室舒张时，动脉血压下降所达到的最低值称为**舒张压**（diastolic pressure）。收缩压与舒张压之差称为**脉搏压**（pulse pressure），简称脉压。脉压主要反映搏出量的多少、射血速度及动脉壁的顺应性（可扩张性）。老年人脉压增大就是由于动脉壁顺应性降低（动脉硬化）。一个心周期中，动脉血管平均受到的压力为**平均动脉压**（mean arterial pressure）。由于心缩期比心舒期较短，所以平均动脉压比两者的平均值稍小，较接近于舒张压，可由压力曲线的面积积分而得（图 4-31），约等于舒张压 +1/3 脉压。

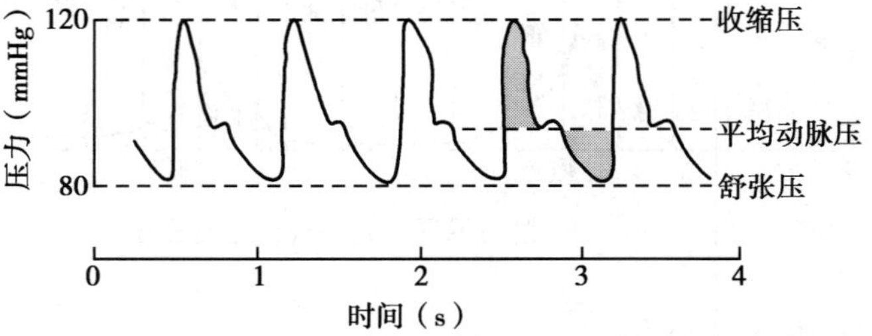


图 4-31　正常年轻人肱动脉压曲线

平均动脉压虚线以上和以下的阴影面积相等

一般所说的动脉血压是指主动脉压。由于在大动脉中血压降落很小，故在上臂肱动脉处所测得的血压数值，基本上可以代表主动脉压。在安静状态下，我国健康青年人的收缩压为 100~120mmHg（13.3~16.0kPa），舒张压为 60~80mmHg（8.0~10.6kPa），脉搏压为 30~40mmHg（4.0~5.3kPa），平均动脉压在 100mmHg（13.3kPa）左右。动脉血压值习惯以收缩压 / 舒张压表示，如 120/80mmHg。动脉血压在安静状态下是比较稳定的，但也存在着个体、性别和年龄的差异。一般而言，肥胖者动脉血压稍高，女性在更年期前动脉血压比同龄男性低，更年期后动脉血压升高。无论男女，动脉血压都将随着年龄的增长而逐渐升高，收缩压的升高比舒张压的升高更为显著。此外，人情绪激动、恐惧、忧虑、剧烈运动、进食、吸烟、饮酒时血压均可暂时升高，睡眠时血压降低（可降低 20mmHg，但高血压患者降低较小或不降低）。成年人安静时，舒张压持续超过 90mmHg（12.0kPa）和（或）收缩压超过 140mmHg（18.6kPa）则为高血压；如果收缩压高于 140mmHg（18.6kPa）而舒张压在 90mmHg（12.0kPa）以下，则为单纯收缩期高血压；如果舒张压低于 60mmHg（7.98kPa），收缩压低于 90mmHg（12.0kPa），则为低血压。

**3. 影响动脉血压的因素**　如上所述，保持心血管系统内足够的血液充盈量，是形成动脉血压的前提。心脏射血和外周阻力的存在是形成动脉血压的基本条件。大动脉管壁弹性对动脉血压起着缓冲收缩压和维持舒张压的作用。因此，凡能影响这些因素的情况，均能影响动脉血压。现将影响动脉血压的各种因素分述如下：

（1）每搏输出量：如果搏出量增大，心缩期射入主动脉的血量就增多，所受的张力增大，收缩压就明显升高。由于血压升高，血流速度就加快。因此，如果这时外周阻力和心率变化不大，则大动脉内增多的血量仍可在心舒期流至外周。这样，到心舒期末，大动脉内存留的血量和搏出量增加之前相比，增加并不多，故舒张压虽有所升高，但升高较小，因而脉压增大。反之，当搏出量减少时，则主要表现收缩压降低，脉压减小。可见，在一般情况下，收缩的高低主要反映搏出量的大小。在动脉顺应性恒定的情况下，脉压主要取决于搏出量的大小。严重充血性心衰及大出血患者，由于搏出量明显降低，脉压很小。相反，搏出量增大者，如主动脉瓣回流及训练有素的运动员（由于其心率慢，心室充盈时间延长，故搏出量增大），其脉压也大。

（2）心率：由于正常每次心室射血的 2/3 血量是于心舒期流至外周，故当心率增快以致心舒期缩短时，在心舒期流向外周的血量减少，而使心舒期末大动脉内积存的血量增多，舒张压就升高。如果每搏输出量等其他因素不变，舒张末主动脉内存留血量增多使收缩压升高，但由于血压升高可使血流速度加快，在心缩期也有较多的血流向外周，故收缩压的升高不如舒张压的升高显著，脉压比心率增加之前减小。相反，当心率减慢时，舒张压降低的幅度比收缩压降低的幅度大，故脉压增大。通常，增加心率的刺激也升高血压，而降低心率的刺激降低血压，但也有例外，如刺激心房牵张感受器，引起血压降低，心率加快；颅内压升高引起血压升高和心动过缓（由于血压升高，通过动脉压力感受器反射性引起心率减慢）。

（3）外周阻力：如果心输出量不变而外周阻力加大，则心舒期流向外周的血量由于流速减慢而明显减少，保留于大动脉内的血量就增多，故舒张压升高。在心缩期，基于舒张压的升高，收缩压也将升高，由于血压升高使血流加快，使收缩期内动脉内血量增加不多，因此收缩压的升高不如舒张压升高明显，脉压也相应减小。反之，当外周阻力减小时，舒张压的降低比收缩压的降低显著，故脉压加大。可见，在一般情况下，舒张的高低主要反映外周阻力的大小。

外周阻力的改变主要受骨骼肌、皮肤和腹腔脏器等阻力血管口径变化的影响。临床上常见的原发性高血压就是由于阻力血管硬化，口径变小而造成外周阻力过高引起的。严重贫血患者可能因血液黏滞度低而使舒张压偏低。红细胞增多症患者可能因血液黏滞度增大而使舒张压升高。

（4）弹性贮器血管的缓冲作用：如前所述，正常主动脉和大动脉起着弹性贮器的作用，在其缓冲作用下，使收缩压不致过高而舒张压不致过低。老年人由于大动脉管壁硬化（顺应性降低），弹性贮器的缓冲作用减弱，表现为收缩压升高而舒张压降低，故脉压显著增大。

血管顺应性即血管的可扩张性，是指在给定压力下血管容量的大小，或者说血管压力改变所引起的血管容量变化。顺应性大时单位压力引起的血管容量变化大。动脉顺应性（$C$）= 容量增加 / 动脉压增加 = $\Delta V/\Delta P$。

（5）循环血量和血管容量的比例关系：循环血量与血管容量相适应，才能使血管系统有足够的充盈度，产生一定的体循环平均充盈压，这是产生动脉血压的前提条件。在正常情况下，循环血量与血管容积相适应，血管系统充盈程度的变化不大。在病理情况下，循环血量和血容量之间的比例发生失调而影响动脉血压。如血管容量改变不大，则循环血量增多时血压升高,失血等使血量减少时,血压降低。反之,即使循环血量不变,血管系统容量(积)的增加(如全身血管扩张)或降低(如全身血管收缩)也可使血压降低或升高。

以上对影响动脉血压各种因素的讨论中,为分析方便,均是假定其他因素不变的前提下,讨论某一因素变化时对动脉血压的影响。实际上在完整的机体中,这样的情况几乎不存在。在各种不同的生理情况下,血压的变化往往是多种因素相互作用的综合结果。但在特定的情况下,某一因素可能是主要的。例如,过敏性休克时,血压下降主要是由于血管扩张,外周阻力降低所致。而在急性心肌梗死所致的心力衰竭时,血压降低则主要是由于心输出量减少所引起。动脉血压的形成及影响因素归纳于图 4–32。

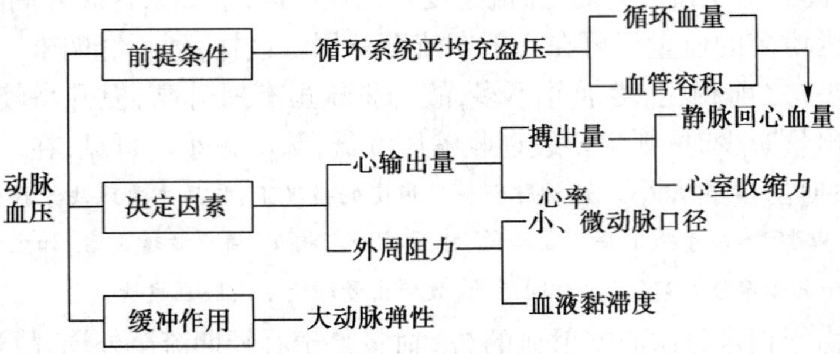


图 4–32 动脉血压的形成及影响因素

### (二)动脉脉搏

在每个心动周期中,在动脉内压力和容积发生周期性变化的同时引起了动脉管壁周期性扩大与缩小的搏动,称为**动脉脉搏**(arterial pulse)。脉搏为脉搏波沿血管壁传播的表现形式,即脉搏波到达处的管壁扩张,用手指可以触及身体浅表部位的动脉脉搏。脉搏的强弱与心输出量、动脉的可扩张性和外周阻力,特别是与脉压有密切关系。因此,动脉脉搏是反映心血管功能的一项指标。当心输出量增大时,如运动时脉搏增强。脉压增高时,脉搏波动可大到使人感觉或听到(心悸,怦跳的心脏)的程度。当主动脉瓣功能不全(闭锁不全)时,脉搏特别强,心缩期射血力量足以使头跟随每次心跳点动。休克时脉搏很弱("线状脉")。

动脉脉搏波的传播速度:动脉脉搏波起始于主动脉根部,沿着动脉管壁向外周血管传播。其传播速度远较血流线速度快,并且与血流无关。一般来说,脉搏波传播速度受动脉壁的顺应性(扩张性)影响,顺应性越大则脉搏波速度越慢。自主动脉至小动脉的顺应性逐渐下降,则从主动脉至小动脉脉搏波传播速度逐渐增大。故以主动脉脉搏波传播最慢,青年人为 3~4m/s,在大动脉的传播速度约为 8m/s,到小动脉段可加快到 16m/s,所以在心缩期射血至主动脉压峰值后 0.1 秒便可在桡动脉触及脉搏。老年人由于血管逐渐硬化,顺应性减小,其脉搏波的传播速度较青年人快。由于小动脉和微动脉对血流阻力很大,故在微动脉段以后脉搏波动即大大减弱,到毛细血管脉搏已基本消失。因此外周静脉没有脉搏波动。但心动周期中右心房的血压波动可逆向传递到与心房相连的大静脉,如颈静脉,引起颈静脉的压力和容积发生相应的改变,形成静脉脉搏(颈静脉脉搏)(图 4–4)。

脉搏波形可用脉搏描记器加以记录,记录出的动脉脉搏的图形称为脉搏图(图 4–33)。一个典型的脉搏图包括:①升支:是快速射血期血压上升,管壁突扩张所致。因此,其上升速度与幅度受搏出量、射血速度、血流阻力与动脉弹性等因素影响。当心输出量增加、射血速度加快、外周阻力增大及主动脉弹性阻力减小时,上升速度快,幅度大;反之,则上升速度慢,幅度也较低。②降支:前半段时间相当于减慢射血期,后半段则相当于心室舒张期。由于心室舒张,主动脉瓣关闭,倒流的血液撞击在主动脉瓣上面被弹回,形成降支的再升高，构成降中波，其前面的小切迹为降中峡。它的出现标志着心室舒张开始。以后血液继续流向外周，扩张的动脉弹性回位，使后半段呈平台型缓慢下降。下降支可大致反映外周阻力的高低。当外周阻力增大时，其下降速度较慢，切迹位置较高。

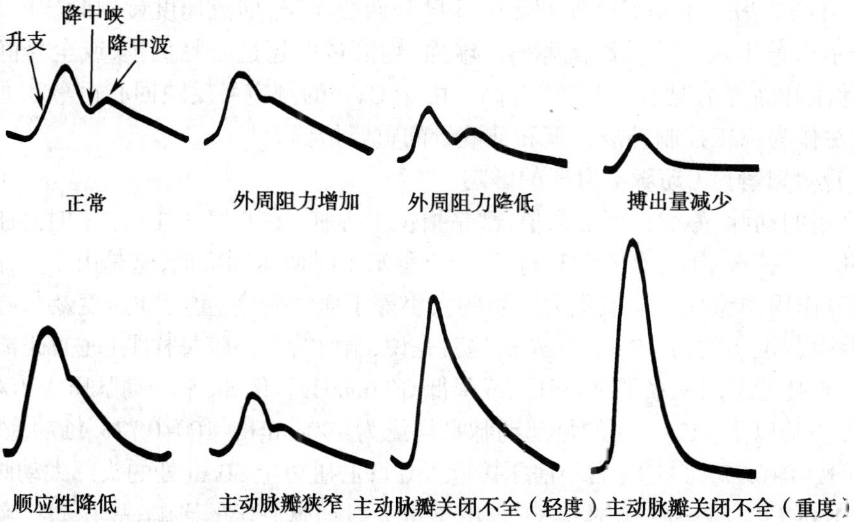


图 4-33 正常及病理情况下的动脉脉搏图

## 四、静脉血压和静脉血流

静脉被称为容量血管，在功能上除了起着贮血库的作用外，还可以通过其管壁平滑肌的舒缩活动有效地调节回心血量和心输出量，使循环功能适应机体在各种生理状态时的需要。

### （一）静脉血压

当体循环血液通过毛细血管汇集到小静脉时，血压降低到 10~18mmHg；流到胸腔外的大静脉时约为 5.5mmHg；在右心房入口处的腔静脉血压平均为 4.6mmHg，随着呼吸和心跳上下变动。到体循环终点右心房时，血压最低，接近于零。通常将右心房和腔静脉在右心房入口处的血压称为**中心静脉压**（central venous pressure，CVP），平均为 2~6cm$H_2O$（1~5mmHg）（会随着呼吸及心跳而上下波动），而人体各部位、各器官的静脉血压称为外周静脉压（peripheral venous pressure）。外周静脉压易受体位的影响，而 CVP 则不受体位影响，因此后者的临床意义更大。

中心静脉压的估计法：人取半卧位，找到颈静脉塌陷处（即颈静脉充盈的上端），测出其与胸骨角之间的垂直距离（cm），再加上 5cm（右心房与胸骨角之间的距离），即为以 cm$H_2O$ 为单位的 CVP（图 4-34）。

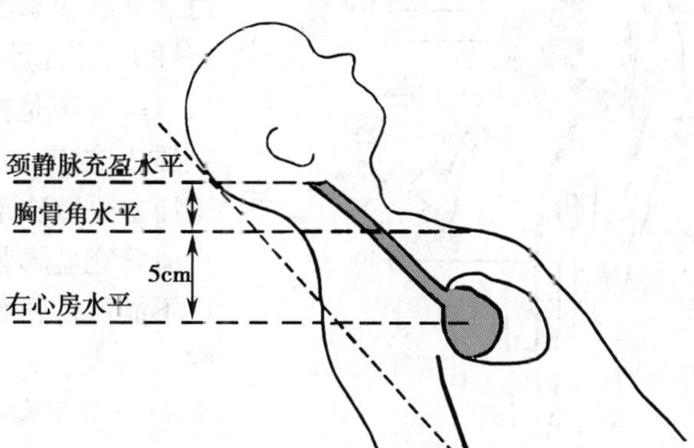


图 4-34 中心静脉压的简易测量法

正常右心房压接近于 0，在异常情况下，如严重充血性心力衰竭，大量输血输液可升至 20~30mmHg。右心房压的低限通常为 -3~-5mmHg，这也是胸腔内的压力。当心泵功能特别加强或当血液从外周静脉流入心脏大为减少（如大出血）时，可达到此数值。

CVP的高低取决于两个因素：一是心脏的射血能力，如心脏功能良好，能及时将回心的血液射入动脉，则CVP较低；反之，当心脏射血能力减弱时（如心力衰竭），右心房和腔静脉淤血，CVP升高。另一个是静脉血回流的速度和回心血量，回流速度慢，则CVP下降。CVP过低，常表示血量不足或静脉回流障碍。输血、输液过多超过心脏负担，或全身静脉收缩而使外周静脉压升高等情况下，CVP将升高。由于CVP的测定可反映回心血量和心脏的功能状况，因此常作为临床控制补液速度和补液量的重要指标。

**（二）重力对静脉（动脉）血压的影响**

前面介绍的动脉、静脉血压的数值，都是指位于心脏（右心房）同一水平时的压力。当血管的位置低于心脏水平时，血压将升高，高于心脏水平时血压则降低，这是由于受血液自身重力（静水压）作用的缘故。血液重力作用的大小等于血液密度、重力加速度及与心脏垂直距离三者的乘积（$h\rho g$），约为0.77mmHg/cm，这就是说，当血管与心脏每相距（垂直距离）1cm时，其血压比与心脏处于同一水平时要升高或降低0.77mmHg。例如，平均动脉压为100mmHg，那么，直立时，心脏以下117cm处的足部动脉平均压为190mmHg（100+0.77×117），该部位静脉压为90mmHg（0+0.77×117）（右心房压接近于0）；心脏以上50cm处的头部大动脉平均压力62mmHg[（100−（0.77×50）]（图4-35）。由于重力对动脉血压的影响，故在动物实验中用检压计直接测动脉血压时，检压计必须与心脏同一水平，因为传递压力到检压计的导管是用致密介质（血液或盐水）充满的，在记录血压时，$h\rho g$对液柱静水压产生明显的影响。用血压计测动脉血压时，导管（橡皮管）是用很小密度的空气充满的，因此不需要将检压计放置于与心脏相同水平，但肱动脉（或袖垫）应与心脏同高，如高于心脏水平，所测血压偏低，而低于心脏水平则偏高。由于直立时颈部静脉受大气压的压迫而塌陷，使其血压维持于0（等于大气压），而颅腔内的静脉为负压，如矢状窦的静脉压直立时可降至10~30mmHg（在坐位开颅手术切开矢状窦时，空气可能立即被吸入静脉窦，有引起空气栓塞的危险，应注意之）。由于上述可见重力对血压的影响，对处于同一水平的动脉和静脉是相同的，但它对静脉的影响远比对动脉大。这是因为静脉管壁较薄，可扩张性大，其充盈程度受**跨壁压**（transmural pressure）的影响较大。跨壁压是指血液对血管壁的压力减去血管外组织对管壁压力之差（由于外周组织压力很低，通常可忽略，所以跨壁压主要取决于血液对血管壁的压力）。一定的跨壁压是保持血管充盈膨胀的必要条件。跨壁压减小到一定程度，静脉就不能保持膨胀而发生塌陷，当跨壁压增大时，静脉就充盈，容积增大。当人体从平卧位转变为直立位时，由于重力作用，血液滞留于身体下肢的静脉，使其充盈扩张，因此静脉回心血量减少，搏出量减少，而导致心输出量减少和血压降低——**体位性低血压**（postural hypotension）或直立性低血压（orthostatic hypotension），结果使输送到脑的血液不足而引起头晕或晕厥。在正常人，这种变化会迅速发动神经和体液调节机制（见后述），使下肢和腹腔内脏的阻力血管和容量血管收缩，增加外周阻力和回心血量，同时心率加快，结果血压很

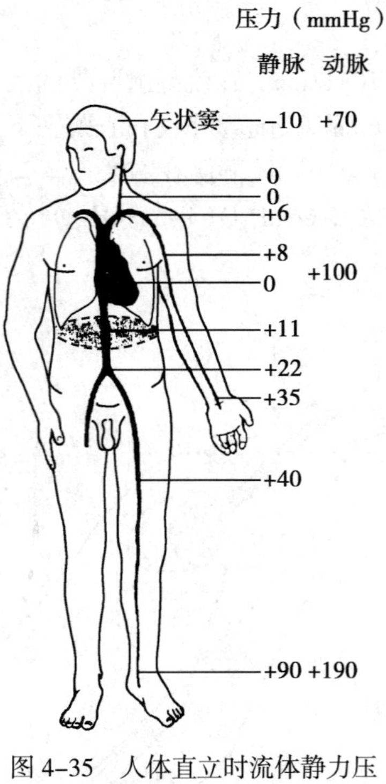


图4-35　人体直立时流体静力压对静脉压和动脉压的影响
数字为近似值，因受身高影响

快得以恢复正常(部分正常人蹲久了突然站起时,在心输出量和血压反射性恢复以前也可能出现一过性头晕)。但久病长期卧床的患者,一方面由于上述调节机制长期不用,使这种调节机制削弱或不灵敏,另一方面腹部肌肉收缩无力,从而易导致直立性低血压和引起头晕。重力对血液循环的上述作用还与血容量有关:血容量少时重力作用产生的影响更明显,血容量多即产生的影响较小。一些抗高血压药,例如 $\alpha_1$ 受体阻断剂,由于阻断该受体介导的血管收缩作用,也可引起明显的直立性低血压。对于直立性低血压欲晕厥者或已晕厥者,不要扶住他或立即将其扶起。

**(三)静脉血流**

**1. 静脉对血流的阻力** 在静脉系统中,由微静脉至右心房的压力降落 15mmHg,可见静脉对血流的阻力很小,约占整个体循环总阻力的 15%。静脉是从组织引流血液回心脏的通道,小的血流阻力与静脉的功能是相适应的。由于静脉的口径较大,所以当其收缩时阻力增加较小,但由于其容积减小,从而可促进静脉血回流心脏。

**2. 影响静脉回心血量的因素** 尽管静脉压很低而静脉血总是向心回流,其推动力仍然是压力差。静脉回心血量主要受外周静脉压和 CVP 之差的影响,凡直接或间接影响该压力差的因素,都将影响静脉血回流。

(1)心肌收缩力:心肌收缩力强,则收缩时心室射出的血液多,心舒期心室内余血少、压力低,对心房和大静脉中血液的抽吸力量就大,有利于静脉血回流。因此,右心衰竭时,右心室搏出量减少,心舒期右心室内余血多,压力较高,血液淤积在右心房和大静脉内,回心血量大大减少。患者可出现颈外静脉怒张、肝充血肿大、下肢水肿等静脉系统淤血的症状。若左心室功能衰竭,由于肺静脉回心血流受阻,肺静脉压力升高,因而就会出现肺血管淤血和肺水肿(肺组织间液增多)。

(2)体循环平均充盈压:体循环平均充盈压是反映血管系统内血液充盈程度的指标。实验证明,当血量增加或容量血管收缩时,体循环平均充盈压升高,静脉回心血量增多。反之,血量减少或容量血管舒张时,体循环平均充盈压降低,静脉回心血量减少。

(3)体位改变:当身体由平卧转为直立时,血液的重力作用使身体下垂部分的静脉跨壁压增大而扩张,容量增大,故回心血量减少。久病卧床的患者,静脉管壁的紧张性较低,可扩张性较大,加之腹壁和下肢肌肉收缩力量减弱,对静脉的挤压作用减小,故由平卧位突然站立起来时,可因大量血液淤滞于下肢,回心血量减少、血压下降而发生晕厥。长时间由于跨壁压增大,毛细血管血液回流受阻(减慢),毛细血管血压升高,滤过力量增大,滤过增多,导致组织水肿。

(4)骨骼肌的挤压作用:上面所述人体站立时对静脉回流的影响,主要是指在没有骨骼肌收缩的情况下发生的,特别是长时间站立不动(如军人长时间立正)时。如果肌肉收缩,情况就不一样。肌肉收缩时,位于肌肉内或肌肉间的静脉受到挤压,使静脉血回流加快。当肌肉舒张时,因有静脉瓣防止血液倒流,又因静脉内压降低而有利于远端血液流入,使静脉重新充盈。因此骨骼肌舒缩与静脉瓣配合,对静脉血回流起着一种“泵”的作用,称为“静脉泵”(venous pump)或“**肌肉泵**”(skeletal muscle pump)(图 4-36)。但如果肌肉不是作节律性的舒缩,而是持续维持在紧张的收缩状态(例如下肢长时间站立不动时),则静脉持续受压,下肢静脉血回流反而受阻,因回心血量减少,使心输出量减少,甚至可导致晕厥。静脉曲张的患者,静脉瓣关闭不全,其血流向心脏流动减少,而发生静脉淤血和脚踝水肿。然而,即使静脉瓣关闭

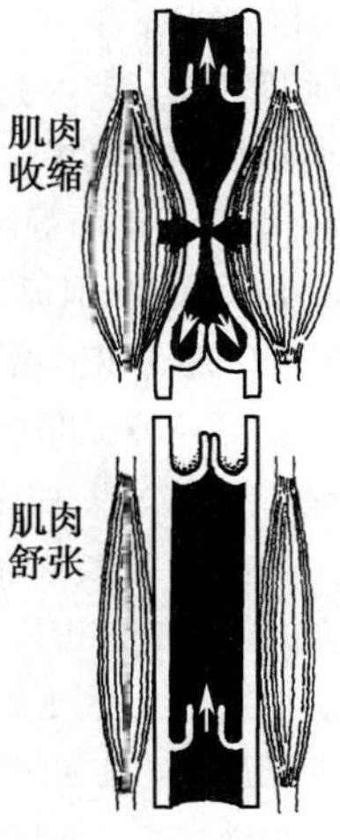


图 4-36 肌肉泵

不全，肌肉收缩仍能维持基本的向心血流，因为靠近心脏的大静脉有较小的血流阻力，而远离心脏的小静脉阻力较大。长期卧床不起的患者，通过伸屈踝关节也可激活肌肉泵，促进静脉血流，有助于防止静脉曲张。

（5）呼吸运动：正常时，胸膜腔内压低于大气压，称为胸膜腔负压。由于胸膜腔为负压，胸腔内大静脉的跨壁压较大，经常处于充盈扩张状态。吸气时胸膜腔负压进一步降低，使胸腔内的大静脉和右心房跨壁压增大，容积扩大，中心静脉压降低；此外，吸气时膈肌下降，腹压增高，挤压血液流向心脏。这两种作用都使静脉血回流加速。由于回心血量增加，输出量也相应增加。呼气时胸腔内压降低较小，由静脉回流入右心房的血量也相应减少。特别在用力呼气时，例如在咳嗽时这一作用大为增强，可使胸腔内压一过性升高，大大阻碍静脉血回流。事实上，阵发性咳嗽可阻碍静脉血回流到引起晕厥的程度。可见正常呼吸运动时对静脉回流也起着“泵”的作用，称为**“呼吸泵”**（respiratory pump）。

## 五、微循环

**微循环**（microcirculation）是指微动脉与微静脉间的血液循环。微循环的基本功能是实现由血液和组织之间的物质交换。

### （一）微循环的组成

由于各组织器官的形态与功能不同，微循环的组成也有所不同。典型的微循环一般由微动脉、后微动脉、毛细血管前括约肌、真毛细血管、通血毛细血管、动静脉吻合支（又称动－静脉短路）和微静脉7部分组成（图4-37）。其中微动脉和毛细血管前括约肌称为前阻力血管。由于微动脉口径可决定整个微循系统的血流量，因此在功能上属于微循环灌注的“总闸门”。毛细血管前括约肌则决定其所属毛细血管的血流量，它是微循环的“分闸门”。微静脉是微循环的“后闸门”，又称后阻力血管。

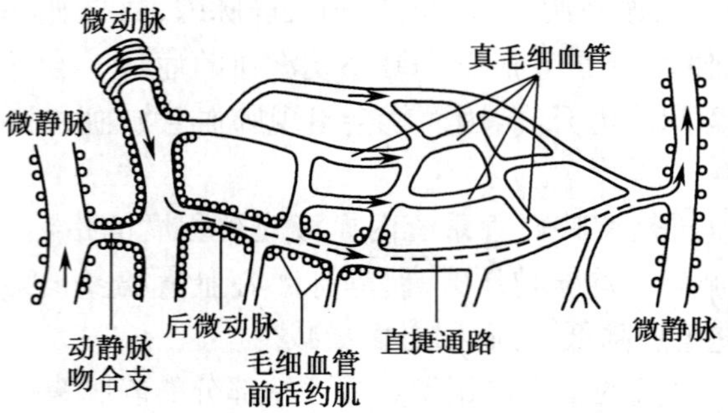


图4-37　微循环模式图

微循环的血液可通过三条途径从微动脉流向微静脉。

（1）直捷通路：直捷通路是指血液从微动脉经后微动脉和通血毛细血管进入微静脉的通路。通血毛细血管是后微动脉的直接延伸，是口径较粗而直通微静脉的毛细血管。直捷通路经常处于开放状态，血流速度较快，很少与组织细胞进行物质交换，它的主要功能是使一部分血液能迅速通过微循环回流入心。在骨骼肌微循环中这类通路较多。

（2）动－静脉短路：动－静脉短路是指血液从微动脉到动－静脉吻合支直接回流到微静脉。这条通路血管壁厚，血流迅速，血液经此通路时，完全不进行物质交换，所以又称为非营养性通路。在人体某些部分的皮肤和皮下组织，特别是手指、足趾、耳郭、鼻、唇等处，这类通路较多。其功能是在体温调节中发挥作用。当环境温度升高时，则动－静脉吻合支开放增多，皮肤血流量增加，有利于散热；当环境温度降低时，则动－静脉短路关闭，皮肤血流量血减少，有利于保存体热。由于动－静脉吻合支无物质交换功能，吻合支的开放将相对减少组织对血氧的摄取。在某些病理情况下，如感染或中毒性休克时，动－静脉短路的大量开放，将会加重组织的缺氧状况。

（3）迂回通路：迂回通路是指血液从微动脉经后微动脉、毛细血管前括约肌、真毛细血管网后汇集到微静脉的途径。此通路中真毛细血管穿行于细胞间隙而又互相连通成网络；同时真毛细血管管壁薄，血流缓慢，因此是血液与组织细胞进行物质交换的场所，故又称之为营养通路（nutritional way）。

## （二）毛细血管壁的结构特点

毛细血管由单层内皮细胞构成，毛细血管外有一薄层基膜包围，总厚度约为0.5μm，内径为4~9μm。内皮细胞之间有弯曲的宽度为6~7nm的细胞间裂（intercellular cleft），水、大多数水溶性离子及小分子物质可通过此间裂扩散（脂溶性物质，如$O_2$、$CO_2$则可直接通过内皮细胞脂质双层扩散）。此外，在电镜下还可见内皮细胞有许多凹陷，内皮细胞内有质膜小泡（plasmalemmal vesicle），这一形态特征提示毛细血管具有吞饮功能。有些质膜小泡可合并成为小泡通道（图4-38）。毛细血管虽然没有平滑肌，因此不能主动收缩，但其内皮细胞含有肌动蛋白和肌球蛋白，在某些化学刺激作用下可改变毛细血管的形态。由于毛细血管腔狭小，管壁薄，使之能承受较高的内压，不易破裂。

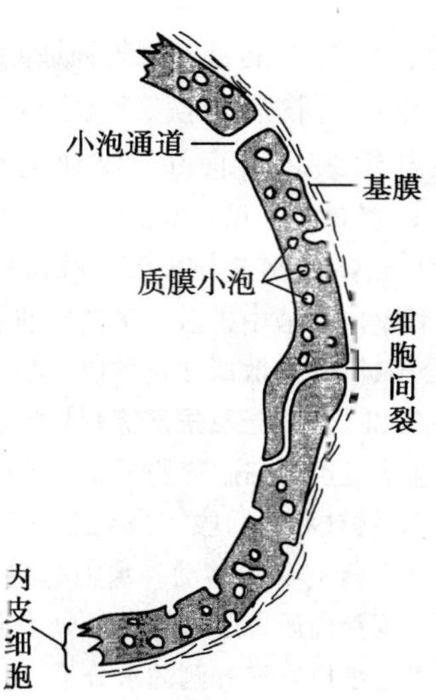


图4-38 毛细血管壁超微结构示意图

毛细血管在体内的分布随不同组织而异。在代谢旺盛的组织，如心肌、骨骼肌及腺体组织，毛细血管密度高，而在代谢不活跃的组织，如皮肤、软骨、脂肪，毛细血管密度低。人体有毛细血管100亿~400亿条，其可交换的总面积达600m²，尽管毛细血管数量如此巨大，但其容纳的血量仅为体内总血量（5000ml）的5%（250ml）

## （三）微循环血流量的调节

毛细血管压的高低取决于毛细血管前阻力与毛细血管后阻力的比值。正常时，毛细血管前阻力远大于毛细血管后阻力，毛细血管前阻力是决定微循环血流量的主要因素，毛细血管血流量与毛细血管前阻力呈反变关系。

调节毛细血管前阻力血管平滑肌的收缩性是调节微循环灌注量的主要机制。微循环血管的舒缩活动受神经、体液及自身调节（见后叙）。在整个微循环中，只有微动脉、微静脉以及动-静脉短路受交感神经支配，并以微动脉的神经密度较大。虽然神经（交感神经）和全身性体液因素通过舒缩微动脉和微静脉在全身血压调节中起重要作用，但微循环血流量的调节特别是快速调节，主要通过局部调节机制实现的，因为在去神经和无体液因素的人工灌注的离体器官也存在这种调节。通过这种局部调节机制，使组织局部的血流量与组织当时的代谢水平相适应。

毛细血管的血流量主要取决于前阻力血管的舒缩状态，毛细血管的平均血流速度约为1mm/s，但同一时间内不同毛细血管和同一毛细血管在不同时间其血流速度差别和变化很大，可从完全不流动到每秒流动几毫米。毛细血管血流的变化是由于毛细血管前阻力血管的交替收缩与舒张即血管舒缩活动（vasomotion）的结果。前阻力血管收缩时要消耗能量（ATP）及其他营养物质如葡萄糖等，并产生代谢产物，如$CO_2$、乳酸、腺苷等，[$H^+$]也升高，因此收缩一定时间后，局部能量（ATP）及营养物质如葡萄糖的消耗，$PO_2$↓，并产生代谢产物（$CO_2$、乳酸、腺苷等）。这些局部体因素（特别是腺苷）引起血管平滑肌舒张，导致前阻力血管舒张，真毛细血管开放，使局部血流加速，输送更多的$O_2$及营养物质到组织，并带走代谢产物。随着$PO_2$↑及营养物质充分供应，局部血管又收缩，如此反复进行。在安静状态下，骨骼肌组织中随时只有约20%的毛细血管前括约肌处于开放状态，因此只有约20%的毛细血管有血流通过。随着整个肌肉活动（收缩）的加强，毛细血管前括约肌开放的比例相应增加，再加上微动脉、后微动脉也舒张，使器官的总血流量增加，开放的毛细血管数量增加，从而使血液与组织细胞之间进行交换的表面积增大，交换的距离缩短。

## （四）血流与组织之间的物质交换方式

组织细胞之间的空间称为组织间隙，其中为组织液（interstitial fluid）所充满。组织液是细胞直接所处的环境，细胞通过细胞膜与组织液进行物质交换，组织液与血液之间通过毛细血管壁进行物质交换（见图 1-2）。因此，细胞与血液之间的交换需要通过组织液作为中介。血液与组织之间通过毛细血管壁进行的物质交换主要通过以下 3 种方式进行。

**1. 扩散**　扩散（diffusion）是血液和组织液之间进行物质交换的主要方式。血中营养物质的浓度和 $O_2$ 分压较高，可经毛细血管扩散到组织液中。而组织液中细胞的代谢产物浓度和 $CO_2$ 分压较高，所以经毛细血管壁向血液中扩散。扩散的速度则取决于两侧物质的浓度差以及物质分子的大小和性质。浓度差越大，分子越小，扩散速度就越快。脂溶性物质如 $O_2$、$CO_2$ 等可直接通过毛细血管壁迅速扩散，而水溶性物质如 $Na^+$、$Cl^-$、葡萄糖及尿素等则只能通过毛细血管壁的小孔（细胞间裂）进行扩散。由于扩散的速度极快，因此血液流经毛细血管的时间虽然短暂（1~2 秒），但各种物质的交换仍能充分进行。

**2. 滤过和重吸收**　当毛细血管两侧的静水压不等时，水分就会通过毛细血管壁的小孔从压力高的一侧向压力低的一侧移动。水中的溶质分子，如其分子直径小于毛细管壁的小孔，则也随水分子一起滤过。由于血浆蛋白质等胶体物质的分子不能通过毛细血管壁的小孔，因此血浆胶体物质形成的血浆胶体渗透压能吸引毛细血管壁外侧的水分子。在生理学中，将由于管壁两侧压力差而引起液体由毛细血管内向组织液的移动称为**滤过**（filtration），液体向相反方向的移动称为**重吸收**（reabsorption）。血液和组织液之间通过滤过和重吸收的方式进行的物质交换，仅占总的物质交换中的一小部分，不起重要作用，但对于组织液的生成具有重要的意义。

**3. 吞饮**　在内皮细胞一侧的某物质可被内皮细胞包围并吞入细胞质，形成吞饮小泡。这一过程称为吞饮（pinocytosis），吞饮小泡被运送至细胞另一侧，然后被排出至细胞外。一般认为分子较大的物质如血浆蛋白质等可通过这种方式进行毛细血管内外的交换。

## 六、组织液的生成与回流

存在于组织细胞间的组织液大部分呈胶冻状，不能自由流动，因此不致因重力作用流至身体的低垂部分。只有极少部分组织呈液态，可以自由流动。

### （一）组织液的生成与回流

组织液是血浆经毛细血管壁滤过而形成的。液体通过毛细血管壁移动的方向取决于 4 个因素，即毛细血管血压、组织液静水压、血浆胶体渗透压和组织液胶体渗透压。其中毛细血管血压和组织液胶体渗透压是促进液体自毛细血管内向毛细血管外滤过的力量，而血浆胶体渗透压和组织液静水压则是将组织液重吸收入毛细血管内的力量（但当组织液为负压时，它就成为促进液体向毛细血管外滤过的力量）。这两种力量的对比决定着液体进出的方向和流量。滤过力量与重吸收力量之差称为**有效滤过压**（effective filtration pressure）。可用下式表示：

有效滤过压 =（毛细血管血压 + 组织液胶体渗透压）-（血浆胶体渗透压 + 组织液静水压）

当滤过的力量大于重吸收的力量时（有效滤过压为正值），液体由毛细血管滤出；而当重吸收力量大于滤过的力量时（有效滤过压为负值），液体就从组织间隙中被吸收回毛细血管。

人体血浆胶体渗透压约为 25mmHg，毛细血管动脉端平均血压为 30mmHg，静脉端为 10mmHg，组织液静水压低于大气压，为 -2mmHg，组织液胶体渗透压为 8mmHg。将这些数值代入上面的公式，则有效滤过压毛细血管动脉端为 15mmHg，而毛细血管静脉端为 -5mmHg。所以毛细血管动脉端液体滤出毛细血管，而在其静脉端组织液被重吸收入毛细血管（图 4-39）。虽然静脉端重吸收力量小于动脉端滤过的力量，但静脉端毛细血管的通透性比动脉端毛细血管大，因此引起组织液回流所需的压力较小。

由于血液流过毛细血管时，血压是逐渐下降的，因此有效滤过压也是逐渐变化的（由正值逐渐下降到零，最后转变为负值），而毛细血管中液体的滤出与重吸收，也是一个逐渐变化的过程。

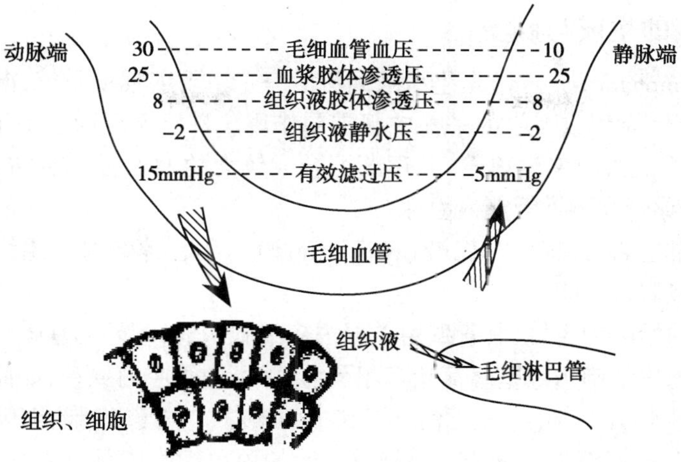


图 4-39 组织液生成与回流示意图
数字单位为 mmHg

每天约有 24L 的液体自毛细血管滤出，约占心输出量的 0.3%。约 85% 的滤出液（组织液）被重吸收回毛细血管，其余的通过淋巴系统返回血液循环。

**（二）影响组织液生成与回流的因素**

上述决定有效滤过压的各种因素的变化，都可以影响组织液的生成与回流。

**1. 毛细血管血压** 微动脉扩张时，毛细血管前阻力减小，毛细血管血压升高，组织液的生成增多。在运动肌肉或发生炎症的部位，都可出现这种情况。在右心衰竭时，静脉血回流受阻，使毛细血管血压逆行性升高，组织液的生成也会增加，并可导致组织水肿（edema）。大失血时，血容量迅速丢失，毛细血管血压下降，组织液进入毛细血管增加，有助于恢复血容量，因此血细胞比容降低。

**2. 血浆胶体渗透压** 某些肾病时大量血浆蛋白质随尿排出，或肝病时蛋白质合成减少，或摄入蛋白质过少而营养不良时均可导致血浆胶体渗透压降低，有效滤过压加大，结果组织液生成增多而出现水肿。相反，当血浆蛋白浓度增加时，血浆胶体渗透压升高，组织液水分渗透性移入血管内。

**3. 毛细血管壁的通透性** 在过敏反应时，由于局部组胺的大量释放，毛细血管壁的通透性增大，部分血浆蛋白质渗出而进入组织液，使组织液胶体渗透压升高，有效滤过压增大，组织液生成增多，回流减少，出现局部水肿。严重烧伤时，毛细血管内液体及血浆蛋白溢出组织间隙，使胶体渗透压升高，可导致体液丢失和患者严重脱水。

**4. 淋巴回流** 由于约 15% 的组织液（2~4L/d）需经淋巴管回流入血液，因此，如果淋巴回流受阻，在受阻部位远端的组织间隙中组织液就积聚，可呈现局部水肿（称为淋巴水肿，一种非凹陷性水肿，其水肿液的蛋白质含量较高，如果持续下去可引起慢性炎症，导致间质组织纤维化）。例如患丝虫病时由于寄生虫侵入并阻塞淋巴管，以及癌症手术治疗和放射治疗因损伤或切除有关淋巴结，使该局部淋巴流出受阻，均可发生这种情况（图 4-40）。

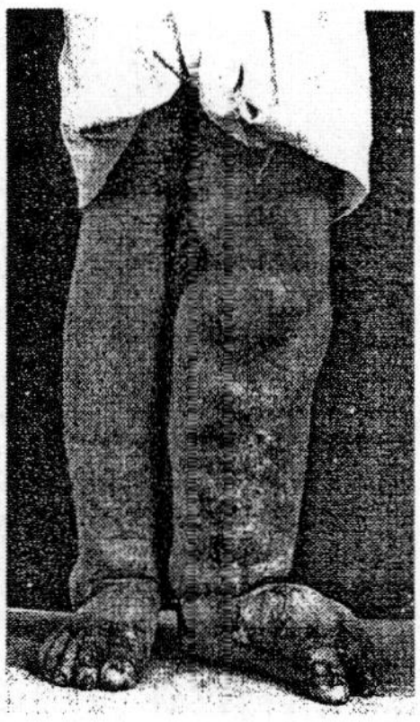

图 4-40 血丝虫病患者的“冬瓜腿”（左腿）

## 七、淋巴液的生成与回流

淋巴系统(lymphatic system)是组织液回流的一个重要的辅助系统,淋巴回流的速度虽较慢,但在组织液生成和重吸收的平衡中起重要作用。淋巴循环起于毛细淋巴管(终末淋巴管),毛细淋巴管汇入收集淋巴管,并逐渐汇合成较大的淋巴管,全身的淋巴经淋巴管收集,最后由右淋巴导管和胸导管流入静脉。

组织液进入淋巴管,即成为淋巴液(lymph fluid)。因此,来自某一组织的淋巴液的成分和该组织的组织液非常相似。

毛细淋巴管的始端为盲端,其管壁由单层内皮细胞构成,管外无基膜。毛细淋巴管的结构特点是相邻的内皮细胞边缘呈叠瓦状互相覆盖,并可向管腔内飘动,如此形成向管腔内开放的单向活瓣(图 4-41)。组织液及悬浮于其中的微粒,包括红细胞、细菌等都可以通过这种活瓣进入毛细淋巴管而不会倒流。毛细淋巴管的内皮细胞还具有入胞功能,能摄取组织液中的微粒(如蛋白质)进入毛细淋巴管中。组织液与毛细淋巴管内淋巴液的压力差是组织液进入淋巴管的动力,因此,任何能增强组织液压力的因素都能加快淋巴液的生成速度和增加淋巴液的回流量。此外,骨骼肌的节律性收缩和胸膜腔负压的吸引也促进淋巴液回流。淋巴液的生成与回流具有重要的生理意义:它能回收组织液中的蛋白质;小肠绒毛的毛细淋巴管(乳糜管)可输送从肠道吸收的脂肪及胆固醇等营养物质;调节血浆和组织液之间的液体平衡以及清除组织液中不能被毛细血管重吸收的红细胞、细菌及其他异物等。

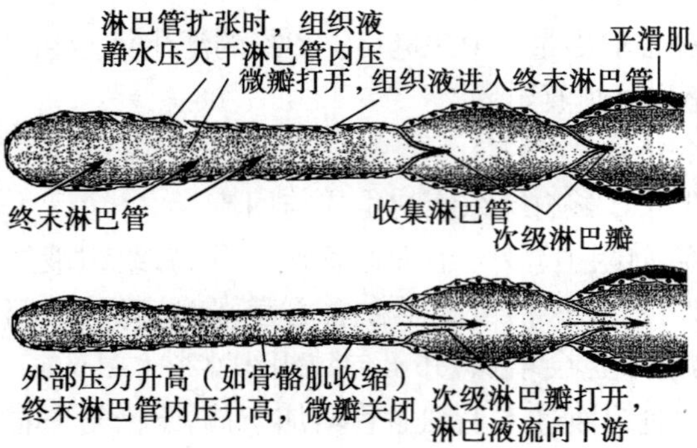


图 4-41 终末淋巴管、收集淋巴管的结构及淋巴回流示意图

# 第四节 心血管活动的调节

人体在不同生理状态下,各器官组织的代谢水平不同,对血流量的需要也就不同,人和高等动物可通过机体的神经与体液机制对心脏和各部分血管的活动进行调节,从而满足各器官组织在不同情况下对血流量的需要,协调地进行各器官之间的血量分配。

## 一、神经调节

心肌和血管平滑肌接受交感和副交感神经的双重支配。机体对心血管活动的神经调节是通过各种心血管反射来实现的。下面分别讨论心脏和血管的神经支配、心血管活动调节的神经中枢及一些主要的心血管反射。

### (一)心脏和血管的神经支配和作用

**1. 心脏的神经支配** 支配心脏的传出神经为交感神经系统的心交感神经和副交感神经系统的心迷走神经。

（1）心交感神经及其作用：心交感神经的节前神经元位于脊髓第1~5胸段的灰质侧角，其轴突纤维到达并在星状神经节、颈上及颈中神经节处更换神经元（节后神经元）。由节后神经元的轴突组成心脏神经丛，然后进入心脏，支配窦房结、房室交界、房室束、心房肌和心室肌。当心交感神经兴奋时，其节后纤维末梢释放去甲肾上腺素，它与心肌细胞膜上的肾上腺素能$\beta_1$受体结合，通过G蛋白-cAMP-蛋白激酶A系统，引起以下效应：①心率加快：去甲肾上腺素能加强自律细胞4期的内向电流$I_f$、$I_{Ca}$，并加速$I_K$通道的关闭，即加速$K^+$外流的衰减过程，从而使4期去极化速度加快（斜率增加），使膜电位更快达到阈电位，自律性增高，从而使心率加快。②心肌兴奋传导加速：由于去甲肾上腺素激活慢反应细胞（特别是房室结细胞）的L型钙通道，使0期$Ca^{2+}$内流加速，使动作电位0期去极化速度和幅度均增大，故房室交界区兴奋传导速度加快。③心肌收缩力增强：去甲肾上腺素通过激活心肌细胞膜上的L型钙通道，使心肌细胞动作电位2期内流的$Ca^{2+}$增多；内流的$Ca^{2+}$增多，使$Ca^{2+}$诱发的$Ca^{2+}$释放也增多（即从肌质网释放的$Ca^{2+}$增多），终致心肌收缩力增强。去甲肾上腺素还能降低肌钙蛋白对$Ca^{2+}$的亲和力，加速$Ca^{2+}$从肌钙蛋白上解离下来，而且加强肌质网钙泵，加速$Ca^{2+}$的回收（贮存），从而加速心肌的舒张。心交感神经对心脏的上述三方面作用分别称为**正性变时作用**（positive chronotropic action）、**正性变传导作用**（positive dromotropic action）和**正性变力作用**（positive inotropic action）。

（2）心迷走神经及其作用：心迷走神经节前纤维的细胞体位于延髓的迷走神经背核和疑核。节前神经元发出的轴突在迷走神经干中下行，在心内神经节更换神经元，其节后纤维支配窦房结、心房肌、房室交界、房室束及其分支。心室肌虽也有迷走神经支配，但由于纤维末梢的数量少而作用甚微。当心迷走神经兴奋时，其节后纤维末梢释放递质ACh，它与心肌细胞膜上的M受体结合，通过G蛋白-AC途径使细胞内cAMP水平降低，PKA活性降低，因而表现出与前述的交感神经激动$\beta_1$受体相反的效应：①心率减慢：ACh降低窦房结细胞的内向电流$I_f$和$I_{Ca}$，因此降低4期自动去极化的速度（斜率）；此外，ACh通过G蛋白激活一种ACh调节的钾通道（$K_{ACh}$），引起$K^+$外流增加（$I_{K\text{-}ACh}$增大），使最大复极电位负值增大，与阈电位的差距增大，因此膜电位达到阈电位所需去极化的时间延长，即4期自动去极化速度减慢。这两方面的作用使窦房结自律性降低，心率减慢。②心（房）肌收缩力下降：ACh使复极过程中的$K^+$外流增加导致复极加速，动作电位过程缩短，平台期也缩短，从而使每一动作电位期间进入细胞的$Ca^{2+}$减少；此外，ACh还有直接抑制$Ca^{2+}$通道，减少$Ca^{2+}$内流的作用。由于进入心肌细胞内的$Ca^{2+}$减少，故心肌收缩力减弱。③房室传导速度减慢：传导速度主要取决于动作电位0期上升速度和幅度。由于ACh抑制房室结细胞$I_{Ca}$，使0期$Ca^{2+}$内流减慢、减少，0期去极化速度、幅度减小。这些作用分别称为心迷走神经的**负性变时作用**（negative chronotropic action）、**负性变力作用**（negative inotropic action）和**负性变传导作用**（negative dromotropic action）。

心迷走神经、心交感神经平时均有紧张性活动，即持续发放低频率的传出冲动，分别称为**心交感紧张**（cardiac sympathetic tone）和**心迷走紧张**（cardiac vagal tone）。心脏的活动既受心交感紧张的影响，又受心迷走紧张的影响，两者相互对抗。人安静状态下的心率为75次/分，这是心交感紧张与心迷走紧张共同作用的结果。如用M受体拮抗剂阿托品（atropine）与$\beta_1$受体拮抗剂同时阻断心迷走神经与心交感神经的作用，心率将增快至100次/分（即窦房结的频率）。这表明在平时心迷走神经的作用较强，即心迷走紧张占优势。两侧心迷走神经对心脏的支配也有差别，表现为右侧心迷走神经对窦房结的影响（心率）

占优势,左侧心迷走神经对房室交界组织的作用(房室传导)明显。如用阿托品阻断心迷走神经对心脏的作用,心率可增加到每分钟150多次。在肌肉运动或情绪激动时,心交感中枢兴奋加强,迷走中枢受到抑制,心率显著增加。当人受到某些强烈刺激(如剧痛、强烈精神刺激)时,心迷走神经释放大量ACh可引起心跳一过性停止,导致脑血流量不足而引起晕厥——**血管迷走性晕厥**(vasovagal syncope)。但由于心室无迷走神经支配,心室的起搏细胞能重新发放动作电位,然后恢复心室功能,人的意识也随之恢复。

**2. 血管的神经支配** 除真毛细血管外,血管壁均有平滑肌。血管平滑肌的舒缩活动除后微动脉和毛细血管前括约肌主要受局部组织代谢产物影响外,其余均受自主神经支配。但各部位血管所受交感缩血管神经支配的密度不同,皮肤血管中缩血管纤维分布最密,骨骼肌和内脏血管次之,脑血管和冠脉血管分布最少;同一器官内,小动脉和微动脉分布密度高于静脉。根据引起血管平滑肌收缩或舒张效应的不同,把支配血管平滑肌的神经纤维分为缩血管神经(vasoconstrictor nerve)和舒血管神经(vasodilator nerve)两大类。人体绝大多数血管只接受缩血管神经的单一支配,仅有一小部分血管兼有舒血管神经支配。

(1)缩血管神经:目前所知的缩血管神经均属于交感神经,故又称之为**交感缩血管神经**(sympathetic vasoconstrictor nerve)。在安静情况下,交感神经持续地发放1~3次/秒的低频冲动,称为**交感缩血管紧张**(sympathetic vasoconstrictor tone)。这种紧张性活动使血管平滑肌保持一定程度的收缩状态。当交感缩血管紧张增强时,血管平滑肌可进一步收缩;交感缩血管紧张减弱时,血管平滑肌收缩程度降低,血管便舒张。交感缩血管神经末梢释放的递质为去甲肾上腺素。血管平滑肌细胞膜具有α与$\beta_2$两种肾上腺素能受体,去甲肾上腺素与α受体结合,可引起血管平滑肌收缩;与$\beta_2$受体结合则引起血管舒张。去甲肾上腺素与α受体结合能力强于与$\beta_2$受体的结合能力,故交感缩血管神经兴奋时所释放的递质主要和α受体结合,产生缩血管效应。

在不同生理状态下,交感缩血管神经的放电(动作电位)频率变化于1次/秒至8~10次/秒之间,这一波动范围可使血管口径大小发生足够大的改变,从而调节不同器官的血流阻力和血流量。当支配某一器官或部位的交感缩血管神经纤维兴奋时,可使该器官或部位的血流阻力增加,血流量减少;由于交感缩血管神经纤维在微动脉的分布密度大于微静脉,故该处毛细血管前后阻力的比值增加,使该处毛细血管血压降低,有利于局部组织液回流入血;此外,交感缩血管神经纤维兴奋还能使该处的静脉收缩,促进静脉血回流。

(2)舒血管神经:体内一部分血管除受交感缩血管神经支配外,还受舒血管神经支配,舒血管神经可分为以下几种类型。

1)交感舒血管神经:骨骼肌血管除受交感缩血管神经纤维支配外,还受交感舒血管神经纤维支配。交感舒血管神经末梢释放的递质为乙酰胆碱。此类神经平时无紧张性活动,只有机体处于精神紧张或准备做剧烈肌肉运动时才发挥作用,使骨骼肌血管预先舒张而增加其血流量。这也可能是人受到强烈精神刺激时引起晕厥(精神性晕厥)的原因。

2)副交感舒血管神经:这类舒血管神经纤维走行于面神经、迷走神经和盆神经中,主要支配脑膜、唾液腺、胃肠外分泌腺和外生殖器等少数器官的血管。其末梢释放的神经递质为乙酰胆碱,它与血管平滑肌M型受体结合而引起血管舒张。

3）脊髓后根舒血管神经纤维：当某一外周感觉（传入）神经末梢受到伤害性刺激（如尖锐器具猛烈撞击皮肤）时，传入冲动除传向中枢外，还可经其外周端的分叉（支）传至刺激部位邻近的皮肤微血管，并使之扩张，通透性增加，血浆外渗，导致局部皮肤红肿。这种经过轴突外周部位完成的反应，称为轴突反射（axon reflex）（图 4-42）。脊髓后根传入神经纤维在外周末梢处发出支配微血管（微动脉、微静脉）的神经纤维称为**脊髓后根舒血管神经纤维**（dorsal root vasodilator fiber），其末梢释放的递质可能是 P 物质和降钙素基因相关肽，此外，局部组织的肥大细胞释放的组胺（作用于 $H_1$ 受体）在此舒血管反应中也起一定作用。

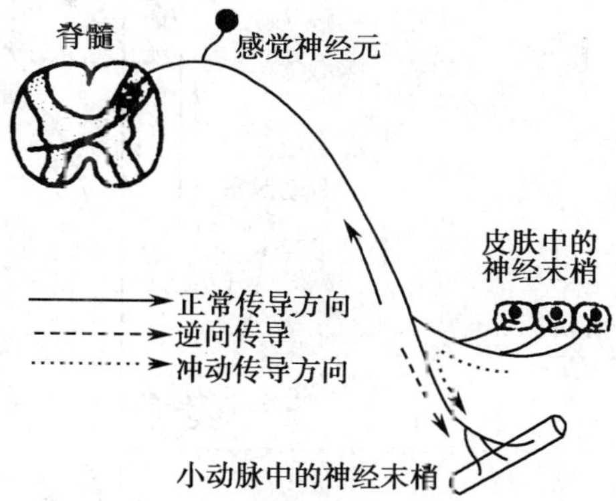

图 4-42　轴突反射示意图

4）血管活性肠肽神经元及其作用：在某些自主神经元的轴突末梢，同时存在（共存）经典的递质（如乙酰胆碱）和某种肽类物质，如支配汗腺的交感神经和支配颌下腺的副交感神经元都共存有乙酰胆碱和血管活性肠肽（VIP）。这些神经元兴奋时，ACh 和 VIP 在末梢同时释放，前者引起腺分泌，后者引起血管舒张，使局部组织血流量增加。

**（二）心血管中枢**

在中枢神经系统内，参与心血管活动调节的神经元集中的部位称为心血管中枢（cardiovascular center）。它分布较为广泛，自脊髓至大脑皮质的各级水平均存在。调节心血管活动的各级中枢之间以及它们与调节机体其他功能的中枢之间，可以发生不同程度的联系与整合，从而使心血管活动与机体其他功能活动协调一致。

**1. 脊髓心血管神经元**　脊髓胸、腰段灰质外侧角中有支配心脏和血管的交感节前神经元，骶段还有支配血管的副交感节前神经元。在正常情况下，这些神经元的活动完全受来自延髓和延髓以上神经元的控制。在脊髓与脑干离断的情况下，脊髓中的交感节前神经元能完成一些原始的心血管反射。如局部加温皮肤可使相应内脏血管扩张；膀胱充盈时可引起血管收缩、血压升高等。但脊髓的神经元不能对心血管活动进行精细的调节。

**2. 延髓心血管中枢**　动物实验证明，如在脊髓和延髓交界处横断脊髓，切断脊髓与延髓的联系，实验动物外周血管立即显著舒张，血压很快降到 40mmHg。如在延髓上缘横断脑干，保留延髓与脊髓的联系，则血压无明显改变，且能完成一些基本的心血管反射。这说明延髓是调节心血管活动的重要中枢部位。

延髓控制心血管活动的神经元（细胞体）相对集中在某些部位，分别称为缩血管区（中枢）、舒血管区（中枢）和心抑制区（心迷走中枢），此外，还有一感受区（图 4-43）。

（1）缩血管区：位于延髓头端腹外侧部（rostral ventrolateral medulla，RVLM）（双侧），其神经元发出的轴突纤维下行投射到脊髓灰质外侧柱，与支配心脏和血管的交感节前神经元发生突触联系。缩血管区兴奋时引起心率加强加快，心输出量增加，血管收缩、血压升高。有资料表明，RVLM 神经血管受压与某些个体原发性高血压的发生有关。RVLM 神经血管受压与交感神经活动增加有很强的正相关。

（2）舒血管区：位于延髓尾端腹外侧部（caudal ventrolateral medulla，CVLM）（双侧），其轴突纤维向上投射到缩血管区，抑制后者的活动，因此引起心率减慢、血管舒张和血压下降。

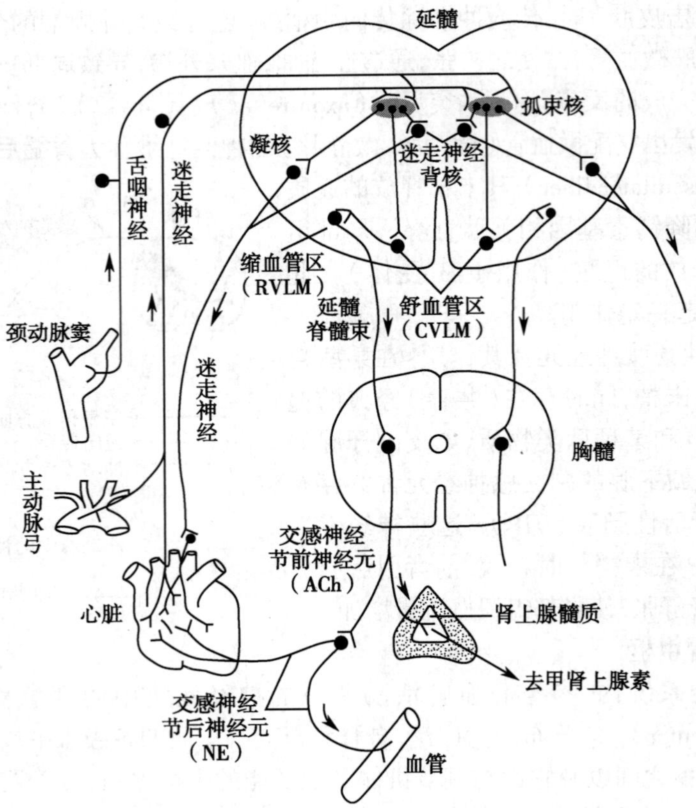


图 4-43 延髓心血管中枢及控制血压的基本途径

（3）传入神经接替站：又称**感受区**。位于延髓及脑桥下端后外侧的孤束核（nucleus of the tractus solitarius，NTS），是调节心血管活动的传入神经的接替站，它接受的由颈动脉窦（体）、主动脉弓（体）、心脏感受器经舌咽神经和迷走神经传入的信息，然后发出纤维投射到延髓心血管中枢及脑的其他部位的心血管活动神经元，影响这些神经元的活动，继而影响心血管活动。若两侧 NTS 受损，会导致严重的高血压且可致死。

（4）心抑制区：即疑核及迷走神经脊核，是迷走神经的细胞体所在部位。其发出的神经冲动经迷走神经传到心脏，其兴奋时引起心率减慢，血压下降。

**3. 调节心血管活动的高级中枢** 延髓心血管中枢的活动除了受外周传入冲动的影响外，还受到脑的高级中枢的控制。脑桥、中脑和间脑的网状结构可兴奋或抑制延髓心血管中枢。通常网状结构的头外侧部起兴奋作用，而尾内侧部起抑制作用。下丘脑对心血管运动中枢可产生强的兴奋作用或抑制作用。刺激下丘脑后外侧部主要引起兴奋（血压升高、心跳加快），而刺激前部则通常引起血压降低和心跳减慢。大脑皮质的许多部位也能兴奋或抑制延髓血管运动中枢，如大脑皮质运动区兴奋时，除引起相应的骨骼肌收缩外，还能引起该骨骼肌的血管扩张。大脑皮质的边缘叶也有下行纤维（通过下丘脑接替）到血管运动中枢，当情绪激动（如性兴奋、发怒）时，通过这一通路可引起血压升高和心率加快。刺激小脑顶叶可引起血压升高，心率加快。顶叶的这种效应可能与姿势和体位改变时伴随的心血管活动改变有关。此外，延髓心血管中枢还接受延髓呼吸中枢传入冲动，因此，呼吸增强时常引起心率加快和血压升高。

**（三）心血管中枢的紧张性活动**

如前所述，心迷走神经、心交感神经和交感缩血管神经在平时均有紧张性活动，即持续发放低频率的传出冲动，其紧张性起源于有关延髓的心血管中枢。而中枢神经元的紧张性活动，一方面来源于高级中枢下传的和外周感受器上传的冲动的影响，另一方面与中枢神经元所处的局部环境（如脑脊液、血液）的化学物质（如 $CO_2$）刺激有关。

**（四）心血管反射**

神经系统对心血管活动的调节是通过各种心血管反射（cardiovascular reflex）来实现的。机体内环境或外环境的各种变化可被内感受器和外感受器所接受，通过反射引起各种心血管效应。各种心血管反射的生理意义都在于维持机体内环境的稳定，以使机体能适应内、外环境的各种变化。下面对一些比较重要的心血管反射分别加以叙述。

**1. 压力感受性反射** 当动脉血压突然升高时，可反射性引起心率减慢，心输出量减少，血管舒张，外周阻力降低，而导致动脉血压降低；而当动脉血压突然降低时，则可引起相反的效应。这种因动脉血压改变而发生的使动脉血压恢复到原先水平的反射，称为**压力感受性反射**（baroreceptor reflex）。

（1）压力感受器：在整个心血管系统，包括心房、心室、动脉和静脉的管壁内存在传入神经末梢。当管壁被动牵拉而扩张时，这些神经末梢能感受机械牵张刺激而引起心血管反射（心血管活动变化）。其中位于循环系统的高压部位即动脉管壁内的神经末梢，起监视动脉血压的作用，故称为动脉压力感受器（arterial baroreceptor）。其中以颈动脉窦（carotid sinus）和主动脉弓（aortic arch）处的压力感受器分布密度最高，对动脉血压的监视和控制起最重要的作用（图 4-44）。

颈动脉窦和主动脉弓压力感受器的适宜刺激虽然是动脉管壁的被动扩张牵拉，而不是血压本身，但在生理情况下，动脉管壁的牵张程度是由动脉血压的波动（即升高或降低）决定的。当动脉血压升高时，动脉管壁被牵张的程度就增大，压力感受器发放的神经冲动也就增多，在一定范围内压力感受器的传入冲动频率随动脉血压的升高而进行性增加。而且，颈动脉窦和主动脉弓压力感受器对搏动性的压力刺激要比持续性的压力刺激更为敏感。

（2）传入神经和中枢联系：颈动脉窦的传入神经为主动脉窦神经（carotid sinus nerve 简称窦神经），它加入舌咽神经进入延髓。主动脉弓的传入神经为主动脉神经（aortic nerve），加入迷走神经进入延髓，兔的主动脉神经自成一束，称为减（降）压神经（depressor nerve）。两者进入延髓后首先终止于传入神经接替站（孤束核），换神经元后，通过两条通路完成反射：①换元后的神经元轴突投射到舒血管区，影响其紧张性，从而影响脊髓交感节前神经元的活动，最后改变心交感神经和缩血管神经的冲动传出；②孤束核神经元轴突直接或经多次接替投射到疑核和（或）迷走神经背核（心抑制区），影响心迷走紧张性，从而影响心迷走神经的冲动传出（见图 4-43）。

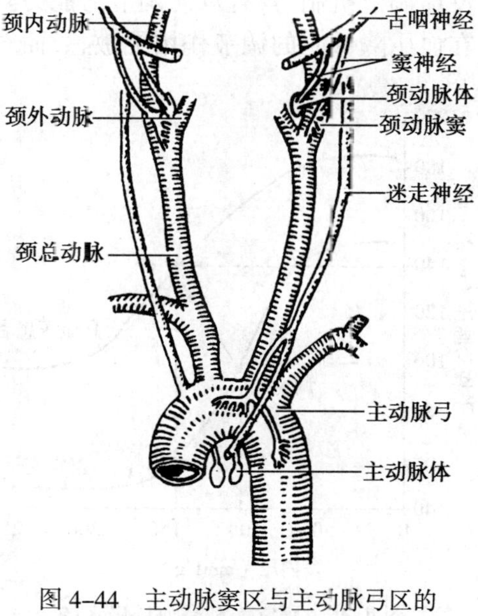


图 4-44 主动脉窦区与主动脉弓区的压力感受器及化学感受器

（3）反射效应：动脉血压升高时，颈动脉窦和主动脉弓压力感受器传入冲动增多，一方面使缩血管区紧张性降低（兴奋舒血管区，后者抑制缩血管区），结果使脊髓交感节前神经元受抑制，从而使心交感神经和缩血管神经的传出冲动减少；另一方面兴奋心抑制区，使心迷走紧张加强，心迷走神经传出冲动增加。这两方面综合作用，导致心率减慢，心肌收缩力减弱，外周血管舒张，从而使心输出量减少和外周阻力降低，血压回降（接近原先正常水平）（图 4–45）。相反，当动脉血压下降时，压力感受器受刺激减弱，传入到孤束核的冲动减少，使缩血管区紧张性加强，心抑制区的紧张性降低，于是心率加快，心输出量增加，外周阻力增加，血压回升（接近原先正常水平）。

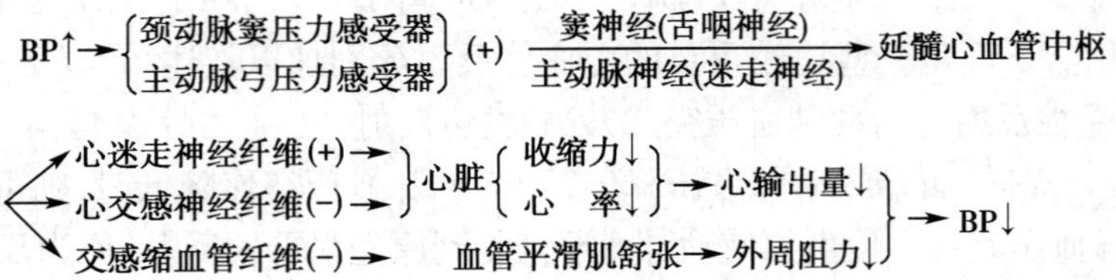


图 4–45 压力感受性反射示意图

BP：动脉血压；（+）：表示兴奋；（−）：表示抑制

在动物实验中可以将颈动脉窦区与循环系统其余部分隔开来，但仍保持它通过窦神经和中枢的联系。然后人为地改变颈动脉窦区的灌注压，就可以引起体循环动脉压的变化，从而画出压力感受性反射功能曲线（图 4–46），该曲线反映了窦内压与动脉血压之间的变化关系。由图可见，曲线图的中间部分较陡，向两端渐趋平坦。说明窦内压在正常平均动脉压水平（约 100mmHg）的范围内发生变动时，压力感受性反射最为敏感，即微小的窦内压变化就可以反射性引起较大的动脉压变化，表明矫正偏离正常水平的血压的能力最强。但当窦内压低于 40mmHg 或超过 180mmHg，该反射的降压调节作用消失。可见，压力感受器反射在正常血压范围内变动时最敏感，具有最大的缓冲作用（图 4–46）。

（4）压力感受性反射的特点和生理意义：压力感受性反射有以下特点：①是典型的负反馈调节机制，具有双向调节的能力。②主要对突然的血压变化起缓冲调整作用，尤其是在血压降低时的调节作用更敏感，而对缓慢发生的血压变化不敏感。因此，生理学中将压力感受器的传入神经称为缓冲神经（buffer nerve）。③当血压缓慢、持续（长时间）升高时（如高血压时），压力感受器反射可发生重调定（resetting）。即压力感受性反射功能曲线向右移，使压力感受器在较正常高的血压水平上继续对血压的变化进行调节，使血压稳定在较高水平。

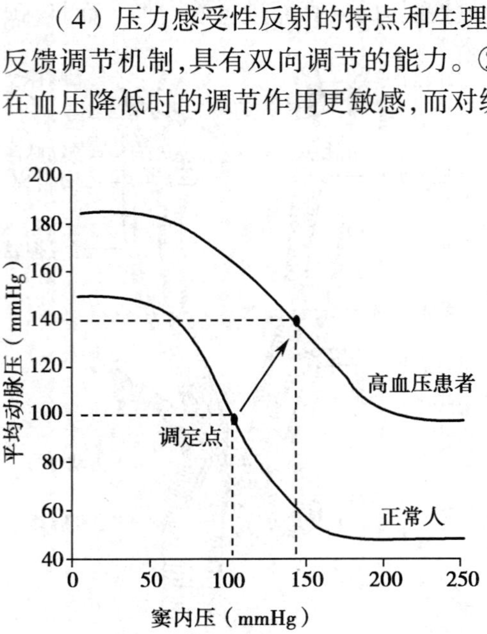


图 4–46 正常人和高血压患者的压力感受性反射功能曲线

压力感受性反射的生理意义主要在于调节短时间发生的动脉血压变化，例如体位改变和急性失血时，使动脉血压保持相对稳定。当血压升高时，可通过降压反射使血压回降；而血压下降时，又可通过压力感受器反射的减弱使血压回升。由于压力感受器反射在血压正常波动范围内（100mmHg 左右）最为灵敏（即在此范围内，血压稍微变化就能自动而快速地反射性重新调整到正常），因此在维持正常血压相对稳定中起重要作用。又由于颈动脉窦和主动脉弓压力感受器正好位于脑和心脏供血管道的起始部，因此压力感受器反射在维持脑和心脏的正常血液供给中具有特别重要的意义。

由于压力感受器反射需要数秒钟才能充分产生效应，有些人从卧位突然快速站起来时会感到短暂的头晕和定向力障碍。如果压力感受器敏感性异常降低，如颈动脉粥样硬化患者，站立时血压降低未得到及时补偿，可产生体位性（postural）或直立性（orthostatic）低血压，由于脑血管灌注不足，患者可感到头晕甚至晕厥。一些抗高血压药，例如 $\alpha_1$ 受体阻断剂及二氢吡啶受体阻断剂，由于阻断该受体介导的血管收缩作用，可引起明显的直立性低血压。另外，某些个体颈动脉窦对外部压力特别敏感，因此，过紧的衣领或其他形式的外部压力作用于颈动脉窦区时，可能引起血压明显降低和晕厥——**颈动脉窦综合征**（carotid sinus syndrome）。颈动脉窦过于敏感者，可通过手术破坏颈动脉窦的神经支配而得到治疗。

**2. 颈动脉体和主动脉体化学感受性反射**　颈动脉窦区域和主动脉弓区域还存在着化学感受器（chemoreceptor），即颈动脉体和主动脉体。颈动脉体的传入纤维走行在窦神经中，而主动脉体传入纤维走行在迷走神经中。

当动脉血 $PO_2$↓或 pH↓、$PCO_2$↑或流经颈动脉体、主动脉体的血流降低或停止，或用药物阻断化学感受器细胞的氧化代谢时，可刺激颈动脉体和主动脉体化学感受器，使感受器兴奋，传入冲动分别经窦神经和主动脉神经传入延髓（孤束核），兴奋呼吸中枢、交感缩血管中枢（区）和心迷走神经中枢（心抑制区）。其主要效应是引起呼吸加深加快（见第五章），同时引起除脑、心脏以外机体其他部位的血管收缩和心率减慢。但呼吸加深加快使肺扩张而刺激肺牵张感受器和产生低碳酸血症（$PCO_2$↓），这又抑制心迷走中枢，引起心率加快（继发性作用），从而掩盖了化学感受器传入冲动对心迷走中枢的兴奋作用。因此在实际生活中，由化学感受器兴奋所引起的心血管反射效应是：心率加快、心输出量增加、脑和心的血流量增加，而腹腔内脏和肾的血流量减少，血压升高。

颈动脉体和主动脉体反射主要是调节呼吸运动（通气）的，主要在 $PO_2$↓、$PCO_2$↑、酸中毒（$H^+$↑）、窒息等情况下发生作用，在正常情况下不参与正常血压的调节，只是在失血和动脉血压过低时（<80mmHg），通过压力感受性反射不足以维持血压时起第二线的快速维持血压作用（动脉血压 <60mmHg 时，压力感受性反射作用不灵敏）。

**3. 心肺感受器引起的心血管反射**　血管的压力感受器不仅存在于高压力的体循环的动脉壁，也存在于低压力的心房、腔静脉及肺动脉壁，称之为心肺感受器（cardiopulmonary receptor）或低压力感受器（low pressure receptor）。心肺感受器的传入神经纤维行走于迷走神经干内，进入延髓投射到孤束核、延髓的其他心血管中枢及下丘脑。在生理情况下，心肺感受器的牵张刺激主要是由血容量（静脉回心血量）改变引起的，因此又称**容量感受器**（volume receptor）。容量感受器引起的反射的主要作用是通过调节血容量以维持动脉血压，即在血容量发生变化时，维持动脉血压的相对稳定。例如，当血容量增多时，心房充盈扩张，刺激容量感受器，反射性引起心率减慢，心输出量减少，血管特别是肾血管扩张，肾排尿、排钠增加，血容量减少，血压降低（见图 4-45）。相反，血容量减少时（如大失水），心肺感受器传入冲动减少，产生与上述相反的效应，使血容量减少引起的血压降低到最小。

心肺感受器反射引起的心血管效应是由于血容量改变通过延髓心血管中枢，改变心血管交感神经和心迷走神经的紧张性实现的。而心肺感受器反射引起的利尿、利钠效应是通过以下 3 条途径实现的：①支配肾血管特别是入球小动脉的交感神经紧张性降低，使肾血流量增加，肾小球滤过率增加；此外，肾交感神经紧张性降低，使受其支配的近球细胞分泌肾素减少，肾素 - 血管紧张素 - 醛固酮系统（见后）的活性降低，促进排钠、排尿。②下丘

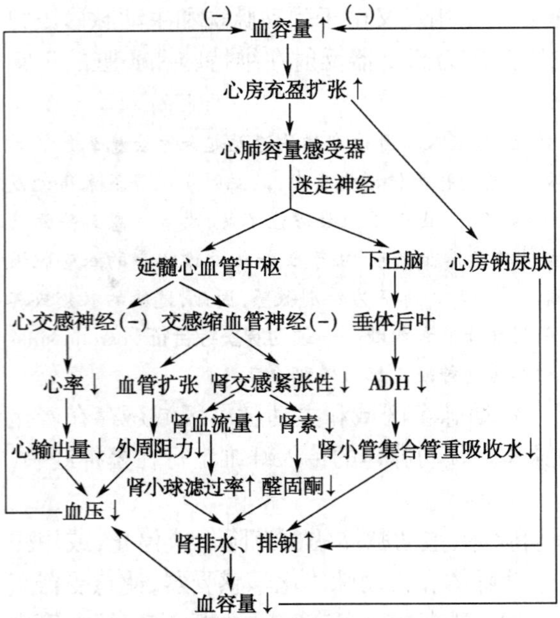


图 4-47 心肺感受器引起的血管反射
(-)表示抑制

脑释放的抗利尿激素(ADH)减少,导致肾小管和集合管对水的重吸收减少,尿量增多。③心房扩张刺激心房肌细胞释放心房钠尿肽,后者有很强的排钠、利尿作用(图 4-47)。

**4. 躯体感受器引起的心血管反射** 运动时肌肉收缩产生的主动张力,以及肌肉组织产生的 $K^+$、$H^+$ 激活骨骼肌中的机械感受器及化学感受器,可引起心率增加,内脏血管收缩,外周阻力增高,心肌收缩力增强,心输出量增加,从而导致血压升高,活动肌肉血流量增加。针刺穴位可引起心血管活动的改变,可能是刺激肌肉、皮肤某些感受器或其传入纤维的结果。刺激躯体传入神经所引起的升压反射称为**躯体交感反射**(somatic sympathetic reflex)。

来自体表感受器的痛冲动常可引起心率加快,外周阻力增高,血压升高,但内脏或骨骼肌痛感受器的痛信号(所谓深部痛)以及长时间剧烈的疼痛可反射性引起心率减慢、血管舒张和血压降低,严重时导致晕厥或休克。心肌(特别是心后部和下部)缺血时反射性引起心动过缓和血压降低。

体温升高时反射性引起心输出量增加及平均动脉压升高,而总外周阻力降低(由于皮肤血管扩张)。

当鼻腔感受器受到刺激时引起心率减慢,血管收缩;水浸入鼻腔时引起呼吸暂停、心率降低及除心、脑以外的血管收缩,导致总外周阻力及平均动脉压升高——**潜水反射**(diving reflex)。

**5. 某些内脏器官引起的心血管反射** 扩张肺、胃、肠、膀胱等空肠器官或挤压睾丸时,常可反射性引起心率减慢、外周血管扩张、血压下降的效应。呼吸活动可改变心血管中枢的紧张性。吸气时,心交感中枢紧张性提高,心迷走中枢紧张性降低,呼气时则相反,由此造成吸气时心率加快,呼气时心率减慢,此称为肺心反射,也称**呼吸性窦性心律不齐**(respiratory sinus arrhythmia)。射箭和射击运动员在比赛时利用此反射可提高瞄准的准确性:深吸一口气,瞄准时呼出,由于心率减慢,使运动员能在两次心跳之间射击,因此可避免由于心跳使身体轻微移动而影响射击的准确性。压迫眼球也可引起心率减慢,称为眼心反射(oculocardiac reflex)。

**6. 脑缺血反应** 当颅内压升高(如脑肿瘤、颅脑创伤出血等),压迫颅内血管使脑血流量减少时,心血管中枢的神经元受刺激,激活交感肾上腺髓质系统,引起心率加快、外周血管收缩、血压升高,从而改善脑的血液供应,称为**脑缺血反应**(brain ischemic response)。

**7. 血管迷走性晕厥**(vasovagal syncope) 人受到强烈精神应激时刺激大脑皮质,通过其下行途径,经下丘脑前部到达延髓迷走中枢及脊髓,引起骨骼肌血管舒张、外周阻力降低、心跳减慢、心输出量降低,最终导致平均动脉压降低和意识丧失(晕厥)。在动物(如鼠)的血管-迷走晕厥称为**"装死"**(playing deal)。

不同生理状态也可影响动脉血压:例如参加紧张性的工会议时血压可升高 20mmHg,步行时增加 10mmHg,睡眠时血压降低 10mmHg。情绪也显著影响血压:愉快、幸福的心情要比生气和焦虑时的血压低。

## 二、体液调节

体液调节是指血液和组织液中所存在的一些化学物质对心脏和血管舒缩活动起调节作用。这些体液因素（化学物质）有些是通过血液运输的，可广泛作用于心血管系统；有些在组织中形成后，主要作用于局部的血管，对局部组织血流起调节作用。

### （一）肾素－血管紧张素系统

肾素－血管紧张素系统（renin-angiotensin system，RAS）是人体内重要的体液调节系统。RAS既存在于循环系统中，也存于血管壁、心脏、神经中枢、肾上腺等组织中，通过血液循环和局部作用对靶器官起调节作用。

**1. 肾素－血管紧张素系统的生成** 当肾脏缺血或血钠降低或肾交感神经兴奋时，可刺激肾球旁细胞释放一种蛋白水解酶——肾素（renin）。肾素进入血液循环，将血液中一种由肝脏合成的$\alpha_2$-球蛋白——血管紧张素原（angiotensinogen）水解成十肽的血管紧张素Ⅰ（angiotensin Ⅰ，Ang Ⅰ），然后经血浆或组织中（尤其是肺血管内皮细胞表面）的血管紧张素转换酶（angiotensin-converting enzyme，ACE）的作用，水解为八肽的血管紧张素Ⅱ（Ang Ⅱ）。Ang Ⅱ被血浆和组织的氨基肽酶水解生成七肽的血管紧张素Ⅲ（Ang Ⅲ）和六肽的血管紧张素Ⅳ（Ang Ⅳ）（图4-48）。

**2. 血管紧张素的主要生理作用** 对体内多数组织而言，Ang Ⅰ不具有生理作用，而Ang Ⅱ的作用最广泛和最重要。

（1）缩血管作用：Ang Ⅱ作用于血管平滑肌上的Ⅰ型血管紧张素（$AT_1$）受体，通过G蛋白激活磷脂酶C，升高细胞内$Ca^{2+}$浓度，引起全身微动脉和容量血管收缩，因而使外周阻力升高，静脉回心血量增加，心输出量增加，动脉血压升高。

（2）作用于交感缩血管神经纤维末梢上的$AT_2$受体，使其释放递质增多，从而增强交感神经的心血管效应。

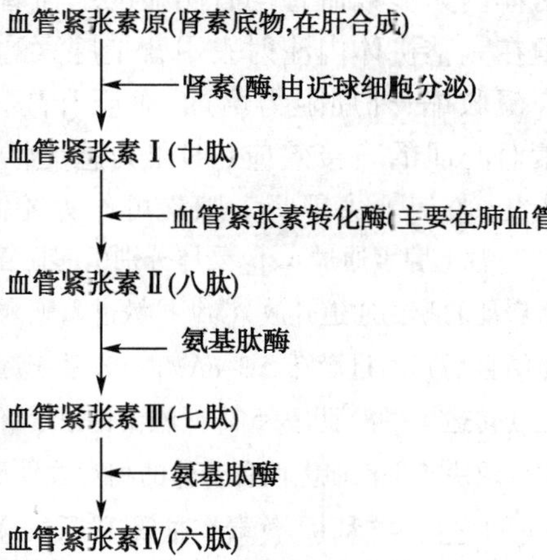


图4-48 肾素－血管紧张素系统

（3）直接作用于中枢神经系统的某些部位，使交感缩血管中枢的紧张性活动加强；刺激下丘脑渴觉中枢，增强渴感，导致饮水行为；刺激神经垂体释放抗利尿激素和催产素（缩宫素）。

（4）促进肾上腺皮质球状带细胞合成和释放醛固酮（aldosterone），后者可促进肾小管对$Na^+$的吸收，使细胞外液量增加，循环血量增多，提高血压。

Ang Ⅲ的缩血管作用只有Ang Ⅱ的10%~20%，但刺激肾上腺皮质合成与释放醛固酮的作用较强。Ang Ⅳ作用于神经系统和肾脏，可调节脑和肾皮质的血流量。

由于肾素、血管紧张和醛固酮之间有密切关系，故将它们联系起来称为**肾素－血管紧张素－醛固酮系统**（renin-angiotensin-aldosterone system，RAAS）。由于此系统具有调节血容量的作用，故对于动脉血压的长期调节具有重要意义（参见后述的动脉血压的长期调节）。

由于RAAS在正常血压的维持，特别是在高血压的发病机制中起重要作用，因此，血管紧张素转换酶（ACE）抑制剂和血管紧张素受体阻断剂能有效地降低许多高血压患者的血压，是治疗高血压的常用药。

### （二）肾上腺素和去甲肾上腺素

血液中的肾上腺素（epinephrine）和去甲肾上腺素（norepinephrine，NE）主要来自肾上腺髓质。由交感神经末梢所释放的去甲肾上腺素一般在局部发挥作用，并迅速被酶分解而失活，或被神经末梢重摄取，仅一小部分进入血液。

肾上腺素和去甲肾上腺素对心血管的作用大体相同，但又各有其特殊性。这主要是由于它们对不同肾上腺素受体的结合能力不同所致。

心肌细胞膜上的受体为 $\beta_1$ 受体，具有使心肌细胞活动加强的作用。血管平滑肌细胞膜上有 α 和 $\beta_2$ 受体两种，α 受体可使血管收缩，$\beta_2$ 受体则使血管舒张。由于肾上腺素既能激活 α 受体，又能激活 $\beta_1$ 和 $\beta_2$ 受体，因此对心脏可使心率加快，心肌收缩力加强，心输出量增加。至于对外周血管的作用，则取决于器官血管平滑肌细胞膜的哪种受体占优势，皮肤、肾和肠胃等内脏的血管 α 受体数量占优势，故肾上腺素使这些器官的血管收缩。但在骨骼肌、肝中的血管和冠状血管则为 $\beta_2$ 受体数量占优势，小剂量肾上腺素往往引起这些血管舒张，只有在大剂量时才出现缩血管反应。所以，肾上腺素对外周血管的调节作用是使全身各器官的血流分配发生变化：使皮肤、内脏血流量减少，而骨骼肌的血流量增加。由于肾上腺素使一些血管收缩的同时，还使另一些血管舒张（如骨骼肌血管），所以总的来看，肾上腺素对外周阻力影响不大。由于肾上腺素对心脏的作用较强，而对外周阻力影响不大，所以临床上常用作“强心”急救药。

去甲肾上腺素主要激活 α 和 $\beta_1$ 受体，对 $\beta_2$ 受体的作用很小，因此它对心脏有兴奋作用，对体内大多数血管均有明显的缩血管作用。用去甲肾上腺素灌注离体心脏，可使心率增快，但在完整机体内注射去甲肾上腺素通常出现心动过缓。这是由于去甲肾上腺素使全身血管广泛收缩，外周阻力增加，血压升高，通过较强的降压反射使心率减慢，掩盖了去甲肾上腺素对心肌的直接效应（即压力感受性反射对心脏的效应超过去甲肾上腺素对心脏的直接效应）。临床上去甲肾上腺素可作为缩血管的升压药。

肾上腺素通过 α、$\beta_2$ 受体分别引起血管平滑肌收缩和舒张的机制：肾上腺素与 α 受体结合直接引起受体启动的膜钙通道开放，$Ca^{2+}$ 扩散进入胞内，使胞质内 $Ca^{2+}$ 浓度升高而加强平滑肌收缩。肾上腺素与 $\beta_2$ 受体结合后则通过激活 AC-cAMP-PK 系统起作用，即通过使质膜钙泵蛋白磷酸化，增加钙泵活性，促进 $Ca^{2+}$ 主动转运出平滑肌，因此降低胞质钙浓度，使肌细胞舒张。无论 α 受体作用（收缩）或 β 受体作用（舒张），主要取决于平滑肌上两种受体的相对数量及它们对肾上腺素的亲和力大小。

### （三）抗利尿激素（血管升压素）

**抗利尿激素**（antidiuretic hormone，ADH）由神经垂体释放，经常少量进入循环，其主要作用是促进肾小管和集合管对水的重吸收（作用于 $V_2$ 受体），使细胞外液量和循环血量增加。在循环血量明显降低时，ADH 释放大大增加，引起除脑血管和冠脉以外的全身小动脉收缩（作用于 $V_1$ 受体），外周阻力增加，血压上升，故又名**血管升压素**（vasopressin）。同一浓度的 ADH，其抗利尿效应高于升压效应 1000 倍，因此一般认为在生理状态下 ADH 不参与血压的调节，只有在急性大失血使血压明显下降的情况下，ADH 大量分泌，对于维持血容量和血压的回升可能起重要作用。大剂量 ADH 的舒张脑血管和冠脉的作用是由于 ADH 刺激内皮细胞释放舒血管的 NO，因此，有助于在心输出量降低时维持心、脑血流量，同时尿量减少，保存体内液体。临床上可用血管升压素治疗食管静脉曲张破裂引起的出血。

### （四）血管内皮细胞生成的血管活性物质

血管内皮细胞可以合成并释放多种血管活性物质，引起血管平滑肌舒张或收缩。

**1. 前列腺素** 前列腺素（prostaglandin，PG）是一族脂肪酸的衍生物。血管内皮细胞生成的 PG 主要是 $PGI_2$，也称前列环素（prostacyclin），有舒张血管平滑肌的作用，并可减弱各种缩血管物质的作用和减少交感神经末梢释放去甲肾上腺素，在交感神经－血管平滑肌接头处起局部负反馈作用，有利于保持器官、组织局部的血流相对恒定。此外，$PGI_2$ 还有抑制血小板聚集作用。

**2. 内皮舒张因子**　内皮舒张因子（endothelium-derived relaxing factor，EDRF）是另一类重要的舒血管物质，其化学本质是一氧化氮（NO）。L-精氨酸是内皮细胞合成 EDRF 的前体，在一氧化氮合酶的作用下生成，NO 从内皮细胞合成后扩散到血管平滑肌，激活细胞内的鸟苷酸环化酶，使 cGMP 升高，细胞内游离 $Ca^{2+}$ 浓度降低而引起血管平滑肌舒张（图 4-49），参与正常血压的维持。此外，它还有抑制血小板聚集、抗血栓形成及抗动脉粥样硬化的作用。各种类型的心血管疾病时内皮 NO 合成受损，如血管合成 NO 不足易导致高血压及动脉粥样硬化的发生。现已确认，血流对血管内皮产生的切（应）力（shear stress）是引起 EDRF 释放的主要因素。低氧、ACh、VIP、缓激肽等也能使内皮释放 EDRF。此外，一些缩血管物质，如去甲肾上腺素、血管升压素、Ang Ⅱ 等，也可使血管内皮释放 EDRF，从而可减弱这些缩血管物质的收缩血管平滑肌的作用。临床上，抑制 NO 合酶的药物已成功地用于治疗败血症休克的低血压；而吸入 NO 已用于治疗肺动脉高压及呼吸窘迫综合征。治疗心绞痛的硝酸甘油及其他硝基扩血管药都是通过与 NO 相同的方式，刺激鸟苷酸环化酶升高 cGMP 而发挥作用的。

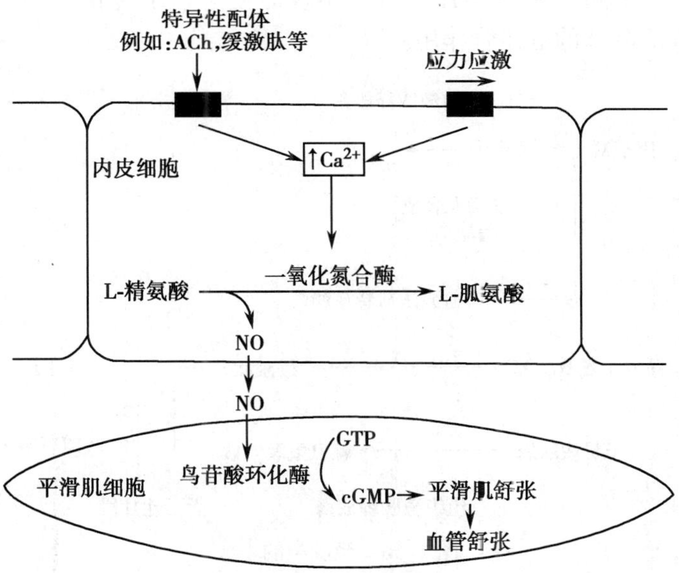


图 4-49　一氧化氮（NO）的生成与作用

**3. 血管内皮生成的缩血管物质**　血管内皮细胞也能生成多种缩血管物质，其中最主要的是内皮素（endothelin，ET）。ET 是由内皮细胞合成的由 21 个氨基酸残基构成的多肽，对大多数血管平滑肌具有强烈而持久的收缩作用，是已知的最强烈的内源性缩血管物质之一。当组织损伤造成血管破裂或损伤时，局部释放内皮素，随之使局部血管收缩，防止过度的血液从动脉丢失。此外，还有促进细胞有丝分裂的作用，能明显促进血管平滑肌细胞增生。ET 从内皮细胞释放后，与血管平滑肌细胞上的 ET 受体结合，通过磷脂酶 C 途径，生成 $IP_3$，使细胞内钙贮库释放 $Ca^{2+}$ 而引起血管平滑肌收缩。

传说，埃及托勒密王朝末代女王巴特拉于公元前 30 年是被角蝰（一种小毒蛇）咬伤致死，这种蛇的毒液中含有一种称为角蝰毒素（sarafotoxin）的肽，它与1988年发现的内皮素结构相似，这为埃及女王的死因提供解释（由于冠脉强烈收缩）。

（五）激肽类

激肽类（kinins）主要包括**缓激肽**（bradykinin，九肽）和**赖氨酰缓激肽**（lysylbradykinin，十肽）。后者也称胰激肽（kallidin）或血管舒张素（vasodilation）。它们是由激肽原（kininogen）通过激肽释放酶（kallikrein）水解作用形成的。激肽类的作用类似组胺，它们可使内脏平滑肌收缩，但强力舒张小动脉，降低血压，增加毛细血管的通透性。此外，还吸引白细胞及有致痛作用（当注射于皮下时），因此参与炎症过程。它们在汗腺、唾液腺及胰腺分泌活动时形成，因此可能有助于增加这些组织的血流。

在血浆和组织中存在高分子量和低分子量的激肽原。有两类激肽释放酶：血浆激肽释放酶和组织激肽释放酶，前者以无活性形式（前激肽释放酶）存在于血浆中，后者存在于许多组织（包括汗腺、唾液腺、胰腺、前列腺、肠道及肾脏）中。组织激肽释放酶作用于高分子量激肽原和低分子量激肽原，形成赖氨酰缓激肽，血浆前激肽释放酶激活后作用于高分子量激肽原，形成缓激肽（图4-50）。凝血因子Ⅻa可激活血浆中无活性的前激肽释放酶使之转变为活性激肽释放酶，后者又可正反馈激活因子Ⅻ成为活性因子Ⅻa。缓激肽及赖氨酰缓激肽可被激肽酶Ⅱ（Kininase Ⅱ）水解为无活性的片段（图4-50）。激肽酶Ⅱ与血管紧张素转化酶（ACE）是同一种酶，因此，ACE不仅能使Ang Ⅰ转化为缩血管作用的Ang Ⅱ（图4-50），还能消除激肽的舒血管作用。

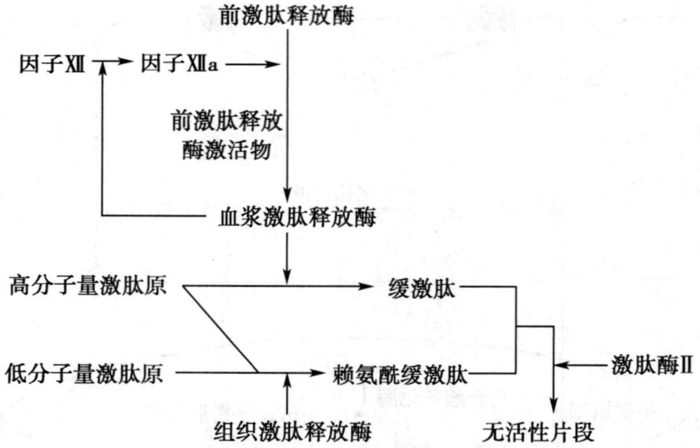


图4-50 激肽类的生成

（六）心房钠尿肽

钠尿肽（natriuretic peptide，NP）是一类参与机体水盐平衡、血压、心血管及肾功能调节的多肽，包括心房钠尿肽（atrial natriuretic peptide，ANP）、脑钠尿肽（brain natriuretic peptide，BNP）和C型钠尿肽（C-type natriuretic peptide，CNP）。其中最重要的是ANP，它主要由心房肌细胞合成，当细胞外液量增加，导致中心静脉压升高和心房牵张增加时，ANP分泌增加。

ANP的主要生理作用：①利钠、利尿和调节循环血量：ANP能扩张肾入球小动脉和肾小球系膜细胞，增加肾小球滤过率；抑制肾小管对$Na^+$的重吸收，促进钠的排泄，使尿量增多。②降低血压：ANP可使血管扩张，外周阻力降低；抑制心肌收缩力，使心输出量减少；抑制肾素、醛固酮及血管加压素分泌；对抗儿茶酚胺及Ang Ⅱ的升压作用。③调节细胞生长：ANP

可抑制血管内皮细胞、平滑肌细胞、心肌成纤维细胞和肾小球细胞等多种细胞的增殖，是细胞增殖的负调控因子。充血性左心衰竭时 BNP 增高，更有诊断价值。

**（七）前列腺素（prostaglandin，PG）**

全身各部的组织细胞几乎都含有生成 PG 的前体及合成酶，因此都能产生 PG。各组织由于所含合成前列腺素酶的差异，所以可以生成分子结构有别、功能也不同的多种类型 PG。主要的类型有 $PGI_2$（前列环素）、$PGE_2$、$PGF_{2\alpha}$ 及 $TXA_2$。$PGE_2$、$PGI_2$ 能引起血管舒张，导致血压下降。$PGF_{2\alpha}$ 和 $TXA_2$ 则使血管收缩。此外，PG 还能调制交感缩血管纤维末梢递质的释放过程，使去甲肾上腺素释放减少；同时还能调制血管对儿茶酚胺的反应性，使血管平滑肌对去甲肾上腺素的敏感性降低。因此，当去甲肾上腺素或交感缩血管纤维兴奋等引起血管收缩时，血管平滑肌细胞能产生 $PGI_2$ 和 $PGE_2$，使血管舒张以减弱缩血管效应。PG 在局部起到的这种负反馈调节作用有利于保持局部血流量的平衡。

**（八）组胺**

组胺（histamine）是由组氨酸在脱羧酶的作用下脱羧而生成。其大量存在于皮肤、肺和肠黏膜的肥大细胞中。当组织受机械、温度、化学等刺激或当发生炎症和过敏反应时，都会释放组胺。组胺能使小动脉强烈舒张，并可使毛细血管和微静脉管壁的通透性增大，由此血浆漏入组织间隙，导致局部充血水肿。组胺也是冻疮、荨麻疹、青霉素皮肤试验过敏等表现局部充血水肿的主要原因。

**（九）阿片肽**

体内的阿片肽（opioid peptide）有多种。在应激等情况下垂体释放β-内啡肽（β-endorphin）进入血液，通过中枢作用抑制交感神经活动，加强心迷走神经活动，以及直接作用于外周血管的阿片受体，引起血管舒张，导致血压降低。内毒素、失血等强烈刺激可引起β-内啡肽释放，并可能是引起循环休克的原因之一。针刺穴位也可引起脑内阿片肽的释放，这可能是针刺使高血压患者血压下降的机制之一。

**（十）肾上腺髓质素**

肾上腺髓质素（adrenomedullin，AM）是最初从肾上腺嗜铬细胞瘤中分离提取的多肽，由 52 个氨基酸组成。AM 除存在于肾上腺髓质外，还存在于血浆及体内包括肾、脑、血管内皮和中膜、心肌等许多组织中。AM 的主要生理作用类似 ANP，能使血管舒张、外周阻力降低，血压降低，并使肾脏排钠、排水增加。AM 的降压作用可能是通过增加 NO 的产生而实现的。

**（十一）尾加压素Ⅱ**

尾加压素Ⅱ（urotensin Ⅱ，UⅡ）最早是从鱼尾部下垂体中分离的神经肽，目前已能从人体克隆。UⅡ是已知最强的哺乳动物缩血管物质之一，能持续、高效收缩血管，特别是动脉血管。在人类许多疾病的发生中起作用，例如高血压及心衰时水平都升高，因此其水平可能是某些疾病的信号。

**（十二）其他因素**

全身性激素也影响心血管活动，如糖皮质激素能增强心肌收缩力，胰岛素对心脏有直接的正性变力作用，胰高血糖素对心脏有正性变力与变时作用，甲状腺激素能增强心肌的收缩和舒张功能、加快心率、增加心输出量和心脏做功量。

$Ca^{2+}$ 浓度升高引起血管收缩（临床上使用 $Ca^{2+}$ 通道阻滞剂阻滞平滑肌细胞上的 $Ca^{2+}$ 通道，引起血管舒张，用于治疗高血压及冠脉血压管痉挛）；$K^+$、$Mg^{2+}$ 浓度升高引起血管舒张，特别是 $Mg^{2+}$ 的作用更强（临床上硫酸镁可用于治疗高血压危象）；$H^+$ 浓度升高（pH↓）引起小动脉舒张，$H^+$ 轻度降低引起小动脉收缩；在大多数组织特别是脑 $CO_2$ 浓度升高引起血管舒张，但血中 $CO_2$ 作用于脑的血管运动中枢，通过交感缩血管神经的作用，引起机体广泛的血管收缩。乙酸和柠檬酸引起血管轻度舒张。

## 三、血流量的自身调节

实验证明，如果将支配血管的外部神经、体液因素都祛除，则在一定的血压变动范围内，器官、组织的血流量仍能通过局部血管自身的舒缩活动维持相对恒定。由于这种调节机制存在于器官组织或血管本身，故称为自身调节（autoregulation）。心脏泵功能的自身调节机制，已在前文中叙述。器官组织血流量的局部调节主要是通过对灌注器官的阻力血管口径的调节，其机制主要有下面两种学说。

### （一）局部代谢产物学说

这一学说认为，器官血流量的自身调节是由局部组织中代谢产物的浓度决定的。当血压降低使器官的灌注压降低时，组织因血液供应减少而致使局部氧分压降低，代谢产物积聚增多。组织中氧分压降低以及多种代谢产物，如 $CO_2$、$H^+$、ATP、$K^+$、腺苷等都能使局部的微动脉和毛细血管前括约肌舒张。因此，就使得该处组织或器官血流量不致因血压下降而减少。反之，当动脉血压升高使器官或组织的灌注压升高时，器官血流量增多，血流速度加快，局部氧分压升高，输送到局部的营养物质也增多，代谢产物却被清除，又引起血管平滑肌收缩加强，从而导致血管口径缩小，器官血流量不致因血压的上升而增多。由此，就保持了组织器官血流量的相对稳定。

器官血流量的自身调节在体内许多器官，如肾、心脏、脑、肝、肠系膜、骨骼肌都存在。自身调节的生理意义在于使器官血流量与局部组织的代谢需要相适应，不致因器官灌注压升高时灌注的血液未能充分利用，又不致因灌注压降低时组织细胞灌注不足。自身调节对于心脏、脑及肾显得更为重要，因为心、脑对缺血或低氧特别敏感，而肾的功能是滤过血液。

### （二）肌源学说

许多血管平滑肌本身经常保持一定的紧张性收缩，称之为肌源性活动（myogenic activity），而且当血管被牵张时肌源性活动加强。因此，当血压升高或器官灌注压突然升高时，由于该器官血管壁内、外的跨壁压力差增大，血管平滑肌受到牵张刺激，于是肌源性活动增强（即引起血管平滑肌收缩加强），血管口径缩小，器官血流阻力增大，从而使该器官血流量不致因灌注压的升高而增多；反之，当血压和灌注压降低时则发生相反的变化，即血管平滑肌舒张，血管口径变粗，血流阻力减小，从而使该器官的血流量不致随血压下降而减少，由此保持了器官血流量的相对稳定。如用罂粟碱、水合氯醛或氰化物等药物抑制平滑肌活动后，此种现象随之消失。牵张血管壁，引起被牵张的血管收缩，可能是由于牵张刺激激活平滑肌细胞膜上的机械门控钙通道，使 $Ca^{2+}$ 内流增加，从而使平滑肌收缩加强。

## 四、动脉血压的短期调节和中长期调节

动脉血压的维持不仅是由单个血压控制系统能够完成的，而需要许多具有不同作用，相互联系的血压控制系统共同作用。例如，当人严重失血导致血压突然降低时，面临的首要问题是维持生命，即要使动脉血压迅速返回到能维持生命的水平。其次，还要使血容量最终完全恢复到其正常水平和动脉血压的长期稳定，全面恢复循环系统的正常功能。因此血压调节可分为短期调节和长（中、长）期调节（图 4-51）。

动脉血压的短期调节是指血压调节始动迅速、作用短暂（数秒、数分钟），上述神经调节中的降压反射、化学感受性反射和脑缺血反应，以及体液调节中的肾上腺素与去甲肾上腺素等即属短期调节。这种调节不仅速度快，而且强有力。例如血压突然降低时（如大出血），通过上述调节机制立即引起静脉收缩，加速静脉血回流心脏；心跳加快加强，使心输出量增加；外周小动脉收缩，阻止血液从动脉流失。通过这些作用使动脉血压回升，以维持生命。相反，当动脉血压突然明显升高时，例如在大量快速输血、用升压药时即产生与上述相反的反应，使血压返回至正常范围。

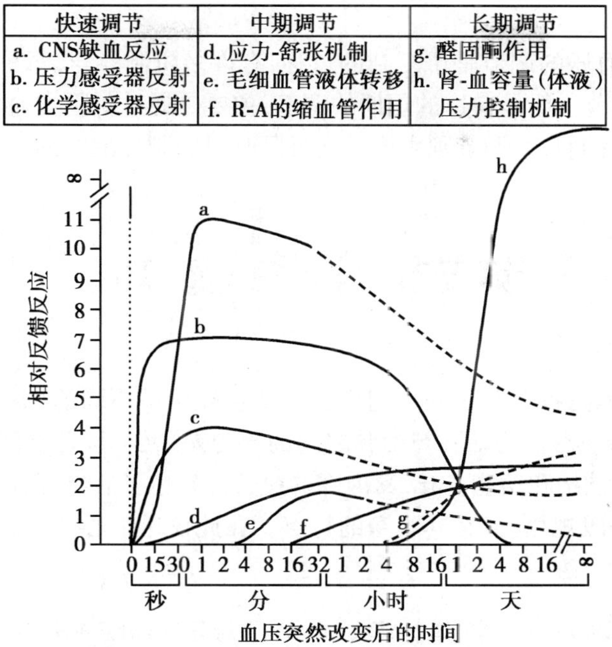


图 4-51 动脉血压突然改变后不同时间各种血压控制机制的作用

动脉血压的中期调节是在动脉血压快速变化几分钟后的调节,其效应在 30~60 分钟达到最大,在此期间神经机制的作用已越来越小。中期调节机制包括:①激活肾素-血管紧张素系统:收缩全身血管,从而增加外周阻力和静脉回心血量,升高血压。②毛细血管内、外体液转移机制:即毛细血管血压显著降低时,组织液进入血液循环的数量增加,血容量增加,血压升高;相反,毛细血管压过高时,血液中的液体进入组织液增多,使血容量减少,血压降低。③**血管应力性舒张**(stress-relaxation)机制:当血压过高时,牵张动脉壁持续较长时间(数分钟或数小时),可导致血压下降,对血压起缓冲作用。

动脉血压的长期(数小时、数天、数个月或更长)调节与细胞外液量的稳态密切相关,而细胞外液量的稳态又取决于液体摄入量与排出量之间的平衡。人为了长期维持生存,液体的摄入量与排出量必须达到精确平衡。这是通过复杂的神经、激素及肾脏调节水、盐排泄的局部机制控制来实现的。其中肾脏的肾-体液控制系统(renal-body fluid system)或**肾-体液控制机制**(renal-body fluid mechanism)起重要作用。其调节过程如下:当体内细胞外液量增多时,血量增多,血量和血管容量之间的相对关系发生改变,使动脉血压升高;而当动脉血压升高时,肾小球滤过率增加,引起肾排钠和排水增加,使血容量减少,从而使血压恢复到正常水平。体内细胞外液量(血容量)减少时,发生相反的过程,即肾排钠、排水减少,使细胞外液量和血压恢复。动脉血压升高,引起肾脏排水、排钠增加的现象分别称为**压力性利尿**(pressure diuresis)和**压力性尿排钠增多**(pressure natriuresis)。在人类,动脉血压只要升高几毫米汞柱,肾脏排水、排钠可增加 1 倍。此外,抗利尿激素(血管升压素)和肾素-血管紧张素-醛固酮系统也参与肾对细胞外液量的调节。抗利尿激素能促进肾小管和集合管对水的重吸收,因此其分泌增加或减少能影响肾的排水量。血量减少时,抗利尿激素释放增加,肾排水量减少,有利于血量的恢复;当血量增加时,抗利尿激素释放减少,肾排水量增多,也有利于血量的恢复。当动脉血压降低时,血管紧张素Ⅱ生成增加,后者除能引起血管收缩,升高血压外,还能促进肾上腺皮质分泌醛固酮。醛固酮能使肾小管对 $Na^+$ 和水的重吸收增加,故使细胞外液量增加，血压升高。

由上可见，动脉血压的调节是个复杂的过程，有许多机制参与，每种机制在一个方面发挥调节作用。神经调节一般是快速的短期的调节，主要是通过对阻力血管、容量血管及心脏活动的调节来完成的；而长期调节则主要是通过肾脏对细胞外液量的调节实现的。

## 第五节 器 官 循 环

在安静状态下，体内各个器官的平均血流量及耗氧量是不同的（表 4-2）。各器官的血流量既取决于灌注这一器官的动脉与静脉之间的压力差，又与该器官阻力血管的舒缩状态有关。由于各器官的结构和功能各异，其内部的血管分布也各有特征，因此其血流量的调节既服从前面已述的一般规律，又有其本身的特点。在此仅讨论心、肺、脑几个主要器官的血液循环特点。

**表 4-2 人体（体重 63kg）各器官血流量与氧耗量的分布**

| 器官 | 重量(kg) | 血流量 | | | 动静脉氧差 | 氧耗量 | | |
|---|---|---|---|---|---|---|---|---|
| | | 占心输出量百分比(%) | ml/min 100g | ml/min 器官 | ml/100ml 血流 | ml/min 器官 | ml/min 100g | 占全身总百分比(%) |
| 肝 | 2.6 | 27.8 | 57.7 | 1500 | 3.4 | 51 | 2.0 | 20.4 |
| 骨骼肌 | 31.0 | 15.6 | 2.7 | 840 | 6.0 | 50 | 0.2 | 20 |
| 肾 | 0.3 | 23.3 | 420.0 | 1260 | 1.4 | 18 | 6.0 | 7.2 |
| 脑 | 1.4 | 13.9 | 54.0 | 750 | 6.2 | 46 | 3.3 | 18.4 |
| 皮肤 | 3.6 | 8.6 | 12.8 | 462 | 2.5 | 12 | 0.3 | 4.8 |
| 心肌 | 0.3 | 4.7 | 84.0 | 250 | 11.4 | 29 | 9.7 | 11.6 |
| 其他 | 23.8 | 6.2 | 1.4 | 336 | 2.2 | 44 | 0.2 | 17.6 |
| 全身 | 63.0 | 100 | 63.0 | 5400 | 4.6 | 250 | 0.4 | 100 |

### 一、冠脉循环

在西方富裕阶层，因冠状动脉疾病致死者约占总死亡人口的 1/3，几乎所有的老年人都有不同程度的冠脉循环受损。因此，了解冠脉循环的生理及病理生理知识，是医学中最重要的课题之一。

#### （一）冠脉循环的解剖特点

心肌的血液供应主要来自左、右冠状动脉。冠状动脉的主干走行于心脏的表面，其小分支常以垂直于心脏表面的方向穿入心肌，并在心内膜下分支成网（图 4-52）。这种分支方式使冠脉血管容易在心肌收缩时受到压迫，故心室内膜下心肌易发生缺血、缺氧。左冠状动脉主要供应左心室的前部，然后经由冠状窦流向右心房。右冠状动脉则主要供应左心室的后部和右心室，然后经较细的心前静脉直接流回右心房。另外，还有一小部分冠脉血流可通过心最小静脉直接流入左、右心房和心室腔内。几乎全部心肌由冠脉供血，仅心腔内表面 1/10mm 的心壁直接从心腔内的血液获得营养，因此这一营养来源是很小的。

心肌的毛细血管网分布极为丰富。毛细血管数与心肌纤维数的比例为 1:1，而且在心肌横截面上 $1mm^2$ 就有 2500~3000 根毛细血管（骨骼肌为 $1mm^2$ 150~400 根），显然，心肌和冠脉之间的物质交换可很快进行。另外，在冠状动脉之间还存在着吻合支，在人类，这种吻合支在心内膜下较多。正常心脏的冠脉侧支较细小，故血流量很少，所以当冠状动脉分支突然阻塞时，不易很快建立侧支循环，常导致心肌梗死，严重时可危及生命。但如果这种阻塞是缓慢进行的，则侧支可逐渐扩张，从而可建立起新的侧支循环以代偿之。

**（二）冠脉循环的血流特点**

**1. 冠脉血流受心肌收缩的影响发生周期性的变化** 从冠脉血管的分布特点可以看出，当心肌收缩时，可使冠脉血管受到挤压，从而增加其对血流的阻力，影响其血流量，这一作用在左心室最明显。如图 4–53 所示，在左心室的等容收缩期，由于心肌收缩的强烈挤压，使左冠状动脉血流急剧减少，甚至出现倒流。进入快速射血期后，随着左心室射血的进行，在主动脉血压升高的同时，冠脉血压随之轻度升高，冠脉血流量也随之轻度增加。到减慢射血期，冠脉血流量再次下降。当进入舒张期后，心肌对冠脉血管的挤压作用减弱，对冠脉血流的阻力显著减小，血流量显著增加，在舒张早期达到最高峰，然后逐渐回降。心舒期是冠脉血流量最高的阶段，约占一个心动周期冠脉血流量的 80%，可见，冠脉血流量呈周期性的变化。动脉舒张压的高低和心舒期的长短是影响冠脉血流量的重要因素。当心率加快时，由于心舒期缩短，冠脉血流量减少，使心肌供氧减少。主动脉瓣关闭不全时，常因舒张压过低而发生心肌供血不足。主动脉粥样硬化患者，因动脉弹性降低，舒张压降低，可使冠脉血流量减少。由于右心室心肌收缩力远比左心室肌小，故右心室的舒缩活动对冠脉血流的影响不如左心室明显。

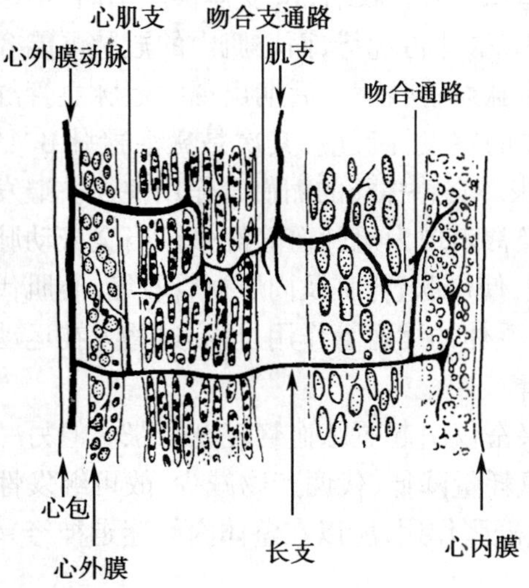


图 4–52 冠状动脉的分支在心室壁内的分布与走向

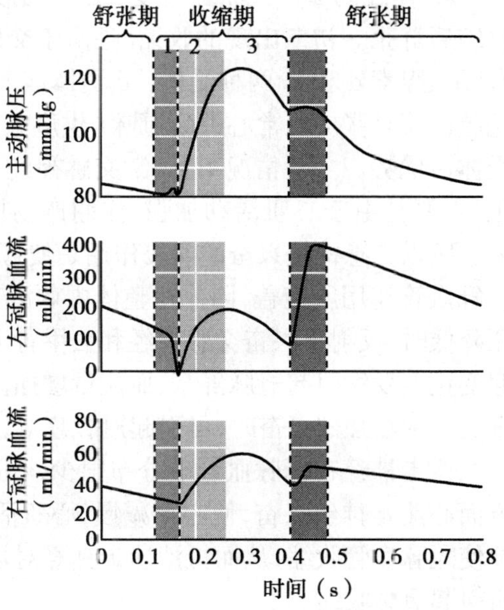


图 4–53 一个心动周期中左、右冠状动脉血流变化

1. 等容收缩期；2. 快速射血期；3. 减慢射血期

**2. 流程短、流速快、灌注压高、血流量大及动静脉氧差大** 由于冠脉起自主动脉根部，经过全部冠状血管到右心房只需几秒钟，在冠脉血管中较细的分支内仍维持较高的

血压。心脏虽只占体重的0.3%，但冠脉在安静状态下其血流量约为250ml/min，约占心输出量的5%。心脏的氧耗量在全身器官中也属首位。冠状动脉血氧含量为20ml/100ml，冠脉静脉血氧含量为8.6ml/100ml，动静脉氧差为11.4ml/100ml，其他器官的动静脉氧差仅为1~6ml/100ml（见表4-2），说明心脏对氧的摄取率远高于其他器官。当运动引起氧耗量增加时，心脏难以增加氧的摄取率，必须通过提高冠脉血流量来弥补其需氧量的增加，即靠扩张冠脉以增加血流量是运动时增加氧供应的主要途径，因此心肌对缺血、缺氧十分敏感。

### （三）冠脉血流量的调节

调节冠脉血流量的因素主要有神经和体液两种因素，但其中以心肌活动时生成的代谢产物的作用最重要。

**1. 心肌代谢水平对冠脉血流量的调节** 心肌代谢水平是调节冠脉血流量最重要的因素。实验证明，冠脉血流量和心肌的代谢水平呈正比。在安静状态下，100g心肌的氧耗量为9.7ml/min，动脉血流经心肌之后，有70%~80%的$O_2$为心肌所摄取。在剧烈活动情况下，心肌的活动也相应增强，氧耗量增多，心肌组织的氧分压降低，可引起冠脉血管舒张，增加血流量。

心肌组织中低氧引起冠脉血管舒张是由某些代谢产物的作用引起的。其中主要的代谢产物可能是腺苷（adenosine）。当心肌细胞代谢增强时，心肌细胞内$O_2$浓度降低，细胞中ATP分解为ADP和AMP。后者进一步分解为腺苷，并释放到心肌组织液。腺苷对小动脉有较强的扩血管作用。此外，其他一些物质如$H^+$、$K^+$、$CO_2$、乳酸、缓激肽、前列腺素E和NO等也有舒张冠脉的作用，但作用比腺苷弱。

**2. 神经调节** 冠状血管受交感和副交感神经的双重支配。交感神经兴奋可使冠脉先收缩后舒张。初期出现的收缩，是由于交感神经对冠脉的直接作用。在冠脉血管壁上分布有肾上腺素α和$\beta_2$两种受体。α受体被激活时，引起冠脉血管收缩，$\beta_2$受体被激活时，引起冠脉血管舒张。通常心外膜冠脉（供应大部分心肌）α受体占优势，而心肌内的冠脉可能$\beta_2$受体占优势。一般情况下，刺激交感神经直接引起冠脉血管收缩。后期出现的冠脉血管舒张，主要是由于心肌活动加强，代谢产物增多所造成的继发性反应，其次是激活冠脉$\beta_2$受体。所以交感神经兴奋的间接作用是使冠脉血管舒张。交感神经的缩血管作用往往被继发的舒血管作用所掩盖，因此在整体内刺激交感神经经常表现为冠脉血管舒张。当全身动脉压降低时，反射性兴奋交感神经和去甲肾上腺素释放，使皮肤、肾脏及内脏血管收缩，心肌代谢变化继发性引起冠脉舒张、血流量增加。某些人α受体的缩血管作用过强，这些人在运动等交感神经强烈兴奋时，可引起冠脉痉挛，导致心绞痛。

迷走神经在冠脉血管上分布很少，心迷走神经兴奋仅引起冠脉血管轻度舒张。但另一方面心迷走神经兴奋，使心率减慢，心肌活动减弱，氧耗量降低，代谢产物减少，故可继发性地使冠脉血管收缩，从而抵消迷走神经对冠脉血管的舒张作用，所以在整体内心迷走神经兴奋引起冠脉收缩。

**3. 激素的调节** 肾上腺素和去甲肾上腺素两者均有促进心肌代谢和增加心肌氧耗量的作用，可使冠脉血管因代谢产物的增加而扩张。其中以肾上腺素的作用较强。另外，两者也可直接作用于冠脉血管壁平滑肌上的α和β受体，引起冠脉血管收缩和舒张。甲状腺素促进心肌代谢，增加氧耗量，引起冠脉血管扩张，血流量增加。NO有较强的舒张冠脉的作用。

## 二、肺循环

肺循环（pulmonary circulation）的功能是使血液在流经肺泡毛细血管时与肺泡气之间进行气体交换。

### （一）肺循环的生理特点

**1. 两套血管系统** 肺和支气管有两套血管系统。一为体循环的支气管动脉分支，其血流主要供给支气管和肺组织营养；另一为肺循环，主要是进行血液与肺泡气之间的气体交换。

**2. 途径短、血压低、阻力小** 肺动脉主干长4cm，后即分支入肺泡壁形成毛细血管网，最后汇集入肺静脉回左心房，整个途径比体循环短得多。而且由于肺循环的血管管腔较大，管壁薄，可扩张性大，且全部血管位于比大气压低的胸腔内，故阻力较小，血流总阻力只有体循环的1/10。同时肺循环的血压也较低，为体循环的1/4~1/6，正常人肺动脉收缩压力为24mmHg，舒张压为9mmHg，平均动脉压为15mmHg，所以肺循环是一个低阻抗、低压力系统，极易受心功能的影响（图4-54）。

**3. 血容量变化大** 通常肺循环血容量约为450ml，约占全身循环血量的9%，其中约70ml位于肺毛细血管。由于肺组织和肺血管可扩张性大，在用力呼气时，肺血容量减少至350ml；而深吸气时可增至900ml。正常人平卧时，肺血容量可增加400ml，直立时这部分血液注入体循环。因此平卧时肺活量降低，这是心力衰竭患者采取端坐（半卧位）呼吸的原因，可见其血容量变化范围较大。因此，肺起到了贮血库的作用。当体循环失血时，血液自动从肺部转移到体循环起到补偿作用。

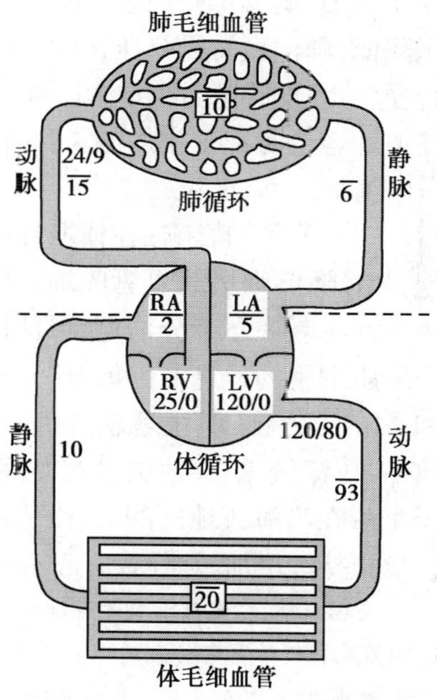


图4-54　肺循环与体循环血压（压力）的比较

带短横线数字为平均动脉压或心房压；LA：左心房；LV左心室；RA：右心房；RV：右心室

肺循环的血容量在每一呼吸周期中也呈周期性变化。吸气时，由腔静脉回流入右心的血量增多，右心室的输出量也增加，肺循环血管扩张，容量增大，能容纳较多的血液，所以回流到左心房的血液减少，左心室输出量减少，动脉血压降低。但在几次心搏后，扩张的肺血管已被充盈，因而由肺静脉流入左心房的血量又逐渐增多。呼气时则发生相反的变化过程。因此，动脉血压在吸气之初出现下降，至吸气中期降至最低点，在吸气后半期逐渐回升，呼气前半期继续上升，至呼气中期达最高点，在呼气后半期又开始下降，周而复始。在呼吸周期中出现的血压变化，称为**动脉血压的呼吸波**（respiratory wave），静息状态下，其波动范围为4~6mmHg，深呼吸时可达20mmHg。

**4. 有效滤过压极小** 肺毛细血管压约为7mmHg，血浆胶体渗透压力为25mmHg，肺组织间隙的静水压约为−5mmHg，由于肺毛细血管管壁薄、通透性大，所以肺组织液的胶体渗透压较大，约为14mmHg，因此肺的有效滤过压＝（7+14+5）−25=1mmHg，正常时只有少量液体从肺毛细血管进入组织间隙。这些液体除少量被渗入肺泡内表面被蒸发掉外，其余的进入肺淋巴管而返回血液循环。由于肺组织间隙静水压是负压，肺泡如出现多余的液体都将通过肺泡上皮细胞之间的小孔进入肺组织间隙，因此肺泡总是保持“干燥”的；同时，也使肺泡壁与毛细血管壁紧密相连，有利于肺泡和血液之间的气体交换。在某些病理情况下，例如左心衰竭或二尖瓣狭窄时，由于肺静脉血回流受阻，压力升高，使肺毛细血管血压和有效滤过压升高，导致肺血管充血和肺水肿（肺组织液生成增多）。

### （二）肺循环的调节

#### 1. 影响肺血流量的因素

（1）心输出量的影响：肺血管阻力随着心输出量的增加而降低。肺循环与体循环不同，肺动脉压升高，如心输出量增加或肺静脉压升高时，引起肺血管阻力降低。其机制是：①正常静息情况下，由于肺灌注压较低，肺顶部的毛细血管部分或完全关闭，随着灌注压的升高，这些关闭的毛细血管开放，阻力降低；②肺毛细血管扩张。心输出量增加时肺血管阻力降低的意义是：①保持肺血流速度不致因心输出量增加而加速，使肺毛细血管血液有充足时间与肺泡进行气体交换；②可以增加肺毛细血管的表面积，亦即气体交换的面积；③保持肺毛细血管低压可减轻右心室工作负荷，可防止过多的液体从毛细血管渗出。

（2）肺容量的影响：肺容量明显影响肺血管的阻力。由于肺毛细血管的结构支撑很薄弱，所以易受其周围压力（跨壁压即跨毛细血管压）的影响而扩张或压缩。肺泡外的血管（肺动脉和肺静脉）易受胸膜腔压力影响。肺容量增大时，胸膜腔负压增大，肺泡外血管跨壁压增加，血管扩张；由于肺泡直径增大，引起肺泡血管（微动脉、毛细血管和微静脉）跨壁压降低，肺泡血管受挤压，肺血管阻力增加；肺容量减小时，由于胸膜腔负压减小，肺泡外血管受压，肺血管阻力也增大。肺泡血管和肺泡外血管是两组串联的阻力血管，它们的阻力在任何肺容量时都是相加的。肺血管阻力在肺容量为功能残气量时最小，在较大或较低肺容量时增加。

（3）低氧的影响：在体循环中，血液低氧（$PO_2$下降）引起其舒张，但在肺循环血管或肺泡，$PO_2$降低则引起血管收缩。$PCO_2$升高（$H^+\uparrow$）及pH下降增强$PO_2$降低引起的缩血管作用。其机制尚不十分清楚，可能由于低氧抑制一种或几种$K^+$通道，使$K^+$外流减少，使血管平滑肌细胞的静息电位负值减小，即去极化，由此打开电压门控的$Ca^{2+}$通道，导致$Ca^{2+}$内流和平滑肌收缩。其生理意义在于：当某部位肺泡通气不足而氧含量减少时，该部位血管发生收缩，血流量减少，使更多的血液流经通气充足的肺泡，有利于进行有效的气体交换。长时间生活在高海拔地区的人，由于缺$O_2$引起肺血管收缩，阻力升高，肺动脉高压，使右心室工作负担持久增加，常导致右心室肥大。

在胎儿肺，广泛性低氧导致肺血管收缩，阻力显著升高，因此右心室的输出量不到15%进入肺，其余通过卵圆孔和动脉导管分别进入左心室及主动脉。出生后第一次呼吸肺泡充氧，肺血管平滑肌舒张、阻力明显降低，同时卵圆孔及动脉导管关闭，肺血流量大大增加。有的新生儿特别是早产新生儿，出生后动脉导管未闭，可用前列腺素合成酶抑制剂如布洛芬治疗（使之关闭），这也说明肺动脉导管未闭与前列腺素有关。

#### 2. 神经、体液调节

（1）神经调节：肺循环的血管平滑肌受交感神经和迷走神经支配，刺激交感神经引起肺血管收缩，肺血流量降低，刺激迷走神经引起肺血管轻度舒张，阻力略有减小。正常情况下，自主神经对肺血管阻力影响不大。

（2）体液因素：血液中的肾上腺素、去甲肾上腺素、血管紧张素Ⅱ、5-羟色胺、血栓素$A_2$、前列腺素$F_{2\alpha}$、组胺、内皮素、白三烯（leukotriene）等都能使肺血管收缩、阻力增加，而腺苷、乙酰胆碱、缓激肽、前列环素（$PGI_2$）、多巴胺、NO等能使肺血管扩张，阻力降低。

## 三、脑循环

脑循环（cerebral circulation）的血液供应来自颈内动脉和椎动脉合成的脑底动脉环，由此再分出分支供应脑的不同部位。脑静脉血进入静脉窦，经颈内静脉回流入腔静脉。与其他器官的血液循环相比，脑循环有其自己的特点。

### （一）脑循环的特点

**1. 血流量大、耗氧多** 脑仅占体重的2%，在安静状态下，脑组织的血流量约为750ml/min，占心输出量的15%左右，可见脑的血流量多。而且，在同一时间内脑的不同部分血流量是不同的。脑各部分的血流量与该部分脑组织的代谢活动程度有关，当脑的某一部分活动加强时，该部分的血流量就增多。这是由于活动的神经元释放更多的舒血管物质，如$K^+$、腺苷、NO等。灰质的血流量比白质多3倍。脑的总耗氧量为46ml/min，占全身总耗氧量的19%，故脑对缺氧的耐受力很低。脑血液中断供给5秒，将会引起意识丧失，中断数分钟可引起脑组织不可逆损伤。脑干比大脑皮质更能抵抗缺氧，所以脑干功能正常的病人可能在心跳停止及其他造成长时间缺氧的情况下恢复过来，但会有严重及持久的智能不足。基底神经节利用氧的速率很高，帕金森病患者及智能缺损可由慢性缺氧所造成。丘脑及下丘脑也容易因缺氧而受损。

**2. 血流量变化小** 由于颅腔的容积是固定不变的，故位于颅内的脑、脑血管和脑脊液三者的总和也是固定不变的，且脑组织不可被压缩，所以脑血管的舒缩程度受到了相当的限制，其血流量的变化也较小。

**3. 存在血－脑屏障和血－脑脊液屏障** 在毛细血管和脑组织液之间，存在着由毛细血管的内皮、基膜和星状胶质细胞的血管周足形成的、限制物质在血液和脑组织之间自由交换的结构，称作血－脑屏障（blood-brain barrier）。其中一些脂溶性物质$O_2$、$CO_2$、某些麻醉药、乙醇等容易通过，而甘露醇、蔗糖等则不易通过。另外，在血液和脑脊液之间亦存在由无孔的毛细血管壁和脉络丛细胞中运输各种物质的特殊载体系统等结构形成的血－脑脊液屏障（blood-cerebrospinal fluid barrier）。这两种屏障的存在，使脑组织的内环境得到了稳定，并能防止血液中有害物质侵入脑内，以维持脑细胞的正常活动（详见解剖学）。

### （二）脑血流量的调节

**1. 神经调节** 脑血管接受交感和副交感神经纤维的双重神经支配，刺激它们仅分别引起轻度的脑血管收缩和舒张，脑血流量的变化也比较小，因此对正常脑血流量的调节作用不大。但当动脉血压突然升高时，例如在剧烈运动等情况下，交感神经系统兴奋引起大和中等大的脑动脉收缩，可以防止过高血压传送到较小的脑动脉，这对于防止脑血管破裂和出血有重要意义。

**2. 体液调节** 脑血管的舒缩活动主要受体液因素的调节。当$PO_2$降低，$PCO_2$和$H^+$浓度升高时，脑血管扩张，脑血流量增加。例如，人吸入含7% $CO_2$的空气，脑血流量增加2倍。而过度通气$PCO_2$降低时，引起脑血流量减少，可导致头晕等症状。$PCO_2$升高舒张脑血管是通过升高脑脊液及血液中的$H^+$浓度实现的，此外，其他一些体液因素，如$K^+$、腺苷、乳酸、丙酮酸等增加时，也可引起脑血管扩张，脑血流量增加（后两者也是通过$H^+$发挥作用），以适应脑组织代谢率增加时对血流量的需要。

**3. 自身调节** 当动脉血压在60~160mmHg的范围内变动时，脑血管通过自身调节机制使脑血流量保持恒定。当血压低于60mmHg时，脑血流量显著减少，可引起脑功能障碍（如晕厥）；反之，当血压超过160mmHg时，脑血流量会明显增加，可导致血－脑屏障通透性增加和脑水肿。脑小血管压力过高时甚至可引起血管破裂（脑卒中）。

**脑血管意外**：也称脑卒中（中风），是导致死亡的第二位原因。有两种类型的卒中：缺血性卒中和出血性卒中。前者因脑血管被血栓堵塞，通常起因于动脉粥样硬化；后者由于脑动脉出血引起，通常起因于脑动脉瘤。高血压是卒中最主要的危险因素，其他还包括心房纤颤、高血脂及糖尿病。缺血性卒中可用抗凝剂及溶栓药治疗，但应在缺血（卒中）发生后立即（不超过6小时）治疗才更有效。这是因为缺血使谷氨酸从突触间隙转运受损，谷氨酸作用于邻近脑细胞引起过多 $Ca^{2+}$ 流入细胞内导致脑细胞死亡（谷氨酸的兴奋毒作用）。

## 生理与临床：规律运动使心血管多方面受益

运动特别是有氧的规律运动对身体产生许多有益的作用，这里仅介绍对心血管的有益作用。

规律的运动对心血管的有益作用首先是能增强心脏的泵血功能。运动时骨骼肌和呼吸肌运动加强，静脉血回流心脏加快，回心血量增加，心室壁牵张，心肌收缩力增强，长期坚持运动时心脏产生生理性肥大，因此坚持运动者平时不运动时心脏每搏输出量较不运动者大，而心率较低。心率降低使心搏（跳）之间的舒张时间延长，即增加心肌的休息时间。第二，运动通过扩张冠状动脉可增加心脏的血流和氧供。规律的运动能扩张心肌的毛细血管床，使氧和营养物质更迅速输送到心肌细胞和代谢产物更迅速运走。第三，运动能增强身体溶血栓的能力，而血栓有可能导致冠心病发作或卒中，因为运动可刺激阻止导致血液凝固的有关酶的释放，而且此作用能持续到运动停止后 1.5 小时。第四，运动能刺激心肌侧支循环（旁路血管）的形成，如果心脏某一血管被阻塞，血流可通过侧支循环输送到被阻血管所供血的心肌。第五，运动可增加红细胞携带氧的血红蛋白数量、血容量、红细胞数和心肌线粒体的数量，因此可增加运输到心肌细胞的氧量和心肌利用氧的能力。长期运动还能增加骨骼肌毛细血管网的数量，使输送到骨骼肌的氧量增加。第六，运动能降低交感神经的紧张性和增加迷走神经的紧张性。交感神经神紧张性降低，全身血管阻力降低，因此经常运动可降低血压。迷走神经紧张性增加可减少心肌缺血时发生心脏纤维性颤动的危险。第七，运动升高高密度脂蛋白（HDL，“好的”脂蛋白）水平，降低低密度脂蛋白（LDL，“不好的”脂蛋白）水平，升高 HDL 对总胆固醇的比率。这是由于经常运动可增加肌肉和脂肪组织脂蛋白脂酶的活性。此外，规律的运动还能减轻体重和增加对胰岛素的敏感性，这有助于降低肥胖相关的高血压。

为了达到运动对心血管的有益作用，运动的强度必须使心率升高到所谓理论最大值的 70%~85%。理论最大心率可用 220 次 / 分减去运动者年龄简单计算得到，例如运动者年龄为 20 岁，其理论最大心率为 200 次 / 分，其 70%~85% 即为 140~170 次 / 分。运动必须持续至少 20 分钟和每周至少运动 3 次，不运动时间（运动间隔时间）不能超过 2 天。能增加心率的一些较好的有氧运动项目有：慢跑，快步走，打网球、羽毛球、篮球、手球、曲棍球，健身（美）操，跳绳，爬楼梯，骑自行车，滑冰，滑雪等。

## 临床病例分析：深静脉血栓形成

一位 27 岁的女子由于前一夜左腿痛及左踝肿胀而就医。患者诉说痛为痉挛性深部痛。她在巴西考察雨林几周后，于前一天前乘坐 12 小时的飞机从巴西回到美国。除服含雌激素的避孕药片外，没有服其他药物。患者身高 1.73m，体重 93kg，生命体征正常。体检发现患者左下肢触觉较敏感，左腿比右腿更温暖，体积更大，左踝关节和足水肿。

上述症状提示，患者左腿组织的毛细血管的滤过与重吸收之间失衡。由于这些症状仅限一条腿，可以排除全身性血液循环障碍引起的踝关节水肿（例如，血浆蛋白减少导致的血浆胶体渗透压降低，右心衰竭导致的外周静脉压升高，肝、肾疾病导致的体液潴留等）。能导致液体积聚于组织间隙的局部因素有淋巴回流受阻（如丝虫病引起的淋巴水肿），或静脉压升高。由于症状是快速发生的，因此更可能是左腿大静脉血栓形成（**深静脉血栓形成**，deep vein thrombosis，DVT），从而使静脉上游的毛细血管压升高引起疼痛，液体从毛细血管滤出和组织水肿。

体重超标及服用含雌激素的避孕药是该女子易于发生这种血栓的危险因素。此外，长时间坐姿行程没有活动是另一因素。深静脉血栓除了局部不适外，真正危险的是这些血凝块从腿静脉壁脱落并以栓子的形式转运到心脏，从而阻塞肺动脉，形成肺栓塞。这可能是一个威胁生命的事件，需要立即治疗。

多普勒超声检查患者的腿显示存在 DVT，并用抗凝剂（首先用肝素，然后用华法林）及溶血栓药治疗。

患者可能形成血栓的倾向增加（即血凝固性过高），其原因之一是超重。有遗传性高凝血症者需要终身用抗凝药治疗。最后应劝患者改用其他类型的避孕药，因为雌激素能增加血栓形成的危险。为避免长途乘飞机或汽车旅行导致DVT，建议乘客不要穿过紧的长筒袜，可在旅途中活动下肢，如将足向上跷起然后放下，活动踝关节。

（李良东　蒋绍祖　温二生）

# 第五章

# 呼　吸

机体的生命活动需要能量，这些能量来自体内营养物质的氧化代谢，代谢过程消耗 $O_2$ 并产生 $CO_2$。因此，机体必须不断地从外界环境摄取 $O_2$，排出 $CO_2$ 来维持生命活动。这种机体与外界环境之间的气体交换过程称为**呼吸**(respiration)。

在人体和高等动物，呼吸的全过程是由相互衔接并同时进行的三个环节来完成（图 5-1）：外呼吸(external respiration)，包括肺通气（指肺与外界环境之间的气体交换过程）和肺换气（指肺泡与肺毛细血管血液之间的气体交换过程）；气体在血液中的运输；内呼吸(internal respiration)或组织呼吸，即组织换气（指组织毛细血管血液与组织细胞之间的气体交换过程），有时也将细胞内的生物氧化过程包括在内。其中肺通气是整个呼吸的基础。肺通气的动力来源于呼吸运动，因此，狭义的呼吸仅指呼吸运动。呼吸过程中的任何一个环节发生障碍，均可影响细胞的新陈代谢和其他生理功能。一旦呼吸停止，生命便将终结。

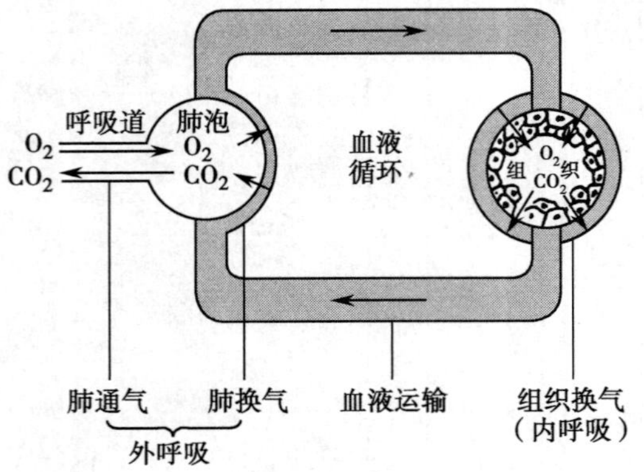


图 5-1　呼吸全过程示意图

## 第一节　肺　通　气

**肺通气**(pulmonary ventilation)是指肺与外界环境之间进行气体交换的过程。实现肺通气的器官包括胸廓、呼吸道、肺泡等。呼吸道是气体进出肺的通道，具有加温、加湿、过滤、清洁吸入气体以及防御反射等保护作用；肺泡是肺换气的主要场所；胸廓是实现肺通气的主要动力器官。

### 一、肺通气的原理

气体进出肺取决于推动气体流动的动力和阻碍气体流动的阻力的相互作用，动力必须克服阻力，才能实现肺通气。

#### （一）肺通气的动力

推动气体出、入肺的动力取决于肺内压力与大气压之间的压力差。在一定的海拔高度，外界环境的压力，即大气压是相对恒定的。因此，在自然呼吸情况下，肺泡与外界环境之间的压力差是由肺内压决定的。肺内压的高低取决于肺容积的改变,而肺本身不具有主动扩大和缩小的能力,它的扩大和缩小依赖于呼吸肌的收缩与舒张引起的胸廓运动。可见,肺泡与外界环境之间的压力差是肺通气的直接动力,呼吸肌收缩与舒张引起的节律性呼吸运动则是肺通气的原动力。其过程如下:呼吸肌收缩与舒张→胸廓容积变化→胸膜腔内压变化→肺容积变化→肺内压变化→肺泡与大气之间压力差的变化→肺通气。

**1. 呼吸运动**　呼吸肌收缩和舒张引起的胸廓的节律性扩大和缩小称为**呼吸运动**(respiratory movement)。参与呼吸运动的肌肉称为呼吸肌,包括吸气肌和呼气肌。吸气肌主要有肋间外肌和膈肌,还有一些辅助吸气肌,如斜角肌、胸锁乳突肌等;呼气肌主要有肋间内肌和腹肌。

(1)呼吸运动的过程:呼吸运动包括吸气运动(inspiratory movement)和呼气运动(expiratory movement)。平静呼吸时,**吸气运动**主要依靠吸气肌即膈肌和肋间外肌的收缩产生动力,为主动过程。平静吸气时,肋间外肌收缩,肋骨上抬并外展,增加胸廓的前后径和左右径。膈肌形似穹隆,收缩时中心腱下移,穹隆顶变平,增大胸廓的上、下径,使胸腔容积增大;成人膈肌在平静吸气时下降约 2cm;最大吸气时约 8cm,膈肌每下降 1cm,肺容积可扩大 250ml 左右。胸廓容积扩大,胸膜腔内压降低,肺容积随之增大,肺内压下降低于大气压,外界气体流入肺内,这就是吸气的过程。平静呼吸时,**呼气运动**则是由膈肌和肋间外肌舒张所致,呼气肌并不参与,为被动过程。当吸气肌停止收缩而舒张时,肺依其自身的回缩力而回位,并牵引胸廓回位,肺容积缩小,肺内压升高,高于大气压,气体由肺流出,这就是呼气过程。

用力吸气时,除膈肌和肋间外肌收缩外,辅助吸气肌(如胸锁乳突肌、斜角肌、胸小肌和后锯肌)也参与收缩,使胸廓进一步扩大,吸入更多的气体。用力呼气时,除吸气肌舒张外,还有呼气肌(肋间内肌、腹肌等)参与收缩,使胸廓进一步缩小,加强呼气(图 5-2)。临床上常以辅助吸气肌及呼气肌的运动作为呼吸加强的体征。

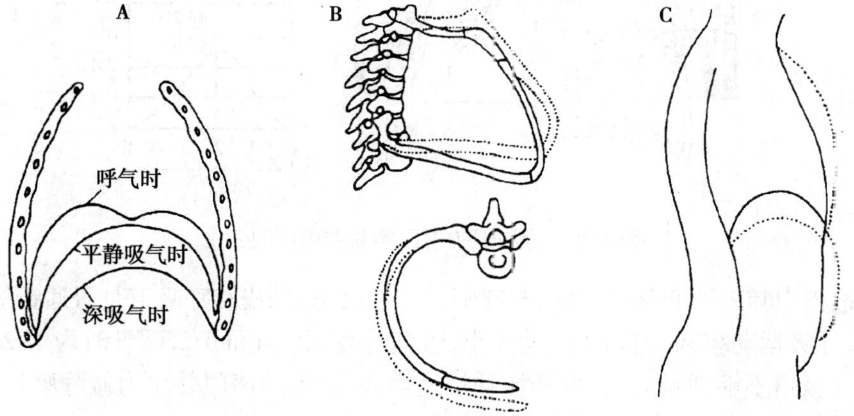


图 5-2　呼吸时膈肌、肋骨及胸腹运动

A. 膈肌运动;B. 肋骨运动;C. 胸腹运动;实线表示呼气的位置,点线表示吸气的位置

(2)呼吸运动的形式:参与活动的呼吸肌的主次、多少和用力程度不同,呼吸运动呈现不同的形式。

1)腹式呼吸和胸式呼吸:如果呼吸运动主要由膈肌活动引起,则腹壁起伏动作更明显,称为**腹式呼吸**(abdominal breathing)。婴幼儿的肋骨趋于水平位置不易上提,以腹式呼吸为主。练瑜伽功时常要求做深而慢的腹式呼吸。在妊娠后期、肥胖、腹膜炎等膈肌活动受限时，主要以肋间外肌活动为主，此时胸部起伏明显，称为**胸式呼吸**（thoracic breathing）。一般情况下，成人的呼吸运动是腹式和胸式的混合式呼吸。

2）平静呼吸和用力呼吸：安静状态下，正常人的呼吸运动平稳而均匀，每分钟 12~18 次，称为**平静呼吸**（eupnea）。当机体运动、吸入气中 $CO_2$ 含量增加或 $O_2$ 含量减少，或通气阻力增高时，呼吸运动加深加快，此时不仅参与的吸气肌数量更多，收缩更强，而且呼气肌也参与收缩，这种呼吸运动称为**用力呼吸**（forced breathing）或**深呼吸**（deep breathing）。在缺氧、$CO_2$ 增多或肺通气阻力增大较严重的情况下，可出现**呼吸困难**（dyspnea），表现为呼吸运动显著加深，鼻翼扇动、张口耸肩，同时还会有胸部困压感，甚至出现发绀，并有呼吸频率、深度和节律的异常。

**2. 肺内压　肺内压**（intrapulmonary pressure）是指肺泡内的压力。在呼吸运动中，肺内压呈周期性波动（图 5-3）。吸气时，肺容积增大，肺内压下降低于大气压（若以大气压为 0，则肺内压为负值），外界气体被吸入肺泡，随着肺内气体的增加，肺内压也逐渐升高，至吸气末，肺内压升高到与大气压相等，气体停止流动。呼气时，肺容积减小，肺内压升高并超过大气压（若以大气压为 0，则肺内压为正值），气体由肺呼出，随着肺内气体的减少，肺内压也逐渐下降，至呼气末，肺内压又降到与大气压相等，气体又停止流动。

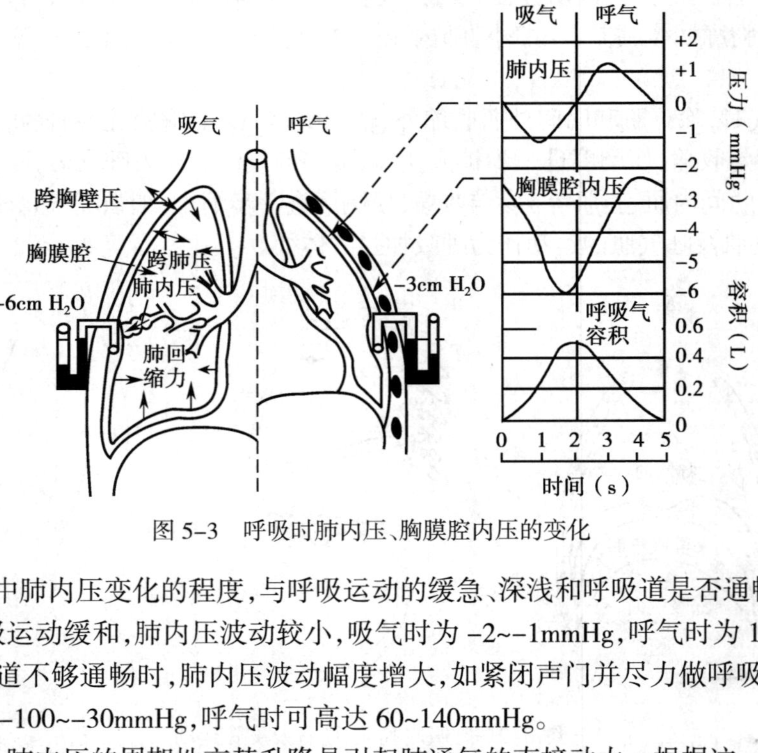


图 5-3　呼吸时肺内压、胸膜腔内压的变化

呼吸过程中肺内压变化的程度，与呼吸运动的缓急、深浅和呼吸道是否通畅等有关。平静呼吸时，呼吸运动缓和，肺内压波动较小，吸气时为 -2~-1mmHg，呼气时为 1~2mmHg。用力呼吸或呼吸道不够通畅时，肺内压波动幅度增大，如紧闭声门并尽力做呼吸运动，吸气时肺内压可低至 -100~-30mmHg，呼气时可高达 60~140mmHg。

由此可见，肺内压的周期性交替升降是引起肺通气的直接动力。根据这一原理，在自然呼吸停止时，可以用人为的方法建立肺内压和大气压之间的压力差，维持肺通气，这就是**人工呼吸**（artificial respiration）。人工呼吸分为正压法和负压法两种。前者是施以正压引起吸气的人工呼吸，如口对口人工呼吸。后者是施以负压引起吸气的人工呼吸，如节律性地举臂压背或挤压胸廓。不同类型的人工呼吸机可实施正压或负压人工呼吸。

**3. 胸膜腔内压** 胸膜腔内的压力称为**胸膜腔内压**（intrapleural pressure）。

（1）胸膜腔的结构：紧贴于肺表面的脏层胸膜和紧贴于胸廓内壁的壁层胸膜，两者在肺门处相互延续，形成一密闭的潜在的腔隙，称胸膜腔（pleural cavity）。正常情况下，胸膜腔内没有空气，形成一密闭的潜在性的腔隙，只有一层约 10μm 厚的胸膜液，在呼吸运动中起着润滑作用，可减少肺与胸廓之间的摩擦，另外还起着凝聚作用，使脏层和壁层胸膜互相紧贴，因此胸廓扩展时，肺可以随之扩张。

（2）胸膜腔内压的测定：胸膜腔内压的测定可采用直接法和间接法。前者是将与检压计相连接的注射针头刺入胸膜腔内，直接测定胸膜腔内的压力（图 5-3 左）。后者是让受试者吞下带有薄壁气囊的导管至食管下段，通过测定食管内压来间接反映胸膜腔内压。由于食管在胸内介于肺和胸壁之间，食管壁薄而张力低，平时食管两端又是关闭的，在呼吸过程中食管内压与胸膜腔内压的变化基本一致，所以食管内压能间接地良好反映胸膜腔内压，此方法简单而安全，临床常用来评估胸膜腔内压。

（3）胸膜腔负压的形成机制和正常值：胸膜腔负压的形成与肺和胸廓的自然容积不同有关。在生长发育过程中，胸廓发育比肺快，使胸廓的自然容积大于肺的自然容积。而两层胸膜又紧紧贴在一起，所以从出生后的第一次呼吸开始，肺便被充气而始终处于扩张状态。由此胸膜腔便受到两种力的作用，一是使肺泡扩张的肺内压；二是使肺泡缩小的肺回缩力（图 5-3 左，箭头所示），胸膜腔内压就是这两种方向相反的力的代数和，即：

胸膜腔内压 = 肺内压 – 肺回缩力

气流终止时，如在吸气末或呼气末，气体相连的各部位压力均等，若此时气道开放，那么肺内压就等于大气压，因而

胸膜腔内压 = 大气压 – 肺回缩力

若以大气压为零，则

胸膜腔内压 =– 肺回缩力

上式表明胸膜腔负压的大小取决于肺的回缩力。吸气时，胸膜腔内负压随肺回缩力的加大而加大；相反，呼气时胸膜腔内负压则逐渐减小。因此，在平静呼吸时，胸膜腔内压总是负值，并随呼吸运动而发生周期性波动。平静呼吸时，呼气末为 –5~–3mmHg，吸气末为 –10~–5mmHg（图 5-3 右）。在关闭声门，用力吸气时，可降至 –90mmHg；用力呼气时可升高到 110mmHg。

（4）胸膜腔负压的作用：①维持肺泡处于扩张状态，保证肺通气和肺换气；②吸气时胸膜腔内负压加大，胸内薄壁的低压管道（如胸导管、腔静脉等）的跨壁压加大，管径扩大，降低其管内压，从而促使静脉血液和淋巴液的回流。

（5）气胸：**气胸**（pneumothorax）是由于胸膜或肺破裂，空气进入胸膜腔内造成的。开放性气胸两层胸膜彼此分开，肺将因其本身的回缩力而塌陷，肺通气功能出现障碍。此外，由于胸膜腔内压升高，胸腔内大血管受压，静脉回心血量骤减，心输出量减少，可出现休克，如不及时抢救将危及生命。在做人工气胸时，定期注入定量空气于病肺的胸膜腔，使病肺的肺泡缩小，这是闭锁性气胸，是一种治疗手段。

综上所述，可将肺通气的动力概括如下：呼吸肌的舒缩是肺通气的原动力，它引起胸廓的扩大和缩小，由于胸膜腔和肺的结构功能特征，肺随胸廓的舒缩而舒缩，肺容积也随之发生变化，进而建立肺内压和大气压之间的压力差，为肺通气提供直接动力。

### （二）肺通气的阻力

肺通气必须在动力克服阻力的条件下才能实现。通气阻力增大是临床上肺通气障碍最

常见的原因。肺通气的阻力有两种：一是弹性阻力，包括肺的弹性阻力和胸廓的弹性阻力，约占总通气阻力的 70%；二是非弹性阻力，包括气道阻力、惯性阻力和组织的黏滞阻力，约占总通气阻力的 30%，其中以气道阻力为主。

**1. 弹性阻力和顺应性** **弹性阻力**（elastic resistance，R）是指弹性体在外力作用下变形时具有对抗变形的力，即回位力。弹性阻力的大小可用顺应性来度量。**顺应性**（compliance，$C$）是指物体的可扩张性，即在外力作用下发生变形的难易程度。将气球和皮球相比，气球容易扩张，因而顺应性大；皮球不易扩张，则顺应性小；肺比玩具气球更容易扩张数百倍。在空腔器官，顺应性可用单位跨壁压的变化（$\Delta P$）（即腔内压与腔外压的差值）所引起的容积变化（$\Delta V$）来表示，单位是 $L/cmH_2O$，如下式：

$$C=\frac{\Delta V}{\Delta P}\ L/cmH_2O$$

顺应性（$C$）与弹性阻力（$R$）呈反变关系，即顺应性越大，弹性阻力越小，外力作用下越易变形；顺应性越小，弹性阻力就越大，外力作用下越不易变形。肺和胸廓均属于弹性组织，具有弹性阻力，其大小亦可用顺应性来表示。

（1）肺的弹性阻力和顺应性：肺在被扩张时产生弹性回缩力，与肺扩张的方向相反，因而是吸气的阻力，呼气的动力。肺的弹性阻力可用肺的顺应性来表示：

$$\text{肺的顺应性}(C_L)=\frac{\text{肺容积的变化}(\Delta V)}{\text{跨肺压的变化}(\Delta P)}$$

式中，跨肺压是指肺内压与胸膜腔内压之差（图 5-3）。因此，肺的顺应性就是使肺充气一定容量所需的压力（跨肺压）大小。

肺顺应性的测定：测定肺顺应性时，进行分步吸气（或打气入肺）或分步呼气（或从肺内抽气）的方法，每步吸气或呼气后，在被测者屏气并保持气道通畅的情况下测定肺容积和胸膜腔内压。因为这时呼吸道内没有气体流动，肺内压等于大气压，所以只需测定胸膜腔内压（可用食管中段内压代替胸膜腔内压），即可算出跨肺压。根据每次测得的数据绘制而成的压力 – 容积（pressure–volume curve）曲线就是肺的顺应性曲线（图 5-4）。因为测定是在屏气即呼吸道无气流的情况下进行的，所以测得的顺应性是肺的**静态顺应性**（static compliance）。曲线的斜率反映不同肺容量下顺应性或弹性阻力的大小。曲线斜率大，表示肺顺应性大，弹性阻力小；曲线斜率小，表示肺顺应性小，弹性阻力大。正常成人在平静呼吸时，肺顺应性约为 $0.2L/cmH_2O$，位于曲线中段斜率最大的部分，故平静呼吸时肺的弹性阻力小，呼吸省力。由图 5-4 还可以看出，呼气和吸气时的肺顺应性曲线并不重叠，这种现象称为**滞后现象**（hysteresis）。在呼气时肺容积减小，肺泡表面活性物质的密度升高，肺顺应性增大，曲线左移，从而形成滞后现象。滞后现象的产生主要与肺泡液 – 气界面的表面张力有关（见下文）。在离体肺实验中，如果以生理盐水代替空气测定肺的顺应性，则滞后现象不明显

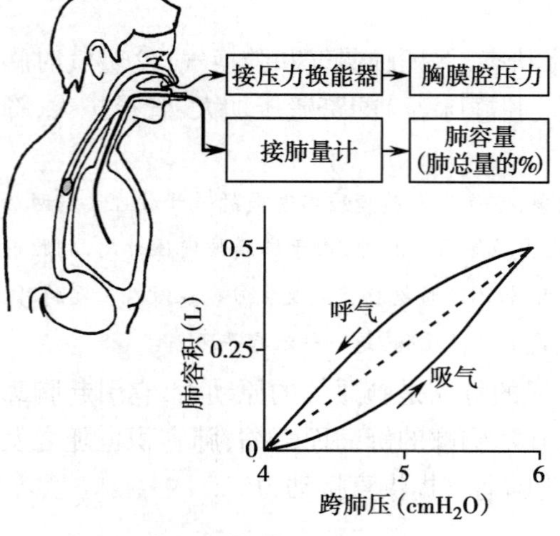


图 5-4 肺的顺应性测定（左上）及肺的静态顺应性曲线（右下）

（图 5-5）。

肺的顺应性还受肺总容量的影响。同样 1L 气体注入肺总量不同的肺中，其扩张的百分比是不同的，肺总量小的肺扩张比例大，弹性回位力大，肺顺应性较小；相反，肺总容量大的肺顺应性大。由于不同个体肺总容量存在差别，在比较其顺应性时应排除肺总容量的影响，所以可测定单位肺容量的顺应性，即**比顺应性**（specific compliance）= 平静呼吸时测得的肺顺应性（$L/cmH_2O$）/ 肺容量，用于比较不同大小个体的肺弹性阻力。由于平静吸气从功能残气量（见下文）开始，所以肺的比顺应性可用下式计算得到：

比顺应性 = 平静呼吸时测得的肺顺应性（$L/cmH_2O$）/ 肺的功能残气量（L）

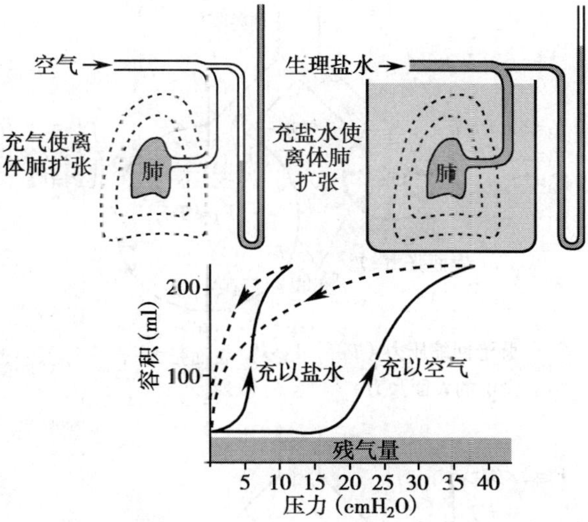


图 5-5 肺充以空气或盐水的压力 - 容积关系
为使肺达到和保持确定的容积，肺内充以液体比充以气体所需压力小，这是肺内表面液 - 气界面消失的缘故

肺弹性阻力来源于肺组织本身的弹性回缩力和肺泡的表面张力产生的回缩力。

肺组织本身的弹性阻力主要来自弹性纤维和胶原纤维等弹性成分。当肺被扩张时，这些纤维被牵拉而倾向于回缩。肺扩张越大，其牵拉作用越强，肺的回缩力和弹性阻力便越大；反之，就越小。

肺泡内壁表面覆盖一薄层液体，它与肺泡内气体构成液 - 气界面。在液 - 气界面，表面的液体分子之间的吸收力远大于它对界面上气体分子的吸引力。这种不相等吸引力在液体表面产生一种力——**表面张力**（surface tension）。表面张力有阻止肺泡扩张并使液 - 气界面尽量缩小的作用，即使肺泡趋于缩小，形成指向肺泡中心的回缩力（图 5-6）。因此表面张力降低肺的顺应性，使肺充气所需的跨肺压增加。

图 5-5 显示离体的肺在充气和充生理盐水时各自的顺应性曲线（见下述）。从图 5-5 中可以看出，以气体扩充肺比以生理盐水扩充肺所需的跨肺压大，前者约为后者的 3 倍。这是因为充气时，存在于肺泡内的液 - 气界面具有表面张力；而充生理盐水时，没有液 - 气界面，因此没有表面张力的作用，只有肺组织本身的弹性成分所产生的弹性阻力起作用。由此可见，肺组织本身的弹性成分所产生的弹性阻力仅约占肺总弹性阻力的 1/3，而表面张力约占 2/3。因此，表面张力的大小对肺的顺应性起着重要作用。

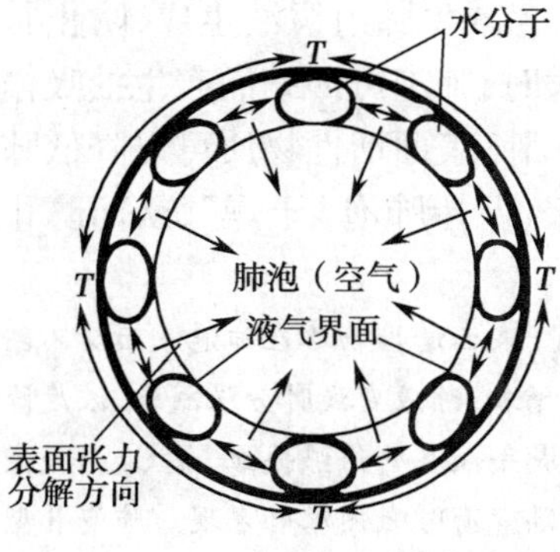


图 5-6 肺泡表面张力
在肺泡液体层水分子之间的吸引力产生肺泡的表面张力；*T* 为表面张力

根据 Laplace 定律，$P=2T/r$，式中 $P$ 是肺泡液 - 气界面的压强，引起肺泡回缩；$T$ 是肺泡液 - 气界面的表面张力系数，即单位长度的表面张力；$r$ 是肺泡半径（m）。如果 $T$ 不变，则肺泡的回缩力与 $r$ 呈反比，即小肺泡的回缩力大，大肺泡的回缩力小。肺约有 3 亿个肺泡，其半径可相差 3~4 倍。如果不同大小的肺泡之间彼此连通，则小肺泡内的气体将流入大肺泡，引起小肺泡萎陷关闭而大肺泡则过

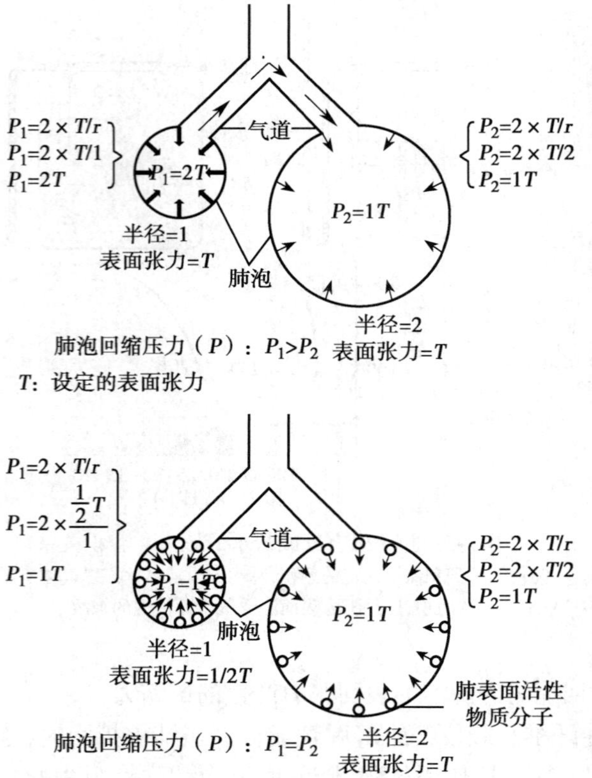


图 5-7 肺泡表面张力

根据 Laplace 定律，肺泡表面张力产生的回缩力与肺泡半径成反比。上图：小肺泡产生的回缩力比大肺泡大，此可引起小肺泡萎陷，大肺泡过度膨胀；下图：表面活性物质降低小肺泡的表面张力比大肺泡大，结果使大小肺泡的回缩力相等

度膨胀，肺泡失去稳定性（图 5-7）。但由于肺泡液－气界面上存在**肺表面活性物质**（pulmonary surfactant），所以上述情况实际不会发生。

肺表面活性物质主要是由肺泡Ⅱ型细胞合成和分泌的复杂的脂蛋白复合物，主要成分是二棕榈酰卵磷脂（dipalmitoyl phosphatidyl choline，DPPC；或 dipalmitoyl lecithin，DPL，也称二软脂酰卵磷脂）和表面活性物质结合蛋白（surfactant-associated protein，SP），前者占 60% 以上，后者约占 10%。DPPC 分子的一端是非极性疏水的脂肪酸，另一端是极性的，易溶于水。因此，DPPC 分子间置于肺泡表面液体层的水分子之间，削弱水分子之间的氢键，减小了液体分子之间的吸引力，因此降低表面张力（可使肺泡表面张力降低至原来的 1/14~1/7）。表面活性物质在肺泡液气－界面的密度随肺泡的张缩而改变。

肺泡扩大时，表面活性物质分子密度降低，肺泡回缩时，分子密度增加（图 5-7）。分子密度高时，降低表面张力的作用大；分子密度低时，降低表面张力的作用小。肺泡表面活性物质的这种降低肺泡表面张力的作用具有重要的生理意义：①有助于维持肺泡的稳定性：在小肺泡或呼气时，表面活性物质的密度大，降低表面张力的作用强，肺泡表面张力小，防止肺泡塌陷；在大肺泡或吸气时，表面活性物质的密度减小，肺泡表面张力增加，防止肺泡过度膨胀，这样就保持了肺泡的稳定性（图 5-7）。②肺泡表面活性物质降低表面张力，使肺回缩力减小（顺应性增大），因而吸气时肺泡易于扩张，从而降低吸气阻力，减少吸气做功。③减少肺组织液生成，防止肺水肿。肺泡表面张力的合力指向肺泡腔内，肺泡表面张力增大时，肺泡可回缩而产生抽吸作用，增加肺毛细血管的滤过量，生成肺泡液，严重时可引起肺水肿，表面活性物质可以降低肺泡表面张力，故可以减少肺泡液的生成，从而防止肺泡液积聚，保持肺泡“干燥”，从而防止肺水肿。

肺泡表面活性物质由肺泡Ⅱ型细胞合成后分泌到肺泡表面上，同时，表面活性物质在肺泡表面又不断地失活，其含量保持相对稳定。深呼吸牵张Ⅱ型细胞分泌表面活性物质增加，呼吸变浅时分泌减少，浓度降低。胸、腹部手术患者由于疼痛呼吸变浅，必须强调不时进行深呼吸。成年人在肺组织缺血、缺 $O_2$ 而损害肺泡Ⅱ型细胞时，肺泡表面活性物质合成减少，可造成肺不张和肺水肿，患者有呼吸困难的表现。肺泡Ⅱ型细胞在胎儿正常发育至 30 周后开始成熟并分泌表面活性物质。某些早产儿可因肺泡Ⅱ型细胞尚未成熟，肺泡内缺乏表面活性物质，以及早产婴儿的肺泡半经较小，也可造成肺不张和肺水肿。由于肺泡表面张力过高，吸引肺泡壁毛细血管内血浆滤入肺泡，血浆中的蛋白在肺泡内形成一薄层“透明膜”，阻碍气体交换，此即**新生儿呼吸窘迫综合征**（neonatal respiratory distress syndrome，NRDS），可导致死亡。此症可用表面活性物质替代治疗。糖皮质激素可促进肺表面活性物质的合成，可给予可能早产的妇女糖皮质激素，以预防NRDS。在做过使用氧气泵及中断肺循环的心脏手术患者，肺不张（肺膨胀不全）与表面活性物质缺乏有关。此外，支气管阻塞、一条肺动脉阻塞及长时间吸入纯 $O_2$ 后产生的某些异常也与表面活性物质缺乏有关。吸烟者的肺表面活性物质减少。总之，在肺充血、肺组织纤维化或肺泡表面活性物质减少时，肺的顺应性降低，患者表现为吸气困难；而在肺气肿时，肺弹性成分大量破坏，肺回缩力减小，顺应性增大，患者则表现为呼气困难。这些情况都会导致肺通气功能降低。

（2）胸廓的弹性阻力和顺应性：胸廓的弹性阻力来自胸廓的弹性成分。胸廓处于自然位置时，肺容量约为肺总量的67%（相当于平静吸气末的肺容量），此时胸廓无变形，不表现出弹性阻力。好比弹簧处于静止状态。当肺容量小于肺总量的67%（如平静呼气或深呼气）时，胸廓被牵引向内而缩小，其弹性阻力向外，是吸气的动力，呼气的阻力。好比弹簧被压缩后有伸长的趋势。肺容量大于肺总量的67%（如深吸气）时，胸廓被牵引向外而扩大，其弹性阻力向内，成为吸气的阻力、呼气的动力，好比弹簧被拉长后有缩短的趋势，所以胸廓的弹性阻力既可能是吸气或呼气的阻力，也可能是吸气或呼气的动力，应视胸廓的位置而定。这与肺的情况不同，肺的弹性阻力总是吸气的阻力。胸廓的弹性阻力用胸廓的顺应性（$C_{chw}$）表示：

$$\text{胸廓的顺应性}(C_{chw})=\frac{\text{胸廓容积的变化}(\Delta V)}{\text{跨胸壁压的变化}(\Delta P)}(\mathrm{L/cmH_2O})$$

式中跨胸壁压为胸膜腔内压与胸壁外大气压之差。正常人胸廓顺应性也是 $0.2\mathrm{L/cmH_2O}$。胸廓顺应性可因肥胖、胸廓畸形、胸膜增厚和腹腔内占位病变等而降低，但因此而引起肺通气障碍的情况较少，所以临床意义相对较小。

（3）肺和胸廓的总弹性阻力和总顺应性：肺和胸廓犹如两只套在一起的橡皮囊，呈串联排列，所以肺和胸廓的总弹性阻力是两者弹性阻力之和。因为弹性阻力是顺应性的倒数，所以可用下式计算：

$$\frac{1}{C_L+C_{chw}}=\frac{1}{C_L}+\frac{1}{C_{chw}}=\frac{1}{0.2}+\frac{1}{0.2}$$

如以顺应性来表示，则平静呼吸时肺和胸廓的总顺应性为 $0.1\mathrm{L/cmH_2O}$。

**2. 非弹性阻力**　**非弹性阻力**（nonelastic resistance）包括惯性阻力、黏滞阻力和气道阻力。**惯性阻力**（inertial resistance）是气流在发动、变速、换向时因气流和组织的惯性所产生的阻止肺通气的力。**黏滞阻力**（viscous resistance）来自呼吸时组织相对位移所发生的摩擦。平静呼吸时，呼吸频率低、气流速度慢，惯性阻力和黏滞阻力都较小。**气道阻力**（airway resistance）来自气体流经呼吸道时，气体分子间和气体分子与气道壁之间的摩擦，是非弹性阻力的主要成分，占80%～90%。非弹性阻力是在气体流动时才存在，并随着气体流速的加快而增加，故属动态阻力。下面着重讨论气道阻力。

气道阻力的大小可用维持单位时间内气体流量（气流率）所需要的压力差来表示：

$$\text{气道阻力}=\frac{\text{大气压与肺内压之差}(\mathrm{cmH_2O})}{\text{单位时间内气体的流量}(\mathrm{L/s})}$$

健康人平静呼吸时，总气道阻力为 $1\sim3\mathrm{cmH_2O/(L/s)}$，大部分存在于上呼吸道，故气管切开术可大大降低气道阻力，改善肺通气。其中，鼻阻力最大约占总阻力的50%，是经口呼吸的 2~3 倍，所以在呼吸困难时常张口呼吸；声门约占 25%；气管和支气管约占 15%；仅 10% 发生在口径 <2mm 的小气道，因此，常规肺功能测定不能发现这些部位的早期病变（最小气道的气道阻力所占的比例很小是由于气道的组成是并联存在，而不是串联，并联时的气道阻力是各个气道阻力倒数的总和）。

气道阻力受气流速度、气流形式和气道管径大小的影响。气流速度快，阻力大；气流速度慢，阻力小。气流形式有层流和湍流，层流阻力小，湍流阻力大。气流太快和管道不规则容易发生湍流。在气管内有黏液、异物或气道黏膜肿胀等情况时，应及时用排痰、清除异物、减轻黏膜肿胀等方法减少湍流，降低阻力。气道管径大小是影响气道阻力的另一重要因素。流体的阻力与管道半径的 4 次方呈反比，即 $R \propto 1/r^4$，管径缩小时，气道阻力增加。气道管径主要受以下四方面因素的影响：

（1）跨壁压：指呼吸道内外的压力差。呼吸道内压力高，跨壁压增大，管径被动扩大，阻力变小；反之则增大。

（2）肺容量：气道阻力随肺容量增大而降低，这主要是由于作用于无软骨支撑的细支气管力量的变化，这些气道连接在肺实质上，并且随着肺的扩张，肺实质的结缔组织牵引细支气管，增大其直径，降低气道阻力。肺容量增加（如吸气时），肺外组织牵引气道的作用大，气道口径增大，阻力减小；反之，肺容量减少（如呼气时），气道外组织牵引气道的作用较小，气道口径减小，阻力增大。气道阻力增高的患者常常升高功能残气量呼吸，企图降低阻力，所以临床上常出现呼气性呼吸困难。

（3）自主神经系统的作用：呼吸道平滑肌接受迷走和交感神经支配。迷走神经末梢释放乙酰胆碱作用于气道平滑肌 M 受体，使气道平滑肌收缩。乙酰胆碱还可使气道黏膜腺体分泌增多，不利于气道的通畅。安静时，支配气道的迷走神经具有紧张性活动，使气道平滑肌处于一定的收缩状态。切除迷走神经或给予 M 受体阻断剂可使气道阻力降低。交感神经末梢释放去甲肾上腺素，作用于 $\beta_2$ 受体，引起气道平滑肌舒张，管径变大，阻力降低，临床上常用拟肾上腺素能药物解除支气管痉挛，缓解呼吸困难。呼吸道平滑肌的舒缩活动还受自主神经释放的非肾上腺素非乙酰胆碱共存递质的调制，如血管活性肠肽、神经肽 Y、缓激肽等，它们或作用于接头前受体，调制递质的释放；或作用于接头后，调制气道平滑肌对递质的反应或直接改变气道平滑肌的活动状态。

（4）化学因素的影响：儿茶酚胺、$PGE_2$、$PGI_2$、NO、缓激肽、血管活性肠肽使气道平滑肌舒张，气道阻力降低；而组胺、ACh、$PGF_{2\alpha}$、$TXA_2$、白三烯（leukotriene，LT）、内皮素（可由肥大细胞及气道上皮细胞释放）均引起支气管收缩。哮喘病人内皮素的合成和释放增加，提示内皮素可能参与哮喘的病理生理过程。吸入化学刺激性物，吸烟、尘埃及冷空气，刺激动脉化学感受器引起气道收缩，气道 $PCO_2$ 升高或 $PO_2$ 降低，引起局部气道舒张，有助于维持通气 / 血流之间的平衡，而 $PCO_2$ 降低引起局部气道收缩。

在上述 4 种因素中，前 3 种均随呼吸而发生周期性变化，气道阻力因而也出现周期性改变。吸气时，由于跨壁压增大，弹性成分对小气道的牵引作用增强，以及交感神经兴奋等因素，使气道口径增大，阻力减小；呼气时则相反。这也是哮喘病人呼气比吸气更为困难的主要原因。

Heimlich 手法：用于帮助异物卡住并阻塞上呼吸道者排出异物。营救者将拳头放在被救者的脐稍上方和胸骨下方，用力向上猛推压腹部，腹压突然增加，迫使膈肌推向胸腔，胸腔容积缩小，肺泡压增加，产生用力呼气，常可将梗塞在上呼吸道的异物排出（图 5-8）。

## 二、肺通气功能的评价

肺通气过程受到呼吸肌舒缩活动、肺和胸廓的弹性以及气道阻力等多种因素的影响。呼吸肌麻痹、肺和胸廓的弹性发生改变，以及气胸等引起肺的扩张受限，发生**限制性通气不足**（restrictive hypoventilation）；而支气管平滑肌痉挛、气道内异物、气管和支气管等黏膜腺体分泌过多，以及气道外肿瘤压迫引起的气道口径减小或呼吸道阻塞时，则出现**阻塞性通气不足**（obstructive hypoventilation）。对患者肺通气功能的测定，不仅可明确是否存在肺通气功能障碍及其障碍程度，还能鉴别肺通气功能降低的类型，以及跟踪肺部疾病的进展和恢复。

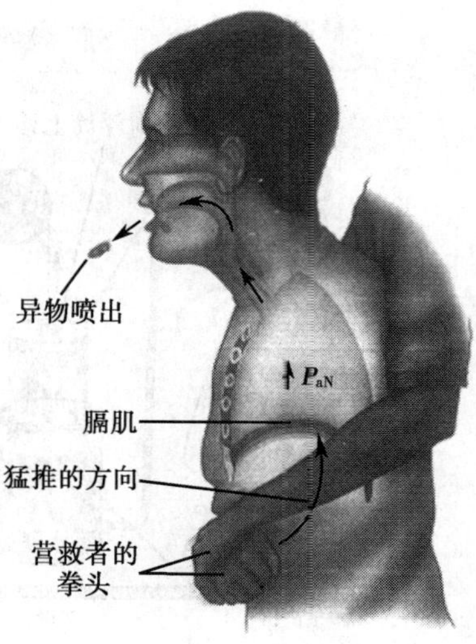


图 5-8　Heimlich 手法

### （一）肺容积和肺容量

肺容积、肺容量是评价肺通气功能的基础。

**1. 肺容积**　**肺容积**（pulmonary volume）是指肺内气体的容积。随着呼吸运动，肺容积不断地作着周期性的变化。通常将肺容积分为潮气量、补吸气量、补呼气量和残气量 4 种不重叠的基本肺容积（图 5-8）。

（1）潮气量：平静呼吸时每次吸入或呼出的气体量，因为呼吸交替似潮水涨落而得名，称为**潮气量**（tidal volume，TV）。正常成人潮气量为 400~600ml，平均 500ml，其中 75% 来自膈肌的活动。运动时，潮气量增大，最大可达肺活量。潮气量的大小取决于呼吸肌收缩的强度、胸廓和肺的机械特性以及机体的代谢水平。

（2）补吸气量或吸气储备量：平静吸气末，再用力吸气所能吸入的气体量称为**补吸气量**（inspiratory reserve volume，IRV）。正常成人补吸气量为 1500~2000ml。补吸气量反映吸气的储备量。

（3）补呼气量或呼气储备量：平静呼气末，再用力呼气所能呼出的气体量称为**补呼气量**（expiratory reserve volume，ERV）。正常成人补呼气量为 900~1200ml。补呼气量反映呼气的储备量。补呼气量的个体差异较大，同时也因体位的不同而变化。

（4）余气量或残气量：最大呼气末尚存留于肺内的气体量称为**余气量**（residual volume，RV，也称残气量）。正常成人余气量为 1000~1500ml。余气量的存在是由于在最大呼气末，细支气管特别是呼吸性细支气管关闭所致。余气量的存在可避免肺泡在低肺容积条件下发生塌陷。一旦肺泡发生塌陷，则需要极大的跨肺压才能实现肺泡的再扩张。支气管哮喘和肺气肿患者的余气量会增加，因为其吸气量总是大于呼气量，所以肺气肿患者胸廓呈桶状。因为余气量这部分气体是无法呼出的，所以法医可根据这一事实来判断初生儿死亡是在产前还是产后，若死于产前，则其肺内无气体，肺放入水中即下沉。若死于产后，由于进行过呼吸，肺内有气体，肺就浮在水面。

**2. 肺容量**　肺容量（pulmonary capacity）是指两项或两项以上肺容积的总和气体量（图 5-9）。

（1）深吸气量：从平静呼气末做最大吸气时所能吸入的气体量称为**深吸气量**（inspiratory capacity，IC），是潮气量与补吸气量之和，它是衡量最大通气潜力的一个重要指标。胸廓、胸膜、肺组织和呼吸肌等发生病变时，可使深吸气量减少而降低最大通气潜力。

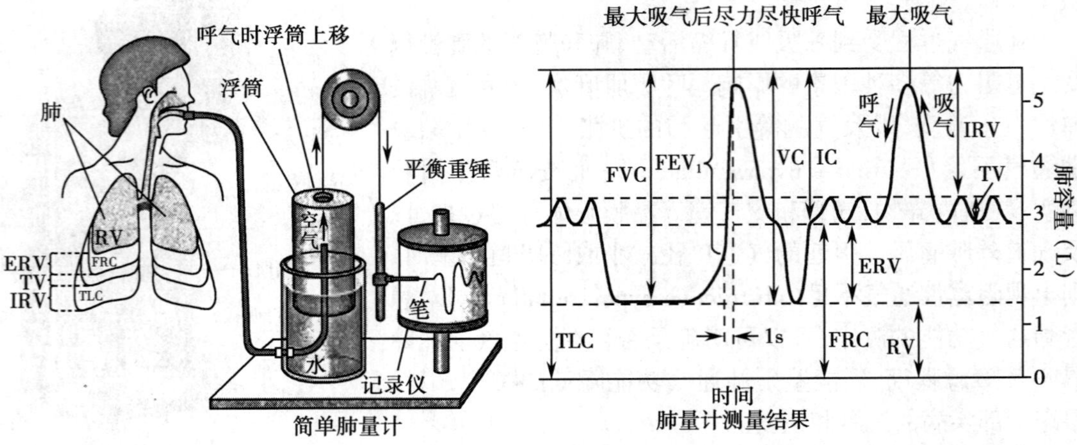


图 5-9　肺容积（量）测定法（左）和肺容积（量）图解（右）

TV：潮气量；IRV：补吸气量；ERV：补呼气量；VC：肺活量；IC：深吸气量；RV：残气量；FRC：功能残气量；$FEV_1$：1 秒用力呼气量；TLC：肺总容量

（2）功能余气量：平静呼气末尚存留于肺内的气体量称为**功能余气量**（functional residual capacity，FRC）。功能余气量等于残气量与补呼气量之和，正常成人约为 2500ml。正常成人从直立位转为仰卧位时，功能余气量平均约减少 800ml。肺气肿患者的功能余气量增加，肺实质性病变时减小。功能余气量的生理意义是缓冲呼吸过程中肺泡气 $PO_2$ 和 $PCO_2$ 的变化幅度。由于功能余气量的稀释作用，使得吸气时肺内 $PO_2$ 不至于突然升得太高，$PCO_2$ 不至于降得太低；反之呼气时 $PO_2$ 不会降得太低，$PCO_2$ 不会升得太高。这样，肺泡气和动脉血的 $PO_2$ 和 $PCO_2$ 就不会随呼吸而发生大幅度波动，从而有利于肺换气。

（3）肺活量、用力肺活量和用力呼气量：尽力吸气后，从肺内所能呼出的最大气体量称为**肺活量**（vital capacity，VC）。肺活量是潮气量、补吸气量与补呼气量之和，其大小有较大的个体差异，与身材大小、性别、年龄、体位、呼吸肌强弱等有关。正常成年男性平均约 3500ml，女性约 2500ml。肺活量测定方法简单，重复性好，可反映一次通气的最大能力，是肺功能测定的常用指标。

由于测定肺活量时不限制呼气的时间，在某些肺组织弹性降低或呼吸道狭窄的病人，虽然通气功能已经受到损害，但如果延长呼气时间，所测得的肺活量仍可正常。因此，肺活量难以充分反映肺组织的弹性状态和气道的通畅程度等变化，即不能充分反映通气功能的状况。若在测定肺活量时，要求被试者做最大吸气后尽力尽快呼气，所能呼出的最大气体量称为**用力肺活量**（forced vital capacity，FVC）（图 5-9，图 5-10）。正常时，用力肺活量与肺活量相近。但在气道阻力增高时，用力肺活量低于肺活量。第 1 秒钟的用力肺活量称为**1 秒用力呼气量**（forced expiratory volume in 1 second，$FEV_1$），曾称为时间肺活量（timed vital capacity）。为排除肺容积差异的影响，通常以 $FEV_1$ 所占用力肺活量的百分数表示，正常时，$FEV_1$/FVC 约为 80%。$FEV_1$ 在临床鉴别限制性肺疾病（肺顺应性即可扩张性降低，限制肺的充气量）和阻塞性肺疾病（气道狭窄或受阻，气流受阻）中具有重要意义。在肺纤维化、肺炎、肺实变、胸膜腔积液、气胸等限制性肺疾病患者，$FEV_1$ 和 FVC 均下降，但 $FEV_1$/FVC 可正常甚至超过 80%；而在哮喘（支气管痉挛）、慢性支气管炎（产生过量黏液）、肺气肿（肺泡壁破坏，肺弹性降低，肺的弹性回缩力降低，呼气时气道塌陷）等阻塞性肺疾病患者，$FEV_1$ 的降低比 FVC 更明显，因而 $FEV_1/FVC$ 比值显著减小，可能低至 20% 以下，所以往往需要较长时间才能呼出相当于肺活量的气体（图 5-10）。

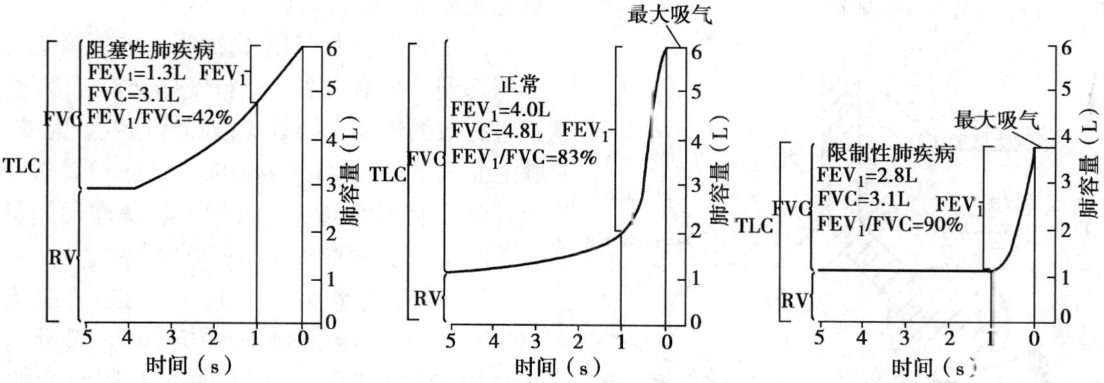


图 5-10 正常及异常情况下用力肺活量（FVC）和 1 秒用力呼气量（$FEV_1$）及 $FEV_1/FVC$ 比值示意图

（4）肺总量：肺所能容纳的最大气体量称为**肺总量**（total lung capacity，TCL）。肺总量等于肺活量与余气量之和，其大小因性别、年龄、身材、运动锻炼情况和体位改变而异，成年男性平均约为 5000ml，女性约为 3500ml。在限制性通气不足时肺总量降低。

在临床肺功能测定中，肺活量、余气量、功能余气量、肺总量等指标通常受到重视。潮气量、深吸气量和补吸气量是辅助指标，一般不用作肺容量异常的依据。肺活量低于正常为异常，而余气量、功能余气量、肺总量低于或高于正常皆为异常。

**（二）肺通气量和肺泡通气量**

**1. 肺通气量** 每分钟吸入或呼出的气体总量称为**肺通气量**（pulmonary ventilation volume），等于潮气量乘以呼吸频率。肺通气量是呼吸气量动态改变的过程，和肺容量相比，能更好地反映肺的通气功能。正常成人平静呼吸时，呼吸频率为每分钟 12~18 次，潮气量为 500ml，则肺通气量为 6~9L。肺通气量随性别、年龄、身材和活动量的不同而有所差异。为便于比较，应在基础条件下测定，并以每平方米体表面积的通气量为单位来计算（参见第七章“能量代谢与体温”）。

劳动或运动时肺通气量增大。在尽力做深、快呼吸时，每分钟所能吸入或呼出的最大气体量为**最大随意通气量**（maximal voluntary ventilation），又称**最大通气量**。它反映了单位时间内充分发挥全部通气能力所能达到的通气量，是估计个体能进行多大运动量的生理指标之一。测量时，一般只测定 10 秒或 15 秒的呼出或吸入气量，再换算成每分钟的最大通气量。正常成人最大通气量一般可达 150L。对平静呼吸时的每分通气量与最大通气量进行比较，可以了解通气功能的储备能力，通常用**通气储量百分比**表示：

$$通气储量百分比 = \frac{最大通气量 - 每分平静通气量}{最大通气量} \times 100\%$$

**2. 肺泡通气量** 在通气过程中，每次吸入的气体并非完全进入肺泡内。安静状态下，潮气量中近 1/3 留在呼吸性细支气管以前的气道内，不参与肺泡与血液之间的气体交换，这部分呼吸道容积称为**解剖无效腔**（anatomical dead space）或死腔，与体重的大小相关，约 2.2ml/kg。体重 70kg 的成人解剖无效腔约为 150ml（使用机械通气或戴防毒面具者解剖无效腔增大）。进入肺泡的气体，也可因血流在肺内分布不均（有些肺泡毛细血管无血流或血流少）而未能都与血液进行气体交换，未能发生交换的这一部分肺泡容量称为**肺泡无**

**效腔**(alveolar dead space)(图 5-11)。肺泡无效腔与解剖无效腔一起合称为**生理无效腔**(physiological dead space)。健康人平卧时，生理无效腔等于或接近解剖无效腔。

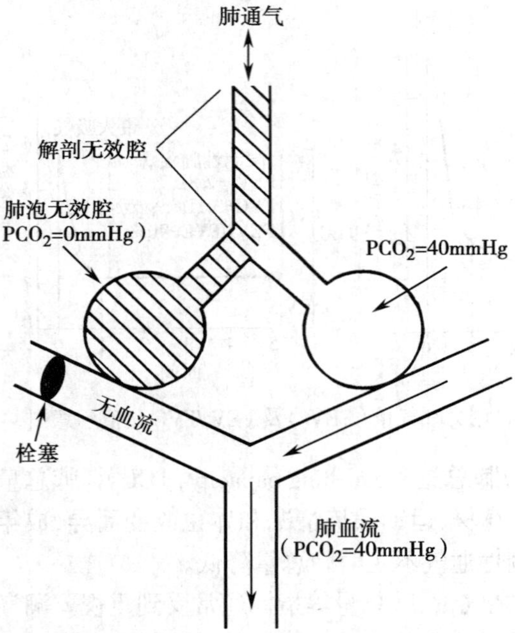


图 5-11　无效腔示意图

生理无效腔 = 解剖无效腔 + 肺泡无效腔；斜线为肺内气体与血液无交换区

由于无效腔的存在，每次吸入的新鲜空气不能都到达肺泡与血液进行气体交换。因此，真正有效的气体交换量应以肺泡通气量为准。**肺泡通气量**(alveolar ventilation volume)是指每分钟吸入肺泡的新鲜空气量，即：肺泡通气量 =(潮气量 - 无效腔气量)× 呼吸频率。

如果潮气量为 500ml，无效腔气量为 150ml，则每次吸入肺泡的新鲜空气量为 350ml。若功能余气量为 2500ml，则每次吸入肺泡新鲜空气的量约占肺泡内的总气体量的 1/8(350/2500)，即使肺泡内的气体更新约 1/8。当潮气量减半和呼吸频率加倍或潮气量加倍而呼吸频率减半时，肺通气量保持不变，但是肺泡通气量却发生明显变化(表 5-1)。因此，从肺泡气更新率的角度看，适度的深而慢的呼吸比浅而快的呼吸更有利于气体交换。

**表 5-1　不同呼吸频率和潮气量时的肺通气量和肺泡通气量**

| 呼吸频率(次 / 分) | 潮气量(ml) | 肺通气量(ml/min) | 肺泡通气量(ml/min) |
|---|---|---|---|
| 16 | 500 | 8000 | 5600 |
| 8 | 1000 | 8000 | 6800 |
| 32 | 250 | 8000 | 3200 |

临床上在某些情况下(如配合支气管镜检查，治疗呼吸衰竭等)使用一种特殊形式的人工通气，即**高频通气**。通常采用接近或低于解剖无效腔的脉动气流以高速通过细套管向病人气道内喷射气流，其频率可为每分钟 60~100 次或更高，潮气量小于解剖无效腔，却可保持有效的通气和换气，这似乎与上述快呼吸不利于气体交换的观点矛盾。这是由于快速呼吸时轴流引起新鲜空气在中等气道形成针状体，并深入肺泡部。

### (三)最大呼气流速 - 容积(量)曲线

许多呼吸系统疾病，特别是哮喘时，呼气时对气流的阻力特别大，有时导致呼吸非常困难，这就产生一个称为**最大呼气流速**(maximum expiratory flow)的概念，即当人尽力尽快呼气，呼气流速达到最大的流速。当肺被大量空气充满时最大呼气流速比肺几乎排空时大得多，也就是说，最大呼气流速与肺容积(量)有密切关系。如让受试者尽力吸气至不能再吸入气体后，尽力尽快呼气至余气量，同步记录出呼出的气量和流速，即可绘制成最大呼气流速随肺容积(量)变化而变化的关系曲线，即**最大呼气流速 - 容积曲线**(maximum expiratory flow-volume curve，MEFV 曲线)(图 5-12)。MEFV 曲线的第一相较陡，呼气流速随呼气用力程度的增加而加大，当用最大力度呼气时，流速很快达到(最大)峰值，呼气力度较小时气流速度较慢增加达到峰值(所谓力度依赖性的)。MEFV 曲线的第二相较平稳，而且无论呼气力度大小，呼气流速相同(所谓非力度依赖性的)。随着肺容积的减小，最大呼气流速变小，其主要原因是肺扩大时肺的弹性成分牵拉支气管及细支气管使之也扩大；随着肺容积的缩小，这些弹性成分放松（松弛），以致支气管及细支气管较易被胸外部的压力所压扁，因此进行性降低最大呼气流速（气流速度与气道半径4次方呈反比）。肺顺应性或气道阻力异常将影响MEFV曲线的形状，因此MEFV曲线为肺通气提供一个灵敏的指标。如图5-12所示，当肺顺应性降低时（如肺纤维化、肺限制性疾病），肺扩张受损，所以肺总量及余气量降低，MEFV曲线右移（较低的肺容积），峰流速也降低。相反，肺气肿（阻塞性肺疾病）时，肺顺应性及肺总量增加。由于失去肺实质，引起小气道过早关闭，特别是缺乏软骨的小气道，因此余气量显著增加，MEFV曲线左移（较高的肺容积）。

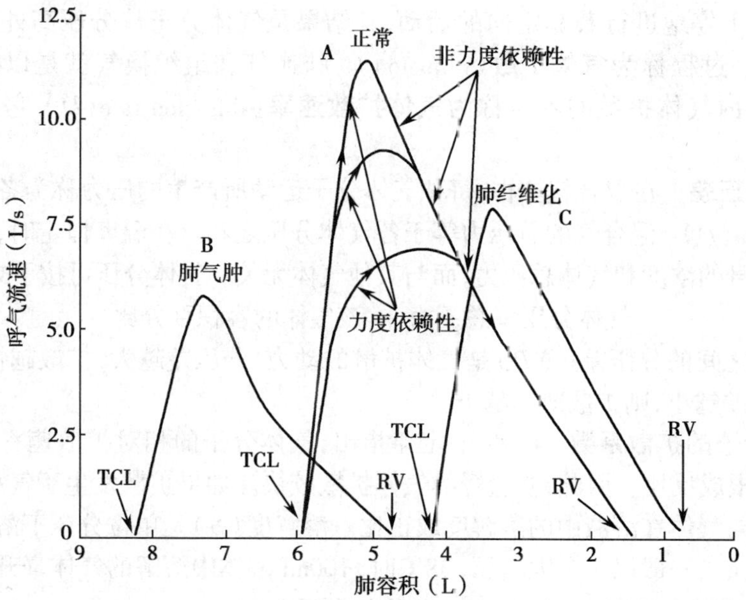


图5-12 正常人（A）及与阻塞性（B）及限制性（C）肺疾病时的最大呼气流速－容积由线

TCL；肺总容量；RV；余气量

### （四）呼吸功

在一次呼吸过程中，呼吸肌为实现肺通气所做的功称为**呼吸功**（work of breathing）。用于克服肺与胸廓的弹性阻力和非弹性阻力（黏滞阻力和气道阻力），通常以一次呼吸过程中的跨壁压变化乘以肺容积变化来表示。功的单位是焦耳（J），如果跨壁压的单位用$cmH_2O$，肺容积的单位用L，则$1J=10.2L\cdot cmH_2O$。正常人平静呼吸时，每一次呼吸做的功很小，仅约0.25J。呼吸加深，潮气量加大时，呼吸做功增加。弹性阻力或非弹性阻力增大时，呼吸功都可增大。单位时间所做的功，即功率，用瓦（W）作单位。正常人平静呼吸的频率如果是12次/分（即每次呼吸历时5秒），则呼吸的平均功率为0.25J/5s=0.05W，即50mW。病理情况下和一些疾病时，如肺气肿、哮喘和伴有呼吸困难、端坐呼吸的充血性心衰，呼吸所需的功会大幅地增加。呼吸肌也有像骨骼肌或心肌的长度－张力关系，当它们被拉得很长时收缩力减弱；它们也会疲劳而导致呼吸衰竭，造成换气不足。

平静呼吸时，呼吸耗能仅占全身总耗能的3%~5%。剧烈运动时，呼吸耗能可升高25~50倍，但由于全身总耗能也增大数十倍，所以呼吸耗能仍只占总耗能的很小一部分。

# 第二节 肺换气和组织换气

## 一、肺换气和组织换气的基本原理

### (一)气体的扩散

气体分子不停地进行着非定向的运动,其结果是气体分子从分压高处向分压低处发生净转移,这一过程称为**气体扩散**(diffusion)。肺换气和组织换气就是以扩散方式进行的。单位时间内气体扩散的容积称为**气体扩散速率**(diffusion rate,$D$),它受多种因素的影响。

**1. 气体分压差** 在混合气体中,每种气体分子运动所产生的压力称为各该气体的分压(partial pressure,$P$)。混合气的总压力等于各气体分压之和。在温度恒定时,每一气体的分压取决于它自身的浓度和气体总压力,而与其他气体无关。气体分压可按下式计算:

$$\text{气体分压} = \text{总压力} \times \text{该气体的容积百分比}$$

两个区域之间的分压差($\Delta P$)是气体扩散的动力,分压差越大,扩散越快,扩散速率越大;反之,分压差越小,则扩散速率越小。

**2. 气体分子的扩散系数** Graham 定律指出,气体分子的相对扩散速率与气体分子量(MW)的平方根成反比。因此,质量轻的气体扩散较快。如果扩散发生于气相和液相之间,则扩散速率还与气体在溶液中的溶解度成正比。溶解度($S$)是单位分压下溶解于单位容积液体中的气体量。一般以 1 个大气压,38℃时,100ml 液体中溶解的气体毫升数来表示。溶解度与分子量的平方根之比($S/\sqrt{MW}$)称为**扩散系数**(diffusion coefficient),它取决于气体分子本身的特性。因为 $CO_2$ 在血浆中的溶解度(51.5)约为 $O_2$(2.14)的 24 倍,$CO_2$ 的分子量(44)略大于 $O_2$ 的分子量(32),所以 $CO_2$ 的扩散系数是 $O_2$ 的 20 倍。

**3. 扩散面积和距离** 气体扩散速率与扩散面积($A$)成正比,与扩散距离($d$)即呼吸膜的厚度成反比。

**4. 温度** 气体扩散速率与温度($T$)成正比。在人体,体温相对恒定,温度因素可忽略不计。

综上所述,气体扩散速率与上述诸因素的关系如下:

$$D \propto \frac{\Delta P \cdot T \cdot A \cdot S}{d \cdot \sqrt{MW}}$$

### (二)呼吸气体和人体不同部位气体的分压

人体吸入的气体是空气。空气的主要成分为 $O_2$、$CO_2$ 和 $N_2$,其中具有生理意义的是 $O_2$ 和 $CO_2$。空气中各气体的容积百分比一般不因地域不同而异,但分压却因总大气压的变动而变化。高原大气压较低,各气体的分压也低。液体中气体的分压也称气体的张力(tension),其数值与分压相同。表 5-2 示肺泡气、血液(包括动脉血和静脉血)和组织中的 $PO_2$ 和 $PCO_2$。不同组织的 $PO_2$、$PCO_2$ 不同。在同一组织,它们还受组织活动水平的影响,表中反映的仅为安静状态下的大致估计值。

表 5-2 肺泡气、血液及组织中的 $O_2$ 和 $CO_2$ 分压(mmHg)

| 分压 | 肺泡气 | 动脉血 | 静脉血 | 组织 |
|---|---|---|---|---|
| $PO_2$ | 102 | 100 | 40 | 30 |
| $PCO_2$ | 40 | 40 | 46 | 50 |

### (三)呼吸膜

肺泡是支气管树终末盲端的膜性囊状结构,被肺循环系统的毛细血管所包绕,是肺内气体交换的主要部位。肺泡的大小与肺的扩张程度成正比。在肺处于功能余气量时,肺泡的平均直径约 0.2mm。

在肺泡气与肺毛细血管的血液之间隔有极薄的膜性结构,在电子显微镜下,其典型结构可分为 6 层,自肺泡腔向血液依次为:含肺泡表面活性物质的液体分子层、肺泡上皮细胞层、肺泡上皮基底膜层、组织间隙、毛细血管的基膜层和毛细血管内皮细胞层,总厚度约为 0.6μm(图 5-13)。这 6 层结构组成肺泡 - 毛细血管膜,简称**呼吸膜**(respiratory membrane),它构成了肺泡气与血液之间进行气体交换的气 - 血屏障。

## 二、肺换气

### (一)肺换气过程

如图 5-14 所示,混合静脉血流经肺毛细血管时,血液 $PO_2$ 是 40mmHg,比肺泡气的 102mmHg 低,肺泡气中的 $O_2$ 便在分压差的作用下向血液净扩散,血液的 $PO_2$ 逐渐上升,最后接近肺泡气的 $PO_2$(100mmHg);混合静脉血的 $PCO_2$ 是 46mmHg,肺泡气的 $PCO_2$ 是 40mmHg,所以 $CO_2$ 从血液向肺泡净扩散。正常情况下,此过程只需 0.25 秒即可完成。通常,血液流经肺毛细血管约需 0.75 秒,所以当血液流经肺毛细血管全长的 1/3 时,肺换气过程已基本完成。可见,肺换气有很大的储备能力。

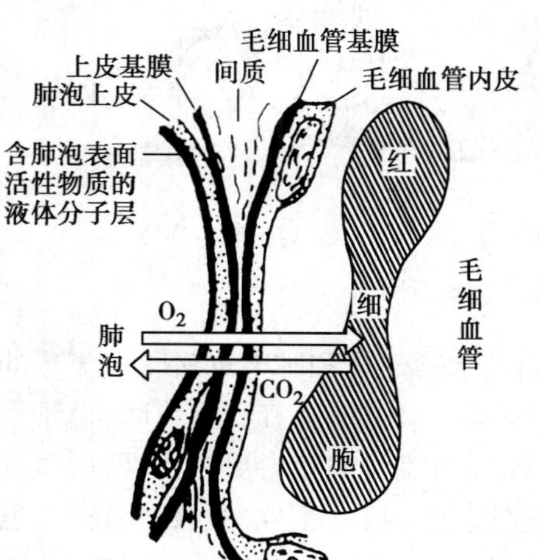


图 5-13 呼吸膜结构示意图

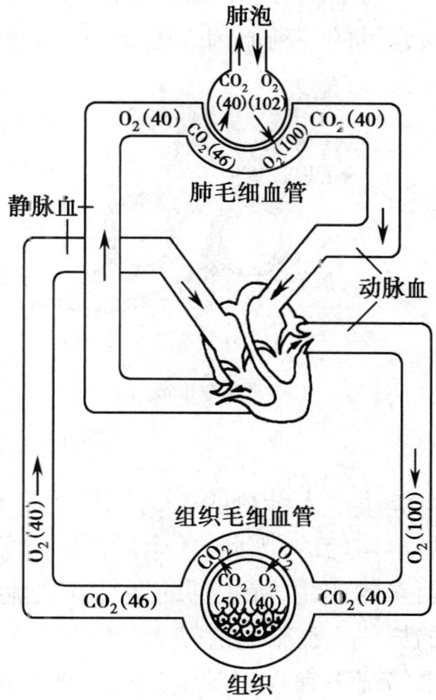


图 5-14 气体交换示意图

### （二）影响肺换气的因素

前已述及，气体分压差、扩散面积、扩散距离、温度和扩散系数等因素均可影响气体扩散速率。这里进一步讨论扩散距离和扩散面积以及通气 / 血流比值对肺换气的影响。

**1. 呼吸膜的厚度** 肺泡气体通过呼吸膜与血液气体进行交换。呼吸膜总厚度平均约为 0.6μm，有的部位只有 0.2μm，气体易于扩散通过。此外，成人两肺的总面积可达 $70m^2$，肺毛细血管总血量只有 60~140ml，因而血液层很薄。肺毛细血管平均直径约为 5μm，红细胞要挤过肺毛细血管，因此，红细胞膜通常能接触到毛细血管，$O_2$、$CO_2$ 不必经过血浆层就可到达红细胞或进入肺泡，扩散距离短，交换速度快。任何使呼吸膜增厚或扩散距离增加的疾病，都会降低扩散速率，减少扩散量，如硅沉着病、肺纤维化等。特别是运动时，由于血流加速，气体在肺部的交换时间缩短，所以呼吸膜的厚度或扩散距离的改变对肺换气的影响便显得更加突出。

**2. 呼吸膜的面积** 正常成人两肺总扩散面积约 $70m^2$。安静状态下，用于气体扩散的呼吸膜面积约 $40m^2$，因此有相当大的储备面积。运动时，因肺毛细血管开放数量和开放程度增加，扩散面积也大大增加。肺不张（肺萎陷）、肺实变、肺气肿、肺叶切除或肺毛细血管关闭和阻塞，均使呼吸膜面积减小，进而影响肺换气。如果呼吸膜的面积小于健康人的 1/3 或 1/4 时，气体交换速率甚至不能满足安静时机体新陈代谢的需要。

**3. 通气 / 血流比值** 每分肺泡通气量（$\dot{V}_A$）和每分肺血流量（$\dot{Q}$）之间的比值（$\dot{V}_A/\dot{Q}$）称为通气 / 血流比值（ventilation/perfusion ratio）。正常成人安静时 $\dot{V}_A$ 约为 4.2L/min，$\dot{Q}$约为 5L/min，因此，$\dot{V}_A/\dot{Q}$为 0.84。该比值反映了肺泡通气量与肺毛细血管血液灌注量之间相互匹配的程度。通气 / 血流不匹配可导致肺换气效率降低。如果$\dot{V}_A/\dot{Q}$比值增大，就意味着通气过度，血流相对不足，部分肺泡气体未能与血液气体充分交换，致使肺泡无效腔增大。反之，$\dot{V}_A/\dot{Q}$下降，则意味着通气不足，血流相对过多，部分血液流经通气不良的肺泡，混合静脉血中的气体未得到充分更新，犹如发生了功能性动 – 静脉短路（图 5–15）。由此可见，无论$\dot{V}_A/\dot{Q}$比值增大或减小，都会妨碍肺换气。肺气肿病人因许多细支气管阻塞和肺泡壁的破坏，上述两种$\dot{V}_A/\dot{Q}$异常的情况都可能发生，极大影响了肺换气效率，这是造成肺换气功能异常最常见的一种原因。因此，$\dot{V}_A/\dot{Q}$比值可作为衡量肺换气功能的指标。

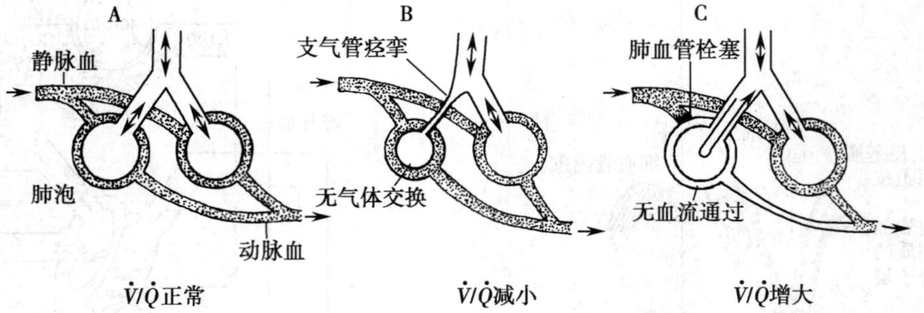


图 5–15 肺通气 / 血流比值变化示意图

健康成人肺总的$\dot{V}_A/\dot{Q}$比值约为 0.84。但是，肺内肺泡通气量和肺毛细血管血流量的分布是不均匀的，因此，各个局部的通气 / 血流比值并不相同。例如，人在直立位时，由于重力等因素的作用，肺尖部的通气和血流都较肺底的小，而以血流量的减少更为显著，所以肺尖部的通气 / 血流比值较大，可高达 3.3，而肺底部的比值较小，可低至 0.63（图 5–16）。虽然正常情况下存在着肺泡通气和血流的不均匀分布，但从总体上来说，并未明显影响 $O_2$ 的摄取和 $CO_2$ 的排出，由于呼吸膜面积远远超过肺换气的实际需要，此外，肺泡通气和肺血流存在自身调节，可减小通气与血流的不相匹配。由于肺尖部相对有较高的肺泡氧分压，这是一个结核杆菌喜好的生长环境，这可能是肺结核好发于肺尖部的原因。

肺泡通气与肺血流的自身调节：当某一肺区的肺泡通气不足时，该区域肺泡气 $PO_2$ 下降，局部肺血管收缩，血流量减少，使通气好的肺区血流量相应增加。反之，当某一肺区的血流量不足时，该区域肺泡气 $PCO_2$ 下降，局部支气管收缩，肺泡通气量减少，使血流量较大的肺区通气量相应增加。由此可见，通气与血流的自身调节，可使肺泡通气量与血流量相适应，比值相对稳定，保证肺换气能有效地进行。低氧引起的肺血管收缩在未通气的胎儿肺可得到证实。胎儿肺由于未通气（低氧），肺血管收缩，使血液从肺循环通过动脉导管转移到体循环。出生后肺通气开始建立，肺泡 $PO_2$ 升至 100mmHg，低氧性血管收缩解除，肺血管阻力迅速降低，肺循环开放。

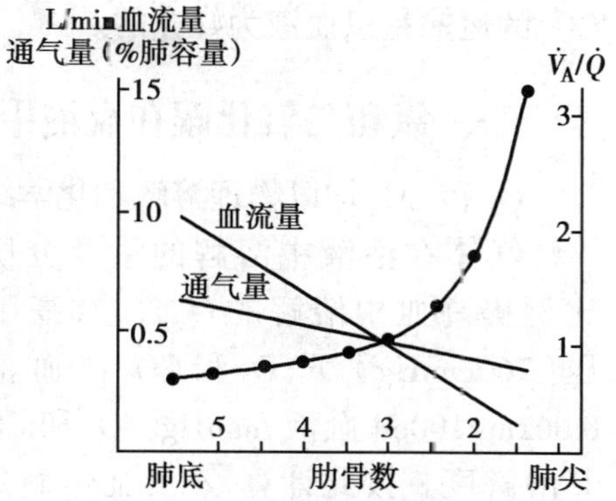

图 5-16 正常人直立时肺通气和血流量分布

### （三）肺扩散容量

气体在单位分压差（0.133kPa，1mmHg）的作用下，每分钟通过呼吸膜扩散的气体毫升数称为**肺扩散容量**（diffusing capacity of lung，$D_L$），即：

$$D_L=\frac{V}{|\overline{P}_A-\overline{P}_C|}$$

式中，$V$ 代表每分钟通过呼吸膜扩散的气体量（ml/min），$\overline{P}_A$ 代表肺泡气中该气体的平均分压，$\overline{P}_C$ 代表肺毛细血管血液内该气体的平均分压。$D_L$ 是衡量呼吸气体通过呼吸膜能力的一种指标。正常成人安静时，$O_2$ 的 $D_L$ 平均约为 20ml/（min·mmHg），$CO_2$ 的 $D_L$ 约为 $O_2$ 的 20 倍。运动时 $D_L$ 增大，是因为参与肺换气的呼吸膜面积和肺毛细血管血流量增加以及通气、血流的不均匀分布得到改善。肺部疾病的情况下，$D_L$ 可因有效扩散面积减小或扩散距离增加而降低。

## 三、组织换气

组织换气的机制、影响因素与肺换气相似，不同的是气体的交换发生于液相（血液、组织液、细胞内液）介质之间，而且扩散膜两侧 $O_2$ 和 $CO_2$ 的分压差随细胞内氧化代谢的强度、组织血流量而异。如果血流量不变，代谢增强，则组织液中 $PO_2$ 降低，$PCO_2$ 升高；如果代谢率不变，血流量增大，则组织液中 $PO_2$ 升高，$PCO_2$ 降低。

在组织中，由于细胞的有氧代谢，$O_2$ 被利用并产生 $CO_2$。所以，$PO_2$ 可低至 30mmHg 以下，$PCO_2$ 可高达 50mmHg 以上。动脉血流经组织毛细血管时，$O_2$ 便顺着分压差由血液向组织液和细胞扩散，$CO_2$ 则由组织液和细胞向血液扩散（见图 5-13），动脉血因失去 $O_2$ 和得到 $CO_2$ 而变成静脉血。

# 第三节 气体在血液中的运输

经肺换气摄取的 $O_2$ 必须通过血液循环运输到机体各组织器官供细胞利用；白细胞代谢产生的 $CO_2$ 经组织换气进入血液后，也必须经循环系统运输到肺部排出体外。因此，$O_2$ 和

$CO_2$ 的运输是以血液为媒介的。

## 一、氧和二氧化碳在血液中存在的形式

$O_2$ 和 $CO_2$ 均以物理溶解和化学结合两种形式存在于血液中。

气体在溶液中溶解的量及分压与溶解度呈正比，与温度呈反比，增加氧分压可按比例提高血中溶解的 $O_2$ 含量，高压氧即是利用这一原理的氧疗方法。38℃、1 个大气压（760mmHg）下，$O_2$ 和 $CO_2$ 在血液中的溶解度分别是 0.003ml/100ml 血液 /mmHg 和 0.062ml/100ml 血液 /mmHg。$O_2$ 和 $CO_2$ 在血液中溶解的量（浓度）为该气体的分压乘以其溶解度。按此计算，动脉血溶解的 $O_2$ 量为 0.3ml/100ml 血液，静脉血为 0.12ml/100ml 血液；$CO_2$ 的含量在动脉血约为 2.5ml/100ml 血液，静脉血约为 2.9ml/100ml 血液。安静状态下，正常成人心输出量约 5L/min，因此，溶解于动脉血液中的 $O_2$ 量约 15ml/min，溶解于静脉血液中的 $CO_2$ 量约 145 ml/min。安静时，机体耗 $O_2$ 量约为 250ml/min，$CO_2$ 的生成量约为 200ml/min。显然，单靠溶解形式来运输 $O_2$、$CO_2$ 不能适应机体代谢的需要。实际上，机体在进化过程中形成了非常有效的 $O_2$、$CO_2$ 的化学结合运输形式。如表 5-3 所示，血液中的 $O_2$、$CO_2$ 主要以化学结合的形式存在，而物理溶解的 $O_2$、$CO_2$ 所占比例极小，分别约占总含量的 1.5% 和 5%；化学结合可使血液对 $O_2$ 的运输量增加 67~126 倍，对 $CO_2$ 的运输量增加近 20 倍。

**表 5-3　血液中 $O_2$ 和 $CO_2$ 的含量（ml/100ml 血液）**

| | 动脉血 | | | 混合静脉血 | | |
|---|---|---|---|---|---|---|
| | 物理溶解 | 化学结合 | 合计 | 物理溶解 | 化学结合 | 合计 |
| $O_2$ | 0.30 | 20.0 | 20.30 | 0.12 | 15.2 | 15.32 |
| $CO_2$ | 2.50 | 46.4 | 48.90 | 2.90 | 50.0 | 52.90 |

血液中以溶解形式存在的 $O_2$、$CO_2$ 虽然很少，却很重要。因为必须先有溶解才能发生化学结合。在肺换气或组织换气时，进入血液的 $O_2$、$CO_2$ 都是先溶解在血浆中，提高各自的分压，再出现化学结合；$O_2$、$CO_2$ 从血液释放时，也是溶解的先逸出，分压下降，然后结合的 $O_2$、$CO_2$ 再分离出来，溶解到血浆中。物理溶解和化学结合两者之间处于动态平衡。下面主要讨论 $O_2$、$CO_2$ 化学结合形式的运输。

## 二、氧的运输

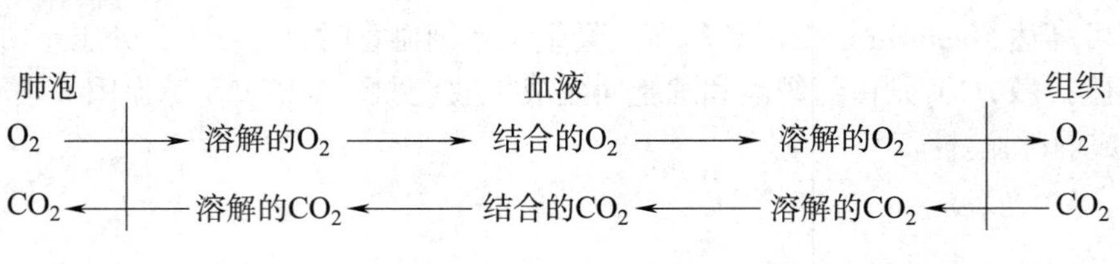


血液中以物理溶解形式存在的 $O_2$ 量，约占血液总 $O_2$ 含量的 1.5%，化学结合的约占 98.5%。$O_2$ 的化学结合形式是**氧合血红蛋白**（oxyhemoglobin，$HbO_2$）。**血红蛋白**（hemoglobin，Hb）的分子结构、特征使之成为有效的运 $O_2$ 工具。Hb 也参与 $CO_2$ 的运输。

### （一）Hb 的分子结构

每一 Hb 分子由 1 个珠蛋白和 4 个血红素（又称亚铁原卟啉）组成（图 5-17）。每个

血红素又由4个吡咯基组成一个环，中心为一个$Fe^{2+}$。每个珠蛋白有4条多肽链，每条多肽链与1个血红素相连接，构成Hb的单体或亚单位。Hb是由4个单体构成的四聚体。不同Hb分子的珠蛋白的多肽链组成不同。成人的Hb（HbA）由2条α链和2条β链组成，为$\alpha_2\beta_2$结构。胎儿Hb（HbF）由2条α链和2条γ链组成，为$\alpha_2\gamma_2$结构。HbF对$O_2$的亲和力比HbA高，有利于子宫内的胎儿在低$PO_2$下运输$O_2$。出生后4个月，HbF几乎全被HbA取代。

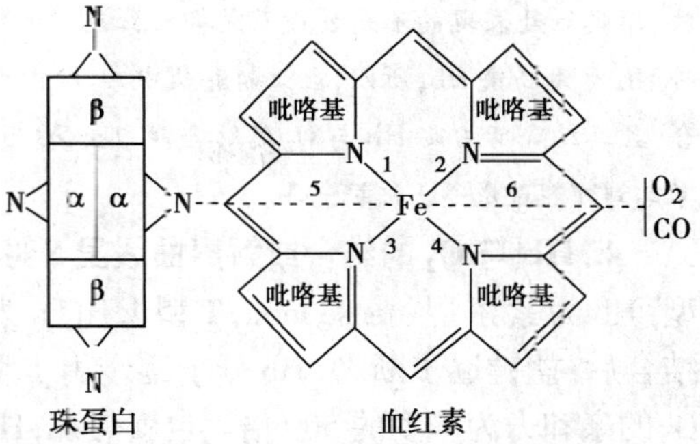


图5-17 血红蛋白组成示意图

Hb的4个亚单位之间和亚单位内部由盐键连接。Hb与$O_2$的结合或解离将影响盐键的形成或断裂，使Hb四级结构的构型发生改变，Hb与$O_2$的亲和力也随之而发生变化，这是Hb氧解离曲线呈S形和波尔效应的基础。

**（二）Hb与$O_2$结合的特征**

**1. 反应快、可逆、不需酶的参与、受$PO_2$的影响** 当血液流经$PO_2$高的肺部时，与$O_2$结合，形成氧合Hb（$HbO_2$）；当血液流经$PO_2$低的组织时，$HbO_2$迅速解离，释放$O_2$，成为去氧Hb（由于去氧Hb蛋白与$H^+$的亲和力比氧合Hb的大得多，所以它结合较多的$H^+$，可以缩写为HbH或HHb，而不是Hb，表示它结合$H^+$）。

$$HbH+O_2 \underset{PO_2\text{低（组织）}}{\overset{PO_2\text{高（肺部）}}{\rightleftharpoons}} HbO_2+H^+$$

**2. 是氧合过程** $Fe^{2+}$与$O_2$结合后仍是二价铁，所以该反应是氧合（oxygenation），而不是氧化（oxidation）。若Hb的$Fe^{2+}$被氧化为$Fe^{3+}$，则失去与$O_2$结合的能力。同样，氧合Hb释放$O_2$的过程是脱氧（deoxidation）过程，而不是还原反应（reduction）。

**3. 1分子Hb可以结合4分子$O_2$** 即1mol Hb结合4mol $O_2$，理想气体的摩尔容积为22.4L，成人Hb分子量为64 458，所以在100%$O_2$饱和状态下，1g Hb可以结合的最大$O_2$量为22.4×1000×4/64 458=1.39ml。正常时，红细胞中含有少量不能结合$O_2$的高铁Hb及其他影响Hb与$O_2$结合的因素（如少量HbCO），因此，1g Hb实际结合的$O_2$量低于1.39ml，通常按1.34ml计算。100ml血液中，Hb所能结合的最大$O_2$量称为Hb的**氧容量**（oxygen capacity），而Hb实际结合的$O_2$量称为**氧含量**（oxygen content）。Hb氧含量与氧容量的百分比称为Hb的氧**饱和度**（oxygen saturation）。例如，血液中Hb浓度为15g/100ml时，Hb的氧容量为1.34×15=20.1ml/100ml血液，如果Hb的氧含量是20.1ml，则Hb氧饱和度是100%；如果Hb氧含量是15ml，则Hb氧饱和度为75%。通常情况下，血液中溶解的$O_2$极少，可忽略不计，所以，Hb氧容量、Hb氧含量和Hb氧饱和度可分别视为血氧容量、血氧含量和血氧饱和度。脱氧Hb吸收短波光谱（如蓝光）区域光线的能力较强，而$HbO_2$吸收长波光谱（如红光）区域光线的能力较强，所以血液中$HbO_2$呈鲜红色，脱氧Hb呈紫蓝色。当血液中Hb含量达5g/100ml血液以上时，皮肤、黏膜呈浅蓝色，这种现象称为发绀（cyanosis），常表示机体缺氧，但也有例外。在红细胞增多（如高原红细胞增多症）时，Hb浓度可达5g/100ml血液以上而出现发绀，但机体并不一定缺氧。相反，严重贫血患者虽然存在缺氧，但不一定出现发绀；CO中毒时，CO与Hb结合生成HbCO（碳氧血红蛋白）而使Hb丧失运$O_2$能力（机体严重缺氧），由于HbCO呈樱桃红色，故CO中毒引起缺$O_2$的皮肤、黏膜等处表现的不是发绀而是樱桃红色。血红素的 $Fe^{2+}$ 一旦被氧化生成 $Fe^{3+}$，即失去携 $O_2$ 的能力，这种 Hb 称为高铁 Hb，所以，在亚硝酸盐中毒时，由于形成大量高铁 Hb，可出现发绀。此外，NO 也能与 Hb 结合，且其结合能力比 Hb 与 $O_2$ 的结合能力大 20 万倍，因此长期吸入 NO 治疗肺动脉高压的患者，医生必须考虑到可能造成 NO 积蓄中毒。

**4. Hb 与 $O_2$ 的结合或解离曲线呈 S 形，与 Hb 的变构效应有关**　目前认为 Hb 有两种构型：Hb 为紧密型（tense form，T 型），$HbO_2$ 为疏松型（relaxed form，R 型）。当 $O_2$ 与 Hb 的 $Fe^{2+}$ 结合后，盐键逐步断裂，Hb 分子逐步由 T 型变为 R 型，对 $O_2$ 的亲和力逐步增加，R 型 Hb 对 $O_2$ 的亲和力为 T 型的 500 倍。也就是说，Hb 的 4 个亚单位无论在结合 $O_2$ 或释放 $O_2$ 时，彼此间有协同效应，即 1 个亚单位与 $O_2$ 结合后，由于变构效应，其他亚单位更易与 $O_2$ 结合；反之，当 $HbO_2$ 的 1 个亚单位释放出 $O_2$ 后，其他亚单位更易释放 $O_2$。因此，Hb 氧解离曲线呈 S 形。

### （三）氧解离曲线

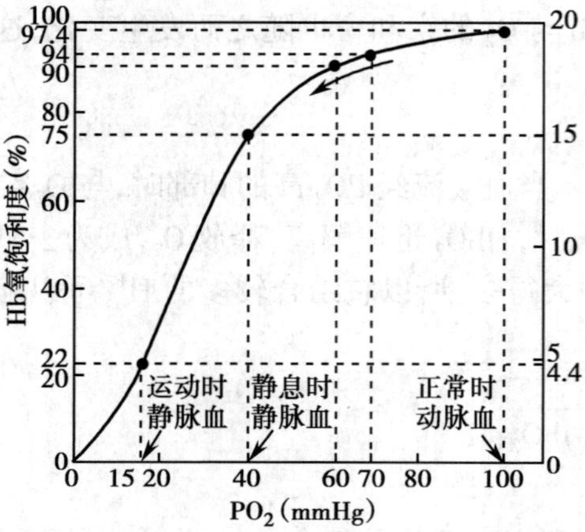


图 5-18　氧解离曲线：血 $PO_2$ 对 Hb 氧饱和度和 $O_2$ 含量的影响

反映血液 $PO_2$ 与 Hb 氧饱和度关系的曲线，称为**氧解离曲线**（oxygen dissociation curve）或血红蛋白氧解离曲线（图 5-18）。该曲线反映在不同 $PO_2$ 下 $O_2$ 与 Hb 的结合和解离情况。根据氧解曲线的 S 形变化趋势和功能意义，可将其分为 3 段。

**1. 氧解离曲线的上段**　相当于 $PO_2$ 在 60~100mmHg 时的 Hb 氧饱和度，是反映 Hb 与 $O_2$ 结合的部分。该段曲线比较平坦，表明在这个范围内 $PO_2$ 的变化对 Hb 氧饱和度影响不大。$PO_2$ 为 100mmHg（相当于动脉血的 $PO_2$），Hb 氧饱和度为 97.4%，血液的 $O_2$ 含量约为 19.4ml/100ml。如果将吸入气的 $PO_2$ 提高到 150mmHg，Hb 氧饱和度为 100%，只增加了 2.6%，血液的 $O_2$ 含量约为 20.0ml/100ml，增加不到 1ml。当 $PO_2$ 降至 60mmHg 时，Hb 氧饱和度仍可达 90%，血液的 $O_2$ 含量约为 18.0ml/100ml，减少不到 2ml。这就为机体在不同的 $PO_2$ 下能摄入足够的 $O_2$ 量提供了较大的安全系数。例如，生活在高海拔地区的人，吸入气 $PO_2$ 低，但只要不低于 60mmHg，血液就可携带足够量的 $O_2$ 供组织细胞利用。同样，呼吸系统疾病患者，即使 $PO_2$ 下降到 60mmHg，血氧饱和度仍能达到 90%，有利的方面是组织不易出现缺 $O_2$，不利的方面是掩盖了疾病所致的早期缺 $O_2$，以致病情进一步发展或恶化，血 $PO_2$ 下降很少就转入了氧解离曲线的陡直部分，动脉血氧饱和度急转直下，使病人出现严重的缺 $O_2$。

**2. 氧解离曲线的中段**　相当于 $PO_2$ 在 40~60mmHg 时 Hb 的氧饱和度，反映 $HbO_2$ 释放 $O_2$ 的部分。该段曲线较陡，$PO_2$ 为 40mmHg（相当于混合静脉血的 $PO_2$），Hb 氧饱和度约为 75%，血液的 $O_2$ 含量约为 14.4ml/100ml，即每 100ml 血液流过组织时释放了 5ml$O_2$（19.4−14.4=5）。血液流经组织时释放出的 $O_2$ 容积占动脉血 $O_2$ 含量的百分数称为 **$O_2$ 的利用系数**（utilization coefficient of oxygen）。安静时为 25% 左右（5ml/19.4 × 100%=25%）。以心输出量为 5L 计算，安静状态下人体每分钟耗 $O_2$ 量约为 250ml。因此，氧解离曲线中段反映了机体在安静状态下血液 Hb 对组织的供氧情况。

**3. 氧解离曲线的下段**　相当于 $PO_2$ 在 15~40mmHg 时 Hb 的氧饱和度，也反映 $HbO_2$

与 $O_2$ 解离的部分。该段曲线坡度最陡，表明 $PO_2$ 发生较小变化就可导致 Hb 氧饱和度明显改变。在组织活动加强时，组织中的 $PO_2$ 可降至 15mmHg，$HbO_2$ 进一步解离，Hb 氧饱和度降至更低水平，血氧含量仅约 4.4ml/100ml。这样，每 100ml 血液能供给组织 15ml $O_2$（19.4−4.4=15），$O_2$ 的利用系数可提高到 75%［15/20（实际为 19.4）×100%=75%（实际为 77%）］，是安静时的 3 倍，以满足机体对 $O_2$ 需求的增加。可见，该段曲线也可反映血液中 $O_2$ 的储备。需要指出的是，在组织需 $O_2$ 量增加或环境 $PO_2$ 降低等情况下，机体还可通过加强循环系统的活动增加向组织供 $O_2$。

**（四）影响氧解离曲线的因素**

Hb 与 $O_2$ 的亲和力受多种因素影响，通常用 $P_{50}$ 表示（图 5-18）。$P_{50}$ 是使 Hb 氧饱和度达 50%时的 $PO_2$，正常值为 26.5mmHg。$P_{50}$ 增大，表示 Hb 对 $O_2$ 的亲和力降低，需要更高的 $PO_2$ 才能使 Hb 的氧饱和度达到 50%，曲线右移；$P_{50}$ 降低，表示 Hb 对 $O_2$ 的亲和力增加，Hb 氧饱和度达到 50%所需的 $PO_2$ 降低，曲线左移。用 $P_{50}$ 作为反映 Hb 与 $O_2$ 亲和力的指标，是因为在该区段氧解离曲线较为陡直，对影响 Hb 与 $O_2$ 亲和力的因素更为敏感，发生的变化较明显，便于观察和分析。

影响 Hb 与 $O_2$ 或 $P_{50}$ 的因素有血液的 pH、$PCO_2$、温度和有机磷化合物等（图 5-19）。

**1. pH 和 $PCO_2$ 的影响**　pH 降低或 $PCO_2$ 升高，Hb 对 $O_2$ 的亲和力降低，$P_{50}$ 增大，曲线右移；pH 升高或 $PCO_2$ 降低，Hb 对 $O_2$ 的亲和力增加，$P_{50}$ 降低，曲线左移。酸度（pH）和 $CO_2$ 对 Hb 氧亲和力的这种影响称为**波尔效应**（Bohr effect）。此外，Hb 与 $O_2$ 的结合也受 $PCO_2$ 的影响，一方面，$PCO_2$ 改变时，可通过 pH 的改变产生间接效应（正常血浆 pH 伴随 $PCO_2$ 升高而降低）；另一方面，可通过 $CO_2$ 与 Hb 结合而直接影响 Hb 与 $O_2$ 的亲和力，后一种效应较弱。

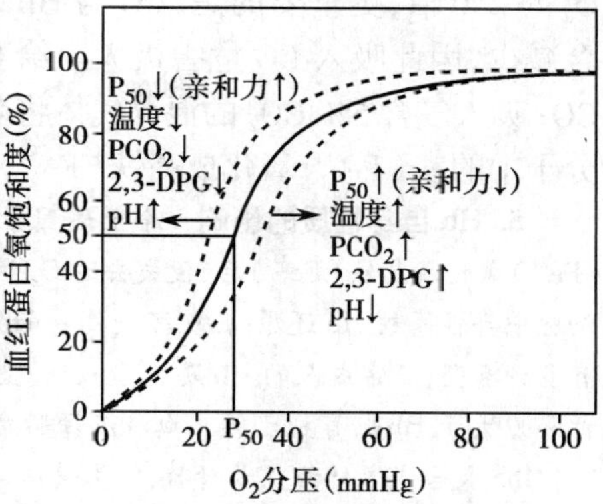


图 5-19　影响氧解离曲线的主要因素

波尔效应有着重要的生理意义，它既可促进肺毛细血管血液的氧合，又有利于组织毛细血管血液释放 $O_2$。当血液流经肺部时，$CO_2$ 从血液向肺泡扩散，血液 $PCO_2$ 和 $H^+$ 浓度降低，两者均使 Hb 对 $O_2$ 的亲和力增大，血液 $O_2$ 含量增加。当血液流经组织时，$CO_2$ 从组织扩散进入血液，血液 $PCO_2$ 和 $H^+$ 浓度升高，Hb 对 $O_2$ 的亲和力降低，促进 $HbO_2$ 解离，为组织提供 $O_2$。

**2. 温度的影响**　温度升高，氧解离曲线右移，促进 $O_2$ 的释放；温度降低，曲线左移，不利于 $O_2$ 的释放。温度对氧解离曲线的影响，可能与温度变化会影响 $H^+$ 活度有关。温度升高，$H^+$ 活度增加，降低了 Hb 对 $O_2$ 的亲和力。组织代谢活跃时，局部组织温度升高，$CO_2$ 和酸性代谢产物增加，都有利于 $HbO_2$ 解离，组织可获得更多的 $O_2$ 以适应代谢增加的需要。临床上进行低温麻醉手术时，低温有利于降低组织的耗氧量。然而，当组织温度降到 20℃时，即使 $PO_2$ 为 40mmHg，Hb 氧饱和度仍能维持在 90% 以上，此时由于 $HbO_2$ 对 $O_2$ 的释放减少，可导致组织缺氧，而血液因氧含量较高而呈红色，因此容易疏忽组织缺氧的情况。

**3. 红细胞内 2，3- 二磷酸甘油酸**　红细胞中含有很多有机磷化合物，特别是 2，3- 二磷酸甘油酸（2，3-diphosphoglycerate，2，3-DPG）在调节 Hb 与 $O_2$ 的亲和力中起着重要作用。

2,3-DPG 浓度升高时，Hb 对 $O_2$ 的亲和力降低，氧解离曲线右移，促进 $O_2$ 的释放；反之，2,3-DPG 浓度降低，Hb 对 $O_2$ 的结合力增加，曲线左移。其机制可能是由于 2,3-DPG 与 Hbβ 链形成盐键，促使 Hb 向 T 型转变的缘故。此外，2,3-DPG 可以提高 $H^+$ 浓度，通过波尔效应影响 Hb 对 $O_2$ 的亲和力。

2,3-DPG 是红细胞无氧糖酵解的产物。在慢性缺氧、贫血、心衰、高山低氧等情况下，糖酵解加强，红细胞中 2,3-DPG 增加，氧解离曲线右移，有利于 $O_2$ 的释放，改善组织的缺 $O_2$ 状态。在血库中用枸橼酸盐－葡萄糖液保存 3 周后的血液，糖酵解停止，红细胞内 2,3-DPG 的含量下降，导致 Hb 不易与 $O_2$ 解离，明显地降低了输血对缺氧病人的疗效。如果把血液贮存在枸橼酸盐－磷酸盐－葡萄糖溶液中，情况会获得改善（增加了产生 2,3-DPG 所需的磷酸来源）。所以，临床上给病人输入大量长时间储存的血液时，应考虑这样的血液在组织中释放的 $O_2$ 量较少。

**4. CO 的影响** CO 可与 Hb 结合形成一氧化碳血红蛋白（HbCO），占据 Hb 分子中 $O_2$ 的结合部位，严重影响血液对 $O_2$ 的运输能力。CO 与 Hb 分子中的某个血红素结合后，将增加其余 3 个血红素对 $O_2$ 的亲和力，使氧离曲线左移，妨碍 $O_2$ 的解离，CO 与 Hb 的亲和力是 $O_2$ 的 250 倍，更重要的是，CO 与 Hb 结合将大大占据 Hb 与 $O_2$ 结合的位点，使 $O_2$ 与 Hb 结合减少，因此吸入 CO 危害极大。给 CO 中毒病人吸入纯氧，有助于快速置换与 Hb 结合的 CO；吸入气含 5% $CO_2$ 的混合气体将刺激呼吸中枢增加肺泡通气，也有助于 CO 的排出。Hb 分子中的铁（$Fe^{2+}$）氧化成高铁（$Fe^{3+}$）后，便失去运 $O_2$ 的能力。

**5. Hb 自身性质的影响** 除上述因素外，Hb 与 $O_2$ 的结合还受其自身性质的影响。Hb 分子中的铁（$Fe^{2+}$）氧化成高铁（$Fe^{3+}$）后，便失去运 $O_2$ 的能力。虽然正常情况下也有一些 Hb 氧化成高铁 Hb，但由于红细胞中存在高铁 Hb 还原酶系，可使高铁 Hb 逆转为 Hb；先天性缺乏此酶系者，则可产生高铁 Hb 血症。Hb 有多种类型，正常成人的 Hb 是 A 型或 $A_2$ 型。胎儿 Hb 是 F 型（HbF），出生后即被 HbA 取代；HbF 与 $O_2$ 的亲和力大于 HbA，有利于胎儿血液流经胎盘时从母体摄取 $O_2$。有一种疾病称为镰状细胞贫血，其 Hb 为 S 形，HbS 聚合成长纤维呈长杆状，结果使红细胞变成镰刀状，其弹性降低，使通过狭窄血管的能力降低，导致器官血流减少。HbS 也损害红细胞膜，促进溶血。HbS 的红细胞含有较多的 2,3-DPG，因此与 $O_2$ 的亲和力降低，氧离曲线右移。

## 三、二氧化碳的运输

### （一）$CO_2$ 的运输形式

血液中物理溶解的 $CO_2$ 约占 $CO_2$ 总运输量的 5%，化学结合的占 95%。化学结合的形式主要是碳酸氢盐和氨基甲酰血红蛋白，其中前者约占 $CO_2$ 总运输量的 88%，后者占 7%。

从组织扩散入血的 $CO_2$ 首先溶解于血浆中，小部分溶解的 $CO_2$ 与水结合生成 $H_2CO_3$，$H_2CO_3$ 又解离成 $HCO_3^-$ 和 $H^+$，$HCO_3^-$ 与血浆中的 $Na^+$ 结合生成 $NaHCO_3$，$H^+$ 被血浆缓冲系统缓冲，pH 无明显变化。在肺部，反应向相反方向进行，$CO_2$ 被释放并通过外呼吸排出体外。因为血浆中缺乏碳酸酐酶，所以这一反应过程较为缓慢，需数分钟才能达到平衡。此外，溶解的 $CO_2$ 也与血浆蛋白的游离氨基反应，生成氨基甲酰血浆蛋白，但形成的量极少，而且动脉血与静脉血中的含量很接近，表明血浆并非 $CO_2$ 运输的主要途径。

溶解于血浆中的 $CO_2$ 绝大部分扩散进入红细胞，以碳酸氢盐和氨基甲酰血红蛋白形式运输（图 5-20）。

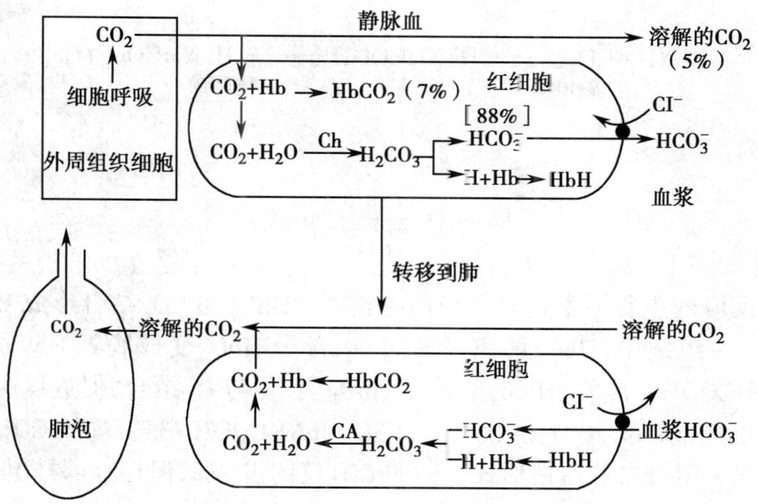


图 5-20 $CO_2$ 在血液中的运输示意图

CA：碳酸酐酶

**1. 碳酸氢盐** 血浆中的 $CO_2$ 进入红细胞内与水生成 $H_2CO_3$，$H_2CO_3$ 又解离成 $HCO_3^-$ 和 $H^+$，如下式：

$$CO_2+H_2O \xrightleftharpoons{\text{碳酸酐酶}} H_2CO_3 \rightleftharpoons HCO_3^-+H^+$$

$$H^++Hb \rightarrow HHb$$

由此生成的一部分 $HCO_3^-$ 与 $K^+$ 结合，生成 $KHCO_3$，$H^+$ 主要与 Hb 结合而被缓冲。红细胞内碳酸酐酶（carbonic anhydrase）浓度较高，在其催化下，上述反应可加快 5000 倍，不到 1 秒即可达到平衡。在此反应过程中，红细胞内 $HCO_3^-$ 的浓度不断增加，一部分 $HCO_3^-$ 顺浓度梯度通过红细胞膜扩散进入血浆，红细胞内负离子因此而减少。由于红细胞膜不允许正离子自由通过，而允许小的负离子通过，所以 $Cl^-$ 便由血浆扩散进入红细胞，这一现象称为**氯转移**（chloride shift）。红细胞膜上有特异的 $HCO_3^-$ 和 $Cl^-$ 载体，运载这两种离子进行跨膜交换。这样，$HCO_3^-$ 便不会在红细胞内堆积，有利于上述反应向右进行和 $CO_2$ 的运输。随着 $CO_2$ 的进入，红细胞内的渗透压由于 $HCO_3^-$ 或 $Cl^-$ 的增多而升高，因此，水进入红细胞以保持其渗透压平衡，并使静脉血中的红细胞轻度"肿胀"。同时，因为动脉血中的一部分液体经淋巴而不是静脉回流，所以静脉血的血细胞比容比动脉血的大 3% 左右。

在肺部，反应向左进行。因为肺泡气的 $PCO_2$ 比静脉血的低，血浆中溶解的 $CO_2$ 首先扩散入肺泡，红细胞内的 $HCO_3^-$ 与 $H^+$ 生成 $H_2CO_3$，$H_2CO_3$ 分解成 $CO_2$ 和 $H_2O$，$CO_2$ 从红细胞扩散入血浆，而血浆中的 $HCO_3^-$ 便进入红细胞以补充消耗的 $HCO_3^-$，$Cl^-$ 则转移出红细胞。这样，以 $HCO_3^-$ 形式运输的 $CO_2$ 在肺部被释放出来。

由上述可见，碳酸酐酶在 $CO_2$ 的运输中具有非常重要的意义，因此，在使用碳酸酐酶抑制剂（如乙酰唑胺）时，应注意可能会影响 $CO_2$ 的运输。有动物实验资料表明，乙酰唑胺可使组织 $PCO_2$ 由 46mmHg 升高到 80mmHg。

**2. 氨基甲酰血红蛋白** 一部分 $CO_2$ 与 Hb 多肽链的末端氨基（$-NH_2$）结合，生成氨基甲酰血红蛋白（carbaminohemoglobin，HbNHCOOH），这一反应无需酶的催化，而且迅速、可逆，如下式：

$$HbNH_2+CO_2 \underset{\text{在肺}}{\overset{\text{在组织}}{\rightleftharpoons}} HbNHCOOH \rightleftharpoons HbNHCOO^-+H^+$$

也可简化为：

$$Hb+CO_2 \underset{\text{在肺}}{\overset{\text{在组织}}{\rightleftharpoons}} HbCO_2$$

调节这一反应的主要因素是氧合作用的程度。$HbO_2$ 与 $CO_2$ 结合形成 HbNHCOOH 的能力比 Hb 小。在组织中，$HbO_2$ 解离释放出 $O_2$，部分 $HbO_2$ 变成脱氧 Hb，脱氧 Hb 与 $CO_2$ 结合生成 HbNHCOOH。此外，Hb 的酸性比 $HbO_2$ 弱，易与 $H^+$ 结合，促进反应向右进行，并缓冲 pH 的变化。在肺部，$HbO_2$ 生成增多，促使 HbNHCOOH 解离，释放 $CO_2$ 和 $H^+$，反应向左进行。虽以氨基甲酰血红蛋白形式运输的 $CO_2$ 仅约占 7%，但在肺部排出的 $CO_2$ 中却有 17.5% 是由氨基甲酰血红蛋白释放出来的。

### （二）$CO_2$ 解离曲线

表示血液中 $CO_2$ 含量与 $PCO_2$ 关系的曲线称为 **$CO_2$ 解离曲线**（carbon dioxide dissociation curve）（图 5-21）。血液中 $CO_2$ 的含量随 $PCO_2$ 的升高而增加。与氧解离曲线不同，$CO_2$ 解离曲线接近线性而不呈 S 形，且无饱和点，故 $CO_2$ 解离曲线的纵坐标不用饱和度而用浓度表示。

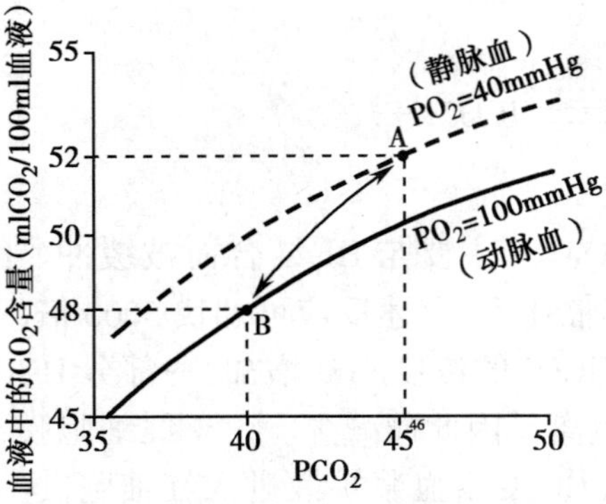


图 5-21 $CO_2$ 解离曲线

A. 静脉血；B. 动脉血

图 5-21 中的 A 点是静脉血的 $PO_2$ 为 40mmHg、$PCO_2$ 为 45mmHg 时血液中 $CO_2$ 的含量，约为 52ml/100ml 血液；B 点是动脉血的 $PO_2$ 为 100mmHg、$PCO_2$ 为 40mmHg 时血液中 $CO_2$ 的含量，约为 48ml/100ml 血液。可见，血液流经肺部时，每 100ml 血液释出 4ml$CO_2$。由图 5-21 可见，在任何 $PCO_2$ 条件下，血液中的总 $CO_2$ 含量随着 $PO_2$ 下降而升高。

### （三）$O_2$ 与 Hb 的结合对 $CO_2$ 运输的影响

$O_2$ 与 Hb 结合可促使 $CO_2$ 释放，而脱氧 Hb（静脉血）则容易与 $CO_2$ 结合，这一现象称为**何尔登效应**（Haldane effect）。由图 5-21 可见，相同的 $PCO_2$ 条件下，动脉血（$HbO_2$ 多）携带的 $CO_2$ 比静脉血（含脱氧 Hb 多）少。因为脱氧 Hb 酸性较 $HbO_2$ 弱，所以脱氧 Hb 容易与 $CO_2$ 结合，生成 HbNHCOOH（$HbCO_2$），也容易与 $H^+$ 结合，生成 HHb，使 $H_2CO_3$ 解离过程中产生的 $H^+$ 被及时中和（$CO_2+H_2O \rightarrow H_2CO_3 \rightarrow HCO_3^-+H^+$），有利于血液运输 $CO_2$。因此，在组织中，$HbO_2$ 释出 $O_2$ 成为脱氧 Hb，通过何尔登效应促使血液摄取并结合 $CO_2$；在肺部，脱氧 Hb 与 $O_2$ 结合，何尔登效应表现为促使 $CO_2$ 释放。可见，$O_2$ 和 $CO_2$ 的运输是相互影响的。$CO_2$ 通过波尔效应影响 $O_2$ 与 Hb 的结合和释放（血 $PCO_2$ 和 $H^+$ 浓度升高，$CO_2$ 与 Hb 结合，促进 Hb 与 $O_2$ 的解离，使氧离曲线右移），$O_2$ 通过何尔登效应影响 $CO_2$ 与 Hb 的结合和释放（$PO_2$ 升高，$O_2$ 与 Hb 结合，促进 $CO_2$ 释放，引起 $CO_2$ 解离曲线下移）。

# 第四节　呼吸运动的调节

## 一、呼吸中枢

中枢神经系统内，产生和调节呼吸运动的神经元群称为**呼吸中枢**（respiratory center）。分布在大脑皮质、间脑、脑桥、延髓和脊髓等各级中枢部位，它们在呼吸节律的产生和调节中所起的作用不同。正常呼吸运动是在各级呼吸中枢的相互配合下实现的。

### （一）脊髓

支配呼吸肌的运动神经元位于脊髓第3~5颈段（支配膈肌）和胸段（支配肋间肌和腹肌等）灰质前角。在延髓和脊髓间横断脊髓，呼吸即停止。因此，认为节律性呼吸运动不是在脊髓产生的。脊髓只是联系上（高）位脑和呼吸肌的中继站和整合某些呼吸反射的初级中枢。

### （二）低位脑干

在哺乳动物实验中观察到，若在脑桥和中脑之间横断，保留延髓与脊髓的联系，动物保持基本的节律性呼吸。如在延髓与脊髓之间横断，则呼吸停止。说明低位脑干（延髓和脑桥）是产生原始节律性呼吸活动的基本部位，是呼吸的基本中枢所在。

延髓中存在着与吸气活动相关的神经元群和与呼气活动相关的神经元群，它们分别分布在延髓的背外侧部和腹内侧部，分别称为**背侧呼吸组神经元**和**腹侧呼吸组神经元**（图5-22）。

**1. 背侧呼吸组（DRG）**　位于延髓背内侧区，主要集中在孤束核及其附近的网状结构中，主要由吸气神经元组成，在呼吸的控制中起主要作用。背侧呼吸组神经元纤维投射到腹侧呼吸组神经元，并有下行冲动到达脊髓的膈肌运动神经元和肋间外肌运动神经元。它通过迷走神经和舌咽神经接受外周化学感受器、压力感受器以及肺和气道感受器的传入冲动，还接受来自其他中枢的冲动，因此可整合影响呼吸的许多心肺反射。当DRG吸气神经元兴奋时引起吸气肌收缩，产生吸气，而停止兴奋时吸气肌舒张，产生呼气。

**2. 腹侧呼吸组（VRG）**　主要集中在延髓腹外侧从尾端到头端，可分为头段、中段和尾段。含有吸气神经元和呼气神经元，在正常平静呼吸时无活动，当需要增加通气而加强呼吸活动，特别是运动时呼吸冲动可从背侧呼吸组呼吸神经元扩布到腹侧呼吸组神经元，使它也参与呼吸活动。其传出冲动到达肋间内肌、腹肌、辅助呼吸肌以及咽、喉肌、舌肌。其主要作用是引起

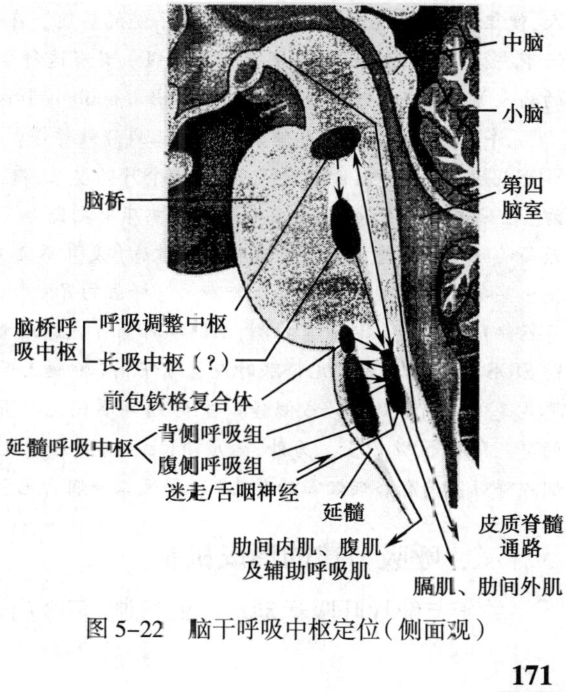


图5-22　脑干呼吸中枢定位（侧面观）

呼气肌收缩，产生主动呼气，以及维持呼吸时上呼吸道开放。

**3. 前包钦格（Pre-Botzinger）复合体** 位于腹侧呼吸组头端，其神经元起起搏点作用，类似心脏的窦房结，能自发性产生动作电位，通过中间神经与 DRG 及 VRG 发生联系，驱动 DRG 吸气神经元节律性放电。这些神经元上含有阿片受体和 5-HT 受体，前者起抑制而后者起兴奋呼吸的作用。临床上使用阿片制剂有抑制呼吸的副作用，与此有关。

**4. 脑桥呼吸组（pontine respiratory group, PRG）** 脑桥呼吸中枢对延髓呼吸中枢进行微调，帮助产生正常平滑的吸气和呼气。脑桥有 2 个部位影响延髓呼吸中枢，一是位于脑桥上部的呼吸调整中枢（pneumotaxic center），它发出冲动到 DRG "切断"（switch off）吸气神经元，限止吸气持续时间，使吸气不致过长、过深，及时转为呼气；二是脑桥下部的长吸中枢（apneustic center），兴奋时阻止吸气神经元被切断，引起吸气延长（长吸）。如果没有呼吸调整中枢的制动，呼吸形式将是长时间的吸气被短暂的呼气所打断。这种异常形式的呼吸称为长吸（apneusis），因此，促成这种形式呼吸的中枢称为长吸中枢。在某些严重脑损伤时可发生长吸呼吸。

**（三）高位中枢**

呼吸运动还受大脑皮质、边缘系统和下丘脑等脑桥以上中枢部位的影响。大脑皮质通过皮质脊髓束和皮质脑干束在一定程度上随意控制低位脑干和脊髓呼吸神经元的活动，保证其他与呼吸运动相关的重要活动的完成，例如说话、唱歌、吞咽、排便等。一定程度的随意屏气或深快呼吸也靠大脑皮质的控制实现。大脑皮质对呼吸运动的调节系统是随意的呼吸调节系统，由新皮质直接到达控制呼吸肌的脊髓运动神经元，而旁开了延髓呼吸中枢的神经元。而低位脑干（延髓、脑桥）则为不随意的自主呼吸节律调节系统。由于这两个系统的下行通路是分开的，因此，就可能产生自主呼吸系统被破坏而随意呼吸系统仍是完好的情形。它所造成的临床症状称为 Ondine's curse（原发性肺泡换气不足，也称先天性中枢通气不足综合征，curse 意为诅咒）。病人仍可通过随意呼吸或依靠人工呼吸机来维持肺通气，如果不进行人工呼吸，一旦病人入睡，呼吸运动就会停止。

在德国神话中，Ondine 是个海仙女，她有一个不忠诚的人类爱人。于是海仙女之国王为了惩罚她的爱人，便诅咒该男子，使他失去所有自主系统的功能。在这种情形下，他必须保持清醒，并记得维持呼吸才能活下去，最后他因太累睡着而停止了呼吸。具有这种令人好奇的情形的病人（即自主呼吸和随意呼吸分离的病人），通常有延髓型脊髓灰质炎（bulbar poliomyelitis）或挤压到延髓的疾病。

许多疾病过程可引起睡眠呼吸停止或呼吸暂停。婴儿突然死亡综合征（sudden infant death syndrome, SIDS）是一种特别悲惨的情况，即 2~5 个月的婴儿，看上去健康而无明确的原因在睡眠时死去，因此，俗称为"栏床死"（crib death，即在有围栏的童床中死去）。这种死亡可能的原因是：由于脑干呼吸控制机制受损或颈动脉体化学感受器对低氧刺激不敏感（发育不全）。也可能是由于原先存在心血管功能障碍。还有人提出某些病例可能是由于吸入含幽门螺杆菌的胃液。在一项研究中发现，死于 SIDS 的婴儿 88% 的胃液中存在幽门螺杆菌。科学家推测，幽门螺杆菌可代谢尿素产生氨，如果大量氨从肺进入血流可导致死亡。预防 SIDS 主要是放置婴儿睡眠时应背朝下面（仰睡），而不应腹朝下面（俯睡），几乎 40% 以上死于 SIDS 的婴儿是俯睡而不是仰睡或侧睡。自 1992 年美国儿科医生开始给婴儿父母推荐婴儿不要俯睡后，死于 SIDS 的婴儿降低 50% 以上。另外，胎儿期（妊娠期）和婴儿出生后不要接触烟碱（尼古丁），因为妊娠期母亲吸烟或呼吸室内有香烟烟雾的婴儿（所谓吸二手烟），死于 SIDS 比不接触烟碱的婴儿高 3 倍。

## 二、呼吸节律的形成机制

关于节律性呼吸运动形成的机制，至今尚未完全阐明。目前认为吸气与呼气之间的周期性转换是呼吸中枢神经元网络中不同神经元之间相互作用或交互抑制的结果。DRG 神经元在前包钦格复合体神经元驱动下递增式放电，形成吸气冲动，行使吸气发生器的作用，产生吸气。前包钦格复合体神经元像窦房结起搏细胞一样，具有自我产生动作电位的能力，DRG 神经元在其驱动下产生递增式放电。当放电频率增加到一定程度时，即突然停止放电（吸气肌舒张，产生被动呼气）；然后又开始放电（引起吸气），如此反复进行。当需要增加肺通气量而加强呼吸时（如运动时）呼吸冲动可从 DRG 扩散到 VRG 神经元，兴奋其呼气神经元，引起主动呼气。另外，延髓呼吸中枢的吸气和呼气神经元之间还存在交互抑制，即吸气神经元兴奋时呼气神经元抑制；呼气神经元兴奋时吸气神经元抑制。延髓节律性呼吸发生器还接受外周传入冲动（包括颈动脉体、主动脉体化学感受器有关血液 $PO_2$、$PCO_2$ 及 pH 的信息；颈动脉窦、主动脉弓压力感受器有关动脉压的信息以及肺牵张感受器及肺其他感受器的传入信息）的影响。此外，还接受脑桥呼吸调整中枢的影响。

## 三、呼吸的反射性调节

起源于脑的节律性呼吸活动受到来自各种感受器传入信息的反射性调节，下面讨论几种重要的反射。

### （一）化学感受性反射

化学感受性反射（chemoreceptor reflex）即呼吸的化学性调节是指动脉血或脑脊液中的 $PO_2$、$PCO_2$ 和 $H^+$ 改变对呼吸的影响，是一种反射性活动。

**1. 化学感受器** **化学感受器**（chemoreceptor）是指其适宜刺激是 $O_2$、$CO_2$ 和 $H^+$ 等化学物质的感受器。根据所在部位的不同，分为**外周化学感受器**（peripheral chemoreceptor）和**中枢化学感受器**（central chemoreceptor）。

（1）外周化学感受器：位于颈动脉体和主动脉体内。最主要的外周化学感受器是颈动脉体，颈动脉体位于颈总动脉分叉处（见图 4-44）。颈动脉体化学感受器发放的冲动经舌咽神经传送到延髓中与呼吸有关的核团，而主动脉体经迷走神经将其发放的冲动传送到延髓。颈动脉体对呼吸中枢的影响远大于主动脉体。动脉血 $PO_2$ 降低、$PCO_2$ 升高或 $H^+$ 浓度升高特别是 $PO_2$ 降低时，外周化学感受器的放电频率增加，反射性地引起呼吸加深、加快和血液循环变化。

颈动脉体和主动脉体的血液供应非常丰富，每分钟流经它们的血量大约是其重量的 20 倍，达到每 100g 组织的血流量 2000ml/min（每 100g 脑组织的血流量约为 54ml/min，肾脏为 420ml/min）。因为通过组织的血流量很多，细胞所需的 $O_2$ 可以仅由溶解的 $O_2$ 提供。因此，在贫血或 CO 中毒的情况下，外周化学感受器不被刺激，因为虽然此时和血红蛋白结合的 $O_2$ 显著减少，但溶解在血液中的 $O_2$ 量仍在正常水平。当动脉 $PO_2$ 降低或因血流速度减慢使每分钟流过感受器的血量减少，造成运送到感受器的 $O_2$ 量减少时，外周化学感受器会被刺激。有些药物如氰化物，会阻止组织使用 $O_2$，使外周化学感受器受到很强的刺激。烟碱（尼古丁，nicotine）和洛贝林（山梗菜碱，lobeline，为呼吸兴奋药）若用足够剂量也有此效果。因此，外周化学感受器感受的刺激是 $PO_2$（取决于溶解的 $O_2$ 量），而不是血氧含量。

外周化学感受器的作用主要是在机体发生低 $O_2$ 时反射性地使呼吸运动加强。

（2）中枢化学感受器：又称中枢化学敏感区，位于延髓腹外侧的浅表部位（图 5-23），与背侧呼吸组神经元很接近，左右对称。中枢化学感受器的生理刺激物是脑脊液和局部细胞外液中的 $H^+$，而不是 $CO_2$ 分子。中枢化学感受器不直接与动脉血接触，而是浸浴在细胞外液中。血 - 脑屏障将脑组织液与血液分开，限制 $H^+$ 和 $HCO_3^-$ 通过，但允许 $CO_2$ 自由通透。当动脉血 $PCO_2$ 升高时，$CO_2$ 迅速通过血 - 脑屏障进入脑组织液，与 $H_2O$ 发生反应并生成 $H^+$

和 $HCO_3^-$，由此产生的 $H^+$ 可刺激中枢化学感受器。中枢化学感受器的兴奋通过一定的神经联系，能够刺激呼吸中枢，增强呼吸运动。

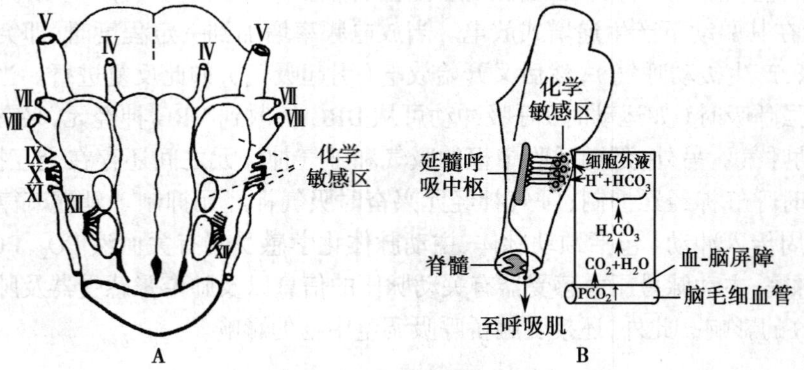


图 5-23　中枢化学感受器

A. 延髓腹外侧的 3 个化学敏感区；B. 血液或脑脊液 $PCO_2$ 升高刺激呼吸中枢机制

由于脑组织液中碳酸酐酶含量很少，$CO_2$ 与水的反应慢，所以中枢化学感受器对 $CO_2$ 的反应有一定的时间延搁。血中的 $H^+$ 不易通过血－脑屏障进入脑组织液，故血液 pH 变化对中枢化学感受器的直接作用不大。中枢化学感受器不感受低 $O_2$ 的刺激，其生理功能可能是调节脑组织液和脑脊液的 $H^+$ 浓度，使中枢神经系统有一稳定的 pH 环境。

**2. $CO_2$、$H^+$ 和 $O_2$ 对呼吸运动的调节**

（1）$CO_2$ 对呼吸运动的调节：$CO_2$ 对呼吸有很强的刺激作用，是维持呼吸中枢正常兴奋和调节呼吸运动最重要的生理性化学因素。在麻醉动物或人，动脉血 $PCO_2$ 降低到很低水平时，可发生呼吸暂停；人过度通气可使呼吸运动受到抑制。吸入气中 $CO_2$ 含量适当增加，或肺通气、肺换气功能障碍，或代谢活动加强（如运动）使血液 $PCO_2$ 升高时，都可反射性引起呼吸运动加深加快，肺通气增加（图 5-24），结果引起 $CO_2$ 排出增加，使血液 $PCO_2$ 恢复正常。但吸入气 $CO_2$ 含量超过 7% 时，即使过度呼吸，肺泡气和动脉血的 $PCO_2$ 都急剧升高，$CO_2$ 在体内堆积形成高碳酸血症，可抑制中枢神经系统包括呼吸中枢，引起呼吸困难、头痛、意识混乱、头晕，最后昏迷，出现 $CO_2$ 麻醉。总之，血液 $PCO_2$ 在一定范围内升高可加强呼吸运动，但超过一定限度则起抑制作用。

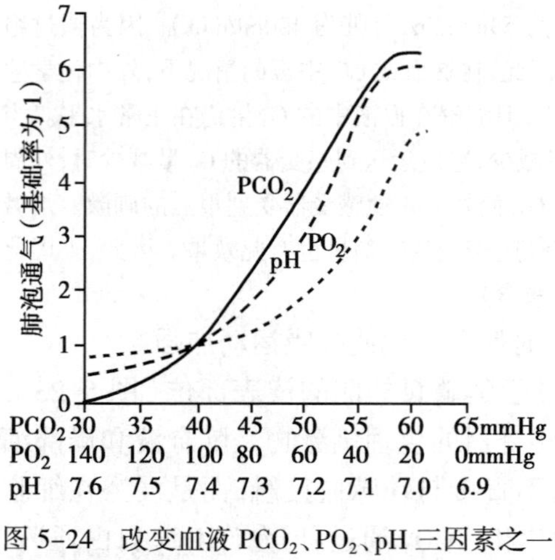


图 5-24　改变血液 $PCO_2$、$PO_2$、pH 三因素之一而维持另外两个因素正常时的肺泡通气反应

$CO_2$ 刺激呼吸运动是通过两条途径实现的：一是通过刺激中枢化学感受器再兴奋呼吸中枢；二是刺激外周化学感受器，冲动经窦神经和迷走神经传入延髓，反射性地使呼吸加深加快，肺通气量增加。$CO_2$ 对两条途径的作用都是通过与 $H_2O$ 结合生成的 $H^+$ 的作用。两条途径以前者的作用为主，但后一途径作用较迅速（快 5 倍），当动脉血 $PCO_2$ 突然增高（如运动开始）时，外周化学感受器在引起快速的呼吸反应中起重要作用。

因精神应激过度通气者，有时可嘱咐其对着纸袋呼吸，以致重复呼吸自己呼出的富含 $CO_2$ 的气体，可升高

其血液的 $PCO_2$ 到正常水平，从而可防止因低碳酸血症引起的脑血管收缩，以及由此导致的脑缺血和缺血产生的眩晕。脑缺血还可导致脑酸中毒，后者刺激延髓化学感受器引起进一步的通气过度。因此，对着纸袋重复呼吸呼出的气体能解除低碳酸血症和消除通气过度。

某些原因使呼吸受到刺激时，如心力衰竭或脑干损伤引起呼吸中枢的反应增强，可使肺通气量增加，呼出过多的 $CO_2$，肺泡气 $PCO_2$ 下降，血液 $PCO_2$ 也下降。这种低 $PCO_2$ 的血液到达脑部，可使呼吸中枢因缺少足够 $CO_2$ 的刺激而受到抑制，于是呼吸变慢变浅直至停止；呼吸的抑制又使血液 $CO_2$ 排出减少，血液 $PCO_2$ 升高，$PCO_2$ 升高的血液到达脑部后刺激呼吸，引起呼吸运动变快变深，再次使 $PCO_2$ 下降，呼吸运动再次受到抑制。如此周而复始，出现病理性的周期性呼吸，每个周期为45秒至3分钟，这种形式的呼吸称为**陈-施呼吸**（Cheyne-Stokes respiration）（图 5-25）。

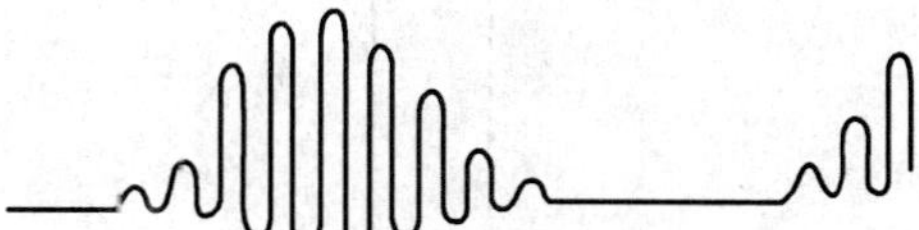

图 5-25 陈-施（Cheyne-Stokes）呼吸
呼吸暂停与过度通气交替进行

（2）$H^+$ 对呼吸运动的调节：动脉血液 $H^+$ 浓度（不是 $CO_2$ 与 $H_2O$ 结合生成的 $H^+$）升高（例如剧烈运动，产生大量乳酸进入血液；糖尿病酸中毒时），呼吸加深加快，肺通气量增加；$H^+$ 浓度降低（如频繁呕吐，大量 $H^+$ 从胃液中丢失），呼吸被抑制，肺通气量降低（见图 5-24）。血液中的 $H^+$ 对呼吸运动的调节也是通过外周化学感受器和中枢化学感受器实现的。中枢化学感受器对 $H^+$ 的敏感性约为外周化学感受器的25倍。但是 $H^+$ 不易通过血-脑屏障，限制了它对中枢化学感受器的作用。因此，血液中的 $H^+$ 对呼吸运动的促进作用主要是通过外周化学感受器实现的。

（3）$O_2$ 对呼吸运动的调节：吸入气中 $O_2$ 含量降低时，肺泡气和动脉血液的 $PO_2$ 均随之降低，呼吸加深加快，肺通气增加（图 5-24）。通常在动脉血 $PO_2$ 下降到 80mmHg 以下时，肺通气量才出现可觉察到的增加；降低到 60mmHg 以下时，肺通气才出现明显的增加。这是因为动脉血在 60mmHg 时，Hb 氧饱和度仍在 90% 以上。可见，动脉血 $PO_2$ 的变化对正常呼吸运动的调节作用不大，仅在某些病理情况下，如严重肺气肿、肺源性心脏病患者，或处于高海拔地区而出现明显的低 $O_2$ 时，才发生刺激呼吸的作用。因此，$PCO_2$ 和 $H^+$ 浓度对健康人通气起主要调节作用，动脉血 $PO_2$ 显著降低，通过外周化学感受器反射性刺激呼吸是一个重要的急救机制，因为动脉低 $O_2$ 倾向于直接抑制呼吸中枢及其他中枢。慢性阻塞性肺疾病（如哮喘、支气管炎、肺气肿）患者，由于中枢化学感受器逐渐适应了高浓度的 $CO_2$ 刺激，即 $CO_2$ 不起刺激呼吸的作用，低 $O_2$ 成为重要的呼吸刺激。此类患者如供给纯 $O_2$（100%$O_2$）矫正动脉血低 $O_2$，消除了低 $O_2$ 对呼吸的刺激作用，可引起呼吸暂停。故氧疗时主张持续低浓度吸氧，必要时用较高浓度吸氧并辅以呼吸兴奋剂或人工呼吸。

需要指出的是，外周化学感受器是对血液 $PO_2$（溶解于血液中的 $O_2$ 量）起反应，而不是对血液的总 $O_2$ 含量起反应。在轻度至中度贫血和 CO 中毒时，动脉血 $O_2$ 含量降低（前者由于 Hb 含量降低，后者由于与 Hb 结合的 $O_2$ 减少），但不刺激化学感受器反射性引起肺通气增加，因为在上述情况下动脉血 $PO_2$ 正常（溶解于血液中的 $O_2$ 量不受影响）。

低 $O_2$ 对呼吸的刺激作用完全是通过外周化学感受器实现的。切断动物外周化学感受器的传入神经后，急性低 $O_2$ 对呼吸运动的刺激作用完全消失。低 $O_2$ 对呼吸中枢的直接作用是抑制性的。低 $O_2$ 通过外周化学感受器对呼吸中枢的兴奋作用可对抗其直接的抑制作用。但在严重缺 $O_2$ 时，如果外周化学感受器的反射效应不足以克服低 $O_2$ 的直接抑制作用时，呼吸运动将减弱或停止。现将 $PCO_2$、$PO_2$ 和 pH 对通气的影响及机制归纳于图 5-26。

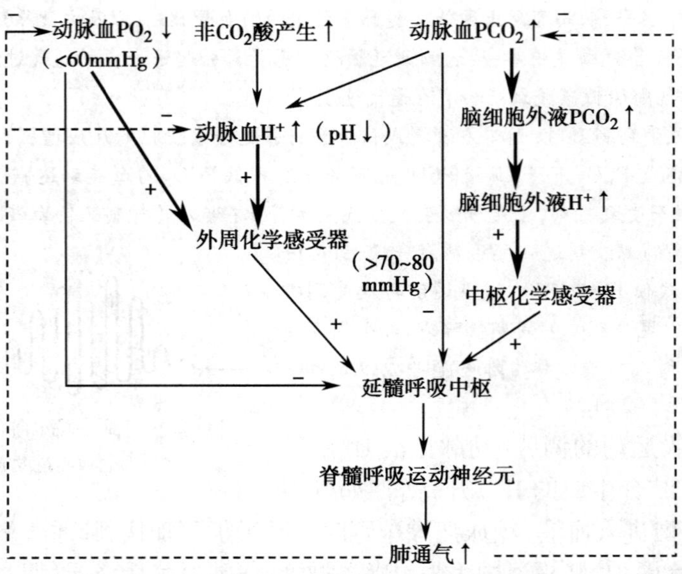


图 5-26 动脉血 $PCO_2$、$PO_2$、$H^+$ 影响肺通气的机制

粗线箭头表示主要作用；+：表示刺激；-：表示抑制

**3. $CO_2$、$H^+$ 和 $O_2$ 在呼吸调节中的相互作用** 图 5-24 显示只改变 $CO_2$、$H^+$ 和 $O_2$ 三个因素中的一个因素，而其他两个因素不变时的肺泡通气效应。在自然呼吸情况下，一种因素的变化往往会引起另一种或两种因素相继改变或几种因素同时改变。此时的肺泡通气反应是几种因素综合影响的结果。由图 5-27 可见，$CO_2$ 对呼吸的刺激作用最强，而且比单因素作用时更明显；$H^+$ 的作用次之，缺 $O_2$ 的作用最弱。$PCO_2$ 升高时，$H^+$ 浓度随之升高，两者的作用发生总和，使肺泡通气反应比单纯 $PCO_2$ 升高时更强。$H^+$ 浓度增加时，因肺泡通气增加使 $CO_2$ 呼出增加，导致 $PCO_2$ 下降，$H^+$ 浓度随之降低，可部分抵消 $H^+$ 的刺激作用，使肺泡通气反应比单纯 $H^+$ 浓度升高时减小。$PO_2$ 降低时，因肺泡通气增加，呼出较多 $CO_2$，使 $PCO_2$ 和 $H^+$ 浓度都降低，而减弱缺 $O_2$ 的刺激作用。

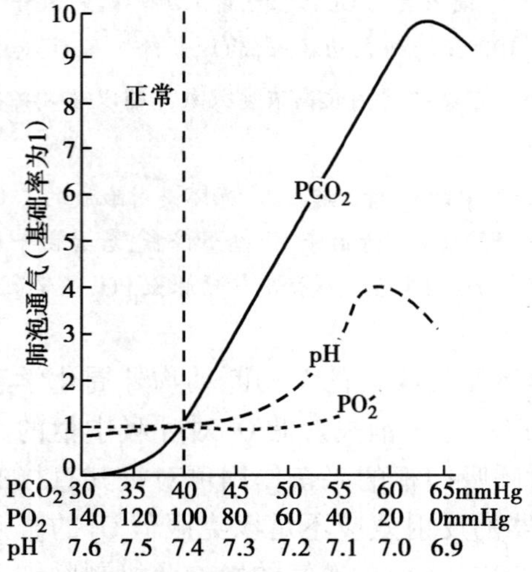


图 5-27 改变动脉血液 $PCO_2$、$PO_2$、pH 三因素之一而不控制另外两个因素时的肺泡通气反应

### （二）肺牵张反射

由肺扩张或肺萎陷引起的吸气抑制或吸气兴奋的反射称为**肺牵张反射**（pulmonary stretch reflex），因于 1868 年由 Breuer 和 Hering 发现，故又称**黑－伯反射**（Hering-Breuer reflex）。包括肺扩张反射和肺萎陷反射。

**1. 肺扩张反射**（pulmonary inflation reflex）是指肺扩张时抑制吸气活动的反射。感受器位于从气管到细支气管的平滑肌中，是牵张感受器，阈值低，适应慢。肺扩张时牵拉呼吸道，牵张感受器兴奋，冲动经迷走神经粗纤维传入延髓，在延髓内通过一定的神经联系，使吸气转为呼气。这个反射的生理意义在于加速吸气过程向呼气过程的转换，使呼吸频率增加。在动物实验中，切断两侧迷走神经后，动物的吸气过程延长，吸气加深，呼吸变得深而慢。

在成人，潮气量要达到或超过800~1000ml时才能被激活。因此，在平静呼吸时，此反射一般不参与呼吸运动的调节。但在运动时以及病理情况下，肺顺应性降低，肺扩张时对气道的牵张刺激较强，可以引起该反射，使呼吸变浅变快。因此，此反射主要是防止肺过度通气，而不是控制正常通气的重要组成部分。

**2. 肺萎陷反射**（pulmonary deflation reflex） 是指肺萎陷时增强吸气活动或促进呼气转换为吸气的反射。感受器也位于气道平滑肌内，但其性质尚不清楚。该反射一般在较大程度的肺萎陷时才出现，所以它在平静呼吸时并不参与调节，但对防止呼气过深以及在肺不张等情况下可能起一定的作用。

### （三）呼吸肌本体感受性反射

由呼吸肌本体感受器（肌梭、腱器官）传入冲动引起的反射性呼吸变化，称为呼吸本体感受性反射。在动物实验中，以及某些患者因治疗需要切断颈或胸脊神经背根，术后可出现呼吸肌活动减弱或暂时消失，说明呼吸肌本体感受器的传入冲动在维护和调节正常呼吸中起着一定的作用。此外，在对清醒或麻醉动物和人的肢体作被动运动时，可使肺通气量增加。这是通过肌肉和关节中的本体（机械）感受器受刺激引起的反射，这种本体感受性反射在肌肉运动时增强呼吸的反应中可能起重要作用。

### （四）防御性呼吸反射

呼吸道黏膜受刺激时，引起的一些对人体有保护作用的呼吸反射，称为**防御性呼吸反射**。主要有咳嗽反射和喷嚏反射。

**1. 咳嗽反射**（cough reflex） 是常见的重要的防御性反射，感受器位于咽喉、气管和支气管的黏膜内。大支气管以上部位的感受器对机械刺激敏感，二级支气管以下部位对化学刺激敏感。传入冲动经迷走神经传入延髓，触发咳嗽反射。

咳嗽时，反射始于吸气，继而紧闭声门，呼气肌（主要是腹肌）发生强烈收缩，使肺内压骤增，压力可达1000mmHg以上，然后会厌突然开放。由于压力差，呼吸道内的气体以高速（可达965km/h）喷射而出，从而可排除呼吸道内异物或分泌物。剧烈咳嗽时，可因胸膜腔内压显著升高而阻碍静脉回流，使静脉压和脑脊液压升高。

**2. 喷嚏反射**（sneeze reflex） 人在清醒时，鼻黏膜受到刺激时能引起喷嚏反射，传入冲动经三叉神经进入延髓中枢，先引起深吸气动作，腭垂下降，舌压向软腭，然后暴发呼气，气流经鼻腔射出（喷嚏中的微滴喷射距离可达3m）以驱除刺激物，鼻腔内的许多病原微生物能触发喷嚏，而将其自身传播给他人。

### （五）其他感受器受刺激引起的呼吸反射

**1. 毛细血管旁感受器反射** 位于肺泡壁上的肺泡毛细血管旁感受器（juxtacapillary receptor）（简称J感受器）受到刺激时，如肺毛细血管充血或肺泡壁间质积液时，激活该感受器，冲动经迷走神经传入延髓，反射性引起呼吸暂停，继之呼吸浅快（支气管收缩），心率减慢和血压降低。例如左心衰竭时，血液倒流入肺循环，刺激J感受器，引起呼吸浅快及呼吸困难。

**2. 血压变化对呼吸的影响** 当人体血压突然升高时，可刺激颈动脉窦和主动脉弓压力感受器，反射性引起呼吸减弱、减慢；反之，血压降低，引起呼吸加强、加快。

**3. 疼痛对呼吸的影响** 疼痛刺激可引起呼吸加深、加快。手术时，若因麻醉太浅引起患者疼痛，会导致呼吸加深、加快，最终因$CO_2$排出过多而发生呼吸抑制。但长时间的躯体痛增加呼吸频率，内脏痛可能减慢呼吸频率。

**4. 牵张肛门括约肌** 增加呼吸频率，有时用于刺激新生儿或呼吸停止的患者呼吸。

**5. 针刺穴位对呼吸的影响** 针刺人中可使意外发生的呼吸暂停恢复。

**6. 叹气和呵欠** 叹气又称加强呼吸，是一种维持瞬间的慢深吸气，继之比较长的呼气。正常人叹气每小时不超过 6 次。局部肺泡萎陷（膨胀不全）可能触发叹气，叹气可引起肺泡表面活性物质释放，从而打开这些萎陷的肺泡。低氧及酸中毒能增加叹气的频率。呵欠是一种增大的叹气，打呵欠使肺容量在几秒钟内达到肺总容量。口张开，在极端的情况下，臂上举、伸颈、伸背，使肺容量达到最大。打呵欠对于打开最大阻力的萎陷肺泡比叹气更有效，有助于防止肺不张及增加静脉血回流心脏，可使肺不张减至最小，为长时间睡眠做好准备，或预先采取措施以防止睡眠，就像听一个厌烦的课时那样。呵欠是可以“传染”的，在动物（如猴子）间，呵欠是一种非言语的通讯信号，在人类也可能有类似作用。有人认为，呵欠可能由与情绪有关的神经递质触发。

**7. 呃逆** 呃逆（打嗝）是膈及其他呼气肌的不随意痉挛性收缩，产生吸气（空气迅速入肺），然后突然关闭声门。声门关闭产生声音和呃逆的感觉。呃逆可发生在胎儿期及出生后的一生。其生理意义不明。大多数呃逆的发作是短暂的（持续数分钟），常由屏气或导致动脉血 $PCO_2$ 升高的其他因素引起，也可因膈神经或胃感觉神经受刺激，或直接损伤或压迫脑的某些部位引起。有时多巴胺拮抗剂及某些中枢作用的止痛剂可减轻难缠的呃逆症状。对付呃逆民间有许多方法，如屏气（闭气），对着纸袋反复呼吸、饮水、使呃逆者大吃一惊等。

**8. 潜水反射** 用冷水刺激鼻腔和脸部感受器诱发**潜水反射**（diving reflex），表现为呼吸暂停或停止，心动过缓，可保护个体在被淹水的开始阶段不吸入水。因此，这一反射的存在能使看上去溺死者，包括浸入水中超过 40 分钟的受害者复苏。复活者最常见的是已经浸入 20℃以下水中的青春期前儿童。浸入较冷的水存活的机会更大。受害者开始看上去好像已经死亡，瞳孔散大、发绀和脉搏停止。研究证明，当头和脸浸入冰冷的水中时，血液立即转移到体核（身体深部），外周血管收缩，心率减慢（心动过缓）、代谢减慢、组织需 $O_2$ 及营养物降低。潜水反射是机体对浸入冷水中的一种保护性生理反应。

# 第五节 肺的非呼吸功能

肺除了呼吸功能外，其他所有的功能，如防御、代谢、储血、排泄等功能，统称为肺的非呼吸功能，见表 5-4。

**表 5-4 肺的非呼吸功能**

| |
|---|
| **防御功能** |
| 1. 上皮屏障和黏液限制颗粒侵入　黏液纤毛伸缩向头侧转运颗粒；咳嗽、喷嚏和支气管收缩排出吸入的颗粒。 |
| 2. 肺毛细血管床的过滤作用　肺毛细血管能阻挡由于自然过程、创伤或治疗措施而进入混合静脉血中的微细颗粒，如小的纤维蛋白、血凝块、脂肪细胞、骨髓细胞、脱落的癌细胞、气泡、聚集的红细胞、血小板或白细胞、输血或输液的碎屑等，被肺循环截留的这些物质通过血管内皮细胞被酶降解、吞噬细胞吞噬及进入淋巴而除去。 |
| 3. 气道、间质和肺泡巨噬细胞、白细胞可吞噬吸入的颗粒、碎片，杀死微生物，破坏肿瘤细胞。 |
| **代谢功能** |
| 1. 肺内被激活的物质　血管紧张素转化酶、纤溶酶原激活物等。前者可使 AgⅠ转化为 AgⅡ，后者可使纤溶酶原转化为纤溶酶，从而溶解纤维蛋白。 |
| 2. 合成和释放的物质　肺泡Ⅱ型上皮细胞合成表面活性物质；肺杯状细胞、黏膜下腺细胞、Clara 细胞及巨噬细胞能产生黏液及其他支气管分泌物、表面酶、免疫活性物质，释放进入肺泡或气道；在肺栓塞及过敏反应时，肺肥大细胞要释放组胺、溶酶体酶、PG、白三烯、血小板激活因子、中性粒细胞和嗜酸性粒细胞趋化因子及 5-HT，可引起支气管收缩、免疫反应或炎症反应。此外，肺还能合成和释放肝素、缓激肽、$PGE_2$、$PGF_{2\alpha}$、NO、内皮素、组胺、激肽释放酶和心房钠尿肽。 |

续表

| |
|---|
| 3. 肺分解或灭活的物质 $PGE_1$、$PGE_2$、$PGF_{2\alpha}$ 白三烯及 ACh 通过肺循环一次几乎全部被除去或灭活(但 PGA、$PGI_2$ 不受影响)。5-HT 85%~95%、缓激肽 80%、ATP 和 AMP40%~90%、去甲肾上腺素 30% 被肺除去或灭活。<br>不被肺代谢的激素:肾上腺素、多巴胺、催产素、加压素及 AgⅡ。 |
| **吸收功能** 某些药物或化学物质通过扩散或其他机制能通过肺泡-毛细血管屏障迅速进入体循环,所以肺常作为给药(如扩张支气管的气雾剂异丙肾上腺素)或麻醉气体(如氟烷、氧化亚氮)的途径。 |
| **储血功能** 通常肺循环的血容量为 450ml,用力呼气时血容量减少至 350ml,而深吸气时可增加至 900ml,可见肺的血容量变化大,起到贮血库的作用。 |
| **排泄功能** 肺外途径进入人体的乙醇或体内代谢产生的挥发性代谢物(如丙酮)能通过呼吸膜进入肺泡排出。 |

## 生理与临床:睡眠呼吸暂停和打鼾

在睡眠时约有 1/3 的正常人会发生短暂性的呼吸暂停,或肺换气不足,呼吸暂停时间通常不到 10 秒钟,动脉 $PO_2$($O_2$ 含量)和 $PCO_2$($CO_2$ 含量)也没有明显变化。发生**睡眠呼吸暂停**(sleep apnea)综合征时呼吸暂停时间较长(>10 秒),并且动脉 $PO_2$ 和 $PCO_2$ 也发生明显变化,一个晚上可发作数百次,多见于老年人和肥胖者。

睡眠呼吸暂停可分为两类,一类是由上呼吸道阻塞引起的,另一类是由于驱动呼吸的中枢神经受损伤所致,以前一种最常见。呼吸暂停发生在快波睡眠,也即肌肉张力最低时最容易出现。

阻塞性睡眠呼吸暂停是由于睡眠时副交感神经兴奋性增强,导致咽部肌肉松弛,使咽腔变小,如果原来咽腔就比较狭窄,如肥胖者咽壁的脂肪较多或颈部过多的脂肪组织可压缩咽腔;或软腭松弛、腭垂过长、舌体肥大、舌根后缩、扁桃体肥大等,均可导致上呼吸道主要是咽腔完全闭塞,使呼吸时气流不能通过而发生呼吸暂停。另外,鼻腔病变、鼻腔阻塞也可引起睡眠呼吸暂停。有些病例是由于颏舌肌在吸气时不能收缩,因而导致阻断吸气。呼吸暂停引起血液中的 $O_2$ 含量减少、$PO_2$ 降低,而 $CO_2$ 含量则增加、$PCO_2$ 增高,这又强烈刺激呼吸中枢,突然引起吃力的呼吸运动(人被憋醒),空气通过狭窄的气道(主要是咽腔)产生一种奇特的声音——打鼾。通气后随着血液中的 $PO_2$ 增高,$PCO_2$ 降低,对呼吸中枢的刺激作用减弱,呼吸运动减弱,空气又难以通过阻塞的咽腔,呼吸暂停再次发生。一个晚上呼吸暂停和吃力的呼吸(伴鼾声)反复交替数百次,使患者处于间断的和不平静的睡眠状态。因此睡眠呼吸暂停患者由于晚上真正睡眠的时间不足,所以通常白天有明显的倦睡、头晕乏力及其他障碍,如交感神经兴奋性增高,表现为注意力不集中、心率加快、肺及全身动脉血压升高,大大增加患心血管疾病的危险性。因此有睡眠呼吸暂停综合征者不宜从事高危作业及驾驶汽车等工作。

阻塞性呼吸暂停的治疗主要应针对病因。此外可采用:①经鼻持续气道正压通气;②手术切除咽喉背侧过多的脂肪组织(腭垂腭咽成形术),切除增大的扁桃体或腺样体或过长的腭垂,或在气管上造一开口(气管造口术),使睡眠时气流避开阻塞的气道等。一般性治疗有减肥,睡眠采用侧位,抬高床头,避免用镇静药等。

## 生理与临床:吸烟对呼吸系统的危害

香烟中含有 4000 多种化学物质。吸烟对呼吸系统的危害是一个缓慢和进行性的过程。吸烟对呼吸系统会产生许多不良作用:①香烟中的烟碱(尼古丁)可收缩终末细支气管从而降低进出肺的气流量。②香烟中的二氧化碳可与血液中的血红蛋白结合,降低其运输氧的能力。③香烟中的化学物质可增加呼吸道黏液的分泌,使呼吸道黏膜肿胀,从而阻碍呼吸气体进出肺。④香烟中的化学物质不但可抑制呼吸道黏膜上的纤毛运动,还可损害纤毛,从而使过多的黏液和外来异物(包括病原微生物)不容易排出体外,必须通过咳嗽排出。这不但进一步增加呼吸的困难,过多的黏液积聚并凝结在呼吸道内,其中的致病菌很容易接触呼吸道黏膜引起黏膜充血、甚至感染。⑤香烟中的化学物质能使正常呼吸道黏膜的单层上皮细胞，转变为无纤毛和无杯状细胞（一种分泌黏液的细胞）的复层鳞状上皮。⑥长期吸烟可导致肺的弹性纤维破坏。肺弹性纤维破坏不仅引起细支气管萎陷，使呼气末较多的气体滞留在肺泡内，导致呼吸气体的交换效率降低，而且是引起肺气肿的根本原因；有资料表明，每天吸一包香烟者的肺气肿发生率是不吸烟者的15倍，而肺气肿又是发生肺癌的常见先兆。吸烟是引起肺癌最普遍的原因，80%的肺癌是由吸烟引起的或与吸烟有关，但仅20%的吸烟者发生肺癌。这种似乎不一致之处可从遗传学上加以解释。因为吸烟者15号染色体上的DNA（基因）序列的某些变种增加发生最普遍型肺癌（支气管癌）的风险，遗传上的这种DNA序列改变不影响非吸烟者发生肺癌的风险。

吸入二手烟的危害：吸入周围环境中的烟草烟，也称二手烟，可能具有像吸烟一样的危害。二手烟来自点着的香烟或雪茄烟和吸烟者呼（吐）出的气流烟。香烟或雪茄烟含有4000多种化学物质，包括刺激物、致癌物、诱变物及许多有毒物质，例如：苯、甲醛、氯乙烯、氨、砷和氰化物。

据估计，在美国每年有53000非吸烟者因呼吸（吸入）环境烟草烟（ETS）即二手烟而死亡。其中包括心脏病（40000人）、肺癌（4000人）和婴幼儿（1900~2700人）。在儿童，ETS也是造成几十万例下呼吸道感染（支气管炎、肺炎）、哮喘加剧、耳感染和出生时低体重的重要原因。一项研究发现，2~5岁儿童吸入的烟碱要比年长儿童高6倍，血管损伤的生物标志物水平也较高。甚至人短时间逗留在ETS中也是有危害的。研究表明，健康非吸烟者在点着的香烟条的室内吸入二手烟30分钟，其血液中的血小板被激活，冠状动脉血流降低，心率改变。这些变化都会增加心血管疾病的风险。此外，正常血管内皮细胞以及内皮远祖细胞受损。对远祖细胞的作用可维持24小时。当内皮受损时远祖细胞可从循环中迁移到受损部位修复损伤。因此不仅血管内皮受损，而且受损伤后不易修复。

减少乃至消除吸入ETS唯一有效的办法是禁止ETS的存在。划分吸烟区和非吸烟区的做法没有实际意义，因为香烟的烟雾可逗留几小时。所以在飞机、餐厅及许多公共场所是要禁止吸烟的（无烟区）。在执行禁烟令的酒吧（间）、餐厅和工作场所，因心脏病发作而入院者人数降低20%。

## 临床病例分析：通气过度引起的低钙搐搦

**病例简介**：某男，22岁，医学生。在生理学期终考试前夕，主诉呼吸困难、头晕、手指麻木感和手足肌肉痉挛。实验室检查发现动脉 $PCO_2$ 异常低，血清 $Ca^{2+}$ 水平也降低。

**问题**：动脉 $PCO_2$ 及血清 $Ca^{2+}$ 降低是怎样引起的？血清 $Ca^{2+}$ 浓度降低怎样引起感觉异常及肌肉痉挛？动脉 $PCO_2$ 降低如何引起头晕？

**病例分析**：由于该学生害怕即将到来的生理学期终考试而突然通气过度，增加通气，降低动脉 $PCO_2$，从而又导致血浆pH升高（$H^+$ 降低）。pH升高引起血清 $Ca^{2+}$ 与血浆蛋白结合增加，导致血浆游离 $Ca^{2+}$ 浓度降低，细胞外液 $Ca^{2+}$ 浓度降低使膜的兴奋性增加，增加感觉、运动神经及骨骼肌自发性活动；增加运动神经元及骨骼肌电活动而产生肌肉痉挛；感觉神经活动增强与感觉异常有关。膜兴奋性增加是由于在低 $Ca^{2+}$ 环境下，钠通道开放的概率增加（相当于阈电位水平下移），因此神经纤维去极化时更快达到阈电位，兴奋性增高，有时在没有刺激的情况下自发产生动作电位，引起肌肉收缩。脑血管阻力受动脉 $PCO_2$ 的控制，动脉 $PCO_2$ 降低，引起脑血管收缩，阻力增加，脑血流量降低；脑血流降低产生头晕，并可能引起晕厥。

（陶　虹　李光华）

# 第六章

# 消化与吸收

## 第一节　概　述

机体的生命依赖于不断地新陈代谢，在新陈代谢过程中需要不断从外界环境中摄取各种营养物质。人体所需的营养物质包括蛋白质、脂肪、糖类、维生素、无机盐和水，都来自食物。前3种物质的结构复杂，分子量大，不能直接被吸收，必须经过消化系统的加工、处理，即将大块的、不溶于水和大分子的食物变成小块（小颗粒）、溶于水和分子较小的物质。这个过程称为**消化**（digestion）。食物经过消化后的小分子物质，以及维生素、无机盐和水透过消化道黏膜，进入血液和淋巴的过程，称为**吸收**（absorption）。

食物的消化包括**机械性消化**（mechanical digestion）和**化学性消化**（chemical digestion）。前者是通过消化道的运动，将食物研磨，与消化液混合、搅拌，并向消化道远端推送；后者是通过消化液中各种消化酶的作用，将食物中的大分子物质（主要是蛋白质、脂肪和多糖）分解为可吸收的小分子物质。两种消化互相配合，同时进行。

### 一、消化道平滑肌的生理特性

在整个消化道中，除口、咽、食管上段和肛门外括约肌的肌肉属骨骼肌外，其余的肌肉都是平滑肌。

#### （一）一般生理特性

消化道平滑肌和其他肌肉组织一样，也具有兴奋性、传导性和收缩性，不少平滑肌还有自律性。与骨骼肌、心肌相比，消化道平滑肌的兴奋性较低，收缩缓慢，但伸展性大，且经常保持微弱的持续收缩状态。消化道平滑肌对电刺激不敏感，而对化学、温度及机械牵张刺激很敏感；其自动节律的频率慢且不稳定。

#### （二）电生理特性

**1. 静息电位**　胃肠平滑肌细胞的静息电位为 -50~-60mV，其产生的机制主要是 $K^+$ 由膜内向膜外扩散和生电钠泵的活动。

**2. 慢波或基本电节律**　许多胃肠平滑肌细胞的静息电位不稳定，表现为缓慢的起伏波动，即周期性地去极化和复极化，称为**慢波**（slow wave），也称**基本电节律**（basic electrical rhythm）（图6-1），其波动范围为5~15mV。当去极化波达到阈电位水平时，就爆发动作电位，继而引起平滑肌收缩。慢波的频率变动在3~12次/分，随消化道的部位而异：胃体约3次/分，十二指肠12次/分，终末回肠8~9次/分，结肠6~8次/分。

慢波由存在于纵行肌与环行肌之间的Cajal间质细胞产生，这些细胞具有成纤维细胞和平滑肌细胞的特性，并与纵、环两层平滑肌细胞形成缝隙连接，可将慢波快速传播到平滑肌。慢波产生的原因可能是由于 $Na^+$-$K^+$ 泵活性的周期性改变所致。

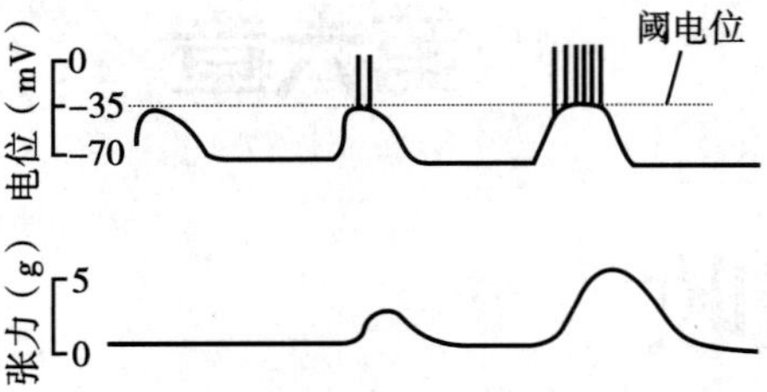


图 6–1 消化道平滑肌的电活动

上面的曲线为细胞内电极记录的基本电节律，在曲线的第二个和第三个的去极化期出现数目不同的动作电位；下面的曲线为肌肉收缩，收缩波只出现在有动作电位时，动作电位数目越多，收缩的幅度度也越大

**3. 动作电位** 当慢波去极化达阈电位水平（约 –40mV）时，肌细胞电压门控 $Ca^{2+}$ 通道打开，$Ca^{2+}$ 进入膜内，引起 1 至多个动作电位，内流的 $Ca^{2+}$ 又引起平滑肌收缩。幅度较大的慢波电位产生较大频率的动作电位，较大频率的动作电位引起较强的平滑肌收缩（图 6–1）。复极化是由于 $K^+$ 通道开放，$K^+$ 外流引起的。平滑肌的收缩幅度取决于进入细胞内的 $Ca^{2+}$ 量。每一动作电位的持续时间为 10~20 毫秒。复极化相是由于 $K^+$ 通道开放，$K^+$ 外流引起的。

## 二、消化腺的分泌功能

消化腺包括存在于消化道黏膜的许多腺体和附属于消化道的唾液腺、胰腺和肝脏。每天分泌的消化液总量达 6~8L。消化液的主要成分是水、无机物和有机物，后者包括各种消化酶、黏液、抗体等（详见后述）。消化液的功能主要有：①分解食物中的营养物质；②为各种消化酶提供适宜的 pH 环境；③稀释食物，使消化道内容物的渗透压与血浆渗透压接近，有利于营养物的吸收；④所含的黏液、抗体等有保护消化道黏膜的作用。

## 三、消化道的神经支配

消化道除口腔、咽、食管上段及肛门外括约肌外，均受交感神经和副交感神经的双重支配。交感神经和副交感神经与消化道内在的复杂神经网络——肠神经系统一起，共同调节消化道平滑肌的运动、腺体分泌和血管运动。

### （一）内在神经（肠神经系统）

消化道的内在神经是指消化管壁的壁内神经丛（intramural plexuses），包括位于纵行肌与环行肌之间的肌间神经丛（myenteric plexus 或 Auerbach plexus）和位于环行肌与黏膜层之间的黏膜下神经丛（submucosal plexus 或 Meissner plexus）（图 6–2）。这些神经丛含有运动神经元（支配平滑肌和分泌细胞）、感觉神经元（感受消化道内的机械、化学、渗透压和温度等刺激）以及中间神经元（整合来自感觉神经元的信息反馈至肠运动神经元）。每一神经丛内部以及两种神经丛之间都有神经纤维互相联系，共同组成一个消化道内在的神经系统，称为**肠神经系统**（enteric nervous system，ENS）。肠神经系统释放的递质和调质种类繁多，包括 NO、ACh、5– 羟色胺、多巴胺、γ– 氨基丁酸（GABA）及众多的肽类，如脑啡肽（enkephalin）、血管活性肠肽（vasoactive intestinal peptide，VIP）、P 物质（substance P）等。总的来说，黏膜下神经丛主要参与消化道腺体和内分泌细胞的分泌，肠内物质的吸收以及对局部血流的控制；肌间神经丛主要参与对消化道运动的控制。虽然肠神经系统能独立行使其功能，并且有复杂的反射途径，但 ENS 的神经元也受外来神经支配，因此其反射活动受外来神经调节。正常消化功能需要中枢神经系统

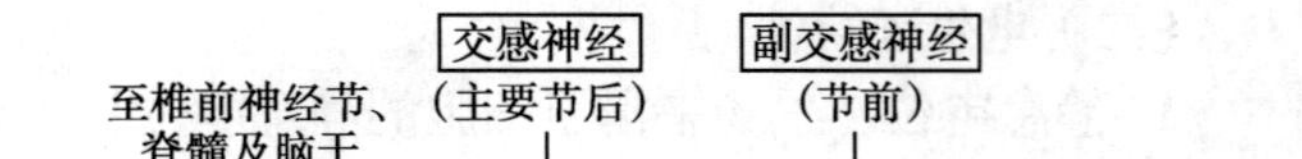


图 6–2 胃肠壁的内在神经丛及其与外来神经的联系

与肠神经系统的协调活动。

### （二）外来神经

胃肠道的外来神经包括交感神经和副交感神经。交感神经发自胸脊髓5至腰2段脊髓的侧角，节前纤维在腹腔神经节和肠系膜神经节更换神经元后，发出的节后肾上腺素能纤维（其末梢释放的递质为去甲肾上腺素）主要终止于肠神经系统壁内神经丛中的胆碱能神经元，抑制其释放ACh；少量交感节后纤维终止于胃肠道平滑肌、血管平滑肌和胃肠道腺体。支配消化道的副交感神经纤维，除了支配口腔及咽部的少量纤维外，主要行走在迷走神经和盆神经中。迷走神经纤维分布至横结肠及其以上的消化道，盆神经纤维分布至降结肠及其以下的消化道（图6-3）。副交感神经的节前纤维进入消化道壁后，主要与肌间神经丛和黏膜下神经丛的神经元形成突触，发出节后纤维支配胃肠平滑肌、血管平滑肌及分泌细胞。副交感节后纤维主要为胆碱能纤维，少量为非胆碱能、非肾上腺素能纤维。

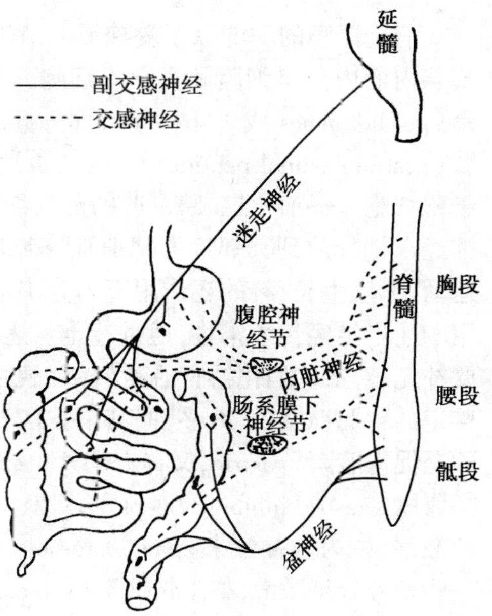

图6-3 胃肠的外来神经

交感神经与副交感神经都是混合神经，即含有传出纤维和传入纤维。胃肠交感神经中传入纤维占50%，迷走神经中有75%的纤维是传入纤维。胃肠道感受器的传入纤维可将冲动传导到壁内神经丛，并引起肠壁的局部反射，还可以引起通过椎前、椎旁神经节，脊（颅）神经节，脊髓及脑干中继的其他反射，调节胃肠活动（图6-4）。例如，**胃-结肠反射**（gastrocolic reflex）是食物充张胃引起的结肠收缩运动加强；**迷走-迷走反射**（vago-vagal reflex）是来自胃、十二指肠和胰的信号沿迷走神经传入纤维传到脑干，其传出冲动又经迷走神经的传出纤维传到胃、十二指肠，调控它们的分泌和运动功能等。一般情况下，副交感神经兴奋可使消化液分泌增加，消化道运动加强；交感神经的作用则相反，但引起消化道括约肌收缩。

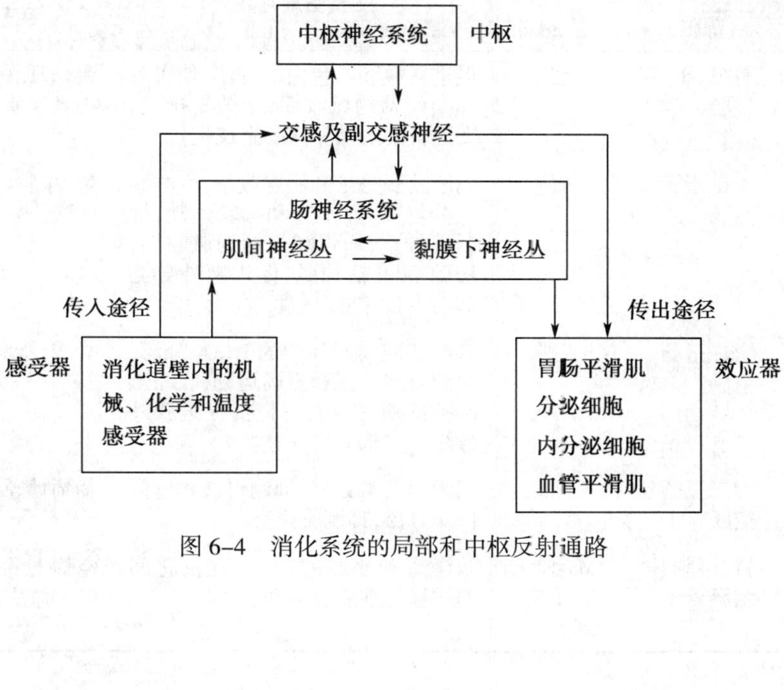

图6-4 消化系统的局部和中枢反射通路

## 四、消化道的内分泌功能——胃肠激素

消化器官的功能除了受神经调节外，还受激素调节，这些激素是由存在于胃肠黏膜层、胰腺内的内分泌细胞和旁分泌细胞分泌，以及由胃肠壁的神经末梢释放的，统称为**胃肠激素**（gut hormones 或 gastrointestinal hormones）。由于这些激素几乎都是肽类，故又称为**胃肠肽**（gastrointestinal peptides）。这些激素可通过血液循环或局部组织液扩散（旁分泌），作用于靶细胞——消化道、胰及肝的分泌细胞、消化道的平滑肌细胞以及黏膜的上皮细胞，或从神经末梢释放到其邻近的靶细胞（神经分泌），以影响消化液的分泌速度和成分、平滑肌的运动、上皮生长，有的还作用于内分泌细胞或旁分泌细胞，影响其他激素的释放。有的还作用于迷走神经传入末梢，通过迷走 - 迷走反射发挥作用。胃肠激素的调节是神经调节的重要补充，对某些消化器官活动（例如胰腺的外分泌）的调节甚至起主导作用。迄今已发现和鉴定的胃肠肽多达 20 多种，其中被认为是起生理性调节和循环激素作用的激素有 5 种，它们是**促胃液素**（gastrin，又称胃泌素）、**缩胆囊素**（cholecystokinin，CCK）、**促胰液素**（secretin）、**抑胃肽**（gastric inhibitory peptide，GIP）及**促胃动素**（motilin）。另外一些尚不能肯定是真正的激素，称为候补激素（candidate hormones），如高血糖素样肽（glucagon-like peptide），还有一些是旁分泌激素，如生长抑素（somatostatin）和神经分泌激素，如血管活性肠肽（vasoactive intestinal peptide，VIP）。主要胃肠激素的主要作用、分布部位及引起释放的主要因素列于表 6-1。

胃肠内分泌细胞属于 **APUD 细胞**（amine precursor uptake decarboxylation cells），即它们都具有摄取胺前体，进行脱羧而产生肽类或活性胺的能力。这类细胞来源于胚胎外胚层的神经内分泌程序细胞。多数胃肠肽也存在于中枢神经系统中，例如，促胃液素、缩胆囊素、促胃动素、生长抑素、血管活性肠肽、脑啡肽和 P 物质等，这种双重分布的肽总称为**脑肠肽**（brain-gut peptides）。

**表 6-1　几种胃肠激素的分布、作用及释放的刺激物**

| 激素名称 | 在消化道的分布 | | 主要生理作用 | 引起激素释放的刺激物 |
|---|---|---|---|---|
| | 部位 | 细胞 | | |
| 促胃液素 | 胃窦、十二指肠 | G 细胞 | 促进胃酸和胃蛋白酶分泌，使胃窦和幽门括约肌收缩，延缓胃排空，促进胃肠运动和胃肠上皮生长 | 蛋白质消化产物、迷走神经递质、扩张胃 |
| 缩胆囊素 | 十二指肠、空肠 | I 细胞 | 刺激胰酶分泌和胆囊收缩，刺激胆汁分泌，增强小肠和结肠运动，抑制胃排空，增强幽门括约肌收缩，松弛 Oddi 括约肌，促进胰外分泌部的生长，抑制摄食 | 蛋白质消化产物、脂肪酸 |
| 促胰液素 | 十二指肠、空肠 | S 细胞 | 刺激胰液及胆汁中的 $HCO_3^-$ 分泌，抑制胃酸分泌和胃肠运动，收缩幽门括约肌，抑制胃排空，促进胰外分泌部生长 | 盐酸、脂肪酸 |
| 抑胃肽 | 十二指肠、空肠 | K 细胞 | 刺激胰岛素分泌，抑制胃酸和胃蛋白酶分泌，抑制胃排空 | 葡萄糖、脂肪酸、氨基酸 |
| 促胃动素 | 胃、小肠、结肠 | Mo 细胞、肠嗜铬细胞 | 刺激胃和小肠的运动（在消化间期的移行性复合运动） | 空腹时每 1.5~2 小时神经刺激引起周期性释放 |

# 第二节　口腔内消化

消化过程从口腔开始。食物在口腔内经过咀嚼被磨碎，并经咀嚼运动和舌的搅拌使食物与唾液混合形成食团。唾液中的消化酶对食物有较弱的化学消化作用。食物在口腔中停留的时间只有15~20秒，然后被吞咽入胃。

## 一、唾液的成分、作用及其分泌的调节

### （一）唾液的性质和成分

**唾液**（saliva）是腮腺、颌下腺、舌下腺和小唾液腺分泌液的混合液，为无味的黏稠液体，每天分泌量为0.8~1.5L（平均1.0L）。在基础清醒状态下每分钟分泌0.5ml，几乎全是黏液。基础情况下分泌的唾液呈中性（pH接近7.0），分泌量大时pH可达8.0。唾液的成分约99%是水，其余为无机物、有机物和一些气体分子。无机物中有$Na^+$、$K^+$、$Ca^{2+}$、$Cl^-$、$HCO_3^-$、硫氰酸盐等。唾液中的有机物主要有黏蛋白、唾液淀粉酶、舌脂酶、溶菌酶、免疫球蛋白A（IgA）、乳铁蛋白（lactoferrin）、富含脯氨酸的蛋白质、激肽释放酶、ABO血型物质及生长因子等。

### （二）唾液的作用

唾液的作用有：①湿润口腔和食物，便于说话和吞咽。②溶解食物并不断移走味蕾上的食物微粒，从而能不断尝到食物的味道。③清洁和保护口腔：唾液可溶解和冲洗牙缝里的食物碎屑，冲洗和稀释进入口腔的有害物质（包括细菌）和酸性物质（包括反流的胃酸）；富含脯氨酸的蛋白质有保护牙釉质和与有害鞣酸结合的作用。④抗菌作用：唾液中的溶菌酶、IgA、硫氰酸盐、乳过氧化物酶、乳铁蛋白等具有杀菌或抑菌作用。唾液缺乏（口干燥症）的人，口腔pH降低，不仅吞咽困难，而且龋齿及颊黏膜慢性感染的发生率比正常人高。⑤消化作用：唾液淀粉酶可使食物中的淀粉分解为麦芽糖。此酶发挥作用的最适pH为7.0。食团进入胃后，食团内部的唾液淀粉酶活性仍可维持一段时间。舌脂酶可分解食物中的脂肪。⑥其他作用：唾液腺可吸收和浓缩多种无机成分（如$Cl^-$、$Ca^{2+}$），并分泌入唾液，部分可渗入到牙齿中；唾液中的激肽释放酶参与激肽的合成，后者可使局部血管扩张，因此唾液腺活动增强时其血流量也增加。唾液还参与体内水平衡的调节，体内缺水时，唾液分泌减少，引起口干，促使人喝水。

### （三）唾液分泌的调节

唾液分泌的调节完全是神经反射性的，包括条件反射和非条件反射。在进食之前，食物的形状、颜色、气味和与进食有关的环境刺激，甚至对食物的联想所引起的唾液分泌，都是条件反射性分泌。进食过程中，食物对口腔黏膜的机械、温度和化学刺激所引起的唾液分泌为非条件反射性分泌。酸和辛辣味的食物是引起唾液分泌的最强刺激物，而粗糙的物质引起少量唾液分泌，有时甚至抑制分泌。咀嚼及吸烟也能增加唾液分泌。恶心引起大量富含黏液的唾液分泌。在睡眠、疲劳、失水、恐惧等情况下，通过抑制延髓唾液分泌中枢的活动使唾液分泌减少（图6-5）。条件反射的传入纤维在第Ⅰ、Ⅱ、Ⅷ对脑神经中，非条件反射的传入纤维在第Ⅴ、Ⅶ、Ⅸ、Ⅹ对脑神经中。唾液分泌的初级中枢是延髓的上涎核和下涎核，其高级中枢位于下丘脑及皮质的味觉与嗅觉感受区。支配唾液分泌的传出神经为副交感神经纤维

（在第Ⅶ、Ⅸ对脑神经中）和交感神经纤维，以前者的作用为主（图 6-6）。副交感神经兴奋时，可引起含水量多而含有机物较少的唾液分泌，同时伴有唾液腺的血管扩张，其递质分别为 ACh 和 VIP。阿托品可阻断 ACh 的作用，使唾液分泌减少。支配唾液腺的交感神经由脊髓胸 1~2 节段发出在颈上神经节换元，节后纤维支配唾液腺的腺泡及导管（图 6-6），收缩肌上皮细胞使唾液短暂分泌。交感神经节后纤维释放的递质为去甲肾腺素，作用于唾液腺的 β 肾上腺能受体，引起含酶及黏液较多的唾液分泌，使唾液分泌量短暂少量增加。

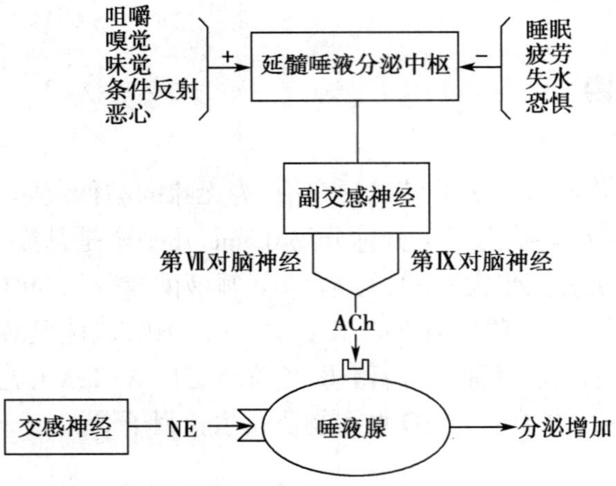


图 6-5　唾液分泌的神经调节

+：表示兴奋；-：表示抑制

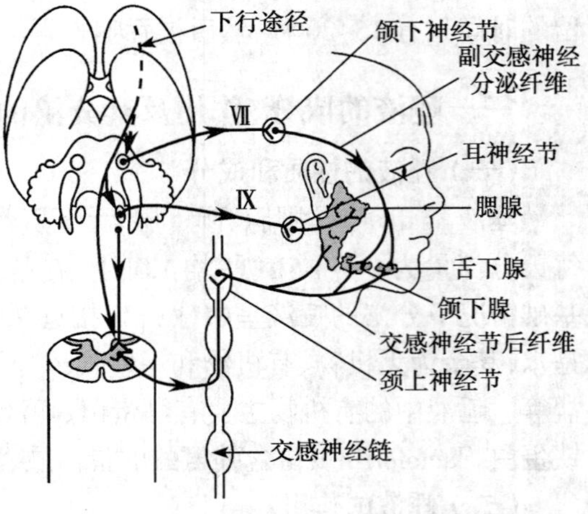


图 6-6　唾液腺的神经支配

## 二、咀嚼与吞咽

### （一）咀嚼

**咀嚼**（mastication）的作用主要是：①磨碎、混合和润滑食物，使之易于吞咽；也可减少大块、粗糙食物对胃肠黏膜的机械性损伤。②使食物与唾液淀粉酶接触，开始淀粉的化学性消化。③反射性地引起胃、胰、肝和胆囊的活动，为食物的下一步消化过程做好准备。

### （二）吞咽

**吞咽**（deglutition）是由一系列动作组成的复杂的反射活动，使食团从口腔进入胃内。根据食团经过的部位，可将吞咽过程分为三期。

第一期：由口腔到咽，是随意动作。舌尖和舌后部依次上举，抵触硬腭，而后舌后缩，把食团推入口咽部。食团到咽后，就自动地进入下一期。

第二期：由咽到食管上段。食团刺激咽部的触觉感受器，冲动传到位于延髓和脑桥下端网状结构中的吞咽中枢，立刻发动一系列快速的反射动作（吞咽反射），即软腭上举，咽后壁向前突出，封闭鼻咽通路；声带合拢，声门关闭，喉上举并前移，紧贴会厌，盖住喉口，封闭咽与气管的通路，呼吸暂停；咽 - 食管括约肌（upper esophageal sphincter，UES，又称食管上括约肌）舒张，咽上缩肌收缩，食团被推入食管上段。此期历时不到 2 秒。食团通过 UES 后反射性引起 UES 收缩。

第三期：食团沿食管下移入胃，由食管蠕动完成。**蠕动**（peristalsis）是指空腔器官平滑肌（纵行肌和环行肌）的顺序收缩，形成一种向前推进的波形运动。食管蠕动时，食团前面有舒张波，食团后面跟随有收缩波。蠕动波起源于咽上缩肌，在吞咽的第二期传到食管上端，再沿食管向胃的方向传播，通常经 8~10 秒即可到达胃。如果此第一次蠕动波，即**原发性蠕动**（primary peristalsis）波，未能将食团推入胃中而使食团暂时滞留在食管内，或当胃内容物反流入食管时，食物对食管的扩张刺激可通过局部肌间神经丛及迷走 - 迷走反射再次发动**继发性蠕动**（secondary peristalsis），将留在食管中或反流的食物推入胃内。第二、三期都是不随意的反射动作，其传入冲动沿着第Ⅴ、Ⅸ、Ⅹ对脑神经传入中枢，传出纤维为第Ⅴ、Ⅸ、Ⅹ和Ⅻ对脑神经中的运动纤维。由于壁内神经丛参与对继发性蠕动的控制，因此切断迷走神经不会影响食管的继发性蠕动。食物到达胃的时间还受重力及食物性状的影响，当人取直立位吞咽流体食物时，食物可在蠕动波到达胃之前进入胃内。

在食管与胃连接处（1~2cm）的环行肌轻度增厚，称为**食管下括约肌**（lower esophageal sphincter，LES）。在未进行吞咽的静息状态下，食管下括约肌部的管腔内压约为20mmHg，高于胃内压。当蠕动波到达时，食管下括约肌舒张（内压降低）。食团入胃后，食管下括约肌收缩，恢复其静息时的张力，因此可防止胃内的食物、胃液及气体反流入食管。LES紧张性收缩不完全时，可引起反流性食管炎。食管下括约肌的紧张性收缩主要受迷走神经的胆碱能纤维控制。刺激支配食管下括约肌的交感神经以及食物入胃后引起的促胃液素、促胃动素释放增加，也能引起食管下括约肌张力增加。食管下括约肌的舒张则是由迷走神经纤维支配的中间神经元释放的VIP及NO引起的。此外，$PGE_1$及异丙肾上腺素也使食管下括约肌张力降低。

**LES功能异常：失弛缓症**（achalasia）是一种食物堆积在食管而使食管扩张的情况。这是由于静息时下食管括约肌张力增加，吞咽时括约肌放松不完全所造成的。患者下食管括约肌处的肠肌神经丛不足，因而VIP和NO释放也不足。可用气体扩张括约肌或切开食管肌肉以治疗。注射肉毒杆菌毒素至下括约肌以抑制ACh释放也有效且效果维持几个月。相反的情况是**LES功能不全**，LES不能维持正常的张力，导致酸性胃内容物反流至食管下段，腐蚀食管黏膜，引起"胃灼热感"感和食管炎，甚至导致溃疡和狭隘（由于瘢痕形成），称为胃食管返流病。胃内压过高时，例如吃得过饱后、举重时及妊娠晚期也可产生胃内容物反流。胃食管反流在正常健康人也可发生；在正常情况下，反流物可从食管清除，所以不产生症状。在某些情况下，胃的顶部通过膈肌进入胸腔（食管裂孔疝），可产生严重的胃反流。1岁以前的婴儿LES功能不完全，所以进食（喂奶）后往往会回吐出一点乳。某些哺乳动物，如啮齿动物，无真正的胃食管括约肌，因此不能反刍，所以给老鼠服有毒的谷物能有效将其杀死。人吃得过饱、进食脂肪过多、吃饱后立即躺下、喝酒或咖啡过多、吸烟和穿过紧的衣服都能引起胃－食管反流。

# 第三节 胃内消化

胃有贮存和消化食物两方面的功能。食物在胃内经过机械性和化学性消化，形成**食糜**（chyme），然后被逐渐排送入十二指肠。

从功能上通常将胃分为头区和尾区。头区包括胃底和胃体的上端，胃体的下端和胃窦合称为尾区（图6-7）。胃黏膜中有3种外分泌腺：①贲门腺，属黏液腺。②泌酸腺，腺体主要有**壁细胞**（parietal cell，或 oxyntic cell）、**主细胞**（chief cell 或 peptic cell）和**颈黏液细胞**（neck mucous cell），它们分别分泌**盐酸**（hydrochloric acid）、**胃蛋白酶原**（pepsinogen）和**黏液**（mucus），壁细胞还分泌**内因子**（intrinsic factor）。③幽门腺，含有黏液细胞和G细胞，前者分泌黏液、$HCO_3^-$及胃蛋白酶原，后者分泌**促胃液素**（gastrin）。此外，每种腺体还含有**干细胞**（stem cell），分布于腺体颈区，分裂后的子代

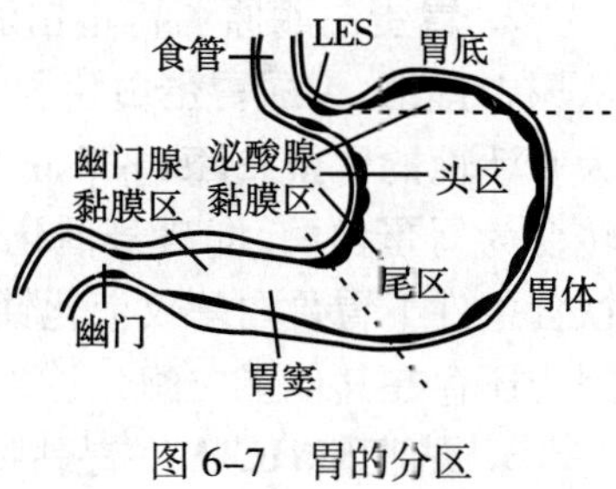

图6-7 胃的分区

细胞可迁移到黏膜表面，分化成上皮细胞，也可向腺体下端迁移，分化成壁细胞、黏液细胞和 G 细胞。主细胞正常由细胞有丝分裂而来，当损伤后进行修复时，也可从干细胞分化而来。

## 一、胃液及其分泌

### （一）胃液的性质、成分和作用

纯净的**胃液**（gastric juice）是无色酸性液体，pH 为 0.9~1.5，正常成人每日分泌 1.5~2.5L。胃液的成分除水分外，主要有盐酸（$H^+$、$Cl^-$）、胃蛋白酶、黏液、$HCO_3^-$、内因子以及 $Na^+$、$K^+$。

**1. 盐酸** 包括游离酸和与蛋白质结合的结合酸，两者在胃液中的总浓度称为胃液的总酸度。胃液中的盐酸含量通常以单位时间内分泌的毫摩尔（mmol）数表示，称为盐酸排出量。正常人空腹时的盐酸排出量称为基础酸排出量，为 1~5mmol/h。在食物或某些药物刺激下，盐酸排出量明显增加，最大排出量可达 6~40mmol/h。基础酸分泌在夜间最高，早晨最低。男性的酸分泌率大于女性，50 岁后分泌率有所下降。盐酸排出量主要取决于壁细胞的数目，与壁细胞的功能状态也有一定关系。临床上还用中和 100ml 胃液所需 0.1mmol/L NaOH 的毫升数来表示胃液的酸度，称为胃液酸度的临床单位。正常人空腹胃液的总酸度为 10~50 临床单位，其中游离酸为 0~30 临床单位。

盐酸由壁细胞分泌。壁细胞与细胞间隙接触的质膜部分称为基底侧膜，膜上有 $Na^+$-$K^+$ 泵（即 $Na^+$-$K^+$-ATP 酶）分布；细胞膜面向胃腺腔的部分称为顶端膜。细胞内有从顶端膜内陷形成的**分泌小管**（secretory canaliculus），分泌小管在细胞内有大量的分支，小管膜上镶嵌有 **$H^+$ 泵**［也称**质子泵**（proton pump），即 $H^+$-$K^+$-ATP 酶］和 $Cl^-$ 通道。壁细胞内含有丰富的**碳酸酐酶**（carbonic anhydrase，CA），可促使细胞代谢产生的和从血液进入细胞的 $CO_2$ 与 $H_2O$ 结合，形成 $H_2CO_3$，并迅即解离为 $H^+$ 和 $HCO_3^-$。细胞内的 $H^+$ 逆着浓度梯度被分泌小管膜上的 $H^+$ 泵泵入分泌小管腔，再进入腺泡腔，$K^+$ 则进入细胞内；而 $HCO_3^-$ 则在基底侧膜上通过 $Cl^-$-$HCO_3^-$ 逆向转运体与 $Cl^-$ 交换，被转运出细胞，并经细胞间隙进入血液，$Cl^-$ 则进入细胞内，再通过分泌小管的氯通道进入小管腔和腺泡腔，与 $H^+$ 形成 HCl。壁细胞基底侧膜上的 $Na^+$-$K^+$-ATP 酶将细胞内的 $Na^+$ 泵出，维持细胞内的低 $Na^+$ 浓度；进入细胞内的 $K^+$ 可经分泌小管膜及基底侧膜上的 $K^+$ 通道扩散出细胞（图 6-8）。在消化期，由于胃酸大量分泌，同时有大量 $HCO_3^-$ 进入血液，形成所谓**餐后碱潮**（postprandial alkaline tide）。壁细胞分泌小管膜上的质子泵可被质子泵抑制剂如**奥美拉唑**（omeprazole）所抑制，故临床上可用这类药物治疗胃酸分泌过多。

胃酸的主要作用有：①激活胃蛋白酶原，使之转变成有活性的胃蛋白酶，并为胃蛋白酶提供适宜的酸性环境；②分解食物中的结缔组织和肌纤维，使食物中的蛋白质变性，易于被消化；③杀死随食物入胃的细菌；④与钙和铁结合，形成可溶性盐，促进它们的吸收；⑤胃酸进入小肠可促进胰液和胆汁的分泌。

**2. 胃蛋白酶原** 胃蛋白酶原由主细胞和黏液细胞分泌。胃蛋白酶原可进入血液中，并从尿中排出，为**尿胃蛋白酶原**（uropepsinogen）。胃蛋白酶原在 pH<5.0 的酸性环境中可转变为有活性的**胃蛋白酶**（pepsin），其最适 pH 为 2~3。已激活的胃蛋白酶也能促使胃蛋白酶原转变为胃蛋白酶，即自身催化。胃蛋白酶能使蛋白质水解，生成脲、胨和少量多肽。在一般饮食条件下胃蛋白酶仅消化饮食蛋白质的 20%，因此胃蛋白酶缺乏者蛋白质消化不受影响，因为还存在其他蛋白酶（主要是胰蛋白酶）。

**3. 黏液和 $HCO_3^-$** 胃黏膜细胞分泌两种类型的黏液，迷走神经兴奋和 ACh 可刺激颈黏液细胞分泌可溶性黏液，它与胃腺分泌的其他成分混合在一起，可润滑胃内食糜。位于胃腺开口之间的表面黏液细胞在受到食物的化学或机械刺激时，可分泌大量黏液，形成一松软的凝胶层，覆盖于胃黏膜表面。从胃黏膜脱落的死亡细胞也被包裹在此黏液层内。表面黏液细胞分泌的 $HCO_3^-$ 也渗入到此凝胶层中，于是形成一层 0.5~1mm 厚的**黏液 – 碳酸氢盐屏障**（mucus bicarbonate barrier）（图 6-9）。这层润滑的机械与碱性屏障可保护胃黏膜免受食物的摩擦损伤，有助于食物在胃内移动，并可阻止胃黏膜细胞与胃蛋白酶及高浓度的酸直接接触，因此虽然胃腔内 pH<2，但胃黏膜表面部分的 pH 可接近中性。

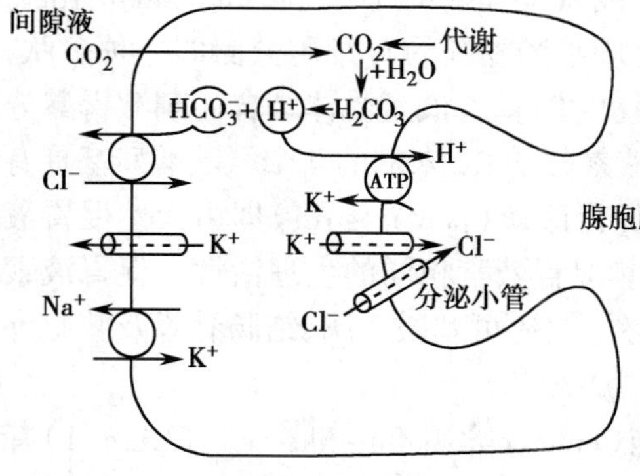


图 6–8 壁细胞分泌 HCl 的基本过程

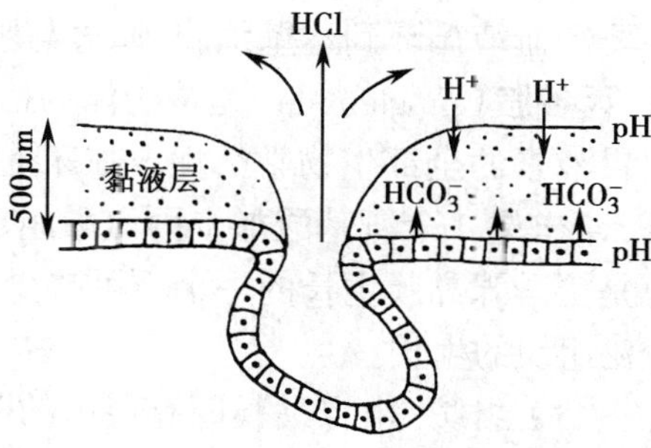


图 6–9 胃黏液 – 碳酸氢盐屏障模式图

正常时，胃酸和胃蛋白酶不会消化胃黏膜本身，除了上述的黏液 – 碳酸氢盐屏障外，在胃上皮细胞的腔面，相邻细胞的细胞膜形成**紧密连接**（tight junction），它们对 $H^+$ 相对不通透，因此可阻止胃腔内的 $H^+$ 进入黏膜层内（所谓 $H^+$ 的“反扩散”）。紧密连接与黏液 – 碳酸氢盐屏障共同构成**胃黏膜屏障**（gastric mucosal barrier）。其次，胃黏膜能合成和释放大量的前列腺素（PG，主要是 $PGE_2$），它们可抑制胃酸、胃蛋白酶原的分泌，刺激黏液和碳酸氢盐分泌，因此可增加黏液层的厚度，使胃黏膜微血管扩张，增加胃黏膜血流，因此有助于维持胃黏膜的完整和促进受损胃黏膜的修复。此外，胃黏膜上皮细胞处于不断的生长、迁移和脱落状态，因此，胃黏膜上皮是不断更新的，损伤的上皮细胞脱落，被从胃腺颈区移行的干细胞分化的新细胞所代替（据估计，平均 3 天胃上皮更生一次），这又给胃黏膜提供了进一步的保护作用。

许多因素如乙醇、胆盐、阿司匹林类药物、肾上腺素以及耐酸的幽门螺杆菌感染等，均可破坏或削弱胃黏膜屏障，易造成胃黏膜损伤，引起胃炎或溃疡。

现有大量的证据表明，**幽门螺杆菌**（Helicobacter pylori，Hp）感染几乎是造成非药物性胃与十二指肠溃疡的原因。Hp 定位于胃与十二指肠的黏液层，通过分泌能引起细胞和体液免疫反应的一些蛋白质造成黏膜损伤，巨噬细胞及其他免疫细胞侵入黏膜，导致慢性浅表性胃炎。在某些个体后者可发展为溃疡性疾病。大多数十二指肠溃疡患者伴有 Hp 感染，患者胃酸分泌增高，可能因 Hp 引起的胃窦炎症抑制 D 细胞释放生长抑素，正常情况下，生长抑素抑制 G 细胞释放促胃液素，结果将使促胃液素及胃酸分泌增加。因此，Hp 感染的胃与十二指肠溃疡患者推荐用抗生素合并抑酸药治疗，且抑制酸分泌的药物可使 Hp 对抗生素更敏感。

**4. 内因子** 是由壁细胞分泌的分子量为 55 000 的一种糖蛋白，它能与食物中的维生素 $B_{12}$ 结合，形成一复合物而使后者易于被回肠主动吸收。胃切除者必须由胃肠外补充维生素 $B_{12}$（详见第三章）。

胃也分泌脂酶，称为**酸性脂酶**（acid lipase），因为它是在酸性环境中起作用。酸性脂酶分解含中链脂肪酸（8~10 碳原子）的甘油三酯。后者在牛乳中很丰富。因此，酸性脂酶对婴儿摄入的脂肪消化很重要，婴儿不具有充足的胰脂酶，乳脂是婴儿脂肪的主要来源。成人胃液中虽有脂肪酶，但仅能使约 10% 的甘油三酯水解，对脂肪的消化不重要。

### （二）胃液分泌的调节

在空腹时（消化间期），胃只分泌少量（每小时数毫升）含黏液和少量蛋白酶但几乎无酸的胃液，称为基础胃酸分泌或消化间期胃液分泌。强烈的情绪刺激可使消化间期的胃液分泌明显增加（高达 20ml/h），且为高酸度、高胃蛋白酶的胃液。有人认为，这可能是产生应激性溃疡的一个因素。进食后，在神经和激素的调节下，胃液大量分泌。

**1. 刺激胃液分泌的内源性物质**

（1）乙酰胆碱：大部分支配胃的迷走神经节后纤维末梢释放 ACh。ACh 与壁细胞膜上的胆碱能 $M_3$ 受体结合，刺激壁细胞分泌盐酸，其作用可被 M 受体拮抗剂阿托品（atropine）阻断。

（2）促胃液素：**促胃液素**（gastrin）是由胃及上段小肠黏膜的 G 细胞分泌的一种多肽，主要经血液循环到达壁细胞，通过与膜上的缩胆囊素 –B/ 促胃液素受体结合而刺激胃酸分泌，**丙谷胺**（proglumide）是该受体的拮抗剂。促胃液素分子 C– 末端的 4 个氨基酸残基具有促胃液素的全部生物学活性。临床上使用的**五肽促胃液素**（pentagastrin）即由天然促胃液素 C– 末端 4 个氨基酸加上丙氨酸组成，具有与天然促胃液素相同的生理活性。促胃液素也是泌酸腺黏膜生长的一个不可缺少的调节物，此外，它还可刺激小肠、结肠黏膜及胰腺外分泌组织的生长。

（3）组胺：由胃黏膜固有层内的**肠嗜铬样细胞**（enterochromaffin–like cell，ECL cell）释放，通过在细胞外液中扩散，以旁分泌的形式作用于邻近壁细胞膜上的Ⅱ型组胺（$H_2$）受体，刺激胃酸分泌。此外，它还能增强 ACh 和促胃液素引起的胃酸分泌。ECL 细胞膜上具有促胃液素受体和 M 型胆碱能受体，因此，促胃液素及 ACh 都能刺激组胺释放（图 6–10）；促胃液素引起的 $H^+$ 分泌在很大程度上是通过组胺分泌介导的。因此，组胺是较强的 $H^+$ 分泌刺

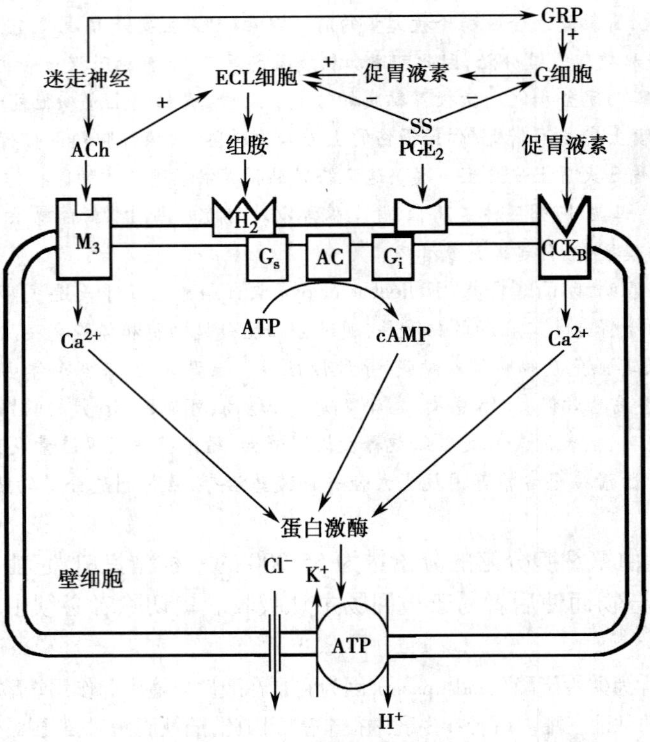


图 6–10　组胺、促胃液素和乙酰胆碱对壁细胞的作用及相互关系

+：表示促进或增强；–：表示抑制

激剂，$H_2$ 受体阻断剂如西咪替丁（cimetidine），可阻断组胺刺激引起的胃酸分泌，是较强的抗酸药。ACh、促胃液素和组胺与壁细胞膜上相应的受体结合后，通过不同的信号转导途径刺激壁细胞分泌盐酸。其中组胺通过 Gs 蛋白中介，激活 AC-cAMP 系统，升高 cAMP 水平；ACh 和促胃液素通过激活磷脂酶 C（PLC），生成第二信使 $IP_3$，使细胞内 $Ca^{2+}$ 贮库内的 $Ca^{2+}$ 释放。cAMP 和 $Ca^{2+}$ 通过激活蛋白激酶，使更多的 $Cl^-$ 通道和 $H^+$-$K^+$-ATP 酶分子镶嵌于壁细胞的分泌小管膜上，从而增加 HCl 的分泌（图 6-10）。$PGE_2$ 和生长抑素（SS）则通过激活 Gi，抑制 cAMP 生成而抑制胃酸分泌。

刺激胃酸分泌的其他因素有 $Ca^{2+}$、低血糖、咖啡因（及脱咖啡因的咖啡）和酒精。纯酒精仅轻度刺激酸分泌，而红葡萄酒及啤酒强力增加促胃液素释放和酸分泌。这提示这些酒类中的胺及氨基酸是实际的促分泌物。

引起壁细胞分泌 HCl 的大多数刺激物也能刺激主细胞分泌胃蛋白酶原，因此胃腺分泌 HCl 和胃蛋白酶原是紧密联系在一起的。ACh 是主细胞分泌胃蛋白酶原的强刺激物。胃内 HCl 可通过局部神经丛反射性地刺激胃蛋白酶原释放，因此胃酸分泌减少者，胃蛋白酶原分泌也降低。促胃液素及十二指肠黏膜分泌的促胰液素和缩胆囊素也能刺激胃蛋白酶原的分泌。

**2. 抑制胃酸分泌的内源性物质**　**生长抑素**（somatostatin，SS）、**前列腺素**（$PGE_2$、$PGI_2$）以及**表皮生长因子**（epidermal growth factor）通过激活 Gi，可抑制壁细胞的腺苷酸环化酶，降低胞质内的 cAMP 水平，从而抑制胃酸分泌。生长抑素还可通过抑制 G 细胞及 ECL 细胞释放促胃液素和组胺，间接抑制壁细胞分泌 HCl。

**3. 消化期胃液分泌的调节**　进食后胃液分泌的调节，可按食物及有关感受器的所在部位人为地分为以下 3 期。

（1）头期胃液分泌：由进食动作引起，其感受器在头部。头期胃液分泌的机制曾用**假饲**（sham feeding）方法进行研究：事先将犬的食管切断，并在胃部造口，食物经口进入食管后，随即从食管切口处流出体外，不能进入胃内，故称为假饲，但假饲却能引起胃液分泌。此期胃液分泌包括条件反射和非条件反射两种机制。条件反射引起的胃液分泌是由食物的形象、气味、声音等刺激作用于视、嗅、听感受器，分别由第Ⅰ、Ⅱ、Ⅷ对脑神经传入中枢。在于人，还可以因联想到能引起食欲的食物而引起胃液分泌。非条件反射是指在咀嚼、吞咽食物过程中，食物刺激口、咽、喉等处的感受器，经由第Ⅴ、Ⅶ、Ⅸ、Ⅹ对脑神经传入而反射性引起的胃液分泌，反射中枢位于延髓、下丘脑、边缘系统及大脑皮质，传出神经是迷走神经。迷走神经兴奋刺激胃液分泌可通过以下机制：一是直接刺激壁细胞；二是刺激 G 细胞、ECL 细胞，分别释放促胃液素和组胺，以及抑制 D 细胞释放生长抑素，间接促进胃液分泌（图 6-11），一般情况下，迷走神经刺激以直接作用为主。支配壁细胞、ECL 细胞及 D 细胞的迷走神经节后纤维释放的递质是 ACh，其作用可被阿托品阻断；而支配 G 细胞的迷走神经节后纤维的递质是**促胃液素释放肽**（gastrin-releasing peptide，GRP），其作用不能被阿托品阻断。

头期胃液分泌受情绪和食欲的影响很大，其分泌量易变，一般约占整个消化期分泌量的 30%，胃液的酸度和胃蛋白酶含量均很高。

（2）胃期胃液分泌：食物入胃后，食物的机械和化学刺激通过以下 3 种机制继续引起胃液分泌：①食物机械性扩张刺激胃底、胃体部和幽门部的感受器，经迷走 - 迷走神经反射，直接或间接通过释放促胃液素、组胺，作用于壁细胞，引起胃液分泌；②扩张幽门部，通过局部神经丛使G细胞释放促胃液素；③蛋白质的消化产物肽和氨基酸直接作用于G细胞，使后者释放促胃液素，引起壁细胞分泌（图6-12）。精神应激、愤怒、焦虑以及其他能触发交感神经兴奋的状态可抑制胃期胃液分泌。

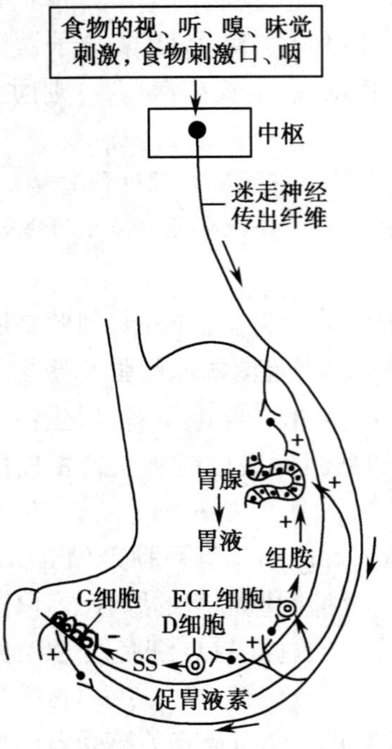


图6-11　胃液分泌的头期

+: 表示刺激；-: 表示抑制；SS: 生长抑素

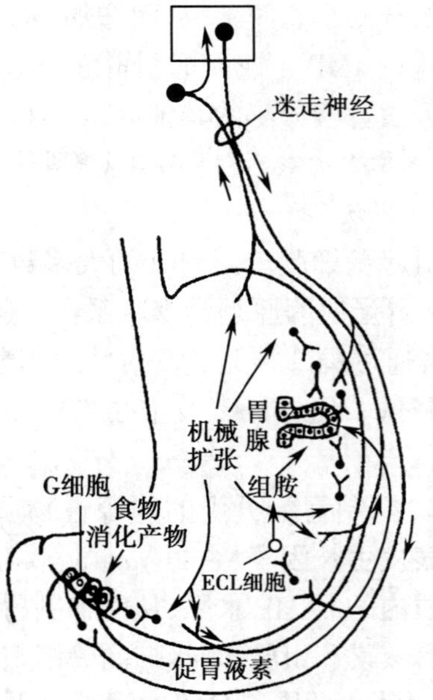


图6-12　胃期胃液分泌调节示意图

胃期的胃液分泌量占整个消化期分泌量的约60%，胃液的酸度高，但胃蛋白酶的含量比头期少。

（3）肠期胃液分泌：食糜进入十二指肠后，继续引起胃液分泌，其分泌量只占整个消化期胃液分泌量的约10%，作用时间也较短暂。肠期胃液分泌的机制主要是食物的机械扩张刺激以及消化产物作用于十二指肠黏膜，后者释放促胃液素、**肠泌酸素**（entero-oxyntin），促进胃液分泌。另外，小肠内的消化产物氨基酸被吸收后，通过血液循环作用于胃腺壁细胞，也能刺激胃酸分泌。

在进食过程中，胃液分泌的3个时相是部分重叠的，其中头期和胃期的胃液分泌占有很重要的位置。肠期胃液分泌的量少，这可能与食物在小肠内同时还产生许多对胃液分泌起抑制作用的调节机制有关。

**4. 消化间期胃液分泌**　消化间期即胃肠道没有消化或很少的消化活动时，胃每小时分泌几毫升的胃液，主要成分是黏液和少量胃蛋白酶，无酸。但当人受到精神刺激时，则引起大量酸度高、消化力强的胃液分泌，分泌量达到50ml/h或更高，相当于头期的胃液分泌量。这可能是造成**消化性溃疡**（peptic ulcers）的原因之一。

**5. 胃液分泌的抑制性调节**　进食引起胃酸分泌的决定因素是胃内的pH变化及进入十二指肠内的食糜性质。在胃液分泌的头期和胃期，随着胃液分泌的增加，胃内酸度增加，pH降低。当胃窦pH降至$\leqslant 2.0$时，胃内的HCl直接作用于壁细胞，或通过抑制G细胞释放促胃液素和刺激D细胞释放生长抑素，都可抑制胃酸分泌。通过这种负反馈机制，有助于防止胃酸过度分泌，保护胃黏膜。因此胃液分泌在食物进入胃后不久，即 pH 较高时最大。此外，迷走神经兴奋和促胃液素还可促进胃黏膜合成和释放 PG，因此 PG 也是参与胃液分泌的一种抑制性调节因素。

食糜进入小肠后对胃液分泌的刺激作用是短暂和间断的。随着进入十二指肠的食糜量增多，又引起胃液分泌的抑制。这种抑制作用是由十二指肠及上段空肠内的盐酸（当 pH ≤ 2.5 时）、脂肪消化产物及高渗溶液引起的。

这些因素刺激上段小肠黏膜对胃液分泌产生抑制作用是通过神经反射和体液途径实现的。前者包括迷走 - 迷走反射和肠胃反射；后者是由小肠黏膜释放多种胃肠激素，如促胰液素、球抑胃素（bulbogastrone）、**肠抑胃素**（enterogastrone，此激素由我国生理学家林可胜首先发现并命名，但迄今都未分离提纯，可能包括缩胆囊素、促胰液素和抑胃肽）和抑胃肽，这些激素通过血液循环主要直接作用于壁细胞，抑制其分泌。随着消化产物被吸收，以及肠内盐酸、高渗溶液被胰液、胆汁中和与稀释，肠内抑制胃液分泌的因素又被消除。上述诸种因素在抑制胃液分泌的同时还能抑制胃的运动和排空。肠内因素对胃分泌和胃运动的抑制，可保证胃内食糜输送到小肠的速度不会超过小肠消化和吸收食糜的速度，并可防止酸和高渗溶液引起的十二指肠黏膜损伤。

## 二、胃的运动及其控制

### （一）头区的运动

胃排空时，胃的容积约为 50ml，胃内压约为 5mmHg。吞咽食物时，食团刺激咽和食管等处的感受器，可反射性引起头区的平滑肌紧张性降低和舒张，称为**容受性舒张**（receptive relaxation），以容纳咽下的食物。虽然胃随着胃内容物的增加而伸展，但胃内压不会明显升高。胃的容受性舒张是通过迷走 - 迷走反射调节的，其节后神经纤维的递质是 VIP 或 NO。CCK 对容受性舒张也有易化作用。

头区的胃壁比较薄，收缩力较弱，且很少发生收缩，所以食物入胃后不会很快与胃液混合，而是逐层地分布于胃的内表面，即先入胃的在外层，后入胃的在胃的中央，暂时不与胃黏膜接触，因此饭后服药可减少药物对胃黏膜的直接刺激。胃的头区的主要功能是暂时贮存食物。

### （二）尾区的运动

尾区的运动功能是混合食物，并将其推进到十二指肠。在胃排空情况下的大部分时间（非常饥饿时除外），胃处于静止状态或微弱的收缩活动，但尾区及上段小肠可发生间断性的强烈收缩。收缩始于胃体的中部，并向尾区推进，每隔 90 分钟发生 1 次，每次持续 3~5 分钟，称为**移行性复合运动**（migrating motility complex，MMC），其意义是可将上次进食后遗留的食物残渣和积聚的黏液推送到十二指肠，为下次进食做好准备。进食后这种运动消失。

进食后，胃开始出现明显的**蠕动**（peristalsis），见图 6-13。蠕动从胃的中部开始①，有节律地向幽门方向推进。每分钟约发生 3 次，每次蠕动约需 1 分钟到达幽门。因此，在整个胃上，通常是一波未平，一波又起。蠕动波开始时较小，在向幽门方向推进的过程中波幅和波速越来越大，接近幽门时达最大②，以致推动大部胃内容物在蠕动波的前头。随着胃窦压力的升高，幽门括约肌打开③，少量（数毫升）食糜迅速通过幽门进入十二指肠上部④。当蠕动波到达幽门时，幽门括约肌迅即收缩，从而阻止胃内食糜进一步进入十二指肠⑤。由于胃窦内持续高压，使大部分食糜返回至近侧胃窦和胃体部⑥，在下一蠕动波的作用下再向幽门方向推进。胃蠕动对食糜的这种回推(retropulsion),非常有利于食物与胃液的充分混合和对食物进行机械与化学性的消化。

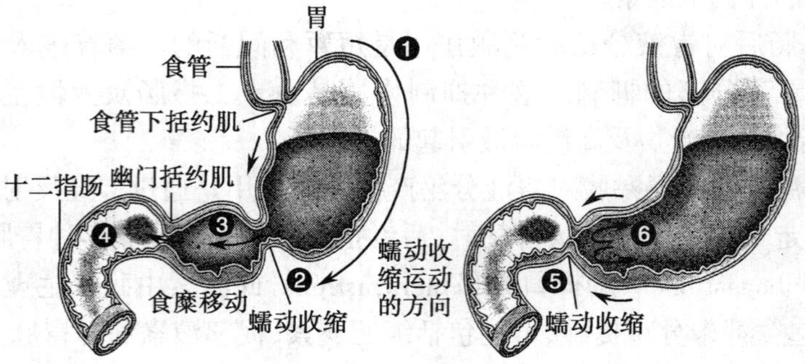

图 6-13 胃的运动

胃尾区的蠕动受胃平滑肌的慢波控制,也受神经和体液因素的影响。胃的慢波起源于胃体中部,每分钟约 3 次。迷走神经兴奋、促胃液素和促胃动素可增强胃的蠕动收缩;交感神经兴奋、促胰液素、生长抑素和抑胃肽的作用则相反。

**(三)胃的排空**

食物由胃排入十二指肠的过程称为**胃排空**(gastric emptying)。胃排空的速度因食物的种类、性状和胃的运动情况而异。由于只有当胃内食物被分解成足够小的颗粒时,才能顺利通过幽门括约肌,颗粒 >2mm 的物质不能通过蠕动进入十二指肠,只能通过 MMC 而排入十二指肠。所以固体食物排空的速度取决于在胃内分解成小颗粒的速度,磨碎的颗粒较小的食物在胃内消化比大块的食物快,排空也就较快。液体食物的排空远比固体食物快;等张盐溶液比高张或低张盐溶液排空快。在 3 种主要食物成分中,糖类排空最快,蛋白质次之,脂类最慢。普通的混合食物,每餐后从胃内完全排空需 4~6 小时。胃排空的动力是胃收缩运动造成的胃内压与十二指肠内压之差。因此,胃排空的速度受来自胃和十二指肠两方面因素的控制,以后者的作用为更重要。

**1. 胃内容物促进胃排空** 胃内促进排空的因素是胃内容物。胃内容物的容量和胃排空速度呈线性关系,也就是说,较充满的胃排空速度较快。胃内容物扩张胃壁的机械刺激通过迷走 - 迷走反射和壁内神经丛反射使胃运动增强,胃排空加快。胃迷走神经切断术后的患者,胃尾区的收缩减弱,对固体食物排空减慢。人的情绪也能影响胃的运动和排空:情绪兴奋时排空加速,忧虑、悲伤及疼痛时排空减慢。胃内容物,主要是蛋白质消化产物,可引起促胃液素释放,后者能增强胃体和胃窦的收缩,但由于它同时也增强幽门括约肌的收缩,所以其净作用不是促进而是延缓排空。

**2. 十二指肠内容物抑制胃排空** 食糜中的盐酸、脂肪及蛋白质消化产物、高渗溶液以及机械性扩张刺激,通过肠 - 胃反射和刺激小肠上段黏膜释放缩胆囊素、肠抑胃素、促胰液素、抑胃肽等,可抑制胃排空。当进入十二指肠的酸性食糜被中和,渗透压降低以及食物的消化产物被吸收后,对胃运动的抑制性影响被消除,胃运动又增强,于是胃又推送一部分食糜进入十二指肠。可见,胃的排空是间断性的,而且与上段小肠内的消化、吸收过程相适应。由于脂肪抑制胃排空,所以摄入富含脂肪的食物可延缓口服药物进入十二指肠而被肠吸收。

由于胃黏膜耐受酸但不耐受胆汁,而十二指肠耐受胆汁却不耐受酸,因此,胃排空过快,可能导致十二指肠溃疡,胃排空过慢和(或)十二指肠内容物反流可能加重或引起胃溃疡。某些十二指肠溃疡患者,从十二指肠释放的上述激素的作用削弱，导致胃排空或胃酸分泌的速度异常高。由于疾病（如胃癌）而切除胃的患者必须少量多餐，在缺乏控制胃排空的机制时，大量进餐时食物迅速进入小肠，产生高渗溶液。此高渗溶液可引起血浆大量水分进入小肠（渗透作用），降低血浆容量和血压，小肠扩张而触发呕吐（倾倒综合征）。

#### （四）饥饿收缩

当胃排空几小时或更长时间后，在胃体部发生一种节律性强烈收缩——**饥饿收缩**（hunger contraction），饥饿收缩在年轻人及血糖降低时较强烈。发生饥饿收缩时，常感到胃脘部不舒服、疼痛，称为饥饿痛，饥饿痛一般发生于末次进食 12~24 小时后（某些人较早发生），在饥饿的 3~4 天最强烈，以后逐渐减弱。

#### （五）呕吐

**呕吐**（vomiting）是机体将胃及上段小肠的内容物从口腔猛力驱出的动作，是一个复杂的反射过程。呕吐中枢位于延髓迷走神经背核水平的孤束核附近。来自身体许多部位的感受器的传入冲动都可到达呕吐中枢，发动呕吐反射。例如，胃和小肠被扩张，肠、胆总管、泌尿生殖道的机械和化学刺激，咽部的触觉刺激等，可通过交感和副交感传入纤维引起呕吐。前庭器官受刺激引起的呕吐，其传入冲动经前庭神经传入，而颅内压增高则可直接作用于呕吐中枢。此外，到达呕吐中枢的冲动还可来自间脑和大脑皮质，例如有些视觉、嗅觉刺激也能引起呕吐。起自呕吐中枢的传出冲动经第Ⅴ、Ⅶ、Ⅸ、Ⅹ和Ⅻ对脑神经到达上消化道，并通过脊神经达到膈肌和腹肌。

呕吐开始时，先发生一次深吸气，舌骨和喉上提，声门关闭，软腭上举，关闭后鼻孔，食管下括约肌舒张，接着腹肌和膈肌收缩，腹内压升高，将胃内容物经舒张的食管括约肌和食管压入口腔，并排出体外。呕吐前通常还发生上段小肠强烈的**逆蠕动**（antiperistalsis），可推进小肠部分内容物入胃，所以呕吐物中常混有胆汁及小肠液。

在延髓呕吐中枢附近第四脑室底两侧的**后缘区**（area postrema）存在一个特殊的**化学感受器触发区**（chemoreceptor trigger zone）。体内代谢改变，如糖尿病酸中毒、肾衰竭、肝衰竭等情况下产生的内源性催吐物质，摄入某些中枢催吐药如阿扑吗啡，摄入酒精、麻醉剂、洋地黄等，都可刺激此化学感受器触发区，通过它再兴奋呕吐中枢，引起呕吐。

呕吐能排出摄入胃内的有害物质，因此具有保护意义；但剧烈而频繁的呕吐会影响进食和正常的消化活动，而且大量消化液丢失，会导致机体失水和电解质平衡的紊乱。

#### （六）神经和情绪对胃运动的影响

交感神经兴奋抑制胃运动，而副交感神经兴奋促进胃运动。通过神经途径，疼痛和情绪可改变胃运动，但这种影响因人而异。一般而言，悲伤和忧愁倾向于降低胃运动，而愤怒和攻击行为倾向于增强胃运动。此外，身体任何部分的强烈疼痛可抑制胃及整个消化道的运动（由于交感神经兴奋）。

## 第四节　小肠内消化

食糜由胃进入十二指肠，开始小肠内的消化。由于胰液、小肠液及胆汁的化学性消化作用，以及小肠运动的机械性消化作用，食物的消化过程在小肠基本完成，经过消化的营养物质也大部分在小肠被吸收，剩余的食物残渣进入大肠。因此，小肠是消化与吸收的最重要部位。一次摄入而在小肠内未被消化的食物剩余物全部进入结肠，平均需 8~9 小时。

### 一、胰液的分泌

胰腺具有内分泌和外分泌两种功能。胰液是由胰腺的腺泡细胞及小导管细胞分泌的。

### （一）胰液的成分和作用

**胰液**（pancreatic juice）是一种无色的碱性液体，pH 约为 8.0，每日分泌约 1.5L，渗透压与血浆相等。胰液的成分包括水、无机物和有机物。无机物主要由小导管的上皮细胞分泌，有 $Na^+$、$K^+$、$Cl^-$ 和 $HCO_3^-$ 等离子。$Na^+$、$K^+$ 的浓度接近它们在血浆中的浓度，比较恒定，$Cl^-$ 和 $HCO_3^-$ 的浓度则随分泌速率而改变：分泌速率高时，$HCO_3^-$ 也高，而 $Cl^-$ 浓度降低；分泌速率低时，则产生相反的变化。$HCO_3^-$ 的主要作用是中和进入十二指肠的胃酸，其浓度最高可达 145mmol/L，比血浆中的浓度高 5 倍。胰液中的有机物主要是消化酶，其种类繁多，包含分解三大类营养物质的各种酶，如蛋白水解酶、淀粉酶、脂肪酶等。

**1. 蛋白水解酶** 胰液中的蛋白水解酶主要有**胰蛋白酶**（trypsin）、**糜蛋白酶**（chymotrypsin）、**弹性蛋白酶**（elastase）和**羧基肽酶**（carboxypeptidase）等，它们均以酶原的形式贮存于腺泡细胞内和被分泌。**胰蛋白酶原**（trypsinogen）在肠液中的**肠激酶**（enterokinase 或 enteropeptidase）作用下，转变为有活性的胰蛋白酶。此外，胰蛋白酶也能激活胰蛋白酶原，即自身催化。胰蛋白酶还能激活糜蛋白酶原，弹性蛋白酶原及羧基肽酶原，使它们分别转化为相对应的酶。胰蛋白酶和糜蛋白酶使蛋白质分解为多肽和氨基酸，前者可再被羧基肽酶、弹性蛋白酶进一步分解。蛋白质水解产物为三肽、二肽和某些氨基酸。此外，胰液中还含有 RNA 酶、DNA 酶，可使相应的核酸水解为单核苷酸。

**2. 胰淀粉酶** **胰淀粉酶**（pancreatic amylase）可将淀粉、糖原及大多数其他糖类水解为二糖及少量单糖，但不能水解纤维素。其最适 pH 为 7.0。

**3. 胰脂肪酶** 主要的**胰脂肪酶**（pancreatic lipase）是**三酰甘油水解酶**（triacylglycerol hydrolase）。它是以活性形式分泌的，可将中性脂肪水解为脂肪酸、甘油一酯及甘油。其最适 pH 为 8.0，但需在**辅脂酶**（colipase）的存在下才能充分发挥作用。辅脂酶可把脂肪酶紧密地附着于油－水界面，因而可以增加脂肪酶水解的效力。胰液中还含有**胆固醇酯水解酶**（cholesterol ester hydrolase）和**磷脂酶 $A_2$**（phospholipase $A_2$），前者水解胆固醇酯，生成胆固醇和脂肪酸，后者水解磷脂，生成溶血磷脂（lysophospholipid）和脂肪酸。

正常情况下，有少量的胰消化酶进入血液循环，如胰淀粉酶和胰蛋白酶；但在急性胰腺炎时血液中的胰酶水平显著升高，所以测定血浆中的胰淀粉酶或胰蛋白酶浓度是诊断急性胰腺炎的一个有价值的指标。由于血液中存在胰蛋白酶抑制物：$\alpha_1$－抗胰蛋白酶和 $\alpha_2$－巨球蛋白，故血胰蛋白酶无活性；由于血中无淀粉，故血胰淀粉酶不起作用。

由于胰液中含有 3 种主要营养成分的消化酶，因而胰液是最重要的一种消化液。但正常胰腺贮备有较多的酶，特别是消化糖类和蛋白质的酶。部分胰腺切除后营养物吸收的研究证明，切除 80% 的胰腺不发生脂肪的吸收不良，胰酶分泌必须减少到 80% 以上时才产生脂肪痢。这一观察具有重要的临床意义，表明人如因肿瘤需作较大范围的胰腺切除时，不必担心术后会发生消化不良或糖尿病，当因胰腺疾病发生脂肪吸收不良或糖尿病时，胰腺必定已受广泛范围的破坏。

在正常情况下，胰液中的蛋白水解酶不会消化胰腺本身，这是由于它是以酶原（封闭在膜包裹的囊泡中）的形式存在于腺泡细胞及通过导管的。此外，胰腺的腺泡细胞还同时分泌胰蛋白酶抑制物，可以阻止腺细胞、腺泡及胰导管内的胰蛋白酶原激活。由于胰蛋白酶可激活其他的胰蛋白水解酶原及磷脂酶 $A_2$，因此，阻止胰蛋白酶原激活，也就阻止了其他蛋白水解酶原及磷脂酶 $A_2$ 的激活。磷脂酶 $A_2$ 能使卵磷脂分解，生成溶血卵磷脂，而溶血卵磷脂能损害细胞膜的结构。在急性胰腺炎时，大量胰液淤积于胰的受损区，胰蛋白酶抑制物的作用受到破坏，使胰蛋白酶原及磷脂酶 $A_2$ 迅速激活，胰蛋白酶的自身催化及激活的其他蛋白水解酶和磷脂酶 $A_2$ 可在短时间内引起大量胰腺组织破坏或被消化。

### （二）胰液分泌的调节

胰液的分泌也受神经和体液的调节，但以体液调节为主。像胃液分泌的调节一样，胰液分泌的调节也可按食物作用的部位分为头期、胃期和肠期。头期为神经调节，胃期和肠期主要是体液调节。

**1. 头期胰液分泌**　给动物假饲或让人假吃（仅咀嚼食物而不吞咽食物），可引起含酶多但液体量少的胰液分泌。这是由于食物直接刺激口、咽部等感受器（非条件反射）以及条件反射所引起的，其传出神经为迷走神经，递质为 ACh。ACh 主要作用于胰腺的腺泡细胞（主要分泌胰酶），对导管细胞（主要分泌 $HCO_3^-$ 和 $H_2O$）的作用较弱，因此迷走神经兴奋时引起的胰液分泌的特点是水分和 $HCO_3^-$ 较少，而酶很丰富。此外，迷走神经还可通过促进胃窦黏膜释放促胃液素，后者通过血液循环作用于胰腺，间接引起胰液分泌，但这个作用弱（图 6-14）。此期作用时间短暂，除去食物刺激后迅速消失。头期胰液的分泌量占消化期胰液分泌量的约 20%。

**2. 胃期胰液分泌**　食物扩张胃，通过**迷走 - 迷走胃胰反射**（vago-vagal gastropancreatic reflex）引起含酶多但液体量少的胰液分泌。扩张胃以及蛋白质的消化产物也可刺激胃窦黏膜释放促胃液素，间接引起含酶多而液体量少的胰液分泌（图 6-15）。此期的胰液分泌只占消化期胰液分泌的 5%~10%。

**3. 肠期胰液分泌**　食糜进入十二指肠和上段空肠后，食糜的一些成分可刺激小肠黏膜释放促胰液素和缩胆囊素，引起胰液分泌。此期的胰液分泌量最多，占整个消化期胰液分泌量的 70%，碳酸氢盐和酶含量也高。

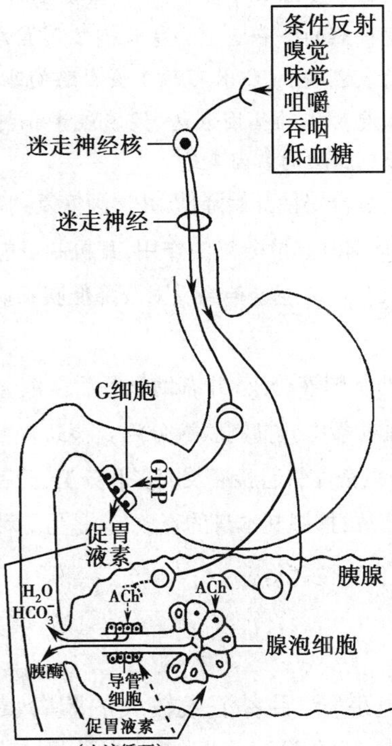


图 6-14　头期胰液分泌示意图

虚线表示作用较弱

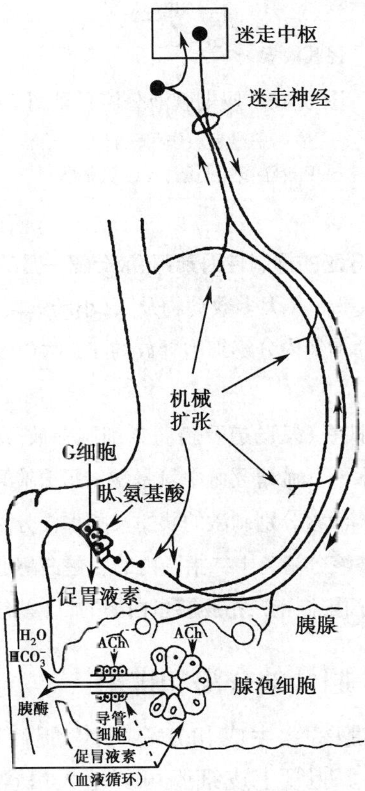


图 6-15　胃期胰液分泌示意图

虚线表示作用较弱

（1）促胰液素：食糜中的 HCl（$H^+$）可刺激小肠黏膜中的 S 细胞分泌促胰液素。引起促胰液素释放的 pH 阈值为 4.5，当 pH 降至 3.0 时，可引起促胰液素大量释放。此外，高浓度的长链脂肪酸也能引起促胰液素释放。促胰液素通过血液循环，作用于胰腺导管上皮细胞，引起水多、富含碳酸氢盐的胰液分泌，从而可中和进入十二指肠的 HCl，保护小肠黏膜不被 HCl 侵蚀，并给胰酶作用提供适宜的 pH 环境。即胰液中的 $HCO_3^-$ 和肠内的 HCl 发生作用，生成 $H_2CO_3$，$H_2CO_3$ 迅速分解，生成 $H_2O$ 和 $CO_2$，进入血液循环。

（2）缩胆囊素：食糜中的蛋白质消化产物（脲、胨、肽、氨基酸）以及脂肪分解产物（脂肪酸、甘油一酯）可刺激十二指肠及上段小肠黏膜的 I 细胞释放缩胆囊素（CCK），后者作用于迷走神经传入末梢 CCK 受体，通过迷走－迷走反射，作用于胰腺（主要是腺泡）引起含酶多的胰液分泌（图 6–16）（此作用与迷走的作用类似，但作用更强），有助于进一步对蛋白质及脂肪的消化。在啮齿动物，CCK 还可通过血液循环直接作用于胰腺，引起胰液分泌。促胰液素还可增强 CCK 刺激胰酶分泌的作用，CCK 有增强促胰液素刺激 $H_2O$ 和 $HCO_3^-$ 分泌的作用。

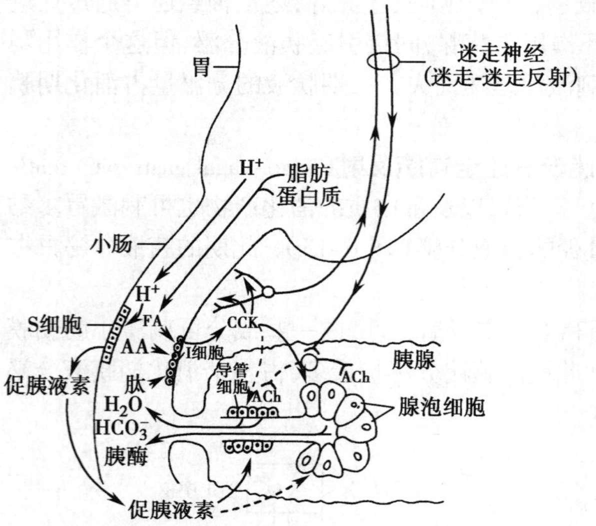


图 6–16　肠期胰液分泌示意图

虚线表示作用较弱
FA：游离脂肪酸；AA：氨基酸

胰酶分泌能适应饮食的变化：摄入高蛋白、低糖类食物若干天，胰液中蛋白酶的含量增加，淀粉酶的含量减少。这种调节是在基因水平上的激素调节，CCK 可增加蛋白酶的基因表达，降低淀粉酶的基因表达，促胰液素和抑胃肽可增加脂肪酶的基因表达。

**胰液分泌的抑制性因素**：胰液分泌一旦达到最大，几小时后分泌便开始降低，并逐渐恢复到基础（消化间期）的水平。在大多数动物及人，小肠远段中存在的脂肪有抑制胰液分泌的作用，其机制可能是通过回肠和结肠的神经内分泌细胞释放的 YY 肽（PYY）中介的。PYY 可能通过神经反射及降低胰腺血流而抑制胰液分泌。

生长抑素（从肠道及胰岛 D 细胞释放）及胰高血糖素抑制胰液分泌，并有助于餐后胰液分泌恢复到消化间期水平。血糖及血中氨基酸水平升高可能通过胰高血糖素中介抑制胰液分泌。胰岛素可明显增强 CCK 和促胰液素分别刺激的胰酶及胰水样分泌。胆碱能神经兴奋可引起胰液及胰多肽分泌，后者又能负反馈地抑制胰液分泌。十二指肠内的胰蛋白酶通过抑制 CCK 释放，抑制其本身的释放，这是另一种负反馈控制机制，从而限制十二指肠胰蛋白酶的量，具有保护作用。

## 二、胆汁的分泌和排出

肝细胞持续生成和分泌胆汁，胆汁进入肝内的胆小管，后者汇入较大的胆管，最后经由肝管出肝。胆管上皮细胞可分泌大量含水和碳酸氢盐多的胆汁入胆管。胆汁可直接经胆总管进入十二指肠；但在消化间期，Oddi 括约肌处于关闭状态，胆汁经胆囊管进入胆囊并被贮存，于消化期再排入十二指肠（Oddi 括约肌打开，图 6–17）。胆汁对于脂肪的消化和吸收具有重要作用。此外，机体通过分泌胆汁还可排泄多种内源性和外源性物质，例如胆固醇、胆色素、碱性磷酸酶、肾上腺皮质类固醇及其他类固醇激素，某些药物和重金属等。

**（一）胆汁的成分和作用**

正常成人每天分泌胆汁600~1200ml，胆汁呈金黄色，pH7.8~8.6；在胆囊中贮存的胆汁因被浓缩而颜色加深，因碳酸氢盐被吸收而呈中性或弱碱性（pH7.0~7.4）。胆汁中除97%是水外，还含有胆盐、磷脂、胆固醇、胆色素等有机物及 $Na^+$、$Cl^-$、$K^+$、$HCO_3^-$ 等无机物，不含消化酶。弱碱性的胆汁有中和部分进入十二指肠内的胃酸的作用。

**1. 胆盐**　胆盐占胆汁中固体成分的50%。肝细胞利用胆固醇合成胆汁酸（bile acids），包括胆酸（cholic acid）、鹅脱氧胆酸（chenodeoxycholic acid），两者均为初级胆汁酸。在结肠内细菌的作用下，分别转化为脱氧胆酸（deoxycholic acid）和石胆酸（lithocholic acid），两者均为次级胆汁酸。在肝脏，初级胆汁酸与甘氨酸和牛磺酸结合，形成甘氨胆酸、牛磺胆酸、甘氨鹅脱氧胆酸和牛磺鹅脱氧胆酸。在碱性的胆汁中，再与 $Na^+$ 和 $K^+$ 结合，形成胆盐（bile salts），主要是钠盐。胆盐随肝胆汁排到小肠后，约有95%在回肠末端被吸收入血，经门静脉进入肝脏，再组成胆汁排入肠内。这个过程称为**胆盐的肠肝循环**（enterohepatic circulation of bile salt）（图6-17）。

由于胆盐是双嗜性分子，所以在水溶液中易形成聚集物——微胶粒（micelles）。胆盐的疏水性表面朝向微胶粒内部（核心），而亲水性一面朝外与水接触，成为微胶粒的外壳。胆汁中的胆固醇以及食物中的脂肪酸和脂溶性维生素均可渗入到微胶粒的内部，共同组成**混合微胶粒**（mixed micelles）（图6-18）。

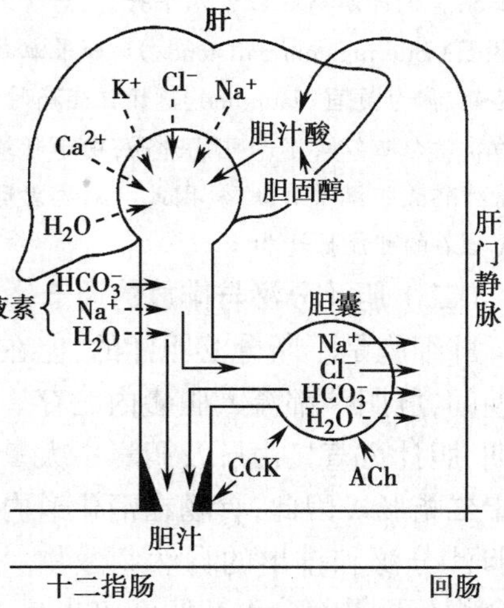


图6-17　胆盐的肠肝循环

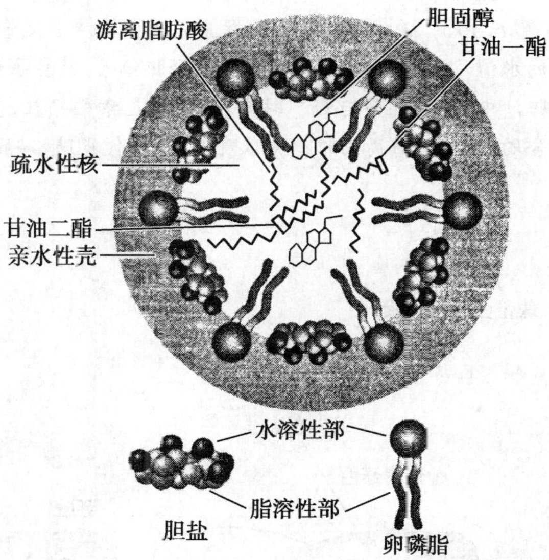


图6-18　混合微胶粒的结构

胆盐对脂肪的消化和吸收起重要的作用。在十二指肠，胆盐围绕脂肪微粒呈单层排列，由于胆盐的亲水性部分带负电，使脂肪微粒彼此排斥，分散于水溶液中，形成混悬液（乳化作用）。这可增加脂肪与脂肪酶作用的面积，有利于脂肪的分解。胆盐形成的混合微胶粒，由于其外壳是亲水性的，可通过肠腔水溶液到小肠吸收表面（纹状缘），使其核中的胆固醇、脂肪酸、甘油一酯及脂溶性维生素等处于溶解状态，有利于它们在小肠黏膜纹状缘而被吸收。如肠中缺乏胆汁，将有40%的饮食脂肪不能被消化、吸收，而从粪便排出，甚至引起脂肪泻。通过肠肝循环进入肝脏的胆盐又可刺激胆汁分泌，是一种重要的利胆剂。

**2. 磷脂**　磷脂中主要是卵磷脂，占胆汁固体成分的30%~40%，也是双嗜性分子，因此也有乳化脂肪的作用，并参与混合微胶粒的形成。磷脂越多，能溶解于微胶粒中的胆固醇也越多。

**3. 胆固醇**　胆固醇为体内脂肪代谢的产物之一，占胆汁固体成分的4%，它不溶于水而溶解于微胶粒的内部。如胆汁中的胆固醇含量超过微胶粒的溶解能力，即胆固醇过饱和，则易于在胆汁中形成胆固醇结晶，后者在胆道或胆囊中可促进**胆固醇胆（结）石**（cholesterol gallstone）的形成。长期禁食或不吃早餐者，胆囊贮存胆汁时间过长，胆汁淤积和浓缩（胆固醇超饱和），在成核因素（如胆囊分泌过量黏液）的作用下易形成胆固醇结晶，最终导致结石。胆汁中胆固醇的含量部分地与脂肪的摄入量有关，长期高脂肪饮食者较易发生胆石症。胆固醇胆石在中年肥胖妇女较普遍，这是由于雌激素可能增加肝胆固醇分泌。由于胆固醇随粪便丢失是其排泄的主要方式，因此，一些能阻止胆盐肠肝循环的药物可使回收胆盐减少，肝脏需要利用更多的胆固醇合成新的胆汁酸，从而可降低血液胆固醇水平。胆囊上皮炎症也可改变胆囊黏膜吸收特性，吸收过多的水分和胆盐，使胆固醇浓度进行性增加，从而导致胆固醇沉积和在发炎的黏膜表面形成许多小的胆固醇结晶，然后发展为胆石。

**4. 胆色素**　胆色素占胆汁固体成分的2%，是血红蛋白的代谢产物，主要的胆色素（bile pigments）是**胆红素**（bilirubin）。胆红素呈金黄色。

在单核－巨噬细胞系统，血红蛋白的卟啉部分被转化为胆红素（非结合胆红素），然后进入血液循环，并与血浆蛋白结合而运输。胆红素通过肝脏时被肝细胞主动摄取，并与葡糖苷酸结合，形成葡糖苷酸胆红素，为结合胆红素，并被分泌入胆汁。远端小肠及结肠中的细菌可将胆红素还原为非结合形式的**尿胆素原**（urobilinogen）。尿胆素原一部分随粪便排出（称为粪胆素原，stercobilinogen），一部分被吸收入血。被吸收入血的尿胆素原一部分被肝细胞摄取，再从胆汁中排出，参与胆盐的肠肝循环；另一部分由肾随尿排出（图6–19）。尿胆素原和粪胆素原在尿和粪便中又分别氧化为尿胆素和粪胆素。结合胆红素易溶于胆汁中的水，如果肝脏不能形成足够的结合胆红素，就会导致胆汁中非结合的即游离胆红素水平升高，后者不溶于胆汁中的水，且易与$Ca^{2+}$结合，形成胆色素的钙盐，即**胆色素胆石**（bile pigment gallstones）。如果血浆中结合的和（或）游离的胆红素浓度过高，可使皮肤、黏膜及巩膜变黄，称为**黄疸**（jaundice）。肝脏疾病时，胆汁中的非结合胆红素水平可能升高，由于肝细胞形成葡糖醛酸胆红素有缺陷，因此肝病患者形成胆色素结石的可能性增加。

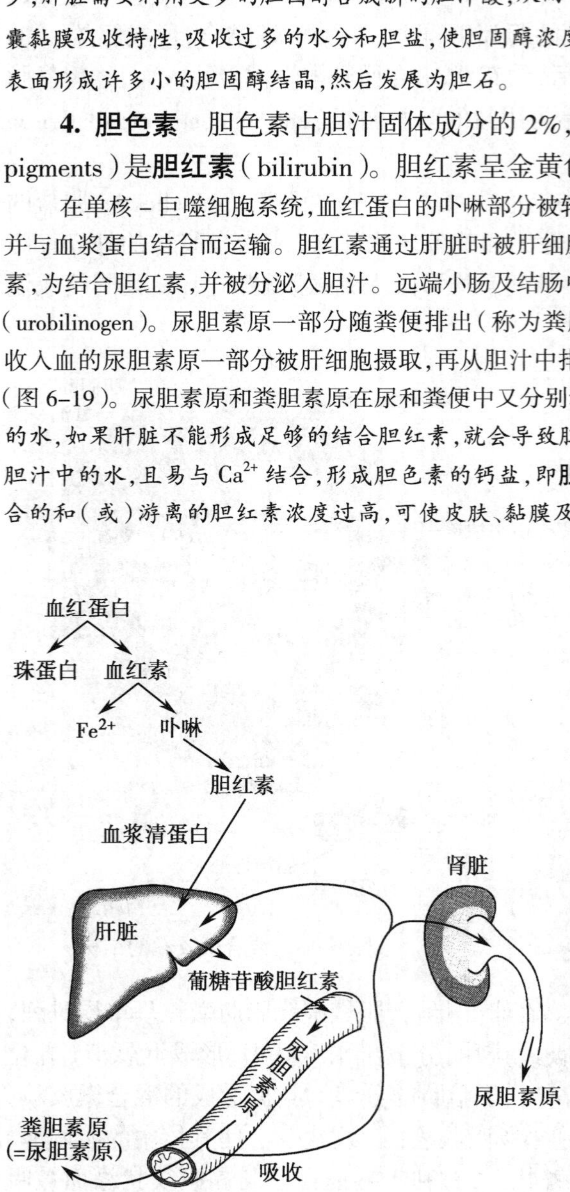


图6–19　胆红素代谢示意图

## （二）胆汁分泌与排放的调节

肝细胞是不断分泌胆汁的，但在非消化期间，肝胆汁都流入胆囊内贮存。在消化期，胆汁可直接由肝及胆囊中大量排出至十二指肠。因此，食物在消化道内是引起胆汁分泌和排出的自然刺激物。高蛋白食物（蛋、肉等）引起胆汁流出最多，高脂肪或混合食物的作用次之，而糖类食物的作用最小。在胆汁排出过程中，胆囊和Oddi括约肌协调活动，即胆囊收缩时，Oddi括约肌舒张；相反，胆囊舒张时，Oddi括约肌则收缩。

**1. 神经调节**　神经对胆汁分泌和胆囊收缩的作用均较弱。进食动作或食物对胃、小肠的刺激可通过神经反射引起肝胆汁分泌少量增加，胆囊收缩也轻度加强（Oddi括约肌舒张）。反射的传出途径是迷走神经，切断两侧迷走神经，或使用胆碱能受体阻断剂（如阿托品），均可阻断上述作用。迷走神经除了直接作用于肝细胞和胆囊外，还可刺激促胃液素释放而间接引起肝胆汁的分泌和胆囊收缩。刺激支配胆囊的交感神经引起胆囊舒张。

**2. 体液调节**　有多种体液因素参与胆汁分泌和排出的调节。

（1）促胃液素：促胃液素可通过血液循环作用于肝细胞和胆囊，引起胆汁分泌和胆囊收缩；也可先引起胃酸分泌，胃酸进入十二指肠后，引起促胰液素释放而促进肝胆汁分泌。

（2）促胰液素：调节胆汁分泌的胃肠激素以促胰液素的作用最为明显。它可刺激肝小管分泌水和 $HCO_3^-$，而对肝细胞无刺激作用。因此，胆汁中的水和碳酸氢盐增多，胆盐的含量不升高，称为水利胆。

（3）缩胆囊素：缩胆囊素（CCK）具有强烈的收缩胆囊、舒张十二指肠 Oddi 括约肌和促进胆汁排放的作用。由于蛋白质和脂肪消化产物能引起缩胆囊素的释放，因此临床上做胆囊造影时，常让受试者食用富含脂肪和蛋白质类食物（如油煎蛋），以检查胆囊的收缩功能。CCK 还可作用于迷走神经传入末梢，通过迷走－迷走反射引起胆囊收缩。

（4）胆盐：通过胆盐的肠肝循环（见图 6-17）返回肝脏的胆盐有刺激肝胆汁分泌的作用，但对胆囊的运动并无明显作用。胆盐是临床上常用的利胆剂之一，十二指肠内的胆汁抑制胆囊收缩（负反馈）。

**（三）胆囊的功能**

**1. 贮存和浓缩胆汁**　胆囊是平滑肌组成的弹性囊，容量为 50~70ml。肝细胞分泌胆汁是持续不断的，在非消化期间，肝胆汁都流入胆囊内贮存。胆囊黏膜可吸收胆汁中的水分和电解质（如 $Na^+$、$Cl^-$ 和 $HCO_3^-$），使胆汁浓缩 4~10 倍，使只有数十毫升容积的胆囊可贮存数百毫升的肝胆汁，提高其贮存效能。

**2. 调节胆道内压力和进食时输送胆汁到小肠**　胆囊壁的平滑肌可作紧张性及节律性收缩和舒张运动，使胆囊内压力发生改变，从而可缓冲胆道内压力。在非消化期，Oddi 括约肌收缩，胆汁不能流入肠腔，胆囊便舒张而容纳胆汁，使胆道压力不致过高；进食后，Oddi 括约肌松弛，胆囊收缩，胆汁经胆总管而排入十二指肠，这一过程称为胆汁的排放。

虽然胆囊有贮存、浓缩胆汁，以及于消化期将胆汁排放到十二指肠的功能，但胆囊并不是人体消化所必需的器官，胆囊切除者仍能维持正常的营养及健康。胆囊切除后，胆汁恒定地排放入十二指肠，且在进食后的排出量比消化间期多，胆道也呈轻度扩张状态。虽然胆囊切除者甚至能耐受油煎食物，但一般仍应避免高脂肪饮食。

## 三、小肠液的分泌

小肠内有两种腺体，即十二指肠腺（duodenal gland，又称布伦纳腺，Brunner's gland）和小肠腺（small intestinal gland，又称利伯屈恩隐窝，crypts of Lieberkühn），前者分布于十二指肠上段，后者分布于整个小肠。

**（一）十二指肠腺的分泌**

十二指肠腺分泌富含黏液和水的碱性液体，其主要作用是保护十二指肠黏膜免受消化液的消化，以及与胰液、肝胆汁一起中和进入十二指肠内的胃酸。

**（二）小肠腺的分泌**

小肠腺和小肠绒毛上皮细胞中的杯状细胞分泌的黏液，起润滑和保护小肠黏膜的作用。

小肠腺中的肠上皮细胞（enterocytes）分泌含大量水和电解质的等渗液，其分泌量约为 1.8L/d，分泌液的 pH 为 7.5~8.0。小肠液分泌后又被小肠绒毛再吸收。这种液体从腺体分泌到绒毛吸收的循环为小肠内营养物质的吸收提供了运载工具。

从小肠腺分泌入肠腔内的消化酶可能只有**肠激酶**（enterokinase）一种，它能激活胰蛋白酶原。但在小肠黏膜上皮细胞表面，特别是绒毛的上皮细胞表面含有各种消化酶（称为纹状缘酶），如分解小肽的肽酶，分解中性脂肪的脂肪酶和 4 种分解二糖的酶，即蔗糖酶、麦芽糖酶、异麦芽糖酶和乳糖酶。这些酶可催化在绒毛外表面的食物分解，分解产物随后进入小肠上皮细胞内。因此，小肠本身对食物的消化是在小肠上皮细胞的纹状缘上进行的。上皮细胞表面的消化酶可随脱落的细胞进入肠腔内，但对小肠内的消化不起作用。

小肠上皮细胞更新率很快，6 天左右整个上皮可更新。肠上皮细胞由陷窝内未分化的干细胞分裂增殖形成，并向着绒毛顶部移行。许多因素可影响细胞增殖的速度，例如，放射、饥饿、长期静脉内营养引起细胞萎缩，降低增殖速度。某些药物如抗癌药也可减慢肠细胞增殖的速度。

乳糖的消化要靠乳糖酶。4 岁以下的儿童含有此酶，但大多数成年人此酶的活性不同程度地降低。缺乏此酶会引起**乳糖不耐受**（lactose intolerance），即大量未经消化的乳糖存在于小肠，引起腹泻、产气、肠痉挛及其他不适症状。酸乳虽然含有相当高的乳糖，但由于含有乳糖酶（由酸乳细菌产生），在十二指肠被激活，可消化乳糖，因此酸乳比牛乳更好耐受。

### （三）小肠液分泌的机制

小肠分泌细胞的基底侧膜上有 $Na^+$-$2Cl^-$-$K^+$ 同向转运体，$Cl^-$ 和 $K^+$ 使用由 $Na^+$ 顺浓度差扩散进入细胞释放的势能转运到细胞内，所以是继发性主动转运。分泌细胞的顶端膜上有两类 $Cl^-$ 通道，一类是由细胞内 $Ca^{2+}$ 浓度升高激活的，另一类是通过依赖 cAMP 的蛋白激酶磷酸化而激活的。在静息情况下，$Cl^-$ 通道处于失活状态，分泌细胞停止活动。在 cAMP 和（或）$Ca^{2+}$ 水平升高的情况下，$Cl^-$ 通道开放，$Cl^-$ 从细胞内向肠腔扩散，$K^+$ 则通过基底侧膜上的 $K^+$ 通道流出细胞；$Cl^-$ 向肠腔扩散导致肠腔内为负电位，可驱使 $Na^+$ 通过细胞旁途径进入肠腔。$Na^+$、$Cl^-$ 分泌入肠腔所建立的渗透压，又促使水进入肠腔（图 6-20）。

肠分泌是一个重要的生理过程。进食后，胃肠激素和神经递质与分泌细胞基底侧膜上的相应受体相互作用，最终导致细胞内 cAMP 浓度升高和（或）细胞内 $Ca^{2+}$ 浓度升高，引起肠液分泌。分泌的肠液可维持小肠内食糜的液体状态，并参与消化与吸收过程。在正常情况下，小肠绒毛细胞的吸收过程与小肠腺分泌细胞的分泌过程之间处于精细的平衡状态。在某些病理情况下，例如患霍乱时，霍乱毒素可持久地激活腺苷酸环化酶，导致分泌细胞内 cAMP 浓度显著升高，从而激活顶端膜上的 $Cl^-$ 通道，引起 $Cl^-$、$Na^+$ 和水的大量分泌，超过绒毛吸收能力，导致腹泻（分泌性腹泻）。

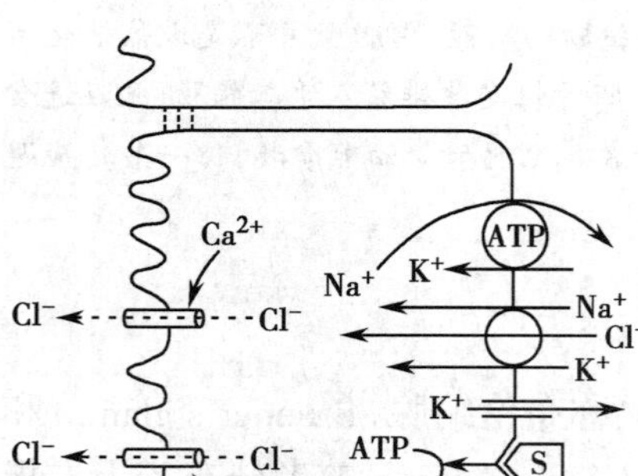


图 6-20 小（大）肠分泌 $Cl^-$ 和 $Na^+$ 和水的机制
S：促分泌物

### （四）小肠分泌的调节

小肠液的分泌是经常性的，但在不同情况下分泌的速率变化很大。食糜对肠黏膜局部的机械性和化学性刺激通过肠壁内神经丛引起局部反射，这是调节小肠分泌的主要机制。小肠黏膜对肠壁的扩张刺激很敏感，小肠内食糜量越多，小肠液的分泌就越多。迷走神经兴奋可引起十二指肠腺分泌增加；交感神经兴奋以及去甲肾上腺素、生长抑素则抑制十二指肠腺的分泌。因此，长期交感神经兴奋可削弱十二指肠上部（球部）的保护机制，这可能是导致该部位发生溃疡的原因之一。临床上已使用生长抑素类似药治疗分泌性腹泻和减轻小肠瘘的液体丢失，许多体液因素，如促胃液素、促胰液素、缩胆囊素、血管活性肠肽、5-HT、组胺等，都具有刺激小肠液分泌的作用。

## 四、小肠的运动

小肠运动的形式除持续的紧张性收缩外，在消化期还有两种主要的运动形式，即分节运动和蠕动。它们都是发生在紧张性收缩的基础上的。在消化间期则有周期性移行性复合运动（MMC）。

### （一）小肠运动的形式

**1. 分节运动**　当小肠被食糜充盈时，肠壁的牵张刺激可引起该段肠管一定间隔距离的环行肌同时收缩，将小肠分成许多邻接的小节段；随后，原来收缩的部位发生舒张，而原来舒张的部位发生收缩。如此反复进行，使小肠内的食糜不断地被分割，又不断地混合。小肠的这种运动形式称为**分节运动**（segmentation contraction）（图 6-21）。分节运动的主要作用是使食糜与消化液充分混合，使食糜与肠壁紧密接触，有利于消化和吸收，但并不明显地推进食糜。

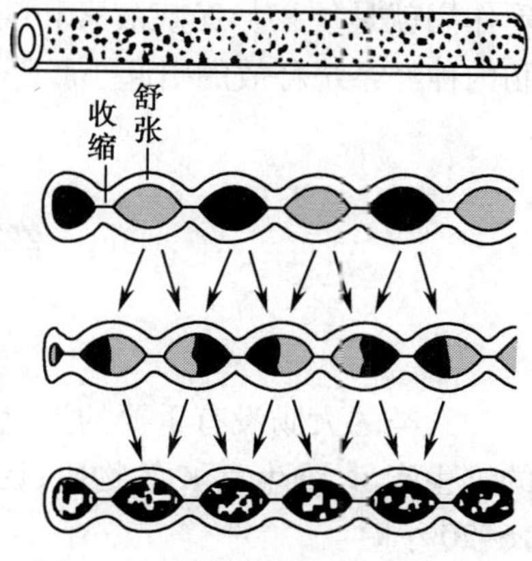


图 6-21　小肠分节运动模式图

1. 肠管表面观；2、3、4. 肠管纵切面，表示不同阶段的食糜节段分割与合拢的情况

**2. 蠕动**　蠕动（peristalsis）可发生于小肠的任何部位，但小肠蠕动波的传播速度较慢，每秒钟仅 0.5~2cm。蠕动波在小肠上段传播较快，在小肠下段较慢。通常传播 3~5cm 便消失，极少超过 10cm。因此由蠕动推动食糜在小肠内移动的速度也很慢，平均仅 1cm/min。

虽然在正常情况下小肠的蠕动很弱，但当肠黏膜受到强烈刺激时，如肠梗阻或肠道感染，可引起一种强烈的快速蠕动，称为**蠕动冲**（peristaltic rush）。发生蠕动冲时，可在数分钟之内把食糜从小肠上段推送到结肠，从而可迅速清除食糜中的有害刺激物或解除肠管的过度扩张。

**3. 移行性复合运动**　在饥饿时或小肠内容物大部分被吸收后，分节运动停止，而出现周期性的**移行性复合运动**（MMC）。小肠的 MMC 起源于胃的下部，向肛门方向缓慢移行，约经 90 分钟可到达回肠末端。当一个波群到达回肠末端时，另一波群又在胃部发生。当摄食物时 MMC 终止。MMC 的主要作用是：①将肠内容物，包括前次进食后遗留的食物残渣、脱落的上皮细胞及细菌等清除干净；②阻止结肠内的细菌迁移到终末回肠。因此 MMC 被称为小肠的"管家收缩"（housekeeper contraction）。MMC 减弱或缺乏者，细菌易于在回肠内过度生长；细菌释放的某些物质可刺激小肠上皮细胞分泌 NaCl 和水，导致腹泻。

### （二）回盲瓣的功能

回盲瓣的主要功能是阻止结肠内容物反流入小肠，还可防止小肠内容物过快地进入大肠，有利于小肠内容物的完全消化与吸收。平时回盲瓣是关闭的，进食后食物入胃，引起**胃 - 回肠反射**（gastroileal reflex），使回肠蠕动加强；当回肠蠕动波到达回肠末端时，回盲括约肌舒张，回肠内容物进入结肠。结肠以及盲肠和阑尾充满时，则引起回盲括约肌收缩加强和回肠蠕动减弱，于是可延缓回肠内容物的通过。

### （三）小肠运动的调节

**1. 内在神经丛的作用**　肌间神经丛对小肠运动起重要的调节作用。小肠内容物的机械性和化学性刺激，以及肠管被扩张，均可通过局部神经丛反射引起小肠蠕动加强。

**2. 外来神经的作用** 一般情况下，副交感神经兴奋以及 ACh 激动剂和胆碱酯酶抑制剂（如新斯的明）可加强小肠的收缩运动；交感神经兴奋则抑制小肠运动。外来神经的作用一般是通过小肠的壁内神经丛实现的。小肠的运动还受神经系统高级中枢的影响，如情绪可改变小肠的运动功能。

**3. 体液因素的作用** 促胃液素、缩胆囊素、促胃动素、胰岛素和 5-羟色胺可增强小肠运动。MMC 可能是由促胃动素发动的。进食后 MMC 转变为消化期的运动形式，部分可能是由于促胃液素和缩胆囊素的释放所致。阿片肽也抑制肠运动，用于止痛的阿片最常见的副作用就是便秘。促胰液素和胰高血糖素能抑制小肠运动，而血管活性肠肽和一氧化氮是肠内神经系统释放的引起小肠舒张的递质。

# 第五节 大肠内消化

人类的大肠没有重要的消化功能，其主要功能是吸收水分、无机盐及由大肠内细菌合成的维生素 B、维生素 K 等物质；贮存未消化和不消化的食物残渣并形成粪便，在大肠内停留 16~20 小时。

## 一、大肠液的分泌

大肠内含有许多大肠腺，可分泌大量的黏液。此外，大肠上皮细胞还分泌水、$K^+$、$HCO_3^-$，因此大肠液是一种碱性的黏性液体，pH 为 8.3~8.4。大肠黏液可润滑粪便，减少食物残渣对肠黏膜的摩擦；黏结肠内容物，有助于粪便的形成，减少或阻止粪便中的大量细菌活动对肠壁的影响；碱性的大肠液还可中和粪便内细菌活动产生的酸，并阻止其向外扩散，保护大肠壁不受其侵蚀。

当大肠受到严重的细菌感染导致肠炎时，黏膜除正常分泌碱性的黏性溶液外，还分泌大量水和电解质，其生理意义在于稀释大肠内的刺激因子，促进粪便迅速通过大肠（腹泻），从而冲刷肠道刺激因素，促进肠炎的好转。

大肠液的分泌主要是由食物残渣对肠壁的直接机械刺激或通过局部神经丛反射所引起。刺激副交感神经（盆神经）可引起远端大肠分泌黏液明显增加，刺激结肠的交感神经能使大肠液分泌减少。

## 二、大肠的运动和排便

### （一）大肠的运动形式

由于大肠的主要功能是吸收食糜中的水和电解质，形成和贮存粪便，因此无需强烈的运动。正常时大肠的运动很微弱，其运动形式类似小肠，主要有混合运动和推进运动两种。

**1. 混合运动——袋状往返运动** 类似小肠的分节运动，但在同一时间内参与收缩的结肠较长，收缩的环行肌较宽和有力，有时甚至使肠腔闭塞，同时纵行肌（结肠带）也收缩，结果使邻近未收缩的结肠段形成许多呈袋状的节段，因此这种收缩称为**袋状收缩**（haustral contractions）。其结构基础是结肠环行肌间断性增厚。一段结肠发生袋状收缩，持续一段时间后消失，邻近部位的结肠段又发生袋状收缩，如此反复进行，形成**袋状往返运动**（haustral shuttling），其主要作用是将大肠内容物不断地挤压、滚动和混合，因此又称**混合运动**（mixing movements）。这种形式的运动多见于近端结肠，可使肠黏膜表面与肠内容物充分接触，有利于大肠对水和无机盐的吸收。

**2. 推进运动——蠕动和集团运动**　短距离的蠕动常见于远端结肠，其传播速度很慢（约 5cm/h）。按此计算，食糜通过结肠约需 48 小时。大肠还有一种行进很快、向前推进距离很长的强烈蠕动，称为**集团运动**（mass movements），它可将肠内容物从横结肠推至乙状结肠或直肠。集团运动时，袋状收缩停止，结肠袋消失。集团运动后，袋状收缩又重新出现。集团运动每日发生 1~3 次，常在进餐后发生，尤多见于早餐后 1 小时内，可能是由于食物充张胃或十二指肠，引起胃 - 结肠反射或十二指肠 - 结肠反射所致。阿片类药物如吗啡、可待因、哌替啶以及抗酸剂氢氧化铝等，可降低结肠集团运动的频率，因此使用这些药物后易产生便秘。当结肠黏膜受到强烈刺激如肠炎时，常引起持续的集团运动。

### （二）粪便的形成及排便反射

**1. 粪便的形成**　食物残渣在大肠内停留时，一部分水被吸收，同时经过大肠内细菌的发酵与腐败作用以及大肠黏液的黏结作用，形成粪便。正常粪便中水分占 3/4，固体物占 1/4。后者包括死的和活的细菌（约占 30%），未消化和不消化的食物残渣及消化道脱落的上皮细胞碎片、黏液、胆色素（三者共占 30%），脂肪及脂肪衍生物（占 10%~20%，主要由细菌分解食物产生及来自脱落的肠上皮细胞），无机物（占 10%~20%）和少量蛋白质（占 2%~3%）等。由于粪便的大部分是非饮食成分，故其组分受饮食改变的影响较小，因此在较长时间未进食的情况下仍可有粪便排出。

在未消化的食物残渣中，部分是食物中的纤维，包括纤维素、半纤维素、木质素以及各种树胶、果胶等。饮食纤维不能被人体消化吸收，但由于它可吸收水分，所以可使粪便的体积增大、变软，并能刺激肠运动，使粪便在大肠内停留的时间缩短，防止便秘，减少粪便中有害细菌所产生的毒素或有害代谢产物与肠壁接触的时间，从而可降低发生结肠癌和直肠癌的风险。此外，饮食纤维还可吸收胆汁酸，增加它们在粪便中的含量，使通过肠肝循环回收的胆盐减少，肝脏需利用更多的血浆胆固醇合成新的胆汁酸，所以增加饮食中的纤维含量不仅可预防便秘，还可降低血浆胆固醇水平。

粪臭味主要是细菌作用的产物形成的，这些产物因人而异，取决于人的结肠菌群及食物的类型。发臭味的产物包括吲哚、甲基吲哚、硫醇及硫化氢。粪便的深黄色是由胆红素的衍生物粪胆素及尿胆素形成的。

**2. 排便反射**　排便（defecation）是受意识控制的脊髓反射（图 6-22）。

人的直肠内通常是没有粪便的，当胃 - 结肠反射和十二指肠 - 结肠反射发动的集团运动将粪便推入直肠时，可刺激直肠壁感受器，发动**直肠括约肌反射**

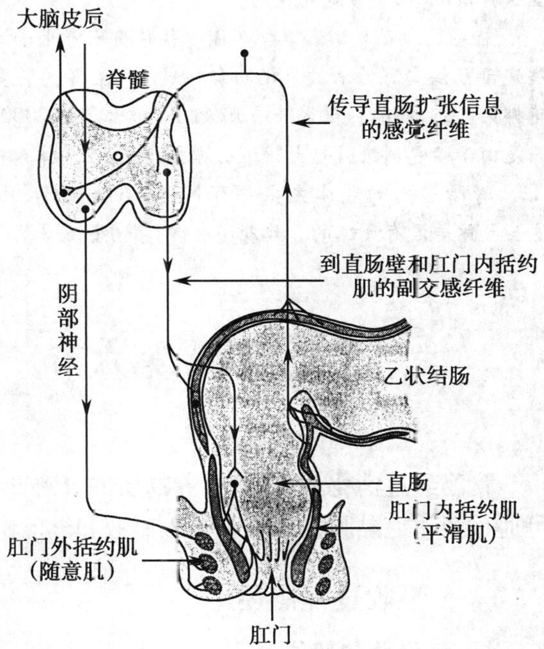

图 6-22　排便反射示意图

(rectosphincteric reflex),引起肛门内括约肌舒张,肛门外括约肌收缩;并且传入冲动经盆神经和腹下神经到达脊髓腰骶段的初级排便中枢,并上传至大脑皮质,产生便意。如果想排便或环境条件适宜排便,皮质发出下行冲动到脊髓初级排便中枢,传出冲动经盆神经引起降结肠、乙状结肠和直肠收缩,肛门内括约肌舒张;阴部神经传出冲动减少(抑制),肛门外括约肌舒张;同时,腹肌、膈肌收缩,腹压增高,盆底肌舒张粪便被排出体外。此外,髋部弯曲和盆底下降,减小直肠与肛门之间的角度(从 >90° 降至 <15°),也有助于粪便的排出。如果不想排便或延缓排便,阴部传出神经兴奋,外括约肌仍维持收缩,通常足以克服直肠扩张引起的一系列反射。几分钟后,直肠壁感受器对扩张刺激适应,排便反射便消失,肛门内括约肌张力增加,需经过几小时或直到有粪便进入直肠时再发动排便反射。因此,经常抑制自然排便者易导致严重便秘。由于胃 - 结肠反射发生于餐后,故排便常发生于餐后(特别是早餐后),尤其是幼儿。在成人,排便时间主要受习惯和环境因素的影响。关于排便次数则因人而异,有的人每日一次或多次,有的人隔日一次都属于正常。如每周仅二次属于便秘。排便一般可以通过深呼吸,继之关闭声门以及收缩腹肌和胸部肌,使增加的腹压传送到大肠及直肠内容物而促进。这种手法(动作)也引起胸膜腔内压增加,导致血压一过性增加,继之由于静脉回流压降低,回心血量减少而导致血压下降。排便时过度用劲引起的这种心血管变化,在罕见情况下可促使卒中或心脏病发作,特别是具有心血管疾病的便秘老年人。

### 三、胃肠道内的气体

胃肠道中的气体主要由肠内(主要是结肠)的细菌发酵未能消化的食物产生。其次还有大量随进食时吞咽入胃的气体(吃流体食物比吃固体食物吞入的气体要多),不过其中大部分通过嗳气又从胃中排出,其余进入小肠。此外,还有部分气体($CO_2$)是由胰液、胆汁和肠液中的碳酸氢盐($HCO_3^-$)被胃酸中和而产生。肠道中的 $CO_2$ 大部分通过肠壁扩散进入血液,随后由肺呼出。存留于肠内的气体随肠运动而来回移动,产生肠鸣音,用听诊器有时甚至用耳可听取。缺乏肠鸣音是肠运动被抑制的可靠证据,腹部手术后常发生这种情况,但一般是可逆的。

在结肠细菌发酵和其他代谢途径每日可产生平均约 1L 的气体,但个体差异很大。产气的数量(多少)决定于可供发酵的未被消化的食物残渣的数量。许多食物可增加肠道的产气量,例如豆类、卷心菜、洋葱、花椰菜、玉米和醋。正常人每天从肛门排出 200~2000ml 的气体。但直肠排气过多往往不是由于产气增加,而是由于肠受刺激引起大肠运动增强,使这些气体未被吸收就被驱出。

胃肠道内的气体主主要有 $N_2$(占 65%)、$H_2$(占 20%)、$CO_2$(占 10%)、$CH_4$(占 3%)、$O_2$(占 2%)等。这些气体是没有气味的。此外还有少(微)量气味的气体,包括:硫化氢、吲哚、甲基吲哚和粪臭素。

## 第六节　吸　　收

食物经过消化后,各种营养物质的分解产物、水、无机盐和维生素,以及大部分消化液即可通过消化道黏膜上皮细胞进入血液和淋巴中,这个过程称为**吸收**(absorption)。

### 一、吸收过程概述

#### (一)吸收的部位

在口腔内,没有营养物质被吸收。胃的吸收能力也很差,因为胃黏膜无绒毛且上皮细胞之间连接紧密，仅吸收少量高度脂溶性的物质如乙醇，以及某些药物，如阿司匹林等。小肠吸收的物质种类多、量大，是吸收的主要部位。大肠能吸收水和无机盐。

由于胃吸收乙醇的速度比小肠慢，所以在喝酒之前或其间吃些富含脂肪的食物，如全牛乳等，以延缓胃排空，减慢乙醇吸收而迅速产生作用。

小肠有许多吸收的有利条件：①在小肠内，糖类、蛋白质、脂类已消化为可吸收的物质。②小肠的吸收面积大：小肠黏膜形成许多环状皱襞，皱襞上有许多绒毛，绒毛的上皮细胞上有许多微绒毛，使小肠黏膜的表面积增加600倍，达到200~250$m^2$（图6-23）。③小肠绒毛的结构特殊，有利于吸收。绒毛内有毛细血管、毛细淋巴管（乳糜管）、平滑肌纤维及神经纤维网，消化期间小肠绒毛的节律性伸缩与摆动，可促进绒毛内的血液和淋巴流动。④食物在小肠内停留的时间较长，能被充分吸收。

### （二）吸收的途径与机制

**1. 吸收的途径**　小肠内的吸收主要通过跨细胞和细胞旁两种途径。

（1）跨细胞途径：肠腔内的物质通过小肠绒毛上皮细胞的顶端膜进入细胞内，再通过基底侧膜进入细胞外间隙，最后进入血液或淋巴。

（2）细胞旁途径：肠腔内的物质通过小肠上皮细胞间的紧密连接进入细胞间隙，再进入血液（图6-24）。

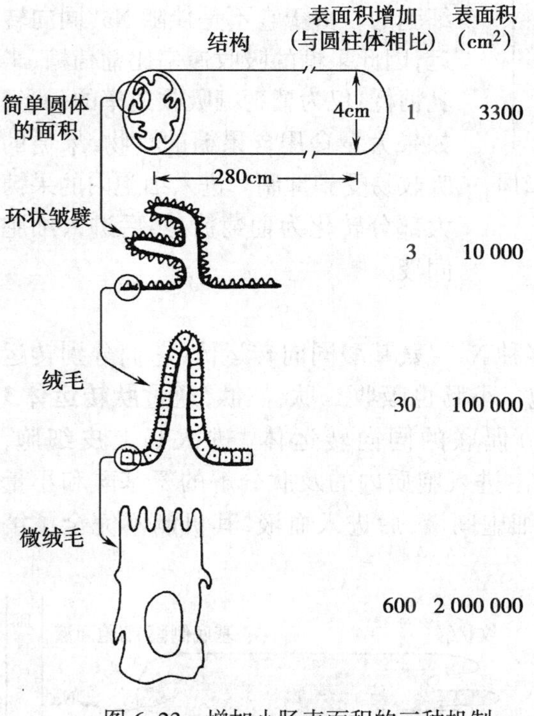


图6-23　增加小肠表面积的三种机制

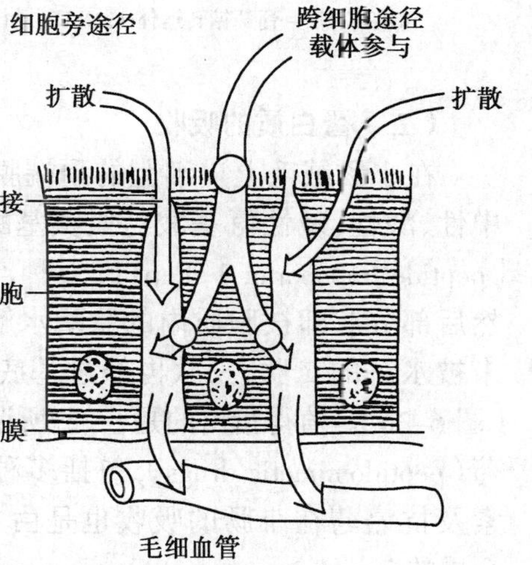


图6-24　小肠黏膜吸收水和小的溶质的两条途径

**2. 吸收的机制**　吸收的机制有以下几种：

（1）被动转运：包括单纯扩散、易化扩散和渗透。

（2）主动转运：包括原发性主动转运和继发性主动转运。

（3）入胞和出胞。

## 二、小肠的吸收功能

通常小肠每日吸收约数百克糖、100g或更多的脂肪，50~100g氨基酸，50~100g各种离子和 7~8L 水。但正常的小肠吸收潜力远比上述数值大，每日能吸收多至几千克的糖，500g 脂肪，500~700g 蛋白质，20L 甚至更多的水。

**（一）糖的吸收**

食物中的糖类一般须被分解为单糖后才能被吸收，只有少量的二糖被吸收。肠道中的单糖主要是葡萄糖、半乳糖和果糖。葡萄糖和半乳糖是通过与 $Na^+$ 驱动的继发性主动转运机制吸收的。在肠绒毛上皮细胞的基底侧膜上有 $Na^+$ 泵，不断将细胞内的 $Na^+$ 泵入细胞间液，再进入血液，维持细胞内的低 $Na^+$ 浓度；在其顶端膜上存在的 **$Na^+$– 葡萄糖同向转运体 1**（sodium–glucose transporter 1，SGLT1）能与 $Na^+$– 葡萄糖和 $Na^+$– 半乳糖结合，$Na^+$ 依靠细胞内、外 $Na^+$ 的浓度差进入细胞，释放的势能将葡萄糖或半乳糖转运入细胞，然后在基底侧膜通过易化扩散［经**葡萄糖转运体 2**（glucose transporter 2，GLUT2）］进入细胞间液，再进入血液（图 6–25）。给予 $Na^+$ 泵抑制剂哇巴因可抑制葡萄糖及半乳糖的吸收。果糖是通过易化扩散（通过 GLUT5）进入肠绒毛上皮细胞的。由于它不是伴随 $Na^+$ 同向转运，因此果糖的吸收速率比葡萄糖、半乳糖低，仅为葡萄糖吸收速率的一半。如果大量食用含果糖的食物，果糖的吸收易受到抑制。进入细胞内的果糖大部分转化为葡萄糖，然后进入细胞间液。

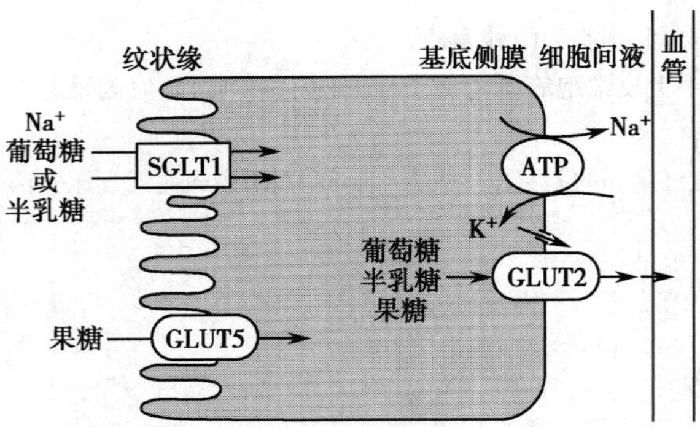


图 6–25　葡萄糖、半乳糖和果糖在小肠的吸收机制示意图

SGLT1：$Na^+$– 葡萄糖转运体 1；GLUT：葡萄糖转运体

**（二）蛋白质的吸收**

在小肠绒毛上皮细胞的顶端膜上，存在多种 $Na^+$– 氨基酸同向转运体，它们分别转运中性、酸性、碱性氨基酸与亚氨基酸进入细胞。小肠也吸收二肽、三肽，通过**肽转运体 1**［peptide transporter 1，PepT1，一种与质子（$H^+$）偶联的同向转运体］进入肠上皮细胞，然后部分肽即被胞质内的肽酶水解为氨基酸。进入胞质内的及肽分解的氨基酸和小量未被水解的二肽、三肽再经过基底侧膜进入细胞间液，后进入血液，其机制不完全了解（图 6–26）。值得指出的是，一些所谓拟肽药（peptidomimetic drugs），包括多种抗生素及抗癌药在小肠的吸收也是由 PepT1 介导的。

婴儿的肠上皮细胞可通过入胞和出胞方式吸收适量的未经消化的蛋白质。例如，母体初乳中的免疫球蛋白 A（IgA）可以这种方式进入婴儿的血液循环，产生被动免疫。但随着月龄的增大，小肠吸收完整蛋白质的能力减小。外来蛋白质被吸收后，不仅无营养价值，而且可引起过敏反应。

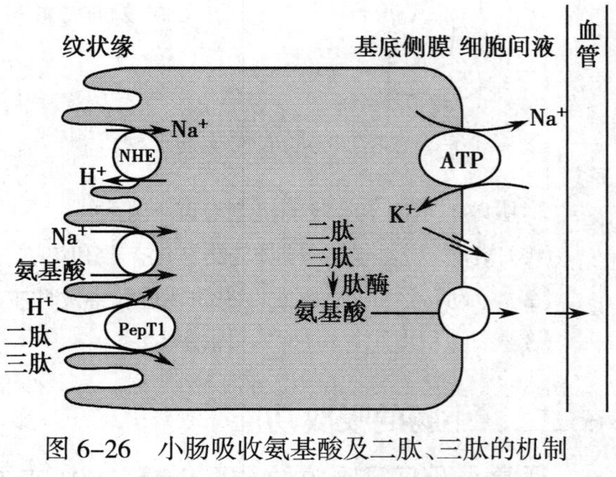


图 6–26　小肠吸收氨基酸及二肽、三肽的机制

PepT1：肽转运体 1；NHE：$Na^+/H^+$ 交换体

**（三）脂类的吸收**

脂类的消化产物，包括甘油一酯、游离脂肪酸、胆固醇、溶血卵磷脂，以混合微胶粒的形式存在于肠腔内。混合微胶粒亲水性的外壳使它能通过覆盖在小肠纹状缘表面的非流动水层到达微绒毛，释放出其内的脂类消化产物。脂类消化产物顺浓度梯度扩散入肠细胞，胆盐则留在肠腔内，形成新的混合微胶粒，反复转运脂类消化产物，最后在回肠被吸收。在肠上皮细胞内，脂类消化产物在滑面内质网再发生酯化，形成三酰甘油、胆固醇酯及卵磷脂。然后它们与肠上皮细胞合成的载脂蛋白结合，形成**乳糜微粒**（chylomicron）。乳糜微粒在高尔基复合体包装成分泌颗粒，然后迁移到基底侧膜，通过出胞过程进入绒毛内的乳糜管，经淋巴循环最后进入血液（图 6–27）。因此，当肠上皮细胞不能合成足够的载脂蛋白时，乳糜微粒就不能形成，或不能转运出细胞，导致脂类吸收障碍。少于 10~12 个碳原子的中、短链脂肪酸由于脂溶性较高，不需再酯化，可直接经肠上皮细胞扩散进入绒毛内的毛细血管。由于膳食中的植物油含有 15 个以上的碳原子的长链脂肪酸较多，所以脂肪的吸收途径以淋巴为主。正常成人可吸收 95% 以上被消化的脂类，婴儿吸收脂类的能力较低，只能吸收 85%~90%。

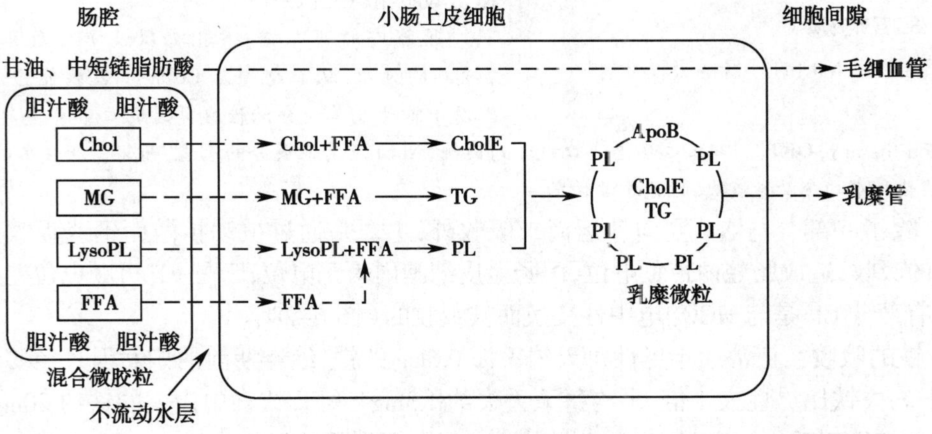


图 6–27　脂类消化产物吸收示意图

Chol：胆固醇；MG：甘油一酯；LysoPL：溶血卵磷脂；FFA：游离脂肪酸；

PL：磷脂；TG：三酰甘油；CholE：胆固醇酯；ApoB：载脂蛋白 B

小肠中的胆固醇易于被吸收，它不溶于水而溶解于混合微胶粒的疏水性核心部位，在小肠上段被吸收。胆盐可与胆固醇形成混合微胶粒，有助于胆固醇的吸收，食物中不能被利用的纤维素、果胶、琼脂等易与胆固醇形成复合物，可阻碍微胶粒的形成，从而能降低胆固醇的吸收。植物固醇难吸收，不吸收的植物固醇如大豆中的固醇，可降低胆固醇的吸收。

**（四）水的吸收**

成人每天约摄入 2L 水，分泌约 7L 消化液，因此消化道每天吸收约 9L 水，其中空肠吸收 5~6L，回肠吸收 2L，结肠吸收 400~1000ml，十二指肠净吸收水很少。仅 50~200ml 水随粪便排出体外。

水是通过渗透方式被吸收的，即由于肠内营养物质及电解质的吸收，造成肠内容物低渗，从而促进水从肠腔经跨细胞途径和细胞旁途径转入血液。另外，水也能从血浆转运到肠腔，例如，当胃排出大量高渗溶液入十二指肠时，水从肠壁渗出到肠腔内，使食糜很快变成等渗。当肠道发生炎症等病理情况时，由于肠壁通透性增加或肠内容物的渗透压增高，水分的吸收降低，过多的水分随粪便排出，形成腹泻。

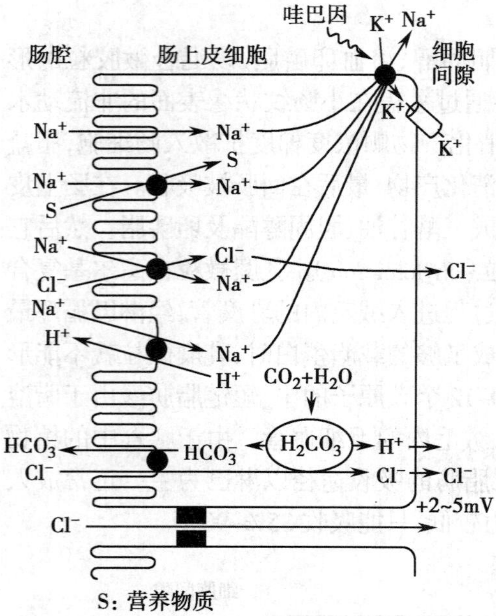


图 6-28 NaCl 在小肠的吸收机制

## （五）无机盐的吸收

**1. 钠和氯的吸收** 小肠每天吸收 25~30g 钠，约等于体内总钠量的 1/7；其中摄入的钠为 5~8g，其余为消化液中的钠。因此，一旦肠分泌的钠大量丢失，例如严重腹泻时，体内储存的钠在几小时内可降至很低甚至危及生命的水平。钠是主动吸收的，即由于肠上皮细胞基底侧膜上 $Na^+$-$K^+$ 泵的活动所造成的细胞内低 $Na^+$ 浓度，促进肠腔内的 $Na^+$ 顺浓度差进入细胞。

$Na^+$ 通过 4 种方式经肠上皮细胞顶端膜进入细胞内：①$Na^+$- 营养物质（如葡萄糖、半乳糖、氨基酸、二肽、三肽等）同向转运；②$Na^+$-$Cl^-$ 同向转运；③$Na^+$-$H^+$ 逆向交换；④少量 $Na^+$ 可经水相通道被动扩散（图 6-28）。

*肠腔内的葡萄糖、半乳糖以及中性氨基酸可增加 $Na^+$ 的吸收，从而也增加 $Cl^-$ 和水吸收能力的原理，已用于霍乱及其他分泌性腹泻时的口服补液治疗（oral rehydration therapy，ORT）。即给这些患者口服含葡萄糖、NaCl 及其他成分的溶液，葡萄糖及盐水的吸收有助于补偿盐和水的分泌性流失，避免患者脱水。*

$Cl^-$ 除了一部分与 $Na^+$ 同向转运而被吸收外，主要是通过被动扩散而迅速吸收的。由于 $Na^+$ 的吸收，造成肠腔内带负电位，而肠上皮细胞内为正电位，于是 $Cl^-$ 可顺电位差进入细胞。还有部分 $Cl^-$ 是与 $HCO_3^-$ 电中性交换而被吸收的（图 6-28）。

**2. 铁的吸收** 正常成年男性每天约丢失 0.6mg 的铁，绝经期前的妇女因月经要额外丢失铁，平均失铁比男性大 1 倍，平均每天丢失约 1.3mg。每日饮食中摄入的铁约 20mg，但吸收的数量仅等于丢失的数量，为摄入量的 3%~6%，正常成年男性为 0.5~1mg，绝经前妇女为 1~1.5mg。如果超过此值将发生铁超负荷（overload）。铁的吸收与机体对铁的需要有关，孕妇、儿童及失血等情况下，铁的吸收量增加。

食物中的铁包括血红素铁和非血红素铁，后者又包括三价铁（高铁，$Fe^{3+}$）和二价铁（低铁，$Fe^{2+}$）。由于 $Fe^{3+}$ 较易与小肠分泌物中的负离子形成不溶性盐，如氢氧化物、磷酸盐、碳酸氢盐，以及与食物中的植酸、草酸、鞣酸和谷粒纤维形成不溶性复合物，因此不易吸收。$Fe^{2+}$ 则较不易形成上述复合物，并且在 pH 高达 8.0 的情况下仍是可溶性的，因而易于被吸收。食物中的铁主要是 $Fe^{3+}$，吸收前必须还原为 $Fe^{2+}$。不溶性铁在较低 pH 环境中易于溶解，所以胃酸可促进铁的吸收，而胃酸缺乏时铁的吸收减少，易发生缺铁性贫血。维生素 C 及柠檬酸可与铁形成可溶性复合物，并能使 $Fe^{3+}$ 还为 $Fe^{2+}$，因此可促进铁的吸收。因此进餐时饮用果汁（如柑橘汁）可增加钙的吸收，而喝茶（含鞣酸）可减少钙的吸收。血红蛋白和肌红蛋白中的血红素较易吸收（吸收率为 20%），因此是铁的两个重要饮食来源。

铁主要在十二指肠及上段空肠被吸收。纹状缘细胞膜上有能与 $Fe^{2+}$ 结合的转运蛋白 DMT1（**二价金属离子转运体 1**，divalent metal transporter1，DMT1），将 $Fe^{2+}$ 与 $H^+$ 同向转运入细胞。DMT1 不转运 $Fe^{3+}$，但在纹状缘上的铁还原酶能还原 $Fe^{3+}$ 为 $Fe^{2+}$。血红素即以入胞方式或经血红素转运体进入细胞，在胞质中经血红素氧化酶作用，释放出 $Fe^{2+}$。胞质中的

$Fe^{2+}$ 与基底侧膜上的**膜铁转运蛋白**（ferroportin）结合并转运到细胞外间液和血液。在血浆 $Fe^{2+}$ 转化为 $Fe^{3+}$，并与**运铁蛋白**（transferrin，Tf）结合而运输。超过机体需要的 $Fe^{2+}$ 转化为 $Fe^{3+}$ 后则与肠上皮细胞胞质中的脱铁铁蛋白（apoferritin）不可逆结合，成为**铁蛋白**（ferrin），贮存于细胞内，并随肠上皮细胞脱落而丢失（图 6-29）。在肠上皮细胞内，$Fe^{3+}$ 与脱铁铁蛋白结合，可防止 $Fe^{3+}$ 与细胞内阴离子结合形成不溶性复合物，并可促成铁的吸收。铁蛋白中的铁较难以释放。当肠上皮细胞内的脱铁铁蛋白与铁结合达到饱和时，铁的吸收大大减少。相反，当上皮细胞贮存的铁被消耗时，铁的吸收大大加速。肠道吸收铁还受到肝脏合成的**铁调素**（hepcidin）的控制，因后者可移除和破坏小肠细胞膜上的膜铁转运蛋白，抑制小肠吸收铁，降低血浆铁浓度。当机体铁需要增加时（如出血后），循环铁调素水平降低，小肠吸收铁增加；当铁需要降低时，铁调素水平升高，铁吸收减少。

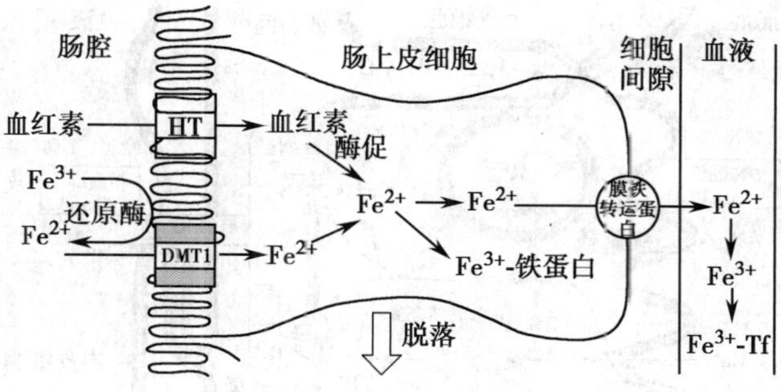


图 6-29　小肠上皮细胞吸收铁的机制

DMT1：二价金属离子载体 1；HT：血红素转运体；Tf：运铁蛋白

**铁在血液中的运输**：在血浆中，铁与运铁蛋白结合得很疏松，通过血液循环运输到红骨髓（造血器官）及身体的其他部位再释放出铁。Tf 与骨髓中成红细胞膜上的受体结合，然后与受体一道通过入胞作用进入细胞。在细胞内 Tf 直接释放铁到线粒体，合成血红素。当 Tf 数量减少时，可引起严重的低色素性贫血。血中过多的铁以铁蛋白的形式贮存于肝细胞及其他细胞中。铁蛋白是铁在组织中的主要贮存形式。脱铁铁蛋白是一种球蛋白，由 24 个亚基组成，能结合不同数量的聚集的铁原子团（多可达 4500 个铁原子）。铁蛋白在电镜下易见，并可用作研究吞噬作用的示踪剂。聚集沉积在溶酶体膜上的铁蛋白分子，其含铁量可达到 50%，这些沉积物称为含铁血黄素（hemosiderin），在光学显微镜下即可见。

当血液中的铁含量降低时，铁蛋白中的部分铁可释放出来，由血浆中的运铁蛋白运输到身体需要的部位。如果血浆中的铁含量过高，如红细胞慢性破坏、肝脏疾病和长期摄入的铁超过排泄的铁（如非洲人长期饮用铁器盛的啤酒），在肝细胞等铁蛋白中含铁量增多，形成含铁血黄素。大量的含铁血黄素可损伤组织细胞，产生含铁血黄素沉着综合征：皮肤色素沉着，胰腺受损（伴有糖尿病），肝硬化（肝癌发生率增加）以及性腺萎缩等。

**3. 钙的吸收**　从食物中摄入的钙，30%~80% 在肠内被吸收。影响钙吸收的主要因素有维生素 D 和机体对钙的需要状况。维生素 D 促进钙的吸收。机体钙缺少或对钙的需要增加时，如低钙饮食、儿童和哺乳期妇女，钙的吸收增加。体内钙较多时，钙的吸收减少。葡萄糖可刺激 $Ca^{2+}$ 的吸收，而脂肪、草酸盐、磷酸盐、植酸等由于可与 $Ca^{2+}$ 形成不溶性复合物而抑制 $Ca^{2+}$ 的吸收。酸性环境可增加 $Ca^{2+}$ 的吸收，而碱性环境则降低 $Ca^{2+}$ 的吸收。老年人钙吸收能力降低，可能是由于老年人维生素 D 水平异常低或对维生素 D 反应性降低。胃酸促成钙吸收，长期使用抑制胃酸分泌药物者，特别是老年人，发生钙吸收不良的危险性增加。钙吸收不良可发生在炎症性肠病、热带性口炎性腹泻一类刷状缘面积减少的疾病。$Ca^{2+}$ 可通过小肠绒毛上皮细胞顶端膜（纹状缘）上的钙通道顺电化学梯度进入胞质，然后与胞质中的**钙结合蛋白**（calbindin）结合，部分被内质网摄取，暂时贮存于胞内，可防止胞质中游离 $Ca^{2+}$ 浓度过高，缺钙时可释放出来。胞质内的 $Ca^{2+}$ 由基底侧膜上的 $Ca^{2+}$-$H^+$-ATP 酶（即 $Ca^{2+}$ 泵）及 $Na^+$-$Ca^{2+}$ 交换体释放到细胞外间隙，再进入血液。1，25-$(OH)_2$-$D_3$ 可通过诱导小肠上皮细胞钙结合蛋白、$Ca^{2+}$-$H^+$-ATP 酶及 $Na^+$-$Ca^{2+}$ 交换体的合成而促进钙的吸收。部分钙还可通过细胞旁途径

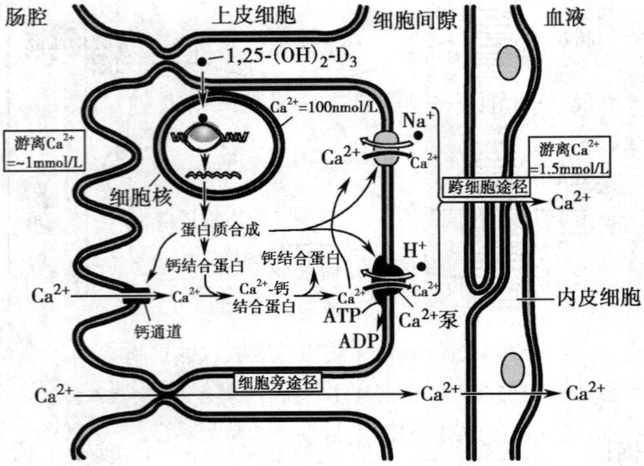


图 6-30　钙吸收示意图

被动吸收，不受维生素 $D_3$ 的调控（图 6-30）。

### （六）维生素的吸收

大多数维生素在小肠上段吸收，但维生素 $B_{12}$ 在回肠被吸收。大多数水溶性维生素，包括维生素 $B_1$、$B_2$、$B_6$、PP、C 以及生物素和叶酸，是通过依赖于 $Na^+$ 的同向转运体被吸收的。维生素 $B_{12}$ 须先与内因子结合成复合物后，再到回肠被主动吸收。脂溶性维生素 A、D、E、K 的吸收与饮食脂类消化产物的吸收相同。

## 三、大肠的吸收功能

每日约有 1500ml 小肠内容物进入大肠，其中的水和电解质大部分被吸收，只有 100ml 左右的液体和 1~5mmol 的 $Na^+$ 与 $Cl^-$ 随粪便排出。如果粪便在大肠内停留的时间延长，则几乎所有的水都可被吸收，形成坚硬的粪便。

大肠黏膜具有高度主动吸收 $Na^+$ 的能力，$Na^+$ 的主动吸收导致 $Cl^-$ 的被动同向转运。由于 $Na^+$ 和 $Cl^-$ 的吸收，又可导致水的渗透性吸收增加。大肠吸收 $Cl^-$ 时，通过 $Cl^-$–$HCO_3^-$ 逆向转运，伴有 $HCO_3^-$ 的分泌（见图 6-28），$HCO_3^-$ 可中和结肠内细菌产生的酸性产物。严重腹泻的患者，由于 $HCO_3^-$ 的丢失，可导致血浆酸度增加。

大肠吸收水的能力很强，每日最大可吸收 5~8L 水和电解质溶液。当从回肠进入大肠的液体和大肠分泌的液体超过此数量时，超出部分便从粪便中排出，形成腹泻。由于大肠有很强的吸收能力，所以直肠灌肠也可作为一种有用的给药途径。许多药物如麻醉药、镇静药、安定药及类固醇等，能通过灌肠迅速被大肠吸收。

大肠也吸收大肠内细菌合成的某些产物，例如维生素。虽然正常时大肠吸收的维生素量仅占机体每日需要量的一小部分，但在维生素摄入不足时有重要的意义。此外，大肠也吸收由细菌分解食物残渣产生的短链脂肪酸，如乙酸、丙酸和丁酸等。

# 第七节　肝脏的功能

肝脏是人体最大的内脏器官和消化腺。肝脏除了分泌胆汁参与脂肪的消化与吸收外，还有许多其他功能，如滤过与贮血功能、代谢功能、合成血浆蛋白、贮存营养物质（维生素和矿物质）、解毒和排泄功能等。

## 一、贮血功能

肝脏是一个可极大扩张的器官，其血管能贮存大量血液。正常情况下，肝静脉和肝窦能贮存约 450ml 血液，几乎占全身血量的 10%，当右心衰竭、右心房高压时，上腔静脉血回流受阻，肝扩张，可额外容纳

0.5~1L 血液；当血容量减少时，肝又能额外排出大量血液。

## 二、肝脏的代谢功能

### （一）糖（碳水化合物）代谢

血糖浓度升高时（如餐后），肝细胞摄取葡萄糖，并在肝脏依次转化为 6- 磷酸葡萄糖、1- 磷酸葡萄糖及尿苷二磷酸葡萄糖，后者可用于糖原合成。正常健康人肝脏可贮存等于肝重的 7%~10% 的糖原。血糖降低（如饥饿）时，肝糖原依次分解为 1- 磷酸葡萄糖、6- 磷酸葡萄糖和葡萄糖，葡萄糖释放入血，从而维持血糖相对稳定[血糖稳定于 3.9~4.4mmol/L（70~100mg/dl）]。肝功能不良者进食糖类的食物后，血糖浓度比正常肝功能者高 2~3 倍。

肝糖原异生对于血糖水平的维持也很重要，特别是饥饿时。糖异生是指从非糖物质如脂肪、氨基酸和乳酸产生葡萄糖（肝糖原）。糖异生的直接底物是丙酮酸，后者来自乳酸、甘油及生糖氨基酸。

胰岛素可促进糖原合成，抑制糖原分解和糖异生；胰高血糖素的作用则相反。肾上腺素也刺激糖原分解和糖异生。

### （二）脂肪代谢

肝对脂肪的代谢主要包括脂肪酸氧化为身体提供能量；合成胆固醇、磷脂及大多数脂蛋白；从蛋白质和糖类合成脂肪。

来自食物或脂肪组织的脂肪酸在肝进行 β- 氧化，形成乙酰辅酶 A，进入三羧酸氧化，释放出大量能量。部分乙酰辅酶 A 合成乙酰乙酸及 β- 羟丁酸（酮体），进入血液再转运到其他组织。酮体在大多数组织再转化为乙酰辅酶 A，进入三羧酸循环产生能量。

进食后吸收大量蛋白质消化产物及糖，在肝转变为脂肪。这一过程需要葡萄糖和氨基酸代谢为丙二酸单酰辅酶 A，然后再合成脂肪酸及三酰甘油。三酰甘油、胆固醇与肝细胞合成的脱辅基蛋白结合，形成脂蛋白，主要是极低密度脂蛋白（VLDL），进入血液循环，输送到脂肪组织。在脂肪组织，三酰甘油被脂蛋白脂酶分解产生脂肪酸，再合成三酰甘油。VLDL 转变为低密度脂蛋白（LDL，消耗了三酰甘油，富含胆固醇）。肝细胞受损时，脂蛋白质合成可能受损，三酰甘油积聚于肝细胞，形成脂肪肝。

肝脏合成胆固醇及磷脂，约 80% 的胆固醇被转化为胆酸，其余以高密度脂蛋白（HDL）及 VLDL 形式被血液转运到其他组织细胞。磷脂也以 HDL 及 VLDL 形式转运到组织细胞。细胞利用胆固醇及磷脂构成膜、细胞内结构和各种化学物质。

### （三）蛋白质代谢

肝脏在蛋白质代谢中的最主要功能包括氨基酸的脱氨基作用，利用氨合成尿素，合成血浆蛋白，各种氨基酸相互转换和从氨基酸合成其他化合物。

氨基酸用于供能或转变成糖或脂肪之前需脱去氨基。肝脏是体内脱氨基的主要器官（其次为肾脏）。脱氨基过程形成大量氨，体内还有一些氨是由肠道细菌形成被吸收入血的。氨是一种高度神经毒的物质，因此，如果肝脏不能将氨转化为尿素，血氨浓度迅速升高，可导致肝性脑病和死亡。人饥饿时尿素生成增加，血尿素水平升高。

肝能合成约 90% 的血浆蛋白（大部分 γ- 球蛋白主要由淋巴组织的浆细胞合成），主要有白蛋白、急性期蛋白（acute phase protein）、补体蛋白、凝血因子、激素结合蛋白、触珠蛋白、转（运）铁蛋白、血红素结合蛋白、胰岛素样生长因子等。肝合成血浆蛋白的速率最大为 15~50g/d，因此，即使身体丢失一半的血浆蛋白，在 1~2 周内就能得到补充而恢复。

血浆蛋白消耗引起肝细胞快速有丝分裂和肝生长，肝体积增大，血浆蛋白输出加快。这一效应持续直到血浆蛋白恢复正常为止。慢性肝病（如肝硬化）时，血浆蛋白如白蛋白可降至低水平，从而引起全身水肿和腹水。肝脏能从必需氨基酸通过转氨基作用，合成体内所有的 9 种非必需氨基酸。

## 三、肝脏的贮存功能

肝脏能贮存并代谢脂溶性维生素（A、D、E、K），水溶性维生素（如维生素 $B_2$、$B_{12}$，烟酰胺及叶酸）及铁质。当机对这些维生素需要增加时，便从肝脏释放进入血液循环。

肝脏贮存的维生素 A、D 和 $B_{12}$ 的数量，分别可供机体 10 个月、3~4 个月和 1 年或数年的需要。肝脏还参与维生素 $D_3$ 的激活和失活过程，即使维生素 $D_3$ 转化为 25- 羟维生素 $D_3$，后者再经肾进一步羟化转变为有活性的 1，25- 二羟维生素 $D_3$，肝也能使 1，25- 二羟维生素 $D_3$ 转化为无活性的 1，24- 二羟维生素 $D_3$。

肝以铁蛋白的形式贮存铁。肝含大量的脱铁铁蛋白，能与铁可逆性结合。当体液中可利用的铁增多时，铁便与脱铁铁蛋白结合，形成铁蛋白贮存于肝细胞；当循环体液中的铁水平降低时，铁蛋白释放出铁。

肝还贮存铜。微量元素铜对于一些含铜的酶，如细胞色素 C 氧化酶及超氧化物歧化酶的功能是必需的。铜从小肠吸收入血后，与白蛋白及氨基酸结合，经门静脉进入肝，或掺合到铜酶或从胆汁排泄。从小肠吸收的铜 80% 由胆汁排泄。

## 四、肝脏的解毒功能及调节激素的作用

肝血窦的巨噬细胞（Kupffer cell）能吞噬从肠道吸收并通过门脉进入肝脏的细菌及外来蛋白（异物）。血液通过肝脏后其内的细菌可减少到 1% 以下。

许多药物在肝脏被代谢。药物在肝脏代谢经过两个步骤：第一步是进行氧化、还原或水解作用；第二步是药物或第一步的产物与葡糖醛酸、甘氨酸或硫酸结合。这些转化作用产生比母体药物极性（水溶性）更大的代谢物，最终从胆汁排出。

肝细胞的药物代谢酶组成一非特异性混合功能氧化酶系统，此系统的一个特性是长时间给予药物底物后，酶的活性增加，称为酶诱导。起酶诱导作用的药物包括巴比妥盐及乙醇。酶诱导是非特异性的，例如，长期使用巴比妥盐可增加抗凝剂华法林的代谢率。乙醇主要通过肝乙醇脱氢酶代谢为乙醛，后者再进一步经肝线粒体氧化。

在某些情况下，物质经肝脏代谢后产生活性更大的化合物。例如，皮质类固醇药物泼尼松在肝还原为泼尼龙，硫唑嘌呤代谢为 6- 巯基嘌呤。某些维生素也在肝脏转化为活性形式，例如，吡哆醇（维生素 $B_6$）转化为活性辅酶 5' – 磷酸吡哆醇。

肝脏也是许多激素失活的主要部位，这些激素包括胰岛素、胰高血糖素、皮质醇、醛固酮、睾酮、雌激素、甲状腺激素等。

肝脏的单核 – 巨噬系统主要是 Kupffer 细胞能清除凝血因子。肝灌注障碍或肝功能受损时，不能有效地清除凝血因子，因此，进行性肝衰竭者容易发生弥散性血管内凝血。

此外，肝脏还合成一些激素，例如，从维生素 $D_3$ 合成 25- 羟维生素 $D_3$，合成和分泌血管紧张素原和血小板生成素，还产生铁调素和胰岛素样生长因子等。

## 五、肝脏的再生功能

肝脏是唯一能再生的内脏器官，它具有强大的再生能力。因肝部分切除或急性肝损伤时，只要未合并病毒感染或炎症而失去大量肝组织时，具有明显恢复自身的能力。切除大白鼠 70% 的肝，剩下的肝叶迅速增大，在 5~7 天肝体积恢复到其原初的大小。

控制肝细胞迅速再生的机制仍不十分了解，但肝细胞生长因子（HGF）对肝细胞分裂及生长可能起重要作用。HGF 由肝及其他组织的间质细胞产生。部分肝切除后，血中 HGF 水平升高 20 倍。其他生长因子，特别是上皮生长因子、肿瘤生长因子及白介素 –6 也刺激肝细胞再生。

肝细胞恢复其原初大小后，肝细胞分裂过程停止。转化生长因子 β 可能是肝细胞增殖的强力抑制物和肝再生的主要终止物，伴有纤维化、炎症或病毒感染时，肝的再生过程严重受影响，肝功能也受损。

有趣的是，肝的大小与身体大小之间似乎存在严格的比率，当这一比率发生偏移时，便触发机体的肝

细胞增殖或细胞凋亡调节机制，以维持肝的适当大小。肝细胞生长因子、上皮生长因子等因子刺激肝细胞DNA合成和肝细胞生长、体积增大；另外，致细胞凋亡的因子，例如，肿瘤坏死因子则诱导肝细胞凋亡，即细胞主动的程序性死亡（肝细胞自杀）。

# 第八节 摄食调节

从表面上看，人每天的进食量有很大差别，这受很多因素的影响，如食物的色香味，进食时间，人的情绪以及环境与教育因素等。但从长时间看，人的体重是维持在一定范围不变的，即在一定时间内，能量的摄入与消耗处于一种平衡状态。因此，机体必须有强有力的生理控制机制，以帮助维持足够的能量摄入。

## 一、调节摄食的神经中枢及神经递质

### （一）下丘脑调节摄食的中枢

半个世纪前就已证明，下丘脑存在两个与摄食活动有关的中枢：一个是下丘脑外侧区（LHA）的摄食（feeding）或饥饿（hunger）中枢，另一个是下丘脑腹内侧核（VMN）的饱（satiety）中枢。电刺激摄食中枢引起贪食，而破坏之则动物严重拒食，动物消瘦而致死；电刺激饱中枢，动物拒（厌）食，而破坏之则多（贪）食，可发生肥胖。

除上述中枢外，下丘脑的弓状核（arcuate nucleus，ARC）、室旁核（PVN）和背内侧核（DMN）在摄食调节中也起重要作用。例如，损害室旁核常引起动物吃得过多，而损害背内侧核通常抑制吃的行为。下丘脑弓状核是从胃肠道及脂肪组织释放调节摄食及能量消耗的多种激素信号汇聚的部位。下丘脑获得胃肠道有关胃充盈感觉的神经信号，来自血液营养物（葡萄糖、氨基本、脂肪酸）预示饱的化学信号、来自胃肠道的激素信号、脂肪组织释放的信号，以及影响摄食行为的大脑皮质的信号（光、嗅、味）。

### （二）下丘脑刺激和抑制摄食的神经元和神经递质

下丘脑弓状核有两类神经元对控制食欲和能量消耗特别重要：①阿黑皮素原（pro-opiomelanocortin，POMC）神经元，分泌**α-促黑激素**（α-melanocyte-stimulating hormone，α-MSH）和**可卡因-苯丙胺调节转录蛋白**（cocaine-amphetamine-regulated transcript，CART）。它们通过作用于室旁核释放CRH抑制摄食（食欲）。②产生神经肽Y（NPY）和**刺鼠肽基因相关蛋白**（agouti-gene-related protein，AGRP）的神经元。它们通过刺激下丘脑外侧区神经元释放增食因子而刺激摄食（食欲）。

实验证明，一些物质（激素）改变食欲和摄食行为大致可分为两类：①刺激食欲增强摄食活动的增食（orexigenic）物质，包括NYP、AGRP、MCH、**增食因子**（orexin）A、B，**食欲刺激素**（ghrelin），皮质醇、内啡肽等；②抑制食欲和摄食活动的厌食（anorexigenic）物质，包括 α-MSH、CART、瘦素、胰岛素、YY肽、CCK、去甲肾上腺素、促肾上腺皮质激素释放激素、胰高血糖素样肽等。

## 二、食物摄入量的调节

食物摄入量的调节可分为短时间调节和长时间调节，前者主要与防止每餐吃得过多有关，后者主要与长时间维持身体正常数量的能量贮存有关。

### （一）摄食的短时间调节

当人由于饥饿而贪婪、快速地进食时，是什么因素使之停止进食了呢？还有，正常人不会吃得过多，甚至所吃食物的量接近其营养需要。下面介绍实现这一作用的快速反馈信号。

**1. 口腔感受器“计量”摄食量** 给做了食管瘘的动物喂饲大量的食物，尽管食物立即从瘘道孔流出体外，没有进入胃内，但当适量的食物通过口腔后，饥饿感的程度降低，下丘脑摄食中枢被抑制。因此，设想各种与摄食有关的“口腔因素”，如咀嚼、流涎、吞咽及尝味可反射性地抑制下丘脑摄食中枢。不过这只维持20~40分钟，而后饥饿感又发生。

**2. 胃肠扩张及胃肠激素的作用** 当胃肠道（特别是十二指肠）被扩张时，刺激胃肠壁感受器，传入冲动经迷走神经传入，抑制摄食中枢，因此降低对食物的欲望。食物的消化产物，如葡萄糖、氨基酸、肽类、脂肪分解产物，刺激胃肠、肝的感受器，合成与释放某些胃肠激素，如缩胆囊素（CCK）、YY肽（PYY）和胰高血糖素样肽等，特别是CCK，通过反射或直接作用于摄食中枢，抑制摄食。相反，饥饿时胃肠释放增食因子、食欲刺激素及甘丙肽等增食物质，兴奋摄食中枢。

### （二）摄食的长时间调节

给长时间饥饿的动物不限量的食物吃，则动物吃的数量比按时给食的动物吃得多，直至减轻的体重得到恢复为止；相反，如果给强制喂食几周的动物恢复其自由吃食，则动物吃的食物很少，直到体重恢复到原先的水平为止。人的情况也一样，例如，在疾病的恢复期，摄食量增加，直至减轻的体重恢复为止。因此，机体的摄食控制是与身体的营养状况相适应的。

**1. 血中葡萄糖、氨基酸及脂类的浓度对饥饿和摄食的影响** 早就知道，血糖浓度降低时产生饥饿感，从而产生了饥饿和摄食调节的葡萄糖稳定学说。而后的研究证明，血液氨基酸浓度和血中脂类分解产物，如酮酸及其他脂肪酸浓度具有同样作用，从而又产生了氨基酸稳定和脂类稳定学说。也就是说，当3种主要营养成分中任何一种的可利用数量减少时，会自动地增加摄食，最终使血液中代谢物浓度恢复正常。实验证明，血糖水平升高时，下丘脑腹内侧核及室旁核饱中枢葡萄糖感受器神经元放电频率增加；同时下丘脑外侧区摄食中枢的葡萄糖敏感神经元的放电频率降低。同样，某些氨基酸及脂类物质也类似地影响这些神经元或密切相关神经元的放电频率。

**2. 体温影响摄食活动** 当人处于冷环境时，倾向于增加摄食，从而可增加代谢率，增加能量贮存；当处于热环境时，倾向于减少摄食。这是由于同处于下丘脑的体温调节中枢与摄食中枢相互作用的结果。

**3. 来自脂肪组织的反馈信号调节摄食** 体内脂肪的主要功能是贮存能量，体内脂肪贮存过多是进食过多的结果。脂肪贮存量过多产生一种抑制性信号，抑制进食。抑制信号的强弱与体内脂肪的多少呈正比：脂肪贮存越多，抑制信号越强。这是一种长期调节。反映体内脂肪贮存量的信号分子主要是瘦素（leptin）和胰岛素，以前者为主。当脂肪组织的数量增加时，脂肪细胞产生的瘦素量增加，释放入血液并循环到大脑，通过血－脑屏障作用于下丘脑弓状核和室旁核，兴奋拒食（厌食）的神经元（POMC神经元），抑制增食的神经元（NPY/AGRP神经元），减少增食物质（食欲刺激物NPY和AGRP）的产生，增加不增食物质（食欲抑制物MSH/CART）的产生，以减少能量摄入；增加交感中枢的紧张性，其传出冲动投射到血管运动中枢，增加代谢率及能量消耗，刺激产热作用。减少胰岛B细胞分泌胰岛素，以减少能量贮存。瘦素的这些作用使体内脂肪组织恢复到适当水平。胰岛素也具有类似瘦素的作用。

## 生理与临床：人与微生物共生

由于大肠（结肠）运动缓慢，所以很适宜微生物生长和居住。结肠的微生物约有2000种、$10^{14}$个，比人的细胞多10倍；有800万个基因，是人体基因组中10万个基因的80倍。肠微生物除了细菌（主要是厌氧菌）外，还有真菌和各种病毒。这些微生物总称为微生物丛（群）。微生物丛通常被称为共生菌。共生不仅是指不同种类细菌之间，主要是指细菌与人（宿主）之间的相互关系。共生对两个种属都有益：宿主为细菌提供营养和厌氧的生存环境，肠上皮细胞分泌黏液、免疫球蛋白A（IgA）和抗微生物肽保护肠细菌；肠细菌给宿主提供各种益处。宿主与微生物丛共同生长、发育,相互依赖,共同组成一个“超生物体”。

肠微生物丛给宿主提供的主要益处有:①促进结肠运动。②有助于维持健康的肠黏膜上皮屏障,保护较深层的组织,限制炎症损伤,促进受损上皮修复。③以相互作用的方式影响免疫功能:宿主的免疫系统促进结肠微生物丛的形成,这些微生物又促进人体免疫系统的正常发育和活动。某些细菌还有助于抑制肠局部炎症和使静息的免疫系统活跃起来。④与潜在的病原微生物竞争营养物和生长空间。正常寄宿的微生物丛挤压感染的微生物,使之难以在肠道“安家”。因此,因身体其他部位感染口服抗生素时,由于破坏正常保护肠道的微生物丛,有时会导致肠道感染。⑤帮助消化食物和制造营养成分:肠道微生物能发酵不被小肠消化而进入结肠中的多糖(如饮食纤维),产生短链脂肪酸(乙酸、丙酸和丁酸);这些代谢产物不仅供给微生物营养,而且能被结肠黏膜吸收,为宿主提供额外(约占每日摄取的热量的10%)的营养。此外还能合成维生素K和B族维生素(包括$B_1$、$B_2$、生物素、泛酸和叶酸),被结肠吸收。而且微生物丛释放能增加结肠酸度的产物,促进钙、镁、锌的吸收。⑥影响脑和行为:被肠道微生物基因组编码的产物释放到肠腔进入血液,循环到脑及其他部位产生远距效应。消化道的细菌产物能刺激迷走神经,冲动经迷走神经传送到脑。动物研究证明,肠道细菌与人的行为和情绪有关。结肠特定细菌种属分布改变可能与人的孤独症有关。⑦与肥胖的关系:食物缺乏时肠道微生物通过分解食物纤维获取能量,对机体有益;但当食物丰富时,从细菌加工不能消化的食物获得额外的能量可能有助于肥胖的产生。肥胖个体与较瘦个体相比,能高效率从食物中摄取能量的细菌的比例较高。

## 生理与临床:人每天需要多少食盐?

食盐即NaCl,是人们每天都少不了的食物(食材)。在人类历史上曾因其短缺而具有很高的价值。例如6世纪摩尔商人用一两黄金交换一两盐。在埃塞俄比亚用盐饼当钱使用,在罗马用盐给战士发薪饷,盐也可用来购买奴隶。所以工资(salary)一词源自于盐的英文sal(=salt)。

NaCl是人体重要的电解质(无机盐),在体内很容易电离为$Na^+$和$Cl^-$。它们是细胞外液中最主要的阳离子和阴离子,对于维持机体细胞外液(主要包括组织液和血浆)的渗透压、血容量、血压和细胞的兴奋性等具有重要作用。

渗透压是一切溶液的固有特性,渗透压的高低主要取决于溶液中溶质(主要是$Na^+$,由于正负离子吸引,$Cl^-$又跟随$Na^+$)的数目,水分总是由渗透压低的溶液向渗透压高的溶液渗透,也就是说,水分总是跟着$Na^+$跑的:哪里有$Na^+$,哪里就有水,哪里$Na^+$多,哪里水就多。因此如果要减少体内的水潴留,就要减少$Na^+$(食盐)的摄入,体内$Na^+$(盐)多了就会渴要饮水。如果细胞外液渗透压低于细胞内液,水分会进入细胞内,引起细胞水肿;反之,细胞内的水分向细胞外渗透,引起细胞皱缩。两种情况都会严重影响细胞的功能。细胞外液(血浆)中$Na^+$(NaCl)增多,其容量(体积)就会增多;血容量增加又会引起血压升高。

人每日摄入盐一般在10g左右(国家推荐6g/d),这大大超过人的生理需要,人在正常情况下每日摄入0.5g盐就能维持正常的生命活动。因为每日从粪便和汗液中要丢失约0.5g的盐,这是不受调控的,必须排泄的,因此也是必须补充的,其余的盐从肾脏排泄。肾脏排盐是多进多排,少进少排,不进不排。食肉动物和杂食动物(包括人类)在新鲜的肉中就可获得足够的盐(肉的细胞外液中含有丰富的盐);草食动物在其饮食中缺乏天然的盐,必须步行去盐碱地舐盐。

人对盐的渴望即盐欲可分为享受(乐)欲和调节欲。人类对盐有很强的享受欲,调节欲正常情况不起作用,也就是说人们吃盐是因为喜欢(享受)盐而不是生理需要,只有在异常情况下,如醛固酮(一种保盐的激素)缺乏,引起严重盐消耗时调节欲才起作用。

## 临床病例分析:吸收不良

**病例简介**:一位45岁的妇女,找医生诉说:近来体重减轻,但食欲正常。患者无甲状腺功能亢进的症状。在询问中患者说她的粪便颜色苍白,漂浮于厕所便池中,恶臭,难以冲去。医生检查发现贫血和广泛的皮下出血(青肿)。初步诊断为吸收不良。

**问题：**

1. 哪两种胃肠道功能异常可引起吸收不良？

2. 列举导致上述吸收不良（缺陷）的3种主要器官或消化过程。每一种缺陷产生什么结果？

3. 如何解释此患者粪便的颜色？

4. 贫血是怎样产生的？

5. 为什么患者容易皮下出血？

6. 推测吸收不良还可能有其他并发症吗？

**解答：**

1. 吸收不良可能由消化异常和吸收本身异常引起。

2. 胰腺功能不全将导致所有的消化酶分泌不足；小肠及其黏膜上皮异常将干扰某种或各种食物的吸收；胆盐缺乏降低脂类的消化与吸收。

3. 色浅、有臭味和漂浮的粪便，提示脂类吸收不良。脂肪粪便的密度比水低，这就是所谓的脂肪痢。

4. 吸收不良可导致铁、叶酸、维生素 $B_{12}$ 缺乏，引起贫血。

5. 皮下出血提示凝血因子缺乏，这可能起因于维生素K缺乏。维生素K是脂溶性维生素，在脂肪吸收不良的情况下其吸收可能受损。

6. 其他可能的并发症包括主要脂溶性维生素特别是维生素D和维生素A缺乏，前者可导致成人骨软化症，后者可引起夜盲症（少见）。还有可能引起低蛋白血症，由于血浆胶体渗透压降低可引起水肿。

（石瑞丽　孙　霞）

# 第七章

# 能量代谢与体温

## 第一节　能　量　代　谢

在机体的整个生命活动过程中，始终进行着新陈代谢，新陈代谢是生命的最基本特征，它包括合成代谢与分解代谢两方面。分解代谢时伴有能量的释放，而合成代谢时伴有能量的贮存，因此，在新陈代谢过程中，物质的变化与能量的转移是密切联系的。通常把物质代谢过程中所伴随着的能量释放、贮存、转移和利用，称为**能量代谢**（energy metabolism）。

### 一、机体能量的来源与利用

**1. 机体能量的来源及贮存**　机体的能量来源于糖、脂肪和蛋白质三大营养物质的分解和氧化，也就是来源于它们所蕴藏的化学能。在这三大营养物质中，糖是最主要和最基本的能源。机体所需能量的70%是由糖类物质提供的。但机体以糖原形式贮存的能量只占体内贮存能量的1%左右，只能供给机体完成各种基本生命活动半天多所需的能量，这部分能源对于维持神经系统的代谢及短时间暴发式的剧烈运动极为重要。脂肪也是重要的供能物质，在一般情况下，人体所消耗的能源物质有40%~50%来自脂肪（包括由糖转化的脂肪）。脂肪（甘油三酯）是体内各种能源物质贮存的主要形式，其贮存量占体内贮存能量的75%；正常体重者体内的脂肪可供饥饿约2个月维持生命的能量需要，在短期饥饿情况下，主要由体内脂肪供能，蛋白质虽然几乎占体内贮存能量的25%，但其主要功能是构成细胞的成分及合成酶和激素等生物活性物质，平时用于氧化分解供能的数量很少，因此，如果蛋白质作为主要的能量来源，对机体是有害的，只有在长期饥饿体内脂肪几乎完全耗竭时才大量动用。

**2. 机体能量的转移和利用**　机体内的糖、脂肪和氨基酸经生物氧化生成$CO_2$和$H_2O$，同时释放所蕴藏的化学能，其中50%以上被迅速转化为热能，用于维持体温，并向体外散发；其余不足50%是可以做功的"工作能"（work energy），又称"自由能"，这部分能量以腺苷三磷酸（ATP）的形式存在（在肌肉组织中，当能量产生过剩时ATP还可将它的高能磷酸键转移给肌酸，生成磷酸肌酸，将能量贮存起来。肌肉组织的ATP不足时，磷酸肌酸又可将高能磷酸键转移给ADP，生成ATP供肌肉活动所需）。机体细胞利用ATP所携带的能量完成各种功能活动，例如，合成各种细胞组成成分、各种生物活性物质及能源物质；各种离子及其他一些物质的跨膜主动转运及维持细胞膜两侧的无机离子浓度梯度；神经冲动的产生和传导；腺体分泌；一些重要器官为维持生命所必需的活动（如呼吸、循环系统的机械活动）；日常生活、职业劳动和体育运动时的肌肉收缩活动等。除肌肉活动时完成的机械外功外，其余的能量包括机械能、渗透能、电能、化学能，最后都要转变为热能。如心肌收缩射血所做的机械功，在血液沿血管流动过程中，因克服所遇到的阻力和摩擦而转变为热能；又如蛋白质

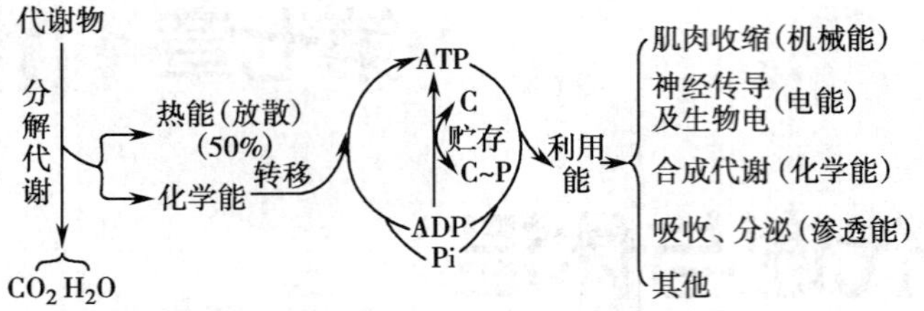


图 7-1　体内能量的转移贮存和利用

C：肌酸；C~P：磷酸肌酸；Pi：无机磷酸

合成所消耗的化学能，也必将等于该蛋白质最终分解代谢时所产生的热能（图 7-1）。

机体不能利用热能做功，也不能将热能转化为其他形式的能，但可用于维持体温。人体所产生的热通过各种途径发散到外界环境中。在一般生理情况下，人体产热与散热速度基本一致，保持动态平衡。

总之，机体能量代谢遵循“能量守恒定律”，即能量既不能消灭，也不能自生，只能从一种形式转变成另一种形式。在能量平衡中可能存在 3 种基本状态，即摄入的能量等于或大于或小于消耗的能量。如果摄入的化学能等于释放的热能和所做的外功，即能量达到收支平衡，体重不增不减；如果摄入的化学能大于所消耗的热能和所做的外功，则机体将多余部分的能量转变成细胞的化学能如脂肪而贮存，体重将增加；反之，供小于求，机体将动用贮存的化学能，体重将减轻。

可见，测定安静时机体在一定时间内所发散的总热量，即可估计机体在这段时间所消耗的总能量。如果机体是在运动或劳动，则除了测其散热总量外，还要加上这段时间内所完成的机械外功，才能估计机体在这段时间所消耗的总能量。

## 二、能量代谢测定的原理和方法

由于机体在安静不做外功时代谢过程中所释放的能量可以全部转变为热能，因此，测定安静时机体在单位时间内发散的总热量，即可知道这一时间内的耗能量，即能量代谢率。测定机体在单位时间内发散的总热量，通常有两种方法——直接测热法和间接测热法。

**1. 直接测热法**　直接测出机体在一定时间内发散的热量的方法称为直接测热法，所使用的仪器叫热量计（calorimeter）。由于此法所需设备复杂，操作烦琐，现已极少使用。

**2. 间接测热法**　糖、脂肪和蛋白质在体内氧化产生热能，而它们的氧化分解又需要消耗 $O_2$ 并产生 $CO_2$。由于 $O_2$ 的消耗量和 $CO_2$ 的产生量与机体的产热量之间有着平行关系，即反应物的量与产物量之间呈一定的比例关系（定比定律），因此，测定机体在一定时间内的 $O_2$ 消耗量和 $CO_2$ 产生量，便可以间接地了解机体在此期间的产热量，从而测得能量代谢率。常用单位时间内的耗氧量来推算产热量。用耗氧量来推算产热量，必须知道三大营养物质氧化时消耗单位体积（1L）氧能产生多少热量，即氧的热价。用单位时间的耗 $O_2$ 量（$O_2$ 消耗量）乘以氧的热价便是单位时间的产热量。而要知道氧的热价又必须先知道食物的热价及氧化 1g 糖、脂肪和蛋白质时的耗氧量。

（1）食物的热价：1g 食物在氧化时所释放出来的热量，称为该**食物的热价**（thermal equivalent of food），其单位为千焦（kJ）或千卡（kcal）（1kcal=4.184kJ）。食物的热价分物理热和生物热价。1g 食物在体外燃烧时释放的热量称该物质的物理热价，而在体内氧化时所产生的热量称为该食物的生物热价。糖和脂肪的物理热价和生物热价是相等的，分别为 17kJ（4.1kcal）和 39kJ（9.3kcal），蛋白质的生物热价为 18kJ（4.3kcal），物理热价为 22.63kJ（5.44kcal）。这是因为蛋白质在体内不能被彻底氧化分解，有一部分以尿素的形式从尿中排泄。

（2）氧热价：体内某种营养物质氧化时，每消耗 1L 氧所产生的热量称为该物质的**氧热价**（thermal equivalent of $O_2$）。实验得知，氧化 1g 糖约需消耗 0.83L 氧，氧化 1g 脂肪约需消耗 1.98L 氧，氧化 1g 蛋白质约需消耗 0.95L 氧。用食物的热价分别除以耗氧量，便可得到糖、脂肪和蛋白质的氧热价，分别为 20.5kJ/L（5.0kcal/L）、19.7kJ/L（4.7kcal/L）和 18.9/L（4.6kcal/L）（表 7-1）。

**表 7-1　三种营养物质氧化的几种数据**

| 营养物质 | 耗氧量（L/g） | $CO_2$ 产生量（L/g） | 生物热价（kJ/g, kcal/g） | 氧热价（kJ/L, kcal/L） | 呼吸商 |
|---|---|---|---|---|---|
| 糖 | 0.83 | 0.83 | 17, 4.1 | 20.5, 5.0 | 1.00 |
| 脂肪 | 1.98 | 1.43 | 39, 9.3 | 19.7, 4.7 | 0.71 |
| 蛋白质 | 0.95 | 0.76 | 18, 4.3 | 18.9, 4.6 | 0.80 |

由于日常生活中摄取的食物一般为混合食物，体内物质的氧化分解也不是单纯的糖或脂肪或蛋白质，而是混合的，所以要根据耗氧量来推算机体的产热量，还必须知道各种物质在体内氧化的比例。为此，又必须了解被测者的呼吸商及非蛋白呼吸商。

（3）呼吸商：各种营养物质在体内氧化时，所产生的 $CO_2$ 与所消耗的 $O_2$ 的容积比值称为该物质的**呼吸商**（respiratory quotient, RQ）。

$$RQ=\frac{CO_2\text{产生量（ml）}}{O_2\text{耗量（ml）}}$$

由于各种食物的碳、氢及氧含量不同，因此在体内氧化时的耗氧量及 $CO_2$ 产生量不同，呼吸商也就不同。

糖氧化时，其消耗的 $O_2$ 和产生的 $CO_2$ 量相等，故呼吸商为 1.0。脂肪氧化时，其 $CO_2$ 的产生量少于 $O_2$ 的消耗量，故呼吸商小于 1，约为 0.71。蛋白质的呼吸商为 0.8。

由此可见，机体能量来源如主要是糖，则呼吸商接近于 1.0；如主要来自脂肪，如糖尿病患者，由于糖利用障碍，则呼吸商接近于 0.7；在长期病理性饥饿情况下，能量主要来自体内贮存的蛋白质和脂肪，则呼吸商接近于 0.8。一般情况下摄取混合食物时呼吸商常在 0.85 左右。由于正常情况下体内蛋白质用于氧化的量极少，可忽略不计，故氧热价主要取决于糖和脂肪氧化的比例。机体非蛋白质成分（糖和脂肪）氧化时的 $CO_2$ 产生量与 $O_2$ 耗量的比值称为**非蛋白呼吸商**（non-protein respiratory quotient, NPRQ）。体内糖与脂肪氧化的比例不同，其 $CO_2$ 产生量与 $O_2$ 耗量不同，使非蛋白呼吸商不同，用 1L 氧氧化两者的产热量即氧的热价也就不同（表 7-2）。

（4）非蛋白呼吸商：为了测出一定时间内机体中的糖、脂肪和蛋白质三者氧化分解的比例，首先必须查清氧化了多少克蛋白质，并算出氧化这些蛋白所消耗的氧量、$CO_2$ 产生量以及蛋白质的产热量。然后从总耗氧量和总 $CO_2$ 产生量中分别减去蛋白质代谢的耗氧量和 $CO_2$ 产生量，得出糖和脂肪氧化（非蛋白代谢）的耗氧量和 $CO_2$ 产生量，即可得出**非蛋白呼吸商**。再根据非蛋白呼吸商，计算出体内氧化糖和脂肪的相对比例和非蛋白的氧热价，得出非蛋白产热量。最后将蛋白质产热量和非蛋白产热量相加，即得出总产热量。不同的非蛋白呼吸商时糖和脂肪氧化的比例和氧的热价，见表 7-2。

表 7-2　非蛋白（糖和脂肪）呼吸商及氧热价

| 非蛋白呼吸商 | 氧化百分比 | | 氧热价 (kJ/L，kcal/L) |
|---|---|---|---|
| | 糖（%） | 脂肪（%） | |
| 0.71 | 1.1 | 98.9 | 17.62，4.69 |
| 0.75 | 15.6 | 84.4 | 19.83，4.74 |
| 0.80 | 33.4 | 66.6 | 20.10，4.80 |
| 0.82 | 40.3 | 59.7 | 20.20，4.82 |
| 0.85 | 50.7 | 49.3 | 20.36，4.92 |
| 0.86 | 54.1 | 45.9 | 20.41，4.87 |
| 0.90 | 67.5 | 32.5 | 20.60，4.92 |
| 0.95 | 84.0 | 16 | 20.86，4.98 |
| 1.00 | 100.0 | 0.0 | 21.12，5.05 |

由于蛋白质在体内分解时产生的含氮物质完全从尿中排出，其含氮量为 16%，尿中排出的含氮物质主要是蛋白质的分解产物，因此可从尿氮量计算出体内一定时间内蛋白质消耗量（测量的尿氮量乘以 6.25）。

（5）间接测热法的计算：先测定受试者在一定时间内的耗氮量和 $CO_2$ 产生量。假如受试者在标准状态下 24 小时的耗氧量为 400L，$CO_2$ 排出量为 340L，尿氮排出量为 12g，那么可按如下步骤计算 24 小时的能量代谢。

1）求出蛋白质代谢的耗氧量、$CO_2$ 产生量和产热量

蛋白质氧化量 =12 × 6.25=75g

产热量 =18.9 × 75=1351.5kJ

耗氧量 =0.95 × 75=71.25L

$CO_2$ 产生量 =0.76 × 75=57.0L

2）计算非蛋白呼吸商

非蛋白代谢耗氧量 =400–71.25=328.75L

$CO_2$ 产生量 =340–57=283L

非蛋白呼吸商 =283/328.75=0.86

3）根据非蛋白呼吸商的氧热价，计算非蛋白代谢的产热量。

从表 7-2 查出，非蛋白呼吸商为 0.86 时，氧的热价是 20.41kJ，所以，非蛋白代谢产热量 =328.75 × 20.41=6709.78kJ。

4）计算 24 小时产热量

24 小时产热量 = 非蛋白代谢产热量 + 蛋白代谢产热量 =6709.78+1351.5=8061.28kJ。

由于体内蛋白质用于氧化的很少，且氧化不彻底，真正氧化成 $CO_2$ 和 $H_2O$ 的极少。因此，实际测定时可以把蛋白质代谢部分忽略不计，而根据总耗氧量和 $CO_2$ 产生量求出呼吸商（混合呼吸商），按非蛋白呼吸商的氧热价进行计算。例如，在上例中，RQ=340/400=0.85。呼吸商为 0.85 时氧的热价为 20.36kJ（4.86kcal），故 24 小时的产热量 =20.36 × 400=8144kJ。此数值与蛋白质计算在内的数值非常近似（误差小于 ± 2%）。

（6）$O_2$ 耗量与 $CO_2$ 产生量的测定方法

1）开放式测定：它是在机体呼吸空气的条件下测定 $O_2$ 耗量和 $CO_2$ 产生量的方法。其

原理是收集并测定受试者在一定时间内的呼出气量，分析其中 $O_2$ 和 $CO_2$ 的容积百分比。由于吸入气是空气，所以空气中的 $O_2$ 和 $CO_2$ 的容积百分比是已知的（分别为21%和0.04%），不必另测。根据吸入气和呼出气中 $O_2$ 和 $CO_2$ 的容积百分比的差数，算出该时间内的 $O_2$ 耗量和 $CO_2$ 产生量。开放式测定法适用于运动时的能量代谢测定。

2）闭合式测定法：此法一般使用能量代谢率测定器（肺量计）。它是一个带描记装置的气量计。测量前将气量计充满 $O_2$，受试者借呼吸口罩通过带活塞的橡皮管道与气量计相通。呼出气通过钠石灰容器（$CO_2$ 吸收剂）将其中的 $CO_2$ 吸收掉，其余气体回到气量计中。随着 $O_2$ 的消耗，气量计内的 $O_2$ 量逐渐减少，最后计算出单位时间内的 $O_2$ 耗量。根据实验前后 $CO_2$ 吸收剂的重量改变，算出单位时间的 $CO_2$ 产生量。闭合式测定法适合于测定安静状态下的能量代谢（图7–2）。

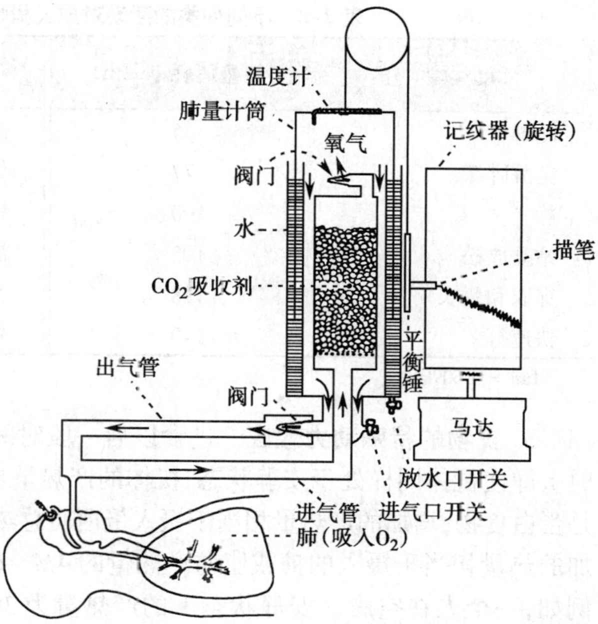


图7–2　用肺量计测人耗 $O_2$ 量和 $CO_2$ 产生量示意图

受试者用鼻夹夹住鼻子，通过连接两个管子的接口管呼吸，通过吸气瓣吸入 $O_2$，呼出气进入放有 $CO_2$ 吸收剂的小室，吸收 $CO_2$ 及水蒸气后进入肺量计筒。肺量计筒盖通过滑轮与平衡锤相连，平衡锤上附有描笔，肺量计筒随着呼吸上下移动，描笔在记纹器（在马达的带动下旋转）上记录呼吸曲线。由于每次呼吸将摄取一定量的 $O_2$，呼出气中的 $CO_2$ 又被吸收，因此随着呼吸的持续进行，描笔记录的曲线逐渐下降。在一定时间内以描笔下降的高度与容器的换算系数相乘，即为该时间的耗氧量。根据实验前后 $CO_2$ 吸收剂的重量改变，可算出单位时间的 $CO_2$ 产生量

## 三、影响能量代谢的因素

一个体重70kg的男子禁食卧床每天约需消耗1650kcal的能量，另外，吃饭和消化食物需增加能量200kcal左右，因此，一个卧床正常进食的成人每天约需摄入1850kcal的热量。如果整天坐着不活动，一天的能量需要达到2000~2250kcal。因此，一个成年人完全坐着不动，仅维持基本的生命活动约需要2000kcal的能量。

影响机体能量代谢的因素很多，其中比较重要的有下面几种因素。

**1. 肌肉活动**　肌肉活动对能量代谢的影响最大，全身最大限度的肌肉运动时，数秒钟其总产热量可比安静时增加50倍。一个素有训练者，较持久的运动总产热量可增加20倍。表7–3为一个体重70kg的男子从事不同类型体力活动时的能量消耗量。由表7–3可见，能量消耗同劳动或运动强度有密切关系，运动或劳动的强度愈大，$O_2$ 耗量越大，机体所消耗的能量就愈多。所以劳动强度通常用单位时间内机体的产热量来表示，也就是说，能量代谢值可作为评价劳动强度的指标。

**2. 精神活动**　精神和情绪活动对能量代谢也有显著影响。当人受刺激而引起精神高度紧张时，如恐惧、愤怒、焦急等，能量代谢往往显著升高。其原因之一是由于骨骼肌的紧张性增加；另一方面是由于交感神经兴奋，引起儿茶酚胺和甲状腺激素大量释放，而后者可使代谢率增加。

表 7-3 不同种类的活动对成人男性（70kg）能量代谢的影响

| 活动类型 | 能量消耗（cal/h） | 活动类型 | 能量消耗（cal/h） |
|---|---|---|---|
| 睡眠 | 65 | 散步（2.6mi/h）※ | 200 |
| 觉醒卧床 | 77 | 做木工、金属加工和涂漆 | 240 |
| 静坐 | 100 | 锯木 | 480 |
| 站立放松 | 105 | 游泳 | 500 |
| 穿衣和脱衣 | 118 | 跑步（5.3mi/h）※ | 570 |
| 快速打字 | 140 | 登楼（阶）梯 | 1100 |

※1mi = 1.609km

**3. 食物的特殊动力效应** 进食以后一段时间内（从进食后1小时开始持续到3~12小时），即使机体同样处于安静状态，机体的产热量也要比进食前有所增加。如果进食的全部是蛋白食物，增加的产热量相当于摄入蛋白质总热量的25%~30%；若是糖类物质和脂肪，增加的热量相当于摄入的糖或脂肪产热量的4%~6%，一般混合食物增加产热量约为10%。例如，一个人在空腹而安静状态下的产热量为300kJ/h，4小时的总产热量即应为1200kJ，理论上，如果给受试者摄入含热量为1200kJ的蛋白质食物，即足以补偿4小时内的能量消耗。然而，实际测定发现，进食蛋白质后4小时内的产热量不是维持在1200kJ，而是升高到1560kJ，比计算的产热量多360kJ。食物这种使机体产生"额外"热量的作用，称为**食物的特殊动力效应**（specific dynamic effect），又称食物的生热效应（thermogenic effect of food）。很显然，额外热量的产生，需要动用体内的能量贮备。因此，为了补充体内额外的热量消耗，机体必须多进食一些食物补充这份多消耗（主要以热能形式发散）的能量。

关于食物的特殊动力效应的机制尚未完全明了。有人认为可能主要是由于吸收入血的营养成分在体内（主要在肝内）进行同化作用时需要能量，这部分能量要由能源物质（摄入的或体内原有的）分解氧化来供应，其释放的能量除供应同化作用需要外，另有50%以上转变为热能而发散，这就是食物特殊动力效应产生的"额外"热量。氨基酸主要用于合成细胞成分和某些活性物质，故蛋白质的"额外"产热量较多。另一个原因是由于进食后交感神经紧张性增加，特别是支配棕色脂肪的交感神经放电频率增加，而棕色脂肪产热能力很大。

**4. 环境温度** 人体安静时的能量代谢，在20~30℃的环境中较为稳定，当环境温度高于30℃或低于20℃时，代谢率将随着温度的升高或降低而增加。环境温度升高时，细胞内进行的化学反应速度增加，发汗以及呼吸、循环功能加强而使代谢率增加；环境温度降低时，机体发生战栗和肌紧张加以御寒，也可增加代谢率。

## 四、基础代谢

由于能量代谢易受上述各种因素的影响，因此，在一般情况下测定的代谢率不能互相比较，也就不能依此判断人的能量代谢是否正常。为此，规定在基础状态下测定的代谢率作为衡量代谢的一个标准，并作为诊断某些疾病的一种辅助方法。

所谓基础代谢（basal metabolism）是指基础状态下的能量代谢。**基础代谢率**（basal metabolic rate，BMR）是单位时间内的基础代谢。所谓基础状态是指人体处于清醒而又极安静的状态下，能量代谢不受肌肉活动、环境温度、食物特殊动力效应及精神因素等的影响（通常在清晨空腹状态下进行测定），其能量消耗只限于维持心跳、呼吸及其他一些维持生命所必需的基本生理活动，平均约为 8368kJ（2000kcal）/d。因此在这种基础状态下，各种生理活动比较稳定，因而代谢率也是比较恒定的。但基础代谢率不是机体最低水平的代谢率，因为睡眠时的能量代谢率更低（低 10% ~15%），由于睡眠时骨骼肌紧张性降低及中枢神经系统活动降低所致。

尽管人体处于基础状态下，但不同年龄、性别及身材大小的人，基础代谢率也各异。男性的基础代谢率平均比女性高；幼年人比成年人高，年龄越大，基础代谢率越低；生活在北极的人 BMR 比生活在热带地区的人高 10%~20%。基础代谢率的高低同体重并不成比例关系，而与人的体表面积成比例关系。年龄和性别相同的人，在单位时间内按每平方米体表面积计算的产热量基本一样，故基础代谢率常以每小时每平方米体表面积的产热量为单位。值得指出的是，肺活量、肾小球滤过率、心输出量、主动脉和气管的横截面积都与体表面积有一定的比例关系。

测量人体的体表面积比较困难，但可从身高和体重两项数值来推算。我国人的推算公式是：

体表面积（$m^2$）=0.0061 × 身高（cm）+0.0128 × 体重（kg）−0.1529。

另外，体表面积还可根据图 7–3 直接求出。具体用法是：将受试者的身高（cm）与体重（kg）两点间连成一线，则此线与中间体表面积标尺的交点即为其体表面积的数值。

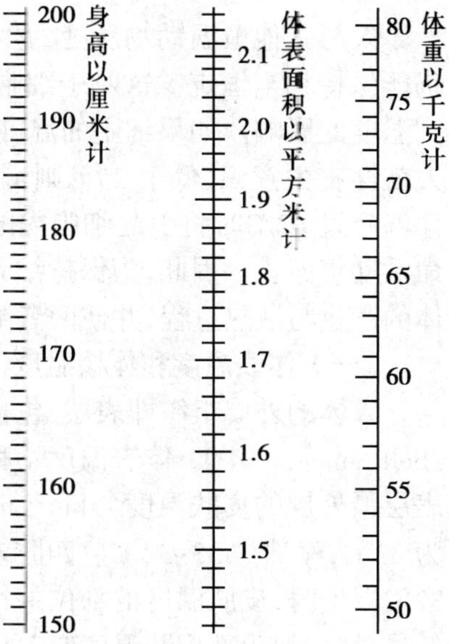


图 7–3 体表面积测算用图

用法：将受试者的身高和体重连成一直线，此直线与表面积标尺的交点就是该人的体表面积

**1. 基础代谢率的测定及其正常值** 基础代谢率的测定，通常采用简化方法。即采用代谢率测定器测定受试者在一定时间（通常在 6 分钟）内的耗氧量（L），然后间接算出产热量。通常把基础状态下的呼吸商定为 0.82，此时氧热价为 20.20kJ（4.82kcal，表 7–4），计算出每小时的产热量，再除以体表面积的平方米数，即得出每小时每平方米体表面积的产热量——基础代谢率。临床上习惯以正常基础代谢率的标准值作为 100%，并以测得值与标准值相比较，如测得值为标准值的 80%，则该人的基础代谢率为 −20%，如测得值比标准值大 20% 则为 +20%。

中国人正常基础代谢率的平均值见表 7–4。

表 7–4 中国人正常的基础代谢率平均值 [kJ/（$m^2$ · h）]

| 年龄（岁） | 11~15 | 16~17 | 18~19 | 20~30 | 31~40 | 41~50 | 51 以上 |
|---|---|---|---|---|---|---|---|
| 男性 | 195.5 | 193.5 | 166.3 | 157.9 | 158.8 | 154.2 | 149.2 |
| 女性 | 172.6 | 181.8 | 154.2 | 147.1 | 147.1 | 142.5 | 138.7 |

基础代谢率的实际测定结果表明，同一个人，只要测定时的条件完全符合前述要求，则重复测定的结果基本上无差异。这表明正常人的基础代谢率是相当恒定的。

由表 7–4 可见，老年人及女性的基础代谢率比成年人及男性较低，原因之一是老年人及妇女的肌肉相对较少。

**2. 基础代谢率的临床意义** 基础代谢率的测定可用来帮助诊断某些疾病，特别是甲状腺疾病。甲状腺功能减退时，基础代谢率将低至 -40%~-20%；功能亢进时将高于正常值的 25%~80%。此外，雄激素及生长激素也能增加基础代谢率。基础代谢率在 ±（10%~15%）以内都属于正常范围。人体发热时，基础代谢率增高，体温升高 1℃，基础代谢率将升高 13%。此外，糖尿病、红细胞增多症、白血病、肾上腺皮质功能亢进以及伴有呼吸困难的心脏病等，也往往伴有基础代谢率的升高。艾迪生病、肾病综合征、垂体性肥胖症以及机体处于病理性饥饿（营养不良）时，基础代谢率将降低。

## 第二节　体温及其调节

### 一、体温

人与其他恒温动物所处的生活环境的气温虽然变化很大，但其**体温**（body temperature）仍能保持相当恒定。这对于细胞正常功能的维持至关重要，因为细胞的生化及酶促反应受到温度的影响。如果细胞的温度降低，其代谢活动和功能将受到抑制，当体温降至 32℃时，人就会丧失意识，低于 25℃则可使呼吸、心跳停止；体温升高则增强细胞的生化反应，但当体温超过 42℃时将引起细胞内的酶及其他蛋白质变性，导致细胞损伤，体温达到 43℃时生命活动将停止。因此，为保持细胞的适当温度环境，机体必须有一套生理调节机制以调节机体的产热与散热过程，并使两者维持平衡状态。

#### （一）体表温度和体核温度

人体的外周组织即表层，包括皮肤、皮下组织和肌肉等的温度称为体表温度或表层温度（hell temperature）。体表温度不稳定，各部位之间的差异也大。在环境温度为 23℃时，人体表层最外层的皮肤温度（skin temperature），如足皮肤温度为 27℃，手皮肤温度为 30℃，躯干为 32℃，额部为 33~34℃。四肢末梢皮肤温度最低，越近躯干、头部，皮肤温度越高。气温达 32℃以上时，皮肤温度的部位差将变小。在寒冷环境中，随着气温下降，手、足的皮肤温度降低最显著，但头部皮肤温度变动相对较小。

皮肤温度与局部血流量有密切关系。凡是能影响皮肤血管舒缩的因素（如环境温度变化或精神紧张等）都能改变皮肤的温度。在寒冷环境中，由于皮肤血管收缩，皮肤血流量减少，皮肤温度随之降低，体热散失因此减少。相反在炎热环境中，皮肤血管舒张，皮肤血流量增加，皮肤温度因而上升，同时起到了增强发散体热的作用。人情绪激动时，由于血管紧张度增加，皮肤温度特别是手的皮肤温度便显著降低。例如手指的皮肤温度可从 30℃骤降到 24℃。当然情绪激动的原因解除后，皮肤温度会逐渐恢复。此外，当出汗时，由于蒸发散热，皮肤温度也会出现波动。

机体深部（心、肺、脑和腹腔内脏等处）的温度称为体核温度或深部温度（core temperature）。体核温度比体表温度高，且比较稳定，各部位之间的差异也较小。这里所说的表层与深部体表，不是指严格的解剖学结构，而是生理功能上所作的体温分布区域。在不同环境中，深部温度和表层温度的分布发生相对改变。在较寒冷的环境中，深部温度分布区域缩小，主要集中在头部与胸腹内脏，而且表层与深部之间在明显的温度梯度。在炎热环境中，深部温度可扩展到四肢，而表层温度分布区域明显缩小（图 7-4）。

体温是指机体深部的平均温度。由于体内各器官的代谢水平不同，它们的温度略有差别，但不超过1℃。在安静时，肝代谢最活跃，温度最高；其次，是心脏和消化腺。在运动时，则骨骼肌的温度最高。循环血液是体内传递热量的重要途径。由于血液不断循环，深部各个器官的温度会经常趋于一致。因此，血液的温度可以代表重要器官温度的平均值。

临床上通常用口腔温度、直肠温度和腋窝温度来代表体温。直肠温度的正常值为36.9~37.9℃，但易受下肢温度影响。当下肢冰冷时，由于下肢血液回流至髂静脉时的血液温度较低，会降低直肠温度；口腔温度（舌下部）平均比直肠温度低0.3℃，但它易受经口呼吸、进食和喝水等影响；腋窝温度平均比口腔温度低0.4℃，正常值为36.0~37.4℃，但由于腋窝不是密闭体腔，易受环境温度、出汗和测量姿势的影响，不易正确测定。测量腋温时，腋窝不得有汗，上臂应紧贴胸廓，测定时间不得少于10分钟。

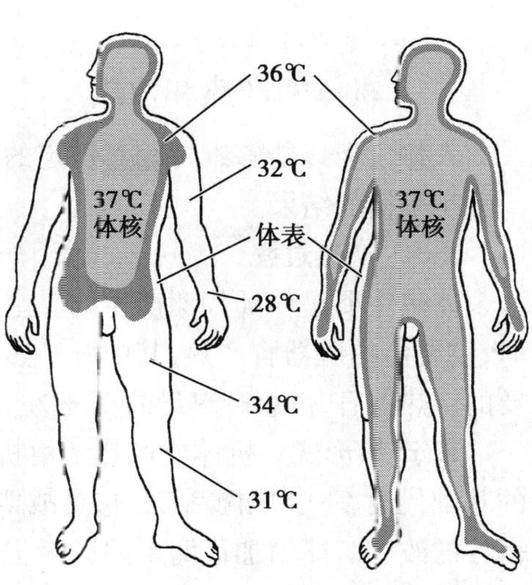


图7-4　体核温度与体表温度的分布

体表温度和体核的厚度取决于环境温度，在冷环境下体核较厚，在温暖环境下体核较薄

此外，食管温度比直肠温度约低0.3℃。食管中央部分的温度与右心温度大致相等，而且体温调节反应的时间过程与食管温度变化过程一致。所以，在实验研究中，食管温度可以作为深部温度的一个指标。鼓膜温度的变化大致与下丘脑温度的变化呈正比，所以在体温调节生理实验中常常采用鼓膜温度作为脑组织温度的指标。

**（二）体温的正常变动**

**1. 昼夜变化**　在一昼夜中，体温呈周期性波动。清晨2~6时体温最低，午后3~6时最高。波动幅度不超过1℃。体温的这种昼夜周期性波动称为昼夜节律，它是受生物钟控制的。

**2. 性别**　生育年龄的妇女体温平均比男子高0.3℃。此外，女性基础体温随月经周期而变动。女性在排卵后体温升高0.5℃，一直延续到下一次月经开始（图7-5）。这种周期性变化与女性激素的周期性变化有关。

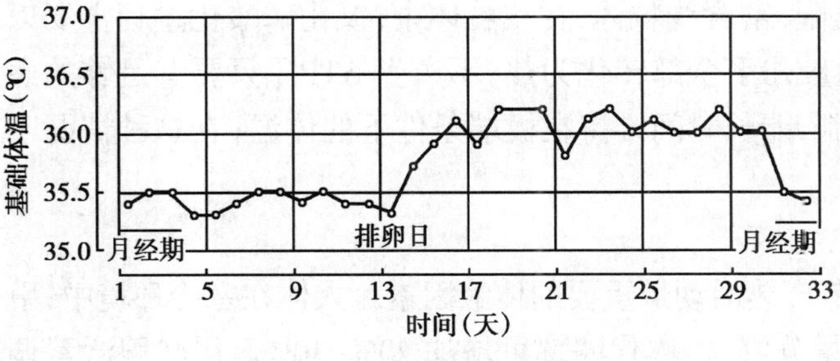


图7-5　女子基础体温曲线

**3. 年龄**　体温与年龄有关。新生儿特别是早产儿，由于体温调节机构不完善，调节体温的能力差，体温易受环境温度影响而变动。老年人代谢率偏低、活动偏少及肌肉萎缩，产热减少，体温略偏低。

**4. 肌肉活动**　肌肉活动时，代谢增强、产热量增多，结果导致体温升高，剧烈运动时体温可升高2~3℃。因此，测体温时要先让受试者安静一段时间，测定小儿体温时应防止其哭闹。

**5. 环境温度**　由于体温调节机制不可能百分之百的精确，所以当环境温度过高或过低时，体温也暂时稍有升、降。

此外，精神紧张、情绪激动、进食和妊娠时均可使体温升高，在测定体温时应考虑这些情况对体温的影响。

## 二、机体的产热和散热

人体之所以能够维持相对恒定的体温，是在体温调节系统的控制下产热与散热过程处于动态平衡的结果。

### （一）产热过程

体热主要是伴随代谢产生的。主要的产热器官是内脏器官、骨骼肌和大脑。机体安静时，主要由内脏器官产热，其中肝产热占比例最高。当机体处于运动或劳动时，骨骼肌是主要的产热器官，占总产热量的90%左右。

**1. 产热形式**　机体的产热量由机体的代谢率所决定，而决定代谢率的因素有：①机体的基础代谢率；②肌肉活动（包括战栗引起的肌肉收缩）；③某些激素的分泌及交感神经兴奋性的改变。能增加代谢率的激素主要是肾上腺素、去甲肾上腺素及甲状腺激素。产热形式包括战栗（shivering，又称寒战）产热和非战栗产热。

（1）战栗产热：人在寒冷环境中主要和首先依靠战栗来增加产热量。战栗是骨骼肌紧张性增强的基础上伸肌和屈肌同时发生的不随意的节律性收缩（收缩频率为10~20次/分），不做外功，收缩时所释放的能量全部转化为热，最大战栗时可使体热的产生比正常增加4~5倍。但持续长时间的战栗产热的效率降低，并迅速引起疲劳。

开始战栗的体温水平受皮肤温度的影响：皮肤温度较低时，开始战栗的体温比皮肤温度较高时低，这有助于防止体温降低。

（2）非战栗产热：又称代谢性产热或化学性产热，是通过提高组织细胞代谢率来增加产热的形式。在寒冷环境中，肾上腺髓质释放儿茶酚胺和交感神经释放去甲肾上腺素增加，甲状腺激素分泌也增加。这些激素和神经递质通过增加肌肉、脂肪（特别是褐色脂肪）组织分解代谢，普遍提高代谢率，增加产热。新生儿不能发生战栗，因此非战栗产热显得格外重要。婴儿含褐色脂肪量较多，化学性产热可使产热增加1倍，这对于维持新生儿正常体温有重要作用。这类细胞有丰富的交感神经支配，富含线粒体，在线粒体中，氧化磷酸化过程主要以"解耦联"形式进行，氧化所产生的能量几乎全部转化为热，不产生ATP。只要有足够的底物能被机体利用，通过代谢性产热机制，能长时间维持在极端条件下的体温；在这种情况下机体必须摄入比平时多的食物。

**2. 产热活动调节**

（1）体液调节：甲状腺激素是调节产热活动最重要的体液因素。人体在寒冷环境中，甲状腺的活动明显增强，甲状腺激素大量分泌，机体代谢率可增加20%~30%。甲状腺激素调节具有作用缓慢、持续时间长的特点。肾上腺素、去甲肾上腺素以及生长激素等也可刺激产热，其特点是起效较快，但作用时间较短。

（2）神经调节：在下丘脑后部背内侧靠近第三脑室壁有一战栗的初级运动中枢，此中枢平常受到来自下丘脑前部-视前区热敏神经元传来冲动的抑制，来自皮肤及脊髓的冷觉传入冲动则使之兴奋。当该中枢兴奋时，其下行冲动通过脑干进入脊髓，兴奋前角运动神经元而引起全身骨骼肌紧张性增加，当紧张性升高到一定水平时，引起战栗。战栗中枢兴奋还可引起交感神经兴奋，进而使肾上腺素髓质活动加强，导致肾上腺素和去甲肾上腺素分泌增加，使代谢率增加。此外，寒冷刺激还可引起下丘脑释放促甲状腺素释放激素，后者再刺激腺垂体释放促甲状腺激素，从而促进甲状腺激素的分泌，后者增加整个身体的细胞代谢率

（见第十一章）。这一反应不是立刻产生的，需要寒冷刺激作用几周，引起甲状腺增生，使其分泌甲状腺激素达到一新的水平。寒冷对甲状腺的持续刺激作用，可解释生活在寒冷地带的人比生活在温暖地带的人，患毒性甲状腺肿的发病率要高得多。

### （二）散热过程

人体的主要散热部位是皮肤，在环境温度低于体温时，大部分的体热通过皮肤的辐射、传导和对流散热，一部分体热通皮肤汗液的蒸发来发散（图 7–6）。呼吸、排尿和排粪也可散失部分机体的热量（表 7–5）。

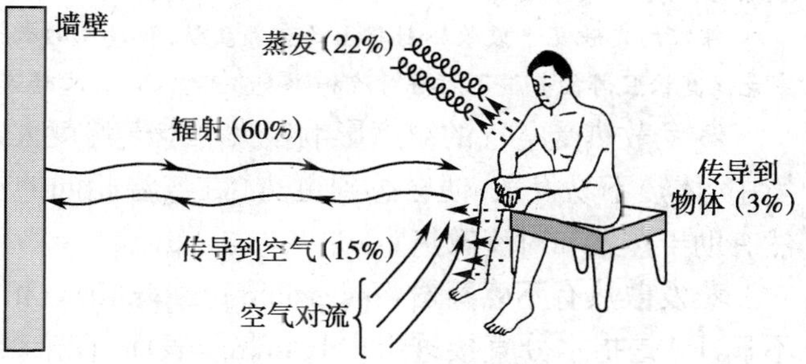


图 7–6　机体与环境的热交换方式

**表 7–5　在环境温度为 21℃时人体散热方式及其所占比例**

| 散热方式 | 百分比（%） | 散热方式 | 百分比（%） |
| --- | --- | --- | --- |
| 辐射、传导、对流 | 70 | 呼吸 | 2 |
| 皮肤水分蒸发 | 27 | 尿、粪 | 1 |

#### 1. 皮肤散热方式

（1）**辐射**（radiation）散热：这是机体以热射线（红外线）形式将热能传给外界较冷物体的一种散热方式。凡是温度高于绝对温度零度的物体都发射热射线。温度越高的物体，热射线的发射量就越大。机体向周围物体发射热射线的同时，也接受周围物体所发射的热射线。因此，只有体表温度高于外界环境温度时，机体才通过辐射的形式散热。辐射散热量的多少决定于皮肤与环境之间温度差和机体的有效辐射面积。温差越大，或有效辐射面积越大，辐射散热量就越多。在安静状态下，此种方式的散热占总散热量的 60% 左右。

（2）**传导**（conduction）散热：指机体将热量直接传给同它接触的较冷物体（例如，椅子、床等）的一种散热方式。机体深部的热量以传导的方式传到体表皮肤，再由体表皮肤直接传给同它相接触的物体。传导散热除了与皮肤及其所接触物体之间的温度差和接触面积有关外，还与接触物体的导热性能有关。比如，床和衣服等多为热的不良导体，接受的热量不易向外传导。人体脂肪的导热性也低，肥胖者皮下脂肪较多，所以机体深部向表层传导散热量要少些。因此穿衣服、皮肤涂油脂类物质可以保暖。水的导热性大，所以临床上利用冰袋、冰帽等给高热病人降温，夏天冲冷水浴、游泳也可降温，因此，衣服弄湿以后其保温作用几乎完全消失（水可使衣服的导热性增加 20 倍以上）。正常情况下通过这种方式散热有限。

（3）**对流**（convection）散热：指通过气体或液体的流动散发体热的形式。人体周围总是绕有一薄层同皮肤接触的空气，人体的热量传给这一层空气，使空气温度升高，密度变小（变轻）而离开皮肤，新的未加温的空气又与皮肤接触。由于空气不断流动（对流），便将体热散发到空间。实际上，对流是传导散热的一种特殊形式。对流散热受风速影响很大，风速大，对流散热量多；风速小，对流散热量就小。由于水的比热比空气大数千倍，而且水的导热性比空气大得多，因此，当人浸入低于皮肤温度的水中时，能通过对流迅速散热。在泰坦尼克号沉船灾难中，几乎所有死亡者是由于低体温致死而不是淹死。

（4）**蒸发**（evaporation）散热：皮肤通过辐射、传导、对流散热只发生在皮肤温度高于环境温度的情况下，当环境温度高于体表温度时，蒸发散热就成为机体唯一的散热方式了。液体的蒸发（汽化）需吸收热，蒸发散热就是通过水分从体表蒸发而散失体热的一种方式。体表蒸发 1g 水可吸收体热 2.43kJ（0.58kcal）。

裸露的皮肤几乎吸收辐射其上的全部热量，而浅色的衣服几乎全部反射辐射其上面热量。因此，如果穿色浅宽松且薄的衣服不妨碍对流和蒸发散热的话，要比裸露身体更凉爽。

蒸发散热受空气的湿度影响很大。空气湿度大，阻碍水分蒸发，因此在高温、潮湿的环境中，体热不易发散，便会感到更热（在气温相同的夏天，北方比南方凉爽）。风速增加，显然有助于蒸发和对流散热。

蒸发散热有**不感蒸发**（insensible perspiration）和出汗（sweating）两种。不感蒸发（又称不显汗）是指水分直接透出皮肤和黏膜表面，在未聚成明显水滴以前便蒸发掉的一种散热方式。它是在蒸发表面上弥漫性地持续进行的，即使在寒冷季节也仍然存在。人体每天不感蒸发量约 1L，其中通过皮肤蒸发 0.6~0.8L，通过呼吸蒸发 0.2~0.4L。

出汗是汗腺的分泌，它形成可见的汗滴，故又称可感蒸发。在不同的情况下，汗腺的分泌量和分泌速度差异很大。在寒冷或温暖的环境中无汗液分泌，少量出汗不形成明显的汗滴。在炎热且湿度很大的环境中，短时间内出汗量可达每小时 2~3L。需要说明的是，汗液流失或被抹去，便丧失蒸发散热的作用。

长时间在热环境中作业或长时间运动不补充足够的水分时，体温可升至 39℃以上，由于机体脱水而导致热衰竭，严重时可升高到 41℃甚至更高，由于体温调节机制破坏而导致热休克。

开始出汗的体温水平受皮肤温度的影响：开始出汗的体温水平随着皮肤温度的降低而升高。例如皮肤温度高于 33℃时，体温 36.7℃开始出汗，而皮肤温度为 29℃时，体温 37.4℃才开始出汗，也就是说，皮肤温度低时可以抑制出汗，从而减少体热散失。

**2. 散热的调节反应** 在环境温度变化时，机体可改变散热机构的活动，以调节机体的散热能力。

（1）循环系统的调节反应：辐射、传导和对流等散热方式的散热量取决于皮肤与环境间的温度差，而皮肤温度则由皮肤血流量所控制。在炎热环境中，支配血管的交感神经紧张性降低，皮肤小动脉舒张，动 – 静脉吻合支也开放，皮肤血流量因而大大增加，可从血流量几乎接近零到血流量占心输出量的 30%，大量体热传到皮肤，再从皮肤发散，同时也给汗腺分泌提供了必要的水分；而在寒冷环境中，交感神经的紧张性增加，皮肤血管收缩，血流量减少，体热传到皮肤大为减少，体热散失也随之减少。因此，皮肤是一个极有效的散热器。当环境温度适中时，机体不出汗，也不战栗，通过调节皮肤血管口径，控制皮肤温度，就能使体热平衡。此时，用于调节体温而消耗的能量最少。另外，由于四肢深部的静脉和动脉相伴行，此种结构类似一个热量的逆流交换系统，即从四肢远端流回的静脉血温度较低，可从与其伴行的动脉吸收热量，而动脉血在流向四肢远端的过程中温度逐渐降低（图 7–7）。逆流交换的结果使机体热量散失减少。

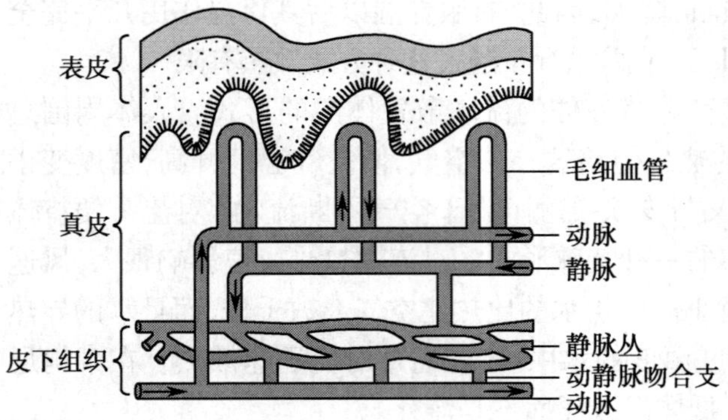


图 7–7 皮肤循环模式图

（2）出汗及其调节反应：出汗是汗腺的反射性分泌活动，可分为**温热**

**性出汗**（由温热性刺激引起）和**精神性出汗**（由疼痛、精神紧张等引起）两种。前者除了手掌和足跖外，全身各处的汗腺都出现汗液分泌；后者汗液主要见于手掌、足跖和腋窝。此外，在进食辛辣食物时，口腔内的痛觉神经末梢受到刺激，也可反射性地引起头部和颈部出汗，称为**味觉性出汗**（gustatory sweating）。

汗腺是单管腺，由分泌部（位于真皮下）及导管部组成（图 7–8）。其神经支配为交感胆碱能神经纤维（末梢释放乙酰胆碱），但血液循环中肾上腺素和去甲肾上腺素水平升高也有刺激汗腺分泌的作用，这一效应对运动时的散热起重要作用。温热性出汗的基本中枢在下丘脑。中枢局部刺激起主要作用。精神性出汗中枢存在于大脑皮质运动前区。

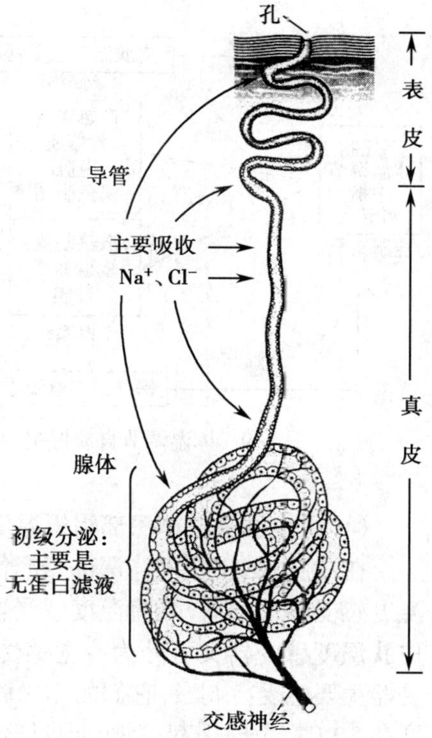


图 7–8 汗腺结构模式图

人在一般衣着、安静情况下，环境温度 32~34℃时开始出汗。在一定范围内，气温越高，出汗速度越大；运动时，机体产热增加，在气温低的情况下也可引起出汗。在环境温度高、空气湿度大、风速小时，汗液不易蒸发，容易发生中暑。

汗液中水分占 99% 以上，固体成分不足 1%。固体成分中，大部分为 NaCl，其余的是 KCl、尿素、氨、乳酸和微量葡萄糖、氨基酸等。汗液刚从汗腺分泌出来时，其成分除不含血浆蛋白外，类似血浆，其 $Na^+$ 和 $Cl^-$ 的浓度分别为 142mmol/L 和 104mmol/L。汗液经过导管后，大部分 $Na^+$、$Cl^-$ 被重吸收（水分也相应地被重吸收），重吸收程度与汗液分泌的速度有关；当汗液小量分泌时，其流过导管的速度慢，绝大部分 $Na^+$、$Cl^-$ 被重吸收（两者的浓度降至 5mmol/L），由于汗液渗透压降低，大量水分被渗透性吸收，导致尿素、乳酸及 $K^+$ 的浓缩。而当交感神经兴奋引起大量汗液分泌时，汗液通过导管速度快，重吸收 $Na^+$、$Cl^-$ 的量少，从而汗排出的 NaCl 浓度高（$Na^+$、$Cl^-$ 浓度最高可达 50~60mmol/L），从而丢失大量 NaCl，水分重吸收也较低少。对于尚未适应高温环境作业的人来说，每小时出汗很少超过 1L，而对热适应（习服）后，出汗率可达到 2~3L/h，而且由于细胞外液及血浆 NaCl 浓度轻度降低，刺激醛固酮分泌，汗腺导管重吸收 NaCl 的能力增加，使汗液中 NaCl 的浓度也随着适应而逐渐降低，从而保存体内的盐分。

## 三、体温调节

人和恒温动物具有恒定的体温，这是由于机体在下丘脑体温调节中枢的控制下，通过增减皮肤血流、出汗、战栗及改变代谢率等生理反应，经常维持产热和散热过程的动态平衡。这种体温调节机制称为**自主性体温调节**（autonomic thermoregulation）。另外，机体（包括恒温动物）在不同温度环境中的姿势和行为，特别是人为了保温或降温所采取的措施，如增减衣着等行动，也应该包括在体温调节的范畴之中，称为**行为性体温调节**（behavioral thermoregulation）。后者以前者为基础，是对前者的补充。下面仅讨论自主性体温调节。

自主性体温调节是由体温自动调节系统来完成的。如图 7–9 所示，下丘脑体温调节中枢，包括**“调定点”**（set point）在内，属于控制系统。它的传出信息控制着产热器官如肝、骨

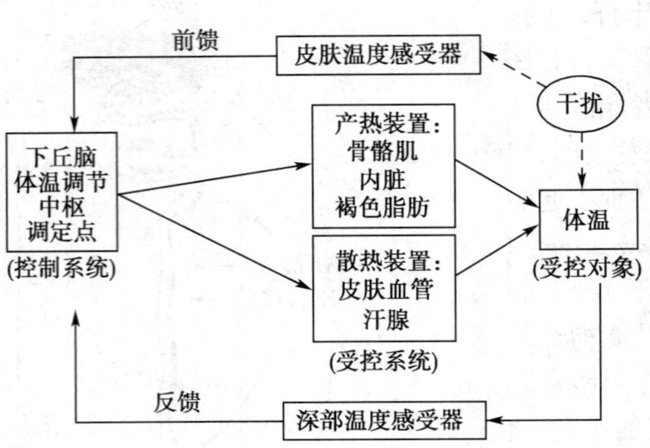


图 7-9 体温调节自动控制示意图

骼肌以及散热器官如皮肤血管、汗腺等受控系统的活动,使受控对象——机体深部温度(体温)维持一个稳定的水平。而受控对象体温总是会受到体内、外环境因素干扰的,比如机体的运动或外环境气候因素(气温、湿度、风速等)的变化。此时则通过温度检测器——皮肤及深部温度感受器将干扰信息传递至调定点,经过体温调节中枢的整合,再调整受控制系统的活动,仍可建立起当时条件下的体热平衡,以维持稳定的体温。

**(一)皮肤及机体深部组织温度感受器**

在皮肤、黏膜及机体深部,如脊髓、腹部内脏、胸腔及腹腔上部大静脉周围等处,存在着温度感受器。皮肤、黏膜温度感受器感受体表温度,而深部温度感受器感受机体内部温度。皮肤温度感受器又可分为冷觉感受器和温觉感受器,前者远多于后者。皮肤和深部温度感受器主要感受冷刺激,它们的作用可能与防止体温过低有关。在人类的实际生活中,皮肤温度在 30℃以下时引起冷觉,而皮肤温度在 35℃以上时则引起热觉。

**(二)中枢温度感受器及体温调节中枢**

对恒温动物进行分段切除实验观察到,切除大脑皮质结构后,只要保留下丘脑及其以下的神经结构完整,动物仍能保持体温相对恒定。如进一步破坏下丘脑,则动物的体温便不能维持相对稳定,说明下丘脑是体温调节的基本中枢。实验还证明,在**视前区 - 下丘脑前部**(preoptic anterior hypothalamus, PO/AH)存在着一些对温度变化敏感的神经元,称为中枢温度感受器。中枢温度感受器可分为**热敏神经元**(heat-sensitive neuron)和**冷敏神经元**(cold-sensitive neuron)。前者远多于后者。前者在其局部温度升高时兴奋(发放神经冲动频率增加),并立即引起皮肤大量出汗、皮肤血管扩张等散热反应,同时,机体的产热过程受抑制;后者在其局部温度降低时兴奋。中枢温度感受器除感受血液温度刺激外,还能直接对致热物质 5- 羟色胺、去甲肾上腺素及某些多肽发生反应。因此,PO/AH 起体温控制中枢的作用。

下丘脑后部接受和整合皮肤及机体深部温度感受器和 PO/AH 传来的神经冲动,并发出传出神经冲动,以控制机体的产热与散热反应,即通过躯体神经引起骨骼肌的紧张性改变和战栗反应;通过交感神经调节皮肤血流量、汗腺分泌;通过内分泌活动调节机体物质代谢水平(详见产热和散热的调节)。

**(三)体温调节的调定点学说**

PO/AH 的热敏神经元对温度的感受有一定的阈值,正常人一般为 37℃左右。这个阈值称为体温稳定的**调定点**。当中枢温度超过 37℃时,热敏神经元活动增强,使散热增加,产热减少,结果温度降至正常;反之,当中枢温度低于 37℃时,热敏神经元活动减弱,使散热减少,产热增多,所以体温回升至正常水平。正常情况下,调定点移动范围很小。调定点学说可以较好地解释发热现象。由细菌所致的发热是由于热敏神经元受到细菌细胞膜释放的毒素——**致热原**(pyrogen)的作用,使调定点的阈值升高,即调定点上移的结果。如果调定点升至 39℃,而机体的体温只有 37℃,低于调定点温度,热敏神经元活动减弱,冷敏神经元活动加强，使机体产热增加（如战栗），散热减少（如皮肤血管收缩，全身起鸡皮疙瘩）（发热前的症状，患者仍感到寒冷），使体温升高，直到体温升到39℃以上（高于调定点温度）时，则产生相反的作用；热敏神经元活动加强，冷敏神经活动抑制，从而出现散热反应（如出汗、皮肤血管扩张）。只要致热原不消除，产热与散热就在新的调定点水平上（39℃）保持动态平衡，此时体温调节机制并无障碍（图7-10，图7-11）。只有用药物阻断了致热原的作用后，使调定点恢复到37℃水平（又低于当时的体温，产生散热反应：皮肤血管扩张、出汗等），才能使体温恢复正常。

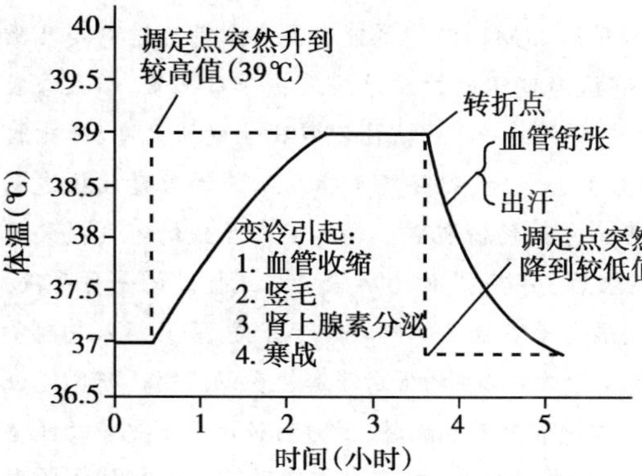


图7-10　下丘脑体温控制器调定点改变的作用

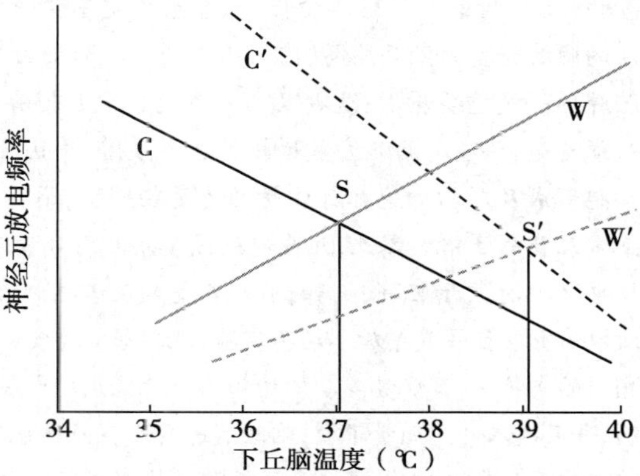


图7-11　下丘脑温度变化与温度敏感神经元放电频率的关系

实线C、W分别代表正常时冷敏和热敏神经元的放电特征；虚线C′、W′分别代表发热时冷敏和热敏神经元放电特征。S为正常的体温调定点，S′为发热时的体温调定点

**发热**（fever）的机制：细菌毒素（如内毒素）作用于单核细胞、组织巨噬细胞及Kupffer细胞，产生一些多肽细胞因子，如白介素-1（interleukin-1）、白介素-5、β-及γ-干扰素及肿瘤坏死因子。这些细胞因子起**内源性致热原**（endogenous pyrogen）作用，它们作用于下丘脑视前区释放前列腺素$E_2$（prostaglandin $E_2$，$PCE_2$），后者使调定点上移，导致发热。阿司匹林（aspirin）可抑制PG合成，故有退热作用。当外科手术或肿瘤压迫造成下丘脑损伤时，由于体温调节中枢功能障碍，可迅速引起高热（hyperthermia）。如果机体散热机制完全停止，正常代谢产生的热不到5小时就足以把人"烧"死。

## 生理与临床：人体的能量平衡与肥胖

体重的长期稳定需要能量的摄入与消耗之间长期保持平衡。摄入的能量来源于糖、脂肪和蛋白质三大营养物质所贮存的化学能，即每天的进食；而能量的消耗主要是机体对外所做的功（体力活动）和机体内部代谢（内部活动）所消耗的能量总和。肥胖是摄入的能量长时间超过消耗能量的结果；而体内的能量大部分贮存于脂肪。人一旦成为肥胖，体重就稳定，因为能量摄取与消耗之间又获得平衡，所以肥胖者并不比瘦者吃得多。人要减轻体重，能量摄入必须少于能量消耗。

肥胖可用**体重指数**（body mass index，BMI）来衡量。BMI：体重（kg）/身高（cm）$^2$。我国人BMI>25kg/cm$^2$为肥胖。另外，肥胖还可分为腹部型（苹果形）肥胖和臀股型（梨形）肥胖。前者的特征为脂肪主要集中于腹部，后者脂肪主要分布于臀部和股部。如腰围>90cm（男）或>80cm（女）为腹部型肥胖，发生心血管等疾病的危险性增加，包括胰岛素抵抗、2型成人发作型糖尿病、高血脂、高血压、冠心病及脑卒中。腹部型肥胖者内脏脂肪较多，其危害比脂肪堆积于皮下更大，因为内脏脂肪释放更多坏的促进胰岛素抵抗和动脉粥样硬化的低水平炎症的脂肪因子。而皮下脂肪主要用于氧化和合成类固醇激素。

以前认为脂肪细胞的数量仅在婴儿及儿童时期才可能持续增加，儿童摄入过量的能量导致增生性肥胖，即脂肪细胞的数量增多，脂肪细胞的体积增大很少；相反，成人发生的肥胖仅为增加脂肪细胞的体积，导致肥大性肥胖。但最新的研究证明，在生命的任何时期，新的脂肪细胞可从成纤维细胞样的前脂肪细胞分化而来。成人发生的肥胖脂肪细胞的数量及体积都增加。

身体活动减少和不良的生活方式与饮食习惯是产生肥胖的一个重要原因。在过去 20~30 年间肥胖患者迅猛增加，强调生活方式及环境因素起重要作用，因为基因改变不可能如此迅速发生，这与摄入富含高能量的食物（特别是脂肪类食物）及坐着固定不动的生活方式有关。高脂肪饮食特别易产生肥胖是因为将摄入的脂肪转变为贮存脂肪，比将摄入的糖类和蛋白质转变为贮存脂肪所消耗的能量要少。营养过剩是儿童肥胖的一个重要原因，这也又与不良的饮食习惯有关。普遍认为健康的饮食习惯需要一日三餐，而且每餐必须吃饱，许多年幼儿童被迫接受这个习惯，并且在其一生中实践这一习惯。小孩在出生的头几年，新脂肪细胞形成及脂肪细胞贮存脂肪的速度特别快，脂肪细胞的数量也较大，肥胖儿童脂肪细胞的数量往往达到正常儿童的 3 倍。因此，儿童特别是婴幼儿时期营养过剩可能导致终身肥胖。精神因素导致的不良摄食习惯也可能有助于肥胖，例如，有人在受到应激性刺激时或应激后，用“吃”作为解除紧张或忧愁的一种手段，所以体重往往明显增加。动物实验证明，每天进食（餐）的次数与营养物在体内的分布有关：每天摄入总能量相同的食物，一日少量多餐的动物比一日吃几次大餐的动物体内贮存较多的蛋白质和较少的脂肪。研究还证明，每天摄入的总能量不变，临睡前进食比在距睡眠较长的时间进食更易长肥胖，因为前种情况下更多的能量转入贮存（脂肪）。规律的身体活动及体育训练可增加肌肉量和降低体脂量，而身体活动不足一般伴有肌肉量的减少和发生肥胖的倾向。例如，长时间看电视与肥胖之间有密切关系。一般人每天使用 25%~30% 的能量于肌肉活动，而劳动者高达 60%~70%。增加身体活动能使能量消耗大于能量的摄入，结果引起体重减轻。

虽然电刺激动物下丘脑的“摄食中枢”或破坏“饱中枢”可引起肥胖，但人类由于下丘脑损伤导致的肥胖罕见；然而，当下丘脑的“食欲 - 饱调节机制”发生障碍时可导致肥胖。人垂体肿瘤扩展到下丘脑时，可引起进行性肥胖。当限制肥胖动物的进食量时，下丘脑神经递质发生明显变化，即增加增食的神经递质，如神经肽 Y，减少厌食的物质如瘦素及 α- 促黑素的形成。

遗传因素是肥胖的原因之一，肥胖明显有家族倾向。现有证据表明，20%~25% 的肥胖病人可能是由遗传因素引起的，但单基因突变引起的肥胖所占比例很少，可能许多基因突变与环境因素相互作用，影响体脂的数量和分布。

## 临床病例分析：低体温

**病例简介**：在 1 月份的一个早晨，一位 67 岁的老汉被过路人发现躺在路边，老汉处于半昏迷状态，衣袋里还有一个空酒瓶，提示老汉可能是一个酗酒者。看上去老汉是过着风餐露宿的生活。过路人看到老人表情痛苦，在寒冷气温下，老人严重受冻，便叫了一辆救护车，将老人送往附近医院。

在医院检查发现老人皮肤冰冷、发绀，脉搏微弱难以摸到，鼓膜温度 33.2℃。

**问题**：

1. 老汉最可能的诊断是什么？
2. 测定鼓膜温度比测口腔温度和皮肤温度有什么优点？
3. 人体散热的主要方式是什么？老汉风餐露宿的生活方式和酗酒、低体温有什么关联？
4. 对老汉治疗的主要目标是什么？
5. 你可能选择什么治疗方法？
6. 低体温主要的致命后果是什么？

**解答**：

1. 老人是低体温即体核温度降低。

2. 鼓膜温度比口腔温度和皮肤温度更接近体核温度。口腔温度易受测温前进食冷饮或热饮的影响；身体不同部位的皮肤温度不一样，而且皮肤温度受局部血流的影响。皮肤温度是身体外周温度，不是体核温度，可作为皮肤血流量的一个间接指标。

3. 机体通过传导、对流、辐射和蒸发散热。后一方式在寒冷环境下仍起作用，即通过呼吸及皮肤蒸发散热。当衣服弄湿时散热增加。在寒冷天气下，由于传导散热增加，室外生活增加散热。破损的衣服防止传导散热效果较差。由于酒精引起皮肤血管扩张，增加外周散热。体温反映机体产热与散热之间的平衡，营养缺乏（少）将降低代谢性产热。

4. 对老汉治疗的目的是使体温恢复到正常（37℃）。

5. 如果代谢性产热率大于散失的热量，体温将升高；如果环境温度高于体温，身体将吸收热，体温将进一步升高。急性低体温患者使用高于体温的热水浴能最快达到升高体温的目的。另一较慢升高体温的方法是用温暖、干燥的毛毯或衣服保暖，以减少散热，通过代谢性产热将体核温度返回正常。

6. 体核温度降得太低（<30℃），可引起致命性心律失常，例如心室纤维性震颤（室颤）。

（吴敏范）

# 第八章

# 尿的生成和排出

肾脏是维持机体内环境相对稳定的重要器官。血液在流经肾脏时，经过肾小球毛细血管滤过后形成滤过液，滤过液经肾小管和集合管的重吸收与分泌后最终形成尿液。通过尿液的生成和排出可以将体内的代谢产物和异物排出，调节体内水与电解质的稳定和酸碱平衡，达到维持内环境稳定的目的。此外，肾脏还具有内分泌功能，可以分泌促红细胞生成素（EPO），促进红细胞的生成；分泌肾素，通过醛固酮来调节血容量及电解质浓度；分泌 1α- 羟化酶，调节钙、磷代谢；释放前列腺素 $E_2$（$PGE_2$）和前列环素（$PGI_2$），舒张肾脏小动脉，增加肾血流量。本章重点介绍尿液的生成及其调节活动。

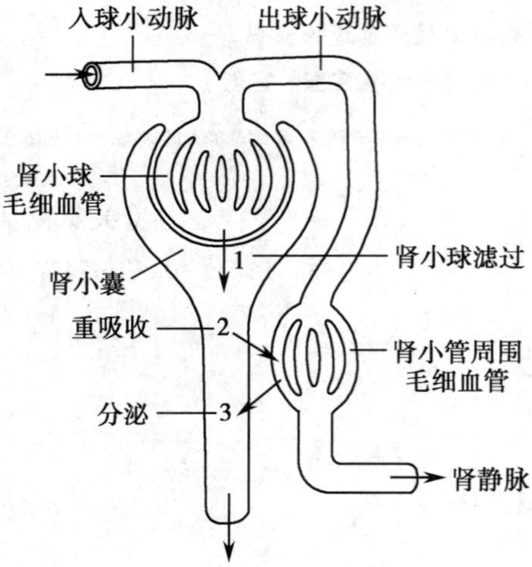


图 8-1 尿生成三个过程示意图

尿生成过程包括：①肾小球滤过（超滤液的生成）；②肾小管和集合管的选择性重吸收；③肾小管和集合管的分泌。共三个基本环节（图 8-1）。

## 第一节 肾脏的功能解剖和肾血流量

肾脏可分为皮质和髓质两部分，皮质有丰富的血管，主要由肾小体和肾小管构成。髓质内血管较少，由 15~25 个肾锥体构成。在肾单位和集合管生成的尿液经集合管在肾乳头处开口进入肾小盏，后经肾大盏、肾盂和输尿管进入膀胱。

### 一、肾脏的功能解剖

#### （一）肾单位的构成

**肾单位**（nephron）是尿生成的基本功能单位，它与集合管共同完成尿的生成过程。人类每个肾约有 100 万个肾单位。肾单位由肾小体（renal corpuscle）和肾小管（renal tubule）构成。肾小体由肾小球（glomerulus）和肾小囊（Bowman's capsule）构成（图 8-2，图 8-3）。肾小球是入球小动脉与出球小动脉之间由肾小囊包绕的毛细血管球。肾小囊有脏层和壁层，脏层与肾小球毛细血管管壁共同构成滤过膜，壁层延续至肾小管。肾小管包括近端小管（proximal tubule）、髓袢（loop of Henle）和远端小管（distal tubule）。髓袢按其行走方向分为降支和升支。降支包括近端小管直段和髓袢降支细段，升支包括髓袢升支细段和升支粗段。集合管虽然不属于肾单位的组成部分，但功能上与远端小管有许多相同之处。

肾单位按其所在部位分为皮质肾单位和近髓肾单位两类（图 8-4）。皮质肾单位的肾小体占肾单位总数的 85%~90%，体积小，肾小球毛细血管内压高，有利于滤过，其主要功能是生成尿液和分泌肾素。近髓肾单位占肾单位总数的 10%~15%，体积大，其主要功能是浓缩和稀释尿液。

- 肾单位
  - 肾小体
    - 肾小球
    - 肾小囊
  - 肾小管
    - 近端小管
      - 近曲小管
      - 髓袢降支粗段
    - 髓袢细段
      - 髓袢降支细段
      - 髓袢升支细段
    - 远端小管
      - 髓袢升支粗段
      - 远曲小管

图 8-2　肾单位的构成

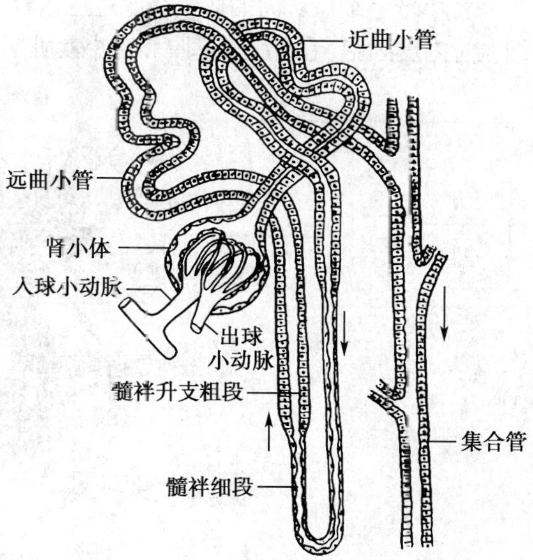


图 8-3　肾单位的结构示意图

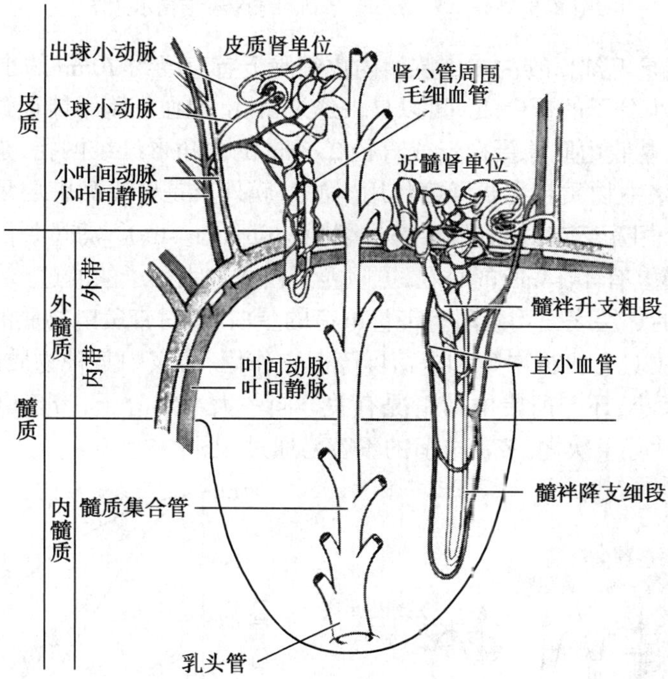


图 8-4　肾单位与肾血管示意图

### （二）球旁器

**球旁器**（juxtaglomerular apparatus）由球旁细胞、球外系膜细胞和致密斑三部分组成（图 8-5），主要分布于皮质肾单位。球旁细胞又称近球细胞或颗粒细胞，是入球小动脉和出球小动脉管壁上一些特殊分化的平滑肌细胞，细胞内含分泌颗粒，能合成、储存和分泌肾素。

致密斑是远端小管起始部一小块高柱状上皮细胞构成的组织，其主要功能是感受小管液中 NaCl 含量的变化，并通过特殊的信息传递来调节肾素分泌及肾小球滤过率。

**（三）滤过膜**

肾小球毛细血管内的血浆经滤过进入肾小囊，其间的结构称为滤过膜。滤过膜由肾小球毛细血管内皮细胞、毛细血管基膜和肾小囊脏层足细胞的足突三层结构所组成（图 8-5，图 8-6）。

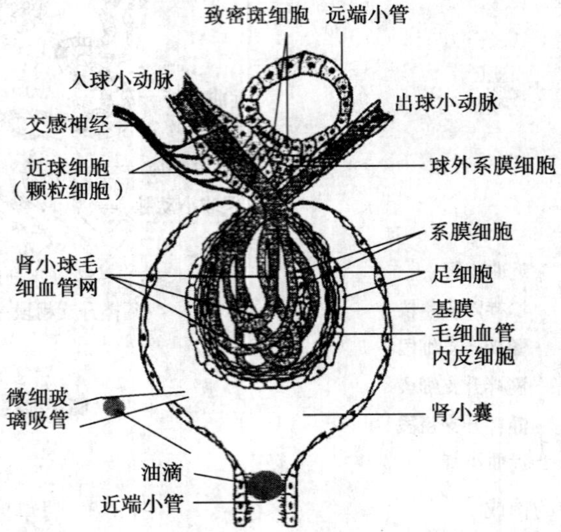


图 8-5 肾小球、肾小囊穿刺和球旁器结构示意图

滤过膜的内层是毛细血管内皮细胞。内皮细胞上有直径约 70nm 的小孔，称为“窗孔”。小分子溶质（包括小分子的蛋白质）可以自由透过窗孔，但血细胞不能通过。滤过膜的中层是毛细血管基膜。基膜由胶原蛋白形成直径 2~8nm 的多角形纤维网孔，是三层结构中孔径最小的结构，对血浆中物质起主要屏障作用。滤过膜外层是肾小囊脏层足细胞。足细胞有很长的足突。足突相互交错对插，形成滤过裂隙（filtration slit）。滤过裂隙间有裂隙膜（slit diaphragm），裂隙膜上有 4~14nm 的小孔，可阻止蛋白质和大分子的滤过。

另外，滤过膜的 3 层表面均吸附有带负电荷的蛋白质，对带负电物质的滤过起静电屏障作用。因此，滤过膜具有机械屏障和电荷屏障双重作用，血浆中某种物质能否通过滤过膜，既取决于物质的大小，还与所带电荷情况有关。同一大小的分子，带正电荷的比较容易通过，不带电荷的中性分子次之，带负电荷的不容易通过（图 8-7）。

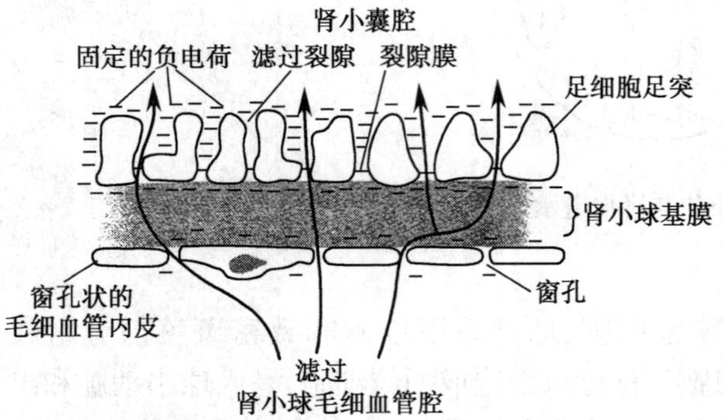


图 8-6 肾小球滤过膜结构示意图

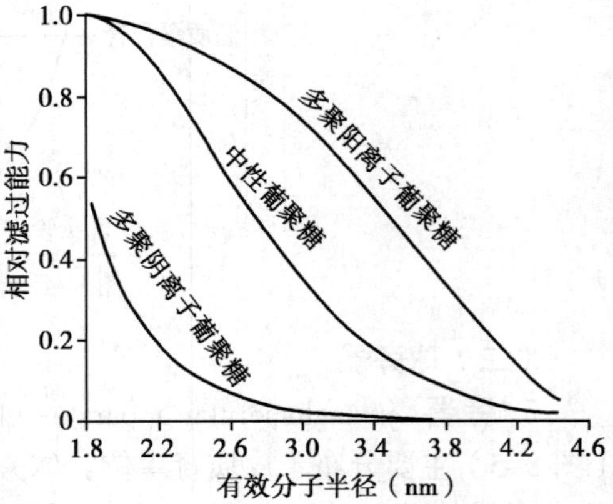


图 8-7 葡聚糖分子大小和所带电荷对滤过能力的影响

正常人两侧肾脏总滤过面积为 $1.5m^2$，且保持相对稳定。但有些情况下，有效滤过面积（有滤过作用的滤过膜面积）是可以改变的，肾小球病理性损害（肾小球肾炎、肾小球纤维化等）、肾小球血流量减少等情况下，都会使有效滤过面积减少。

## 二、肾脏血液供应的特点及肾血流量的调节

### （一）肾脏血液供应的特点

肾脏的血液供应量非常丰富，成人安静状态下两肾的血流量为1200ml/min，占心输出量的20%~25%。另外，肾的血液供应量不均匀，约94%的血流量供应肾皮质，约5%供应外髓部，不到1%供应内髓。

肾血管的分布特点是有肾小球毛细血管网和肾小管周围毛细血管网两套毛细血管网（见图8-4）。肾小球毛细血管网位于入球小动脉与出球小动脉之间，毛细血管血压较高，有利于肾小球的滤过作用；肾小管周围毛细血管网压力较低，血浆胶体渗透压较高，有利于肾小管的重吸收作用。

### （二）肾血流量的调节

**1. 肾血流量的自身调节**　在安静状态下，当肾动脉灌注压在一定范围内（80~180mmHg）变动时，肾血流量能保持相对稳定，即使在离体试验中也如此（图8-8）。在此范围内，当肾动脉灌注压下降时，肾血管阻力将相应降低，使肾血流阻力减小，以保证肾血流量无明显下降；反之，当肾动脉灌注压升高时，肾血管阻力也相应增加，使肾血流阻力增大，肾血流量不因灌注压的增加而增加，从而使肾血流量能保持相对稳定。在没有外来神经支配的情况下，当动脉血压在一定的变动范围内变动时，肾血流量能保持相对稳定的现象，称为**肾血流量的自身调节**。肾血流量自身调节的意义在于使肾血流量和肾小球滤过率能保持相对稳定，以适应肾脏尿生成功能的需要，防止尿生成量因动脉血压的波动而出现大幅度的波动。关于肾血流自身调节的机制有以下两种学说。

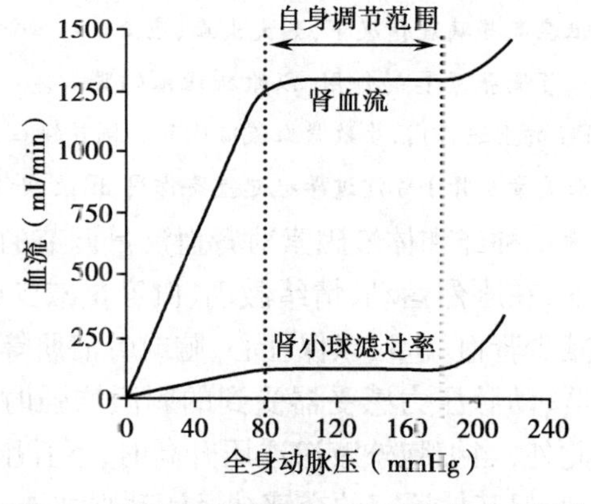


图8-8　肾血流量及肾小球滤过率的自身调节

（1）肌源性学说：该学说认为，肾血管平滑肌能对血管壁受到的机械牵拉作出相应的反应，当肾血管的灌注压升高时，入球小动脉管壁的平滑肌因压力升高而受到的牵拉刺激加强，使平滑肌的紧张性收缩加强，血流阻力增加，因此肾血流量不会因为灌注压的升高而增加。相反，当肾动脉的灌注压降低时，入球小动脉管壁的平滑肌受到的牵拉刺激减弱，使平滑肌的紧张性收缩减弱，血流阻力降低，肾血流量也就不会因为灌注压的降低而减少。肾动脉灌注压超过180mmHg时，平滑肌的收缩达到极限，而灌注压低于80mmHg时，平滑肌的舒张达到极限，因此肾血流量随灌注压的变化而变化。

（2）管－球反馈：由于小管液流量的变化而影响肾血流量和肾小球滤过率的现象，称为**管－球反馈**（tubuloglomerular feedback，TGF）。管－球反馈机制认为，当肾血流量和肾小球滤过率增加时，流经远曲小管致密斑的小管液流量增加，致密斑处小管液NaCl浓度增加，$Na^+$、$Cl^-$进入致密斑细胞，激活$Na^+$–$K^+$泵，ATP水解增加，腺苷形成增加，腺苷、ATP分别作用于入球小动脉平滑肌细胞膜上$A_1$和P2X受体，使其细胞内$Ca^{2+}$增加，引起入球小动脉收缩，肾血流量和肾小球滤过率降至正常（腺苷对身体其他部位血管起舒张作用）；由于入球小动脉平滑肌细胞与球旁细胞（颗粒细胞）之间存在电突触，平滑肌细胞$Ca^{2+}$升高，球旁细胞$Ca^{2+}$也升高，引起肾素释放减少。相反，当肾血流量和肾小球滤过率减少时，到达致密斑的小管液流

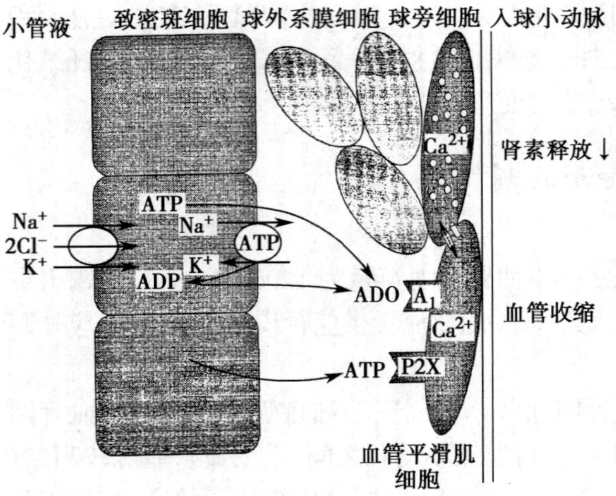


图 8-9　管球反馈的机制示意图

量减少，致密斑处 NaCl 浓度降低，致密斑细胞分泌腺苷、ATP 减少，入球小动脉舒张，结果肾血流量和肾小球滤过率增加至正常水平，并刺激肾素释放，肾素通过血管紧张素Ⅱ－醛固酮的作用增加 NaCl 和水的潴留（图 8-9）。

**2. 肾血流量的神经和体液调节**　入球小动脉和出球小动脉的血管平滑肌受肾交感神经支配。安静时，肾交感神经的紧张性活动使血管平滑肌保持一定程度的收缩。肾交感神经兴奋时，末梢释放的去甲肾上腺素作用于肾血管平滑肌的 α 受体，使血管平滑肌收缩，肾血流量减少。体液因素中，由肾上腺髓质分泌的肾上腺素和去甲肾上腺素，循环血液中的血管紧张素Ⅱ和血管升压素，以及由血管内皮细胞产生的内皮素等，均可收缩肾血管，减少肾血流量。肾脏局部组织中生成的 $PGE_2$、$PGI_2$、一氧化氮和缓激肽等，可使肾血管舒张，肾血流量增加；而腺苷则引起入球小动脉收缩，肾血流量减少。内皮素引起入球及出球小动脉收缩，使肾血流及肾小球滤过率降低。虽然正常人安静状态下 PG（$PGE_2$、$PGI_2$）对肾血流调节的作用较小，但在某些病理情况下，如大出血、应激（例如手术、麻醉）等时，PG 产生增加，以减弱同时激活的交感神经及血管紧张素Ⅱ的作用，以维持基本的肾血流。非甾体抗炎药，例如阿司匹林、布洛芬，抑制 PG 合成，可阻止 PG 的上述作用，导致肾血流减少和加剧肾缺血，因此在上述情况下应禁忌使用。此外，PG 对维持老年人的肾血流量及肾小球滤过率也起重要作用，因此，非甾体抗炎药可显著降低老年人的肾血流量及肾小球滤过率。

神经和体液因素对肾血流量调节的意义在于使肾血流量与全身的血液供应相适应。例如，在剧烈运动、情绪激动、血容量减少或强烈的伤害性刺激等情况下，交感神经活动增强，减少肾血流量，以保证心、脑或骨骼肌等相关器官的血液供应量。当血容量增加或心肺感受器、动脉压力感受器受到的刺激增强时，可反射性抑制交感神经的活动，肾血流量将增加。此外，当细胞外液渗透压升高时，下丘脑渗透压感受器兴奋，可选择性抑制肾交感神经的活动，但其他器官的交感神经活动则增强。

## 第二节　肾小球的滤过

当血液流经肾小球毛细血管时，除蛋白质外的血浆成分被滤过进入肾小囊而形成超滤液（ultrafiltrate）的过程，称为肾小球滤过。肾小球滤过是尿生成过程的第一步。通过对用微穿刺法获得的肾小囊腔内液体进行分析表明，滤过液中除蛋白质含量与血浆有显著区别外，其他物质的成分和浓度与血浆基本相似。

肾小球滤过量的多少，可用**肾小球滤过率**（glomerular filtration rate，GFR）来表示。GFR 指单位时间内（通常指每分钟）两肾生成的超滤液量，正常成人安静时为 125ml/min。以此计算，24 小时的滤过量超过了 180L。肾小球滤过率与肾血浆流量的比值，称为**滤过分数**（filtration fraction，FF），正常成人安静时为 19%。也就是说，血液流经肾小球时，有 19% 的血浆量被滤过到肾小囊中。

肾小球滤过率的大小，取决于有效滤过压和滤过系数。

## 一、有效滤过压

肾小球毛细血管上任何一点的滤过动力可用**有效滤过压**（effective filtration pressure，EFP）来表示（图 8-10）。有效滤过压是促使血浆从肾小球毛细血管滤除的净压力，在数值上等于促进滤过的力量与对抗滤过的力量之间的差值。促进滤过的力量包括肾小球毛细血管血压和肾小囊内超滤液的胶体渗透压。正常情况下，前者为 45mmHg，后者接近于 0；对抗滤过的力量包括肾小球毛细血管内的血浆胶体渗透压和肾小囊内的静水压。正常情况下，肾小球毛细血管始端的血浆胶体渗透压为 25mmHg，肾小囊内压为 10mmHg。因此，有效滤过压可用下式计算：

有效滤过压 =（肾小球毛细血管血压 + 肾小囊液胶体渗透压）−（血浆胶体渗透压 + 肾小囊内压）

将上述数据代入公式，则肾小球毛细血管始端的有效滤过压 =（45+0）−（25+10）=10mmHg

肾小球毛细血管不同部位的有效滤过压是不同的，越靠近入球小动脉端，有效滤过压越大。因为肾小球毛细血管内的血浆胶体渗透压不是固定不变的，当血液从入球小动脉端流向出球小动脉端时，由于不断生成超滤液，血浆中蛋白质的浓度会逐渐升高，使滤过的阻力逐渐增大，有效滤过压的值也就逐渐减小。当滤过阻力等于滤过动力时，有效滤过压降低到零，即达到**滤过平衡**（filtration equilibrium），滤过作用也就停止（图 8-11）。

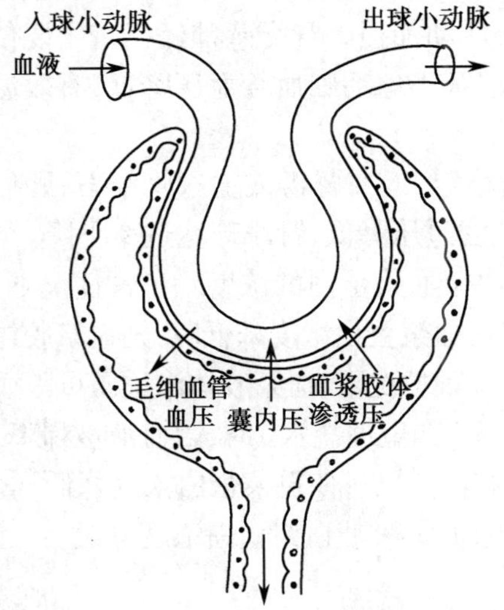


图 8-10　有效滤过压示意图

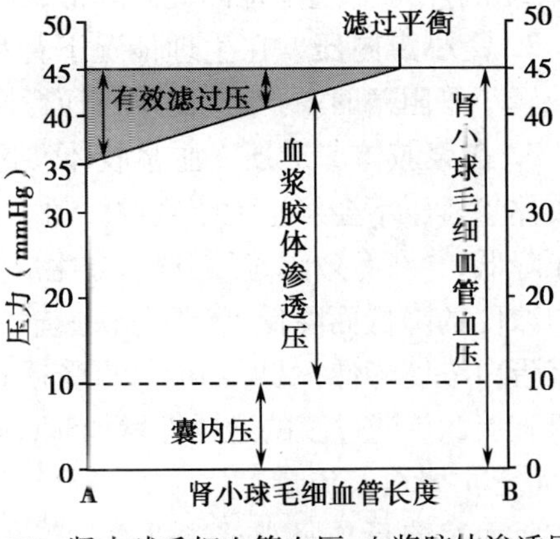


图 8-11　肾小球毛细血管血压、血浆胶体渗透压和肾小囊内压对肾小球滤过率的影响

A：入球小动脉端；B：出球小动脉端

## 二、影响肾小球滤过的因素

肾小球的滤过功能主要受有效滤过压和滤过系数影响。有效滤过压和滤过系数又受到多重因素的影响。

### （一）滤过系数

**滤过系数**（filtration coefficient，$K_f$）是指在单位有效滤过压的驱使下，单位时间内经过单位滤过膜的滤液量。肾小球的滤过系数等于滤过面积（$s$）和反映滤过膜通透性大小的有效通透系数（$k$）的乘积。因此，凡能影响滤过面积和滤过膜通透性的因素，都能影响肾小球滤过率。

**1. 滤过膜的面积**　正常人两侧肾脏的总滤过面积大（约 $1.5m^2$）而稳定，充分保证了肾小球的滤过能力。当滤过面积减少时，肾小球滤过量将减少，尿生成也减少。如急性肾小球肾炎时，由于肾小球变性或坏死使总滤过面积减少，导致肾小球滤过率降低，尿生成量减少，患者可出现少尿甚至无尿的症状，严重者可出现肾衰竭。

滤过平衡是改变肾小球有效滤过面积的另一重要因素。影响滤过平衡的主要因素是肾血浆流量。当肾血浆流量增大时，滤过平衡向肾小球毛细血管静脉端移动，使有效滤过面积增大，滤过量增多。反之，肾血浆流量减少时，有效滤过面积减少，滤过量下降。

**2. 滤过膜的通透性**　滤过膜是指血浆成分从肾小球毛细血管滤过的屏障膜，有机械屏障和静电屏障双重作用。正常情况下血浆蛋白不能通过滤过膜。某些肾脏疾病时，滤过膜的机械或静电屏障作用减弱，导致滤过膜的通透性增加，血浆蛋白可被滤过。滤过的蛋白质因不能被肾小管和集合管重吸收而随尿排出，出现“蛋白尿”。由于血浆蛋白质随尿丢失，使血浆胶体渗透压降低，可使组织液生成增多，导致组织“水肿”，临床上称为“肾性水肿”。

**（二）有效滤过压**

有效滤过压是促进滤过和阻止滤过力量的代数和，主要由以下几个因素组成。

**1. 肾小球毛细血管血压**　肾小球毛细血管血压是肾小球滤过的唯一动力所在。当动脉血压在 80~180mmHg 变动时，肾小球毛细血管血压保持相对稳定。若超出此范围，肾小球毛细血管血压、有效滤过压和肾小球滤过率都将随血压的变化而变化。如在剧烈运动、情绪激动或血容量明显减少等情况时，可使交感神经系统活动加强。肾交感神经兴奋主要使入球小动脉收缩，导致肾小球毛细血管血流量减少，引起肾小球毛细血管血压降低，有效滤过压降低，肾小球滤过率也因此而降低，导致尿生成量减少。

**2. 肾小囊内压**　在生理情况下肾小囊内压较为稳定，但在肾盂或输尿管结石、肿瘤压迫或肾小管阻塞时，肾小囊内压可逆行性升高，使有效滤过压降低，肾小球滤过率下降。

**3. 血浆胶体渗透压**　血浆胶体渗透压的高低取决于血浆蛋白的浓度。正常情况下，血浆胶体渗透压不会发生大幅度的波动。如果某种原因使血浆蛋白浓度降低时，则血浆胶体渗透压降低，导致有效滤过压升高，尿生成量增加。以下 3 种情况下，血浆胶体渗透压可因血浆蛋白浓度的降低而降低：①静脉快速输入大量晶体溶液（如生理盐水）时，因血液被稀释，使血浆蛋白浓度降低；②肝功能严重受损时，血浆蛋白的合成减少，使血浆蛋白浓度降低；③某些肾脏疾病使滤过膜的通透性增加时，血浆蛋白被滤过而丢失，使血浆蛋白浓度降低。

**（三）肾血浆流量**

肾血浆流量与肾小球滤过率呈正变关系。如前所述，血液流经肾小球毛细血管的过程中，随着血浆中水分不断被滤出，血浆胶体渗透压逐渐升高，有效滤过压逐渐下降至零（滤过平衡），所以并不是毛细血管全长都有滤过（见图 8-11）。肾血浆流量大，例如静脉大量输入生理盐水和等渗葡萄糖溶液时，滤过分数小，血浆胶体渗透压升高少，升高的速度也慢，有效滤过压下降的速度也就减慢，滤过平衡点更靠近出球小动脉端，甚至不出现滤过平衡，使有滤过作用的肾小球毛细血管长度增加，肾小球滤过率较大。相反，各种原因引起的肾交感神经兴奋，儿茶酚胺、血管紧张素等缩血管物质大量分泌时（如剧烈运动、大失血、休克等），引起入球小动脉收缩，肾血流量及肾血浆流量减少时，不仅使肾小球毛细血管血压下降，而且滤过分数增大，血浆胶体渗透压升高多，升高的速度快，滤过平衡点靠近入球小动脉端，使有滤过作用的毛细血管长度缩短，肾小球滤过率减少。

# 第三节　肾小管和集合管的物质转运功能

肾小管和集合管的转运功能包括重吸收和分泌。肾小管或集合管上皮细胞将物质从小管腔中转运至血液中的过程,称为**重吸收**。肾小管或集合管上皮细胞将本身代谢产生的物质或血液中的物质转运至**小管液**的过程,称为**分泌**。正常成年人每天两侧肾脏生成的超滤液量可达到 180L,而终尿排出量仅 1.5L 左右,表明超滤液中的水分约 99% 被重吸收。肾小管和集合管的重吸收和分泌是有选择性的,如滤过的葡萄糖、氨基酸全部被重吸收,$Na^+$、$K^+$、$Ca^{2+}$、$HCO_3^-$、尿素等不同程度地被重吸收,肌酐、$H^+$ 则完全不被重吸收。不仅如此,肌酐、$H^+$ 和 $K^+$ 还可被分泌到小管液中而排出体外。

## 一、肾小管和集合管中物质转运的方式和途径

肾小管和集合管中物质转运的方式可分为被动转运和主动转运两种。

被动转运包括渗透、扩散和易化扩散。此外,还有一种称为**溶剂拖拽**(solvent drag)的转运方式,是指当 $H_2O$ 通过渗透而被重吸收时,有些溶质可随 $H_2O$ 一起被重吸收。

主动转运包括原发性主动转运和继发性主动转运。原发性主动转运的过程由钠泵、钙泵和质子泵等的活动完成。继发性主动转运包括 $Na^+$– 葡萄糖、$Na^+$– 氨基酸同向转运,$Na^+$–$K^+$–2$Cl^-$ 同向转运,$Na^+$–$H^+$ 和 $Na^+$–$K^+$ 逆向转运等。此外,肾小管上皮细胞还可通过入胞的方式重吸收少量小管液中的小分子蛋白质。

肾小管和集合管物质转运的途径有**跨细胞途径**和**细胞旁途径**两种。

## 二、肾小管和集合管中各种物质的重吸收和分泌

### (一)$Na^+$、$Cl^-$ 和 $H_2O$ 的重吸收

**1. 近端小管**　在近端小管,滤过的 $Na^+$、$Cl^-$、$H_2O$ 约 67% 被重吸收,其中约 2/3 经跨细胞转运途径重吸收,主要发生在近端小管的前半段;1/3 经细胞旁转运途径重吸收,主要发生在近端小管的后半段。

(1)近端小管前半段:肾小管上皮细胞基底侧膜上分布有丰富的 $Na^+$ 泵,能将肾小管上皮细胞内的 $Na^+$ 逆浓度差转运到组织间液,使小管上皮细胞内的 $Na^+$ 浓度降低,造成小管腔与上皮细胞之间出现 $Na^+$ 的浓度差,这样,小管液中的 $Na^+$ 得以经小管上皮细胞顶端膜上的 $Na^+$–$H^+$ 逆向转运体顺浓度差不断地进入小管上皮细胞内,$H^+$ 则被分泌到小管液中,此过程称为 $Na^+$–$H^+$ 交换。小管液中的 $Na^+$ 还可经顶端膜上的 $Na^+$– 葡萄糖同向转运体和 $Na^+$– 氨基酸同向转运体与葡萄糖、氨基酸共同转运,在 $Na^+$ 顺浓度差进入小管上皮细胞的同时,葡萄糖、氨基酸被转运到上皮细胞内(图 8–12)。进入上皮细胞内的 $Na^+$ 又不断被基底侧膜上的钠泵转运至组织间液。进入细胞内的葡萄糖、氨基酸经由基底侧膜上相应的载体以易化扩散的方式进入组织间液,然后进入血液循环。

由于 $Na^+$、葡萄糖、氨基酸等进入组织间液,使组织间液的渗透压升高,$H_2O$ 便通过渗透作用进入组织间液,使组织间液内的静水压升高,促使 $Na^+$ 和 $H_2O$ 进入肾小管周围毛细血管而被重吸收。

(2)近端小管后半段:在近端小管后半段的上皮细胞顶端膜上存在 $Na^+$–$H^+$、$Cl^-$–$HCO_3^-$ 逆向转运体,其转运结果使 $Na^+$ 和 $Cl^-$ 进入上皮细胞内,$H^+$ 和 $HCO_3^-$ 进入小管液,$HCO_3^-$ 可

再以 $CO_2$ 的形式重新进入上皮细胞内（见后）。进入上皮细胞内的 $Na^+$ 和 $Cl^-$ 分别被基底侧膜上的钠泵和 $K^+$–$Cl^-$ 同向转运体转运至组织间液，再进入血液循环。由于在近端小管前半段发生的 $Na^+$–$H^+$ 交换过程使细胞内的 $H^+$ 进入小管液，导致 $HCO_3^-$ 的优先重吸收（以 $CO_2$ 形式重吸收，即 $H^+ + HCO_3^- \rightarrow H_2CO_3 \rightarrow CO_2 + H_2O$，后叙）。由于近端小管前半段重吸收 $Na^+$、$H_2O$ 和有机溶质较多，使小管液中 $Cl^-$ 的浓度比管周组织液高 20%~40%，小管液流至近端小管后半段时，部分 $Cl^-$ 还可顺浓度差经小管上皮细胞之间的紧密连接进入组织间隙而被重吸收。$Cl^-$ 进入组织间隙后，造成管腔内带正电，使 $Na^+$ 顺电位差通过细胞旁途径进入组织间隙而被重吸收（图 8–13）。因此，这部分 $Na^+$ 和 $Cl^-$ 是被动重吸收的，$Cl^-$ 顺浓度差扩散，$Na^+$ 顺电位差扩散，均经小管上皮细胞间的紧密连接以细胞旁途径被动重吸收。

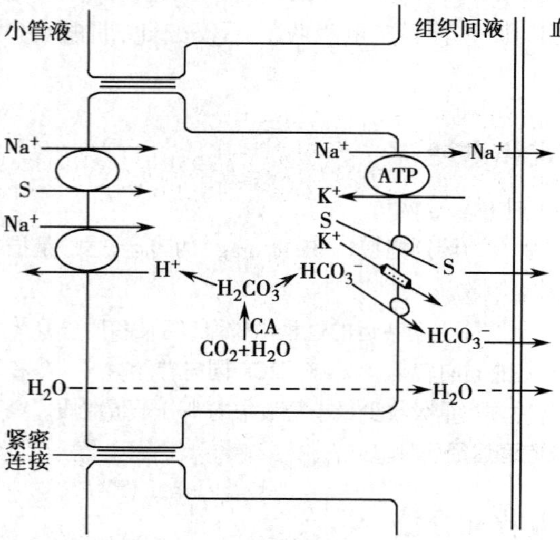


图 8–12　近端小管前半段重吸收 NaCl 示意图
S：代表葡萄糖、氨基酸；CA：碳酸酐酶

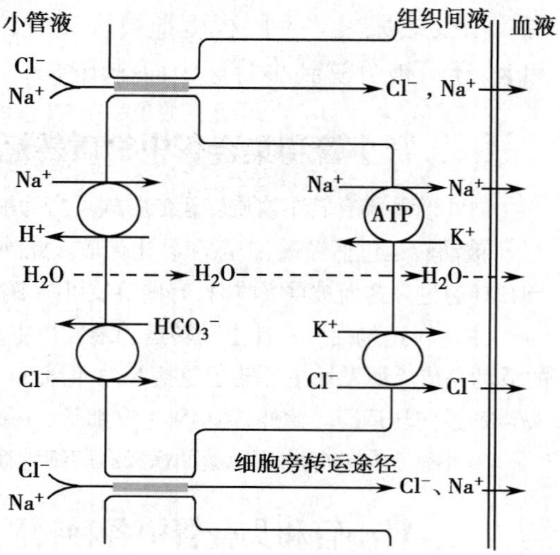


图 8–13　近端小管后半段重吸收 NaCl 示意图

溶质的重吸收使小管液成为低渗，组织间液成为高渗，小管液的水分渗透性被动重吸收。因此，近端小管中的物质重吸收为**等渗性重吸收**，经过近端小管后的小管液为等渗液。

**2. 髓袢**　在髓袢，滤过的 NaCl 约 25% 被重吸收，$H_2O$ 约 15% 被重吸收。

（1）髓袢降支细段：髓袢降支细段对 $H_2O$ 的通透性较高，但对 NaCl 不易通透，在小管外液高渗的作用下 $H_2O$ 被重吸收，小管液的渗透压逐渐升高，在髓袢降支细段与髓袢升支细段的交接处达最高。

（2）髓袢升支细段：髓袢升支细段对 $Na^+$ 和 $Cl^-$ 的通透性较高，但对 $H_2O$ 不通透，NaCl 顺浓度梯度扩散到组织间液，小管液的渗透压逐渐降低。

（3）髓袢升支粗段：在髓袢升支粗段，NaCl 的重吸收属于继发性主动重吸收，其过程如图 8–14 所示。基底侧膜上的 $Na^+$–$K^+$ 泵将细胞内的 $Na^+$ 转运到细胞外，使小管上皮细胞内的 $Na^+$ 浓度降低。小管液中的 $Na^+$、$Cl^-$、$K^+$ 经管腔膜上的 $Na^+$–$K^+$–$2Cl^-$ 同向转运体转运，在 $Na^+$ 顺浓度差进入小管上皮细胞的同时，将 $2Cl^-$ 和 $1K^+$ 一起转运至上皮细胞内。

进入细胞内的 $Na^+$ 又再被基底侧膜上的 $Na^+$–$K^+$ 泵转运到组织间液，进入细胞内的 $Cl^-$ 经基底侧膜上的 $Cl^-$ 通道进入组织间液，进入细胞内的 $K^+$ 顺浓度差经顶端膜返回小管腔，部分还可返回组织间液。

由于 $K^+$ 返回小管腔，$Cl^-$ 进入组织间液，使管腔呈正电，管周呈负电。此电位差使管腔

中的部分 $Na^+$、$K^+$ 以及 $Mg^{2+}$、$Ca^{2+}$ 顺电位差通过此细胞之间的紧密连接（细胞旁途径）进入组织间液（图 8–14）。因此，NaCl 在髓袢升支粗段是通过跨细胞途径和细胞旁途径（各占有 50%）被重吸收的，由于此段小管对水不通透，NaCl 及其他溶质的重吸收，使小管液的渗透压降至 150mOsm/（kg·$H_2O$）以下。由于髓袢升支产生低于血浆的小管液，故称之为**“稀释段”**（diluting segment）。

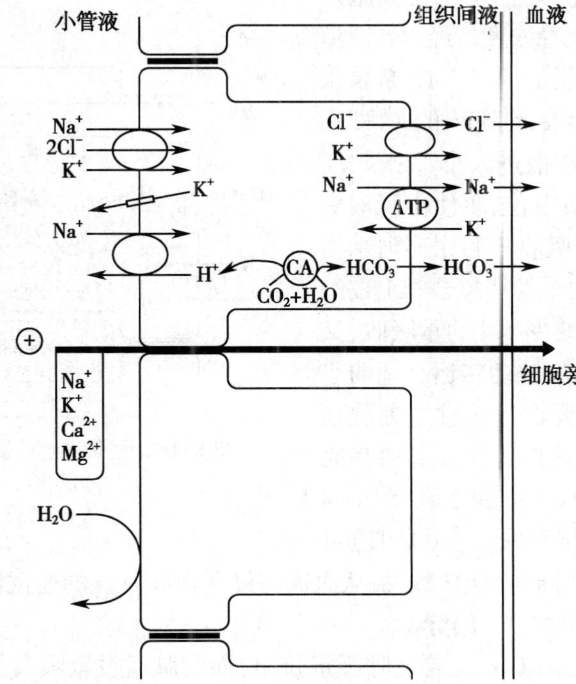


图 8–14　髓袢升支粗段重吸收 $Na^+$ 和 $Cl^-$ 示意图

某些利尿药如**呋喃苯胺酸**（呋塞米，furosemide）和依他尼酸（利尿酸，ethacrynic acid）便是通过抑制髓袢升支粗段上皮细胞管腔膜上的 $Na^+$–$K^-$–$2Cl^-$ 同向转运体的转运功能，从而抑制 NaCl 的重吸收而达到利尿的目的。

**3. 远端小管和集合管**　远曲小管和集合管对 $Na^+$、$Cl^-$ 和 $H_2O$ 的重吸收可根据机体水、盐平衡情况而进行调节。$Na^+$ 的重吸收主要受醛固酮的调节，$H_2O$ 的重吸收主要受抗利尿激素（ADH）的调节。

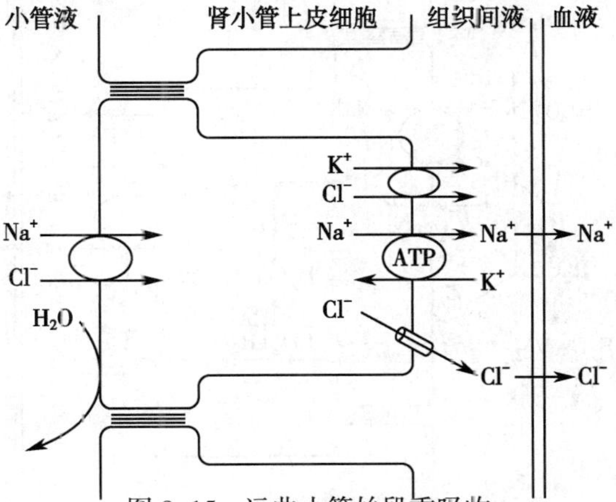


图 8–15　远曲小管始段重吸收 $Na^+$ 和 $Cl^-$ 过程示意图

远曲小管始段的上皮细胞对 $H_2O$ 仍不通透，但能主动重吸收 NaCl，因而使小管液渗透压继续降低。小管液中的 $Na^+$ 和 $Cl^-$ 经顶端膜上的 $Na^+$–$Cl^-$ 同向转运体转运入细胞内。进入到小管上皮细胞内的 $Na^+$ 被基底侧膜上的 $Na^+$ 泵转运到组织间液。进入细胞的 $Cl^-$ 经管周膜上的 $Cl^-$ 通道进入细胞间液（图 8–15）。**噻嗪类**（thiazide）利尿药可抑制此处的 $Na^+$–$Cl^-$ 同向转运体对 NaCl 的主动转运，从而产生利钠利尿作用。

远曲小管后段和集合管有 2 种上皮细胞，即主细胞和闰细胞。主细胞重吸收 NaCl 和 $H_2O$，分泌 $K^+$。闰细胞分泌 $H^+$ 并重吸收 $K^+$（通过顶端膜上的 $H^+$–$K^+$–ATP 酶）（图 8–16）。主细胞基底侧膜上的 $Na^+$–$K^+$ 泵活动维持细胞内低 $Na^+$，小管液中的 $Na^+$ 顺着浓度差经 $Na^+$ 通道进入细胞内，再被基底侧膜上的 $Na^+$–$K^+$ 泵泵入细胞外组织间液再进入血液，细胞内的 $K^+$ 即顺着浓度差经 $K^+$ 通道被动扩散进入小管液。$Na^+$ 的重吸收造成小管液呈负电位，驱使小管液中的 $Cl^-$ 经细胞旁途径被重吸收。利尿药阿米洛利（amiloride）可抑制远曲小管和集合管上皮细胞顶端膜中的 $Na^+$ 通道，减少 $Na^+$ 的重吸收，又能减少 $Cl^-$ 经细胞旁途径的被动转运。远曲小管和集合管对 $H_2O$ 的重吸收是通过主细胞顶端膜上的水孔蛋白 –2（AQP2）水通道和基底侧膜上的水孔蛋白 –3（AQP3）和水孔蛋白 –4（AQP4）水通道介导的。抗利尿激素（ADH）可增加插入上皮细胞顶端膜上的 AQP2 数量，从而提高集合管对 $H_2O$ 的通透性。

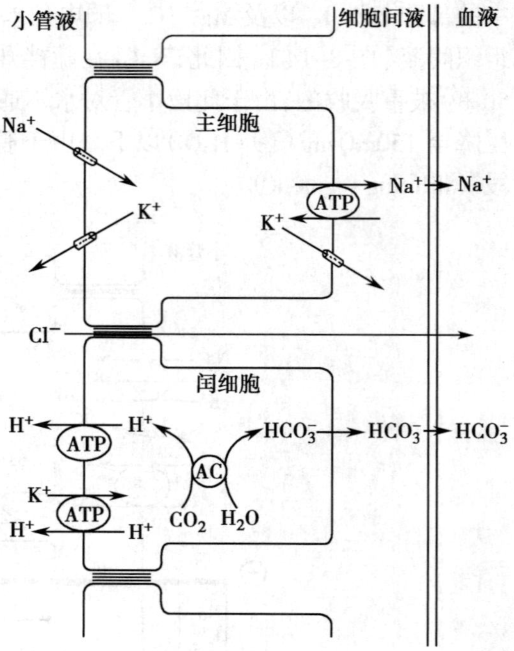


图 8–16　远曲小管后段和集合管重吸收 $Na^+$，分泌 $K^+$、$H^+$ 示意图

**（二）$HCO_3^-$ 的重吸收和 $H^+$ 的分泌**

机体代谢过程中产生的 $CO_2$ 主要由呼吸道排出，而肾脏通过重吸收 $HCO_3^-$ 和分泌 $H^+$ 及 $NH_3$，以维持机体的酸碱平衡。接近 80% 的 $HCO_3^-$ 是在近端小管重吸收，15% 在髓袢升支和远端小管，5% 在集合管重吸收。

**1. 近端小管**　$HCO_3^-$ 在血浆和小管液中是以 $NaHCO_3$ 的形式存在。在小管液中 $NaHCO_3$ 离解为 $Na^+$ 和 $HCO_3^-$，$Na^+$ 顺着浓度差经顶端膜上的 $Na^+$–$H^+$ 反向转运体，进入细胞内，细胞内的 $H^+$ 即被转运到小管液（$Na^+$–$H^+$ 交换）。在碳酸酐酶（carbonic anhydrase，CA）的作用下小管液中的 $HCO_3^-$ 与分泌到管腔中的 $H^+$ 结合生成 $H_2CO_3$，再转变为 $CO_2$ 和 $H_2O$。$CO_2$ 扩散进入上皮细胞内，在 CA 的催化下与 $H_2O$ 反应生成 $H_2CO_3$，再解离出 $H^+$ 和 $HCO_3^-$。$H^+$ 被分泌到管腔中，$HCO_3^-$ 则与 $Na^+$ 一起重吸收回血。所以，$HCO_3^-$ 是以 $CO_2$ 的形式重吸收的，与 $H^+$ 的分泌相偶联，回到血液中的 $HCO_3^-$ 则是细胞内产生的（图 8–17）。细胞内的 $Na^+$ 经基底侧膜上的 $Na^+$–$K^+$ 泵入组织间液再进入血液，$HCO_3^-$ 即通过 $Na^+$–$HCO_3^-$ 同向转运体和 $Cl^-$–$HCO_3^-$ 反向转运

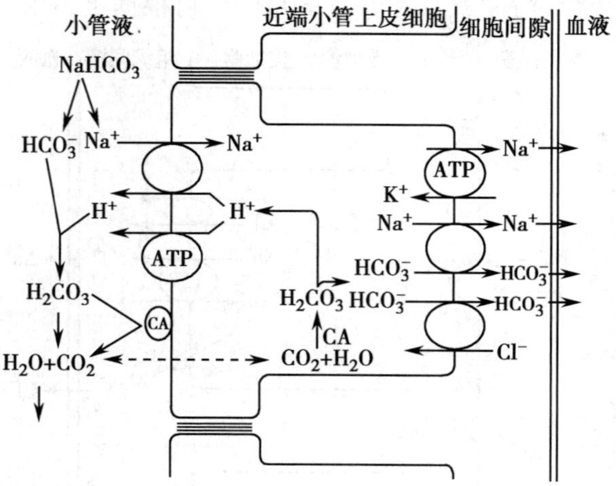


图 8–17　近端小管重吸收 $HCO_3^-$ 和分泌 $H^+$ 的机制
CA：碳酸酐酶；虚线箭头表示被动扩散

体进入组织间液。此外，有小部分的 $H^+$ 由近端小管顶端膜的质子泵（$H^+$-ATP 酶）主动（逆 $H^+$ 浓度差）分泌到管腔中（图 8-17）。

**2. 髓袢**　髓袢对 $HCO_3^-$ 的重吸收主要发生在升支粗段，其机制与近端小管相同。

**3. 远曲小管和集合管**　远曲小管和集合管上反细胞的顶端膜上存在 $H^+$-ATP 酶和 $H^+$-$K^+$-ATP 酶，均可主动分泌 $H^+$。进入小管液的 $H^+$ 可与 $HCO_3^-$ 结合，生成 $CO_2$ 和 $H_2O$，或与 $HPO_4^{2-}$（磷酸盐）反应生成 $H_2PO_4^-$，还可与 $NH_3$（氨）反应生成 $NH_4^+$（铵），从而降低小管液中 $H^+$ 的浓度（图 8-18）。小管液的 pH 可影响肾小管和集合管 $H^+$ 的分泌量，当小管液的 pH 降低时，$H^+$ 的分泌将减少。

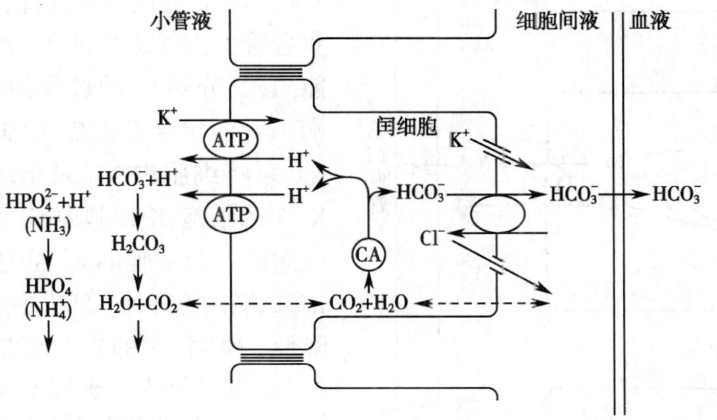


图 8-18　远端小管和集合管重吸收 $HCO_3^-$ 和分泌 $H^+$ 的机制

### （三）$NH_3$ 和 $NH_4^+$ 分泌及其与 $H^+$、$HCO_3^-$ 转运的关系

正常情况下，$NH_3$ 的分泌主要发生在近端小管，但酸中毒时，肾小管其余各段也能分泌 $NH_3$。肾小管和集合管上皮细胞含有谷氨酰胺酶，可将从血液中运来的谷氨酰胺代谢转变为 $NH_3$ 或 $NH_4^+$ 和 $HCO_3^-$（1 分子谷氨酰胺可生成 2 分子的 $NH_4^+$ 和 2 分子的 $HCO_3^-$）。在近端小管、髓袢升支粗段和远曲小管，$NH_4^+$ 被分泌到小管液（通过与 $Na^+$ 逆向交换），$Na^+$ 进入小管细胞内。进入小管液的 $NH_4^+$ 再与强酸盐（如 NaCl）的负电子结合生成铵盐（如 $NH_4Cl$），随尿排出。细胞内的 $HCO_3^-$ 和 $Na^+$ 则通过基底侧膜进入组织间液。集合管对 $NH_3$ 有高度通透性（对 $NH_4^+$ 通透性低），$NH_3$ 可单纯扩散进入小管液，与分泌的 $H^+$ 结合形成 $NH_4^+$。小管液中的 $NH_4^+$ 再与 $Cl^-$ 生成 $NH_4Cl$ 而随尿排出体外（图 8-19）。

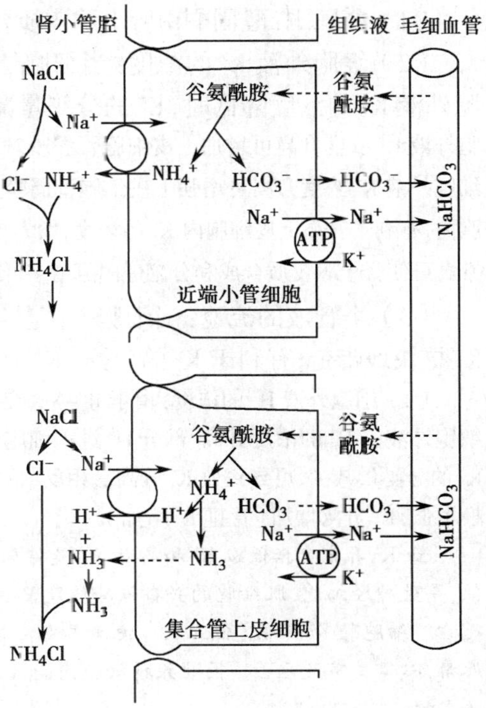


图 8-19　肾小管分泌 $NH_4^+$ 和 $NH_3$ 过程示意图

$NH_3$ 的分泌与 $H^+$ 的分泌密切相关，因为分泌到小管液中的 $H^+$ 不能直接以 $H^+$ 的形式排出体外，但通过分泌 $NH_3$ 和生成铵盐，使 $H^+$ 能够排出体外。在生理情况下，肾脏分泌的 $H^+$ 约有 50% 是

通过此形式排出体外的。$H^+$ 的排出则有利于 $HCO_3^-$ 的重吸收。慢性酸中毒时，肾小管和集合管上皮细胞谷氨酰胺的代谢加强，增加 $NH_3$ 和 $NH_4^+$ 的排出和生成 $HCO_3^-$。因此，$NH_3$ 的分泌有利于 $H^+$ 的排出和 $HCO_3^-$ 的重吸收，这是肾脏调节酸碱平衡的重要机制之一。

### （四）$K^+$ 的重吸收和分泌

肾小球滤过的 $K^+$ 几乎全部被重吸收，其中近端小管重吸收 65%~70%，髓袢升支粗段重吸收 25%~30%，以上部位对 $K^+$ 重吸收的比例是比较固定的。远端小管和集合管既能重吸收 $K^+$，也能分泌 $K^+$。

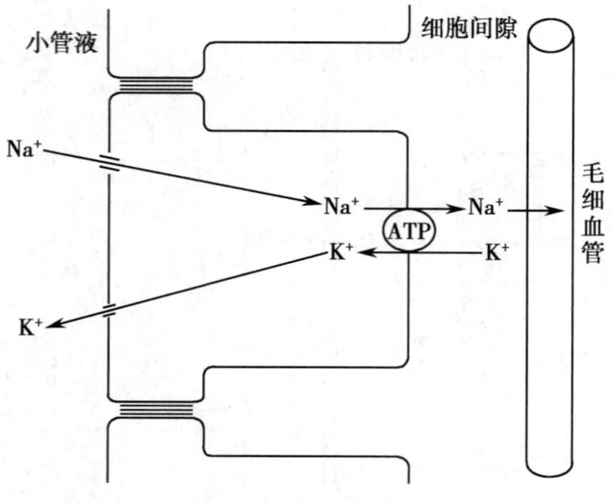


图 8-20　远端小管和集合管主细胞分泌 $K^+$ 过程示意图

**1. $K^+$ 分泌的过程**　$K^+$ 的分泌主要发生在远端小管后段和集合管。远端小管后段和集合管上皮细胞中的主细胞具有分泌 $K^+$ 的能力，其分泌 $K^+$ 的过程如图 8-20 所示。远端小管和集合管上皮主细胞基底侧膜上的 $Na^+$ 泵将细胞内 $Na^+$ 泵出，同时将细胞外的 $K^+$ 泵入细胞，使细胞内 $K^+$ 浓度升高，$K^+$ 顺浓度差通过顶端膜的 $K^+$ 通道进入小管液。在钠泵将细胞内 $Na^+$ 泵出后，细胞内 $Na^+$ 浓度降低，小管液中的 $Na^+$ 顺浓度差通过顶端膜的 $Na^+$ 通道进入上皮细胞内，小管液呈负电，$K^+$ 顺电位差扩散入小管液。因此，远端小管和集合管分泌 $K^+$ 是与 $Na^+$ 的重吸收偶联进行的，此过程称为 $Na^+$-$K^+$ 交换。

**2. 影响 $K^+$ 分泌的因素**

（1）醛固酮：醛固酮由肾上腺皮质合成和分泌，能促进 $K^+$ 的分泌。

（2）细胞外液 $K^+$ 的浓度：当细胞外液 $K^+$ 的浓度升高时，$K^+$ 的分泌量增加；反之，当细胞外液 $K^+$ 的浓度降低时，$K^+$ 的分泌量减少。$K^+$ 浓度对 $K^+$ 分泌的机制是：①影响 $K^+$ 的通透性：细胞外液 $K^+$ 浓度升高可增加上皮细胞管腔膜对 $K^+$ 的通透性，有利于 $K^+$ 的分泌。②影响 $Na^+$-$K^+$ 泵的活动：细胞外液 $K^+$ 浓度升高可增强上皮细胞管周膜上 $Na^+$-$K^+$ 泵的活动，使细胞外液中的 $K^+$ 加速转运入上皮细胞内，有利于升高上皮细胞内 $K^+$ 的浓度，增大与小管液的浓度差。③影响醛固酮的分泌：细胞外液 $K^+$ 浓度升高可使肾上腺皮质合成和分泌醛固酮增多，使 $K^+$ 的分泌和 $Na^+$ 的重吸收增强（排 $K^+$ 保 $Na^+$）。

（3）小管液的流速：当细胞外液量增加时，小管液的流速加快，可将分泌到小管腔内的 $K^+$ 更快地带走，有利于 $K^+$ 的分泌（$K^+$ 分泌增加）。

（4）细胞外液 $H^+$ 的浓度：由于 $K^+$-$Na^+$ 交换与 $H^+$-$Na^+$ 交换之间存在竞争抑制，所以在酸中毒时，由于细胞外液中 $H^+$ 的浓度升高，部分 $H^+$ 进入细胞内，使 $H^+$-$Na^+$ 交换过程加强，$K^+$-$Na^+$ 交换便受到抑制，造成 $K^+$ 的分泌量减少，可导致血 $K^+$ 升高。相反，碱中毒时，细胞外液 $H^+$ 浓度降低，$Na^+$-$H^+$ 交换降低，$Na^+$-$K^+$ 交换增强，$K^+$ 分泌增加（肾排 $K^+$ 增加）。

血 $K^+$ 异常包括低血 $K^+$ 和高血 $K^+$，是临床实践中最常见的电解质平衡紊乱。血 $K^+$ 升高使静息电位降低，导致神经细胞、肌细胞的兴奋性降低及使 $Na^+$ 通道失活。严重而快速的血 $K^+$ 升高，可导致心脏抑制及死亡。细胞外 $K^+$ 降低（低血 $K^+$）使静息电位超极化，降低神经、肌肉的兴奋性。严重低血 $K^+$ 可导致肌肉麻痹，心律失常及死亡。因此维持细胞内高 $K^+$ 和细胞外低 $K^+$ 及跨膜高 $K^+$ 梯度对于维持许多细胞功能是必需的。

运动比静息时从骨骼肌释放较多的 $K^+$，血 $K^+$ 升高的程度取决于运动的强度。慢步行走时血浆 $K^+$ 升高 0.3mmol/L，剧烈运动时血浆 $K^+$ 可升高 2.0mmol/L。运动引起的血 $K^+$ 改变通常不产生症状，并且停止运动后数分钟可恢复正常。但下列情况下运动可导致威胁生命的高血 $K^+$：①患有影响胰岛素、肾上腺素和醛固酮释放的内分泌疾病者；②肾分泌 $K^+$ 功能受损者（如肾衰竭）；③摄取 $\beta_2$ 受体阻断剂者，例如，摄取 $\beta_2$ 受体阻断剂的高血压患者，运动时血 $K^+$ 至少可升高 2~4mmol/L。静脉注射 KCl 也用于死囚的处死。

**（五）葡萄糖和氨基酸的重吸收**

滤过的葡萄糖在近端小管完全被重吸收。小管液中的葡萄糖与顶端膜上的 $Na^+$– 葡萄糖同向转运体（sodium–glucose cotransporter，SGLT）结合后，被转入细胞内，再通过基底侧膜上的葡萄糖转运体 2（glucose–transporter 2，GLUT2）转入细胞间隙而被吸收。即使管腔中葡萄糖的浓度低于上皮细胞中的浓度，葡萄糖也可逆浓度差进入上皮细胞内，所以是主动转运过程（继发性主动转运）（图 8–21）。

由于上皮细胞顶端膜上葡萄糖转运体的数目和每个转运体上的葡萄糖结合位点数目均是有限的，所以近端小管对葡萄糖的重吸收是有一定限度的。当血糖浓度过高时，肾小球滤过的葡萄糖增多，管腔液中的葡萄糖增多，葡萄糖与转运体的结合达到饱和后，多余的葡萄糖便不能在近端小管重吸收，而其余各段肾小管又没有重吸收葡萄糖的能力，所以，多余的葡萄糖便随尿排出而形成尿糖。尿中不出现葡萄糖的最高血糖浓度，称为**肾糖阈**（renal glucose threshold）。正常为 160~180mg/100ml。每个肾单位的肾糖阈不一定相同，因此肾糖阈的值可以理解为重吸收葡萄糖能力较低的那部分肾单位的肾糖阈。当血糖浓度继续升高时，尿中葡萄糖的浓度也随之升高。当血糖浓度升高至 300mg/100ml 时，全部肾单位对葡萄糖的重吸收量均已达到极限，此时，葡萄糖的排泄率则随葡萄糖滤过率的增加而平行增加（图 8–22）。葡萄糖吸收极限量，也称**葡萄糖的最大转运率**（maximal rate of transport of glucose，Tmg），正常男性平均为 375mg/min，女性平均为 300mg/min。

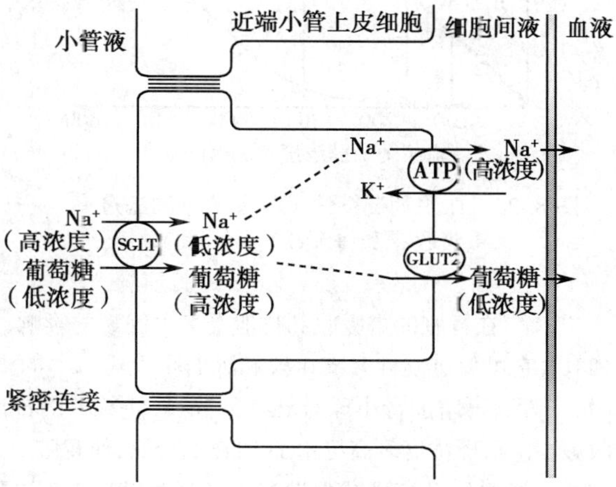


图 8–21　葡萄糖在近端小管的重吸收示意图

SGLT：$Na^+$– 葡萄糖同向转运体；GLUT2：葡萄糖转运体 2

氨基酸重吸收的部位、过程和机制与葡萄糖的重吸收相同。但在近端小管顶端膜上存在多种类型的氨基酸转运体。

**（六）$Ca^{2+}$ 的重吸收和排泄**

经肾小球滤过的 $Ca^{2+}$ 约 70% 在近端小管重吸收，20% 在髓袢重吸收，9% 在远端小管和集合管重吸收，不到 1% 的 $Ca^{2+}$（约 200mg/d）随尿排出。

在近端小管，约有 80% 的 $Ca^{2+}$ 是由近端小管重吸收，是由于近端小管重吸收约 70% 的 $Na^+$、$Cl^-$ 和 $H_2O$，使小管液中 $Ca^{2+}$ 的浓度升高，$Ca^{2+}$ 顺浓度差经小管上皮细胞之间的紧密连接进入组织间液，然后再进入血液循环；另外约有 20% 的 $Ca^{2+}$ 经跨细胞途径主动重吸收，是因为小管液中的 $Ca^{2+}$ 浓度高于上皮细胞内，且细胞内电位相对小管液为负，在此电化学梯度的驱动下，$Ca^{2+}$ 从小管液扩散到上皮细胞内。进入细胞内的 $Ca^{2+}$ 则经基底侧膜上的 $Ca^{2+}$–ATP 酶和 $Na^+$–$Ca^{2+}$ 交换机制逆电化学梯度转运出细胞（图 8–23）。髓袢降支细段和升支细段对 $Ca^{2+}$ 均不通透，仅髓袢升支粗段对 $Ca^{2+}$ 有通透性，能主动和被动重吸收 $Ca^{2+}$。在远端小管和集合管，小管液为负电位，故 $Ca^{2+}$ 的重吸收是跨细胞途径的主动转运。

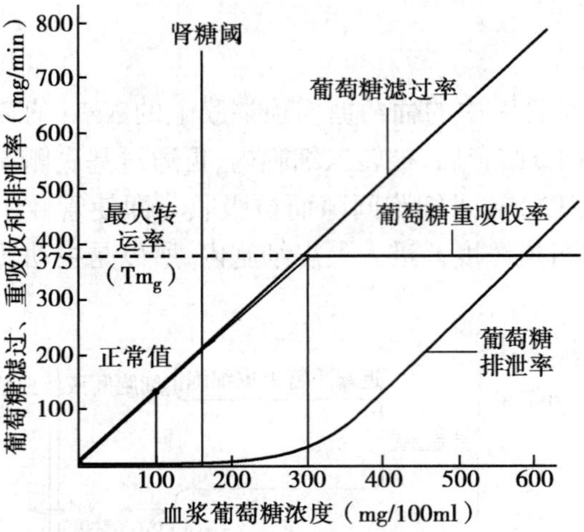


图 8–22　血浆葡萄糖浓度与葡萄糖的滤过率、重吸收率和排泄率之间的关系

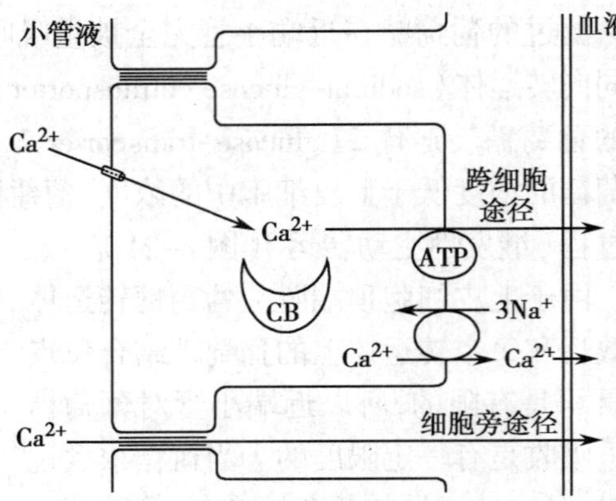


图 8–23　肾小管和集合管重吸收 $Ca^{2+}$ 的细胞机制

CB：钙结合蛋白

$Ca^{2+}$ 在肾脏的重吸收和排泄受多种因素的影响，其中最主要的是**甲状旁腺激素**（parathyroid hormone，PTH），它可促进髓袢升支粗段和远曲小管对 $Ca^{2+}$ 的重吸收，使尿 $Ca^{2+}$ 排泄减少。细胞外液 $Ca^{2+}$ 浓度升高时，一方面可增加肾小球对 $Ca^{2+}$ 的滤过，使 $Ca^{2+}$ 的排泄增加，另一方面又抑制 PTH 的分泌，使 $Ca^{2+}$ 的重吸收减少。血磷浓度升高可增加 PTH 的分泌，使肾脏对 $Ca^{2+}$ 的重吸收增加，减少 $Ca^{2+}$ 的排泄。细胞外液量增加或动脉血压升高可减少近端小管对 $Na^+$ 和 $H_2O$ 的重吸收，也能减少 $Ca^{2+}$ 的重吸收，因为 80% 的 $Ca^{2+}$ 是以溶剂拖曳的方式重吸收的。代谢性酸中毒时远端小管对 $Ca^{2+}$ 的重吸收降低，代谢性碱中毒时远端小管对 $Ca^{2+}$ 的重吸收增加。

### （七）一些代谢产物和进入体内的异物的排泄

肾小管还分泌许多外源性有机化合物，包括许多药物（如青霉素、酚红、利尿药）及有害化学物质。这些物质与血浆蛋白结合，因此不易通过肾小球滤过，主要从肾小管周围毛细血管通过肾小管壁上皮细胞上的转运体分泌到小管液。临床上检测尿酚红的排泄量可作为判断近端小管排泄功能的粗略指标。

## 三、影响肾小管和集合管重吸收的因素

### （一）小管液中溶质的浓度

肾小管和集合管重吸收水的动力是小管液和上皮细胞之间的渗透压差，小管液中溶质的浓度↑→渗透压↑→与管外组织液的渗透压差↓→ $H_2O$ 重吸收的动力↓→ $H_2O$ 的重吸收↓→小管液 $Na^+$ 浓度↓→肾小管内、外 $Na^+$ 浓度梯度↓→ $Na^+$ 重吸收↓→ $H_2O$ 重吸收进一步↓，结果引起尿量增多和 NaCl 的排出量增加。

由于小管液中溶质的浓度升高，所形成的渗透压升高阻碍了 $H_2O$ 的重吸收而引起尿量增多的现象，称为**渗透性利尿**（osmotic diuresis）。例如糖尿病患者或正常人摄入大量葡萄糖后，血糖浓度升高并超过了肾糖阈，滤过的葡萄糖不能被全部重吸收，造成小管液中葡萄糖

的浓度升高，所形成的渗透压升高使 $H_2O$ 和 NaCl 的重吸收减少，引起尿量增加，而且尿中含有葡萄糖（尿糖）。临床上利用能被肾小球滤过但不被肾小管重吸收的物质如甘露醇，通过渗透性利尿的原理，以达到利尿的目的。

**（二）球-管平衡**

正常情况下，近端小管的重吸收率与 GFR 之间密切相关：GFR ↑→近端小管对 $Na^+$ 和 $H_2O$ 的重吸收量↑；反之，GFR ↓→近端小管对 $Na^+$ 和 $H_2O$ 的重吸收量↓，滤液的重吸收率总是占肾小球滤过率的 65%~70%（近端小管的**定比重吸收**）。这种现象称为**球-管平衡**（glomerulotubular balance）。

近端小管定比重吸收的机制主要与近端小管周围毛细血管血压和血浆胶体渗透压的变化有关：肾小球滤过率↑→流入近端小管周围毛细血管的血流量↓→管周毛细血管血压↓、血浆胶体渗透压↑↑→近端小管对 $Na^+$ 和 $H_2O$ 的重吸收量↑；肾小球滤过率↓→近端小管周围毛细血管的血流量↑→管周毛细血管血压↑、血浆胶体渗透压升高的程度↓→近端小管对 $Na^+$ 和 $H_2O$ 的重吸收量↓。球-管平衡的生理意义：使尿中排出的溶质和水不致因 GFR 的增减而出现大幅度变动，维持尿量和尿钠排出量的相对稳定。

# 第四节　尿液的浓缩和稀释

终尿的量和渗透压随机体缺水或水过多而发生变化：机体水过多时，终尿的渗透压比血浆低，称为**低渗尿**（hypoosmotic urine），表示尿液被稀释，尿量往往较多；机体缺水时，终尿的渗透压比血浆高，称为**高渗尿**（hyperosmotic urine），表示尿液被浓缩，尿量往往较少。

肾小球超滤液在流经各段肾小管时，由于水和溶质重吸收的比例不同而使其渗透压发生变化。由于近端小管为等渗性重吸收，所以在近端小管末端，小管液仍为等渗液［渗透压与血浆相等，为 300mOsm/（kg·$H_2O$）］。髓袢降支细段对 $H_2O$ 的通透性高，而对 NaCl 则不易通透，在管外组织液高渗（见后）的作用下，$H_2O$ 不断被重吸收，小管液的渗透压因此而逐渐升高，在髓袢降支细段与髓袢升支细段的交接处达到最高［1200mOsm/（kg·$H_2O$）］。髓袢升支细段对 NaCl 有通透性，但对 $H_2O$ 不通透。由于小管液 NaCl 的浓度高于同一平面髓质组织液中 NaCl 的浓度，因此 NaCl 扩散到组织间隙，在此过程中，小管液的渗透压逐渐降低。髓袢升支粗段能主动重吸收 NaCl，但对 $H_2O$ 和尿素不通透。由于 NaCl 不断被重吸收，小管液的渗透压进一步降低，到髓袢升支粗段末端的小管液为低渗液［约为 100mOsm/（kg·$H_2O$）］（图 8-24）。

## 一、尿液浓缩和稀释的原理——逆流学说

尿液的浓缩和稀释过程主要在肾髓质内进行。在髓质内，肾小管的髓袢及其周围的直小血管在形态上都呈 U 形，尿液和血液在其中流动的方向相反（逆流）。逆流学说认为，尿液浓缩和稀释与肾髓质的组织液经常保持高渗状态和呈现渗透压梯度（即从肾皮质到髓质，渗透压逐渐增加，越接近乳头部其渗透压越高）的现象有密切关系（图 8-25）。这样，当小管液最后流经集合管时，在有抗利尿激素的条件下，小管液中的水分可按管内外的渗透压

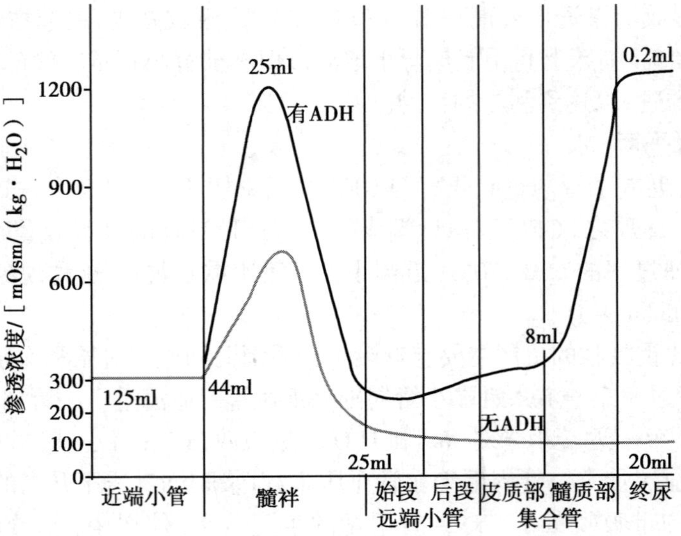


图 8-24　肾小管各段和集合管小管液渗透压和流量的变化
图中数字是两肾全部肾小管和集合管每分钟的小管液流量；
黑色线为存在高水平 ADH 的情况，灰色线为缺乏 ADH 的情况

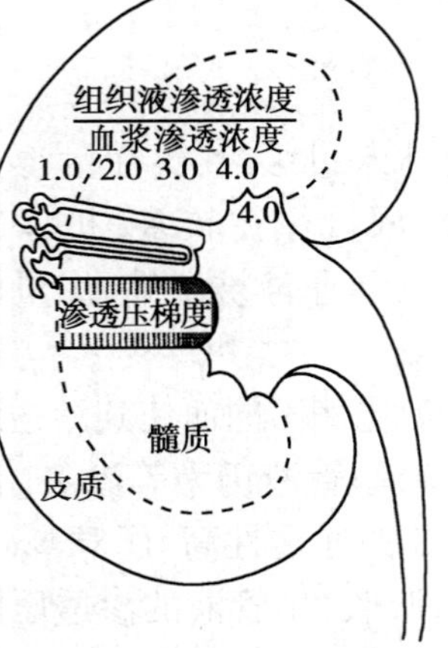


图 8-25　肾髓质渗透压梯度示意图
竖线条密度代表渗透压高低，
竖线条越密，表示渗透压越高

差而透出集合管，从而形成浓缩尿。而在缺乏抗利尿激素的情况下，由于远端小管和集合管对水不通透，不能被重吸收，而排出稀释尿。至于髓质组织液能成为高渗状态，是由于肾小管各段和集合管对水、氯化钠和尿素的通透性重吸收能力不同，使小管液在流经 U 形髓袢和集合管的过程中，经逆流倍增（counter-current multiplication）作用形成的。而髓质组织液高渗状态的保持，则有赖于直小血管的逆流交换（counter-current exchange）作用。

### （一）髓质渗透压梯度的形成

**1. 外髓质渗透压梯度的形成**　逆流倍增作用开始于外髓部。髓袢升支粗段能主动重吸收 $Na^+$、$Cl^-$ 和 $K^+$（通过 $1Na^+$-$2Cl^-$-$1K^+$ 同向转运体），而对水不易通透，结果升支粗段的小管液向皮质方向流动时，管内 NaCl 的浓度逐渐降低，即渗透压越来越低，故把这段肾小管称为稀释段，是尿得以稀释的基础。外髓部组织液 NaCl 浓度升高，形成高渗，即比相同水平的小管液的渗透压高。因此，外髓部渗透压梯度主要是由于髓袢升支粗段对 NaCl 的主动重吸收形成的（图 8-26）。利尿药呋塞米（furosemide）可抑制髓袢升支粗段 $1Na^+$-$2Cl^-$-$1K^+$ 同向转运体对 NaCl 的主动转运，使外髓部组织液渗透压下降压，尿浓缩能力下降压，产生利尿效应。

**2. 内髓质渗透压梯度的形成**　内髓质渗透压梯度形成主要与尿素和 NaCl 由管内向管外组织液被动扩散有关。由于髓袢升支细段和粗段、远曲小管和皮质及外髓质的集合管对尿素的通透性很低，当小管液流入远曲小管、皮质和外髓质集合管时，在抗利尿激素的作用下，水分被重吸收，所以小管液中尿素的浓度逐渐升高。当小管液进入内髓质集合管时，由于管壁对尿素有较大的通透性，小管液中尿素就迅速地通过管壁向髓质组织液扩散，造成内

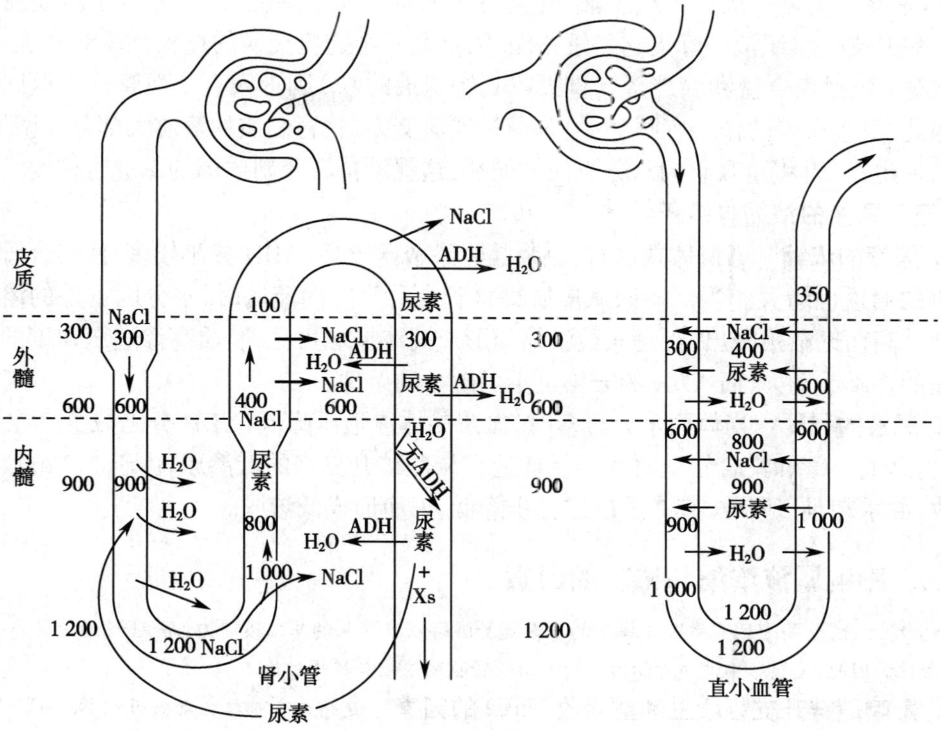


图 8-26 尿浓缩机制示意图

粗箭头表示升支粗段主动重吸收 $Na^+$ 和 $Cl^-$；粗线表示髓袢升支粗段和远端小管前段不存在 ADH 时对水不通透；Xs 表示未被重吸收的溶质

髓质高渗。由于近端小管是等渗性重吸收，所以进入髓袢降支细段的小管液是等渗的（与血浆渗透压相等）。髓袢降支细段对 NaCl 不易通透，对水易通透，所以在渗透压的作用下，水从降支细段被“抽吸”出来进入内髓质，而使降支小管液的 NaCl 浓度逐渐升高，使小管液从上至下形成一逐渐增高的渗透压梯度，到髓袢顶部时可达 1200mOsm/L。髓袢升支细段对水不易通透，对 NaCl 易通透，NaCl 将顺浓度差进入内髓质，使内髓质组织液渗透压进一步提高，而管内的 NaCl 浓度则愈来愈低，到达升支粗段后变为低渗。由于降支细段对尿素有一定的通透性，所以从内髓质集合管扩散到组织液的尿素可以进入降支细段，而后流过升支细段和粗段、远曲小管、皮质和外髓质集合管又回到内髓质集合管，再扩散到内髓质组织液，形成**尿素的再循环**（urea recirculation）。因此，内髓质渗透压梯度是由内髓质集合管扩散出来的尿素和髓袢升支细段扩散出来的 NaCl 共同造成的。由于髓袢降支小管液从皮质流向髓质渗透压逐渐升高，而升支小管液由髓质流向皮质渗透压逐渐降低，升降支的液流方向是相反的，故称为逆向流动。由于小管液连续通过髓袢之后，使髓袢顶部小管液的渗透压增加数倍（从 300mOsm/L 升至 1200mOsm/L），故称逆流倍增。

**（二）髓质渗透压梯度的维持**

直小血管降支血液的渗透压最初为等渗，伸入髓质后，由于髓质组织液的 NaCl 和尿素浓度较高，于是 NaCl 和尿素扩散入直小血管的降支，而血管中的水则渗透到髓质组织液；而且愈向髓质深入延伸，进入血管的 NaCl 和尿素愈多，血中 NaCl、尿素浓度愈高，到直小血管降支顶点转折处达最高值。当血液继续沿直小血管升支向皮质方向流动时，由于升支血液中 NaCl 和尿素的浓度较高，于是 NaCl 和尿素因血管内、外浓度差又不断向组织液扩散。

NaCl 和尿素不仅再一次进入组织液，并且再透入直小血管降支，这就形成了溶质在直小血管降支→升支→组织液→降支这一短路循环，这是一个逆流交换的过程（图 8-26）。组织液中的水分（包括集合管和髓袢降支重吸收到组织液的水）则进入直小血管升支返回到体循环。因此，直小血管的作用有两个：一是通过逆流交换，将肾髓质的溶质大部分保留下来，不被大量带走；二是将重吸收的水分送回体循环，这就维持了肾髓质部的渗透压梯度。

**（三）尿液的浓缩与稀释**

**1. 尿液的浓缩**　当机体缺水时，血浆晶体渗透压较高，ADH 分泌较多，使集合管上皮细胞对水的通透性增大。当低渗尿从皮质集合管向乳头方向流动时，水分因管外的渗透压梯度逐渐升高而逐渐被吸出，于是尿被浓缩而形成高渗尿。可见，髓质高渗透压梯度的存在是尿浓缩的基础或动力，而 ADH 的分泌是不可缺少的条件。

**2. 尿液的稀释**　当体内水分过多时，血浆晶体渗透压降低，ADH 分泌减少。在无 ADH 作用时，远曲小管和集合管壁对水不易通透。从髓袢升支来的低渗尿，由于 $Na^+$ 继续被主动重吸收，而水却难以吸收，其渗透压进一步降低，因而形成低渗尿。

## 二、影响尿液浓缩和稀释的因素

如上所述，髓质高渗区及渗透压梯度的存在是肾脏得以浓缩尿的基础或动力，而 ADH 的分泌是一个不可缺少的条件。因此，凡能影响这两者的因素均可影响肾脏的浓缩与稀释功能。

**1. 影响髓袢升支粗段主动重吸收 NaCl 的因素**　髓袢升支粗段主动重吸收 $Na^+$、$Cl^-$ 是形成髓质高渗区的关键因素，临床上使用的强效利尿药如呋塞米，可抑制髓袢升支粗段主动重吸收 NaCl，使髓质渗透浓度梯度不能建立，尿液不能浓缩，从而产生利尿效应。

**2. 影响尿素再循环的因素**　内髓部高渗区的建立有赖于 NaCl 和尿素的共同作用，营养不良特别是饮食蛋白质缺乏时，体内产生的尿素减少，血浆尿素浓度降低，从内髓集合管扩散进入髓质组织间液的尿素量减少，影响内髓部高渗区的建立，尿液浓缩的能力降低。婴儿由于摄入的蛋白质较少，摄入蛋白质用于机体迅速的生长，用于分解的蛋白质少，生成的尿素也少，因此，婴儿尿液浓缩作用主要依赖于 NaCl 的作用，尿液浓缩的能力也较低。

**3. 髓袢的长度及近髓肾单位的数量**　尿液的浓缩和稀释主要在近髓肾单位进行，髓袢愈长，浓缩能力愈强。在人类中，约有 20% 的肾单位是长髓袢肾单位，肾髓质组织间液的渗透压最大可达 1200mmol/L。沙鼠的近髓肾单位可达肾单位总数的 35%，肾髓质组织间液的渗透压最大可达到 5000mmol/L，可生成 20 倍于血浆渗透压的高渗尿。猪的髓袢较短，只能产生 1.5 倍于血浆渗透压的尿液。小儿髓袢较成人短，故尿量较多。老年人及肾衰竭患者，有功能的近髓肾单位数量减少，使有主动重吸收 NaCl 功能的髓袢升支粗段减少，尿液浓缩能力降低。所以老年人及肾衰竭患者普遍存在夜间多尿的现象（夜间不能浓缩尿液）。另外，当肾脏疾病损害到内髓部（尤其是肾乳头）组织时，尿的浓缩能力降低。例如，慢性肾盂肾炎引起肾髓质纤维化，或肾囊肿引起肾髓质萎缩，或肾髓质组织间隙钙盐沉积等，都将使肾的逆流系统遭到不同程度的破坏，从而使尿液浓缩能力降低。

**4. 直小血管的血流速度**　如果直小血管的血流速度过快，过多的溶质从髓质被带走，削弱髓质渗透压梯度，尿液浓缩的能力也会因此而减弱。直小血管血流降低，使输送到髓质内肾单位的 $O_2$ 减少，由于转运盐及其他溶质需要 $O_2$ 及 ATP，髓质血流降低，就会降低髓质肾单位节段盐及溶质的转运，结果髓质间液渗透压梯度不能维持。

**5. 抗利尿激素的作用**　尿崩症患者是由于神经垂体释放的 ADH 不足（如头部创伤、下丘脑炎症、下丘脑或腺垂体肿瘤、ADH 基因突变）或肾小管和集合管缺乏 ADH 受体，使肾脏对水的重吸收减少，尿液浓缩能力降低，从而排出大量低渗尿。前者称为中枢性尿崩症，后者称为肾性尿崩症；前者对外源性 ADH 起反应，后者则不起反应。

# 第五节 尿生成的调节

尿生成的基本过程包括肾小球的滤过、肾小管和集合管的重吸收和分泌，机体对尿生成的调节就是通过影响这几个基本过程来实现的。

## 一、神经调节

肾仅受交感神经支配。肾交感神经起源于脊髓，其节后纤维末梢释放的递质是去甲肾上腺素。肾交感神经兴奋时，通过以下方式影响肾功能。

1. 肾交感神经末梢释放的去甲肾上腺素直接作用于肾血管平滑肌的α受体，使肾血管收缩，肾血流量减少。由于肾交感神经末梢和α受体在入球小动脉管壁上的分布较出球小动脉密集，所以入球小动脉的收缩较出球小动脉明显，使肾小球毛细血管血流量减少、血压降低，导致有效滤过压，肾小球滤过率减少。

2. 肾交感神经末梢释放的去甲肾上腺素作用于球旁细胞的β受体，使球旁细胞释放肾素，启动肾素－血管紧张素－醛固酮系统，最终导致尿量减少（见后）。

3. 直接促进近端小管和髓袢对 $Na^+$、$Cl^-$、$H_2O$ 的重吸收。

肾交感神经的活动受多种因素的影响，例如，劳动或运动、血量减少、动脉血压降低和精神紧张等情况下，肾交感神经的活动加强，肾脏的功能也发生相应的改变。

## 二、体液调节

### （一）抗利尿激素

**抗利尿激素**（antidiuretic hormone，ADH），又称血管加压素（vasopressin，VP），是一种九肽激素。ADH 在下丘脑的视上核和室旁核合成，沿下丘脑－垂体神经纤维束以轴浆运输的方式运送到神经垂体储存，在适宜的刺激下释放入血液循环，发挥抗利尿、缩血管作用。

**1. ADH 的作用** ADH 的受体主要有 $V_1$ 和 $V_2$ 两种，激活时分别产生血管收缩和抗利尿作用。$V_1$ 受体分布于血管平滑肌。ADH 与 $V_1$ 受体结合后，引起血管平滑肌收缩，血流阻力增加，血压升高。$V_2$ 受体分布于肾远端小管后段和集合管的上皮细胞。ADH 与 $V_2$ 受体结合后，可增加远端小管和集合管对水的通透性，其作用机制如图 8-27 所示。ADH 与 $V_2$ 受体结合后，通过细胞膜内侧的兴奋型 G 蛋白（Gs）激活，通过信号转导作用，最终使胞质中含水孔蛋白 AQP2 的囊泡镶嵌在上皮细胞的管腔膜上，形成水通道，提高管腔膜对水的通透性，小管液中的水在管外高渗的作用下被重吸收。进入上皮细胞内的水再通过管周膜上的水孔蛋白 AQP3 和 AQP4 进入组织间液，然后进入管周毛细血管。因此，当 ADH 释放增加时，水的重吸收增加，尿量减少。ADH 也增加内髓集合管对尿素的通透性；促使髓袢升支粗段、远端小管和集合管对 NaCl 和 $H_2O$ 的重吸收，使尿量减少。当缺乏 ADH 时，上皮细胞内 cAMP 的浓度降低，含水通道的囊泡内移到胞质中，上皮对水的通透性降低甚至不通透，水的重吸收减少，尿量增加。如前所述，肾小管中的小管液进入远端小管和集合管时是低渗的，若不能得到浓缩将排出大量低渗尿。

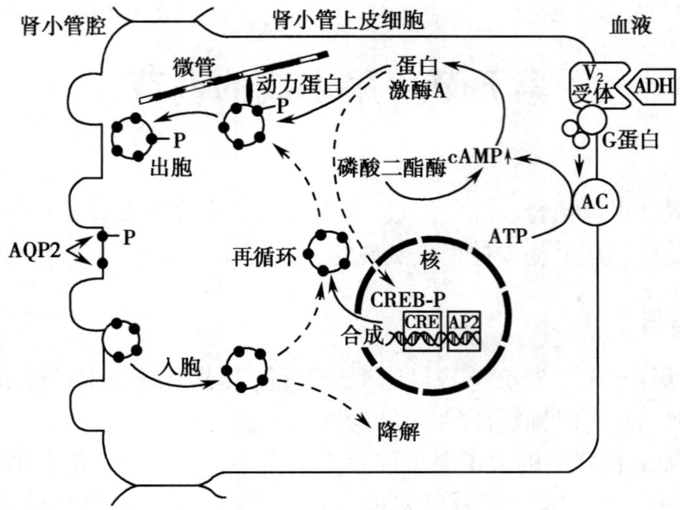


图 8-27 抗利尿激素的作用机制

**2. ADH 分泌的调节** ADH 的释放受多种因素的影响，但最重要的是血浆晶体渗透压和血容量的改变。另外，动脉血压改变对 ADH 的释放也有影响。

（1）血浆晶体渗透压的改变：血浆晶体渗透压的改变是调节 ADH 合成和释放的最重要因素。当血浆晶体渗透压升高时，ADH 的合成和释放增加。血浆晶体渗透压改变对 ADH 合成和释放的影响，是通过刺激下丘脑**渗透压感受器**（osmoreceptor）实现的。渗透压感受器主要集中在下丘脑第三脑室前腹侧部。渗透压感受器对不同溶质产生的晶体渗透压变化的敏感性不同，对 $Na^+$ 和 $Cl^-$ 形成的渗透压最敏感，静脉注射甘露糖和蔗糖也有一定的刺激作用，但对葡萄糖和尿素的刺激作用不敏感。

大量出汗、严重呕吐或腹泻等脱水情况下，水的丢失多于溶质的丢失，或摄入过量的盐时，导致血浆晶体渗透压升高，刺激下丘脑渗透压感受器，使 ADH 的合成和释放增加，远端小管和集合管对水的通透性增加，水的重吸收增加，尿量减少，尿液浓缩。同时产生渴感，增加水的摄取，增加血容量。大量饮水后，血浆被稀释，血浆晶体渗透压降低，ADH 的合成和释放减少，肾脏对水的重吸收减少，尿量增加，尿液稀释。若饮用生理盐水，则排尿量不会出现饮清水后的尿量显著增加（图 8-28）。大量饮清水后引起尿量增多的现象，称为**水利尿**（water diuresis）。

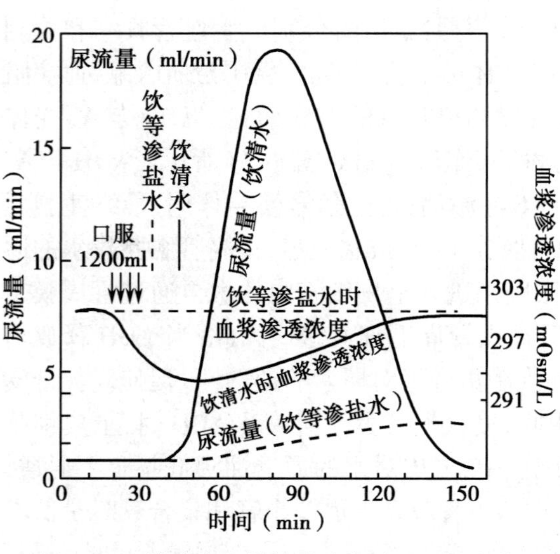


图 8-28 饮清水和饮等渗盐水时尿量的变化

（2）血容量的改变：血容量的改变主要通过对心肺感受器的刺激而影响 ADH 的合成和释放。来自心肺感受器的传入冲动可抑制 ADH 的合成和释放。当血容量增加时，对心肺感受器的刺激加强，经迷走神经传入至下丘脑的冲动增加，使 ADH 的合成和释放减少；当血容量减少时，对心肺感受器的刺激减弱，使 ADH 的合成和释放增加。

（3）动脉血压的改变：来自压力感受器的传入冲动对 ADH 的合成和释放有抑制作用。当动脉血压在正常范围内时，压力感受器的传入冲动抑制 ADH 的释放；动脉血压低于正常水平时，ADH 的释放增加（图 8-29）。

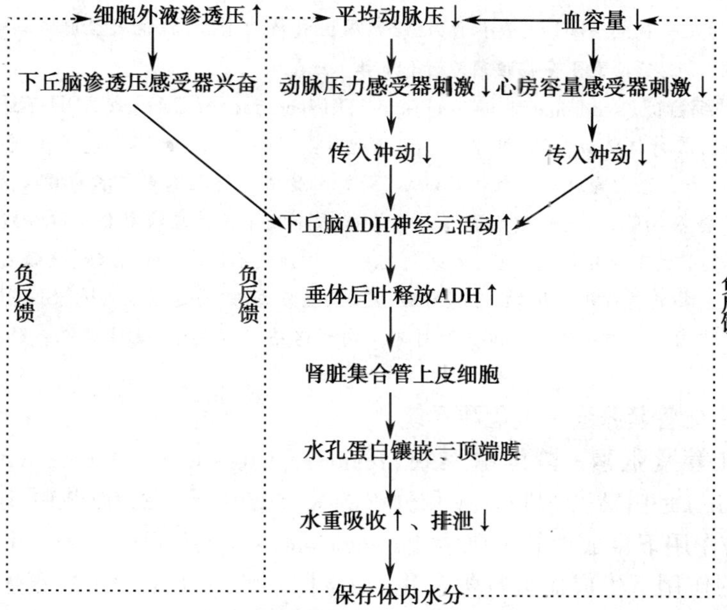


图 8-29　影响抗利尿激素释放的主要因素及其作用

血浆渗透压升高或血容量减少及动脉压降低不仅可刺激 ADH 分泌，还使人产生渴的感觉，其中以渗透压的改变作用最强，血浆渗透压只要升高 2%~3%，便产生强烈的渴感。此外，血管紧张素Ⅱ及口腔干燥也可兴奋渴中枢。渴中枢位于下丘脑前外侧部，与分泌 ADH 的渗透压感受器同一部位，但神经元不同，因此 ADH 与渴系统共同参与机体的水平衡调节。

（4）其他调节因素：恶心、疼痛、应激刺激、血管紧张素Ⅱ、低血糖等能刺激 ADH 的释放。恶心时脸色苍白与释放大量 ADH 引起的缩血管作用有关；而且 ADH 收缩小肠血管，减少胃肠道血流，从而减少小肠吸收有毒物质。一些药物如尼古丁和吗啡也可刺激 ADH 的释放，而乙醇对 ADH 的释放则有抑制作用，所以饮酒后尿量可增加。

**渴（thirst）**：血浆渗透压、血容量或血压变化除影响 AVP 分泌的变化外，还导致渴感的改变。当体液渗透压升高、血容量或血压降低时，引起机体渴的感觉，这些刺激中高渗透性的作用最大，血浆渗透压仅升高 2% 便产生强烈的渴感，而血容量和血压需要降低 10%~15% 才能产生相应的反应。血液渗透压变化引起渴感的阈值比引起 AVP 分泌的阈值低，前者为 295mOsm/（kg · $H_2O$），后者为 285mOsm/（kg · $H_2O$）。

渴中枢位于下丘脑调节 AVP 分泌的相同部位，但尚不清楚这两种功能是否由相同的细胞起作用。AVP 分泌和渴感都只对有效渗透（例如 NaCl）浓度变化产生反应。血容量或血压降低引起渴的途径与引起 AVP 分泌的途径可能是相同的。Ang Ⅱ作用于渴中枢细胞也引起渴感。因为当血容量和血压降低时，Ang Ⅱ水平升高，因此 Ang Ⅱ的这一作用有助于维持稳态，恢复和维持体液在正常水平。

渴感通过饮的动作而消除，甚至在喝的水还没有进入血液、血液渗透压还没有恢复之前。有意思的是喝冷水对降低渴感更有效。咽喉和上消化道感受器似乎参与这个反应。但通过这些感受器消除渴感只是短暂的，只有当血浆渗透压、血容量或血压恢复时渴感才完全消除。

AVP 和渴系统共同作用维持水平衡。升高血浆渗透压引起渴，并通过 AVP 对肾脏的作用，保留水。

相反，当血浆渗透压降低时，渴被抑制，在缺乏 AVP 时，肾排水增加。但大多数时间，饮水量是受习惯影响的，特别是不存在渴感时，维持体液正常渗透压仅依赖于肾脏排水能力。

**儿童夜间遗尿症**：约有 8% 的学龄儿童有夜间遗尿，以往一直认为是精神心理问题，但现认为大部分夜间遗尿有生理原因。正常儿童 ADH 分泌呈现昼夜节律，即夜间分泌率较高，因此夜间产生的尿比白天少。但许多有遗尿的儿童夜间 ADH 分泌不增加，以致尿生成持续增加，膀胱充盈也达到最大限度，以致夜间睡眠时自发性排尿。这些儿童可在临睡前给予（喷鼻）去氨加压素。

**ADH 分泌失调综合征**（syndrome of inappropriate ADH secretion，SIADH）或 ADH 不适当分泌综合征是一种普通的临床病症，其特征是血浆 ADH 水平不适当地升高，即血浆 ADH 水平高于体液渗透压、血容量或动脉血压所对应的水平。患者肾脏重吸收过多的水，引起水潴留。如果不减少水的摄入，体液将成为低渗。血浆渗透压降低，水转入细胞，引起细胞水肿。血浆渗透压降低伴随的症状主要与脑细胞水肿有关。例如血浆渗透压迅速降低可改变神经细胞功能，由此引起恶心、呕吐、不适、头痛、昏睡、癫痫发作等。当血浆渗透压升高时，其症状主要也是神经系统的，包括昏睡、虚弱、癫痫发作、昏迷甚至死亡。SIADH 可由脑部感染、肿瘤、药物（例如抗肿瘤药）、肺部疾病、肺癌等引起。由于这些情况刺激 ADH 分泌或肿瘤（小细胞肺癌）本身分泌 ADH。

### （二）肾素 – 血管紧张素 – 醛固酮系统

**1. 肾素 – 血管紧张素 – 醛固酮系统**（renin–angiotensin–aldosterone system，RAAS）**的组成**　肾素（renin）是由球旁细胞合成和分泌的一种酸性蛋白酶，血浆中无活性的血管紧张素原在肾素的作用下生成血管紧张素Ⅰ（angiotensin Ⅰ，Ang Ⅰ）。Ang Ⅰ在血管紧张素转换酶（ACE）的作用下生成血管紧张素Ⅱ（Ang Ⅱ）。Ang Ⅱ在 ACE2、氨基肽酶或中性内肽酶（NEP）的作用下生成血管紧张素Ⅲ（Ang Ⅲ）（见图 4–48）。Ang Ⅱ和 Ang Ⅲ（特别是 Ang Ⅲ）可刺激肾上腺皮质合成、释放醛固酮。

**2. 血管紧张素Ⅱ的作用**　Ang Ⅱ除能引起血管收缩，刺激醛固酮释放的作用外，对尿生成的调节还有以下作用。

（1）促进近端小管对 $Na^+$ 的重吸收：Ang Ⅱ可直接促进近端小管对 $Na^+$ 的重吸收，也可以通过影响肾血流量间接促进近端小管对 $Na^+$ 的重吸收，还可以通过降低直小血管血流速度，使得从肾髓质带走 NaCl 和尿素减少，使髓袢升支细段对 $Na^+$ 的重吸收增多。

（2）影响肾小球滤过率：Ang Ⅱ对入球小动脉和出球小动脉均有收缩作用，但出球小动脉的血管平滑肌对血 Ang Ⅱ的敏感性比入球小动脉高，因此，低浓度的 Ang Ⅱ主要引起出球小动脉收缩。此时肾血流量虽有所减少，但肾小球毛细血管血压反而升高，使肾小球滤过率变化不大。在 Ang Ⅱ浓度较高时，入球小动脉也收缩，肾小球滤过率可显著降低。

（3）通过体液因素间接调节尿生成：Ang Ⅱ可使入球小动脉的血管平滑肌生成前列环素（$PGI_2$）和一氧化氮（NO），两者可减弱 Ang Ⅱ的缩血管效应。Ang Ⅱ还可以刺激下丘脑渴觉中枢，引起渴感，增加饮水行为。

**3. 醛固酮的作用及分泌的调节**　醛固酮的作用主要是增加远曲小管和集合管重吸收 $Na^+$ 和排泄 $K^+$，同时间接也促进了 $H_2O$ 的重吸收。因而产生“保钠、保水、排钾”的作用。因此血中醛固酮水平升高时（如原发性醛固酮增多症）可引起低血 $K^+$ 及代谢性酸中毒；相反，醛固酮分泌过少时（如艾迪生病）可产生高血 $K^+$ 及代谢性碱中毒。

酮的作用机制如图 8–30 所示。醛固酮属于类固醇激素，脂溶性高。血液中的醛固酮随血流到达远曲小管和集合管的上皮细胞后，以其脂溶性穿过细胞膜进入胞质内，与胞内受体结合，形成激素 – 受体复合物①。激素 – 受体复合物穿过核膜进入细胞核内，通过基因表达机制，生成特异 mRNA②。mRNA 进入胞质后，在内质网合成多种功能不同的蛋白质（包括通道和泵）和醛固酮诱导蛋白，新合成的 $Na^+$ 通道和 $Na^+$ 泵镶嵌到上皮细胞膜上③，有利于 $Na^+$ 的重吸收和 $K^+$ 的分泌，醛固酮诱导蛋白修饰原有的通道和泵④，最终导致 $K^+$ 分泌和 $Na^+$ 重吸收增加⑤。

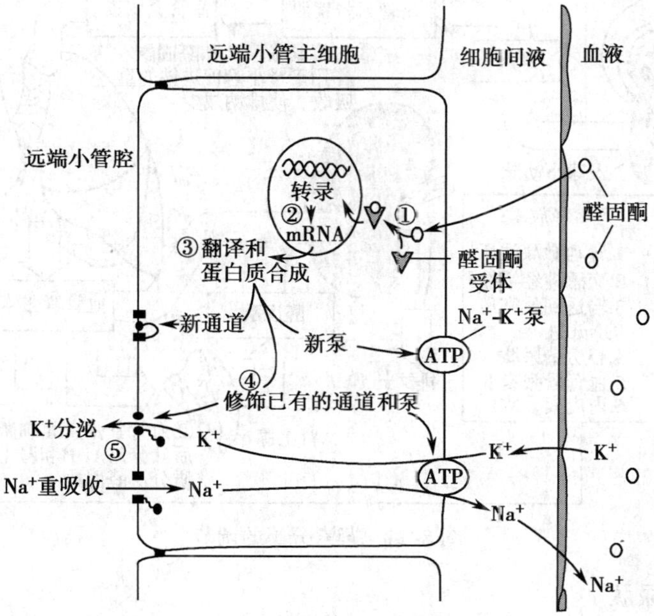


图 8-30 醛固酮的作用机制

醛固酮的分泌主要受肾素 - 血管紧张素 - 醛固酮系统和血 $Na^+$、血 $K^+$ 浓度的调节。血 $K^+$ 浓度升高或血 $Na^+$ 浓度降低，均可直接刺激肾上腺皮质球状带分泌醛固酮，以促进肾保 $Na^+$ 排 $K^+$，维持血 $K^+$、血 $Na^+$ 平衡。反之，当血 $K^+$ 浓度降低、血 $Na^+$ 浓度升高时，则抑制醛固酮的分泌。

**4. 肾素分泌的调节** RAAS 对尿生成的调节是通过对肾素分泌的调控来实现的。肾素分泌受多种因素的调节，主要有肾内因素、神经因素和体液因素 3 方面（图 8-31）。

（1）肾内调节机制：肾内机制是指在肾内完成的调节机制，其感受器是位于入球小动脉管壁上的牵张感受器和远曲小管腔内的致密斑感受器。牵张感受器感受血流对入球小动脉的牵张刺激，致密斑感受流经小管液中的 NaCl 量。当肾动脉的灌注压降低时，对入球小动脉管壁的刺激减弱，可刺激球旁细胞释放肾素；反之，当肾动脉灌注压升高时，肾素的释放减少。当肾小球滤过率降低或其他原因造成流经致密斑的小管液中 NaCl 的含量减少时，流经致密斑的 $Na^+$ 量减少，致密斑兴奋使肾素的释放增加；相反，通过致密斑处的 NaCl 含量增多时，肾素的释放则减少。

（2）神经调节机制：合成和释放肾素的球旁细胞直接受肾交感神经支配。在剧烈运动、血量减少或血压下降、精神紧张等原因引起肾交感神经兴奋时，神经末梢释放去甲肾上腺素，作用于球旁细胞的 β 受体，增加肾素的释放。

（3）体液调节机制：血液循环中的肾上腺素、去甲肾上腺素、肾内生成的某些前列腺素（如 $PGE_2$ 和 $PGI_2$）均可增加肾素的释放。AngⅡ、ADH、心房钠尿肽、内皮素和一氧化氮等的直接作用是抑制肾素的释放。需要注意的是，在整体情况下，各种缩血管物质均可通过对肾血流量的调节来间接影响肾素释放。

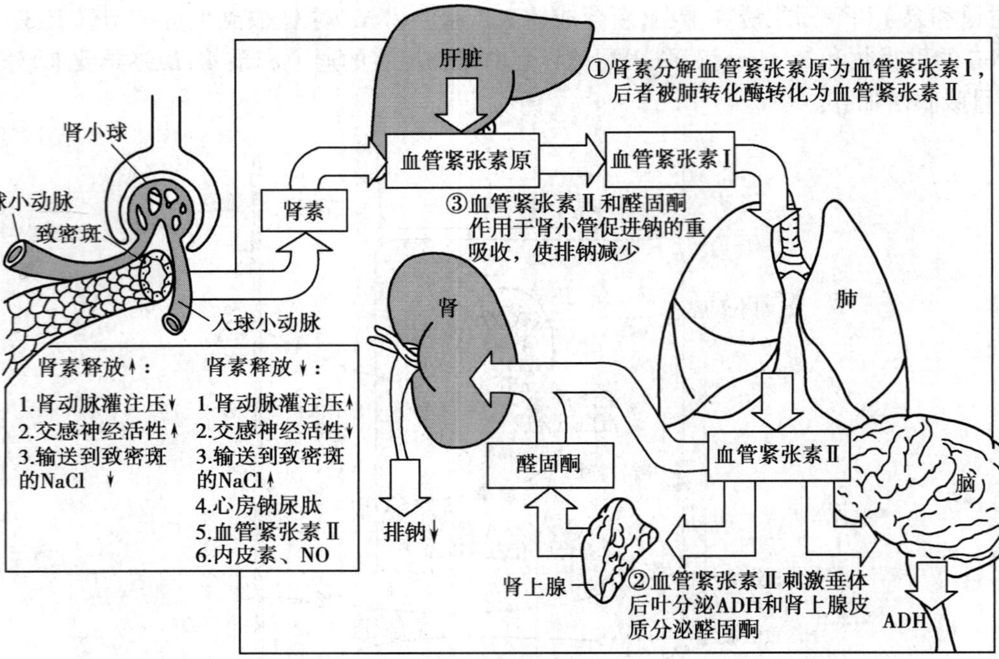


图 8-31 肾素分泌的调节

### （三）心房钠尿肽

**心房钠尿肽**（atrial natriuretic peptide，ANP）由心房肌细胞合成和释放。当心房壁受牵拉（如血量过多、中心静脉压过高、头低足高位或身体浸在水中等）时，ANP 的释放增加。另外，去甲肾上腺素、ADH、乙酰胆碱和高血钾等因素也能刺激 ANP 释放。

心房钠尿肽的主要作用是增加肾脏 $Na^+$、$H_2O$ 的排出量（起内源性利尿剂作用）和舒张血管平滑肌，通过以下 3 方面的效应影响尿生成。

**1. 增加肾小球滤过率** 心房钠尿肽可使入球小动脉舒张，使滤过分数增大，从而使肾小球滤过率增加。

**2. 抑制集合管对 NaCl 和 $H_2O$ 的重吸收** 心房钠尿肽可使集合管上皮细胞管腔膜上的钠通道关闭，NaCl 的重吸收减少，$H_2O$ 的重吸收也减少。心房钠尿肽还可通过对抗 ADH 的作用而抑制集合管对 $H_2O$ 的重吸收。

**3. 抑制其他激素的分泌** 心房钠尿肽可抑制 ADH、肾素和醛固酮的分泌，间接促进肾脏对钠、水的排出。

另外，当心室容量和压力增大时，还可引起心室释放 B 型钠尿肽（B-type natriuretic peptide，BNP），其作用类似 ANP，促进利尿。由于充血性心衰时 BNP 分泌增加，因此测定血中 BNP 水平临床用于诊断充血性心衰，特别是鉴别心源性和肺源性呼吸困难。

### （四）甲状旁腺激素

甲状旁腺激素（parathyroid hormone，PTH）由甲状旁腺分泌，主要调节体内钙、磷平衡，能促进远端小管和集合管对 $Ca^{2+}$ 的重吸收，减少尿 $Ca^{2+}$ 排出量，增加血液中 $Ca^{2+}$ 的浓度；能抑制近端小管对磷酸盐的重吸收，增加尿中磷酸盐的排出量；抑制近端小管对 $Na^+$、$K^+$、$HCO_3^-$ 和氨基酸的重吸收。

# 第六节　血浆清除率

排出机体的代谢终产物是肾脏的主要功能之一。但要衡量肾脏对某种物质的排泄能力，仅以每分钟肾脏排出某种物质的绝对量为指标是不准确的，因为肾脏对某种物质的排泄量与该物质在血浆中的浓度有关。如果某种物质在血浆中的浓度较高，即使肾脏每分钟排出该物质的量较多，也不能说明肾脏对该物质的排泄能力较强；相反，如果某种物质在血浆中的浓度较低，即使肾脏每分钟排出该物质的量不多，但如果血液得到了充分的净化，也可表明肾脏对该物质的排泄能力较强。因此，为了更准确地反映肾脏的排泄功能，提出了血浆清除率的概念。

## 一、血浆清除率的概念和计算方法

**血浆清除率**（clearance，*C*）是指肾脏在单位时间内清除血浆中某种物质的能力，通常以每分钟从尿中排出的某种物质的量相当于多少毫升血浆中所含该物质的量来表示，此血浆毫升数即为该物质的血浆清除率。例如，肾脏每分钟能从尿中排出尿素 21mg，而血浆中尿素的浓度为 0.3mg/ml，即每分钟肾脏排出的尿素相当于 70ml（21/0.3）血浆中所含的尿素，尿素的血浆清除率便是 70ml/min。如果已知某种物质在尿中的浓度（*U*）以及在血浆中的浓度（*P*）和每分钟的尿量（*V*），便可通过以下公式计算该物质的血浆清除率（*C*）：$C=U\times V/P$。因此，要计算肾对某物质的血浆清除率，必须知道每分钟尿量（*V*）、某物质在尿中的浓度（*U*）以及在血浆中的浓度（*P*）。

## 二、测定血浆清除率的意义

### （一）用于测定肾小球滤过率

已知肾脏每分钟排出某种物质的量为 $U\times V$，如果该物质可经肾小球自由滤过，又可被肾小管和集合管重吸收和分泌，则 $U\times V$ 应是每分钟肾小球滤过量、重吸收量（*R*）和分泌量（*S*）的代数和，而每分钟肾小球滤过该物质的量为肾小球滤过率（GFR）与该物质血浆浓度（*P*）的乘积，因此，每分钟该物质的排出量为：$U\times V=\text{GFR}\times P-R+S$。

**1. 菊糖清除率**　如果某种物质可经肾小球自由滤过，则该物质在肾小囊超滤液中的浓度与其在血浆中的浓度相同。同时，如果该物质在肾小管和集合管中既不被重吸收又不被分泌，则单位时间内该物质在肾小球的滤过量（$\text{GFR}\times P$）应等于同一时间内该物质在尿中的排出量（$U\times V$），因此，该物质的清除率就等于肾小球滤过率。**菊糖**（inulin）是符合这些条件的物质（图 8-32），所以，菊糖的清除率可用来代表肾小球滤过率。因为 $U\times V=\text{GFR}\times P$，所以 $\text{GFR}=U\times V/P=C$。

菊糖是一种对人体无害的多糖类物质，在进行菊糖清除率的测定时，给受试者静脉滴注一定量的菊糖，并维持血浆中菊糖的浓度恒定，然后分别测量尿量和尿中菊糖的浓度。如果血浆菊糖浓度维持在 1mg/100ml，测得尿量为 1ml/min，尿中菊糖的浓度为 125mg/100ml，则菊糖的清除率为

$$C_{\text{inulin}}=\frac{U\times V}{P}=\frac{125\text{mg/100ml}\times 1\text{ml/min}}{1\text{mg/100ml}}$$
$$=125\text{mg/min}$$

所以，肾小球滤过率为 125ml/min。

**2. 内生肌酐清除率　内生肌酐**（endoge-nous creatinine）是指体内组织代谢所产生的肌酐。在平常饮食条

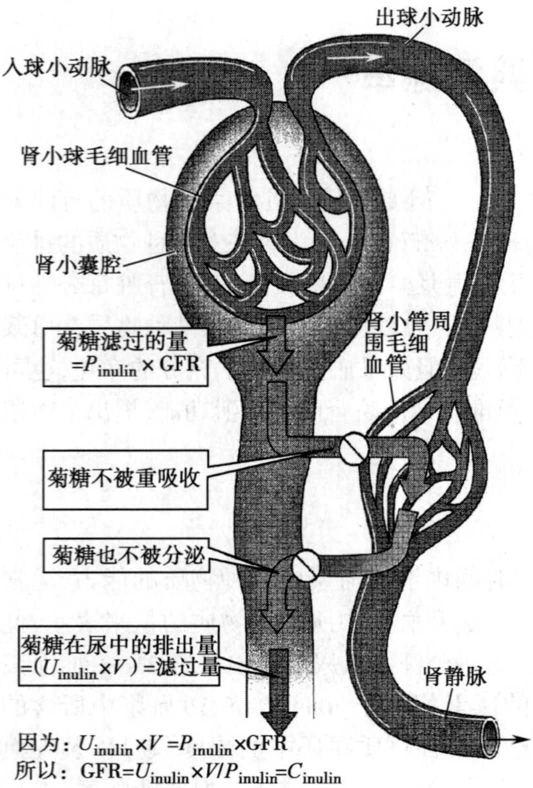


图 8-32 菊糖清除率

$P_{inulin}$：血浆菊糖浓度；GFR：肾小球滤过率；$U_{inulin}$：尿中菊糖浓度；$V$：每分钟尿量

件下，从事一般工作时血浆和尿中排泄的肌酐都比较恒定，这样进行肌酐清除率测定时，无需另外给予肌酐溶液。但肉类食物中含有肌酐，剧烈肌肉活动也可产生额外肌酐，因此，在进行内生肌酐清除率测定前，应禁食肉类食物，避免剧烈运动。测定时，需收集 24 小时总尿量和测定尿中肌酐浓度，抽取少量静脉血，以测定血浆肌酐浓度，然后按以下公式计算内生肌酐清除率

$$C_{肌酐}=\frac{尿肌酐浓度(mg/L)\times 24h\ 尿量(L)}{血浆肌酐浓度(mg/L)}(L/24h)$$

我国成人内生肌酐清除率平均为 128L/24h。内生肌酐清除率的值很接近肾小球滤过率，故临床上常用来推测肾小球滤过率。但由于肾小管和集合管能重吸收少量肌酐，也可分泌少量肌酐，因此，如果要准确地测定肾小球滤过率，不能直接用内生肌酐清除率的值来代替。

### （二）用于测定肾血流量

如果血浆中的某种物质在经过肾脏循环一次后就能被完全清除（包括滤过和分泌），即在肾静脉血中该物质的浓度接近于零，则该物质每分钟的尿排出量（$U\times V$）应等于每分钟通过肾脏的血浆中所含的量。设每分钟通过肾脏的血浆量为 $X$，该物质的血浆浓度为 $P$，则 $U\times V=X\times P$，$X=U\times V/P=C$，所以该物质的清除率（$C$）即为每分钟通过肾脏的血浆量（$X$）。如静脉滴注碘锐特（diodrast）或对氨基马尿酸（para-aminohippuric acid，PAH）的钠盐，使其血浆浓度维持在 1~3mg/100ml，当血液流经肾脏一次后，血浆中的碘锐特或对氨基马尿酸的钠盐几乎能被肾脏完全清除，肾静脉血中其浓度接近于零。用这两种物质测得的清除率为 660ml/min，此数值即代表肾血浆流量。按血细胞比容为 45% 计算，血浆量占全血的 55%，则肾血流量 =660/55%=1200ml/min。因此，通过测定碘锐特或 PAH 的钠盐的血浆清除率，可了解肾血浆流量和以此计算肾血流量。

### （三）了解肾脏对体内不同物质的清除方式和清除能力

通过对各种物质的血浆清除率的测定，可推测哪种物质能被肾小管重吸收，哪种物质能被肾小管分泌，从而推测肾小管对不同物质的转运功能。例如，葡萄糖可被肾小球自由滤过，但其清除率几乎为零，表明滤过的葡萄糖全部被肾小管重吸收。如果某种物质的血浆清除率小于肾小球滤过率，该物质必定被肾小管和（或）集合管重吸收，但也不排除肾小管和（或）集合管分泌该物质的可能性，因为当重吸收量大于分泌量时，其清除率仍可小于肾小球滤过率；如果某种物质的血浆清除率大于肾小球滤过率，肾小管和（或）集合管必定能分泌该物质，但也不排除肾小管和（或）集合管重吸收该物质的可能性，因为当分泌量大于重吸收量时，其清除率仍可大于肾小球滤过率；如果某种物质的血浆清除率等于肾小球滤过率，一般情况下表明该物质既不被肾小管和（或）集合管重吸收，肾小管和（或）集合管也不分泌该物质，但也有可能肾小管和（或）集合管既重吸收该物质，也能分泌该物质，因为当重吸收量等于分泌量时，其清除率即等于肾小球滤过率，然而这只是理论上的可能性，在体内几乎不会出现。

### （四）自由水清除率

肾脏排出浓缩尿或稀释尿的能力可用“自由水”清除率（free water clearance，$C_{H_2O}$）来衡量。自由水清除率是指单位时间内必须从尿中除去或加入多少量（容积）的纯水（自由水、无溶质水）才能使尿液与血浆等

渗。为了计算 $C_{H_2O}$，必须先计算出肾对血浆全部溶质的清除率，即渗透清除率（osmolar clearance，$C_{osm}$）。$C_{osm}$ 可用一般的清除率测定方法测得，即分别测定血浆渗透压（$P_{osm}$）、尿渗透压（$U_{osm}$）和尿量（$V$），用清除率的算式计算：$C_{osm}=U_{osm}\times V/P_{osm}$。单位时间内生成的尿量等于渗透清除率和自由水清除率之和，即：$V=C_{osm}+C_{H_2O}$。所以，$C_{H_2O}$ 等于尿量（$V$）与 $C_{osm}$ 之差，即：$C_{H_2O}=V-C_{osm}$。可见，当尿液为低渗时（$V>C_{osm}$），$C_{H_2O}$ 为正值，表明肾排泄无溶质水；反之，当尿液为高渗时（$V<C_{osm}$），$C_{H_2O}$ 为负值，表明肾保留了无溶质水，在肾生理学中，可作为肾小管保留水分（tubular conservation water）的能力。无论肾排泄或重吸收无溶质水都依赖于 ADH 的存在。当缺乏 ADH 或 ADH 水平很低时，排泄无溶质水，当 ADH 水平很高时，无溶质水被重吸收。

# 第七节　尿 的 排 放

尿液在肾脏内连续不断地生成，但排尿却是间断性的。尿液在肾脏生成后，经肾盏、肾盂和输尿管进入膀胱储存。膀胱内的尿液达到一定量时，通过发动排尿反射（micturition reflex）使尿液经尿道排出体外。

## 一、膀胱和尿道的神经支配

膀胱壁上的平滑肌又称膀胱逼尿肌。在膀胱开口与尿道连接处有内括约肌。膀胱逼尿肌和内括约肌受交感神经和副交感神经的双重支配，膀胱外括约肌则受阴部神经的支配（图 8-33）。

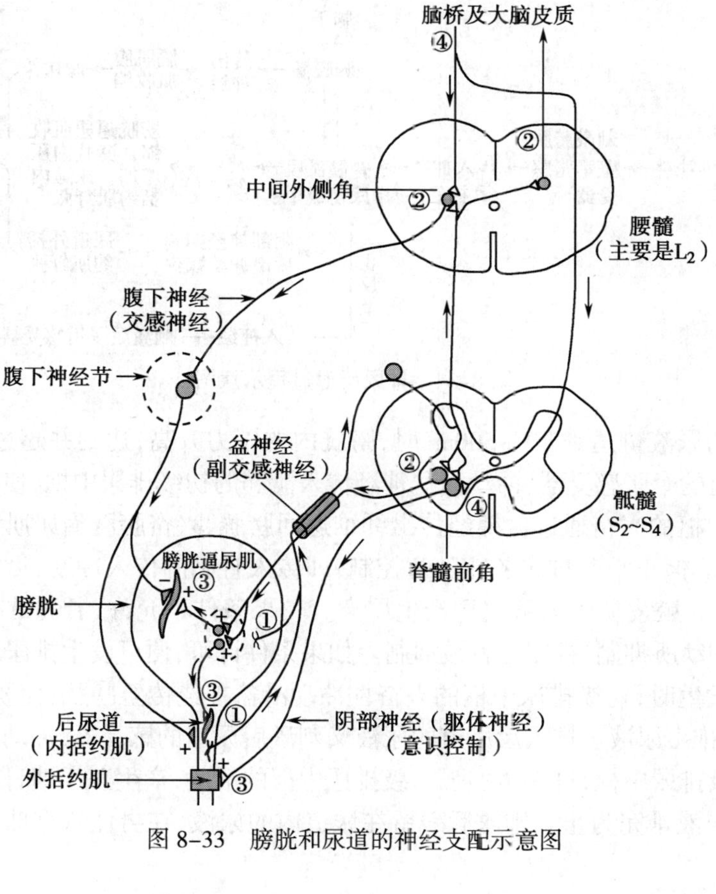


图 8-33　膀胱和尿道的神经支配示意图

### （一）交感神经

支配膀胱的交感神经起源于腰髓，经腹下神经到达膀胱，节后纤维末梢释放的递质是去甲肾上腺素。膀胱逼尿肌和内括约肌分别分布有 $\beta_2$ 受体和 α 受体。交感神经兴奋时，可使膀胱逼尿肌舒张，内括约肌收缩。另外，交感神经中也含有感觉传入纤维，可将来自膀胱和尿道的信号传入中枢。

### （二）副交感神经

支配膀胱的副交感神经起源于骶髓 2~4 节段，节前纤维行走于盆神经中，节后纤维支配膀胱逼尿肌和内括约肌，末梢释放的递质是乙酰胆碱。膀胱逼尿肌和内括约肌分布有 M 受体。副交感神经兴奋时，可使膀胱逼尿肌收缩，内括约肌舒张。另外，盆神经中也含有传入纤维，可将来自膀胱壁牵张感受器的信号传入中枢。

### （三）阴部神经

支配膀胱外括约肌的阴部神经为躯体神经，所以膀胱外括约肌的活动可随意控制。阴部神经兴奋时，外括约肌收缩；阴部神经活动受抑制时，外括约肌舒张。另外，尿液对后尿道的刺激也是通过阴部神经传到排尿中枢的。

## 二、排尿反射

排尿反射是一种脊髓反射，初级中枢位于脊髓骶段，但脑的高级中枢可抑制或加强排尿反射的过程。排尿反射的过程如图 8-34 所示。

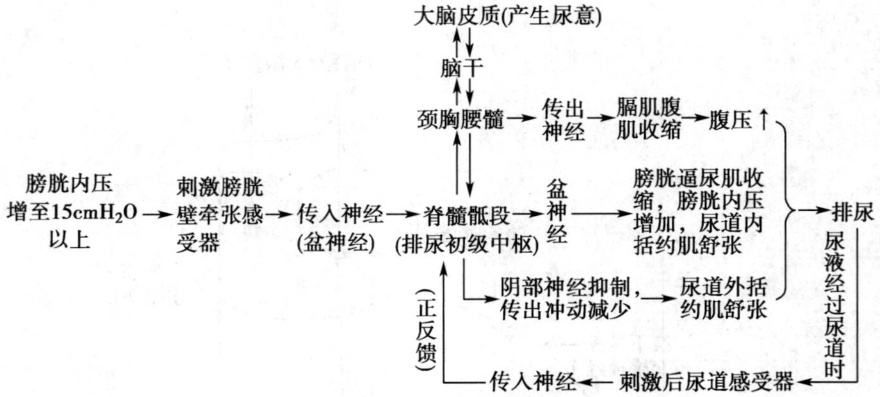


图 8-34 排尿反射过程示意图

当膀胱内的尿液量达到 400~500ml 时，膀胱内的压力升高，达到并超过 10cm$H_2O$，刺激膀胱壁和后尿道的牵张感受器，冲动沿盆神经传入骶髓的初级排尿中枢，使初级排尿中枢兴奋。初级排尿中枢的兴奋通过盆神经传出纤维返回膀胱，兴奋膀胱逼尿肌和舒张尿道内括约肌，产生排尿。但正常时排尿还能随意控制，即传入脊髓的传入冲动，沿脊髓传至脑的高级中枢（脑桥及大脑皮质），大脑皮质产生尿意。如果条件不允许，骶髓的排尿中枢活动被高位中枢下传冲动所抑制，排尿也就被抑制。如果条件许可，便可发生排尿反射。

排尿反射发生时，初级排尿中枢的兴奋性冲动沿盆神经传至膀胱，使膀胱逼尿肌收缩，内括约肌舒张，排出尿液。进入后尿道的尿液又刺激后尿道的感受器，冲动沿阴部神经再次传到骶髓的初级排尿中枢，进一步加强初级排尿中枢的活动，产生正反馈，使排尿反射加强，直至膀胱内的尿液排完为止。排尿后残留在尿道内的尿液，在男性依靠球海绵体肌的收缩将尿液排尽，在女性则依靠尿液本身的重力而排尽。

## 三、排尿异常

排尿反射受高位中枢的随意控制，如果排尿反射的反射弧受损或骶髓排尿中枢与高位中枢失去联系，都将导致排尿异常（abnormality of micturition）。常见的排尿异常有以下几种：

### （一）尿频

当膀胱或后尿道有炎症或结石刺激时，即使膀胱内的尿液很少，但也可以产生强烈的尿意，排尿的次数明显增加，称为尿频。此时排尿次数增加，但每次排出的尿量却不多，一天中的总排尿量可在正常范围内。

### （二）无张力膀胱和溢流性尿失禁

盆神经是膀胱充盈信号的传入神经。膀胱充盈时，传入信号可反射性引起膀胱张力的增加。盆神经受损时，膀胱充盈的信号不能传至骶髓，膀胱壁的张力下降，称为无张力膀胱（atonic bladder）。如果膀胱内的尿液过多而使膀胱过度膨胀时，可从尿道溢出少量尿液，称为溢流性尿失禁（overflow incontinence）。

### （三）尿潴留

盆神经既是膀胱的传入神经，同时也是支配膀胱的传出神经。盆神经受损或骶髓排尿中枢受破坏时，排尿反射不能发生，尿液滞留在膀胱内，称为尿潴留（urine retention）。

### （四）尿失禁

脊髓骶段以上的脊髓横断性损伤时，虽然排尿反射的反射弧完好，但骶髓排尿中枢的信号不能传到高位中枢，使排尿反射失去了意识的控制，称为尿失禁（urine incontinence）。脊髓突然发生横断性损伤后的脊休克期（早期），排尿反射消失，出现尿潴留。在脊休克恢复后，骶髓排尿中枢的排尿反射恢复，排尿反射亦恢复，但因失去了高位中枢的控制而出现尿失禁。尿失禁在老年妇女较常见，通常是由于失去阴道前壁对尿道的支持所致。

### （五）多尿、少尿和无尿

正常情况下双侧肾脏24小时内生成的肾小球超滤液量达180L之多，但经过肾小管和集合管的重吸收与分泌之后，最后形成并排出体外的尿量仅1.5~2.5L。若24小时排尿总量超过2.5L，称为多尿；若24小时排尿量为100~500ml，称之为少尿；若24小时尿量少于100ml，称为无尿。可见，无尿并非完全没有尿液排出。病理情况下的持续少尿或无尿是肾衰竭的表现，需要紧急处理。

## 生理与临床：利尿药的作用机制

利尿药顾名思义是引起排尿量增多的药物，但是它与摄入大量水引起的多尿是截然不同的，后种情况排出的尿主要是水，不增加溶质的排泄，而利尿药引起溶质和水排泄量都增加。

所有的利尿药都具有共同的作用模式，即抑制肾单位重吸收钠，导致钠的排泄量增加，因此称为排钠利尿（natriuresis），然而利尿药的作用不限于增加对 $Na^+$ 的排泄，也影响肾脏对其他溶质的排泄，一般都是继发于 $Na^+$ 转运改变的结果。

利尿药的主要作用是增加 $Na^+$ 的排泄。肾脏排 $Na^+$ 的改变引起细胞外液（extracellular fluid，ECF）容量及有效循环容量（effective circulating volume，ECV）的改变。因此，利尿药降低细胞外液量和有效循环容量。临床上利尿药普遍用于细胞外液量扩张时，特别是伴有水肿和高血压的病理情况下，目的在于降低有效循环容量。

某些利尿药能在用药后数分钟之内使尿量增加近20倍，但多数利尿药对肾脏排泄盐和水的作用在几天内减弱，这是由于有效循环容量减少启动其他的代偿机制。例如，有效循环容量的降低往往降低动脉压和肾小球滤过率，导致肾素释放的增加和血管紧张素Ⅱ生成增加。这些反应的作用超过利尿药对尿排泄的慢性作用，因此，在稳定状态下，尿的排泄量与水的摄入量又达到平衡。

利尿药通过作用于肾单位各部的膜转运蛋白而发挥作用。利尿药的作用部位决定了伴随排钠利尿的作用大小，利尿药对钠以外溶质的处理也取决于其作用部位。渗透性利尿药作用于近端小管和髓袢降支细段；碳酸酐酶抑制剂主要作用于近端小管；袢类利尿药作用于髓袢升支粗段；噻嗪类利尿药作用于远端小管始段；保钾利尿药作用于远端小管后段和皮质集合管。

各类利尿药的作用机制及作用部位见表 8-1。

**表 8-1　各类利尿药的作用机制及作用部位**

| 利尿药种类及举例 | 作用机制 | 作用部位 |
|---|---|---|
| 渗透性利尿药，如甘露醇 | 增加小管液渗透压，抑制水和溶质的重吸收 | 主要在近端小管 |
| 袢类利尿药，如呋塞米 | 抑制管腔膜 $Na^+$-$2Cl^-$-$K^+$ 同向转运体 | 髓袢升支粗段 |
| 噻嗪类利尿药，如氯噻嗪 | 抑制管腔膜 $Na^+$-$Cl^-$ 同向转运 | 远端小管始段 |
| 碳酸酐酶抑制剂，乙酰唑胺 | 抑制 $H^+$ 分泌和 $HCO_3^-$ 重吸收，减少 $Na^+$ 重吸收，增加 $Na^+$、$K^+$ 的排泄 | 近端小管 |
| 醛固酮拮抗剂，螺内酯（保钾利尿药） | 抑制醛固酮对小管受体的作用，减少 $Na^+$ 重吸收（排 $Na^+$），减少 $K^+$ 的分泌（保 $K^+$） | 远段小管后段、皮质、集合管 |
| 钠通道阻滞剂 | 阻滞 $Na^+$ 进入管腔膜的 $Na^+$ 通道，减少 $Na^+$ 重吸收，降低 $K^+$ 分泌 | 集合管 |

## 临床病例分析：肾血管性高血压

**病例简介**：一位 65 岁的妇女，向医生诉说“身体不舒服和排尿减少”。测血压，舒张压为 115mmHg，听诊腹部有杂音。诊断为高血压而入院。

**入院后检查所见**：血压持续进行性升高，肾小球滤过率降低（30ml/min），做肾血管造影显示右肾动脉狭窄 90%，血浆肾素活性升高且右肾静脉血肾素活性比左肾静脉高得多。试用血管成形术扩张右肾动脉未获成功。

**问题**：此病人主要为右肾动脉高度狭窄，请解释由此所产生的症状。血压（主要是舒张压）升高，腹部血管杂音，GFR 及尿减少，血浆肾素活性升高，并根据生理学知识提出处理原则。

**病例分析**（要点）：右肾 A 狭窄→右肾血流↓，血流通过狭窄的肾 A 产生湍流（Reynolds 数增加），故在腹部听到杂音。肾血流↓，导致 GFR 及尿量↓。右肾血流↓→右肾血管灌注压↓↓，右肾肾素分泌↑→右肾肾静脉血肾素比左肾静脉血更高→血浆肾素水平↑→血管紧张素Ⅱ、醛固酮生成↑，血管紧张素Ⅱ引起小动脉收缩外周阻力↑，以及平均动脉压↑；醛固酮增加引起肾重吸收 $Na^+$↑，使身体总 $Na^+$ 含量↑，细胞外液量及血容量↑，导致舒张压↑。

**处理原则**：应打破造成高血压的这一恶性循环途径，即用血管紧张素转换酶抑制剂阻断血管紧素Ⅰ转化为血管紧张素Ⅱ。虽然右肾继续分泌高水平的肾素、血浆肾素活性也将持续升高，但不能生成血管紧张素Ⅱ及醛固酮。

（范爱辉　刘古锋　周光纪）

# 第九章

# 感觉器官

## 第一节　概　　述

感觉是客观世界事物在人脑中的主观反映。人类生活的外界环境和机体的内环境处于不断的变化之中。机体内外环境的变化，首先作用于机体的各种感受器，并通过传入途径传到各级中枢直至大脑，产生各种反射活动（包括躯体反射和内脏反射）和（或）产生特定的感觉。

### 一、感受器与感觉器官的定义和分类

感受器（sensory receptor）是指分布在体表和机体内部的一些能感受机体内、外环境变化的特殊结构，其功能是将各种刺激的能量转变为传入神经上的神经冲动，传向中枢神经系统。机体的感受器种类很多，大致可分为内感受器（interoceptor）和外感受器（exteroceptor）两大类。外感受器位于身体表面，感受外界环境的变化，例如，光、声、触、嗅、味、温度等感受器，这些感受器的活动能引起主观上清晰的感觉。内感受器是指位于身体内部能感受内环境变化或内脏器官和躯体活动的结构，它们存在于血管、内脏、肌肉、关节等处，如牵张感受器（stretch receptor）、压力感受器（baroreceptor）、化学感受器（chemoreceptor）、本体感受器（proprioceptor）等。有些感受器的结构较为简单，只是外周的感觉神经末梢，如痛感受器官是游离神经末梢；有些感受器是在裸露的神经末梢周围包绕一些结缔组织构成的被膜，如环层小体、触觉小体和肌梭等。此外，体内还有一些结构和功能上都特殊分化了的感受细胞，如视网膜中的视杆和视锥细胞（光感受细胞），耳蜗中的毛细胞（声感受细胞）等，这些感受细胞连同它们的非神经附属结构，如眼的折光系统和耳的传音装置，构成感觉器官（sense organ）。人和高等动物最重要的感觉器官有眼（视觉）、耳（听觉）、前庭（平衡感觉）、嗅上皮（嗅觉）、味蕾（味觉）等，称为**特殊感觉器官**。

### 二、感受器的一般生理特性

#### （一）感受器的适宜刺激

感受器对不同种类刺激的敏感性不同，一种感受器一般只对某种特定的刺激最敏感，对其他种类的刺激不敏感或完全不能感受，这种最敏感的刺激就称为该感受器的**适宜刺激**（adequate stimulus）。例如，一定波长的电磁波是视网膜感光细胞的适宜刺激；一定频率的声波是耳蜗毛细胞的适宜刺激。感受器对一些非适宜刺激也可能引起反应，但所需能量的强度要比它作用于其敏感的感受器大得多。例如，所有的感受器均能被电刺激所兴奋，大多数感受器对突发的压力和化学环境变化有反应，压迫眼球可刺激视杆和视锥细胞产生光感

等。但这些感受细胞对压力的阈值比皮肤压力感受器的阈值高得多。感受器的这种特殊敏感性是动物在长期的进化过程中逐步形成的,它有利于机体对内、外环境中某些有意义的变化进行灵敏的感受和精细的分析。

### (二) 感受器的换能作用(transducer function)

当感受器受到刺激时,刺激在转变成为神经动作电位之前,一般都要先在感受器细胞上或传入神经末梢上引起一个在性质上类似于局部兴奋的过渡性电变化,称为感受器电位(receptor potential)或发生器电位(generator potential)。其电位大小在一定范围内和刺激强度成正比例,故无"全或无"性质,有总和现象,能以电紧张的形式在膜上扩布很短的距离。

如果感受器电位足够大,可触发邻近感受器的传入神经膜打开电压门控 $Na^+$ 通道,产生动作电位。$Na^+$ 通道打开的方式取决于感受器是特化的传入神经末梢还是独立的感受器细胞。作为感受器特化的传入神经末梢,局部电流发生在感受器电位的去极化末梢与其邻接的细胞膜之间,如果此邻接区去极化达阈电位,即可打开电压门控 $Na^+$ 通道,触发动作电位,动作电位沿着传入纤维传至中枢神经系统。在独立的感受器细胞,感受器细胞与传入神经末梢之间构成突触,感受器电位使感受器细胞打开电压门控 $Ca^{2+}$ 通道,$Ca^{2+}$ 进入细胞引起神经递质释放,神经递质与传入神经末梢特异受体结合,打开化学门控 $Na^+$ 受体通道,$Na^+$ 内流,传入神经末梢去极化,达阈电位时打开电压门控 $Na^+$ 通道,触发动作电位,传至中枢神经系统(图 9-1)。

### (三) 感受器的编码功能

感受器在把刺激转换成神经动作电位时,不仅仅发生了能量形式的转换,更重要的是把刺激所包含的环境变化信息也转移到了动作电位的序列和组合之中,这一过程称为编码(coding)作用。中枢根据这些经过编码的电信号才获得对外在世界的主观认识。其机制不完全清楚,而且感觉的编码也不完全是在感受器完成的,在感觉传导通路乃至大脑皮质终端都有编码功能。所有的感觉系统能编码四种基本的刺激属性:刺激的类型(种类)、强度、部位和持续时间。

**1. 刺激类型的编码** 不同类型的感觉(如热、冷、声、压力等)的产生,首先取决于刺激的性质及被刺激的感受器类型,某一感受器对某种刺激特别敏感(适宜刺激),是因为该感受器质膜含有该信号的传导机制及离子通道。例如视觉感受器含有色素分子,光线引起其结构改变,从而改变膜离子通道的活性而产生感受器电位。其次,还取决于传入冲动所经过的感觉传入通路(专用线路)。所以当传输某一感觉信息的感觉传导通路上不论哪个部位受到刺激或受到什么样的刺激,都是该感受器在生理情况下兴奋所引起的感觉(特定神经能量学说)。例如,位于手掌中环层小体的神经纤维被来自手肘的压力压迫或受臂神经丛内肿瘤压迫而受刺激时,所引发的感觉都是触觉。

**2. 刺激强度的编码** 刺激的量或强度是以该刺激引起单一神经纤维发放冲动的频率高低和参加这一信息传输的神经纤维数目多少来编码的。如强刺激使传入纤维上的冲动频率增高,弱刺激则减少;刺激强,受到刺激的感受野增大,参加这一电信息传输的神经纤维的数目也多。

**3. 刺激部位的编码** 刺激部位是由刺激作用的感受器的部位以及感觉传入冲动通过专用线路到达相关的皮层作为神经布局图编码的。例如,皮层躯体感觉皮层神经元排列组成的躯体特定感觉区的定位(布局)图,这些神经元接受体表对应部位的信息,能区分信息来自不同的部位。影响定位精确度的其他因素是单个感受单位的感受野的大小、感受单位

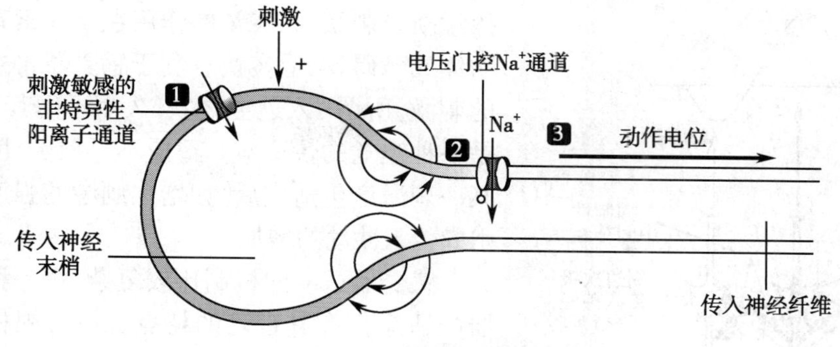


a. 在特定传入神经末梢上的感受器电位

① 在特定传入神经末梢上的感受器，刺激打开刺激敏感的通道，$Na^+$内流，产生感受器电位；
② 在去极化感受器末梢与邻近部位之间的局部电流打开电压门控$Na^+$通道；
③ $Na^+$内流产生动作电位，传入中枢神经系统

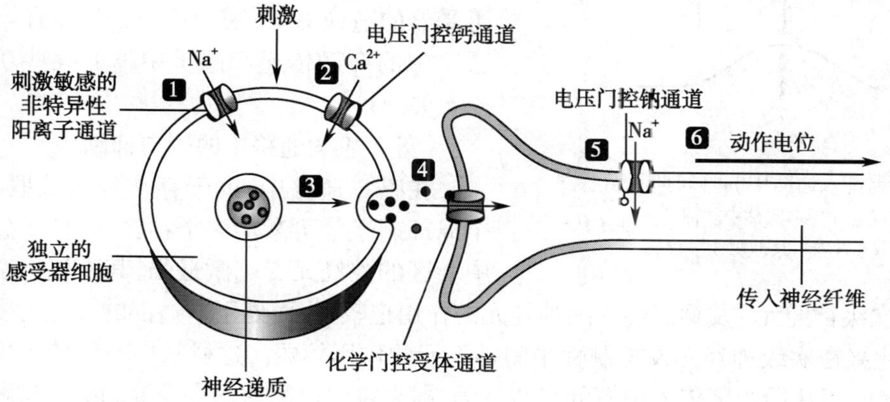


b. 在独立的感受器细胞上的感受器电位

① 在独立的感受器细胞，刺激打开刺激敏感的通道，$Na^+$内流，产生感受器电位；
② 此局部去极化打开电压门控$Ca^{2+}$通道；
③ $Ca^{2+}$内流触发神经递质释放；
④ 神经递质结合和打开传入神经末梢上的化学门控受体通道，引起$Na^+$内流；
⑤ 去极化打开邻近部位的电压门控$Na^+$通道；
⑥ $Na^+$内流，在传入神经末梢产生动作电位，传至中枢神经系统

**图 9–1　发生器电位向动作电位的转换**

的密度及与邻近感受单位重叠的数量。感觉单位是指一个感觉轴突及其所有的外周分支，此感觉轴突末梢所分布的空间范围称为它的感受野。感受野小、感受单位密度大、与邻近感受单位重叠少，定位的精确度就高。另外，感觉通路上的侧抑制（见后）对刺激部位定位也起重要作用。

**4. 持续时间编码**　与感受器电位的时程有关。例如，皮肤上的慢适应感受器在整个持续刺激过程中重复放电，而快适应感受器在同一刺激开始或停止时放电。

**（四）感受器的适应现象**

当某种恒定的刺激持续作用于感受器时，传入神经纤维上的动作电位频率随着时间的延长而逐渐减少的现象，称为**感受器的适应**（adaptation）。适应发生的快慢因感受器种类不同而异。如嗅、触觉感受器适应快，称为**快适应感受器**；肌梭、颈动脉窦压力感受器、痛、冷及肺牵张感受器适应很慢或不完全适应，称**慢适应感受器**。感受器适应的快慢各有其生理意义，慢适应感受器有利于机体对某些功能进持久的调节，如姿势、血压等；痛、冷感觉由潜在的有害刺激引起，如果适应快，将部分失去其"报警"作用。快适应感受器的功能一般在于

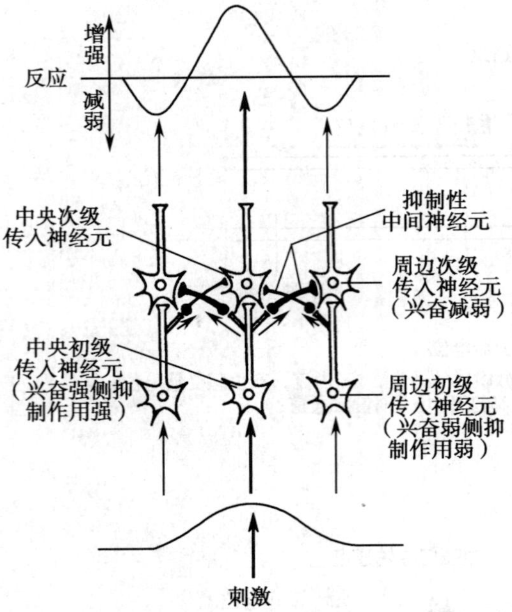


图 9-2 感觉传入通路中的侧向抑制示意图
黑色神经元为抑制性中间神经元，
较粗大者表示其抑制作用较强

探索新异刺激，如触觉的作用在于探索新异的物体或障碍物，适应快有利于感受器再接受新的刺激，所谓"入芝兰之室，久而不闻其香"就是一种嗅觉的快适应。适应不是疲劳，因为对某一刺激产生适应后，如增加刺激的强度又可引起传入冲动的增加。

感受器适应的机制比较复杂，每一种感受器的适应都有其自己的特点，例如，视杆和视锥细胞的适应与其化学成分的改变有关，触压感受器的适应与其末梢的附属结构环层小体有关。在完整机体内，感觉的适应只部分地与感受器的适应有关，因为适应的产生还与传导通路中的突触传递和感觉中枢的某些功能改变有关。

#### （五）感觉通路中的侧向抑制

在感觉通路中，由于存在辐散式联系，一个局部刺激常可激活多个神经元，处于感受野中心区的神经元受刺激最强，其直接兴奋下一个神经元（次级神经元）及抑制性中间神经元的作用也较强，而处于周边部的神经元受刺激也较弱，因此兴奋次级神经元及抑制性中间神经元的作用较弱。这样从中心区传入中枢的兴奋达到最强，而从周边区传入中枢的兴奋减弱，即来自周边区的信息是抑制的。这种现象称为侧向抑制（图 9-2）。

## 第二节 视觉器官

视觉（vision）是由眼、视神经及其传导路径和视觉中枢共同完成的活动。眼是视觉系统的外周部分，是以可见光（波长 380~760nm）为适宜刺激的特殊感觉器官。人眼感受波的刺激主要包括折光成像和感光两个过程。折光成像是指外界物体发射或反射到眼的光线，经过角膜、房水、晶状体、玻璃体的折射，把物体成像在视网膜上的过程（图 9-3）；感光过程是指视网膜感受光的刺激后把光能转变为神经冲动的过程。视神经冲动传入视觉中枢后，经过视皮质的分析可产生视觉。人脑所获得的外界信息中，有 70% 以上来自视觉。因此，眼是人体最重要的感觉器官。

### 一、眼的折光功能及其调节

#### （一）光的折射和眼内物像的形成

光线入眼后，眼内物像的形成过程，基本上与凸透镜成像原理相似，但眼对光的折射情况则要比凸透镜复杂得多，因为眼的折光系统是一个复杂的光学系统，外界光线在到达视网膜之前，必须通过角膜、房水、晶状体和玻璃体四个折射率不同的介质折射后，才能成像在视网膜上。由于角膜的折射率和空气的折射率相差最大，所以在几次折射中，光线从空气进入角膜的偏折最大，在进入其他折光体时偏折很小。

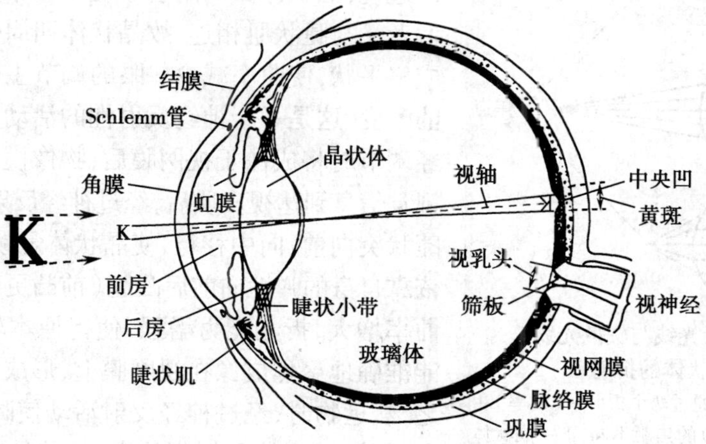


图 9-3 眼球的水平切面观（右眼）

为了便于理解，生理学上把眼睛进一步简化为一个单球面的折光系统，称为**简化眼**（reduced eye），假设空气与眼内容物之间是一个简单的界面，即只有一个节点（n），它靠近晶状体的后表面，距角膜表面约 5mm，约在视网膜前 15mm 处，光线经过节点不折射，直接投射至视网膜上；前焦点 F 在角膜前 15mm 处。通过前焦点 F 的光线折射后与主光轴平行。后主焦点 b 位于节点后 15mm 处，距角膜表面将是 20mm。正常眼晶状体在处于完全静息状态下，平行光线（6m 以外物体发出或反射出的光线）进入眼内的后焦点 b 恰好落在视网膜上，并形成一个倒置的实像。根据简化眼模型，可以计算出不同远近物体在视网膜上成像的大小。如图 9-4 所示，AnB 和 anb 是两个相似三角形，所以可按下式计算出物像（ab）的大小：

$$\frac{\text{物像大小（ab）}}{\text{物体大小（AB）}}=\frac{\text{物像到节点距离（bn）}}{\text{实物到节点距离（Bn）}}$$

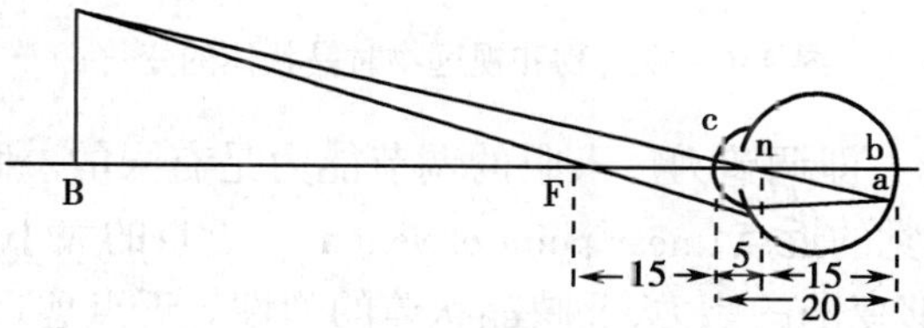


图 9-4 简化眼及成像情况

n 为节点；F 为前主焦点；c 为角膜前面。单位为 mm

### （二）眼的调节

如前所述，正常眼看无限远（6m 以外）的物体，物体发出的光线经过眼的折光系统折射后聚焦在视网膜上，故成像清晰。当观看 6m 以内的物体时，因光线呈不同程度辐散状，若不经过眼的调节，折射后将在视网膜后方聚焦成像（图 9-5），故物像模糊不清。但实际上，经过眼的调节作用，正常眼看近物时也能在视网膜上形成清晰的物像。视近物时眼的调节包括晶状体变凸、瞳孔缩小及双侧眼球会聚。

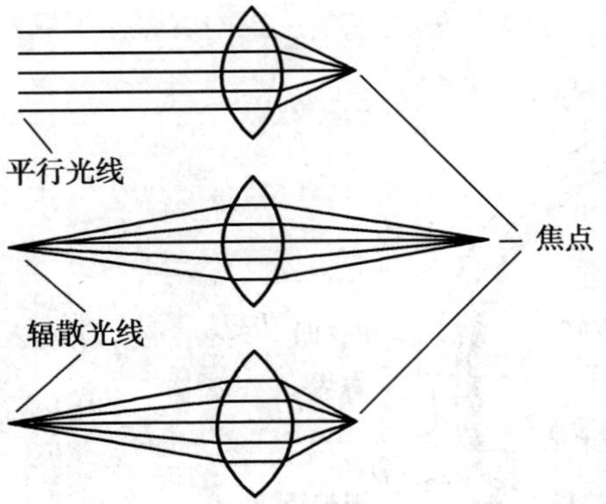


图 9-5 平行光线与辐散光线通过晶状体的折射

平行光线与辐散光线通过两个折射率（曲率）相等的晶状体（图上中）的焦距不同，下一晶状体的折射率（曲率）较大，焦距较短

**1. 眼的近反射**

（1）晶状体变凸：晶状体是富有弹性的组织，形似凸透镜，晶状体四周附着于睫状小带（悬韧带）上，而后者又与睫状肌相连，故晶状体四周受悬韧带牵张变成扁平状，使曲率减少。眼的调节主要靠晶状体曲率的改变，这是一个神经反射性的活动。当眼看近物未经调节时将成像于视网膜后，物像模糊。当此模糊的视觉信息到达视皮质后，经过神经反射使睫状肌收缩，睫状突向前、向中移行，使晶状体悬韧带松弛，晶状体依靠自身的弹性向前后凸起（前凸更明显）（图 9-6），曲率增大，折光能力增强，使得原本较为辐散的光线能准确地聚焦成像在视网膜上，形成清晰的物像。反之，看远物时，经过神经反射活动使睫状肌松弛，睫状突后移，经双体悬韧带拉紧，晶状体变扁，曲率减小，折光力减弱，物像亦能准确地成像在视网膜上。

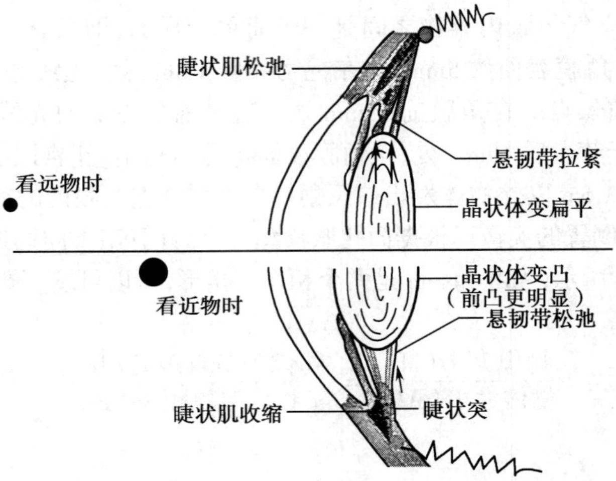


图 9-6 视近物和视远物时晶状体的变化

眼能看清近物的能力即调节力。人眼的调节能力是有限的。眼作最大调节时能看清楚物体的最近距离称视觉的**近点**（near point of vision）。近点的大小可代表眼的最大调节能力，其本质是晶状体能够变凸的能力，反映晶状体的弹性。近点愈近，说明晶状体的弹性愈好。晶状体的弹性随年龄增大而减小（近点增大），10 岁近点平均约 9cm；20 岁左右时约为 10.4cm；60 岁时可增大到 83cm。当年龄增大到一定程度时，由于晶状体的弹性减弱使眼的调节能力降低，可出现视近物不清，这种现象称为**老视眼**（presbyopia），俗称“老花眼”，是眼调节能力下降的表现。

（2）瞳孔缩小：扩瞳肌受交感传出神经支配，该神经兴奋可使扩瞳肌收缩，瞳孔扩大。虹膜括约肌受副交感神经支配，此神经兴奋时瞳孔缩小。

视近物时，可反射性地引起瞳孔缩小，称为**瞳孔近反射**（near reflex of the pupil）或**瞳孔调节反射**（pupillary accommodation reflex）。瞳孔大小的改变可调节进入眼内的光量，保护视网膜,减少球面像差和色像差。

瞳孔近反射过程如下:视近物时,模糊的视觉形象到达皮质的视区时,经分析发出下行冲动经皮质中脑束到中脑顶盖前区,再到双侧的动眼神经缩瞳核,再由动眼神经中副交感神经节前纤维到睫状神经节,最后经睫状短神经到达睫状肌和瞳孔括约肌,引起瞳孔缩小,同时也会使晶状体曲率增加。

(3)眼球会聚(辐辏):当双眼凝视一个向眼移近的物体时,在出现瞳孔缩小的同时,可见双眼视轴同时向鼻侧聚合,这种现象称为眼球会聚。其意义在于,看近物时物像仍可落在双眼视网膜的对称点上,可避免复视。

**2. 瞳孔对光反射**(pupillary light reflex)　指瞳孔的大小随视网膜光照强度而变化的反射。一般人瞳孔的直径可变动于1.5~8.0mm。物体距离改变和光线强弱变化都可以引起瞳孔大小的改变,前者称瞳孔近反射,后者称瞳孔对光反射。当环境较亮时,瞳孔缩小,进入瞳孔的光量减少,既能保护眼不被强光过度刺激,又能增强视觉的准确性。环境变暗时,瞳孔扩大,进入瞳孔的光量增加。瞳孔对光反射的效应是双侧性的,即光照一侧瞳孔可引起双侧瞳孔缩小,称为**互感性光反射**(consensual light reflex)。

对光反射的途径是:强光兴奋视网膜的感光细胞后,神经冲动沿视神经、视束上行,经上丘臂进入中脑的顶盖前区,换元后到两侧动眼神经缩瞳核(副交感神经核),该核发出纤维至睫状神经节,又经睫状短神经至瞳孔括约肌,使瞳孔缩小。由顶盖前核发出的神经纤维大部分交叉到对侧(小部分不交叉),故光线刺激一侧眼时可引起双侧瞳孔缩小(图9-7)。

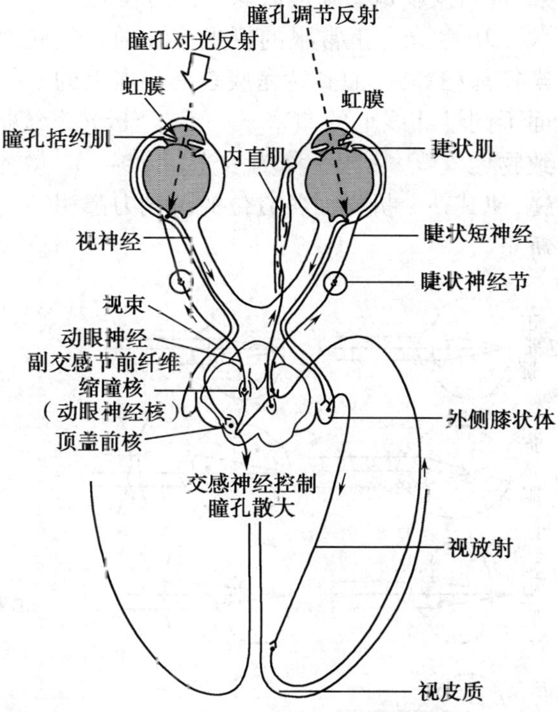


图9-7　瞳孔对光反射和近反射传导路径示意图

临床上通过观察患者瞳孔的大小及变化、对光反射和近反射的状况,可辅助诊断中枢神经的疾病和确定其病变部位。例如:四叠体,顶盖前核与缩瞳核间的联系受损伤时,对光反射可迟钝或消失,但近反射却存在,称为阿盖尔·罗伯逊(Argyll Robertson)瞳孔。虹膜括约肌和睫状肌中M型胆碱能受体可被阿托品阻断,所以阿托品可以散瞳和消除晶状体的调节反射(由于视近物体时晶状体不能变凸,故视物模糊)。由于瞳孔对光反射的中枢位于中脑,因此临床上常检查该反射以了解麻醉的深浅和疾病的危重程度。

### (三)眼的折光能力及调节能力异常

在安静未调节情况下能使平行光线汇聚于视网膜上,或经过调节使一定距离内近处物体各点的光线清晰成像在视网膜上,这种眼称为正视眼(emmetropia)。由于眼球形态或折光异常造成平行光线不能聚焦于视网膜上,这种眼称为非正视眼(ametropia)或屈光不正(error of refraction),包括**近视**(myopia)、**远视**(hyperopia)、**散光**(astigmatism)3种情况;眼调节能力异常有老视(presbyopia)(图9-8)。

**1. 近视**　由于眼球的前后径过长(多见)或折光系统的折光能力过强(较少),经过眼的调节后仍不能在视网膜上形成清晰的物像，造成视物模糊。其中，眼球前后径过长者称轴性近视，折光能力过强则称为屈光性近视。由于眼球前后径过长或眼的折光能力过强，使 6m 以外物体的平行光线聚焦后成像于视网膜之前，视远物不清。视近物时，因近物的光线较为辐散，聚焦的成像位置较平行光线的为远，眼可无需调节或进行较少程度的调节就可在视网膜上成像，故近视眼的**近点**（near point）较正视眼为近。近视眼矫正方法是配戴凹透镜，使远处的平行光经凹透镜先发散后在经眼的折光系统聚焦，即可在视网膜上形成清晰的物像。

**2. 远视**　远视的原因与近视正好相反，是由于眼球的前后径过短或折光系统的折光能力过弱，以致远处物体发出的平行光线经眼的折光系统聚焦后成像于视网膜后方，使视远物不清。因看远物时视网膜上的物像模糊，只有经过晶状体的调节，使焦点前移到视网膜上，才能看清远处的物体。因此，远视眼看远物时就需要调节。视近物时，由于辐散的光线使焦点（成像点）更远离视网膜，需要作更大程度的调节才能使物像前移到视网膜上，但这往往已超过晶状体调节的限度，故视近物时物像亦模糊。远视眼视近物和远物均需要调节，其近点比正视眼远。远视眼可配戴凸透镜，使光线经凸透镜先聚焦后，经过眼的折光系统再次聚焦，即可使物像清晰地成像于视网膜上。

**3. 散光**　正常眼的折光系统的各折光面都是正球面，即在角膜表面任何一点的曲率半径都相等，因而到达角膜表面各点上的平行光线经折射后均能聚焦于视网膜上。若折光面不同经纬线上的曲率不一致，经折光系统折光成像后不能在视网膜上聚焦成一个点，导致物像模糊，临床上称为散光（图 9-9）。散光时，可针对某一方位上曲率的变化配戴柱面镜，使其整个折光面各方位的折光力都相等，便可在视网膜上形成清晰的物像，使散光得到矫正。

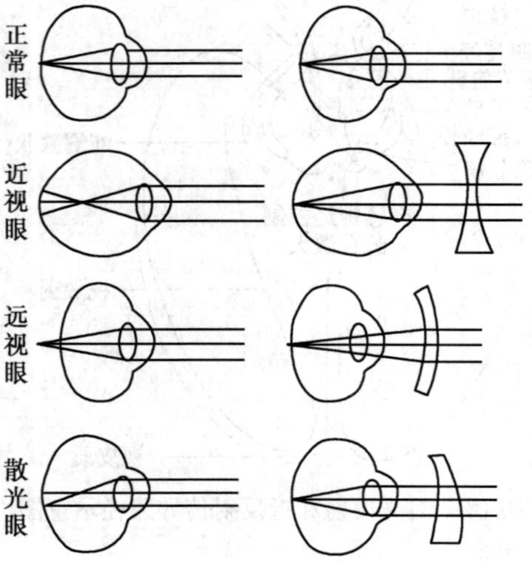


图 9-8　眼的折光异常及其矫正

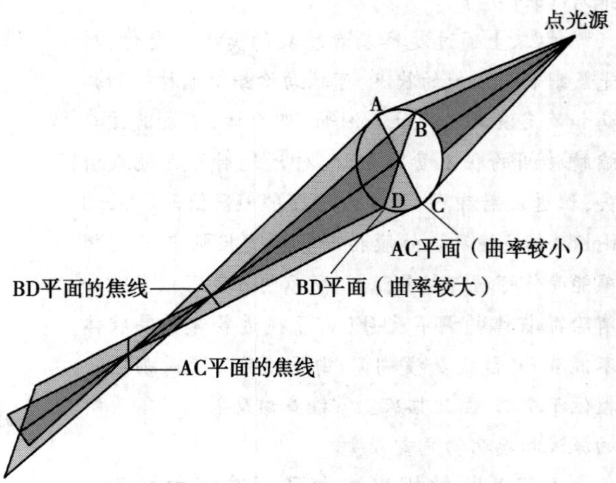


图 9-9　规则散光眼示意图

**4. 老视**　正常人在 40~50 岁以后，由于晶状体弹性降低，眼的调节能力下降，造成看近物不清，称老视。老视是一种正常生理现象，可配戴凸透镜矫正。

**（四）房水和眼压**

充盈于眼的前、后房中的透明液体称为房水。房水来自血浆，由睫状体脉络膜丛生成，由后房经瞳孔进入前房，然后流过前房角的小梁网，经 Schlemm 管进入静脉。房水不断生成，又不断回流入静脉，两者保持动态平衡。房水具有营养角膜、晶状体和玻璃体的功能,并维持一定的**眼压**(平均为 20mmHg)。眼压的稳定有助于保持眼球特别是角膜的正常形态与折光能力。眼压的病理性增高称为青光眼,是致盲的重要因素。

## 二、视网膜的感光换能功能

### (一)视网膜的结构

视网膜厚 0.1~0.5mm,结构复杂,经典组织学将其分为 10 层,但按主要的细胞层次,可简化为 4 层(图 9-10)。其中最外一层是色素细胞层,这不属于神经组织,视网膜脱离就发生在此层与其他层之间。色素细胞含有黑色素颗粒和视黄醇(维生素 A),其功能有:①吸收视网膜散射的光线;②吞噬感光细胞脱落的膜盘;③把血液中的营养物质输送给感光细胞;④参与感光细胞视黄醛的循环(见下文);⑤稳定光感受细胞周围的离子浓度,有助于维持其对光的正常反应等。色素细胞层内侧为感光细胞层,包括视锥细胞(cone cell)与视杆细胞(rod cell)两种。它们通过终足和第三层(双极细胞层)的双极细胞发生突触联系,双极细胞再与节细胞层中的神经节细胞联系。此外,水平细胞和无长突细胞(无足细胞)的突起横向伸展,形成横向联系,可使视网膜不同区域之间相互影响(图 9-11)。

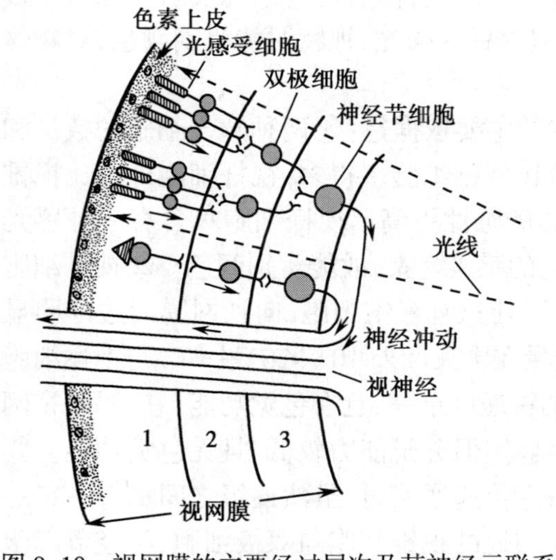


图 9-10 视网膜的主要经过层次及其神经元联系

→:神经冲动方向

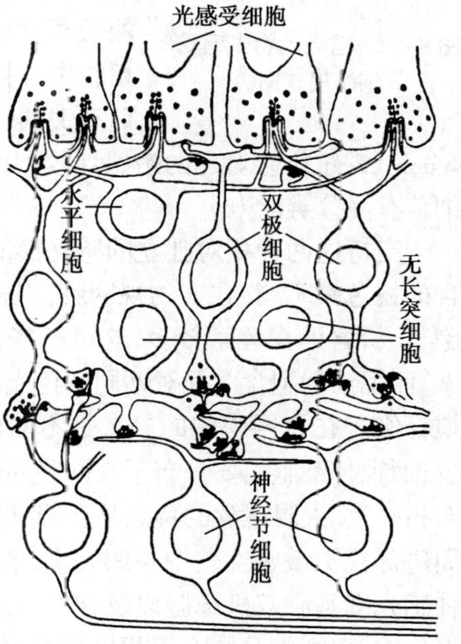


图 9-11 视网膜内五类细胞及其相互联系模式图

近年来发现,视网膜细胞除通过化学性突触联系外,还有大量电突触(即缝隙连接)。由神经节细胞发出的神经轴突,先在视网膜表面聚合成束,形成视神经乳头(视盘,optic disc),再穿过视网膜,在眼后极出眼球,形成视神经。视盘没有感光细胞,所以无感光作用,在视野中形成**盲点**(blind spot)。由于人习惯用双眼视物,主观感觉不到盲点的存在。

视网膜的中心有一黄色区域,称为黄斑。黄斑直径约 1.5mm,其中心视敏度(视力)最高的区域称中央凹(central fovea)。中央凹直径约 0.3mm,只含密集的视锥细胞。视网膜的周缘部分,视杆细胞较多,视锥细胞较少。人类的视杆细胞与双极细胞、神经细胞之间普遍地存在会聚现象,即多个感光细胞与同一个双极细胞联系,而多个双极细胞再同一个神经节细胞联系。但视锥细胞的上述会聚程度要小得多。中央凹处可看到一个视锥细胞只同一个双极细胞联系,而这个双极细胞只同一个神经节细胞联系。这种一对一的单线联系方式,使中央凹视敏度最高。当正视物体时,入眼光线恰好能投射到视网膜的中央凹区域,可获得最大的视觉分辨率。

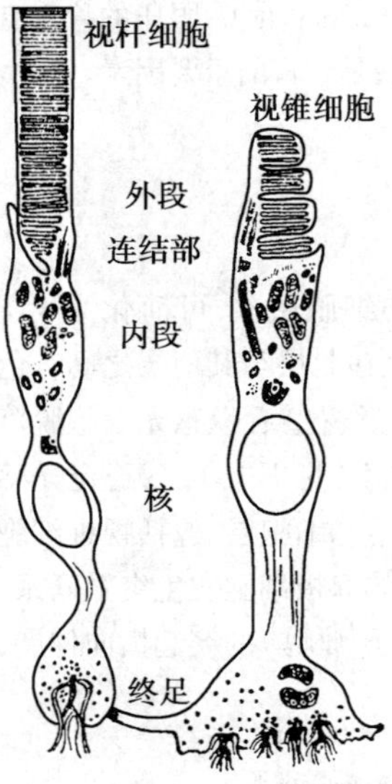


图 9-12 哺乳动物光感受细胞模式图

视锥细胞与视杆细胞是直接感受光刺激的光感受器，它们呈单层排列在视网膜上，均由外段、内段、核部和终足 4 部分构成（图 9-12）。视锥细胞的外段呈短圆锥状，视杆细胞外段呈长杆状，两者所含感光色素不同。内段含有大量的线粒体，是能量代谢最旺盛的部分。核部相当于细胞体，终足相当于轴突。外段细胞膜折叠形成许多盘状结构的膜盘（membrane disc）。膜盘镶嵌的蛋白质绝大部分是称为**视紫红质**（rhodopsin）的视色素。人的每个视杆细胞外段中有近千个膜盘，每个膜盘含有约 100 万个视紫红质分子。

### （二）视网膜的两种感光换能系统——视觉的二元学说

目前认为，人和大多数脊椎动物的视网膜中有两种感光换能系统。一种由视杆细胞和与它们联系的双极细胞和神经节细胞等成分组成，称为视杆系统或**暗视觉**（scotopic vision）系统，它对光的敏感度较高，可感受弱光，但无颜色感觉，只能区别明暗和物体粗轮廓，对物体的细节分辨能力较低。另一种由视锥细胞和与它们有关的传递细胞等成分组成，称为视锥系统或**明视觉**（photopic vision）系统。它对光的敏感性较差，只感受类似白昼的强光，视物时能辨别颜色，对物体的细节有高分辨能力。

支持这两种相对独立的感光换能系统存在的主要依据是：①两种感光细胞的数量和所含的视色素不同，在人的视网膜，视杆细胞总数比视锥细胞多得多，视杆细胞外段比视锥细胞长，所含的视色素较多，这可解释前者对光的敏感性更高。视杆细胞只含有一种感光色素，而视锥细胞含 3 种对不同颜色光敏感性不同的感光色素，故能辨别颜色。②视锥细胞和视杆细胞在视网膜中的分布是不同的，在中央凹处只有视锥细胞，向视网膜周边部明显减少，而视杆细胞主要分布于视网膜周边部，其数量在中央凹外 10°~20° 最多。与上述细胞分布相一致，人眼视觉的特点是在明亮处中央凹的视敏度最高，且有色觉功能；在暗处，视网膜周边部视觉敏感性较中央凹处高，能感受弱光刺激，但分辨能力较低，且无色觉功能。③两种感光细胞和双极细胞以及神经节细胞形成信息传递通路时，虽然逐级之间都有一定的会聚现象，但视锥系统会聚程度较小，特别是中央凹处的视锥细胞与双极细胞、神经节细胞之间可见到无会聚现象的“单线联系”（中央凹的每个神经节细胞的感受野仅为 $2\mu m^2$ 的视网膜），这是视锥系统有较高的精细分辨能力的结构基础；而在视杆系统中普遍存在会聚现象，例如，在视网膜周边都，可见到多达 600 个视杆细胞汇聚成一个双极细胞，许多双极细胞再汇聚于一个神经节细胞的情况（一个神经节细胞可接受来自 $1mm^2$ 的视杆细胞的冲动）。这种聚合排列具有较强的空间总和多个弱刺激的作用，使视觉敏感性提高。④夜间活动和怕光的动物，如猫头鹰等其视网膜上只有视杆细胞；白昼活动的动物，如鸡、鸽等的视网膜主要为视锥细胞。

### （三）视网膜的感光换能机制

#### 1. 视杆细胞的感光换能作用

（1）视紫红质：在 19 世纪末被发现视网膜中含有鲜红色的感光物质，命名为**视紫红质**，它在强光照射下，迅速退色直至完全漂白。测定视紫红质吸收光谱曲线，发现它与人视杆细胞的吸收光谱曲线十分接近。这一事实揭示视紫红质是视杆细胞产生视觉的基础。感光细胞的外段是进行光-电换能的关键部位。

视紫红质是一种结合蛋白,由**视蛋白**(opsin)和生色基团**视黄醛**(retinene)组成。视黄醛是由视黄醇(维生素A)氧化生成的醛。视蛋白是一种G蛋白偶联的螺旋形受体蛋白,其肽键7次穿越视盘膜结构(图9-13)。视蛋白偶联的G蛋白称为**传导蛋白**(transducin,$G_t$蛋白),其作用的效应器酶为分解cGMP的磷酸二酯酶。

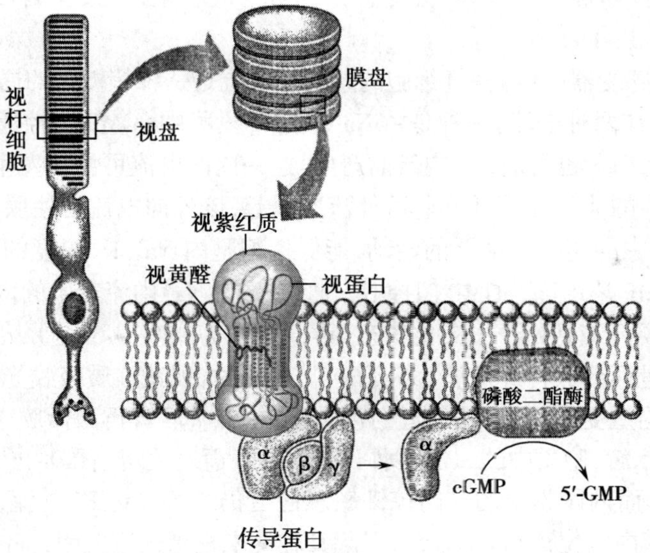


图9-13 视杆细胞外段的超微结构示意图

视杆细胞外段有许多膜盘,膜盘上镶嵌着大量视紫红质

(2)视紫红质的光化学反应:在暗处,视紫红质中的视黄醛是11-顺型。光照时,视紫红质吸收光量子后发生构型变化,其中的视黄醛转变为全反型,视黄醛分子的这一构型改变导致它与视蛋白分子的分离,同时视蛋白构型也发生变化,经过一系列中间过程后,视紫红质分解为视蛋白和全反型视黄醛。这是一个可逆反应,这个分解过程中经过较为复杂的信号传递活动,可诱发视杆细胞出现感受器电位。该电信号在视网膜神经元网络中传输,最终诱发神经节细胞产生动作电位,传向视觉中枢。据计算,一个光量子被视紫红质吸收,就足以使分子构型发生改变,导致视紫红质最后分解为视蛋白及视黄醛。在亮处分解的视紫红质在暗处又可重新合成,其反应的平衡点取决于光照的强度(图9-14)。

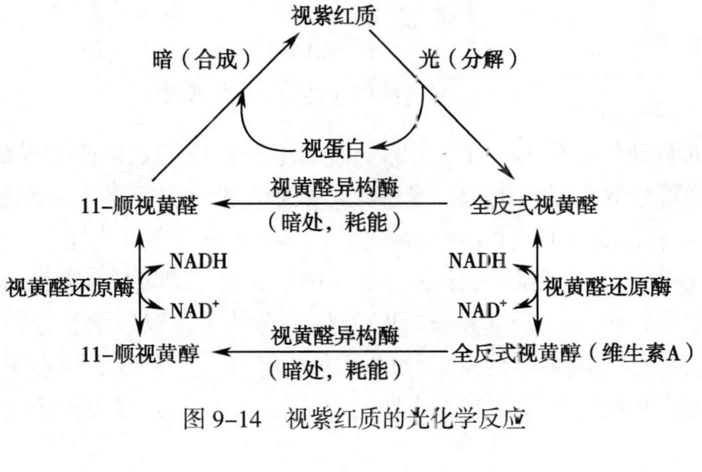


图9-14 视紫红质的光化学反应

人在暗处视物时，视紫红质既有分解又有合成，这是人在暗处能持续视物的基础。由于在暗处合成超过分解，视杆细胞含有较多的视紫红质，从而使视网膜对弱光较敏感。相反，在亮处时，视紫红质分解大于合成，使视杆细胞几乎失去感受光刺激的能力，此时人的视觉是依靠视锥系统来完成的。由于视紫红质分解和再合成过程中有一部分视黄醛被消耗，需要由血液循环及肝中的维生素 A 来补充，而血液循环和肝中的维生素 A 最终来源于食物。因此，人维生素 A 长期摄入不足时，会使感光色素合成不足，导致在暗环境中的视力下降，称为**夜盲症**（night blindness）。

（3）视杆细胞感受器电位：视杆细胞的感受器电位是一种超极化的局部电位。视杆细胞在暗环境中主要存在两种电流，一种是由 $Na^+$ 经过外段膜中 cGMP 门控通道（此通道的离子选择性不十分严格，$Ca^{2+}$ 也可通过）内流而产生，这一内向电流可使膜发生去极化；另一种是由 $K^+$ 通过内段膜中的非门控钾敏感通道外流所引起，该外向电流可使膜发生超极化。视杆细胞依靠其内段膜中的高密度钠泵的活动，能保持细胞内 $Na^+$、$K^+$ 浓度的相对稳定。在暗环境下，胞质内的 cGMP 浓度高，cGMP 门控 $Na^+$ 通道开放，$Na^+$ 内流产生的内向电流（又称暗电流）（图 9-15），使视杆细胞处于去极化状态（静息电位为 -30~-40mV），从而引起视杆细胞末端 $Ca^{2+}$ 通道打开，进而释放神经递质（谷氨酸）。光照时，视紫红质吸收光量子后发生光化学发应，随之视蛋白构型变化，激活其邻近的传导蛋白（$G_t$），后者再激活膜中的磷酸二酯酶，磷酸二酯酶使 cGMP 水解，胞质中的 cGMP 水平降低，$Na^+$ 通道关闭（图 9-15），$Na^+$ 内向电流（暗电流）减小或消失，而内段膜中的非门控钾敏感通道仍继续允许 $K^+$ 外流，导致膜超极化（超极化感受器电位，膜内电位达约 -70mV），引起其轴突末梢钙通道关闭，抑制递质释放，双极细胞去抑制（兴奋），释放兴奋性递质，刺激神经节细胞，神经节细胞产生动作电位传至视中枢（图 9-17）。

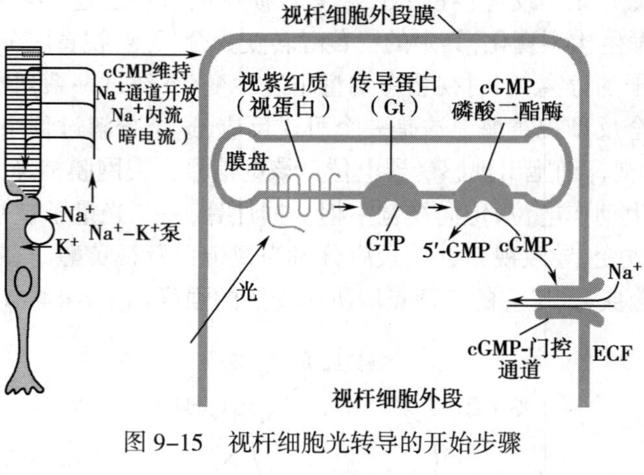


图 9-15　视杆细胞光转导的开始步骤

（4）神经节细胞动作电位的产生：光感受器细胞和双极细胞只产生局部电位变化，只有神经节细胞能产生可传导的动作电位。光感受器细胞与两个并列的双极细胞发生突触关系。一个称为给（光）- 中心双极细胞（on-center bipolar cell），另一个称为撤（光）- 中心双极细胞（off-center bipolar cell）。这些细胞又分别与给 - 中心神经节细胞（on-center ganglion cell）和撤 - 中心神经节细胞（off-center ganglion cell）发生突触关系。双极细胞或神经节细胞的感受野是由与之联系的光感受器细胞接受光照的范围决定的。感受野呈同心圆式的中心 - 周边结构。给 - 中心细胞和撤 - 中心细胞对光照的反应是相反的，并取决于感受野中心部与周围部光照相对强度。当给 – 中心细胞感受野的中心部光照最强时，放电频率增加，而周围部光照最强时停止放电；相反，撤 – 中心细胞感受野周边部光照最强时放电频率增加，而其中心部光照最强时停止放电（图 9–16A）。因此，当感受野中心部光照最强时，给 – 中心细胞“开通”（turned on），撤 – 中心细胞“关闭”（turned off）。当感受野的中心与周边部受到均匀的光照时两类细胞产生弱的反应。这种反应形式有利于增强感受野中心与其周边部之间光照的差别，通过突出相对亮度的差别，有助于确定图像的轮廓（图 9–16B）。

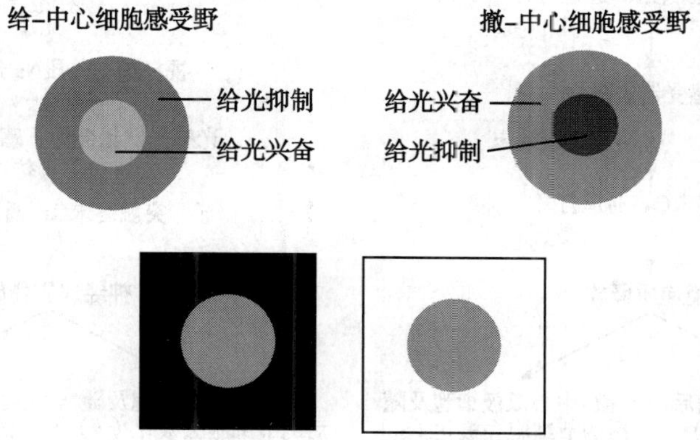


图 9–16 视网膜给 – 中心细胞和撤 – 中心细胞

A. 光照给 – 中心细胞和撤 – 中心细胞中心，引起给 – 中心细胞兴奋，撤 – 中心细胞抑制；B. 给 – 中心和撤 – 中心神经节细胞信息处理的结果是增强光照相对亮度的差异，有助于确定图像的轮廓；可见到黑色环绕的灰色环比白色环绕的同样色调和大小的灰色环更亮

在暗环境下，光感受器细胞去极化，其终末释放谷氨酸对两类双极细胞具有相反的作用：与给 – 中心双极细胞上的促代谢型谷氨酸受体结合，产生超极化（抑制），使其释放的递质减少；与撤 – 中心双极细胞上的促离子型受体结合，产生去极化（兴奋），释放的递质增加。在亮处（受到光照时），光感受器细胞超极化，其终末释放的递质减少，给 – 中心双极细胞去极化（兴奋），撤 – 中心双极细胞超极化（抑制）。双极细胞传递有关光照形式的信息给神经节细胞。神经节细胞根据其极化状态改变其神经递质释放的速率——去极化增加递质释放，超极化降低递质释放，继之引起其放电（动作电位）频率的相应改变，使脑获得有关视觉图像速度和程度对比变化的信息（图 9–17）。

**2. 视锥细胞的感光换能机制及颜色视觉** 视锥细胞外段也具有与视杆细胞类似的盘状结构，并含有特殊的色素（称为**视紫蓝质**，iodopsin）。视锥细胞的视色素（即感光色素）与视杆细胞的视紫红质相比，仅视蛋白不同[称为**光（视）蛋白**（photopsin），有 3 种不同的光视蛋白，由 3 种不同的基因编码，使每种视锥细胞具有独特的最大吸收光谱]，而视黄醛相同。视锥细胞外段的感光换能机制也类似视杆细胞，当光线作用于视锥细胞外段时，也同样产生与视杆细胞类似的超级化型感受电位，作为光 – 电转换的第一步。

视锥细胞的重要特征是它有辨别颜色的能力。颜色的不同，主要是不同波长的光线作用于视网膜后在大脑引起的主观印象。每一种颜色不仅可以由某一固定波长的光线所引起，而且由红光（波长 723~647nm）、绿光（575~492nm）及蓝光（492~450nm）单色光不同比例的混合能产生几乎所有的色调。这一点很重要，它是颜色视觉的**三原色学说**（trichromatic theory）的基础，也是被用于电视屏幕及计算机的监护器上，它们显示红、绿和蓝像素。这一学说最先由 Young 和 Helmholtz 提出。该学说认为，视网膜中含 3 种不同的视锥细胞，分别含有对

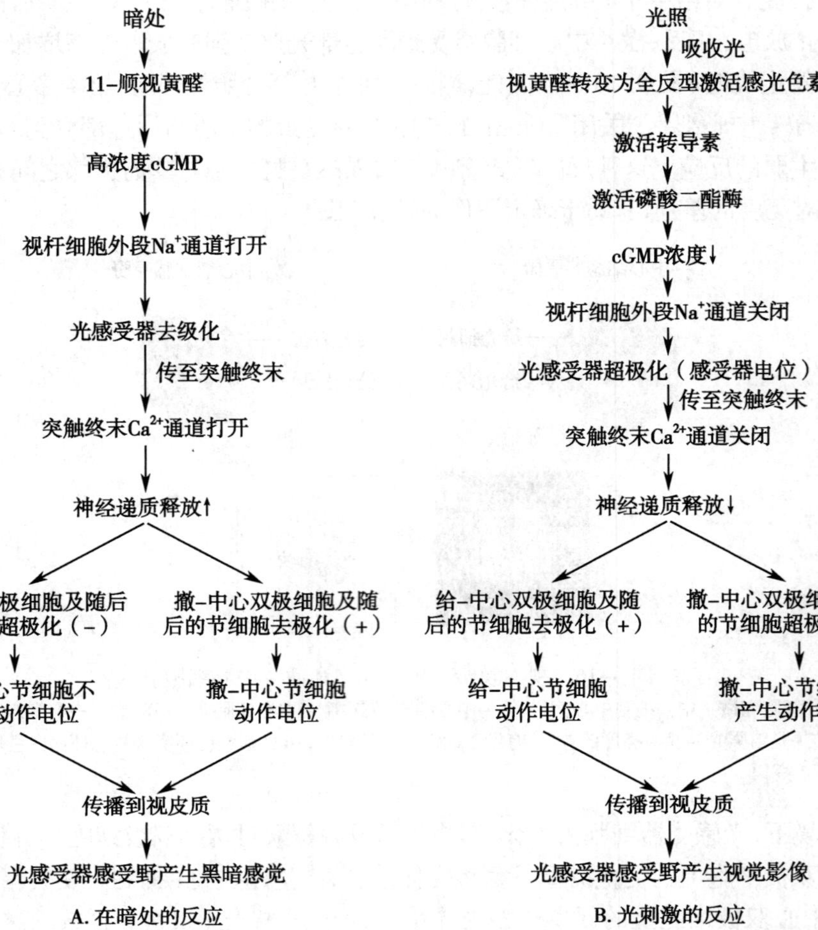


图 9-17 视觉通路中的光转导过程和动作电位的产生

红（黄）、绿、蓝3种光最为敏感的视锥色素（cone pigment）：感红色素、感绿色素、感蓝色素，它们分别对波长565nm（长波长）、535nm（中波长）和440nm（短波长）的光波反应最大。当某一种颜色的光线作用于视网膜时，使3种不同视锥细胞产生不同程度的兴奋（使每种视锥细胞发放冲动的相对频率不同），这样的信息传到大脑，就产生某一种颜色感觉。例如，红、绿、蓝3种视锥细胞兴奋程度的比值为99:42:0时产生橘色感觉，比值为31:67:36时产生绿色感觉，比值为0:0:97时产蓝色感觉，比值为83:83:0时产生黄色感觉（图9-18）。3种视锥细胞同等程度地兴奋产生白色感觉，如果没有任何一种光线刺激，产生黑色（黑暗）感觉。

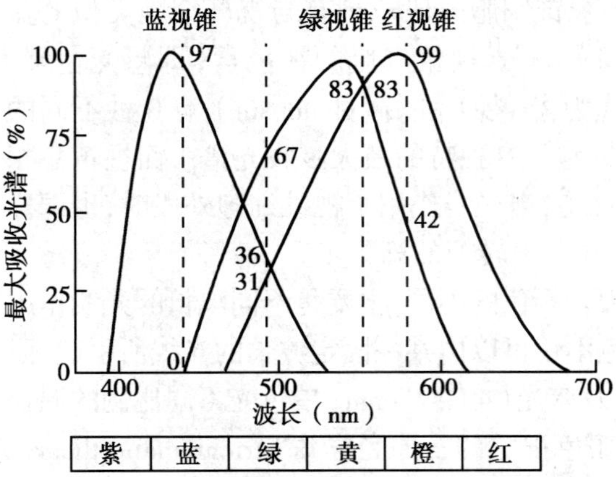


图 9-18 在不同单色（蓝、绿、黄和红）光照时3种视锥细胞兴奋程度的比例

三原色学说可以较好地说明**色盲**（color blindness）的发生机制。色盲分全色盲和部分色盲。全色盲极少见，它表现为只能分辨明暗，呈单色视觉，其成因可能是由于视网膜的视锥细胞发育不全，无色

觉功能，因此视敏度也显著减退（此外，视皮质8区损伤也可导致全色盲）。部分色盲是由于视网膜缺失某种视锥细胞，使人不能把某种颜色与其他颜色区别开来。例如，如图9-18所示，绿、黄、橙及红色是波长在525~675nm的色光，正常能被红视锥细胞及绿视锥细胞辨别（由于上述4种颜色光波刺激红、绿视锥细胞的程度不同），如果人失去其中一种视锥细胞，就不能通过此机制辨别这4种颜色，特别是不能区别红和绿色，因此称之为红、绿色盲者。失去红视锥细胞者称为红色盲者，缺失绿视锥细胞的称为绿色盲者。

红、绿色盲是一种先天性缺陷，几乎全发生于男性，几乎不发生在女性，因为编码红、绿视锥细胞视色素的基因存在于X染色体上，由于女性有2个X染色体，至少有一个编码每种视锥细胞视色素的正常基因。而男性只有一个X染色体，缺失一个基因可导致红绿色盲。

由于男性X染色体总是由母亲遗传而不来自父亲，色盲由母亲传给儿子，因此母亲被称为色盲携带者（color blindness carrier）（占女性的8%）。有些色觉异常的产生不是由于缺乏某种视锥细胞，而只是由于某种视锥细胞的反应能力较弱，结果使人对某种颜色的辨别能力较正常人稍差，这种色觉异常称为色弱，色弱主要由后天因素引起。例如，为治疗勃起功能障碍而摄取西地那非（伟哥，viagra）者，因为此药抑制视网膜及阴茎形成磷酸二酯酶，可发生短暂的蓝绿色弱。

## 三、视觉传导通路和视皮层

来自两眼视网膜的神经纤维分别组成视神经，经视神经管进入颅腔后，来自鼻侧半视网膜的视神经形成视交叉，又与未交叉的颞侧半视网膜的视神经延续为两侧视束，视束投射到两侧丘脑的外侧膝状体后，由外侧膝状体核发出的纤维组成视辐射，经过内囊投射到位于大脑半球内侧面枕叶皮层距状沟之上、下缘的大脑皮质视觉代表区（17区）。在视觉传导路中，由于来自鼻侧半视网膜的视神经纤维形成视交叉，来自颞侧视网膜的纤维则不交叉，因此，一侧视束以及其后传导通路上的膝状体和位于枕叶距状裂周围的视皮层（17区）接受的是同侧眼颞侧半视网膜和对侧眼鼻侧半视网膜的传入纤维。因此，当一侧视束、一侧膝状体或一侧枕叶皮层受损时，会造成两眼对侧视野偏盲。由于视交叉处的纤维是来自双眼鼻侧半视网膜的视神经纤维，故当垂体肿瘤影响到视交叉时，可使双眼颞侧半视野偏盲，出现"管状"视野。当然，如果一侧视神经损伤，则会出现同侧眼视野全盲（图9-19）。

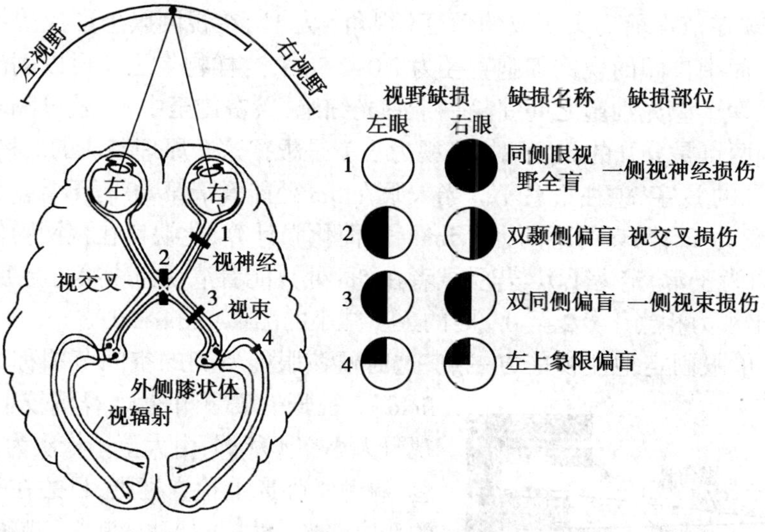


图9-19 视觉传导通路及其缺损

右列各圆表示视野，黑色部分表示缺损，所标数字指在左图相应数字部位损伤的情况

## 四、与视觉有关的几种生理现象

### （一）明适应与暗适应

**1. 明适应** 从暗处初到亮处时，最初感到一片耀眼光亮，不能看清物体，为降低刺激强度，瞳孔也迅速缩小，片刻之后即可恢复，这一过程称为**明适应**（light adaptation）。耀眼的光感主要是由于视杆细胞在暗光时合成的视紫红质在遇强光时瞬间突然大量分解产生的强烈信号；在强光条件下，视杆、视锥细胞的视色素都迅速大量分解（漂白），失去了感光能力。对光不敏感的视锥细胞逐步开始承担起感光功能，就可以重新看清物体了。由于视锥细胞视色素的再合成比视杆细胞快得多，所以明适应比暗适应要短，一般需5min左右。因强光突然照射可引起短暂的"失明"现象，在夜间驾车两车相会时，应避免使用远光灯（强光），以免"致盲"对方造成事故。警棍也利用强光突然照射可"致盲"的原理，在夜晚执勤时有助于制服罪犯。

**2. 暗适应** 从亮处突然进入暗处，最初看不见任何东西，经过一段时间才逐渐恢复在暗处的视力，这一过程称为**暗适应**（dark adaptation）。暗适应是从亮光处进入暗光处后，眼的光敏感度逐渐增高的过程。在强光下视杆细胞的视紫红质几乎完全分解，不能工作，故强光下主要是视锥细胞在工作。但因视锥细胞的光的敏感性低，在初进入暗光处后，感光功能不能及时从视锥细胞"切换"为视杆细胞，看不清物体。在暗光处，视杆细胞的视色素合成增加，视网膜对光的敏感度逐渐增高，就可以重新看清物体。由于视紫红质再合成速度较慢，所以暗适应时间比明适应长得多。放射科医生、飞机驾驶员或从事暗环境工作人员，如佩戴红色眼镜，当进入暗环境时即能看清物体，无需暗适应或暗适应时间大为缩短。因为视紫红质对红光不敏感，在红光下仅视锥细胞产生视觉，不漂白视紫红质，进入暗环境有充足的视紫红质起作用。

### （二）视力与视野

**1. 视力（视敏度）** 视力是指眼分辨物体细微结构的能力，以能分辨空间两点的最小距离为衡量标准。正常眼在5m处能分辨两点的最小距离为1.5mm。此时从两点反射出来的光线射入眼球在节点前交叉所成的角度（视角）为1′，在视网膜上形成的物像两点间的宽度约为5μm，而中央凹的视锥细胞直径为2.0~2.5μm，这样物像至少可以刺激视网膜两个感光细胞，或在两个感光细胞之间间隔一个感光细胞，兴奋传至中枢，就可隔着一个小小的空间，因而感到两点是分开的。国际标准视力表就是根据这个原理制成的。视力表有12行大小和方向不同的**E**字，愈往下愈小。当人眼在5m处能看清第10行**E**字（其缺口的两点与眼所成的视角为1′，两点的距离为1.5mm，按简化眼计算，此缺口在视网膜像中的距离为4.5μm）时，视力为正常，定为1.0。若受试者在5m处只能看清视力表第1行字**E**，则视力为0.1；在表上列出视力相当于0.2至0.9时的逐步减小的图形（图9-20）。

**2. 视野** 单眼固定地注视前方一点，这时候该眼能看到的空间范围称为**视野**（visual field）。视野一般颞侧较大，鼻侧较小；不同颜色的视野大小亦不相同，由大至小依次为白色、蓝色、红色、绿色。临床上检查视野，目的在于了解视网膜的普遍感光能力，可帮助诊断眼和脑的某些疾病。

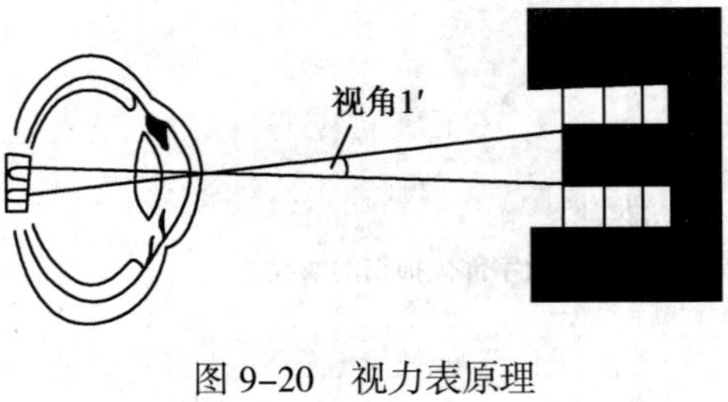

图9-20 视力表原理

### （三）视后像和融合现象

视网膜受到光刺激发生光化学反应和产生视觉冲动，在光刺激停止后，视觉不会立即消失，尚残留一极短的瞬间光感，称为视后像或**视觉暂留**(persistence of vision)。如果用重复的闪光刺激人眼，当闪光频率较低时，产生闪动的光感。当闪光频率增加到一定限度时，则产生连续的光感，这一现象称为融合。这是由于闪光的间歇时间比视觉暂留时间更短的缘故。能引起连续光感的最低闪光频率称为**临界融合频率**(critical fusion frequency)，在中等光照强度下为25次/秒。电影就是根据人眼的融合现象而设计拍摄的(电影每秒钟放映24个画面)。临界融合频率与光的强度有关，光线较暗时临界融合频率较低；光线较强时，临界融合频率较高。此外，闪光的颜色、视角大小、受试者的年龄、中枢神经系统的功能状态及某些药物均可影响。

**(四)双眼视觉**

双眼同时看一物体时产生的视觉称**双眼视觉**(binocular vision)。这时物像恰好落在双眼视网膜中央凹的对称点上，分别由双眼的视神经传至中枢，在主观感觉上产生一个物体的感觉。斜视或双眼运动不协调者，物体不会在双眼视网膜的相对称部位成像，会产生两个物体的感觉，这称为**复视**(diplopia)。当双眼注视同一物体时，用手轻推另一侧眼球即出现复视。双眼视觉优于单眼视觉，它可弥补视野中存在盲点的缺陷，可扩大单眼视觉时的视野并产生**立体视觉**(stereoscopic vision)。

立体视觉是指在双眼注视同一近物时，由于同一物体在双眼视网膜上所形成的像不完全等同，右眼看到物体的右侧较多，左眼看见左侧较多，两侧的物像经中枢神经系统的综合就产生立体感觉。这种感觉除了可见物体的高度和宽度外，还能看到深度形成立体感。单眼视物也可根据物体的相对大小、俯视物体的角度、物体表面的阴影及运动物体间的相对运动和生活经验等估计物体是否是立体，但精确性较差。

## 第三节 听觉器官

听觉是耳接受声波的机械振动刺激后引起声音感觉的过程。听觉器官可分为外耳、中耳和内耳三部分。外耳、中耳主要是传音装置，内耳耳蜗的螺旋器是感音装置，可将声波的机械能转变为神经冲动。神经冲动通过第Ⅷ对脑神经到达听中枢，经整合产生听觉。听觉对人类适应环境和认识世界有重要意义，有声语言更是交流思想，互相沟通的重要工具。

人的听觉器官能听到的声音频率为20~20 000Hz。但上述频率的任一声波，声强必须达到某一最小值才能引起听觉，这个最小值称为**听阈**(hearing threshold)。当声强继续增加时，听觉的感受也增强。但当声强增加到某个数值时，不仅听觉增强，还引起鼓膜的疼痛感觉，这个值就称为最大可听阈。以声波的频率为横坐标，以声强或声压为纵坐标，便可绘出表示人耳感受声音频率和强度范围的图形(图9-21)。图中下方曲线表示不同频率的听阈，上方曲线为它们的最大可听阈。两条曲线所包含的面积为**听域**(hearing span)。从图上可以看到，人耳最敏感的声波频率在1000~3000Hz，人类的语言频率也主要分布在300~3000Hz的范围内。从图中还可以看到，人耳能听到的声音强度的范围极宽，最强与最弱之间相差数百万倍。

### 一、外耳和中耳的传音作用

**(一)外耳的功能**

外耳包括耳郭和外耳道。外耳道不仅行集音和传音作用，还有扩音作用，对辨别声音方向也有一定作用。外耳道的一端终止于鼓膜,是声波传入内耳的主要途径。根据物理学的共振原理,一端封闭的充气管道可与波长 4 倍于管长的声波产生最好的共振。人的外耳道长度平均为 2.7cm,它的 4 倍是 10.8cm,这与 3000Hz 声音的波长(11.4cm)相仿。因此,人类外耳道的共振频率为 3000Hz 左右。由于这种共振因素的存在,当 3000~5000Hz 的声音传到鼓膜时,声压可增加 10dB 左右。

**(二)中耳的功能**

中耳包括鼓膜、鼓室、听骨链、中耳小肌肉和咽鼓管等主要结构(图 9-22)。其中鼓膜和听骨链构成了声音由外耳传向耳蜗的最有效通路。鼓膜呈漏斗形,是一个压力承受装置,有较好的频率响应和较小的失真度,其形状有利于将空气振动传递给位于漏斗顶处的锤骨柄。鼓膜的有效振动面积为 $59.4mm^2$,而卵圆窗膜(镫骨底板)的面积为 $3.2mm^2$,因此,鼓膜比卵圆窗膜大 18.6 倍。声音由较大面积的鼓膜集中到较小面积的卵圆窗膜,声强增强了 18.6 倍,有利于推动耳蜗内淋巴液的振动。

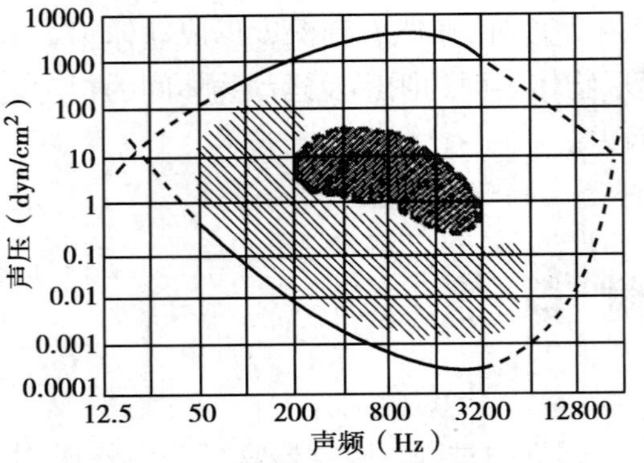


图 9-21 人的正常听力范围
中心斜线区:通常的语言区;
下方斜线区:次要的语言区

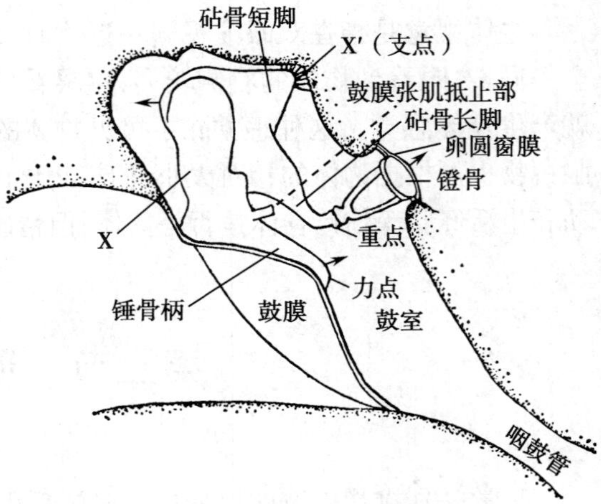


图 9-22 中耳的结构模式图
X、X′:振动轴;→:振动方向

中耳内有 3 个听小骨,从外向内为锤骨、砧骨和镫骨,锤骨柄附着于鼓膜,镫骨底板与卵圆窗膜相连接。3 个听小骨由关节连接起来形成听骨链。听骨链形成一个固定角度的杠杆,支点在砧骨短脚(由韧带固定),锤骨柄为长臂,砧骨长脚为短臂。因锤骨柄和砧骨长脚的长度之比为 1.3∶1,所以砧骨长脚的振动范围是锤骨柄的 1∶1.3,而振动力量则是锤骨柄的 1.3∶1。鼓膜和听骨链这两个因素结合在一起,则整个中耳传音过程中的增压效应为 24.2 倍($18.6 \times 1.3$),有利于推动前庭阶外淋巴的振动。

中耳有两条小肌肉即鼓膜张肌和镫骨肌,前者附着于锤骨柄,后者附着于镫骨颈部。前者收缩使锤骨柄与鼓膜向内牵引,鼓膜紧张度增加;后者收缩使镫骨脚板向外、向后。强烈的声响或气流经过外耳道,以及角膜和鼻黏膜受到机械刺激时,都可反射性地引起这两块小肌肉的收缩,使鼓膜紧张,各听小骨之间的连接更为紧密,导致听骨链传递振动时幅度减小,阻力加大,总的效果是使中耳的传音效能特别是低频音的传音效能减弱。这对于刚超出安全标准的声音能起到一定的保护作用。但是由声音刺激到中耳肌的反射性收缩需要 150 毫秒(随刺激的响度而异),故对突然发生的短暂爆炸声不能提供保护作用。

### （三）咽鼓管的作用

咽鼓管是鼓室和鼻咽部的连通管道，它有两种作用，一是保持鼓室内压力与外界大气压力平衡，有利于鼓膜的振动。当炎症引起咽鼓管阻塞时，鼓室内气体被吸收、压力变负，引起鼓膜内陷、产生疼痛并影响鼓膜的正常功能。鼓膜的另一作用是对中耳的引流作用，咽鼓管黏膜上皮的纤毛运动能促使鼓室的分泌物排向鼻咽腔。咽鼓管在正常情况下其鼻咽部开口常处于闭合状态，能阻挡自身说话、呼吸、心跳等声音直接传入鼓室，此称**咽鼓管的防声作用**；在吞咽、打呵欠或喷嚏时由于腭帆张肌等肌肉的收缩，可使管口暂时开放，有利于气压平衡。乘飞机起降或潜水时鼓膜内、外压力不相等，可引起鼓膜疼痛。

### （四）声波传入内耳的途径

1. 在听觉器官正常的情况下，声波由外耳振动鼓膜，通过听骨链到达卵圆窗，引起前庭阶中外淋巴振动，从而使前庭膜和蜗管中的内淋巴振动，而后使基底膜振动，这一传导途径称为气传导（图 9-23）。

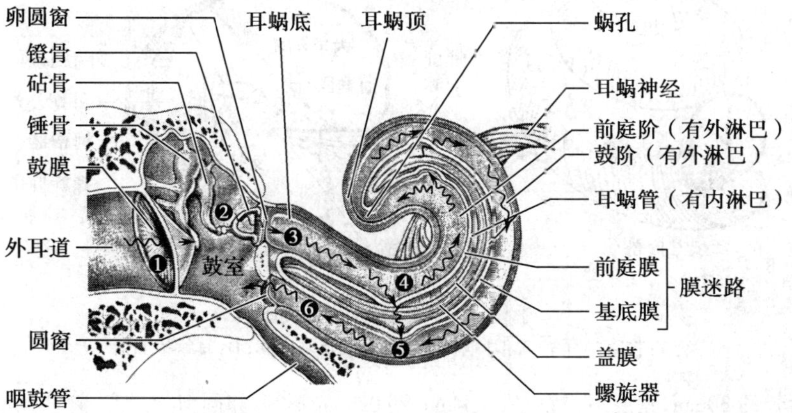


图 9-23　声波在耳的传播

2. 声波通过鼓膜振动，直接使鼓室内空气振动，空气再通过圆窗膜振动使鼓阶中外淋巴振动，从而使基底膜振动。本途径传导的效应很差，故在正常情况下不重要，当鼓膜和听小骨活动障碍起作用。

3. 声波经颅骨作用于骨迷路的外淋巴，再引起内淋巴振动，这称为骨传导。骨传导效能很差，在正常听觉中的作用非常小，只在鉴别耳聋的性质上有一定意义。正常的听觉是气传导大于骨传导，当鼓膜和中耳病变引起传音性耳聋时，气传导明显低于骨传导，而在耳蜗病变出现感音性耳聋时，气传导与骨传导同时受损。

## 二、耳蜗的感音功能

### （一）耳蜗的结构特点

耳蜗是一蜗牛形骨管，长约 30mm，围绕蜗轴盘旋$2\frac{1}{2}\sim2\frac{3}{4}$周而成。蜗轴圆锥形，耳蜗神经从中穿过，从蜗轴向骨性蜗管中伸出一螺旋形骨板。该骨板的外缘又向外伸出两片膜，在耳蜗的横断可见这两个分界膜，一为斜行的前庭膜，一为横行的基底膜。此两膜将耳蜗管分为三个腔，分别称为前庭阶、鼓阶和蜗管（图 9-24）。前庭阶在耳蜗底部与卵圆窗膜相接，内充满外淋巴；鼓阶在耳蜗底部与圆窗膜相接，也充满外淋巴。前庭阶和鼓阶通过蜗顶的蜗孔相通。蜗管是一个盲管，其中充满内淋巴，在内淋巴液中浸浴着位于基底膜上的柯蒂（Corti）器。内外淋巴不相通。

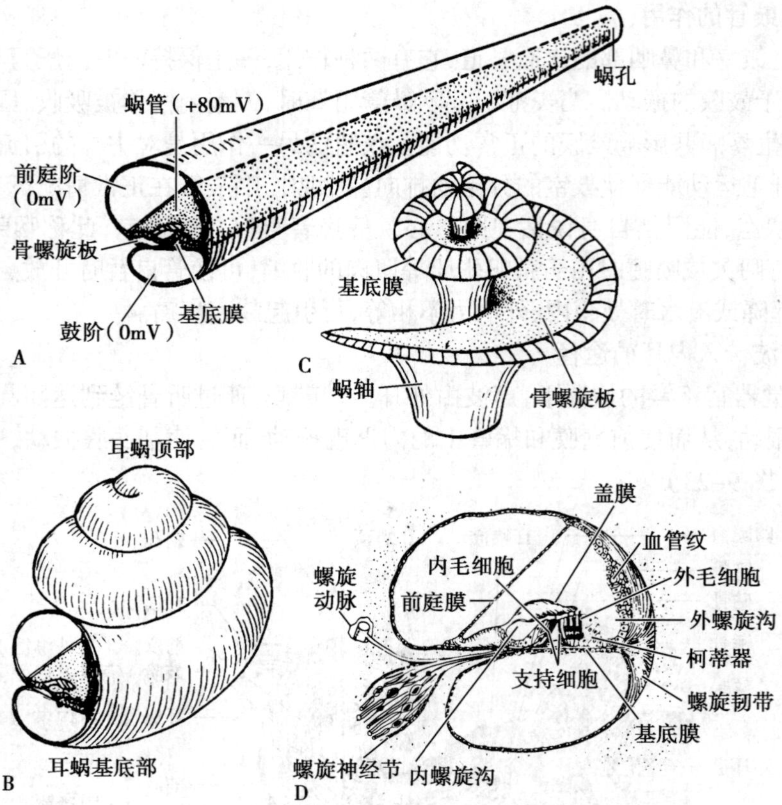


图 9-24 耳蜗切面模式图

A：拉直的耳蜗；B：耳蜗；C：骨螺旋板及基底膜；D：耳蜗横断面

基底膜全长约 30mm，宽度不一致，从 0.04mm 到 0.5mm 不等，卵圆窗处最窄，越往顶部越宽。基底膜上的柯蒂器或螺旋器结构复杂，主要由感音细胞和支持细胞组成。感音细胞包括纵向排列的 1 行内毛细胞和 3~5 行外毛细胞。毛细胞依靠支持细胞竖立在基底膜上。此外，还有其他细胞和存在于这些细胞间的较大间隙（内、外隧道和 Nuel 间隙），这些间隙中的液体在成分上和外淋巴一致，并通过基底膜上的小孔与鼓阶中外淋巴相通（但与蜗管中的内淋巴不相通）。这样的结构使得毛细胞的顶部与蜗管中的内淋巴相接触，毛细胞的周围及底部则与外淋巴相接触。毛细胞顶部整齐排列着数十至数百条纤毛。纤毛呈阶梯状排列，外侧（靠近血管纹）的纤毛较内侧的逐排增高，其中最外侧最长的那根纤毛称为**动纤毛**（kinocilium），其余的称为**静纤毛**（stereocilia）。外毛细胞中有些较长的纤毛插入盖膜的胶质中。毛细胞底部有含神经递质的突触小泡。盖膜内侧连耳蜗轴，外侧游离在内淋巴中。蜗轴中有螺旋神经节，其细胞发出许多神经纤维经螺旋板到基底膜与毛细胞底部接触，这些神经纤维组成了前庭蜗神经（第Ⅷ对脑神经）的耳蜗支。

### （二）耳蜗对声波的感受

声波的物理特性有频率、强度和波形。它们作用于人的感觉器官后，人在主观上就分别产生了对声音的音调、响度与音色的感觉。

**1. 耳蜗对音调的辨别及行波学说** 声音的音调是由物体振动的频率所决定的。声波传入耳蜗引起基底膜振动，是以**行波**（travelling wave）的方式进行的，即基底膜的振动会像水波一样循着膜的纵轴向蜗顶方向传播。振动从靠近蜗底的基底膜开发始，逐渐向蜗顶推进，振动的幅度也随之逐渐加大，到基底膜的某一部位振幅达到最大，而后振动波逐渐消失，并停止前进。由于声波频率不同，基底膜产生最大振幅的部位也不同，声波频率越低，最大振幅所在部位越靠近蜗顶；声音频率越高，则最大振幅所在部位越靠近蜗底（图 9-25）。不同频率的声音在基底膜上都有一个特定的行波传播范围和最大振幅部位，位于该部位的毛细胞受到的刺激就最强，与该部位的毛细胞相联系的听神经纤维的传入冲动也就最多。起自基底膜不同部位的听神经纤维的冲动传到听觉中枢的不同部位，就产生不同音调的声音感受。在动物实验和临床观察中也证实，耳蜗底部受损害时主要影响对高频声音的感受，而耳蜗顶部受损害时主要影响低频声音的听力。

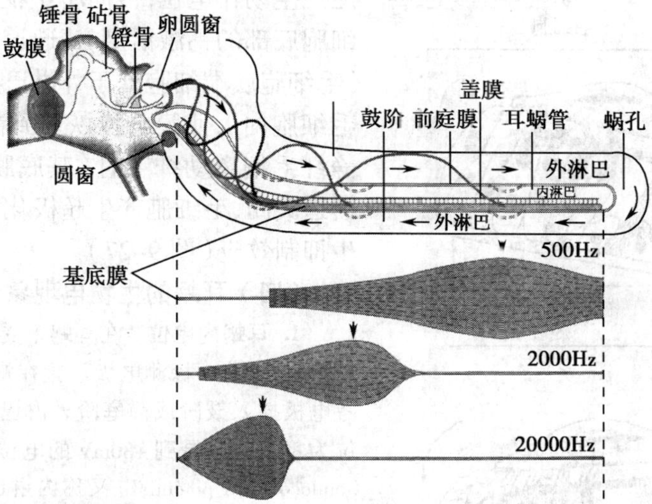


图 9-25　不同频率的声音引起的行波的传播范围及最大振幅的位置图

后天性耳聋的最常见原因是高强音引起的毛细胞损害。工业噪声及长时间的高音音乐都可引起毛细胞破坏。通常是耳蜗某部位的毛细胞选择性受损，因此可能丧失某种频率的听觉。老年性耳聋或随着年龄增长的高频音丧失，其可能的原因是长期接触噪声引起毛细胞损害。

**2. 对声音强度的辨别**　至少与两个因素有关：第一，声音强度增大，使基底膜及毛细胞振动的幅度增大，使听神经发放神经冲动的频率增加。第二，声音强度增大，被兴奋的听神经末梢数量增多，传向中枢的神经冲动增多。

**3. 对声源方位的辨别**　判定声源方向既需双耳同时听，亦需要大脑两半球的协同活动。实验证明，切除犬的胼胝体后，犬即丧失对声波的定位能力。

判别声源方位主要是根据声波到达两耳的时间和强度差。如声波同时到达两耳，则获声源在正前方或正后方的感觉，如果声源是来自一侧的低频声音，因其波长较长，头部对声波阻挡作用小，故声波到达两耳的强度差异不大，但时间有先有后。故对低频声音方向的判定，主要依据两耳感受声音的时相差。高频音则因声波短，头部对声波的阻挡作用大，两耳感受声音强度的差别大，故主要依据两耳强度差判定声源方向。

**（三）耳蜗柯蒂器的感音换能作用**

当声音引起基底膜振动时，由于每一种振动频率在膜上都有特定的行波传导范围和最大振幅区，故该区域中的有关毛细胞和听神经（耳蜗神经）纤维受到的刺激最大（图 9-26）。毛细胞顶端的纤毛插入盖膜的胶状物中并和盖膜的下面相接触。当基底膜发生机械运动时，柯蒂器也作相应的运动，但基底膜和盖膜的振动轴不一致，两膜之间的相对位置发生变化，从而使纤毛受到切向力的作用而弯曲。

毛细胞静纤毛顶部有机械门控阳离子通道（$K^+$ 通道），当静纤毛向动纤毛侧偏移（基底膜向前庭阶方向偏移）时，毛细胞顶端的 $K^+$ 通道打开，$K^+$ 内流（毛细胞顶端处于内淋巴中，

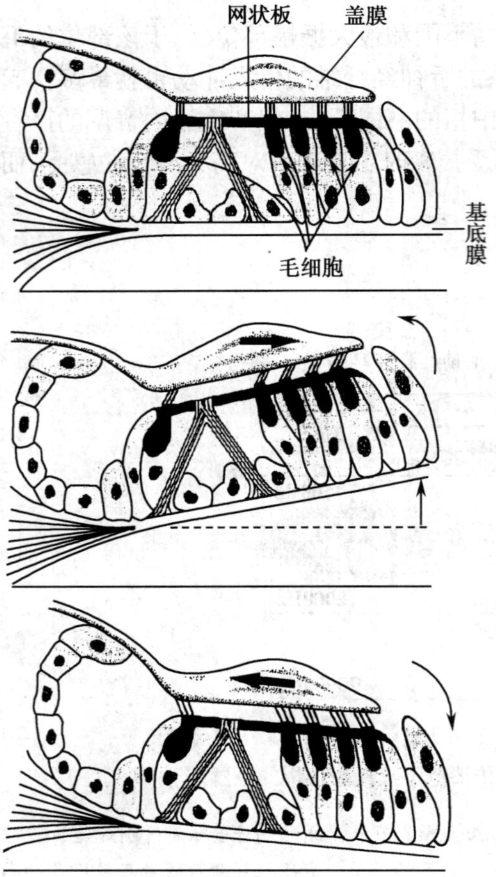


图 9-26 基底膜和盖膜振动时毛细胞顶部听毛受力情况

上：静止时的情况；中：基底膜在振动中上移时，因与盖膜之间的切向运动，听毛弯向蜗管外侧；下：基底膜下移时，纤毛弯向蜗管内侧

其 $K^+$ 浓度高于毛细胞内)，毛细胞膜电位去极化，引起其基侧面的电压门控 $Ca^{2+}$ 通道开放增加(在静息时少量开放)，$Ca^{2+}$ 进入毛细胞内触发兴奋性递质(谷氨酸)释放，递质作用于与其形成突触关系的耳蜗神经末梢，产生发生器电位，继之产生动作电位，传向听中枢。$Ca^{2+}$ 内流也使毛细胞底部的钙激活型 $K^+$ 通道激活，引起 $K^+$ 外流(毛细胞底端细胞处于外淋巴中，其 $K^+$ 浓度低于毛细胞内)，使膜电位恢复到静息电位水平。当静纤毛偏离动纤毛时(基底膜向下偏移)时，$K^+$ 通道关闭，毛细胞产生超极化，递质释放减少，产生抑制效应(图 9-27)。

### (四)耳蜗的生物电现象

**1. 耳蜗内电位** 在耳蜗未受到声波刺激的静息状态下，如果将一探测电极放置在蜗管内淋巴中，将一参考电极插入鼓阶或前庭阶外淋巴中并接地(即使其电位为零)，可记录到 +80mV 的电位差，称为**耳蜗内电位**(endocochlear potential)又称**内淋巴电位**(endolymphatic potential)。如果将探测电极刺入基底膜上的毛细胞膜内，则可记录到膜内电位为 -70mV，这是毛细胞静息电位。这样，蜗管内与毛细胞膜内之间也就是毛细胞顶端膜内外的电位差为 150mV。因此，毛细胞顶端膜电导的变化可引起快速的电流，使这些细胞产生感受器电位，这种电流可在细胞外记录到，称为耳蜗微音器电位。蜗管内正电位的产生和维持是由于蜗管侧壁的血管纹细胞膜上含有大量 $Na^+$ 泵，依靠分解 ATP 获得能量，将血浆中的

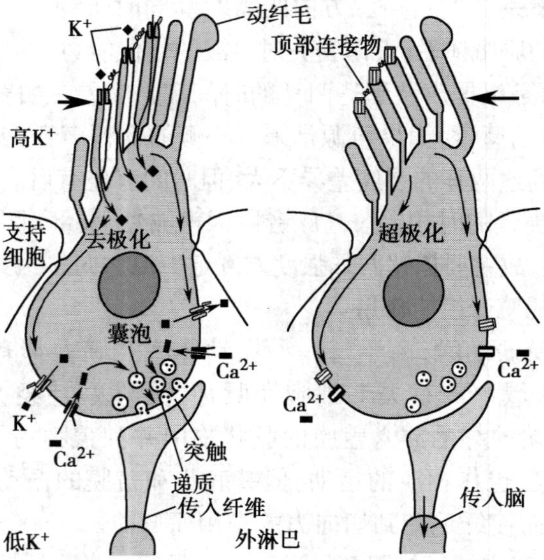


图 9-27 耳蜗基底膜毛细胞的机械换能过程(说明见正文)

粗箭头表示毛细胞纤毛倒向

$K^+$泵入内淋巴，将内淋巴中的$Na^+$泵入血浆，由于被转运的$K^+$的量超过$Na^+$转运的量，结果使内淋巴中$K^+$大量蓄积，使电位升高，故有较高的正电位。在缺$O_2$时，因ATP生成受阻，故$Na^+$泵活动也受阻，内淋巴正电位就不能维持，常可导致听力障碍。临床上使用的依他尼酸（etacrynic acid）和呋塞米（furosemide）等利尿药也具有抑制$Na^+$泵的作用，因而也可导致内淋巴正电位不能维持，产生听力障碍。

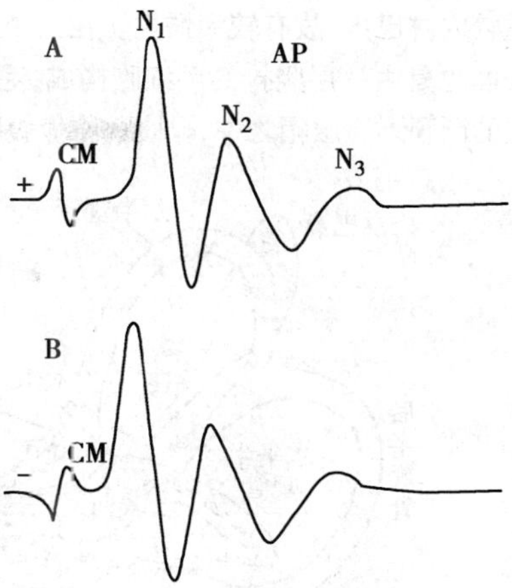


图9-28 耳蜗微音器电位及听神经动作电位

CM. 微音器电位；AP. 听神经动作电位，包括$N_1$、$N_2$、$N_3$三个负电位，A与B对比表明，声音位相改变时，微音器电位位相倒转，但听神经动作电位位相不变

**2. 耳蜗微音器电位** 当耳蜗接受声音刺激时，在耳蜗及其附近结构可记录到一种特殊的电位波动，这种波动的电信号如同讲话的声音经话筒（即微音器microphone）将声波转变为电信号一样，经扩音机放大后输送喇叭，能复制原来的声音，因而将其命名为**耳蜗微音器电位**（cochlear microphonic potential）（图9-28）。耳蜗微音器电位是一种交流性质的电变化，在一定的刺激强度范围内，它的频率和幅度与声波振动完全相同，电位最大可达数毫伏，响应频率在10 000Hz以上，并且它的潜伏期极短，小于0.1毫秒，没有不应期。

现认为耳蜗微电位是许多毛细胞在接受声音刺激时所产生的感受器电位的综合表现，是引发听神经纤维动作电位的动因。耳蜗微音器电位与动作电位不同，它具有一定的位相性，当声音的位相倒转时，耳蜗微音器电位的位相也发生倒转，但动作电位不会。

**3. 听神经动作电位** 听神经纤维的动作电位是耳蜗对声波刺激所产生的一系列反应中最后出现的电变化，是耳蜗对声波刺激进行换能和编码的结果，其作用是向听觉中枢传递声波信息。根据记录方法的不同，可记录到单纤维动作电位和听神经复合动作电位。

# 第四节 前庭器官

内耳的耳蜗属于听觉器官，而内耳的椭圆囊、球囊及三个半规管属前庭器官（vestibular organ）。前庭器官是身体在空间位置及运动状态的感受器官，即身体静止时，通过这些感受器来感受头部在空间的位置；机体在进行直线或旋转运动时，速度的变化（正、负加速度）会引起前庭器官兴奋。这类感受器的兴奋对于机体运动的调节以及身体平衡的维持以防跌倒具有特殊作用。当然，前庭器官（通过前庭神经核输出）对头部空间位置以及身体运动的感觉，并通过反射活动维持身体在运动时的身体平衡的功能，是与视器、肌肉关节等本体感受器以及皮肤感受器的传入冲动协同作用来共同完成的。

## 一、前庭器官的结构

前庭器官本身是膜质管道，其中充满内淋巴，管外与骨迷路之间有外淋巴。在前庭部，膜迷路有两个囊结构，一个较大而略长的称椭圆囊，另一个较小而圆的称为球囊，两者有细的膜管相通。在前庭的后外方有外（水平）、后和前（上）三个半规管。三个半规管均有一相对膨大的壶腹。在椭圆囊和球囊内，各有一个感受装置叫囊斑。它是由感受性毛细胞、一些支持细胞和前庭神经末梢构成的盘状结构。毛细胞顶端的纤毛穿插在位砂膜(耳石膜)内。位砂膜是一小块胶质板,内含位砂(耳石),位砂由碳酸钙与蛋白质组成,比重较内淋巴大,故有较大惯性。在三个半规管的壶腹内,各有一个长径与半规管的轴相垂直的壶腹嵴,它的表面也是由一层竖排的毛细胞构成,毛细胞的基底部有前庭神经末梢,毛细胞顶部的纤毛埋植在一种胶质性的圆顶形壶腹帽之中,壶腹嵴将壶腹腔大部分隔断(图 9-29)。

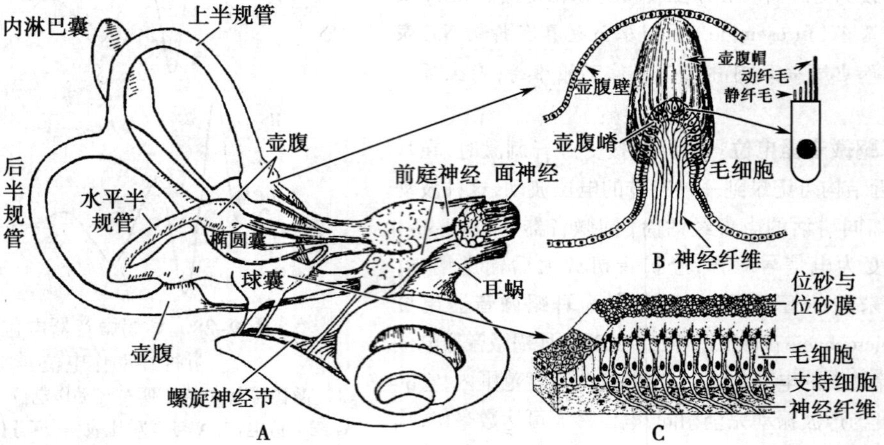


图 9-29 前庭器官的结构

A. 内耳迷路;B. 壶腹嵴;C. 囊斑

## 二、前庭器官的感受装置和适宜刺激

前庭器官的感受细胞都是毛细胞。毛细胞的顶端有 60~100 条纤毛,其中最长的一条称为动纤毛,位于一侧边缘部,其余的称为静纤毛。当外力使这些纤毛由静纤毛所在一侧倒向动纤毛一侧时,可见到毛细胞静息电位负值减小即去极化,同时毛细胞底部的神经纤维上冲动发放频率明显增加;与此相反,当外力使纤毛由动纤毛倒向静纤毛一侧时,毛细胞静息电位变为超极化,神经纤维上的冲动频率比纤毛处于自然不受力状态时还少(图 9-30)。由于各前庭器官中毛细胞的所在位置不同,使得头部空间位置的改变和不同形式的变速运动都能以特定的方式改变毛细胞纤毛的倒向,使相应的神经纤维的冲动发放频率发生改变,把机体运动状态和头部的空间位置的信息传至中枢,引起特殊的运动觉和位置觉,并出现各种躯体和内脏功能的反射性改变。

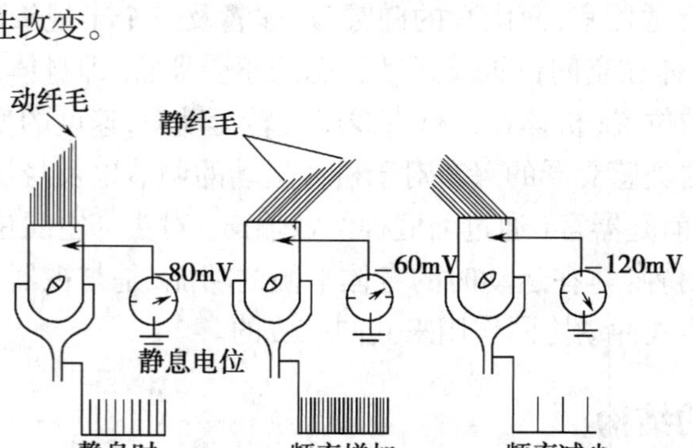


图 9-30 前庭器官中毛细胞顶部纤毛受力情况与电变化的关系示意图

当静纤毛向动纤毛一侧偏转时,毛细胞去极化,传入冲动增多;

当静纤毛向背离动纤毛的一侧偏转时,毛细胞超极化,传入冲动减少

**1. 椭圆囊和球囊** 人体直立而静止不动时，椭圆囊中的囊斑位置呈水平位，位砂膜在毛细胞纤毛的上方，而球囊的囊斑是垂直位，毛细胞和纤毛由囊斑向水平方向伸出，位砂膜悬在纤毛外侧。在这两种囊斑中，各个毛细胞顶部静纤毛、动纤毛的排列方向都不相同。毛细胞纤毛的这种排列方式有利于分辨人体在囊斑平面上所进行的直线变速运动和感受头部在空间的位置改变。椭圆囊和球囊中囊斑的适宜刺激是头部在空间的位置改变以及直线加、减速运动所产生的位砂膜作用在毛细胞上的重力变化。

**2. 壶腹嵴** 当人旋转时，引起内淋巴液流动。在水平半规管中的内淋巴由管腔向壶腹方向移动时，使壶腹嵴中毛细胞顶部的静纤毛向动纤毛一侧弯曲（倾斜），毛细胞膜电位发生去极化（兴奋），引起该侧壶腹的传入神经向中枢发放的神经冲动明显增加；当内淋巴向相反方向（背离壶腹嵴）流动时，则使动纤毛向静纤毛偏斜，毛细胞膜电位发生超极化（抑制），壶腹嵴向中枢发放的神经冲动明显减少（图 9-30，图 9-31）。水平半规管感受人体以身体长轴为轴所作的旋转变速运动。后半规管感受以两外耳道为轴所作的旋转变速运动（如前后滚翻运动），前半规管感受以前后为轴的旋转变速运动（如侧手翻运动）。总之，半规管壶腹嵴的适宜刺激是旋转变速（加速、减速）运动。

## 三、前庭器官的反射

**1. 前庭器官姿势反射** 直线变速运动可刺激椭圆囊和球囊的囊斑，反射性地改变颈部、躯干与四肢肌紧张程度，以维持身体平衡，称为直线变速运动的姿势反射。例如，汽车向前开动时，由于惯性，身体会向后倾倒，可是在身体向后倒的过程中，位砂也因惯性作用使椭圆囊囊斑毛细胞的纤毛向后弯曲，发出身体向后倒的信息，反射性地引起躯干屈肌与下肢伸肌张力增加，使身体向前倾以保持平衡。又如乘高速垂直电梯快速上升时，椭圆囊中的位砂对毛细胞施加压力增加，球囊中的位砂使毛细胞纤毛弯曲，引起头前倾，肢体伸肌抑制而两腿屈曲（“发软”）；下降时则引起伸肌收缩，肢体伸直（“发硬”），抬头。当人体按不同的轴进行变速旋转运动时，有关的半规管壶腹嵴受刺激，可反射性改变颈部、躯干和四肢的肌紧张以维持姿势的平衡，称为旋转变速运动的姿势反射。例如人绕纵轴向左旋转，开始时，左侧上、下肢伸肌紧张增强，右侧伸肌舒张，以致身体向右侧偏移；当旋转突然停止时，躯干反射性向左偏移，身体向旋转相反方向偏斜，以维持身体平衡。

**2. 前庭器官的自主性功能反应** 当半规管感受器受到过强的刺激，通过前庭神经核与网状结构的联系，可引起自主神经功能失调，导致心率加速、血压下降、呼吸加深加快、出汗、呕吐、皮肤苍白、眩晕等现象。前庭功能过敏的人，则一般性的前庭刺激也会引起自主性反应。晕船、晕车均是前庭受刺激过强或前庭功能过敏的表现。

**3. 眼球震颤** 旋转变速运动时刺激半规管壶腹嵴毛细胞，除可引起姿势反射外，还可出现眼外肌紧张度变化所引起的眼球不随意运动——眼球震颤，简称**眼震**（nystagmus）。这也是前庭反射的一种形式，并常用来判断前庭功能是否正常。眼球震颤按其性质可分为水平性、垂直性和旋转性 3 种。现以头脚方向为轴向左旋转所引起的水平性眼球震颤来说明其发生规律。在旋转开始时，内淋巴因惯性而滞后（即未伴随半规管同步运动），可以认为是向右流动，使左侧半规管壶腹帽向壶腹方向弯曲（即静纤毛倒向动纤毛），此时毛细胞受刺激增强，右侧半规管壶腹帽向半规管方向弯曲（即动纤毛倒向静纤毛），毛细胞受刺激减弱，这样的刺激可反射性引起右眼外直肌紧张度增加，内直肌紧张降低，左眼则相反（外直肌紧张度降低，内直肌紧张度增加）。这时出现眼球缓慢向右侧移动，称为慢动相，当眼球向右移动达最大限度，不能再右移时，立刻返回到原位，这称为快动相，此后反复出现慢动相和快动相。直到旋转变为匀速转动时，内淋巴与半规管作同方向的同步运动，两侧壶腹没有受到内淋巴的冲击而弯曲，眼球震颤停止，而居于眼裂正中。当旋转停止时半规管停止运动，内淋巴又因惯性作用不能立刻停止运动而继续向左流动，故两侧壶腹帽又发生与旋转开始时相反方向的弯曲，从而产生与旋转开始时相反的快动相和慢动相。临床上以快动相的方向描述眼球震颤的方向。正常人的眼球震颤持续15~40秒。眼球震颤时间过长或过短，都说明前庭功能异常（图9-31）。临床上，静止性眼震可见于脑干损伤者。急性颞骨骨折影响半规管或损伤绒球小结叶或中线结构顶核后，静止眼震可持续数小时。可用热量刺激试验前庭迷路的功能：外耳道滴入热水（40℃）或冷水（30℃）可刺激半规管。温度差异引起内淋巴对流，而移动壶腹帽。这种热量刺激有时会用于诊断会引起眼震、眩晕及恶心症状。为避免这种症状，在治疗耳感染的耳道冲洗时必须用与体温相同的液体。

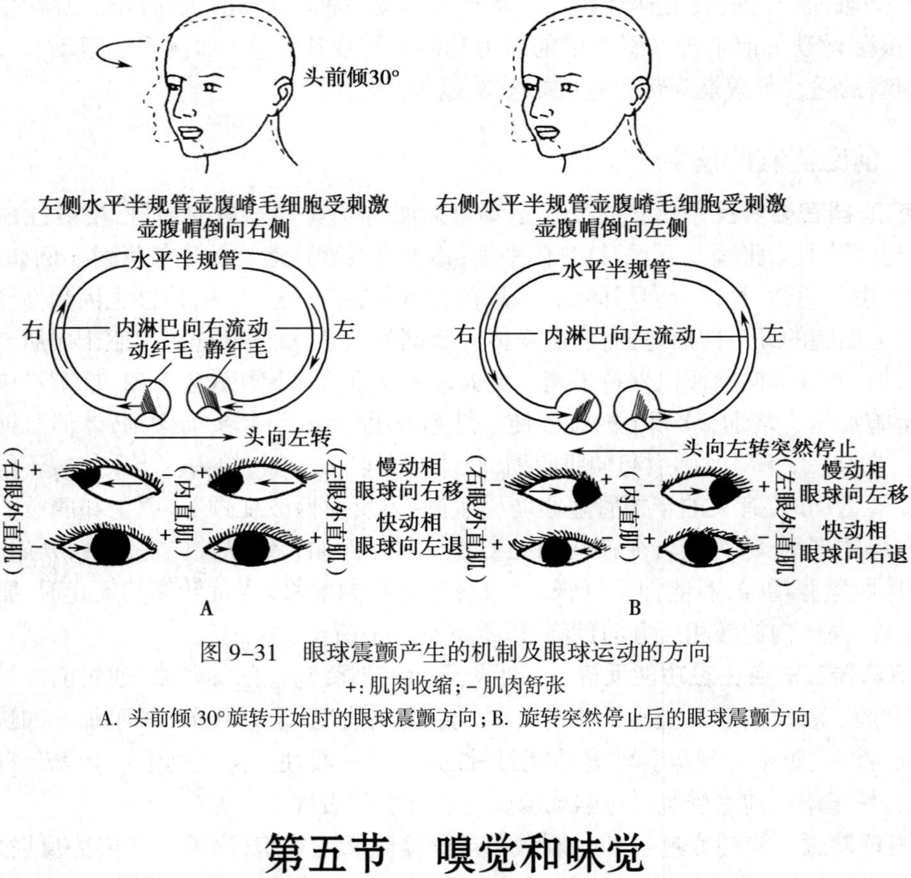


图9-31 眼球震颤产生的机制及眼球运动的方向
+：肌肉收缩；-肌肉舒张
A. 头前倾30°旋转开始时的眼球震颤方向；B. 旋转突然停止后的眼球震颤方向

# 第五节 嗅觉和味觉

## 一、嗅觉

人的嗅觉感受器位于上鼻道及鼻中隔后上部的黏膜（嗅上皮）上，两侧总面积约10cm²（狗为100cm²）。嗅上皮含有3种细胞，即主细胞、支持细胞和基底细胞。主细胞又称嗅细胞，是嗅觉的感受细胞。嗅细胞呈纺锤形，细胞顶端有5~6根短的纤毛（嗅毛），细胞底端有长突，它们组成嗅丝，穿过筛板进入嗅球，与嗅球内的神经元发生突触联系（图9-32）。突出的嗅毛能和溶于嗅腺分泌液中的气味物质起作用，从而使嗅细胞兴奋，嗅神经发出神经冲动，进而传向更高级的嗅觉中枢（皮质）引起嗅觉。

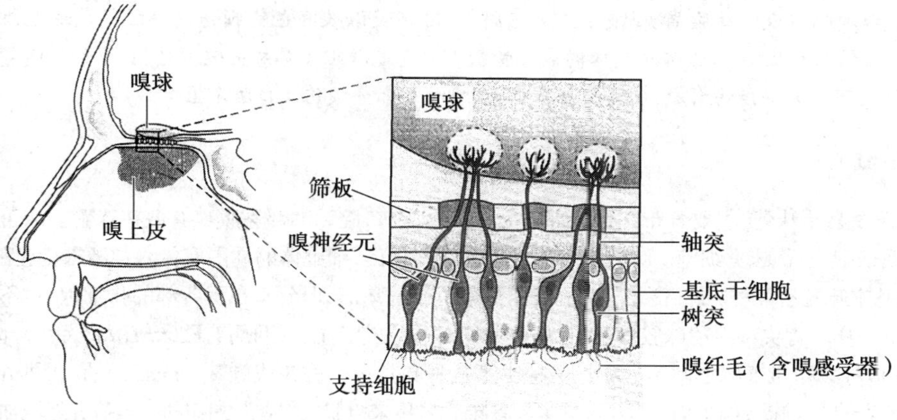


图 9-32 嗅觉系统的组成

不同动物的嗅觉灵敏度相差很大，人与动物对嗅质的敏感程度称为**嗅敏度**（olfactory acuity）。即使同一个体对不同气体物质的敏感程度也不同，例如人可嗅出空气中含量小于 0.000 000 4mg/L 的甲硫醇，而乙醚则需要达到 5.83mg/L。有些动物的嗅觉十分灵感，如犬对乙酸的敏感度比人高 1000 万倍。人能辨别 10 000 多种不同的气味，但对同一种气味强烈程度的辨别能力较差，气味物质的浓度，必须改变约 30% 时才能觉察其差别。而光线的强度只需变化 1% 就能被眼觉察。气味分子一般是小的，含有 3~4 个至 18~20 个碳原子，而且具有相同数量碳原子但不同结构排列的分子具有不同的气味，相对高水溶性或脂溶性特性的分子具有较强烈的气味。嗅觉感受器是快适应感受器。嗅觉的灵敏度在饥饿时增大，女性比男性高，而且排卵期对某些嗅质较敏感。吸烟者、老年人及嗅黏膜充血（如感冒）时嗅敏度降低。某些嗅质（如氨、薄荷、醇、氯气及辣椒素）可作用于三叉神经的伤害感受器，而不是嗅细胞。例如可用氨气刺激三叉神经使无意识者苏醒。

人类基因组（genome）中有 25 000 个基因，其中约 2%（500 个）的基因用于编码嗅感受器细胞的嗅受体，因此约有 500 个不同的嗅受体。人的嗅上皮中约有 100 万个嗅细胞（嗅觉神经元），每个神经元只表达 500 种不同嗅受体基因中的一种。每个表达特定受体的神经元投射到 1~2 个嗅小球。僧帽细胞和簇细胞与嗅感受器细胞构成突触关系，它们的轴突投射到嗅觉皮质的不同部分。球周细胞及颗粒细胞对嗅小球进行侧抑制，这可加强和集中嗅觉信号。每个嗅小球只接受一种嗅感受器（受体）的传入冲动，但每种嗅感受器可对多种嗅质（气味物质）起反应，并且一种嗅质可激活多种不同类型的嗅感受器细胞。因此，尽管感受器细胞（嗅受体）只有 500 种，但它们可以产生无数种组合，形成无数的气味模式，所以人能够辨别约 10 000 种不同的气味（图 9-33）。

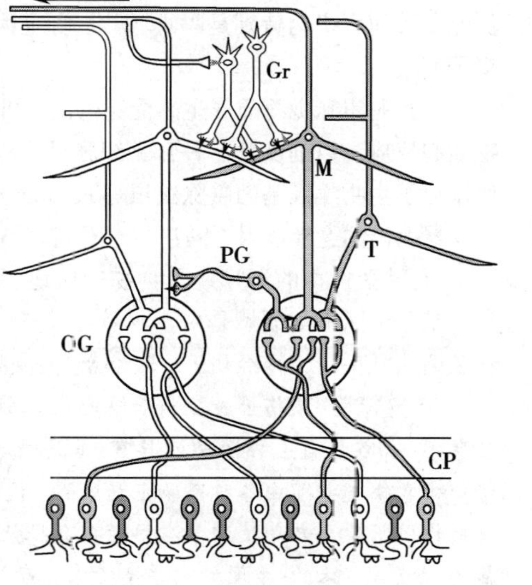


图 9-33 嗅球基本神经环路

每个嗅小球（OG）只接受一种类型的嗅感受器细胞的传入冲动；OG. 嗅小球；PG. 球周细胞；CP. 筛板；Gr. 颗粒细胞；M. 僧帽细胞；T. 簇状细胞

嗅觉感受器的适宜刺激是空气中有气味的化学物质，即嗅质。吸气时嗅质被嗅上皮黏液吸收并扩散到嗅细胞的纤毛，与纤毛表面膜中特异的受体结合。所有的嗅受体都与 G 蛋白偶联，有的通过 AC-cAMP 起作用，有的通过 PKC 及磷脂酰肌醇水解产物起作用，它们大多数打开阳离子通道，引起 $Na^+$、$Ca^{2+}$ 内流，产生去极化型的感受器电位，后者再引起轴突膜上产生不同频率的动作电位，传向中枢。

**嗅觉异常**：嗅觉缺失和嗅觉减退可由单纯鼻充血或鼻息肉引起，或是较严重疾病的一个信号，包括筛板破裂、肿瘤（如神经母细胞瘤或脑脊膜瘤）或感染（如脓肿）。阿尔茨海默病也能损伤嗅神经。衰老也伴有嗅觉异常，80 岁以上的人有 75% 以上辨别气味的能力受损。嗅觉过敏比嗅觉缺失较少见，但孕妇的嗅觉普遍较敏感。嗅觉障碍可由某些疾病引起，包括附鼻窦感染、嗅神经部分损伤及口腔不卫生。

## 二、味觉

味觉感受器是味蕾，主要分布在舌背部表面和舌缘，在口腔和咽部黏膜也有散在味蕾。味蕾的感受细胞是一种毛细胞，也称味觉细胞。味觉细胞的纤毛从味孔伸出，细胞体的周围有传入神经末梢包围。

人的基本味觉有 4 种：甜、酸、苦、咸。舌能觉察所有的味道，但分布在舌各部的味细胞，对不同味刺激的敏感性不一样。舌尖部对甜味较敏感，舌两侧前部对咸味较敏感，舌两侧对酸味较敏感，舌根部对苦味较敏感，而硬腭对酸味与苦味也敏感。新近又提出第五种味觉——香味或**鲜味**（umami），是一种由天冬氨酸和谷氨酸产生的“肉味”，如牛肉、鸡汤的香味。香味的名称来自日文“香”（deliciousness），是增加食物滋味成分的一种基本味觉，它由谷氨酸盐离子刺激引起，这是谷氨酸钠（monosodium glutamate）即味精在某些国家作为增味剂的理论依据。

有许多因素影响味觉的敏感性，如辣味能降低其他味觉的敏感性，温度改变可影响味觉。在一定范围内温度升高，味觉敏感性增加。20~30℃味觉最敏感。血液化学成分也影响味觉的辨别力。如正常鼠能辨别 1∶2000 NaCl 溶液，切除肾上腺后，因钠丢失，血 $Na^+$ 降低，则对 NaCl 的敏感性明显提高，可辨别 1∶33 000 NaCl，且主动选择含盐的饮料，所以味觉也有维持内环境平衡的意义。味觉还受其他感觉特别是嗅觉的影响，例如，患感冒时因鼻道肿胀，嗅觉暂时丧失，引起味觉显著下降。味觉的敏感度随着年龄的增长而下降。味觉也是一种快适应感受器，某种物质长时间刺激时，味觉的敏感度便迅速降低。如果通过舌的运动不断移动味质，则可使适应变慢。

不同物质的味道通常与它们分子结构的形式有关，但也有例外。例如，酸中的 $H^+$ 是引起酸感的关键因素，任何一种酸，其酸味与其 $H^+$ 浓度成比例。但有机酸要比相同 $H^+$ 浓度的无机酸更有酸味，因为前者比后者更迅速地穿透细胞。咸味是由 $Na^+$ 产生的，某些有机化合物也可产生咸味，例如二肽赖氨酰牛磺酸、鸟氨酰牛磺酸。大多数甜味的物质是有机物，例如蔗糖、麦芽糖、乳糖和葡萄糖，但有许多例外，例如糖精虽然不是糖，却比蔗糖甜 600 倍。值得提醒的是铅也是甜的。而苦味物质则似乎没有明显的分子结构共性。奎宁是最常用于试验苦味的物质，在浓度为 8μmol/L 时便能觉察出，但盐酸士的宁（strychnine）的阈值更低。其他有机物特别是吗啡、烟碱、咖啡因及尿素是苦味的，镁、铵及钙也是苦味的。苦味来源于它们阳离子。

5 种基本味觉物质产生感受器电位的机制不同。味觉感受器是化学感受器，只对溶解于口腔液体中的物质起反应。以前认为一种味觉细胞可能对一种以上的基本味道敏感，但对不同味道的敏感性不同，现在使用分子生物学及基因敲除小鼠（knockout mice）的研究表明，每种味觉细胞只对一种基本味道敏感，产生感受器电位的途径也因不同味觉而不同。

人感受食物的滋味还受食物的质地、香味、温度、外观及人的心理状态的影响。许多滋味依赖于嗅觉。某些滋味例如胡椒是由于刺激三叉神经而不是味蕾。食品工艺学家称食品的混合为口感。舌上的丝状及菌状乳头受舌神经（三叉神经分支）支配，对混合物质敏感。

**味觉异常**：损伤舌神经或舌咽神经可引起味觉缺失和味觉减退。神经性疾病，如前庭神经鞘病、面神经麻痹、家族性自主神经功能异常、多发性硬化及某些感染（如原发性阿米巴样脑膜脑病）可引起味觉障碍。味觉缺失也可由各种药物包括顺铂（抗肿瘤药）和卡托普利（抗高血压药）或维生素 $B_3$ 或锌缺乏的不良副作用所致。老年及烟草滥用者也会降低味觉。味觉异常或味觉错乱（即使人讨厌的味觉）引起一种金属的、盐（咸）味的、难闻的或恶臭的味。在许多情况下，味觉异常是暂时的。

一般将嗅觉和味觉归纳为内脏感觉，因为这两种感觉和胃肠功能密切相关，生理功能上两者也互相有关系。各种食物的味道大多数由味觉及嗅觉共同产生。例如人感冒时由于嗅觉受到抑制，尝起食物就会觉得“不一样”。味觉和嗅觉感受器都属于化学感受器，可感受鼻黏膜和口中唾液的溶质分子的刺激。

## 生理与临床：前庭功能障碍

眩晕是内耳或前庭系统障碍的一个主要症状，特别是一侧迷路有炎症时更是如此。

**良性阵发性位置性眩晕**（benign paroxysmal positioning vertigo，BPPV）是最普遍的前庭功能障碍，特征是当体位发生某种改变时发生眩晕，例如在床上转向、弯头。此症一个可能的原因是椭圆囊的位砂（耳石）与位砂膜（耳石膜）脱离，并且嵌入后半规管的壶腹帽，当头的位置改变时引起壶腹帽异常的倾斜。眩晕症状可通过耳石复位动作，即慢慢运动头部使耳石从半规管返回前庭覆盖于椭圆囊而消除。

**梅尼埃病**（Ménière disease）是一种引起眩晕或严重头晕、耳鸣、反复听力丧失及病变耳压力感或疼痛的一种内耳异常，持续若干小时。症状可能突然发生，每天发生几次或不常发生。听力丧失开始是一过性，但可能成为持久性的。发病机制上可能与免疫反应有关。炎症反应可能增加膜迷路内的液体量，造成其受损，并使内外淋巴混在一起。此病难以治愈，但通过饮食改变（低盐或无盐饮食，禁用咖啡或酒精）及药物（如前庭抑制剂，抗组胺药）以及减少体液潴留（利尿剂）可控制眩晕症状。

恶心、血压变化、出汗、苍白及呕吐是大家所熟知**晕动病**（motion sickness）的症状，是由于过度的前庭刺激或由于冲突的信息输入到前庭和其他感觉系统而发生的。其症状可能是前庭器官通过与脑干和小脑绒球小结叶联系的反射引起。晕动病通常用抗组胺药和M胆碱能受体拮抗剂（如东莨菪碱）可以预防。**太空晕动病**（航天运动病，space motion sickness）是航天员产生的恶心、呕吐及眩晕感觉，在初抵微重力环境时发生，且常于数天太空飞行后逐渐消失，返回地球时随着重力增加可复发。这是由于某部分前庭装置的输入冲动改变与其他重力感受器的空间定位传入冲动没有相应改变，两者间不匹配引起的。

## 临床病例分析：双颞侧偏盲

**病例简介**：一位33岁的营业员驱车行驶在乡村公路上，没有注意到一位骑自行车的人行驶在其右侧的边道上，在转弯处他做了个右转弯，不料碰撞到这位骑车人，幸好没有造成其损伤。他又回想起前几天在一条人行道上行走时，没有看到一条犬从其左边靠近他。他意识到周边视野缩小了，到医院眼科做了视野测定，结果显示双眼颞侧视野缩小（双颞侧偏盲）。医生问他近来是否会感到头痛，他的回答是肯定的，以为是近来工作紧张的缘故。

**病例分析**：视野检查发现患者双颞侧偏盲，表明其视神经交叉受损。因为眼鼻侧视网膜接受同侧颞侧视野的信息，鼻侧视网膜的神经节细胞发出的轴突（神经纤维）经视交叉投射到外侧膝状体换元，再投射到视皮质。视神经交叉受损最常见的原因是垂体肿瘤，例如垂体腺瘤。垂体位于视交叉腹侧，当垂体肿瘤生长足够大时，会牵引垂体附近的硬脑膜，引起头痛；压迫视交叉又引起视觉缺陷（颞侧偏盲）。患者头部磁共振成像显示肿瘤压迫视交叉。经治疗后肿瘤缩小，视野恢复正常。

（潘际刚）

# 第十章

# 神 经 系 统

高等动物和人类的神经系统是自然界最复杂的系统。神经系统在人体内的主要功能是调节各系统和器官的活动。一方面,神经系统可以从各种感受器或感觉器官接受大量的信息,许多信息还上升到大脑皮质,形成各种感觉;另一方面,神经系统还可以将整合后的信息传给机体的其他系统、器官,调节躯体运动和内脏活动,使各部分的功能活动互相协调并适应环境的变化;另外,人类的神经系统还具有语言、思维、学习和记忆等高级功能活动,从而使人类能够更好地认识环境和适应环境。

## 第一节 神经元与神经胶质细胞

神经元(neuron)与神经胶质细胞(neuroglia)是构成神经系统的主要细胞成分。其中神经元(即神经细胞)是组成神经系统的基本功能单位,神经胶质细胞虽然目前仍然认为是神经系统内的辅助成分,但越来越多的实验证据表明,它对神经系统功能的完成具有重要作用。

### 一、神经元与神经纤维

#### (一)神经元

人类神经系统内约有1000亿个神经元。虽然神经元形态与功能多种多样,但结构上大致都可分为细胞体和突起两部分,突起又分树突(dendrite)和轴突(axon)两种。树突多而短,反复分支,逐渐变细;树突和胞体主要是接受信息,其上的受体可与邻近细胞释放的神经递质结合,并将化学信号转换为电信号或生化反应。轴突一般只有一条,长短不一,短者数十微米,长者1米多,分支较少。在轴突发出的部位,胞体常有一锥形隆起,称为轴丘(axon hillock)。轴突自轴丘发出后,其开始一段称为始段,没有髓鞘包裹。始段膜的电压门控 $Na^+$ 通道密度较大,阈电位较胞体膜低(更接近静息电位),即兴奋性较高,动作电位常常在此首先产生。轴突离开细胞一段距离后才获得髓鞘,成为神经纤维(nerve fiber)(图10-1)。根据髓鞘的厚薄,神经纤维又分为有髓神经纤维和无髓神经纤维。所谓无髓神经纤维并非完全没有髓鞘,只是髓鞘较薄而已。轴突的功能主要是传导兴奋(动作电位),动作电位以不衰减的方式传向末梢。轴突末梢则失去髓鞘,

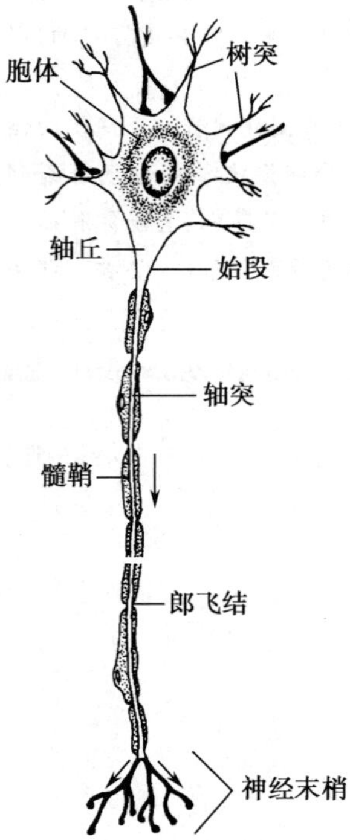

图10-1 神经元模式图

形成许多分支，每个分支末梢的膨大部分称为突触小体（synaptic knob）或突触前终末（末梢）（presynaptic terminal）。轴突末梢是信息输出区，在此处动作电位能引起神经递质释放到细胞上的突触间隙中。

神经元的主要功能是接受、贮存、整合、传递和输出信息。这些功能尤其是传递信息功能与神经纤维密切相关。

神经元的再生：新近研究证明，成年哺乳动物（包括人类）的脑能产生新的神经元。从邻近脑室区域获得的神经干细胞能分化成新的神经元及胶质细胞。在脑室下区这些起神经元干细胞作用的细胞可能是室管膜和（或）星形细胞。已发现来自这个区域的新的神经元移行到嗅球及前脑与记忆有关的部位。海马是编码记忆所需蛋白的部位，也含有神经干细胞，也可能一生都能再生新的神经元。其他脑区也可能含有潜在的干细胞，但仅仅脑室下区及海马的干细胞被赋予神经适当再生功能的信号（可能来自星形细胞）。这一发现具有重要的生理意义，有望用移植干细胞修复受损的脑组织。

### （二）神经纤维

#### 1. 神经纤维的分类

（1）根据电生理学特性分类：可分为 A、B、C 三类（表 10-1）。这种分类方法多用于对传出纤维进行分类。

表 10-1 哺乳类动物周围神经纤维的分类

| 电生理学分类 | | 功 能 | 纤维直径（μm） | 传导速度（m/s） | 直径、来源分类 |
|---|---|---|---|---|---|
| A（有髓） | Aα | 本体感觉（肌梭、腱器官传入纤维），躯体运动（支配梭外肌的传出纤维） | 13~22 | 70~120 | $I_a$（肌梭）<br>$I_b$（腱器官） |
| | Aβ | 触 - 压觉的传入纤维 | 8~13 | 30~70 | Ⅱ |
| | Aγ | 躯体运动（支配梭内肌的传出纤维） | 4~8 | 15~30 | |
| | Aδ | 痛觉、温度觉、触 - 压觉传入纤维 | 1~4 | 12~30 | Ⅲ |
| B（有髓） | | 自主神经节前纤维 | 1~3 | 3~15 | |
| C（无髓） | sC | 自主神经节后纤维 | 0.3~1.3 | 0.7~2.3 | |
| | drC | 后根中痛觉、温度觉、触 - 压觉传入纤维 | 0.4~1.2 | 0.6~2.0 | Ⅳ |

（2）根据纤维的直径大小及来源分类：可分为Ⅰ、Ⅱ、Ⅲ、Ⅳ四类，Ⅰ类纤维中包括 $I_a$ 和 $I_b$ 两类（表 10-1）。这种分类方法多用于对传入纤维进行分类。

（3）按有无髓鞘分类：可分为有髓神经纤维和无髓神经纤维。

（4）按兴奋传导方向分类：将感受器产生的电活动传至中枢的神经纤维称为传入纤维；把中枢兴奋传至效应器的神经纤维称为传出纤维。

（5）按末梢释放递质分类：末梢释放去甲肾上腺素的神经纤维称为肾上腺素能纤维；末梢释放乙酰胆碱的神经纤维称为胆碱能纤维。其他类同。

**2. 神经纤维传导兴奋的速度** 用电生理方法记录神经纤维的动作电位，可以精确地测定各种神经纤维的传导速度，不同种类的神经纤维具有不同的传导速度（表 10-1）。一般来说，神经纤维的直径越大，其传导速度也越大；这是因为直径大时神经纤维的内阻较小，局部电流的强度和空间跨度较大。有髓纤维的传导速度与直径成正比，其大致关系为：传导速度(m/s)=6×直径(μm)。对有髓纤维来说,其轴突直径与纤维总直径之比为0.6左右时,传导速度最快。

神经纤维的传导速度与温度有关,温度降低则传导速度减慢。温度降至0℃时,即中止传导,这就是冷冻麻醉的原理。

经测定,人的上肢正中神经的运动神经纤维和感觉神经纤维的传导速度分别为58m/s和65m/s,当周围神经发生病变时传导速度减慢。因此测定神经传导速度有助于诊断神经纤维的疾患和估计神经损伤的预后。

**3. 神经纤维传导兴奋的特征**

(1)生理完整性:神经纤维只有在其结构和功能都完整时才能传导兴奋;如果神经纤维受损或被切断,或局部应用麻醉剂,兴奋传导将受阻。

(2)绝缘性:一根神经干内含有许多神经纤维,但神经纤维传导兴奋时基本上互不干扰,这称为传导的绝缘性。其主要原因是由于局部电流要在一条神经纤维上构成回路,其次是神经纤维之间存在结缔组织。这样,在混合神经干内,传入、传出纤维各自传送相关信息,保证了信息传送的准确、可靠。

(3)双向传导:在实验条件下,刺激神经纤维的任何一点,产生的动作电位均可向两端传导。但在体内,由于神经纤维总是作为反射弧的传入或传出部分,所以神经纤维上动作电位往往单方向传导,这是由神经元的极性决定的。

(4)相对不疲劳性:在实验条件下用50~100次/秒的电刺激神经达9~12小时之久,神经纤维始终保持其传导兴奋的能力而不衰减,可见它具有相对不容易发生疲劳的特性,即相对不疲劳性。

**4. 神经纤维的轴浆运输** 神经元的细胞体与轴突是一个整体,胞体和轴突之间必须经常进行物质运输和交换。实验证明,轴突内的轴浆是经常在流动的,轴浆的流动具有物质运输的作用,称为**轴浆运输**(axoplasmic transport)。轴浆运输是双向的,一方面部分轴浆由胞体流向轴突末梢,称为**顺向轴浆运输**(anterograde axoplasmic transport);另一方面部分轴浆由轴突末梢反向流向胞体,称为**逆向轴浆运输**(retrograde axoplasmic transport)。胞体内具有高速度合成蛋白质的结构,其合成的物质借轴浆流动向轴突末梢运输;而反向的轴浆流动可能起着反馈控制胞体合成蛋白质的作用。

顺向轴浆运输又分为快速轴浆运输和慢速轴浆运输。前者主要是运输膜包裹的细胞器(如线粒体、递质囊泡、分泌颗粒等),它们沿着微管移动,并需要$Ca^{2+}$及ATP供能,其运输速度为400mm/d。后者主要是运输胞质中的可溶性成分(如胞质蛋白及细胞骨架蛋白),随着微管和微丝的不断向前延伸而向前运输,其速度约为1mm/d。药物秋水仙碱(colchicine)可破坏微管,从而也抑制顺向轴浆运输。

逆向轴浆运输的速度约为200mm/d,可使神经元回收在突触传递过程中神经末梢使用过的物质,如释放了递质的囊泡,运输神经末梢通过胞饮作用摄取的某些物质,例如,**神经营养因子**(neurotrophins, NT)、某些病毒(如带状疱疹病毒、脊髓灰质炎病毒、狂犬病毒)及毒素(如破伤风毒素)。**神经生长因子**(nerve growth factor, NGF)是第一个被确定的神经营养因子,通过逆向轴浆运输到胞体,可促进蛋白质合成以及神经元的发育、生长及存活。

一些病毒和毒素能沿着外周神经的轴浆运输而转运,例如,可引起带状疱疹的水痘病毒侵入脊髓背根神经节细胞,并可潜伏在这些神经元数年之久。当机体的免疫系统功能降低时,这些病毒激活,沿着感觉(传入)神经轴突运输到皮肤,引起一至多个脊神经分布范围的带状疱疹(一种很痛的疾病)。污染的伤口中存在的破伤风毒素可通过逆向轴浆运输输送到脊髓前角运动神经元，并扩散到细胞外间隙，阻断抑制性甘氨酸受体，从而引起肌肉强直性抽搐。

轴浆运输的发现促进了神经科学的发展。利用轴浆运输的特性，科学家揭示了中枢神经系统内神经核团之间的纤维联系，逐渐总结出成熟的束路追踪研究法。例如采用辣根过氧化物酶（HRP）进行束路追踪，既可以将示踪剂注射在神经元终末附近，通过轴浆的逆向运输显示胞体的位置；又可以通过轴浆的顺向运输特点，使胞体摄取示踪剂后，显示神经纤维的投射部位。

**5. 神经末梢的营养作用** 神经末梢对它所支配的组织，除了调节其功能活动（功能性作用）外，还具有营养作用（trophic action）。这是因为神经末梢可以缓慢释放某些物质，改变所支配组织的代谢活动，影响其结构和生理功能。这种作用当神经损伤时就可以显示出来和观察到。如实验切断支配骨骼肌的运动神经后，被支配的肌肉会逐渐萎缩。临床上周围神经损伤的病人也会出现肌肉萎缩的现象。神经末梢的营养作用可能由于末梢释放某些营养性因子所致。

**6. 神经营养因子** 神经营养因子（NT）是一类由神经元所支配的组织（如肌肉）和星形胶质细胞产生的、为神经元生长与存活所必需的蛋白质分子。迄今为止，已发现十多种神经营养因子，如神经生长因子（NGF）、**脑源性生长因子**（brain-derived growth factor）、神经营养因子（neurotrophin）3/4/5 等。神经营养因子在神经末梢以受体介导式入胞的方式进入末梢，再经逆向轴浆运输抵达胞体，促进与神经递质合成及轴突生长、发育有关蛋白质（酶）的合成，从而影响神经元生长、发育和功能完整性。有的神经营养因子是由神经元本身合成，通过顺向轴浆运输输送到末梢，以维持突触后神经元的完整性。有证据表明，NGF 是通过延缓神经元凋亡来维持神经元寿命的。施万细胞和星形细胞产生的**睫状神经营养因子**（ciliary neurotrophic factor）可促进损伤的或胚胎脊髓神经元的存活，并可有效地用于治疗人类运动神经元退化的疾病。神经胶质细胞衍生的神经生长因子及白血病抑制因子也能促进神经生长。此外，与其他细胞一样，神经细胞对胰岛素样生长因子、各种转化生长因子、成纤维细胞生长因子及血小板衍生的生长因子都起反应。因此，神经生长的调节是一个复杂的过程。

## 二、神经胶质细胞

### （一）神经胶质细胞的特征

**神经胶质细胞**（neuroglial cell）是组成神经组织的重要成分，其数量为神经元的 10~50 倍，但平均体积较小，故其总体积与神经细胞所占比例近似相等。神经胶质细胞广泛分布于中枢神经系统和外周神经系统中。按照其起源可以分为两大类，大胶质细胞（包括星形胶质细胞和少突胶质细胞）和小（微）胶质细胞。外周神经系统内的胶质细胞主要是施万细胞。神经胶质细胞也有突起，但没有树突与轴突之分（图 10-2）。神经胶质细胞与神经元相比较，其主要的电生理学特点是具有较高的静息电位，但不能产生动作电位。这些特点与胶质细胞膜上分布的离子通道有关。在星形胶质细胞膜上存在多种神经递质受体。

### （二）神经胶质细胞的功能

目前认为星形胶质细胞主要具有以下功能：

（1）支持作用：星形胶质细胞的广泛突起构成神经组织的网架，对网架内的神经元起着支持作用。

（2）参与创伤的修复：当神经元因外伤、缺血、感染等出现变性坏死时，邻近存活的神经元一般不会分裂生成新的神经元修复创伤部位，一般由星形胶质细胞形成胶质瘢痕。

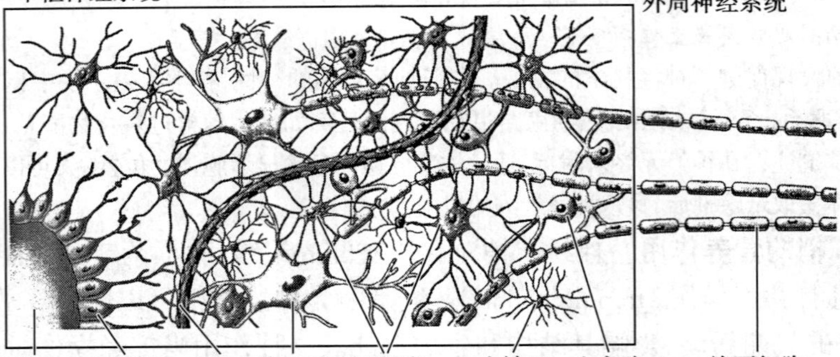


图 10-2 中枢神经系统内的几种神经胶质细胞

（3）参与构成血－脑屏障（blood-brain barrier，BBB）：星形胶质细胞的部分突起末端膨大，终止在毛细血管表面（血管周足），覆盖了毛细血管表面积的85%，是血－脑屏障的重要组成部分。

（4）参与神经递质的代谢：细胞膜上有不同神经递质的转运体（transporter），其作用是逆浓度梯度从胞外将神经递质摄入胶质细胞内，并在相应酶的作用下进行转化。如摄取谷氨酸在胞内转化为谷氨酰胺，然后再返回神经元用于重新合成谷氨酸。

（5）稳定细胞外的 $K^+$ 浓度：神经元兴奋时引起 $K^+$ 外流，星形胶质细胞可以通过其细胞膜上的钠泵活动将细胞外过多的 $K^+$ 泵入胞内，以维持细胞外合适的 $K^+$ 浓度，有助于神经元电活动的正常进行。

（6）物质代谢和营养性作用：星形胶质细胞一方面通过血管周足和突起分别与毛细血管和神经元连接，对神经元起运输营养物质和排除代谢产物的作用；另一方面还能产生神经营养因子，以维持神经元的生长、发育和功能的完整性。

神经系统的许多疾病与胶质细胞有密切的关系。实验证明帕金森病、阿尔茨海默病即早老性痴呆与星形胶质细胞的增生、代谢紊乱有关。而**多发性硬化**是少突胶质细胞受到免疫系统的攻击，使中枢神经系统神经细胞失去髓鞘，导致传导减慢或停止。研究发现，**肌萎缩侧索硬化症**（amyotrophic lateral sclerosis，ALS）患者脊髓动力神经元的变性过程中，神经胶质细胞可能发挥了作用。ALS是一种运动神经系统的退化性疾病，其主要临床表现是肌肉逐渐萎缩无力，患者最后会因呼吸衰竭而死亡。天才物理学家霍金所患的就是该病。

由于神经元很少或不能有丝分裂，所以很少形成肿瘤。某些肿瘤产生于脑脊膜或从身体别处转移而来，如恶性黑色素瘤及结肠癌。由于胶质细胞终生都能活跃地进行有丝分裂，所以大多数成人脑瘤是由神经胶质细胞组成，称为神经胶质瘤。神经胶质瘤生长迅速、恶性程度高。由于存在血－脑屏障，脑瘤对化疗不敏感，必须放疗或手术治疗。

## 第二节 神经元之间的信息传递

神经调节是通过反射实现的，反射的结构基础是反射弧。因此，神经调节的过程一定涉及信息在反射弧中的神经元之间或神经元与效应器之间的跨细胞传递。一个神经元将其活动的信息传给其后的神经元或效应器的过程称为神经元信息传递。

## 一、神经元之间信息传递的方式

神经元之间的信息传递方式可以大致分为化学传递与电突触传递。化学传递又包括突触性化学传递（又称定向突触传递）和非突触性化学传递（又称非定向突触传递）两种，都是以神经递质作为媒介的。电突触传递则是通过缝隙连接实现的直接电联系。

### （一）突触性化学传递

突触性化学传递也称经典的突触传递，是通过经典的突触结构实现的。神经元之间在结构上并没有原生质相连，神经元之间或神经元与效应器细胞之间相互接触并发生功能性联系的部位称为突触（synapse）。以人类中枢神经系统有 $10^{11}$ 个神经元，平均每个神经元分支形成 2000 个突触终末计算，中枢神经系统大约有 $2\times10^{14}$ 个突触。值得注意的是，突触是一个动态构造，它会随着使用及经验而增减其复杂性及数量。

**1. 突触的分类**　根据突触的接触部位，可将突触分为：轴突 – 胞体型（轴突与细胞体相接触）、轴突 – 树突型（轴突与树突棘或树突杆相接触）、轴突 – 轴突型（轴突与轴突相接触）、树突 – 树突型、树突 – 胞体型、树突 – 轴突型、胞体 – 树突型、胞体 – 轴突型和胞体 – 胞体型 9 类，以前 3 类为多见（图 10–3）。按照突触活动后突触后神经元被兴奋或被抑制，可将突触分为兴奋性和抑制性两类。神经 – 骨骼肌接头可视为兴奋性突触。据估计，一个脊髓前角运动神经元上约有 10 000 个突触，其中约 80% 在树突上，20% 在胞体上。

**2. 突触的微细结构**　一个神经元的轴突分支末梢膨大称为突触小体，贴附在下一个神经元的胞体或树突或轴突上形成突触。一个突触即由**突触前膜**、**突触间隙**和**突触后膜**三部分组成。在突触前膜内侧有致密突起，致密突起和网格形成囊泡栏栅。在突触小体的轴浆内，含有较多的线粒体和大量聚集的突触囊泡。突触囊泡的直径为 20~80nm，它们含有高浓度的递质（图 10–4）。突触囊泡有 3 种：①小而清亮的囊泡；②小而有致密中心的囊泡；③大而有致密中心的囊泡。第一类和第二类囊泡靠近突触前膜部位。突触前膜的活化区（active zone）是递质释放的部位；在其相对应的突触后膜上则存在相应的特异性受体或化学门控通道。

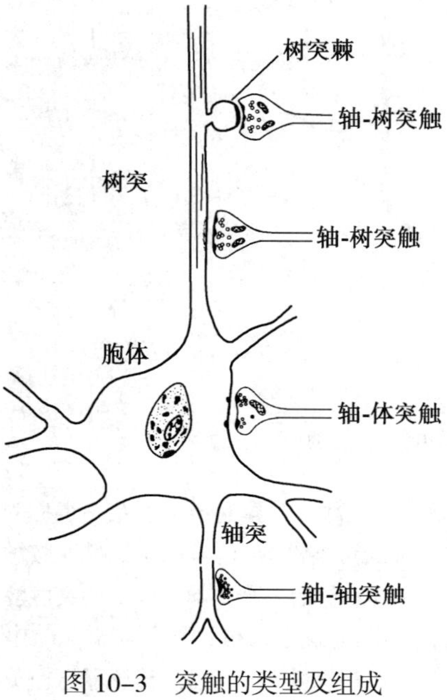

图 10–3　突触的类型及组成

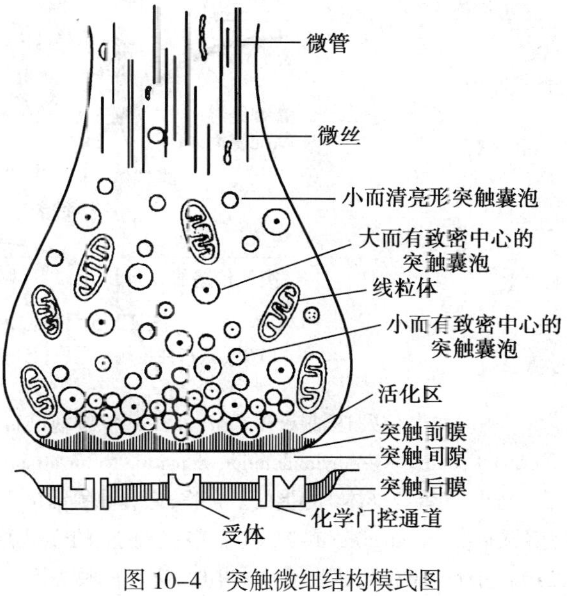

图 10–4　突触微细结构模式图

**3. 突触传递过程** 突触传递过程是连续的，可分为以下几个阶段描述（图 10-5）。①突触前膜去极化：当突触前神经元的动作电位传导至轴突终末时，突触前膜发生去极化。②$Ca^{2+}$ 进入突触小体：突触前膜的去极化引起活性区邻近的突触前膜上电压门控性 $Ca^{2+}$ 通道开放。由于细胞膜外的 $Ca^{2+}$ 浓度远高于细胞内，$Ca^{2+}$ 通过开放的通道内流。③突触囊泡动员、着位、与前膜融合：囊泡动员是指轴浆内 $Ca^{2+}$ 浓度升高时，$Ca^{2+}$ 与轴浆中的钙调蛋白结合并通过激活蛋白激酶Ⅱ，使囊泡从细胞骨架肌动蛋白上游离下来成为可移动的突触小泡的过程；突触小泡固定到突触前膜上的过程称为着位；突触小泡的膜和突触前膜融为一体的过程是膜的融合。研究表明，囊泡动员、着位、与前膜融合都是由特异的蛋白质介导，由 $Ca^{2+}$ 触发的。④递质释放：又称出胞（exocytosis）。当轴浆内 $Ca^{2+}$ 浓度达到一定程度时，$Ca^{2+}$ 和某些蛋白质的相互作用可使融合的膜形成一个融合孔，通过出胞作用将神经递质从融合孔以"量子"方式排放到突触间隙。⑤递质与受体结合并触发突触后事件：释放入突触间隙的递质通过扩散到达突触后膜，作用并激活相应受体，触发突触后事件，通常是离子通道的开放或 G 蛋白偶联受体级联反应。离子通道开放后，跨膜离子流动的结果使突触后膜产生一定程度的去极化或超极化（即突触后电位，图 10-5），从而改变了突触后细胞的兴奋性。G 蛋白偶联受体激活后也可直接或通过第二信使间接影响（打开）离子通道。到达突触末梢动作电位的频率大，进入胞质的 $Ca^{2+}$ 就多，释放的递质也多，对突触后神经元的刺激就大。⑥递质清除：突触间隙内的神经递质通过扩散、酶解、突触前膜和胶质细胞摄取等方式失活，从而使突触传递终止。

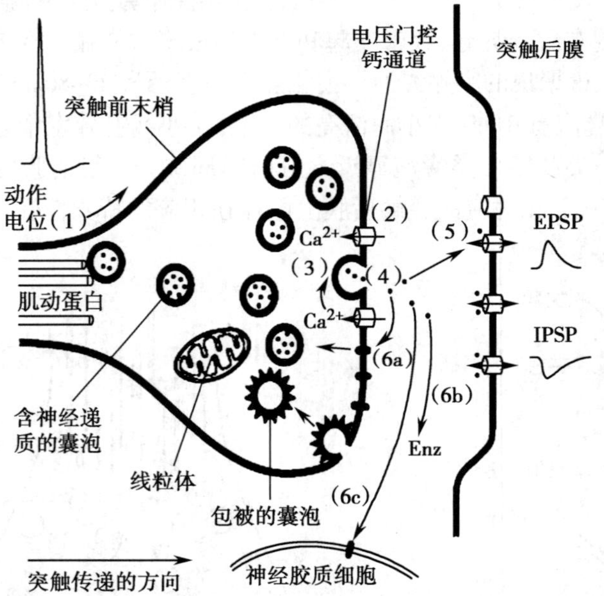


图 10-5 突触传递过程示意图

EPSP：兴奋性突触后电位；IPSP：抑制性突触后电位；Enz：酶

在动作电位到达轴突末梢前，许多突触囊泡已锚接于突触前膜的活化部位。囊泡锚接涉及一组称为 SNARE（soluble-N-ethylmaleimide-sensitive factor attachment protein receptor，可溶性 N- 乙基顺丁二酰亚胺敏感因子连接蛋白受体）的蛋白复合物，把囊泡膜锚接于突触前膜上。SNARE 包括一个在囊泡膜上的突触囊泡蛋白 -2（synaptobrevin-2）和锚接在质膜上的突触融合蛋白（syntaxin）和突触小体相关蛋白 -25（SNAP-25）。当动作电位到达突触前末梢时，突触前膜去极化打开 $Ca^{2+}$ 通道，$Ca^{2+}$ 进入胞质，与 $Ca^{2+}$ 传感器蛋白突触结合蛋白（synaptotagmin）结合，锚接于突触囊泡膜。通过一个不完全了解的机制，与SNARE复合物相互作用，导致囊泡膜与突触前膜融合，形成一孔，神经递质出胞式释放。发现突触囊泡锚接和神经递质释放过程的两位科学家，获得了2013年诺贝尔生理学或医学奖。

突触后电位有两种：

（1）兴奋性突触后电位：**兴奋性突触后电位**（excitatory postsynaptic potential，EPSP）的形成主要是递质与突触后膜相应受体结合后，引起突触后膜对部分阳离子（$Na^+$和$Ca^{2+}$）的通透性增大，在电化学梯度的作用下形成局部内向离子流，从而使突触后膜局部去极化。中枢内大部分的EPSP是由于$Na^+$内流形成的。产生EPSP的突触称为兴奋性突触，其相应的神经递质称为兴奋性递质。EPSP是一种局部电位，其大小取决于突触前膜同一时间或快速连续传来的神经冲动的数目。如果同一时间或连续传来的冲动多，释放的递质就多，产生的EPSP就较大，当达到阈电位（膜电位由–70mV去极化到–52mV）时，则可在轴突始段（轴丘）产生动作不发生在突触后神经元的胞体，而发生于轴丘，是由于胞体膜上电压门控$Na^+$通道密度较小，其阈电位负值较小，而轴丘部位的$Na^+$通道密度较大，其阈电位负值较大。

（2）抑制性突触后电位：**抑制性突触后电位**（inhibitory postsynaptic potential，IPSP）的形成主要是突触前膜释放的神经递质与后膜的受体结合后，引起突触后膜$K^+$或$Cl^-$通道开放，$K^+$或$Cl^-$在电化学梯度的作用下引起$K^+$外流或$Cl^-$内流，突触后膜出现超极化改变，即与阈电位差距加大，降低突触后膜的兴奋性，使突触后神经元细胞膜不易产生动作电位，突触前末梢的兴奋难以从突触后神经元传播出去，而产生抑制作用。此外，IPSP的形成还可能与突触后膜钾通道开放，引起$K^+$外流有关。一般将产生IPSP的突触称为抑制性突触，其相应的神经递质称为抑制性递质，释放抑制性递质的神经元称为抑制性神经元。整个突触传递过程见图10–6。

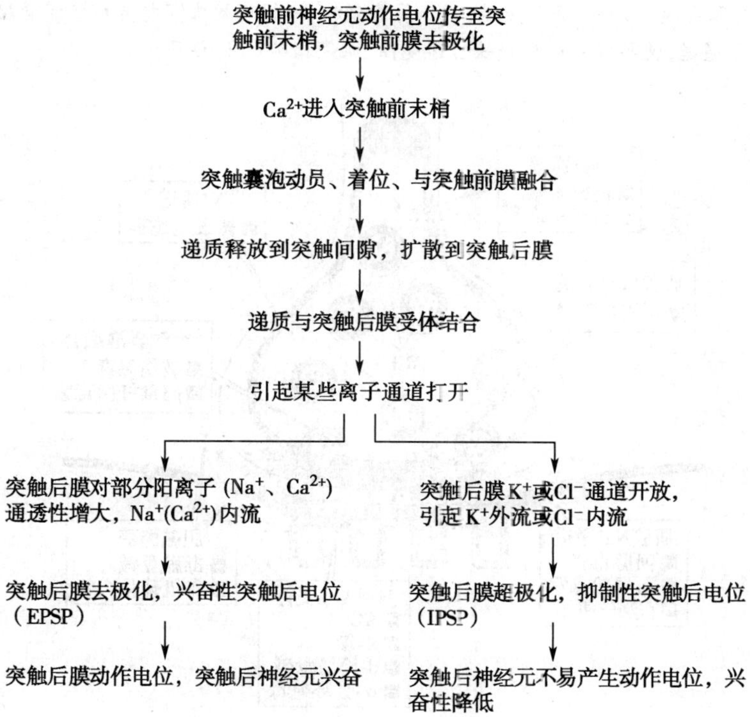


图10–6　突触传递过程

由于一个突触后神经元常与多个突触前末梢构成突触，在同一时间有的产生 EPSP，有的产生 IPSP，前者使突触后神经元兴奋性提高，后者使兴奋性降低，突触后神经元是否兴奋取决于这些 EPSP 和 IPSP 的代数和。当总和的 EPSP（绝对值）超过总和的 IPSP，使突触后膜去极化达到阈电位时，即可暴发动作电位；反之，突触后神经元表现为抑制。

**4. 影响突触传递的因素**

（1）影响递质释放的因素（图 10–7）：①进入轴突末梢的 $Ca^{2+}$ 量增加或减少，递质的释放量也随之增加或减少；而 $Mg^{2+}$ 的作用即相反。而到达突触前末梢的动作电位的频率或幅度增加，又可使进入末梢的 $Ca^{2+}$ 增加。②河豚毒素（TTX）及**石房蛤毒素**（saxitoxin，STX）可阻滞神经末梢的 $Na^{+}$ 通道，从而阻止其去极化，导致神经递质不能释放；**树眼镜蛇毒**（dendrotoxin）与 TTX 的作用相反，可阻滞突触前末梢的 $K^{+}$ 通道，抑制突触前膜复极化，延长动作电位的持续时间，从而促进递质的释放。③破伤风及肉毒杆菌毒素是可以致死的细菌产物（蛋白水解酶），通过破坏（水解）SNARE 蛋白复合物而阻断递质释放。破伤风毒素作用于释放甘氨酸或 GABA 为递质的抑制性突触和水解突触囊泡蛋白 2（synaptobrevin–2），引起肌肉强直和痉挛性麻痹。肉毒杆菌毒素作用于释放 ACh 为递质的兴奋性突触，分解 SNAP–25，结果引起肌肉弛缓性麻痹（肌肉不能收缩）。但就肉毒杆菌毒素（botox）有利的一面而言，局部少量注射则可治疗因肌内高反应性（高度激活）所产生的各种症状，例如，注射于下食管括约肌以治疗括约肌失松弛症，注射其入颜面肌以消除皱纹，注射少量于斜视患者的眼肌，能抑制异常的肌肉痉挛，恢复正常视力。

（2）影响已释放递质消除的因素：已释放的递质需要被突触前末梢重摄取或被酶解代谢而消除，因此凡能影响递质重摄取和酶代谢的因素也能影响突触传递。例如，氟西汀（fluoxetine，又名百忧解）能选择性抑制 5– 羟色胺（5–HT）递质的摄取，增加突触间隙 5–HT 的水平，普遍用于治疗脑内 5–HT 减少所致的抑郁症。而新斯的明（neostigmine）、有机磷农药等可抑制胆碱酯酶，使乙酰胆碱在突触间隙持续发挥作用，从而影响突触传递。

（3）影响受体的因素：递质释放量发生改变时，受体与递质的结合力及受体的数量均可发生改变（受体的上调与下调），从而影响突触传递。另外，由于突触间隙与细胞外液相通，因此一些药物、毒物及其他化学物质均能到达突触后膜，而影响突触传递，例如筒箭碱和 α– 银环蛇毒可特异地阻滞骨骼肌终板膜中的 N 型 ACh 受体阳离子通道，使神经 – 肌肉接头传递受阻，肌肉松弛（图 10–7）。

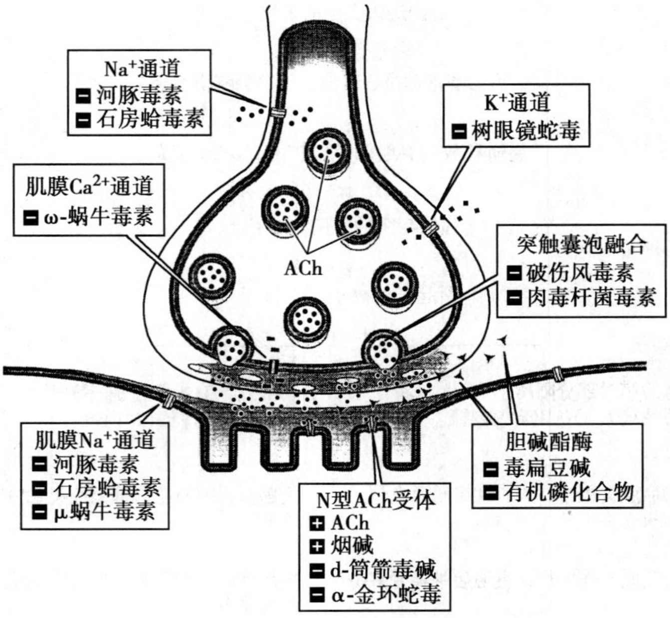


图 10–7　影响突触传递的毒物与药物及其作用部位

–：表示阻断；+：表示激活或促进

**5. 突触的可塑性** 突触传递可受先前传递经历的影响而增强或减弱，这种变化称为**突触可塑性**（synaptic plasticity），也就是说，突触传递效能是可以改变的。它普遍存在于中枢神经系统，尤其是与学习和记忆有关的部位，因而可能是学习和记忆的生理学基础。突触的可塑性主要有以下几种形式。

（1）强直后增强：突触前末梢在接受一短暂的高频刺激后，往往引起突触后电位短暂性增大，若增大仅维持几十到数百毫秒，即称为易化，若维持几十秒至数分钟，便称为**强直后增强**（posttetanic potentiation）。这是由于高频刺激引起 $Ca^{2+}$ 大量进入突触前末梢，使轴浆内游离 $Ca^{2+}$ 过高，导致突触囊泡持续释放大量递质，引起突触后电位增大。

（2）习惯化和敏感化：**习惯化**（habituation）是指重复给予较弱的刺激时，突触对刺激的反应逐渐减弱以至消失的现象。而**敏感化**（sensitization）即是指重复的强刺激使突触对刺激的反应增强和延长，使传递效率提高的现象。习惯化是由于突触前末梢钙通道逐渐失活，$Ca^{2+}$ 内流减少，轴浆 $Ca^{2+}$ 浓度降低，末梢递质释放减少所致。敏感化是因突触前末梢 $Ca^{2+}$ 内流增加，递质释放增加所致。

（3）长时间增强和长时间压抑：**长时间增强**（long-term potentiation，LTP）是指短暂快速地重复刺激突触前神经元后，后续刺激迅速引起突触后神经元的突触后电位持续地增强。它类似强直后增强，但持续时间较长，可达几小时甚至几周；另外，其产生是由于突触后神经元而不是突触前神经元胞质内 $Ca^{2+}$ 增高引起。LTP 存在于中枢神经系统的许多部位，研究较深入的是海马，海马神经元的神经递质大多数为谷氨酸。LTP 产生的机制是：谷氨酸自突触前神经元释放，与突触后神经元后膜上的 AMPA（α-amino-3-hydroxy-5-methyl-4-isoxazolepropionic acid）受体和 NMDA（N-methyl-D-aspartic acid）受体结合，由 AMPA 受体激活而触发的去极化可使阻塞于 NMDA 受体通道中的 $Mg^{2+}$ 移出，通道打开，使 $Ca^{2+}$ 和 $Na^{+}$ 一起进入突触后神经元，高频刺激使突触后神经元的 $Ca^{2+}$ 显著升高，激活 $Ca^{2+}$-钙调节蛋白依赖的蛋白激酶Ⅱ，后者可使 AMPA 受体通道磷酸化而增加其对 $Na^{+}$ 的通透性，还能使贮存于胞质中的 AMPA 受体转移到突触后膜上；此外，突触后神经元胞质 $Ca^{2+}$ 浓度升高，还可促进 NO 的合成，NO 从突触后神经元逆行性作用于突触前神经元，促进囊泡递质释放，引起谷氨酸长时间释放（图 10-8）。

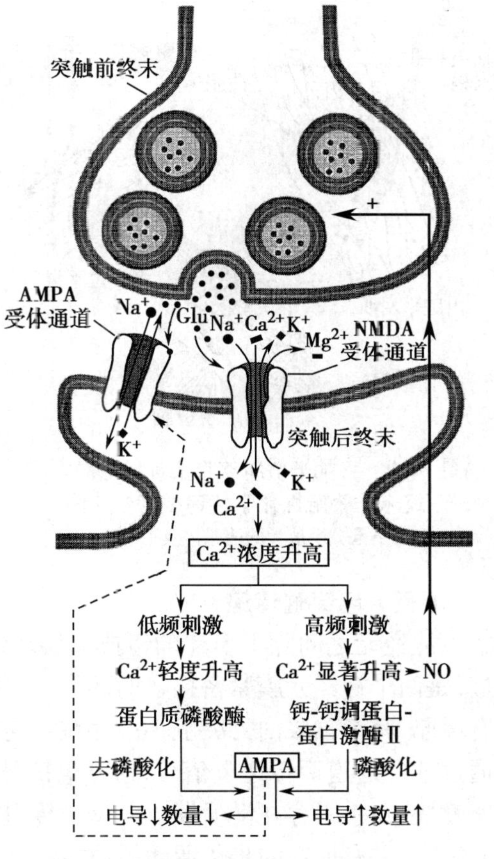


图 10-8 长时间增强与长时间压抑的分子机制

突触前末梢释放的谷氨酸激活 NMDA 受体通道，$Ca^{2+}$ 进入突触后神经元，谷氨酸也激活 AMPA 受体通道。高频率刺激引起胞质 $Ca^{2+}$ 显著升高，激活 $Ca^{2+}$-钙调素依赖的蛋白激酶Ⅱ，后者使 AMPA 磷酸化，增加其通透性；此外，$Ca^{2+}$ 升高促进 NO 合成，NO 扩散出突触，逆向作用于突触前神经元，促进囊泡释放递质。低频刺激引起胞质 $Ca^{2+}$ 轻度升高，激活蛋白质磷酸酶，使 AMPA 去磷酸化，减小其通透性。LTP：长时间增强；LTD：长时间压抑；Glu：谷氨酸

**长时间压抑**（long-term depression，LTD）是

指短暂刺激某突触,引起该突触传递效能较长时间降低。LTD 也存在于中枢神经系统的许多部位,在小脑中研究最充分。LTD 是由突触前神经元受到低频刺激,突触后神经元胞质内 $Ca^{2+}$ 少量增加而引起。胞质内 $Ca^{2+}$ 少量增加,主要激活蛋白磷酸酶,使 $Ca^{2+}$– 钙调蛋白依赖的蛋白激酶Ⅱ去磷酸化,AMPA 受体下调节,突触后神经元从而产生 LTD(图 10–8)。

### (二)非突触性化学传递

**非突触性化学传递**(non–synaptic chemical transmission)也是由神经递质作为媒介的,但不通过经典的突触结构。这种传递方式首先是在研究交感神经对平滑肌的支配方式时发现的。交感肾上腺素能神经元的轴突末梢有许多分支,分支上有大量念珠状的结构,称为**曲张体(varicosity)**(图 10–9)。曲张体内含有大量的突触囊泡,内含去甲肾上腺素。一神经元的轴突末梢可有 20 000 个曲张体,但曲张体并不与效应细胞形成经典的突触联系,而是处在效应细胞附近。当神经冲动抵达曲张体时,递质从曲张体释放出来,通过弥散作用于效应细胞的受体,产生生理效应。由于这种化学传递不是通过经典的突触进行的,因此称为非突触性化学传递(非定向突触传递)。在中枢神经系统内,大脑皮质的肾上腺素能纤维、黑质中的多巴胺能纤维及中枢的 5– 羟色胺能纤维都有许多曲张体,都可以进行非突触性化学传递。

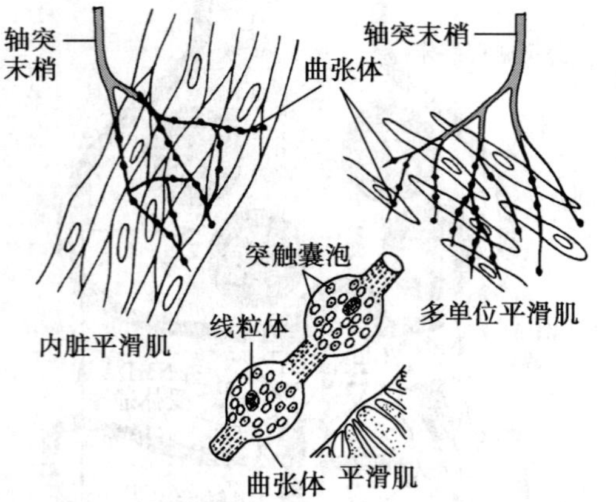


图 10–9　支配平滑肌的自主神经节后纤维终末非突触性化学传递结构模式图
下部分示放大的曲张体及平滑肌

非突触性化学传递与突触性化学传递相比,有下列特点:①不存在经典突触结构;②不存在一对一的支配关系,一个曲张体能支配较多的效应细胞;③曲张体与效应细胞间的距离一般大于 20nm,有的可达 0.4μm 以上,因此突触传递的时间较长;④曲张体邻近细胞膜上不一定都有相应的受体。释放的递质能否产生效应,取决于突触后结构上有无相应的受体。

### (三)电突触传递

神经元之间除了上述的经典突触联系外,还存在电突触。电突触的结构基础是缝隙连接,是两个神经元膜紧密接触的部位。两层膜间的间隔只有 2~3nm,连接部位的神经元膜没有增厚,其旁轴浆内无突触小泡存在。连接部位有沟通两个细胞细胞质的通道,带电离子可通过这些通道而传递电信号,这种电信号传递一般是双向的;又由于其低电阻性,因而传递速度快,几乎不存在潜伏期。电突触传递在中枢神经系统和视网膜中,主要发生在同类神经元之间,具有促进同步化活动的功能。

## 二、神经递质和受体

### (一)神经递质和受体的概述

突触性化学传递都是以神经递质为媒介、通过递质与受体的结合进行的。

**1. 确认神经递质的条件　神经递质**(neurotransmitter)是突触前神经元合成并在神经末梢释放,能特异性作用于突触后神经元或效应器细胞上的受体,使突触后神经元或效应器细胞产生一定效应的信息传递物质。一般来说,确认神经递质需具备以下条件:①细胞具有能够合成该递质的前体物质和酶系统;②合成的神经递质能够贮存在突触小泡内,以防止被酶水解；③动作电位到达神经末梢后能够引起神经递质的释放；④内源性释放或外源性人工给予的神经递质都能够发挥生理作用；⑤递质发挥作用后其活性可以被有效地消除，如酶解、突触前膜重新摄取或胶质细胞转运等；⑥有特异的受体激动剂（agonist）和拮抗剂（antagonist），以激动或阻断该受体的生理作用。

1921年德国药理学家奥托·洛伊维（Otto Loewi）在蛙心灌流实验中，用电刺激支配蛙心的迷走神经，发现蛙心的活动停止。此时他将该蛙心中的灌流液移注到制备好的离体蛙心中，结果另一蛙心的活动也减弱。实验提示，电刺激支配蛙心的迷走神经时，其末梢可能释放一种抑制蛙心活动的物质，Loewi称之为迷走物质。后来经进一步分析研究证明该物质是乙酰胆碱。这是第一个被知道的神经递质。该发现获得1936年的诺贝尔生理学或医学奖。

**2. 递质共存** 近年研究发现，一个神经元内可以有两种或两种以上的递质共同存在，即**递质共存**（coexistence of transmitters）。递质共存的意义可能与某些生理过程的协调有关。例如，支配唾液腺的副交感神经末梢内含ACh和血管活性肠肽（VIP）。前者引起唾液分泌；后者使血管舒张而增加唾液腺的血流，还可增强唾液腺上胆碱能受体的亲和力。两者共同作用，可引起唾液腺分泌大量稀薄的唾液。支配唾液腺的交感神经末梢内含去甲肾上腺素（NE）和神经肽Y（NPY）。NE有促进唾液分泌和收缩血管的作用，而NPY则主要收缩血管，减少血流。两者共同的作用是可使唾液腺分泌少量黏稠的唾液（图10-10）。

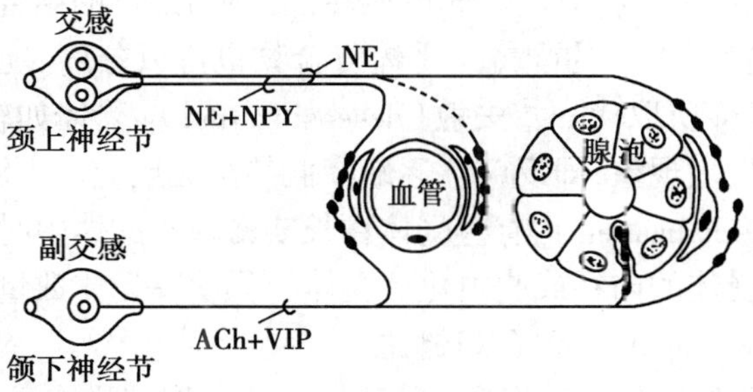


图10-10 支配唾液腺的交感神经和副交感神经末梢递质共存模式图
NE：去甲肾上腺素；NPY：神经肽；ACh：乙酰胆碱；VIP：血管活性肠肽

**3. 递质的分类** 根据递质存在或释放的部位，可将其分为外周神经递质和中枢神经递质两大部分。根据递质的化学性质又可分为胆碱类、单胺类、氨基酸类、肽类、嘌呤类、气体类及脂类等。此外，根据递质对突触后膜的效应将其分为兴奋性递质和抑制性递质两大类。但是，在某些部位引起兴奋效应的递质，在别处可能引起抑制效应。这是由突触后膜的受体类型所决定的。

**4. 受体及其亚型** 受体（receptor）是存在于细胞膜或细胞内能与某些化学物质包括神经递质、激素等特异结合并引起生物效应的特殊生物分子。其中，与神经递质结合的受体均为膜受体。能与受体特异性结合的化学物质称为配体。配体中与受体结合后可产生生物学效应的又称为**激动剂**（agonist）；与受体结合后可选择性对抗激动剂所引起的生物效应的配体称为**拮抗剂**（antagonist）或**阻断剂**（blocker）。每一种配体具有许多亚型的受体，例如去甲肾上腺素的受体有$\alpha_1$、$\alpha_2$、$\beta_1$、$\beta_2$、$\beta_3$受体，因此扩大了每种配体的作用，使其对细胞的作用具有更大的选择性。

**5. 突触前受体** 神经元受体不仅存在于突触后膜，突触前膜上也存在受体，称为**突触**

**前受体**(presynaptic receptor)或称**自身受体**(autoreceptors)。突触前受体的功能主要与神经递质释放的负反馈调节有关。例如,去甲肾上腺素在释放后又作用于突触前的 $\alpha_2$ 受体,抑制其自身的释放递质(图 10-11)。

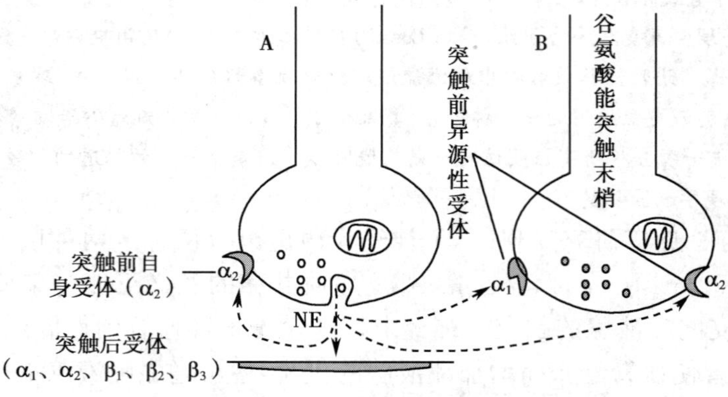


图 10-11 突触前受体调节递质释放示意图
虚线箭头表示抑制

**6. 受体的作用特点** ①饱和性:受体效应可随激动剂增加而增强,但具有一定的上限。这是因为分布于膜上的受体数量有限,因此能结合的配体也是有限的。②特异性:即受体只与特定的配体结合才能出现生物效应。③可逆性:受体与配体的结合是可逆的,两者可以结合形成配体-受体复合物,形成的配体-受体复合物也可以分离。已结合的配体可被高亲和力或高浓度的其他配体所取代。④**失敏**(desensitization):受体如较长时间暴露于其配体中,大多数受体会出现失敏现象,即反应性逐渐降低甚至无反应。不同受体发生失敏的快慢不同。⑤**受体内化**(internalization):有些受体在长期暴露于配体中时,会出现配体-受体复合物进入胞质,这称为受体的内吞或胞内化。受体内化使膜受体数量减少,受体内化可能是受体功能出现下调(down regulation)的机制之一。

**7. 受体的分类** 虽然配体的种类很多,且每一种配体有许多受体亚型,但根据这些受体的结构和功能可把它们分为两大家族:离子通道型受体(促离子型受体)和 G 蛋白偶联受体(促代谢型受体)(参见第二章第三节)。

**8. 神经调质** 除神经递质外,神经元还能合成和释放一些化学物质,它们并不在神经元之间直接起信息传递作用,即不直接引起 EPSP 或 IPSP,而是增强或削弱递质的突触传递效率,例如,改变突触后神经元对某种递质的反应(敏感性),或改变突触前神经元合成、释放、摄取、代谢某种神经递质的速度。这类对递质信息传递起调节作用的物质称为神经调质(neuromodulator),调质所发挥的作用称为调制作用(modulation)。由于递质在有些情况下可起调质作用,而在另一些情况下调质也可发挥递质作用,因此,两者之间并没有十分明确的界限。

### (二)外周神经递质及其受体

**1. 乙酰胆碱** 乙酰胆碱(acetylcholine, ACh)是第一个被发现的神经递质。在外周,能够释放 ACh 的神经纤维即**胆碱能纤维**(cholinergic fiber),包括:躯体运动神经纤维、自主神经节前纤维、大多数副交感节后纤维(少数释放肽类)和少数交感节后纤维(支配汗腺和骨骼肌血管)(图 10-12)。能够和乙酰胆碱结合的受体称为**胆碱能受体**(cholinergic receptor),它包括两种类型。

(1)毒蕈碱受体:存在于大多数副交感神经节后纤维所支配的效应器细胞以及少数交

感节后纤维支配的效应器细胞（汗腺和骨骼肌血管）膜上，由于这类受体不仅能与ACh结合，也能与天然植物上的毒物毒蕈碱结合，因此称为**毒蕈碱受体**（muscarinic receptor），简称为M受体，其作用称为M样作用。乙酰胆碱与之结合后产生的效应包括：心肌活动的抑制、内脏平滑肌的收缩、消化腺和汗腺分泌的增加、虹膜环行肌收缩（缩瞳）和骨骼肌血管舒张等。临床上有机磷农药中毒时，患者出现的多汗、流涎、腹痛、瞳孔缩小、心跳减慢等症状正是由于有机磷选择性抑制胆碱酯酶，使ACh堆积，产生过强的M样作用所引起的。M受体属于G蛋白偶联受体，其作用机制与改变细胞内第二信使浓度有关。**阿托品**（atropin，最先从颠茄科植物中提取出）是M受体阻断剂，临床上可用于缓解有机磷中毒时患者出现的M样症状，还常用于扩瞳、解除平滑肌痉挛、抑制胃酸分泌等；**毒蕈碱**（muscarine）、**毛果芸香碱**（pilocarpine）则是M受体激动剂。毒蕈碱最早从野生蕈（蘑菇）中提取，因此误食某些蕈类后可产生毒蕈碱中毒症状，表现为流涎、流泪、恶心、呕吐、瞳孔缩小、腹部绞痛、腹泻、支气管痉挛、心动过缓、血压下降，甚至休克，可用阿托品治疗。毛果芸香碱临床上用于缩瞳，以治疗青光眼。

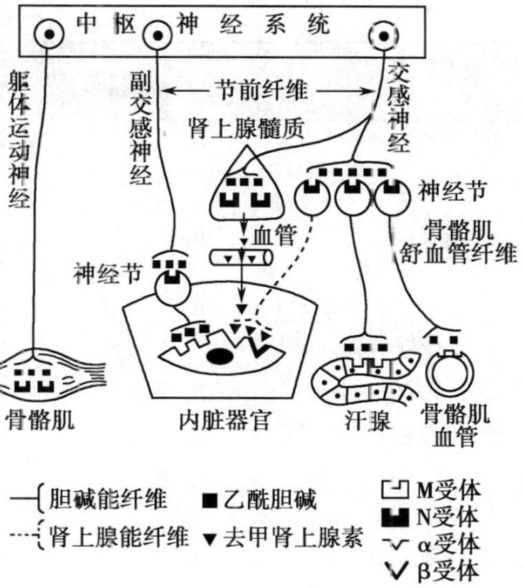


图10-12 传出神经末梢释放的递质及作用的受体

（2）烟碱受体：这种受体存在于神经-骨骼肌接头的终板膜及自主神经节的神经元突触后膜上，和乙酰胆碱结合后能导致骨骼肌和节后神经元兴奋。由于这类受体不仅能与ACh结合，也能与药物烟碱结合，因此称为**烟碱受体**（nicotinic receptor）。烟碱（尼古丁）是一种植物碱，烟草中含有1%~2%的烟碱，简称为N受体，其作用称为N样作用。临床上肌无力综合征的产生是由于躯体运动神经末梢ACh释放量不足所致；而重症肌无力症则是因为患者血中出现抗烟碱受体抗体，该抗体与骨骼肌终板膜上的N受体形成复合物后，导致N受体功能障碍，而出现肌无力的表现。另外，有机磷中毒时，患者除了出现M样症状外，ACh在神经肌接头处过度蓄积可刺激N受体，使面、眼睑、四肢和全身骨骼肌发生肌纤维颤动。N受体可以分为两个亚型，神经节处神经元突触后膜上的N受体为$N_1$受体（神经元型），骨骼肌终板膜上的N受体为$N_2$受体（肌肉型）。$N_1$和$N_2$受体都属于促离子型受体，本质都是化学门控通道。**筒箭毒碱**（tubocurarine）可以阻断$N_1$和$N_2$受体，**六烃季铵**（hexamethonium）、**美加明**（mecamylamine）可选择性阻断$N_1$受体，**十烃季铵**（decamethonium）可选择性阻断$N_2$受体。临床上常用筒箭毒和十烃季铵作为肌肉松弛剂。N受体属于促离子型受体。

**2. 去甲肾上腺素** 大部分交感神经节后纤维释放的递质是去甲肾上腺素（norepinephrine，NE），这些纤维被称为**肾上腺素能纤维**。能与儿茶酚胺类（包括去甲肾上腺素和肾上腺素等）物质结合的受体称为肾上腺素能受体。这种受体分布于大部分交感神经节后纤维支配的效应器细胞上，也可分为两型：α型和β型。α型又可分为$\alpha_1$、$\alpha_2$两个亚型；β型又分为$\beta_1$、$\beta_2$和$\beta_3$三个亚型。肾上腺素能受体的效应除与受体类型不同有关外，还与受体在器官上的分布特点有关。有的效应器细胞仅有α受体，有的仅有β受体，有的两者均有（表10-2）。

表 10–2 肾上腺素和胆碱能受体的分布及效应

| 效应器 | 肾腺素能受体 | 肾上腺素能效应 | 胆碱能受体 | 胆碱能效应 |
|---|---|---|---|---|
| 眼:扩瞳肌 | $\alpha_1$ | 收缩(扩瞳) | | |
| 瞳孔括约肌 | | | M | 收缩(缩瞳) |
| 睫状肌 | $\beta_2$ | 舒张(晶状体变扁,视远物) | M | 收缩(晶状体变凸,视近物) |
| 心脏:窦房结、房室结传导系统、心肌 | $\beta_1$ | 心率加快、传导加快、收缩力增强 | M | 心率减慢、传导减慢、收缩力减弱 |
| 血管:冠状血管 | $\alpha_1$、$\beta_2$ | $\alpha_1$ 收缩,$\beta_2$ 舒张 | M | 舒张 |
| 皮肤黏膜血管 | $\alpha_1$ | 收缩 | M | 舒张 |
| 骨骼肌血管 | $\alpha_1$、$\beta_2$ | $\alpha_1$ 收缩,$\beta_2$ 舒张(主要) | M | 舒张① |
| 脑血管 | $\alpha_1$ | 收缩(轻度) | M | 舒张 |
| 腹腔血管、肾血管 | $\alpha_1$、$\beta_2$ | $\alpha_1$ 收缩(主要)、$\beta_2$ 舒张 | | |
| 肺血管 | $\alpha_1$、$\beta_2$ | $\alpha_1$ 收缩、$\beta_2$ 舒张 | M | 舒张 |
| 唾液腺血管 | $\alpha_1$ | 收缩 | M | 舒张 |
| 体静脉 | $\alpha_1$、$\beta_2$ | $\alpha_1$ 收缩、$\beta_2$ 舒张 | | |
| 肺:支气管平滑肌 | $\beta_2$ | 舒张 | M | 收缩 |
| 支气管腺体 | $\alpha_1$、$\beta_2$ | 抑制分泌($\alpha_1$),促进分泌($\beta_2$) | M | 促进分泌 |
| 消化器官:胃平滑肌 | $\beta_2$ | 舒张 | M | 收缩 |
| 小肠平滑肌 | $\alpha_2$ | 舒张② | M | 收缩 |
| 括约肌 | $\alpha_1$ | 收缩 | M | 舒张 |
| 胆囊和胆道 | $\beta_2$ | 舒张 | M | 收缩 |
| 消化腺 | $\alpha_2$ | 抑制分泌 | M | 促进分泌 |
| 肾脏:球旁细胞 | $\beta_1$ | 增加肾素分泌 | | |
| 膀胱:逼尿肌 | $\beta_2$ | 舒张 | M | 收缩 |
| 三角区和括约肌 | $\alpha_1$ | 收缩 | M | 舒张 |
| 子宫:子宫平滑肌 | $\alpha_1$、$\beta_2$ | $\alpha_1$ 收缩(有孕)、$\beta_2$ 舒张(无孕) | M | 可变③ |
| 皮肤:竖毛肌 | $\alpha_1$ | 收缩 | | |
| 汗腺 | $\alpha_1$ | 轻度局部(如手掌)分泌 | M | 普遍性分泌(体温调节) |
| 男性性器官 | $\alpha_1$ | 射精 | M | 勃起 |
| 肝 | $\alpha_1$、$\beta_2$ | 糖原分解、糖异生加强 | M | 糖原合成加强 |
| 脂肪:脂肪分解 | $\beta_3$ | 增加 | | |
| 胰岛 β 细胞 | $\alpha_1$ | 抑制胰岛素分泌 | M | 促进胰岛素分泌 |
| 松果体:促黑素分泌 | β | 促进分泌 | | |

注:①骨骼肌血管平滑肌具有交感节后胆碱能纤维支配;②可能是突触前受体调制递质释放;③因月经周期、循环中雌激素、孕激素水平、妊娠等因素而变化

（1）α 受体：α 受体兴奋后，主要使平滑肌产生兴奋效应，如扩瞳肌收缩，使瞳孔开大；血管收缩，使外周阻力增大，血压升高。但对平滑肌也有抑制效应，如使小肠平滑肌舒张（$\alpha_2$ 受体）。**酚妥拉明**（phentolamine）可以阻断 $\alpha_1$ 受体和 $\alpha_2$ 受体；**哌唑嗪**（prazosin）可以选择性阻断 $\alpha_1$ 受体；育亨宾（yohimbine）可以选择性阻断 $\alpha_2$ 受体。肾上腺素能纤维末梢存在 $\alpha_2$ 受体，属于突触前受体，其作用在于调节神经末梢递质的释放。当末梢释放的 NE 超过一定量时，即能与 $\alpha_2$ 受体结合，负反馈性抑制 NE 的释放（图 10-11）。临床上应用 $\alpha_2$ 受体激动剂可乐定（clonidine）治疗高血压，正是基于此理。

（2）β 受体：β 受体兴奋后产生的平滑肌效应一般是抑制性的（$\beta_2$ 受体），如冠状血管舒张、支气管舒张、小肠舒张。但对心肌的效应却是兴奋的（$\beta_1$ 受体）。**普萘洛尔**（propranolol，心得安）可阻断 $\beta_1$ 受体和 $\beta_2$ 受体；**阿替洛尔**（atenolol）和**美托洛尔**（metoprolol）可选择性阻断 $\beta_1$ 受体；**丁氧胺**（心得乐，butoxamine）可选择性阻断 $\beta_2$ 受体。所以当心绞痛患者伴有呼吸系统疾病时，应采用阿替洛尔或美托洛尔以单独阻断心肌上的 $\beta_1$ 受体，而不影响支气管平滑肌（有 $\beta_2$ 受体）的舒张，如用普萘洛尔（心得安）可诱发支气管哮喘。

此外，肾上腺素能受体不仅对交感末梢释放的递质起反应，对肾上腺髓质分泌的肾上腺素和 NE，以及外源性的儿茶酚胺类药物也起反应。其中，NE 对 α 受体作用较强；肾上腺素对 α 受体和 β 受体作用都强；异丙肾上腺素主要对 β 受体发挥作用。

除经典的神经递质外，某些自主神经纤维也释放神经肽，其精确作用尚未阐明。例如，许多支配内脏、皮肤及骨骼肌血管的交感神经除了释放去甲肾上腺素外，还释放神经肽 Y 及甘丙肽。

### （三）中枢神经递质及其受体

**1. 乙酰胆碱**　胆碱能神经元在中枢神经系统中分布广泛。脊髓前角 α 运动神经元、丘脑腹后核的特异性投射神经元、脑干网状结构上行激动系统及丘脑非特异性投射系统的各个环节、纹状体、基底前脑区以及边缘系统中杏仁核、海马等结构内的某些神经元都属于胆碱能神经元。中枢内的胆碱能受体也有 M 受体和 N 受体之分。脑内的 M 受体主要是 $M_1$ 受体，占脑内 M 受体总量的 50%~80%；中枢乙酰胆碱对感觉、运动功能有重要影响，参与睡眠 - 觉醒状态的调节，并且能增强学习和记忆能力。已经证实，阿尔茨海默病患者终止于海马及大脑皮质的胆碱能神经元有选择性退行性改变，因此，ACh 含量减少，导致语言、情感错乱，记忆丧失。据此，临床上对该病的治疗主要是设法提高脑内胆碱能系统的功能活动（例如使用胆碱酯酶抑制剂）。

**2. 单胺类**　主要包括多巴胺、去甲肾上腺素、5- 羟色胺和组胺（图 10-13）。

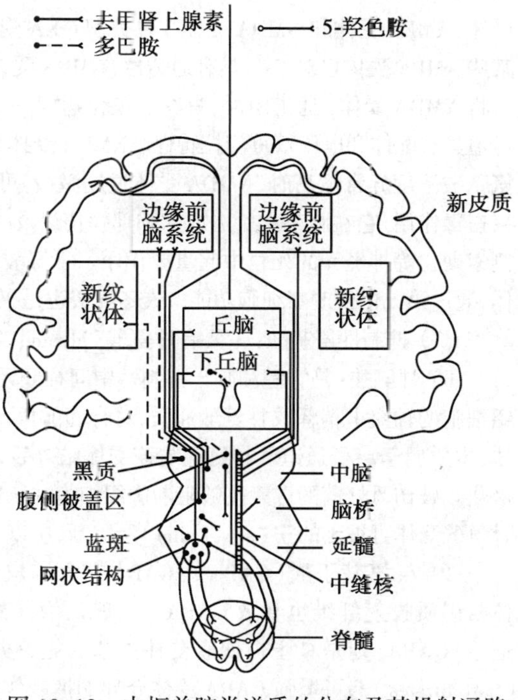

图 10-13　中枢单胺类递质的分布及其投射通路

**多巴胺**（dopamine，DA）能神经元主要存在于脑内的 3 个部位，分别发出纤维形成投射通路：①中脑黑质的 DA 能神经元，形成黑质 -

纹状体投射系统，参与运动控制；②中脑脚间核头端背侧部（腹侧被盖区）的DA能神经元，形成中脑－边缘系统通路，参与奖赏行为、成瘾并与精神活动有关；③下丘脑弓状核的DA能神经元，形成结节－漏斗部通路，释放DA直接进入垂体门脉系统，而带到腺垂体，抑制催乳素释放。DA受体有5个亚型，分别是$D_1$、$D_2$、$D_3$、$D_4$和$D_5$受体，都属于G蛋白偶联受体。临床上，DA能系统功能障碍时，可出现明显的运动和精神活动异常。例如，帕金森病是黑质DA能神经元退变的结果；精神分裂症与脑内多巴胺突触活动增加有关；许多抗精神分裂症药物可降低边缘前脑的多巴胺突触活动。

去甲肾上腺素能神经元主要集中在脑桥的蓝斑核。这些神经元发出纤维通过中央被盖束和内侧前脑束到达丘脑、下丘脑、边缘前脑结构（扣带回、海马旁回、海马及杏仁核）和大脑皮质，调节各种生理功能，例如睡眠、觉醒、注意及摄食行为。一些抑制儿茶酚胺氧位甲基移位酶，或抑制去甲肾上腺素再摄取，升高脑中NE水平的药物用于治疗抑郁症。

5-羟色胺（5-HT）能神经元位于低位脑干中缝核内，其纤维投射也可分为上行、下行和支配低位脑干三部分，其功能与睡眠、体温、情绪反应、痛觉等活动有关。需要注意的是，体内的5-HT约90%存在于消化道，8%~9%存在于血小板中，中枢神经系统中的5-HT仅占1%~2%。但是，血液中的5-HT很难通过血－脑屏障进入中枢。因此，可把中枢和外周的5-HT视为两个独立系统。例如，在影响痛觉方面，外周和中枢作用恰相反，外周具有致痛作用，中枢给药则产生镇痛作用。有7种5-HT（$5\text{-}HT_{1\text{-}7}$）受体，每种受体还有亚型。除$5\text{-}HT_3$属于门控通道外，其余均为G蛋白偶联受体。

中枢神经系统中的组胺能神经元集中在下丘脑后部的结节乳头体核内，其轴突投射到所有脑区及脊髓。组胺受体有三种：$H_1$、$H_2$和$H_3$受体。中枢组胺能递质的功能可能与觉醒、性行为、垂体某些激素的分泌、血压、饮水、痛觉及痒觉的调节有关。

**3. 氨基酸类**

（1）兴奋性氨基酸：主要有**谷氨酸**（glutamate，Glu）和**天冬氨酸**（aspartate，Asp）。谷氨酸在中枢神经系统内含量很高，尤其是大脑皮质和脊髓背侧部。谷氨酸是感觉传入纤维和大脑皮质内的兴奋性递质。谷氨酸受体有促离子型和促代谢型两类。**促离子型受体**（inotropic receptor）包括**红藻氨酸**（kainic acid，KA）受体、AMPA受体和NMDA受体3种类型。KA受体和AMPA受体激活时主要是增加$Na^+$和$K^+$的通透性，某些AMPA受体也对$Ca^{2+}$具有通透性；NMDA受体对$Na^+$、$K^+$和$Ca^{2+}$都具有通透性，但安静情况下，$Mg^{2+}$可以将NMDA受体/通道阻滞，只有去极化达到一定水平时，$Mg^{2+}$被移出，通道才开放。所以，NMDA受体/通道具有配体和电压双重门控特性。NMDA受体参与突触的可塑性，与学习记忆机制有关。但如果兴奋性氨基酸浓度异常增高时，NMDA受体过度激活，可造成大量$Ca^{2+}$内流而引起神经元死亡，这称为谷氨酸的兴奋毒作用，它在脑卒中所造成的脑部损伤以及一些神经变性疾病，如阿尔茨海默病、多发性硬化、肌萎缩侧索硬化等神经元的死亡中起重要作用。谷氨酸**促代谢型受体**（metabotropic receptor）属于G蛋白偶联受体，通过第二信使改变细胞功能。天冬氨酸也是兴奋性氨基酸，但研究资料尚不多。

（2）抑制性氨基酸：主要有**甘氨酸**（glycine，Gly）和**γ-氨基丁酸**（γ-aminobutyric acid，GABA）。

1）甘氨酸：是脊髓和脑干抑制性中间神经元释放的抑制性递质，在脊髓腹侧部含量最高，脊髓前角闰绍细胞的轴突末梢释放甘氨酸递质，对脊髓前角α运动神经元起抑制作用。α运动神经元上具有甘氨酸受体，本质属于离子通道。甘氨酸与该受体结合后，可使通道开放，出现$Cl^-$内流，导致α运动神经元出现超极化。破伤风杆菌的毒素能够阻断闰绍细胞甘氨酸的释放，从而使前角α运动神经元活动亢进，引起惊厥。甘氨酸受体可被**士的宁**（strychnine）所阻断，所以士的宁中毒时引起骨骼肌强直。

2）γ-氨基丁酸（GABA）：GABA在大脑皮质的浅层和小脑皮质的浦肯野细胞层含量最多，纹状体－黑质投射纤维也释放GABA。一般认为，GABA是一种抑制性递质。GABA受体中的$GABA_A$是$Cl^-$通道；$GABA_B$则是G蛋白偶联受体。苯二氮䓬类（benzodiazepines），例如地西泮（diazepam）及巴比妥类（barbiturates）药可增强GABA受体介导的抑制作用（促进$Cl^-$内流，产生超极化作用），从而产生明显的抗焦虑及镇静作用，临床上用于治疗焦虑和失眠。GABA 受体可分为 $GABA_1$、$GABA_2$ 和 $GABA_3$ 受体 3 类。

GABA 由谷氨酸在谷氨酸脱羧酶作用下转变而成，维生素 $B_6$ 是谷氨酸脱羧酶的辅酶，因此饮食缺乏维生素 $B_6$ 可导致 GABA 合成减少，婴儿如缺乏维生素 $B_6$，脑中 GABA 降低，可导致突触抑制丧失，引起癫痫发作而死亡。

**4. 肽类** 脑内的肽类递质——神经肽（neuropeptide）种类多、分布广，作用也有多样，在神经系统起递质或调质作用。**阿片肽**（opioid peptide）有 20 多个，主要有**脑啡肽**（enkephalin）、**内啡肽**（endorphin，主要为 β- 内啡肽）和**强啡肽**（dynorphin）。作用广泛，在调节痛觉、内脏活动、免疫、内分泌、血压、体温、摄食行为、性活动以及学习记忆、情绪方面都有重要影响。阿片受体有 3 类：μ、κ、δ 受体。阿片受体也是强镇痛药，如吗啡、可待因的作用部位。产妇分娩时 β- 内啡肽大量释放，针刺镇痛是由于释放内源性阿片肽。运动后感觉状态良好（精神愉快）和焦虑减轻，所谓赛跑者高潮（runner's high）可能是内源性阿片的作用。纳洛酮（naloxone）是阿片受体的阻断剂。**脑肠肽**，如 CCK、促胰液素、血管活性肠肽等，其中 CCK 具有抑制摄食行为的作用；脑内还有其他肽类，如 P 物质、神经肽 Y、**降钙素基因相关肽**（calcitonin gene-related peptide，CGRP）等。P 物质存在于肠、外周神经及中枢神经系统许多部位。在脊髓初级传入神经末梢含量丰富，它参与脊髓背角痛觉传导通路的调节，并可能是轴突反射的调质（图 4-42），在下丘脑可能起神经内分泌调节作用。神经肽 Y 有增强摄食行为的作用，神经肽 Y 受体拮抗剂可用于治疗肥胖。CGRP 与降钙素都是降钙素基因的产物，CGRP 与 P 物质或 ACh 共存，注射于皮下引起血管扩张。

**阿片受体的发现**：阿片制剂，例如吗啡、海洛因、可待因及阿片，是从罂粟植物中提取的强力止痛剂，这些药物改变痛的感受，容易产生耐受和振奋情绪。人体产生的阿片剂（内源性吗啡），其结构与罂粟中提取的阿片剂一样。1971 年在美国加利福尼亚大学和约翰·霍普金斯大学医学院通过实验发现了阿片肽。研究者将吗啡放在实验动物的脑组织薄片上，吗啡是用放射性同位素标记的，所以研究者能跟踪吗啡在脑组织中的分布。结果发现吗啡与传导痛觉的神经元结合。研究者感到惊奇，为什么动物的脑细胞上会有植物化学物质的受体？一个解释是动物体内可能产生阿片剂，然后阿片受体与体内阿片剂（内啡肽）正常结合，而且也将与从罂粟提取的类似化合物结合。研究者已从在人脑中鉴定若干种阿片肽，并且伴随针刺止痛及孕妇分娩时大量释放。运动后感觉状态良好（精神愉快）和焦虑减轻，所谓赛跑者高潮（runner's high），可能是内源性阿片的作用。正电子发射断层扫描术显示，处于良好状态的运动员跑步 2 小时后内啡肽结合于阿片受体。

**5. 气体分子** 与一般的递质不同，一氧化氮（NO）和一氧化碳（CO）作为脑内气体分子的神经递质，可以透过细胞膜、直接激活胞质内的鸟苷酸环化酶，通过第二信使 cGMP 发挥生物效应。

**6. 组胺** 中枢神经系统中的组胺能神经元集中在下丘脑后部的结节乳头体核内，其轴突投射到所有脑区（包括大脑皮质）及脊髓。此外，组胺还存在于肥大细胞和胃肠嗜铬细胞中。组胺受体有 3 种：$H_1$ 受体、$H_2$ 受体和 $H_3$ 受体。中枢组胺能递质的功能可能与觉醒、性行为、垂体某些激素的分泌、血压、饮水、痛觉及痒觉的调节有关。

**7. 嘌呤类** 嘌呤类递质主要有**腺苷**（adenosine）和 ATP。腺苷通常是一种抑制性中枢递质。茶和咖啡的兴奋作用是通过茶碱和咖啡因阻断腺苷受体而产生的。腺苷还能舒张脑血管。腺苷还广泛分布于外周而产生多种效应，如舒张心脏冠状小动脉，收缩入球小动脉平滑肌细胞，参与管球反馈等。腺苷作用于 4 种受体：$A_1$、$A_{2A}$、$A_{2B}$ 和 $A_3$。它们都是 G 蛋白质偶联受体，升高（$A_{2A}$、$A_{2B}$）或降低（$A_1$、$A_3$）cAMP 浓度。ATP 介导自主神经系统的快速突触反应，在痛觉传入中具有重要作用，此外，在自主神经系统中常与其他递质（如 NE、ACh）共存和共释放，参与对血管、心肌、膀胱、胃肠平滑肌等的活动调节。ATP 结合的受体有：P2Y、P2U 两种亚型（它们通过 G 蛋白激活磷脂酶 C）和 P2X、P2Z（它们是配体门控的离子通道）。P2X 有 7 种亚型：$P2X_1$–$P2X_7$。$P2X_1$ 和 $P2X_2$ 受体存在于脊髓背角，这表明 ATP 参与感觉传递。而 P2Y 有 $P2Y_1$、$P2Y_2$、$P2Y_4$、$P2Y_6$、$P2Y_{11}$、$P2Y_{12}$、$P2Y_{13}$ 和 $P2Y_{14}$ 八种亚型。

## 三、中枢兴奋和中枢抑制

神经调节是通过反射实现的，反射活动的发生是中枢神经系统中神经元兴奋和抑制活动共同参与、协调进行的结果。由于中枢神经系统中神经元之间形成复杂的联系，因此表现出中枢特有的兴奋传播特征和复杂的抑制形式。

### （一）中枢神经元的联系方式

按照神经元在反射弧中所处位置的不同，可将神经元分为传入神经元、中间神经元和传出神经元3种。人体中枢神经系统的传出神经元数目有几十万；传入神经元较传出神经元多1~3倍；而中间神经元的数目最大，仅以中间神经元组成的大脑皮质来说，就估计约有140亿，这说明了中间神经元具有重要的生理作用。神经元的数量如此巨大，它们之间的联系也必然非常复杂（图10-14）。

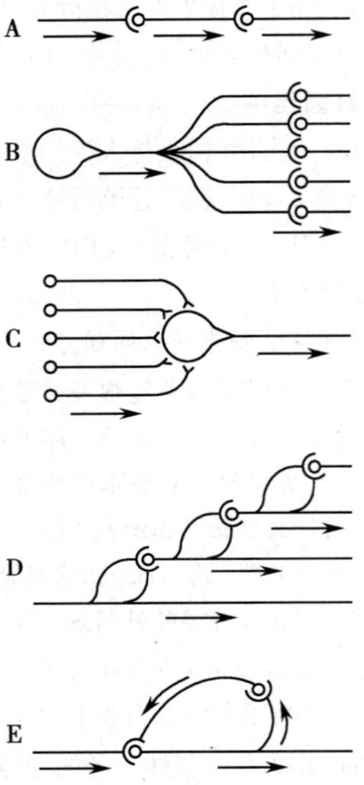

图10-14 中枢神经元的联系方式
A. 单线式联系；B. 辐散式联系；C. 聚合式联系；D. 链锁式联系；E. 环路式联系

**1. 单线式** 一个突触前神经元只和一个突触后神经元发生联系（图10-14A），称为单线式。例如，视网膜中央凹处的一个视锥细胞常只与一个双极细胞形成突触联系，这种联系方式有助于中枢对兴奋来源进行准确分辨。

**2. 辐散式** 一个神经元的轴突通过分支与许多神经元建立突触联系，称为**辐散**（divergence）（图10-14B）。这种联系方式主要见于传入神经元与中间神经元发生联系时，其意义在于扩大兴奋或抑制的范围。

**3. 聚合式** 多个神经元通过轴突末梢与同一个神经元发生的突触联系，称为**聚合**（convergence）（图10-14C）；这种联系方式主要见于其他神经元与传出神经元发生联系时，可使来源不同的神经元的兴奋和抑制效应在同一神经元上进行整合。

**4. 链锁式** 神经元之间依次连接，同时都有侧支传出冲动（图10-14D），称为**链锁式**。这种联系方式的意义类似于辐散式联系，可加强空间作用范围。

**5. 环路式** 一个神经元通过轴突侧支与中间神经元发生突触联系，中间神经元返回来直接或间接再作用于该神经元（图10-14E），这种联系方式称为**环路式**。环路式联系的意义在于实现反馈调节。如果中间神经元都是兴奋性神经元，则兴奋通过环路得以加强和延续，属于正反馈；如果环路中存在抑制性中间神经元，环路式联系的结果是导致原神经元活动迅速减弱或中止，这属于负反馈现象。

### （二）中枢兴奋传播的特征

中枢兴奋的产生以兴奋性突触为基础，其基本原理已如前述。由于存在突触接替，兴奋在中枢的传播不同于兴奋在神经纤维上的传导。同时，由于中枢神经元之间复杂的联系以及中枢突触的固有特性，中枢兴奋传播也具有与外周（如神经－骨骼肌接头）兴奋传递不同的特征。

**1. 单向传递** 刺激脊髓背根可以在腹根引出动作电位，刺激腹根则不能在背根上引出动作电位。这说明兴奋通过中枢时，只能沿着单一方向传播。单向传递的特征是由突触本身的结构和递质释放等因素所决定的，因为只有突触前膜能释放神经递质。但突触后的变化也可以通过某些物质传送给突触前，调节突触前的递质释放水平，这种将突触后信息传送给突触前的物质称为逆行信使，NO就是这样一种逆行信使。

**2. 中枢延搁** 兴奋通过中枢时往往较慢，称为**中枢延搁**（central delay）。这是由于兴奋通过突触性化学传递时需经历神经递质释放、递质在突触间隙扩散以及和后膜上受体结合等多个环节，因而耗费时间较长。据测定，兴奋通过一个化学性突触所需时间为0.3~0.5毫秒，比兴奋在神经纤维上通过同样的距离所需时间要长得多。反射中枢内兴奋经过的突触数目愈多，中枢延搁就愈长。

**3. 总和** 在中枢内，单根传入纤维的单个冲动一般不能引起突触后神经元产生传出效应。这是因为单个突触前末梢传来的单个冲动产生的一个EPSP太小，达不到阈电位的缘故。如果许多突触前末梢同时传入冲动到同一中枢神经元，则在同一突触后神经元上同时产生多个EPSP可以叠加起来，达到阈电位水平，暴发动作电位，产生传出效应，这称为**空间总和**（spatial summation）（图10-15）。如果单根传入纤维或单个突触前末梢发生快速连续的一连串动作电位，可使突触后神经元相继产生的多个EPSP叠加起来，达到阈电位，这称为**时间总和**（temporal summation）（图10-15）。如果经总和未达到阈电位，此时突触后神经元虽未产生兴奋，但和静息电位相比，此时的兴奋性有所提高，对原来不易发生传出效应的一个弱刺激变得较敏感，容易发生传出效应，这一现象称为**易化**（facilitation）。

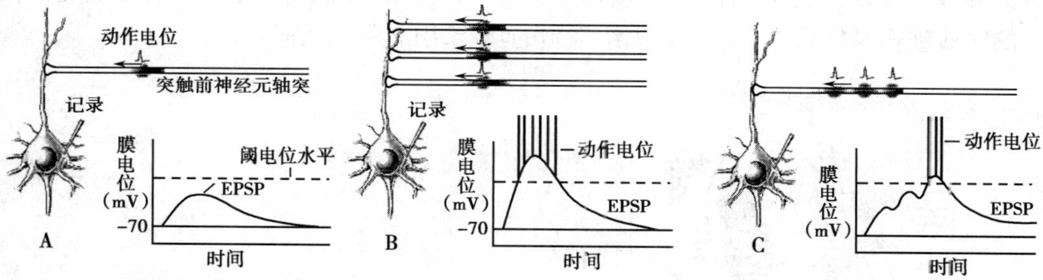


图10-15 突触后EPSP的空间总和（B）与时间总和（C）

**4. 兴奋节律的改变** 反射活动中，传入神经和传出神经上冲动频率不一的现象，称为兴奋节律的改变。这是因为传出神经元不仅受传入神经元的影响，而且还受其他中间神经元、来自高位的神经元以及自身功能状态的影响。如果反射通路中存在环路式正反馈联系，或效应器活动后又有继发的反馈性传入，则可使反射效应在刺激停止后仍能持续一段时间，这一现象称为**后放**（after discharge）。

**5. 对内环境变化敏感和易疲劳** 因为突触间隙与细胞外液沟通，故内环境的变化，如缺氧、二氧化碳堆积、麻醉剂以及有关药物均能影响突触传递过程。易疲劳是指长时间、高频率的突触活动如高频电刺激作用于突触前神经元后，突触后神经元的放电频率逐渐下降、反射效应逐渐减弱的现象。这与突触前神经元的递质耗竭有关。

### （三）中枢抑制和中枢易化

中枢抑制的本质是突触活动的抑制，根据突触活动时抑制首先发生在突触后膜还是突触前膜，可将突触抑制分为突触后抑制和突触前抑制两类。中枢易化是指一个神经元能增强其他神经元的作用。

**1. 突触后抑制** 实现**突触后抑制**（postsynaptic inhibition）的主要结构基础是抑制性中间神经元。如前所述，突触前的抑制性神经元释放抑制性递质，可使突触后神经元产生IPSP，从而受到抑制。由于抑制性中间神经元在神经通路中的联系方式不同，又可将突触后抑制分为两种形式。

（1）传入侧支性抑制：指传入纤维在兴奋某一中枢神经元的同时，发出侧支兴奋一个抑制性中间神经元，经它转而抑制另一中枢的神经元。这种抑制又称为**交互抑制**（reciprocal inhibition）。交互抑制的两个中枢往往具有相互拮抗的性质。例如叩击伸肌的肌腱时，刺激了感受器肌梭，传入纤维进入中枢后，直接兴奋支配该伸肌的运动神经元，同时发出侧支兴奋－抑制性中间神经元，转而抑制支配屈肌的运动神经元，导致伸肌收缩而屈肌舒张（图10–16）。脑内的吸气中枢和呼气中枢之间，产热中枢和散热中枢之间也存在交互抑制。显然，传入侧支性抑制的意义在于使同一生理活动、功能相互拮抗的不同中枢之间的活动得以协调进行。

（2）回返性抑制：指某一中枢神经元兴奋时，其冲动沿轴突外传的同时，又经侧支兴奋一个抑制性中间神经元，经它转而抑制原先发动兴奋的神经元或同一中枢的其他神经元。显然，这是以神经元之间的环路式联系为基础的，是一种负反馈抑制，其意义在于及时终止神经元的活动并使同一中枢内许多神经元的活动同步化。最典型的例子是脊髓前角运动神经元和闰绍细胞之间的联系（图10–17）。闰绍细胞是一种抑制性中间神经元，其接受前角运动神经元侧支的传入，发出的轴突又与该运动神经元或邻近的运动神经元发生突触联系，通过其释放的抑制性递质（甘氨酸）使运动神经元产生IPSP而受到抑制。甘氨酸受体拮抗剂士的宁或破伤风杆菌毒素可破坏闰绍细胞的功能，引起强烈的肌痉挛。

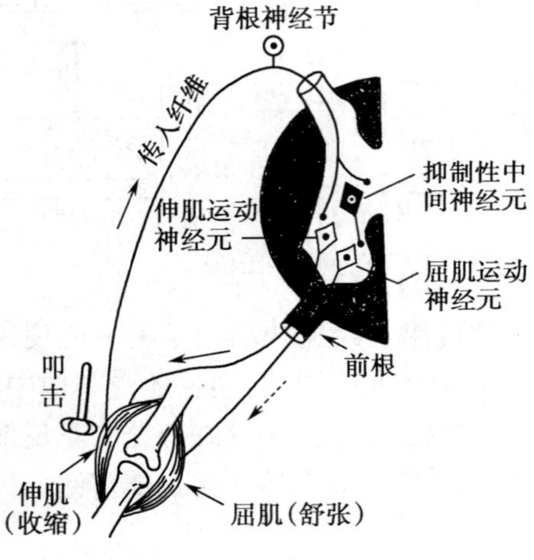


图10–16 传入侧支性抑制

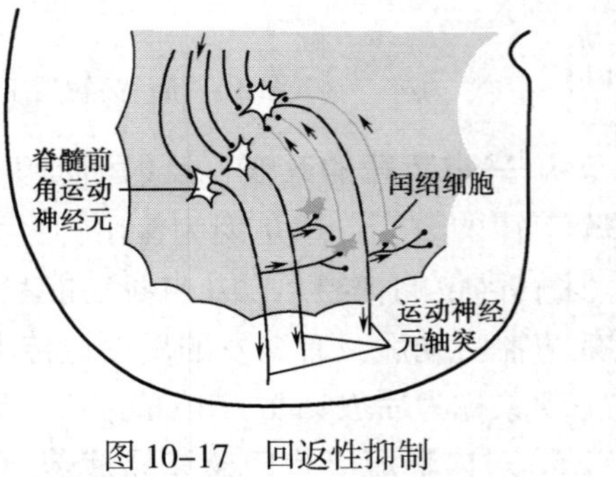


图10–17 回返性抑制

**2. 突触前抑制** **突触前抑制**（presynaptic inhibition）发生在突触前末梢，抑制的形成并非由于突触后膜产生了IPSP，而是由于突触前末梢受到另一抑制性中间神经元（通过轴突－轴突型突触）的作用，使突触前膜预先部分去极化，导致动作电位幅度减小，兴奋性递质释放减少，从而使突触后神经元的EPSP减小，达不到阈电位，而出现抑制性效果。

突触前抑制的形成机制如图10–18乙所示，轴突末梢A与运动神经元形成轴－体突触，且与轴突末梢H形成轴－轴型突触。当轴突A兴奋时，可使运动神经元产生约10mV的EPSP，如果仅轴突末梢H兴奋，运动神经元不产生反应。但如果轴突末梢H先兴奋，随后轴突末梢A兴奋，或同时兴奋，则在运动神经元产生的EPSP明显减小。这是由于轴突末梢H兴奋时释放递质GABA作用于轴突末梢A上的GABA受体，引起轴突末梢A的$Cl^-$电导增加，$Cl^-$内流，膜部分去极化，使兴奋轴突A产生的动作电位幅度减小，结果进入轴突末梢A的$Ca^{2+}$减少，由此使递质释放减少，最终导致运动神经元EPSP减小。

突触前抑制在中枢内广泛存在，主要分布于感觉传入的各级接替部位，所以突触前抑制在控制外周的感觉（包括痛觉）传入中具有重要作用。它可以使信号的传导限制在较小的范围之内，使感觉的功能更为精细。突触前抑制的主要特点是抑制产生的潜伏期较长，抑制作用的持续时间也较长。

**3. 突触前易化**　**突触前易化**（presynaptic facilitation）具有与突触前抑制相同的结构基础。如图 10-18 甲所示，运动神经元的突触前轴突末梢 A 受到一兴奋性中间神经元（E）的作用（形成轴 - 轴型突触），当轴突 A 兴奋时，可使运动神经元产生约 10mV 的 EPSP，如果仅轴突末梢 E 兴奋，运动神经元不产生反应。但如果轴突末梢 E 先兴奋，随后轴突末梢 A 兴奋，则在运动神经元产生 15mV 的 EPSP，并触发动作电位产生。这是由于兴奋性中间神经元释放 5-HT，作用于轴突末梢 A 上的 5-HT 受体，激活 cAMP 依赖的磷酸激酶 A 和磷酸激酶 C，然后打开轴突末梢 A 上 L 型 $Ca^{2+}$ 通道，进入轴突末梢 A 的 $Ca^{2+}$ 增多，轴突末梢 A 释放递质增多，使运动神经元的 EPSP 增大，即产生突触前易化。此外，磷酸激酶 A 还可关闭轴突末梢 A 上的 $K^+$ 通道，导致动作电位复极化延缓，使 $Ca^{2+}$ 通道打开时间延长。

**4. 突触后易化**　即一般所说的易化，表现为 EPSP 的总和，使 EPSP 增大，而更接近阈电位水平。在此基础上给予一个刺激就容易达到阈电位水平而爆发动作电位。

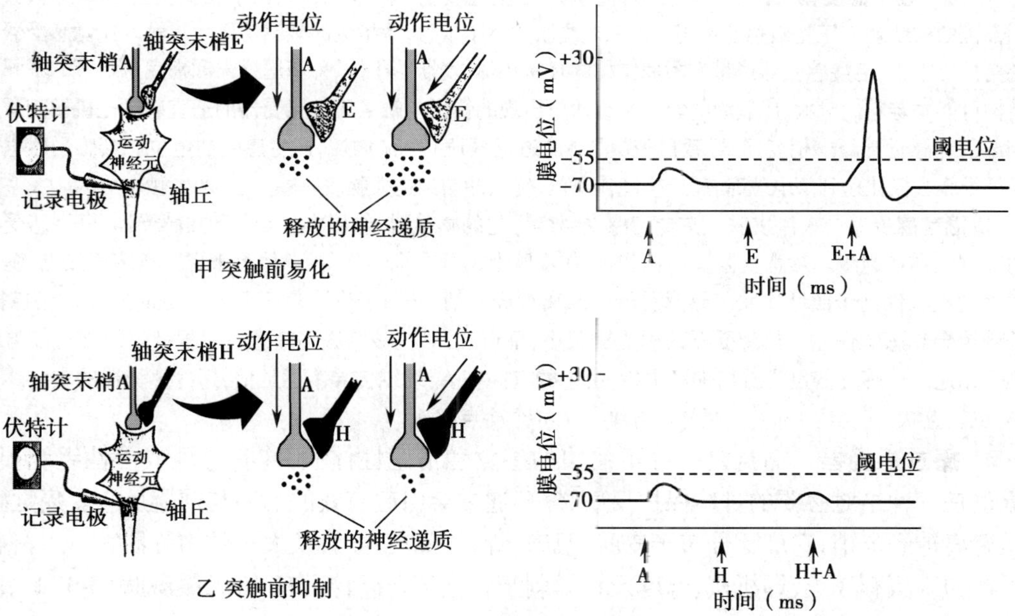


图 10-18　突触前易化和突触前抑制的神经元联系方式及机制示意图

（胡淑婷　李光华）

## 第三节　神经系统的感觉分析功能

机体的**感觉**（sensation）功能对于内环境稳态的维持或对不断变化的环境的适应是十分重要的。人体对外界事物和机体内环境中各种各样的刺激，首先是由感受器或感觉器官感受，然后将各种刺激形式的能量转换为感觉传入神经的动作电位，并通过各自的神经通路传向中枢，经过中枢神经系统的分析和综合，从而产生相应的感觉。由此可见，各种感觉都是通过特定的感受器或感觉器官，传入神经和大脑皮质的共同活动而产生。按照感受器分布，感觉可分为躯体感觉、内脏感觉和特殊感觉。

## 一、躯体感觉

躯体通过皮肤及其附属结构的感受器接受不同的刺激，产生各种类型的感觉，称为**躯体感觉**（somatic sensation）。一般将躯体感觉分为**浅感觉**和**深感觉**两大类，浅感觉又包括触－压觉、温度觉和痛觉；深感觉即为**本体感觉**（proprioception），主要包括位置觉和运动觉。

### （一）躯体感觉的感受器

各种躯体感觉的感知，取决于大脑皮质兴奋的特定部位，而感觉的强度则取决于：①感觉神经纤维上动作电位的频率；②参与反应的感受器数目。此外，皮肤感觉（包括触－压觉、温度觉、痛觉等）与感受器的点状分布密切相关。只有在分布有感受器处的皮肤，刺激才能引起相应的感觉。

**1. 触－压觉感受器**　人体皮肤上有许多触－压觉感受器，呈点状分布，由于在皮肤上分布不均匀，所以不同部位的皮肤触－压觉敏感性不同。如四肢皮肤比躯干敏感，手指尖的敏感性更大。触－压觉感受器可以是游离神经末梢、毛囊感受器或带有附属结构的环状小体、麦斯纳小体、鲁菲尼终末和梅克尔盘等。不同的附属结构可能决定它们对触、压刺激的敏感性或适应出现的快慢。触－压觉感受器的适宜刺激是机械刺激。机械刺激引起感觉神经末梢变形，导致机械门控 $Na^+$ 通道开放和 $Na^+$ 内流，产生感受器电位。当感受器电位使神经纤维膜去极化达到阈电位时，就产生动作电位，传入冲动到达大脑皮质感觉区，产生触－压觉。

**2. 温度感受器**　人体皮肤上有专门感受温度变化的感受器，包括冷感受器和热感受器，分别感受皮肤上的冷刺激和热刺激。热感受器呈点状分布，在皮肤上的分布也不均匀，总体上来讲冷点多于热点，躯干皮肤对冷的敏感性高于四肢皮肤。热感受器是游离神经末梢，分布于皮肤表面下约 0.6mm 处，由无髓鞘的 C 类纤维传导热感觉信号。热感受器的感受野很小，呈点状，对机械刺激不敏感。一根神经纤维可以与若干个热点相连。冷感受器也是游离神经末梢，由细的有髓鞘 $A_\delta$ 纤维传导冷感觉信号，冷感受器的皮肤感受野很小，也呈点状，直径约 1mm，一根神经纤维与 1~8 个冷点相连。

**3. 痛觉感受器**　痛觉是一种不愉快的感觉和情感性体验，伴有急性或慢性组织损伤。痛觉也是一种绝对必要的身体保护反射，疼痛通常会引起有效的缩回与回避反应。痛觉感受器是游离神经末梢，它广泛分布于皮肤、肌肉、骨、关节、心血管及大多数内脏器官。兴奋痛觉感受器的刺激有 3 类，即机械、温度及化学刺激。化学致痛物质有 ATP、缓激肽、5-HT、组胺、酸、乙酰胆碱、蛋白溶解酶以及**辣椒素**（capsaicin）等。此外，前列腺素及 P 物质可增强痛觉神经末梢的敏感性（故抑制前列腺素合成的药物，如阿司匹林具有止痛作用）。组织损伤是造成痛的原因之一，而且痛的程度与各种原因造成的组织损伤的程度密切相关。致痛物质从损伤的邻近组织释放，使神经末梢去极化，导致神经纤维上产生动作电位（图 10-19）。组织缺血引起痛的原因是由于缺血时无氧代谢产生大量乳酸及其他致痛物质（如缓激肽、蛋白溶解酶），刺激痛觉神经末梢所致。肌肉痉挛也是引起痛的另一个原因。肌肉痉挛一方面可直接刺激痛感受器；另一方面由于压迫局部血管造成组织缺血的间接作用，而且肌肉痉挛使肌肉组织的代谢率增加，因此使组织更加相对缺血，结果导致致痛物质的产生和释放。

痛通常可分为生理性痛或急性痛和病理性痛或慢性痛，后者包括炎症性痛和神经性痛。急性痛一般具有突然发作并在愈合期间疼痛消退，可以认为是“好的痛”，因为它起一个重要的保护机制作用。缩回反射就是痛的保护作用的一个典型例子。慢性痛可以认为是“不好的痛（有害的痛）”，因为组织损伤修复后痛持续时间长，且往往难以用普通的止痛药包括非甾体抗炎药和阿片类控制。慢性痛是由神经损伤引起的（神经痛），包括糖尿病周围神经痛、毒素引起的神经损伤及缺血。灼痛便是神经痛的一种。

传导痛觉的传入纤维有两类，一类属于 $A_\delta$ 类有髓纤维，另一类是 C 类无髓鞘纤维。沿 $A_\delta$ 类纤维传导的伤害性信息到达大脑皮质后引起的痛觉是**快痛**（fast pain）。其特点是感觉敏锐，定位明确，痛发生快，消失也迅速，一般不伴有明显的情绪变化。沿 C 类纤维传导的伤害性信息到达大脑皮质后引起的痛觉是**慢痛**（stow pain）。其特点是感觉模糊，定位不精确，痛的发生比较缓慢，消退也要有一个过程，而且往往伴有明显的情绪反应。另外，与其他体感神经纤维不同，传导痛信息的纤维的阈值较高，只有当压力、温度或其他化学刺激强度达到痛阈时，才能引起痛觉。

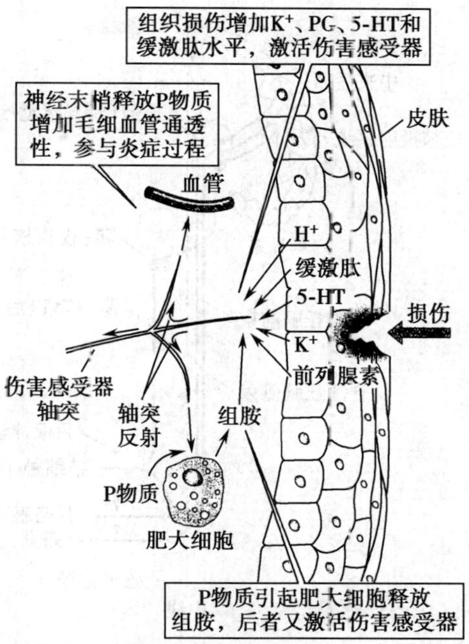

图 10-19 组织损伤部位释放致痛物质

**内源性镇痛系统**：中枢神经系统具有内在（固有）的抑制痛的系统，它抑制进入脊髓传导途径的痛的传递。这一下行镇痛途径包括三个脑干区：中脑导水管周围灰质、延髓中缝大核和外侧网状结构。电刺激这些部位都可产生明显的镇痛效应。导水管周围灰质刺激延髓中缝大核和网状结构神经元，从中缝大核和网状结构发出的下行纤维终止于脊髓背角的抑制性中间神经元。这些抑制性中间神经元释放内啡肽，一方面与痛觉传入纤维末梢上的阿片受体结合，抑制其递质（P 物质）的释放（突触前抑制）；另一方面还作用于脊髓背角中的传导痛觉的第二级神经元的胞体和树突，产生 IPSP，抑制其兴奋（突触后抑制）。当痛刺激激活伤害性感受器时，信号通过脊髓丘脑束传递到 CNS，产生痛觉；在应激、运动、针刺时，激活内源性镇痛系统可阻断痛传递，产生镇痛效应。

**4. 肌肉本体感受器** **本体感觉**（proprioception）就是深部感觉，包括位置觉和运动觉。它主要来自躯体深部的肌肉、肌腱、骨膜和关节等处的组织结构，主要是对躯体空间位置、姿势、运动状态和运动方向的感觉。

位于肌肉、肌腱和关节等处的感受器称为本体感受器。当运动引起皮肤移动时，本体感觉亦涉及触觉的产生。对单纯的肌肉、肌腱和关节的感觉，在平时并不能意识到，但是当肢体运动时，本体感受器和皮肤感受器一起协同作用，从而可意识到运动的感觉。脊椎动物的肌肉内有两种感受器：**肌梭**（muscle spindle）和**腱器官**（tendon organ）。肌梭是骨骼肌中一种特殊的感受装置，位于肌肉的深部，是检知骨骼肌长度、运动方向、运动速度和速度变化率的一种本体感受器。腱器官大部分位于骨骼肌的肌腱部位，是检知骨骼肌张力变化的一种本体感受器（详见本章第四节）。

## （二）感觉传导通路

躯体感觉初级传入神经元的胞体位于后根神经节或脑神经节中，其周围突与躯体感受器相连，中枢突进入脊髓和脑干后发出两类分支，一类在不同水平直接或间接通过中间神经元与运动神经元相连而构成反射弧，完成各种神经反射；另一类经多级神经元接替后向大脑皮质投射而形成感觉传入通路，产生各种不同的感觉。

**1. 丘脑前的传入系统** 传导精细触觉（辨别两点间距离和感受物体表面性状及纹理等）和肌肉本体感觉的纤维（$A_\beta$ 类纤维）在同侧后索上行至延髓下部，在薄束核和楔束核更换神经元，换元后的第二级神

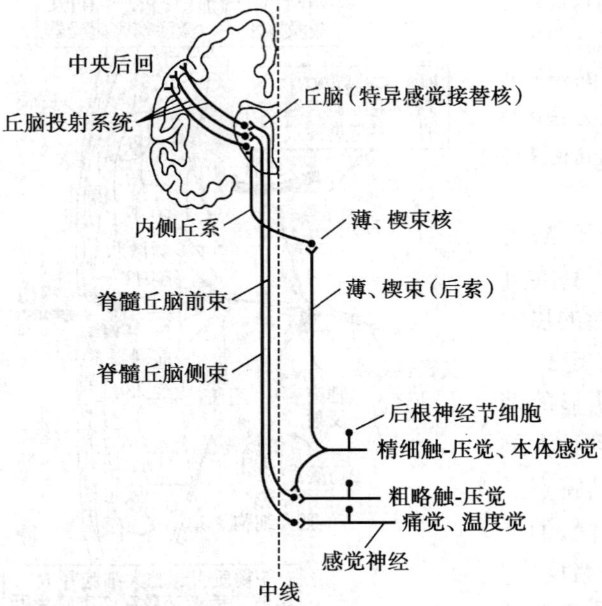


图 10-20 四肢和躯干的体表感觉传导通路

经元再发出纤维交叉到对侧，经内侧丘系抵达丘脑的腹后核以及相关的特异感觉接替核。这个上行系统通常称为后索(脊髓部分)和内侧丘系(脑干部分)。另一些触觉纤维与传导痛觉、温度觉的纤维($A_\delta$ 类纤维和 C 类纤维)进入脊髓后均在后角更换神经元，换元后的第二级神经元再发出纤维在中央管前交叉至对侧，在脊髓的前外侧 1/4 部分形成前外侧系的上行纤维。其中传导痛觉、温度觉的纤维走行于脊髓丘脑侧束，而传导触－压觉的纤维走行于脊髓丘脑前束。这些纤维中一部分抵达丘脑的特异感觉接替核(图 10-20)，另一部分经中脑网状结构投射到丘脑中线区和髓板内的非特异投射核。

由于传导痛觉、温度觉和粗略触－压觉的纤维先交叉后上行，而本体感觉和精细触－压觉的纤维先上行后交叉，所以在脊髓半离断的情况下，离断水平以下对侧躯体的痛觉、温度觉和粗略触－压觉发生障碍，同侧躯体的本体感觉和精细触－压觉发生障碍。在脊髓空洞症患者，如果病变较局限地破坏中央管前交叉的感觉传导路径，可出现痛觉、温度觉和粗略触－压觉障碍的分离现象。这是因为痛觉、温度觉传入纤维进入脊髓后，在进入水平的 1~2 个阶段内换元并经前连合交叉到对侧，而粗略触－压觉传入纤维进入脊髓后分成上行和下行纤维，分别在多个阶段内换元再交叉到对侧，因此仅出现相应节段双侧皮节的痛觉和温度觉障碍，而粗略触－压觉基本不受影响。

来自头面部的痛觉、温度觉冲动主要由三叉神经脊束核中继，而触觉与肌肉本体感觉主要由三叉神经的主核和中脑核中继。自三叉神经主核和脊束核发出的二级纤维越至对侧组成三叉丘系，它与脊髓丘脑束毗邻上行，终止于丘脑的后内侧腹核。

**2. 丘脑的核团** 丘脑是除嗅觉以外的各种感觉纤维向大脑皮质投射的重要中继站，同时也能对感觉传入进行初步的分析和综合。丘脑内含有许多神经核团，大致可分为以下 3 类(图 10-21)。

(1)第一类细胞群：这类细胞群称为**特异感觉接替核**(specific sensory relay nucleus)，在发生上为旧核团，包括腹前核、腹外侧核和腹后核。它们接受第二级感觉投射纤维，换元后进一步投射到大脑皮质感觉区。例如腹后核，其外侧部分(腹后外侧核)为脊髓丘脑束与内侧丘系的换元站，与躯体感觉的传达有关，其内侧部分(腹后内侧核)为三叉丘系的换元站，与头面部感觉传导有关。腹后核发出的纤维投射到大脑皮质躯体感觉区。此外，内侧膝状体是听觉传导通路的换元站，发出的纤维向听皮质投射；外侧膝状体是视觉传导通路的换元站，发出的纤维向视皮质投射。

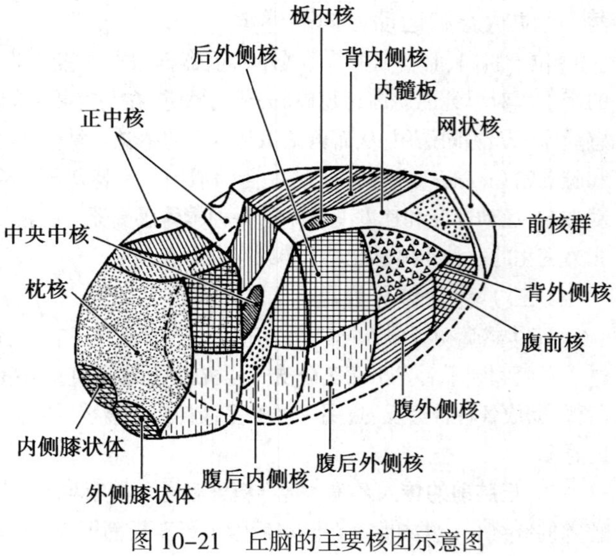


图 10-21 丘脑的主要核团示意图

(2)第二类细胞群：这类细胞群称为

**联络核**（associated nucleus），在发生上为新核团。它们接受来自特异感觉接替核及其他皮质下中枢的纤维，换元后投射到大脑皮质的特定区域，在功能上与各种感觉在丘脑和大脑皮质水平的联系协调有关。例如，丘脑前核接受海马结构和下丘脑乳头体来的纤维，并发出纤维投射到大脑皮质的扣带回（边缘皮质），扣带回又投射到海马结构，组成一环路（Papez 环路）参与记忆和情绪活动的调节；丘脑的腹外侧核主要接受小脑和苍白球来的纤维，并发出纤维投射到大脑皮质的运动区，参与皮质对肌肉运动的调节；丘脑枕核接受内侧膝状体与外侧膝状体来的纤维，并发出纤维投射到大脑皮质顶叶、枕叶和颞叶的中间联络区，参与各种感觉的联系功能。丘脑网状核神经元的轴突是丘脑中间神经元，调节丘脑其他神经元对皮质输入冲动的反应。此外，丘脑还有许多细胞群发出纤维向下丘脑、大脑皮质前额叶和眶区或顶叶后部的联络区等区域投射。

（3）第三类细胞群：这类细胞群称为**非特异投射核**（nonspecific projection nucleus），位于或靠近丘脑中线（中线丘脑核），或沿着丘外侧缘（网状核），或内髓板内的核（板内核、中央中核、束旁核）。这些核调节丘脑主要投射系统的活动，并且是最古老的核团。非特异投射核通过多突触换元接替后，弥散地投射到整个大脑皮质，对整个皮质神经元有广泛的兴奋作用，起着维持和改变大脑皮质兴奋性水平的重要作用。

**3. 感觉投射系统** 根据丘脑各部分的神经纤维向大脑皮质投射特征的不同，可把丘脑的投射系统分成两大系统：一是**特异性投射系统**（specific sensory projection system），二是**非特异性投射系统**（nonspecific projection system）（图 10–22）。

（1）特异性投射系统：由特异性丘脑投射核（第一类和第二类核）及其纤维组成，其特点是投射到大脑皮质特定区域，具有点对点的关系，投射纤维主要终止在皮质第四层，而且投射纤维末梢的突触小体数量多且密集，容易使皮质神经元由局部兴奋总和而形成扩布性兴奋。所以，其功能是引起特定感觉，并激发大脑皮质发出传出神经冲动。

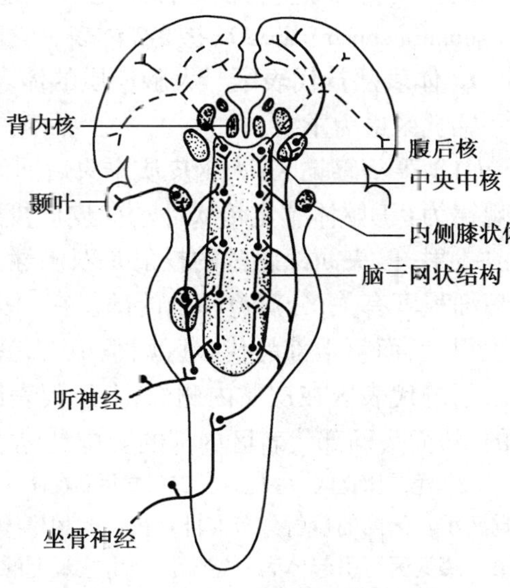


图 10–22 感觉投射系统示意图

实线代表特异性投射系统；虚线代表非特异性投射系统

（2）非特异性投射系统：非特异性投射系统由非特异性丘脑投射核（第三类核）及其纤维组成，是不同感觉的共同上传途径。一方面该系统经过多次换神经元并弥散地投射到大脑皮质的广泛区域，不具有点对点的关系，投射纤维终止于 1~4 层，而且纤维末梢的突触小体数量少且稀疏，局部阈下兴奋不易整合起来。所以，这一系统的功能是提高和维持大脑皮质的兴奋性，使机体处于觉醒状态，但不产生特定感觉。非特异性投射系统是不同感觉的共同上传途径。另一方面它接受脑干**网状结构上行激活系统**（ascending reticular activating system）上传的冲动。当各种特异性感觉传导纤维进入脑干时均发出侧支与脑干网状结构的神经元发生突触联系，并在其中反复换神经元后形成一条不同感觉的共同传导通路，上行抵达丘脑第三类核团，失去了感觉传导投射的专一性，称之为网状结构上行激活系统。因为这一系统通过丘脑非特异性投射系统，所以具有提高大脑皮质兴奋性和维持清醒的作用。实验证明，电刺激中脑网状结构，能够唤醒动物，脑电波呈现去同步化快波（兴奋波）；在中脑头端中断网状结构时，动物则出现昏睡，脑电图出现一同步化慢波（抑制波）（图 10–23）。

由于这一系统是一个多突触接替的上行系统，因此易受药物的影响。例如，巴比妥类催眠药及一些全身麻醉药的作用可能就是首先阻断了上行激活系统传导作用所致。

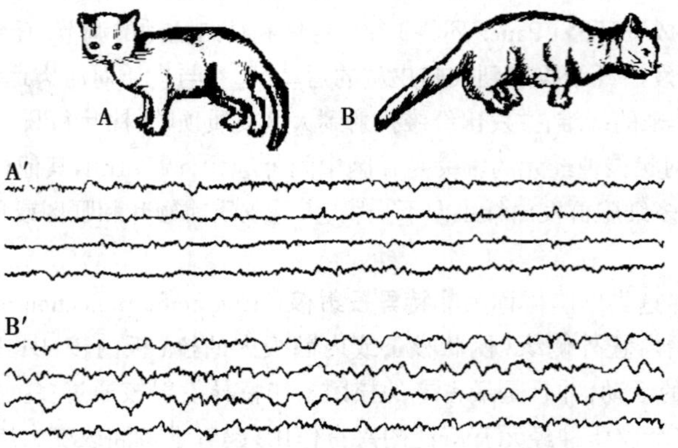


图 10-23　切断特异性投射系统和非特异性投射系统后猫的行为和脑电图变化

A. 切断特异性投射系统通路而不损伤非特异性投射通路的猫；A′ 为其脑电图。

B. 切断非特异性投射系统通路的猫，处于昏睡状态；B′ 为其脑电图

### （三）大脑皮质的感觉代表区

从丘脑腹后核上行的躯体感觉信息经特异性投射系统投射到大脑皮质的**躯体感觉代表区**（somatic sensory area），主要有体表感觉区和本体感觉区。

**1. 体表感觉代表区**　大脑皮质的体表感觉代表区主要有第一和第二两个感觉区，其中第一感觉区最为重要。

（1）第一感觉区：大脑皮质中央后回为**第一感觉区**（somatic sensory area Ⅰ）。其感觉投射规律为：①躯体感觉传入冲动向皮质投射具有交叉的性质。即身体一侧传入冲动向对侧皮质投射，但头面部感觉的投射是双侧性的。②投射区域的大小与不同体表部位的感觉分辨精细程度有关，分辨愈精细的部位在中央后回的代表区也愈大，例如拇指和示指的代表区面积很大，而躯干部的代表区则很小。③投射区域具有一定的分野，下肢代表区在顶部，膝部以下的代表区在皮质内侧面，上肢代表区在中间部，头面部代表区在底部，总的安排是倒置的，然而头面部代表区内部的安排是正立的。

（2）第二感觉区：在人脑，**第二感觉区**（somatic sensory area Ⅱ）位于中央前回与岛叶之间，面积远比第一感觉区小。区内的投射分布安排是正立的，但身体各部分的代表区不如中央后回那么完善和具体。刺激人脑第二感觉区可引起体表一定部位产生主观上的麻木感，这种麻木感具有双侧性。但切除人类的第二感觉区并不产生显著的感觉障碍。第二感觉区可能接受痛觉传入的投射。

**2. 本体感觉代表区**　中央前回（4 区）是运动区，也是肌肉本体感觉投射区。在较低等的哺乳类动物（如猫、兔等），体表感觉区与运动区基本重合在一起，称为**感觉运动区**（sensorimotor area）。该区既是体表感觉区和肌肉本体感觉代表区，又是运动区。在灵长类动物（如猴、猩猩等），体表感觉区和运动区逐渐分离，前者位于中央后回，后者位于中央前回，但这种分化也是相对的。

感觉皮质具有可塑性，表现为感觉代表区神经元之间的广泛联系可以发生较快的改变。如果截去猴的一个手指，皮质代表区上原来那个被截手指所占据的区域就会被其邻近手指的代表区蔓延过来而占据。反之，如果切除皮质上某个手指的代表区，那么该手指的感觉投射就将移向这个已被切除的代表区的周围皮质。长时间去除肢体传入将引起皮质躯体感觉代表区的功能改变，此时皮质该肢体代表区能对触摸面部的刺激作出反应。相反，如果训练猴的手指，使之具有良好的辨别不同振动的感觉，则该手指在皮质的代表

区将会扩大。

这种可塑性改变也发生在人类。例如，触摸截去手臂的人的脸部，可引起似乎是来自失去手臂的感觉。人正电子发射断层扫描也证实，盲人在接受触觉和听觉刺激时，其视皮质的代谢活动增加。而耳聋者对视野周边移动的刺激反应比正常人更为迅速而准确。这种可塑性改变也可发生在运动皮质。这些发现表明大脑具有较好的可塑性和适应能力。

**幻肢痛**：1551 年，陆军外科医生 Ambroise para 写道，一患者行截肢手术长时间后，诉说仍感到截去的肢体痛。这是最早对幻肢痛的描述。50%~80% 的被截肢者感受到幻觉，通常是感受到其截肢部位的疼痛。除肢体外，幻觉也可发生在身体的其他部位，例如，切除乳房，拔牙（幻牙痛）或摘除眼球后（幻眼综合征）。幻肢痛的发生是由于切断感觉传入冲动后有关脑能重组（reorganize）。丘脑腹后核就能发生这种改变。已截去腿的患者，记录截肢前丘脑接受腿和脚的传入冲动的单个神经元的放电，发现该神经元对肢体其余部分（股部）的刺激也产生反应。还有其他证据证明躯体感觉皮质重划（remapping）。例如，上臂已截肢的个体，撞击脸部不同部位，可产生触摸失去肢体部位的触摸感觉。幻肢痛可通过刺激脊髓达到有效的治疗，电流通过靠近脊髓的电极刺激脊髓通路，以干扰上升到脑的传入冲动，可减轻幻肢痛的感觉，被截肢者只有幻肢震颤感觉。

## 二、内脏感觉——内脏痛

内脏中所含的温度觉和触 - 压觉感受器很少，无本体感觉，但有痛觉感受器，因此，内脏感觉的主要表现是痛觉。内脏痛是由内脏病变而引起的一种疼痛，是临床常见症状，引起这类疼痛的有效刺激是脏器的突然扩张、机械性牵拉、脏器的局部缺血、内脏平滑肌的痉挛以及在病理损伤时所释放的化学物质。内脏疾病除了引起患病脏器本身的疼痛外，还能引起邻近体腔壁骨骼肌的痉挛和疼痛。此外，胸膜或腹膜受到炎症等刺激时，由于体腔壁浆膜受到刺激也会产生疼痛，这类疼痛称为**体腔壁痛**（parietal pain）。

### （一）内脏痛的特点

**1. 定位不精确** 这是内脏痛的主要特点，如腹痛时病人常不能说出发生疼痛的具体部位，因为内脏中痛觉感受器的数量相对较少，且分布明显比躯体稀疏。

**2. 发生缓慢，持续时间较长** 内脏痛主要表现为慢痛，呈渐进性增强，但有时也可迅速转为剧烈疼痛。

3. 中空内脏器官壁上的感受器对扩张性刺激和牵拉性刺激十分敏感，而对烧灼、切割等能引起皮肤痛的刺激不敏感。

4. 内脏痛特别能引起不愉快的情绪反应，这可能是因为内脏痛的传入通路与引起恶心、呕吐及其他自主神经效应的通路之间有密切的联系。

### （二）内脏痛的传入神经

几乎所有起源于胸腔、腹腔和盆腔的内脏痛都是由交感神经中的 C 纤维传递的；部分盆腔脏器如尿道、子宫颈、直肠等的痛觉由盆神经传入；食管、气管的痛觉通过迷走神经传入中枢（图 10-24）。

内脏痛觉通过自主神经内的传入纤维传入，沿着躯体感觉的同一通路上行，也经脊髓丘脑束和感觉投射系统到达大脑皮质。

### （三）牵涉痛

某些内脏疾病往往引起远隔的体表部位发生疼痛或痛觉过敏，这种现象称为**牵涉痛**（referred pain）。例如，心肌缺血时，可发生心前区、左肩和左上臂及其内侧体表的疼痛；胆囊病变时，右肩区会出现疼痛；阑尾炎时，常感上腹部或脐区疼痛等（图 10-25）。躯体深部痛也有牵涉痛的表现。

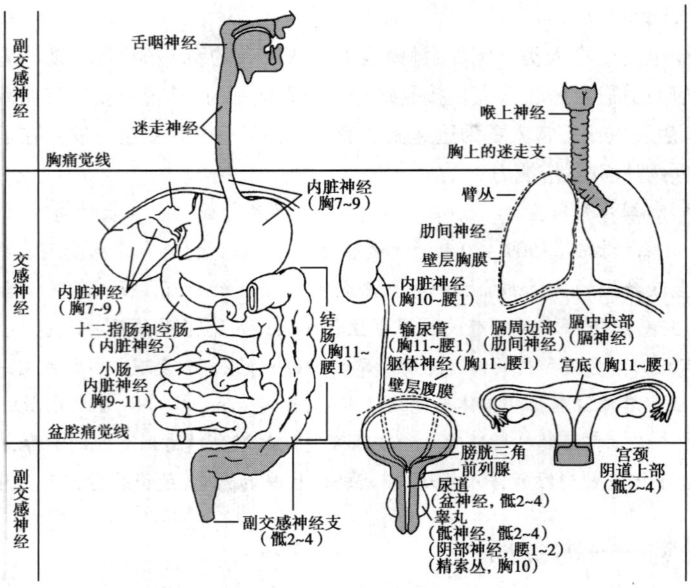


图 10-24 内脏痛觉传入神经通路示意图

位于胸痛觉线和盆腔痛觉线之间的器官，其痛常见由交感神经纤维传入；胸痛觉线以上的器官的痛常见由迷走神经和舌咽神经传入；盆腔痛觉线以下的器官的痛常见由盆神经传入

牵涉痛的发生与脊髓节段分布有一定的关系。现在通常以**会聚学说**（convergence theory）和**易化学说**（facilitation theory）来解释牵涉痛。

**1. 会聚学说** 此学说认为来自患病内脏和牵涉痛皮肤区域的传入神经纤维进入脊髓后会聚到同一后角神经元，并由同一上行纤维传入脑。由于日常生活中能意识到的痛多来自体表，因而此时来自患病内脏的痛冲动上达大脑皮质，往往被误认为来自体表而出现牵涉痛（图 10-26A）。

**2. 易化学说** 该学说认为患病内脏和牵涉痛皮肤的脊髓中枢甚为接近，由患病内脏传入的冲动可以经侧支提高邻近皮肤中枢的兴奋性，以致平时不易引起痛觉的皮肤传入冲动，能使皮肤痛觉的脊髓中枢发生更大兴奋，由此上传的冲动也增强。这可能是牵涉痛现象中痛觉过敏的原因（图 10-26B）。

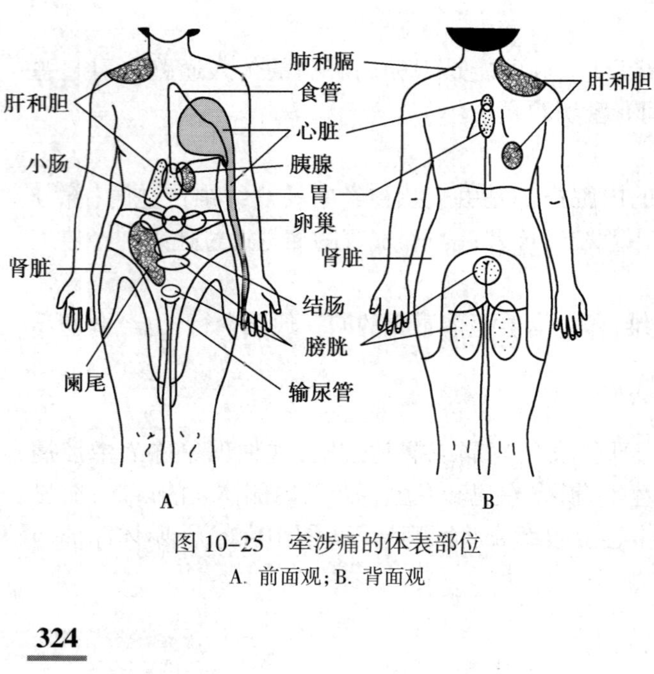


图 10-25 牵涉痛的体表部位

A. 前面观；B. 背面观

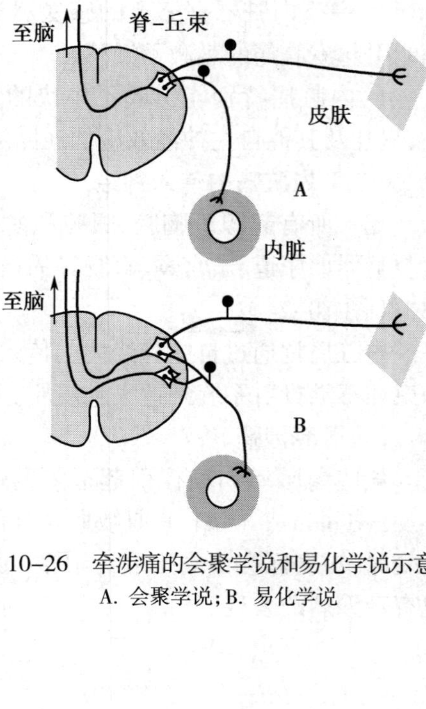


图 10-26 牵涉痛的会聚学说和易化学说示意图

A. 会聚学说；B. 易化学说

痒（itch）是一种与痛性质不同的、很不愉快的、伴有抓的欲望的感觉。痒感觉的程度相差很大，可以是轻微的，以致几乎不会引起人注意，或严重到像慢性痛那样难以忍受。痒的感受器是一种很敏感的快速适应的机械感受性游离神经末梢，其传入纤维为细的无髓C类纤维，但在体内的分布与传导痛觉的不同，痒只发生在表层皮肤、角膜及某些黏膜，不发生于深部组织及内脏。剥离表层皮肤对痛刺激强烈敏感，但对致痒的刺激不敏感。痒刺激引起搔反射，而引起痛的刺激（伤害性刺激）引起缩回和防御反射。痒的目的是唤起人们注意在身体表面的轻微刺激，例如跳蚤在皮肤上爬行或苍蝇在身上叮咬，然后引起搔反射或其他动作，以除掉身上的刺激。痒可以通过搔抓而解除，而且搔抓是令人愉快的。痒不仅能由皮肤局部的反复机械刺激所引起，也可由某些化学物质引起，当血浆胆盐浓度升高时可引起某种痒，痒的另一重要原因是皮肤过敏时肥大细胞释放组胺。激肽也引起严重的痒。较严重的痒常由某些疾病引起，如慢性肾衰竭、某些肝病、过敏性皮炎、多发性硬化、甲状腺功能亢进和糖尿病等。

# 第四节　神经系统对躯体运动的调节

人体的任何运动，无论是反射性的或随意性的，都是在一定程度的肌紧张和一定姿势的前提下进行的。神经系统是肌紧张、姿势和随意运动的调节者。中枢神经系统不同部位在躯体运动调节中所起的作用不同。

## 一、运动的中枢调控功能概述

### （一）运动的分类

运动可分为反射运动、随意运动和节律运动三类。

**1. 反射运动**　是最基本、最简单的运动。由特定感觉刺激引起，有固定的运动轨迹，不受意识控制。

**2. 随意运动**　较复杂，通常为达某一目的而进行。随意运动一般主观意愿而发动，也可以是对感觉刺激的反应，其运动的方向、轨迹、速度和时程均可随意改变。

**3. 节律性运动**　这类运动可随意地开始和停止，运动一旦开始便不需要有意识的参与而能自动地重复进行，但在进行过程中能被感觉信息调控。如呼吸肌和咀嚼肌的运动。

### （二）运动调控的基本结构和功能

参与控制骨骼肌运动的神经元可以分为三级水平，每个水平在运动控制中执行不同任务（图10-27）。大脑皮层联络区、基底神经节和皮层小脑居最高水平，负责运动的总体策划；运动皮质和小脑居中间水平，负责运动的协调、组织和实施；而脑干和脊髓处于最低水平，负责运动的执行。三个水平有从高级到低级的关系，也有平行地联络协同关系。关于随意运动的产生机制，目前认为，随意运动是由大脑许多部位以及小脑、基底神经节共同发动和调节的。随意运动的指令起源于皮层联络区，运动的设计及编程在大脑皮层和皮层下的基底神经节和小脑半球外侧部（即皮层小脑）进行。基底神经节和小脑将设计好的运动信息经丘脑传送到运动皮层（中央前回和运动前区），由运动皮层发出动作指令大部分经皮质脊髓束和皮质延髓束输送到脊髓和脑干的运动神经元；但这些途径的侧枝及少数由运动皮层来的直接终止于脑干神经核的直接连接，也投射到脑干和脊髓中的运动神经元，这些途径也参与随意运动的控制。在此过程中，运动的设计需在大脑皮层与皮层下两个运动脑区之间不断进行信息交流；而且运动设计的执行需要小脑半球中间部（即脊髓小脑）参与，后者利用其与脊髓、脑干和大脑皮层之间的纤维联系，将来自肌肉、肌腱、关节和皮肤的感觉传入信息（即反馈信息）与大脑皮层发出的运动指令反复比较，并根据运动设计和实际执行情况之间的差异修正大脑皮层的活动。外周感觉反馈信息也可直接传入运动皮层，不断纠正可能出现的运动偏差指令，从而使随意运动协调、平稳和精确（图 10–27）。脑干中与姿势和运动协调有关的路径包括红核脊髓束、网状脊髓束、顶盖脊髓束和前庭脊髓束。

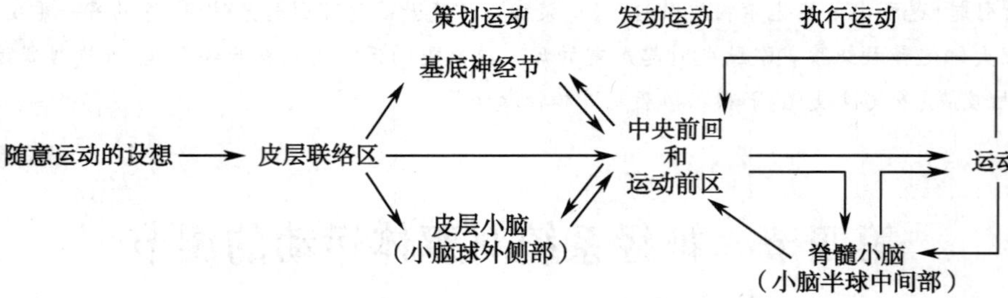


图 10–27 产生和调节随意运动的示意图

随意运动可分为三个时相：计划、发动和执行。本体感受器将运动的实际情况反馈给脑，可随时矫正计划运动与实际运动之间的任何偏差

## 二、脊髓对躯体运动的调节

躯体运动最基本的反射中枢在脊髓。脊髓对躯体运动的调节是通过脊髓反射实现的，其传出神经元是位于脊髓灰质前角中的运动神经元。

### （一）脊髓运动神经元

脊髓前角中的运动神经元主要有两类，即 α 和 γ 运动神经元，分别支配梭外肌和梭内肌。

**1. α 运动神经元和运动单位** α 运动神经元是脊髓前角中较大的一种神经元。α 运动神经元既接收来自皮肤、肌肉和关节等外周传入的信息，也接受从脑干到大脑皮层等高位中枢下传的信息，其轴突构成 Aα 纤维（简称 α 纤维），支配骨骼肌的梭外肌纤维（即一般的骨骼肌纤维），兴奋时可引起梭外肌收缩。因此，α 运动神经元被称为脊髓反射的**最后公路**（final common path）。

一个 α 运动神经元的轴突末梢在肌肉中反复分支，每一分支分别支配一条肌纤维。因此，当一个 α 运动神经元兴奋时，可引起它所支配的全部肌纤维产生收缩活动。由一个 α 运动神经元及其所支配的全部肌纤维组成的功能单位，称为**运动单位**（motor unit）。

**2. γ 运动神经元** γ 运动神经元是脊髓前角中较小的一种神经元，分散在 α 运动神经元之间。γ 运动神经元的轴突构成 Aγ 纤维（简称 γ 纤维），也经前根离开脊髓，但支配的效应器是骨骼肌肌梭中的梭内肌纤维，兴奋时使梭内肌纤维收缩，肌梭敏感性增高。γ 运动神经元的兴奋性较高，常以较高频率持续放电。

### （二）脊休克

为了研究脊髓的单独功能，并保持膈肌呼吸功能，常在脊髓颈段第 5 节水平以下横断脊髓与延髓的联系，这种脊髓与高位中枢离断的动物称脊动物（spinal animal）。当动物的脊髓突然被横断后，横断面以下脊髓的反射功能暂时丧失，进入无反应状态，此现象称脊休克（spinal shock）。

脊休克的主要表现为：横断面以下脊髓所支配的骨骼肌紧张性降低甚至消失，血压下降，外周血管扩张，发汗反射不出现，直肠和膀胱内粪、尿积聚，说明动物躯体与内脏反射活动均减退甚至消失。随后，一些以脊髓为基本中枢的反射活动可以逐渐恢复。脊反射恢复的速度与不同动物脊髓反射依赖于高位中枢的程度有关：低等动物如蛙在脊髓离断后数分钟内反射即恢复；犬需数天；而人由于外伤等原因出现脊休克后则需数周才能恢复出现脊髓反射，恢复后其阈值也降低。反射恢复过程中，首先是一些比较简单、比较原始的反射先恢复，如屈肌反射、腱反射等，然后比较复杂的反射逐渐恢复，如对侧伸肌反射、搔抓反射等。反射恢复后的动物，血压也逐渐上升到一定水平，并具有一定的排粪与排尿反射，但这些恢复的反射反应比正常时加强并广泛扩散，往往不能很好地适应机体正常生理功能的需要（例如休息时血压通常是正常的，但压力感受性反射消失，故常见血压有大的起伏，阵发性流汗及皮肤苍白也会发生）。脊髓离断后，将导致离断水平以下永久性地失去知觉和随意动作的能力，这是由于脊髓离断后，脊髓内上行与下行的神经束很难重新接通，因为离断部位的大量胶质细胞浸润并逐步形成瘢痕，使轴突再生受阻。慢性脊动物及脊髓横断的人类，虽然性反射丧失，但对雄性动物及人类手淫会产生勃起甚至射精。在雌性脊动物中，刺激其阴道会尾巴侧偏，骨盆移成交合姿势。

脊休克的上述表现并不是由于切断损伤的刺激所引起的，因为脊髓反射恢复后如果第二次切断脊髓，则不会再次引起脊休克。所以，脊休克的产生原因是由于离断的脊髓突然失去了高位中枢的调节，主要是失去从大脑皮质到低位脑干（如前庭核、脑干网状结构等）的下行纤维对脊髓的兴奋性冲动（刺激）控制作用。

脊休克的产生与恢复，说明脊髓可以完成某些简单的反射活动，但正常时这些反射在高位中枢的控制下不易表现出来。高位中枢对脊髓反射的控制既有易化作用，也有抑制作用。切断脊髓后，伸肌反射往往减弱而屈肌反射比正常时增强，说明高位中枢具有易化伸肌反射和抑制屈肌反射的作用。

### （三）脊髓对姿势反射的调节

中枢神经系统调节骨骼肌的紧张度或产生相应的运动，以保持或纠正身体在空间的姿势，这种反射活动称为**姿势反射**（postural reflex）。后述的牵张反射就是最简单的姿势反射，而肌紧张是维持站立姿势最基本的反射活动。此外，在脊髓还能够完成对侧伸肌反射、节间反射等。

**1. 屈肌反射和对侧伸肌反射** 脊动物在皮肤受到伤害性刺激时，受刺激一侧的肢体屈肌收缩而伸肌弛缓，肢体发生屈曲运动，称为**屈肌反射**（flexor reflex）。屈肌反射具有保护性意义：受到刺激的肢体屈曲，使远离伤害原。它不属于姿势反射。此外，屈肌反射的强度与刺激强度有关，例如对足部较弱的刺激只引起踝关节屈曲，加大刺激强度，则膝关节及髋关节也可发生屈曲，如果刺激强度更大，则可在同侧肢体发生屈肌反射的基础上出现对侧肢体伸肌的反射性收缩，称为**对侧伸肌反射**（crossed extensor reflex）。对侧伸肌反射是一种姿势反射，在一侧肢体屈曲造成身体失衡的情况下，对侧伸肌的收缩可支持身体，对保持身体平衡具有重要生理意义。

**2. 牵张反射** **牵张反射**（stretch reflex）是指骨骼肌在受到外力牵拉时能引起受牵拉的同一肌肉收缩的反射活动。牵张反射有腱反射和肌紧张两种类型。

（1）**腱反射**（tendon reflex）：是指快速牵拉肌腱时发生的牵张反射，又称**位相性牵张反射**（phase stretch reflex）。例如，轻轻叩击髌骨下缘的股四头肌肌腱，股四头肌即发生一次快速收缩，使膝关节伸直，这一反射称为膝反射；此外，属于腱反射的还有肱二头肌反射、肱三头肌反射、肘反射和跟腱反射等，是临床常用的腱反射检查。腱反射的传入纤维直径较粗（12~22μm），传导速度较快（90m/s 以上），反射的潜伏期很短（约 0.7 毫秒），只够一次突触接替的时间延搁，因此腱反射是单突触反射。腱反射的感受器是肌梭，传入纤维为Ⅰa类，中枢在脊髓前角，效应器主要是收缩较快的快肌纤维。

在整体内，牵张反射受高位中枢的调节，且可建立条件反射。腱反射的减弱或消失，常提示反射弧的传入、传出通路或脊髓反射中枢的损害或中断；而腱反射的亢进，则提示高位中枢可能有病变。因此，临床上检查腱反射可了解神经系统的功能状态。

（2）**肌紧张**（muscle tones）：是指缓慢、持续牵拉肌腱时发生的牵张反射，被牵拉的肌肉只表现出轻度而持久的收缩，具有一定的张力，而没有明显的缩短，因此又称为**紧张性牵张反射**（tonic stretch reflex）。肌紧张也是由于肌肉（主要是伸肌）经常受到牵拉刺激（重力作用）而产生的，肌紧张是维持躯体姿势最基本的反射活动，是姿势反射的基础。例如，人体取直立姿势时，由于重力的作用，支持体重的关节趋向弯曲，关节弯曲必然使伸肌受牵拉，通过牵张反射，使被牵拉的肌肉收缩，以对抗关节弯曲，维持姿势（此种关节的伸肌被称为抗重力肌）。肌紧张和腱反射的反射弧基本相似，感受器都是肌梭，但中枢突触延搁时间较腱反射长，说明其突触不止一个，属双突触或多突触反射，传入纤维为Ⅰa和Ⅱ类（图 10-28）。另外，腱反射的效应器主要是收缩较快的快肌纤维，而肌紧张的效应器主要是慢肌纤维。由于肌紧张的收缩力量不大，只是抵抗肌肉被牵拉，表现为同一肌肉的不同运动单位进行交替性的收缩，而不是同步收缩，不表现为明显的动作，所以肌紧张能持久地进行而不易发生疲劳。

在牵张反射活动中，当牵张肌肉的力量达到最大限度时，肌肉收缩会突然停止，转为肌肉舒张，这种肌肉受到强烈牵拉时所产生的舒张反应，称为**反牵张反射**（inverse stretch reflex）。反牵张反射可防止肌肉或肌腱撕裂，具有保护意义。

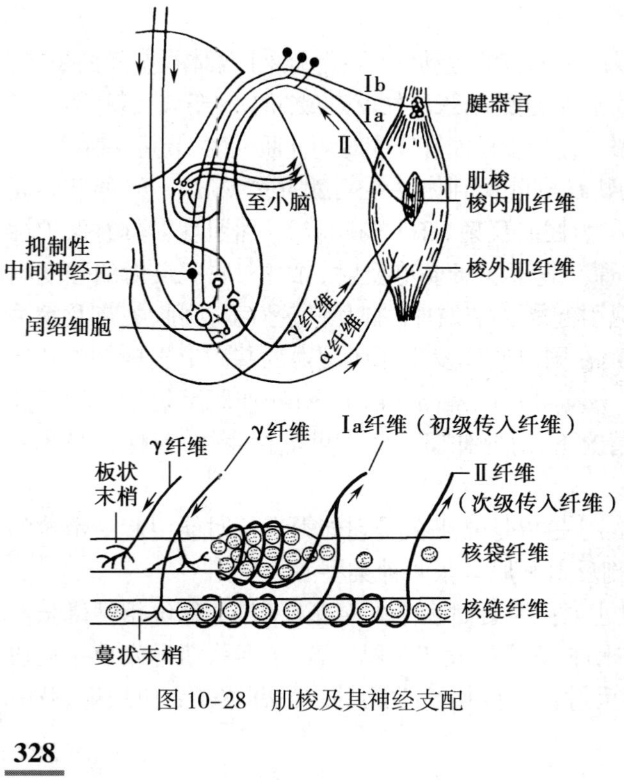


图 10-28 肌梭及其神经支配

（3）牵张反射的感受器：肌梭和腱器官。

1）**肌梭**（muscle spindle）：肌梭是一种感受肌肉长度变化或感受牵拉刺激的特殊的梭形感受装置，属于本体感受器。肌梭主要位于骨骼肌的肌腹内，长 3~10mm，外层为一结缔组织囊，肌梭囊内一般含 6~12 根肌纤维，称为**梭内肌纤维**（intrafusal fiber）；而囊外一般肌纤维则称为**梭外肌纤维**（extrafusal fiber），受α纤维支配。肌梭与梭外肌纤维呈并联关系。梭内肌纤维的收缩成分位于纤维的两端，受γ纤维支配，而感受装置位于其中间部，两者呈串联关系。因此，当梭外肌纤维收缩，梭内肌感受装置所受牵拉刺激减少；而当梭内肌收缩成分（在两端）收缩或整块肌肉受到牵拉时，梭内肌随之拉长，肌梭的感受装置被刺激，产生的冲动将沿着传入神经传向中枢，引起支配同一肌肉（和密切相关的协同肌）的运动神经元兴奋，梭外肌收缩。

梭内肌纤维分为两类：**核袋纤维**（nuclear bag fiber），细胞核集中于中央部，对快速牵拉比较敏感；**核链纤维**（nuclear chain fiber），细胞核分散于整个纤维。肌梭的传入神经纤维有两类：一类是属于传导速度快，直径较粗的Ⅰa类传入纤维，其末梢形成螺旋状环绕梭内肌的核袋纤维和核链纤维的感受装置部位（中间部）；另一类属于传导速度较慢，直径较细的Ⅱ类传入纤维，末梢形成花枝状，主要终止于核链纤维的一端或两端（图 10-28）。两类纤维都终止于脊髓前角的α运动神经元。α运动神经元发出α传出纤维（直径 12~20μm）支配梭外肌纤维，而γ运动神经元发出γ传出纤维（直径 3~6μm）支配梭内肌纤维（图 10-28）。在大多数情况下，每当神经冲动从运动皮质或脑的其他部位传至α运动神经元时，同时也传至γ运动神经元，使两种神经元同时激活（称为α-γ运动神经元共同激活），引起梭外肌和梭内肌同时收缩。γ神经元的活动可保持整个肌肉在收缩过程中肌梭感受部分长度不变，从而能抵消由于肌肉缩短而引起的肌梭传入冲动减少，使肌肉收缩的速度和幅度达到预定要求。Ⅰa和Ⅱ类传入纤维的传入冲动进入脊髓后，除产生牵张反射外，还通过侧枝和中间神经元接替上传到小脑和大脑皮层感觉区，产生本体感觉。

由于突然快速牵张肌肉能激活Ⅰa和Ⅱ两类传入纤维（感受器），而持续性牵拉肌肉激活Ⅱ类纤维（感受器），因此前种情况下引起的肌肉反射性收缩的力量比后种情况下的大。肌肉强力收缩可引起痛性肌肉痉挛。为了避免身体运动时引起痛性肌肉痉挛，牵拉肌肉不要过快、过强。

由于梭内肌的收缩部分受γ纤维的支配，所以当γ传出纤维活动加强时，梭内肌纤维收缩，刺激肌梭内的感受装置，其传入冲动增加；增加的传入冲动经Ⅰa纤维传入中枢后，也能使支配同一肌肉的α运动神经元兴奋，使梭外肌收缩。这一反射途径称为γ环路。由此可见，γ传出纤维的活动对于调节牵张反射具有重要作用。其他因素也会增加γ传出纤维的放电，如焦虑会增加γ纤维的放电，这可能是焦虑患者有时会有过强肌腱反射的原因。

2）**腱器官**（tendon organ）：是分布于肌腱胶原纤维之间的牵张感受装置，它的传入纤维是直径较细的Ⅰb类纤维，与梭外肌纤维呈串联关系。腱器官的功能不同于肌梭。首先，两者感受刺激的性质不同。当梭外肌纤维发生等长收缩时（长度不变，张力增加），腱器官的传入冲动频率增加，而肌梭的传入冲动不变；当梭外肌纤维发生等张收缩时（张力不变，长度缩短），腱器官的传入冲动频率不变，而肌梭的传入冲动减少；当肌肉受到被动牵拉时，腱器官和肌梭的传入冲动频率均增加。因此腱器官是一种肌肉的张力或张力变化率感受器，而肌梭是一种肌肉的长度或长度变化率感受器。其次，两者的传入冲动引发的效应不同。腱器官的传入冲动对同一肌肉的α运动神经元起抑制作用，而肌梭的传入冲动对同一肌肉的α运动神经元起兴奋作用。另外，两者发生兴奋的阈值也不同。一般情况下，当肌肉受到牵拉时，首先兴奋肌梭的感受装置而发动牵张反射，引起受牵拉的肌肉收缩以对抗牵拉；当牵拉力量过大时，则可兴奋腱器官发动反牵张反射使牵张反射受到抑制，以避免被牵拉的肌肉受到损伤。这也说明腱器官的兴奋阈值较高。

在整体内，脊髓牵张反射接受高级中枢的调节，受到一定的抑制作用。当腱反射亢进时，可以提示病变部位在高级中枢，如锥体束综合征；当腱反射减弱或消失时，常提示反射弧的传入、传出通路或脊髓反射中枢损害，如脊髓灰质炎。因此临床上用测定腱反射的方法来了解神经系统的功能状态。

（4）节间反射：脊动物在反射恢复的后期，可出现较复杂的**节间反射**（intersegmental

reflex）。节间反射是指脊髓一个节段的神经元发出的轴突与邻近节段的神经元发生联系，通过上、下节段之间神经元的协同活动所进行的一种反射活动。如刺激动物腰背皮肤，可引起后肢发生一系列节奏性搔爬动作，称为**搔扒反射**（scratching reflex）。

## 三、脑干对肌紧张和姿势的调节

### （一）脑干对肌紧张的调节

**1. 脑干网状结构的易化区和抑制区**　实验证明，脑干网状结构中存在加强肌紧张和肌运动的区域，称为**易化区**（facilitatory area）。也有抑制肌紧张和肌运动的区域，称为**抑制区**（inhibitory area）。抑制区较小，位于延髓网状结构腹内侧部；易化区较大，包括延髓网状结构的背外侧面部分、脑桥的被盖、中脑的中央灰质及被盖等（图 10–29）。抑制区本身不能自发性发放神经冲动，其活动是被来自大脑皮质（4S 区）、小脑及基底神经核的冲动所驱动，而易化区可自发放电。因此，易化区的活动较强，抑制区的活动较弱，在肌紧张的平衡调节中，易化区略占优势。

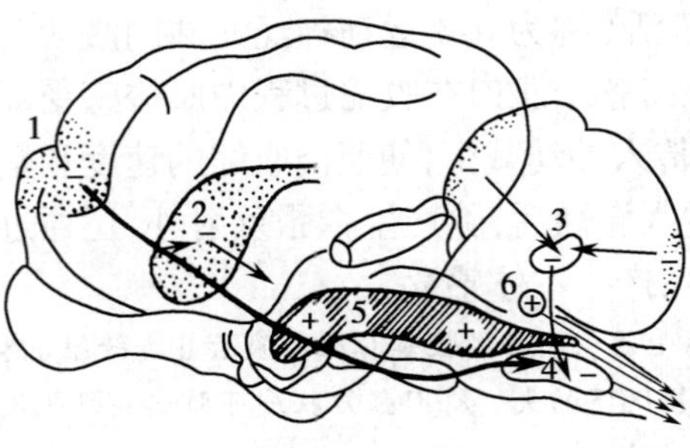

图 10–29　脑内与肌紧张调节有关的脑区及其下行路径示意图

下行抑制作用（–）路径：4 为网状结构抑制区，发放下行冲动抑制脊髓牵张反射，这一区接受大脑皮质（1）基底神经核（2）和小脑（3）传来的冲动；下行易化作用（+）路径：5 为网状结构易化区，发放下行冲动加强脊髓牵张反射；6 为延髓前庭核，有加强脊髓牵张反射的作用

脑干网状结构的易化区和抑制区对肌肉的易化和抑制作用，都是通过网状脊髓束下传，可能是易化或抑制 α 运动神经元，直接调节肌肉收缩，也可能是易化或抑制 γ 运动神经元，通过 γ 环路加强或抑制 γ 运动神经元，以增加或减少肌梭的敏感性间接调节肌肉运动。网状结构对肌紧张的调节器可能主要是依靠后一种作用。此外，前庭核通过前庭脊髓束可直接兴奋脊髓 α 运动神经元而加强肌紧张及肌肉强直。

由此可见，脑内既有抑制肌紧张的中枢部位，也有易化肌紧张的中枢部位，正常两者对抗而相对平衡，以维持正常肌紧张。当病变造成两者平衡失调时，将出现肌紧张亢进或减弱。

**2. 去大脑强直**　易化系统和抑制系统对肌紧张的影响，可用去大脑强直实验加以说明。将猫在中脑上、下丘之间切断，动物即出现全身伸肌肌紧张亢进，表现为头尾昂起，脊柱挺硬，四肢伸直，肌肉坚硬如柱，呈角弓反张状态，称为**去大脑强直**（decerebrate rigidity）（图 10–30）。去大脑强直的发生原因为在上述部位横断脑干，使较多的抑制区被切除，使驱动脑干网状结构抑制区的三个下行抑制途径失去两个，即来自皮质及基底神经核的抑制作用被消除，使抑制系统的作用削弱，而易化系统的作用持续（相对占优势）的结果。因此会使 γ 运动神经元的兴奋与抑制冲动的平衡偏向兴奋，γ 运动神经元放电增加，使牵张反射过度激活。这些易化作用主要影响抗重力肌，故四肢的伸肌和头部上抬的肌肉紧张性加强，造成强直现象。去大脑动物由于小脑抑制区仍然存在，如果再去除小脑则会加强强直程度。小脑的影响是很复杂的，然而破坏小脑在人类所引起的净反应是肌张力减退而不是痉挛。

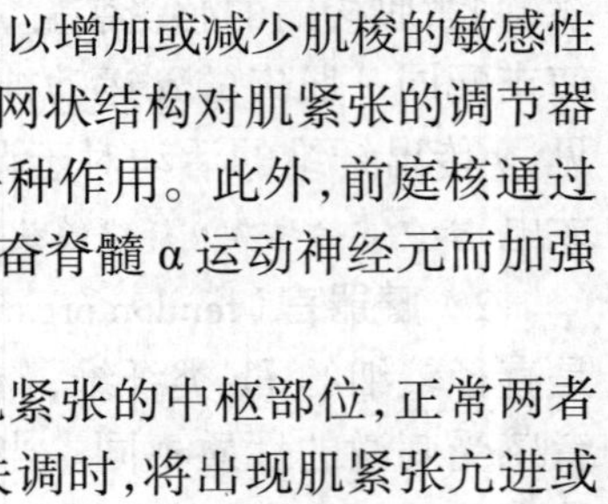
图 10–30　去大脑强直的猫

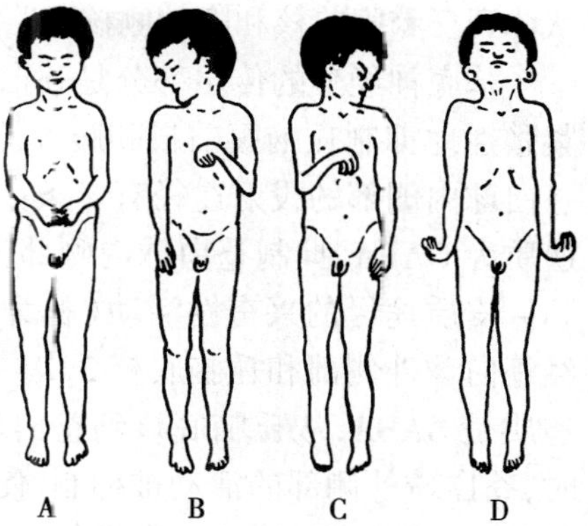


图 10-31　去皮质强直及去大脑强直
A，B，C：去皮质强直。A：仰卧，头部姿势正常时，上肢半屈；B 和 C：转动头部时的上肢姿势；D：去大脑强直，上下肢均强直

去大脑强直主要由抗重力肌（伸肌群）的肌紧张加强所致。去大脑强直人类很少见到，但人在某些疾病中，也可出现类似现象。例如，蝶鞍上囊肿引起皮质与皮质下失去联系时，可出现明显的下肢伸肌强直及上肢的半屈状态，称**去皮质强直**（decorticate rigidity），也可在内囊出血或栓塞后半身不遂的那一侧见到。因为人的正常体位是直立的，所以上肢的半屈状态是抗重力肌肌紧张增强的表现。人类的去大脑强直，有时可在中脑疾患或脑干上部两侧大面积出血时出现，表现为头后仰，上下肢均僵硬伸直，上臂内旋，手指屈曲（图 10-31）。临床上患者如出现去大脑强直的表现，往往提示病变已严重侵犯脑干，是预后不良的信号。

**3. 去大脑强直的类型**　**α 强直**（α-rigidity）和 **γ 强直**（γ-rigidity）。由于高位中枢的下行作用，直接易化 α 运动神经元引起的强直称为 α 强直；高位中枢的下行性作用间接通过 γ 运动神经元再易化 α 运动神经元的活动而出现的强直称为 γ 强直（图 10-31）。α 强直主要是通过前庭脊髓束实现的，而 γ 强直则主要是通过网状脊髓束实现的。经典的去大脑强直属于 γ 强直。

### （二）脑干对姿势的调节

中枢神经系统调节骨骼肌的肌紧张或产生相应的运动，以保持或改进机体在空间的姿势，此反射活动总称姿势反射，前面叙述的牵张反射、对侧伸肌反射就是简单的姿势反射。此外，还有脑干参与的较复杂的姿势反射，如状态反射、翻正反射、直线或旋转加速运动反射等。

## 四、基底神经节对躯体运动的调节

### （一）基底神经节的组成和神经联系

**1. 基底神经节的组成**　基底神经节（basal ganglia）是皮质下一些核团的总称。包括尾（状）核、壳核、苍白球、丘脑底核和黑质（图 10-32）。尾状核、壳核、苍白球统称纹状体，壳核和苍白球共属于豆状核，尾状核和壳核称新纹状体，苍白球在发生上较古老，称为旧纹状体，苍白球又可分为内侧部和外侧部，黑质可分为致密部和网状部两部分。

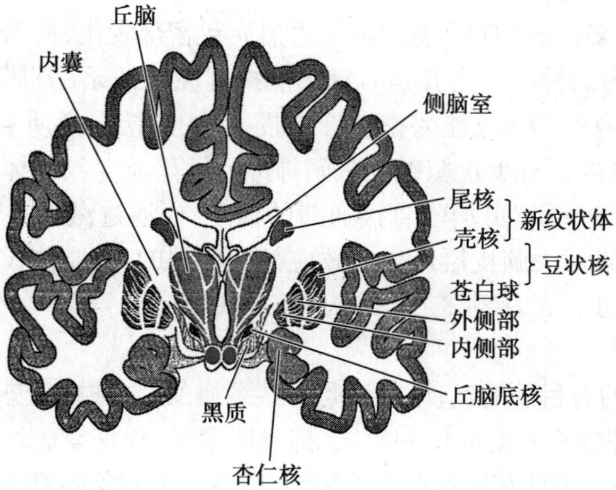


图 10-32　脑的额切面观：示基底神经节

**2. 基底神经节与大脑皮质之间的联系**　基底神经节（新纹状体）接受大脑皮质的兴奋性纤维投射，其递质为谷氨酸（Glu）；基底神经节（新纹状体）的传出纤维经丘脑腹前核（VA）和腹外侧核（VL）接替后又回到大脑皮质。从丘脑腹前核和腹外侧核到大脑皮质的通路也是兴奋性的（其递质为 Glu），但从新纹

状体到丘脑腹前核和腹外侧核通路较复杂。

基底神经节的传出部分是苍白球内侧部（和黑质网状部），苍白球内侧部的传出纤维可紧张性地抑制丘脑腹前核和腹外侧核的活动，其递质为抑制性递质GABA。从新纹状体到苍白球内侧部的投射途径有2条：①直接通路：纹状体神经纤维直接投向苍白球内侧部，其递质为GABA，抑制苍白球内侧部正常时对丘脑的抑制性输出；因此，激活直接通路加强丘脑－皮质途径的兴奋性活动（称为丘脑去抑制），易化大脑皮质发动运动。②间接通路：先经苍白球外侧部和丘脑底核2次中继后到达苍白球内侧部，到苍白球外侧部和丘脑底核的递质是GABA，从丘脑底核到苍白球内侧部的递质为兴奋性递质Glu，因此，间接通路激活时，苍白球外侧部的活动被抑制，使之对丘脑底核的抑制作用减弱，丘脑底核对苍白球内侧部兴奋作用增强，从而增强苍白球内侧部对丘脑－皮质投射途径的抑制，对大脑皮质运动区产生抑制作用（图10-33）。因此，直接通路和间接通路具有相反的作用；这两条通路任一通路活动过强，使两者失去平衡，可改变皮质的运动性输出，导致运动控制失去平衡，这也是基底神经节疾病的特征。

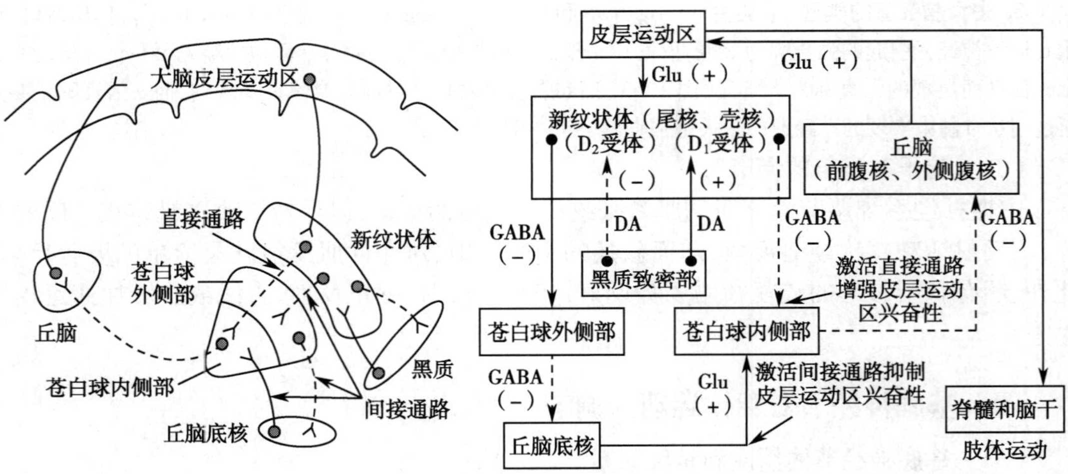


图10-33 基底神经节与大脑皮层之间神经回路模式图

左：基底神经节与大脑皮质的神经回路；右：直接通路和间接通路 DA：多巴胺；
GABA：γ-氨基丁酸；Glu：谷氨酸；+：表示兴奋作用；－和虚线：表示抑制作用

**3. 黑质－纹状体系统** 黑质－纹状体多巴胺（DA）能神经元由黑质致密部发出，向新纹状体投射（其递质为多巴胺），新纹状体内的神经元主要是GABA能抑制性神经元（其膜上有$D_1$和$D_2$受体），除接受大脑皮质的谷氨酸（Glu）能兴奋性纤维投射外，还接受黑质－纹状体多巴胺能纤维投射。此外，新纹状体内还有少量胆碱能中间神经元。黑质－纹状体多巴胺能纤维末梢释放的多巴胺通过激活$D_1$受体可增强直接通路的活动，而通过激活$D_2$受体可抑制间接通路的活动，因此，它们最终对大脑皮层产生的效应都是相同的，都能使丘脑－皮层投射系统活动加强，从而易化大脑皮层的活动，使运动增多（图10-33）。

**（二）基底神经节的功能**

基底神经节的主要功能是对正在进行的有目的的运动，特别是一些缓慢的，与维持姿势及支撑有关的随意运动进行监视和调节，抑制不需要的运动形式，抑制肌紧张，损伤或破坏基底神经节引起肌紧张普遍增强；参与运动的设计和运动程序的编制，即将一个抽象的概念转换为一个随意运动的过程。基底神经节某些核团（如尾核），通过其与额叶皮质的相互联系还可能参与认知过程，损伤尾核导致测试中的物体反置障碍和交替动作延缓。此外，人类左侧（不是右侧）尾核头部及附近白质损伤伴有构音困难形式的失语症。

### （三）与基底神经节损害有关的疾病

临床上基底神经节损害的主要表现可分为两大类：运动过少而肌紧张过强，如**帕金森病**（Parkinson disease）；运动过多而肌紧张不全，如**亨廷顿病**（Huntington disease）或**手足徐动症**（athetosis）等。

**1. 运动过少而肌紧张过强的疾病** 这类疾病的典型代表是帕金森病，又称震颤麻痹。该病主要表现：全身肌紧张增高、肌肉强直、随意运动减少、动作缓慢、面部表情呆板，常伴有**静止性震颤**。这种震颤静止时出现，情绪激动时增加，进行自主运动时减少，入睡后停止。**病因**：中脑黑质致密部发生病变（神经变性），黑质－纹状体多巴胺递质系统递质严重减少。**发病机制**：由于黑质－新纹状体多巴胺递质系统可通过 $D_1$ 受体增强直接通路，亦可通过 $D_2$ 受体抑制间接通路的活动，两种情况都增强丘脑对运动区的兴奋作用。所以，当该递质系统受损时可引起直接通路活动减弱而间接通路活动增强，结果是苍白球内侧部的活动增强，从而对丘脑（腹前核、腹外侧核）的抑制作用增强，使丘脑对皮质运动区的兴奋作用减弱，使皮质运动区活动减少，皮质对脊髓和脑干的兴奋性输出也减少，从而导致运动过少。静止性震颤可能与丘脑腹外侧核的结构、功能异常有关。**治疗**：多巴胺的前体物质左旋多巴（L-dopa）及多巴胺受体激动剂，移植多巴胺能神经元于纹状体部位以及通过手术或埋藏电极破坏苍白球内侧部，都能明显改善患者的肌肉强直和动作缓慢。

**2. 运动过多而肌紧张不全的疾病** 这类疾病有亨廷顿病（又称舞蹈病）或手足徐动症，主要表现为不自主的上肢和头部的舞蹈样动作，并伴有肌张力降低等。**病因**：新纹状体内的 GABA 能神经元和胆碱能神经元受损，失去对苍白球外侧部抑制作用，导致丘脑底核神经元活动削弱，因此，苍白球内侧部神经元兴奋降低，使丘脑腹前核、腹外侧核神经元去抑制，大脑皮质运动区神经元活动亢进，导致运动过多。此外，大脑皮质也变性，伴有痴呆。**治疗**：用利血平耗竭多巴胺可缓解症状。纹状体内移植胎儿纹状体组织可增进其认知能力。

## 五、小脑对躯体运动的调节

小脑与基底神经节都参与运动的设计和程序编制、运动协调、肌紧张的调节以及本体感受传入冲动信息的处理等活动。但两者在功能上有一定的差异，基底神经节主要在运动的准备和发动阶段起作用，而小脑则主要在运动进行过程中起作用。另外，基底神经节主要与大脑皮质之间构成回路，而小脑除与大脑皮质形成回路外，还与脑干运动神经核及脊髓有广泛纤维联系。因此，基底神经节可能主要参与运动的设计，而小脑除了参与运动的设计外，还参与运动的执行。

根据小脑的传入和传出纤维联系，可将小脑分成 3 个主要的功能部分，即前庭小脑、脊髓小脑和皮质小脑（图 10-34）。

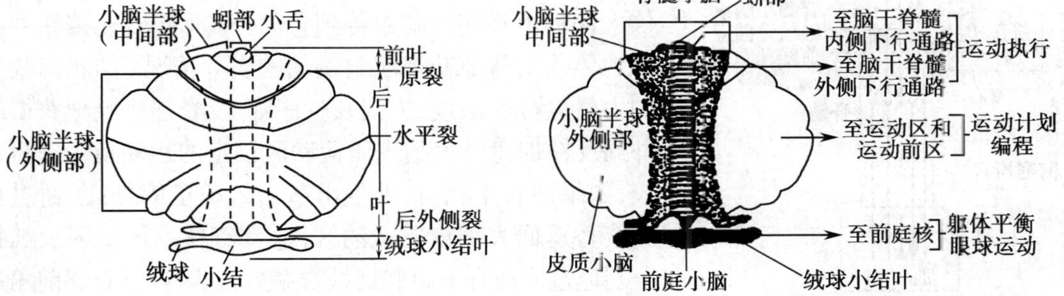


图 10-34 小脑皮质平面图（左）及小脑的功能分区（右）示意图

脊髓前角内侧部的运动神经元控制躯干和四肢近端的肌肉，与姿势的维持和粗大的运动有关；而脊髓前角外侧部的运动神经元控制四肢远端的肌肉，与精细的技巧性的运动有关

**（一）前庭小脑的功能**

前庭小脑（vestibular cerebellum）主要由绒球小结叶构成，主要接受前庭系统的传入，并回投给前庭核。

前庭小脑主要与身体姿势平衡和正常姿势的维持有密切关系。绒球小结叶调节平衡的功能与前庭器官、脊髓的前庭神经核的活动以及视觉系统的传入冲动有密切关系，其反射进行的途径为：前庭器官→前庭核→绒球小结叶→前庭核→脊髓前角运动神经元→肌肉装置（图 10-35）。因此前庭小脑损伤产生的运动障碍类似前庭器官受损伤的表现，它在需要前庭器官参与的躯体动态时的身体平衡中起特别重要的作用，主要是控制脊柱、臂及肩部的主动肌与拮抗肌收缩之间的平衡。前庭小脑损伤的表现包括平衡失调、步态困难，常有眼球震颤。在第四脑室附近出现肿瘤的患者，由于肿瘤压迫绒球小结叶，结果患者站立不稳，头和躯干摇晃不定，步态不稳，没有外物支持不能行走。

**（二）脊髓小脑的功能**

脊髓小脑（spinocerebellar）由前叶蚓部和小脑半球中间部构成。这部分小脑主要接受脊髓小脑束和三叉小脑束传入纤维的投射，还接受视觉和听觉的纤维投射，蚓部的传出纤维向顶核投射，经前庭核和脑干网状结构下行至脊髓前角的内侧部分，也经丘脑腹外侧核上行至大脑皮质运动区的躯体近端代表区。半球中间部的传出纤维向间置核投射，经红核大细胞部，下行至脊髓前角的外侧部分，也经丘脑腹外侧核上行至大脑皮质运动区的躯体远端代表区（图 10-35）。

**1. 调节肌紧张** ①小脑前叶蚓部有抑制肌紧张的作用，这一作用是通过加强延髓网状结构抑制区的活动，进而抑制脊髓运动神经元使肌紧张减弱；②小脑前叶两侧部和后叶中间部有加强肌紧张的作用，其作用可能是通过网状结构易化区来加强脊髓运动神经元活动而实现的。因此，小脑前叶对肌紧张的调节既有抑制又有易化（加强）的双重作用。在种系进化过程中，前叶的抑制作用逐渐减弱，而易化作用逐渐占主要地位，在人类小脑损伤后表现为肌紧张降低、肌无力。

**2. 协调随意运动** 由于脊髓小脑后叶一方面与大脑皮质运动区之间有环路联系，另一方面又与脊髓有往返的神经联系（通过脊髓小脑可接受眼、皮肤、肌肉、肌腱及关节等的传入冲动），因此它在大脑皮质发动的随意运动中有重要的监视和协调作用。当大脑皮质发动随意运动时，下行冲动经锥体束下传将引起脊髓前角运动神经元的活动，同时将运动的计划（指令）“复制”一份给小脑；肌肉运动刺激肌梭等本体感受器，这些本体感觉传入冲动由脊髓小脑束传到脊髓小脑（同时还接受视听觉的传入），从而获得肌肉运动的实际情况（如肌肉收缩的力量、速度、限度、方向及顺序等）。脊髓小脑把获得的外周反馈信息与大脑皮质运动区预定的运动指令进行比较，如果两者不相符，即发出适当的矫正信号：①通过丘脑接替返回大脑皮质运动区；②到红核。运动区及红核分别通过皮质脊髓束和红核脊髓束，适时调整脊髓前角运动神经元的活动，从而使运动符合皮质运动区预定的指令（图 10-35）。当切除或损伤这部分小脑后，随意运动的力

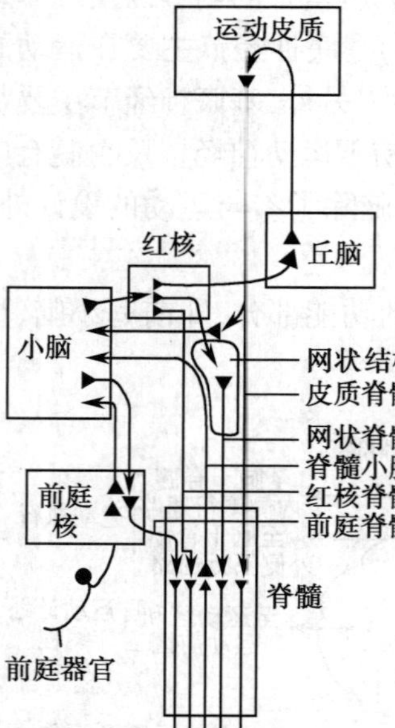

图 10-35 小脑与神经系统各部位的纤维联系示意图

量、方向、速度及限度将发生很大障碍，同时肌张力减退，表现为肌无力。受害动物或人不能完成精巧的动作，伸手取物不能准确接触物体，或超过目标或不及，或左或右（辨距不良），肢体抖动，且越接近目标时抖动越厉害，静止时则无，称为**意向性震颤**（intention tremor）。

**（三）皮层小脑的功能**

皮层小脑是指小脑半球的两外侧部，其功能是参与复杂（连续）运动计划的形成和运动程序的编制，并且还能将这种连续运动的信息贮存起来（记忆），所以下次试图运动时便能自动地容易完成这类技巧性的灵活运动。皮层小脑损伤的主要表现是手、手指、脚及发音器官有目的的复杂运动严重障碍，连续运动分解，即以一系列不连续的步骤完成运动，一次动一个关节，运动定时不准。

## 六、大脑皮质对躯体运动的调节

脑干及脊髓对运动的调节是反射调节，即由刺激引起的简单运动，而大脑皮质是发动较复杂的由意识控制的运动，即随意运动。但皮质对躯体运动的调节还需要基底神经节和小脑的参与。随意运动的指令通过锥体系和锥体外系执行。

**（一）大脑皮质的运动区**

人类和灵长类动物的大脑皮质运动区得到高度发展，包括初级运动区、运动前区、辅助运动区和后顶叶皮质等区域。

**1. 初级运动区**（primary motor area，MⅠ） 位于中央前回，相当于 Brodmann 分区的 4 区。此区接受来自小脑、基底神经节（通过丘脑接替）及中央后回躯体代表区的传入冲动。MⅠ具有下列功能特征：①对躯体运动的调节为交叉性支配，即一侧皮质支配对侧躯体的肌肉。但在头面部，除下部面肌和舌肌主要受对侧面神经和对侧舌下神经支配外，其余多数部分为双侧性支配。因此，当一侧内囊损伤产生麻痹时，头面部多数肌肉并不完全麻痹，但对侧下部面肌和舌肌发生麻痹。②具有精细的功能定位，即刺激一定部位的皮质引起一定肌肉的收缩。功能代表区的大小与运动的精细复杂程度有关，运动愈精细、复杂的肌肉，其代表区面积愈大。例如，手与五指所占皮质区域的面积几乎与整个下肢所占区域的面积相等。③从运动区定位的上下分布来看，总体安排是倒置的，即下肢的代表区在皮质顶部，膝关节以下肌肉的代表区在皮质内侧面；上肢肌肉的代表区在中间部；而头面部肌肉的代表区在底部，但头面部代表区内部的安排仍为正立的。电刺激 MⅠ区引起单个肌肉的间断性收缩。

**2. 皮质其他运动区** 辅助运动区及运动前区位于 Brodmann 分区的 6 区。前者位于两半球纵裂的内侧壁，扣带回沟以上及半球外侧面顶端 4 区之前的区域。**辅助运动区**主要参与运动设计及运动程序的编制。损伤猴的这部分脑区后，进行复杂运动时动作笨拙，难以完成需双手协调的动作，如系鞋带和扣紧衣服。**运动前区**是指大脑半球外侧面 6 区的中、下部分。此区的主要功能是参与运动开始进行时的正确姿势准备，特别是身体运动所需的近端肢体肌的控制，此外也为完成复杂技巧性运动，特别是用手的运动所必需。6 区纤维投射到 4 区。躯体感觉区（3、1、2 区）也具有运动功能，电刺激该区也能引起运动，但阈值较高。该区与 MⅠ之间有双向纤维联系。损伤躯体感觉区引起运动缺陷是不能完成学习得来的顺序（程序）性运动，例如不能用刀叉吃饭。后枕叶皮质的主要功能是整合躯体感觉和视觉，将冲动传到 6 区，为编制运动程序提供信息。这些运动区都发出纤维参与皮质脊髓束的组成（图 10-36）。

**皮质联络区**：运动、感觉及语言区仅占整个大脑皮质的一半，其余区域称为联络区，包括前额叶联络皮质，顶、颞、枕联络皮质和边缘联络皮质三部分。它们执行更高级的功能。前额叶皮质位于额叶前部，运动前皮质（区）之前，其主要功能是：随意运动的计划，作出判断，创造力及人的个性，还参与动机及情绪行为

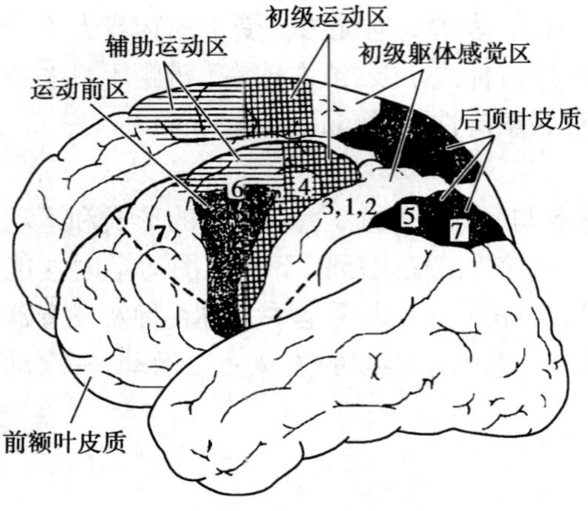


图 10-36 人大脑皮质内侧面（上）和外侧面（下）示大脑皮质运动区
数字为 Brodmann 分区

和心情的调节；此区损坏者人品及社会行为发生改变。顶、颞、枕联络皮质位于顶叶、颞叶和枕叶的交界面。此区汇集和整合从这三个脑叶发出的躯体、听觉和视觉感觉，让人得到一个人体各部与外部世界相互关系的复杂概念。边缘联络皮质大部分位于颞叶的内部及底部，主要与动机、情绪及记忆有关。

### （二）运动传出通路

**1. 皮质脊髓束和皮层脑干束** 从皮层出发，经内囊、脑干下行，到达脊髓前角运动神经元的传导束，称为皮层脊髓束，而由皮层出发，经内囊到脑干内各脑神经运动神经元的传导束，称为皮层脑干束。它们在调节躯干、四肢和头面部运动中发挥重要作用。皮质脊髓束的纤维约31% 起源于初级运动皮质（4 区），29% 起源于运动前区及辅助运动区，40% 起源于初级躯体感觉区（3、1、2 区）及后顶叶皮质（5、7 区）。

**2. 运动传导通路损伤时的表现** 在灵长类动物实验中，仔细地横切延髓锥体，高度选择性地破坏皮质脊髓侧束，动物迅速出现并持久地丧失用两手指夹起细小物品的能力，但仍保留腕部以上部位的运动能力，动物仍能大体上应用其手并能站立行走。这些缺陷与失去神经系统对四肢远端肌肉精细的、技巧性的运动控制是一致的。另一方面，损伤皮质脊髓前束后，由于近端肌肉失去神经控制，身体平衡、行走和攀登均发生困难。

运动神经元可分为上运动神经元和下运动神经元。上、下运动神经元损伤后的表现是截然不同的。下运动神经元损伤表现为弛缓性麻痹、肌肉萎缩、肌纤维自发性收缩、肌紧张降低和反射减弱或消失。上运动神经元损伤开始时引起肌肉软弱和弛缓性麻痹，但最后导致强直状态、肌张力过强、牵张反射增强、异常的跖反射即**巴宾斯基征**（Babinski sign）阳性：以钝物划足跖外侧时，出现踇趾背屈和其他四趾外展呈扇形散开（图 10-37）。平时由于受到皮质脊髓束的抑制，使这一原始的屈肌反射不出现。在婴儿皮质脊髓束未发育完全，以及成人在深睡眠或麻醉状态下，也可出现巴宾斯基征阳性。临床上常用此体征来检查皮质脊髓侧束功能是否正常。

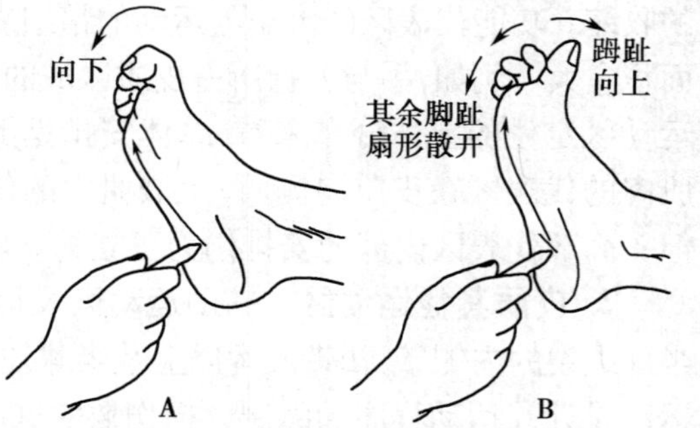


图 10-37 巴宾斯基征阳性（B）和阴性（A）示意图

（聂黎虹 李光华）

## 第五节 神经系统对内脏活动和情绪的调节

机体内各内脏器官和系统的基本生命活动均在神经系统的调节和控制之下，调节和控制内脏器官功能活动的神经系统，称为**内脏神经系统**（visceral nervous system），又称为**自主**

**神经系统**（autonomic nervous system）。自主神经系统应包括传入神经和传出神经，但习惯上仅指支配内脏器官的传出神经，且将其分为**交感神经系统**（sympathetic nervous system）和**副交感神经系统**（parasympathetic nervous system）两部分（图 10-38）。

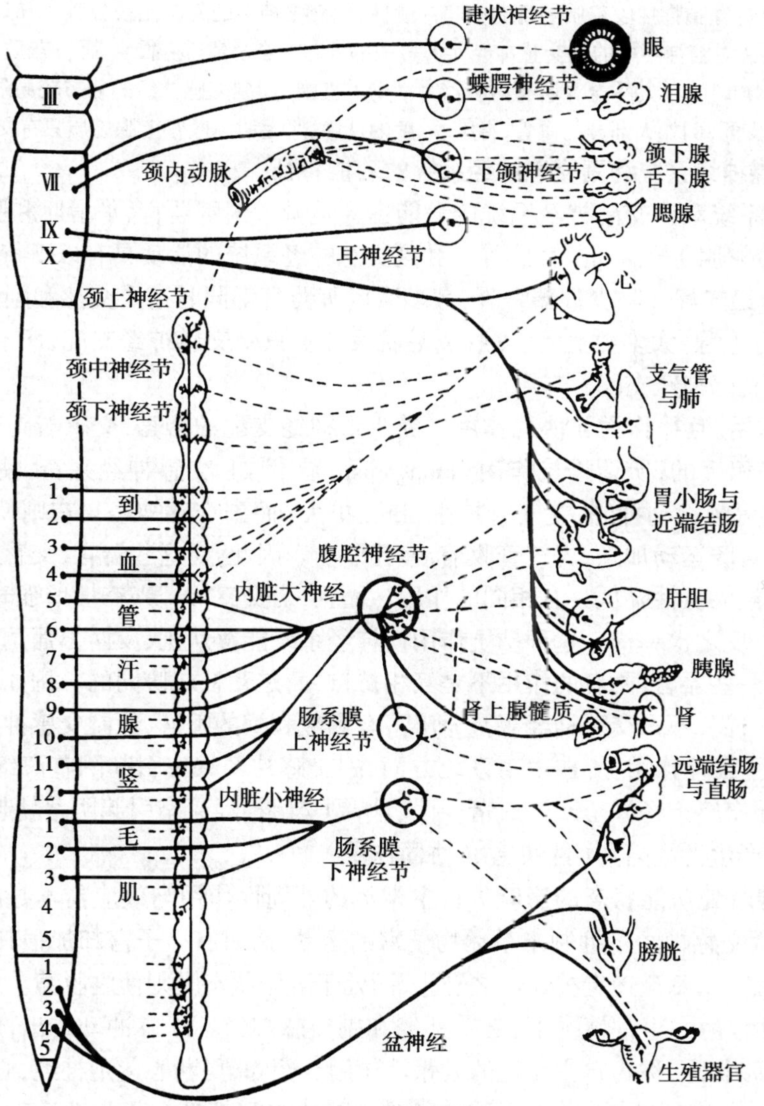


图 10-38　自主神经分布示意图

实线：节前纤维；虚线：节后纤维

## 一、自主神经系统的功能

### （一）交感神经和副交感神经的结构特征

自主神经由节前和节后两个神经元组成。节前神经元的胞体位于中枢，其轴突组成节前纤维，从中枢发出后进入自主神经节内交换神经元；节后神经元的轴突组成节后纤维，支配相应的效应器官。除肾上腺髓质接受交感神经节前纤维直接支配外，其他脏器均由节后纤维支配。由于交感神经节离效应器官较远，因此节前纤维短而节后纤维长；副交感神经节离效应器官较近，甚至有的神经节就在效应器管壁内，因此节前纤维长而节后纤维短。

在神经节内,一根交感神经节前纤维往往与多个节后神经元发生突触联系,而副交感神经则不同。例如,猫的颈上神经节内交感节前与节后纤维之比为 1:11~1:17,而睫状神经节内的副交感节前与节后纤维之比为 1:2,因此,刺激交感神经节前纤维引起的反应比较弥散,而刺激副交感神经节前纤维引起的反应则比较局限。

交感神经起自脊髓胸腰段灰质侧角的中间外侧柱,副交感神经的起源比较分散,一部分起自脑干的副交感(Ⅲ、Ⅶ、Ⅸ、Ⅹ对脑神经核的副交感神经元),另一部分起自脊髓骶部(骶$_2$– 骶$_4$)灰质相当于侧角的部位。交感神经的分布广泛,几乎全身所有内脏器官都受其支配;而副交感神经的分布较局限,某些器官甚至没有副交感神经支配,例如大部分的血管、肾脏、一般的汗腺、竖毛肌、脾、肾上腺髓质只有交感神经支配。

**（二）交感神经系统和副交感神经系统的功能特征**

交感神经系统和副交感神经系统的功能主要是调节内脏器官、平滑肌和腺体(消化腺、汗腺、部分内分泌腺)的活动。交感神经和副交感神经系统的活动具有以下特征。

**1. 双重神经支配** 除少数器官外,大多数内脏器官都同时接受交感和副交感双重神经支配。例如,肾上腺、大多数血管、皮肤竖毛肌及汗腺只受交感神经支配,而泪腺、睫状肌及舌下腺只受副交感神经支配。

**2. 拮抗作用、互补作用和协同作用** 受双重神经支配的器官,交感与副交感神经的作用绝大多数是相反的,所谓**拮抗作用**(antagonism)。例如,交感神经兴奋,使心跳加快、加强,血压升高,胃肠运动抑制,支气管扩张,瞳孔扩大;而副交感神经兴奋则使心跳变慢、减弱,血压下降,胃肠运动加强,支气管收缩,瞳孔缩小。因此,对这些器官,交感神经兴奋性增强与副交感神经兴奋性降低具有相同的作用。而且,当交感神经兴奋性增强时,副交感神经活动受到抑制,反之也一样。这种拮抗作用使神经系统能够从正、反两方面调节内脏器官的活动。但也有一些器官,两者的作用不是互相拮抗,而是互补或协同的。例如,对唾液腺,两类神经都促进分泌,不过交感神经兴奋分泌富有黏液和酶的唾液,而副交感神经兴奋分泌量多浆液性唾液(**互补作用**)。在生殖系统方面,副交感神经兴奋引起阴茎海绵体血管扩张,使阴茎勃起,而交感神经兴奋产生射精;在女性,副交感神经兴奋引起阴蒂勃起和阴道分泌,交感神经兴奋产生性欲高潮(性快感)(**协同作用**)。

**3. 效应器所处功能状态的影响** 自主神经的外周性作用与效应器本身的功能状态有关。例如,刺激交感神经可抑制未孕动物子宫的运动,而对有孕子宫却加强其收缩;当胃幽门处于收缩状态时,刺激迷走神经使之舒张,而处于舒张状态时则使之收缩。

**4. 紧张性作用** 正常情况下,交感神经和副交感神经不断有冲动传出,所支配的器官处于一定的紧张状态,称为自主神经的紧张性作用。例如,切断心迷走神经,心率即加快;切断心交感神经,心率则减慢,说明两种神经对心脏的支配都具有紧张性活动。在这种背景上,通过中枢作用,其紧张性可增强或降低,从而使交感和副交感神经既能增强也能减弱受支配器官的活动。两个系统紧张性作用的强弱决定了内脏器官的活动水平。例如,正常时由于交感神经的紧张性作用,使身体几乎所有血管的口径维持在其最大口径的一半左右,如交感紧张性增加,可使血管进一步收缩,而正常的紧张性降低,则引起血管扩张。如果没有持续的交感紧张性活动,那么交感神经就只能引起血管收缩,绝不能引起舒张。那些只受交感神经支配的器官,对它们活动的调节就是通过增减神经冲动发放的频率即紧张性来进行的。一般认为,自主神经的紧张性来源于中枢,而中枢具有紧张性的原因是多方面的,其中有反射性和体液性因素。例如,来自主动脉弓和颈动脉窦压力感受器的传入冲动,对维持自主神经的紧张性活动具有重要作用;而中枢神经组织内 $CO_2$ 浓度,对维持交感缩血管中枢的紧张性活动也有重要作用。

**5. 自主神经的主要功能是维持内环境的稳定** 躯体神经系统和骨骼肌的运动,使机体对外界环境变化发生迅速的反应;自主神经和内脏活动,对维持内环境稳定起重要作用。交感神经系统的活动一般比较广泛,常以整个系统来参加反应,其主要作用是促进机体适应内外环境的剧烈变化,例如,在剧烈运动、精神紧张、疼痛、大量失血等情况下,交感神经系统活动明显加强,此时心跳加快、加强,心输出量增加,皮肤与内脏血管收缩,活动肌肉血管舒张,血压升高,血凝加速(使心、脑等生命器官及活动肌肉得到更多的血液灌注,不需要加快活动的器官的血流量减少,减少创面出血);支气管扩张(有利于气体交换);瞳孔散大,晶状体曲率变小(增加入眼光亮,扩大视野,远视);糖原和脂肪分解加强,血糖和游离脂肪酸水平升高(供给更多的能量);肌肉收缩力量增强;网状结构兴奋阈值降低(可加强警觉和唤醒状态)。同时非迫切需要的活动(如胃肠运动、排尿)则被抑制等。这一系列内脏活动的效应是动员体内许多器官的潜在力量,提高适应能力,应付内外环境的急骤变化,维持内环境的相对稳定。这种情况常被称为交感神经的应急或报警反应。实验证明,切除交感神经链的动物能在平静的环境中良好地生活。但环境急剧变化时便难以适应,剧烈运动时血糖不升高,受寒时皮肤血管不收缩、毛发不竖立。可见切除交感神经链后动物对环境急剧变化的耐受性显著降低。在少数情况下,交感神经反应也比较局限,例如,在体温调节过程中,交感神经控制出汗和皮肤血流,而不影响交感神经支配的其他活动。由于交感神经活动加强时肾上腺分泌增加,两者协同作用,因此称这一活动系统为**交感-肾上腺髓质系统**(sympathetic-adrenomedullary system)。副交感神经系统的活动不如交感神经系统广泛,比较局限,机体在安静、休息(松弛)状态下活动增强,以保证安静状态下的生理平衡和生长。其整个系统的活动主要在于保护机体,促进消化与合成代谢,积蓄能量及加强排泄和生殖等功能。例如,心脏活动的抑制,瞳孔缩小避免强光损伤视网膜;促进消化道的运动与消化液的分泌,促进营养物质的吸收和能量补给;促进糖原、蛋白质和脂肪合成与血糖的利用。因此有人称之为**同化神经系统**(anabolic nervous system)。由于迷走神经活动加强时常伴有胰岛素分泌增加,因此又称这一系统为**迷走-胰岛素系统**(vago-insulin system)。

## 二、内脏活动的中枢调节

内脏活动和躯体活动一样,也受中枢神经系统各级中枢的控制,而且调节躯体运动与内脏活动的各级中枢部位是密切联系的,很难严格划分。

### (一)脊髓对内脏活动的调节

交感神经和部分副交感神经发源于脊髓灰质侧角的中间外侧柱,因此脊髓成为内脏反射活动的初级中枢。例如,脊休克动物或脊髓高位离断的病人,脊休克过去以后,血压可大体恢复到原有水平,表明脊髓中枢可以完成基本的血管张力反射,有维持血管紧张性和保持一定外周阻力的作用。同时,排尿反射、排便反射、发汗反射及阴茎勃起反射也逐渐恢复,说明这些反射可以在脊髓中枢内完成。但由于脊髓失去了高位中枢的控制,它对这些反射的调节作用是很不完善的,不能很好地适应生理功能的需要。例如,脊髓离断的病人,由平卧位转成直立位时,由于脊髓对体位性血压反射的调节能力很差,就会感到头晕。又如,病人虽有一定的反射性排尿能力,但排尿不受意识控制,而且排尿排不尽。

### (二)低位脑干对内脏活动的调节

延髓是维持生命活动的基本中枢。由延髓发出的副交感神经传出纤维(含于Ⅶ、Ⅸ、Ⅹ

对脑神经中）支配头面部的所有腺体、心脏、支气管、喉、食管、胃、胰腺、肝和小肠等；同时，脑干网状结构中存在许多与内脏活动功能有关的神经元，其下行纤维支配脊髓，调节脊髓的自主神经功能，所以，许多基本生命现象（如循环、呼吸、消化等）的反射调节在延髓水平已能初步完成，故延髓有"**生命中枢**"之称。此外，中脑是瞳孔对光反射的中枢部位。

**（三）下丘脑对内脏活动的调节**

下丘脑大致可分为前区、内侧区、外侧区和后区四部分。①前区，其最前端为视前核，稍后为视上核、视交叉上核、室旁核，再后是下丘脑前核；②内侧区，又称结节区，紧靠下丘脑前核，包括腹内侧核、背内侧核、结节核与灰白结节，还有弓状核与结节乳头核；③外侧区，有分散的下丘脑外侧核，其间穿插有内侧前脑束；④后区，主要是下丘脑后核及乳头体核（图 10-39）。下丘脑内部各核团间存在着丰富而广泛的纤维联系。下丘脑位于脑的中心，下丘脑接受脊髓和脑干各核团的内脏感觉信息传入，也可接受大脑皮质、边缘系统、丘脑、基底神经节及小脑的纤维投射。下丘脑的传出纤维与其他脑区（如边缘前脑、脑干网状结构、海马、杏仁核等）多形成双向联系。此外，下丘脑还可通过垂体门脉系统和下丘脑－垂体束调节腺垂体和神经垂体的活动。

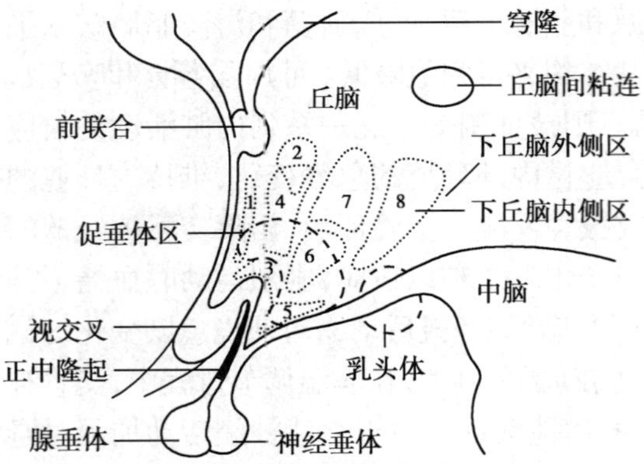


图 10-39 下丘脑核群（矢状切面）

1. 视前核；2. 室旁核；3. 视上核；4. 前核（前区）；5. 漏斗核；6. 腹内侧核；7. 背内侧核；8. 后核（后区）

**1. 调节体温** 在哺乳类动物，于间脑以上水平切除大脑皮质，其体温基本能保持相对稳定；如在下丘脑以下部位横切脑干，动物则不能维持其体温的相对稳定，表明下丘脑有维持体温相对稳定的作用，现已肯定体温调节基本中枢在下丘脑（详见第七章第二节）。

**2. 调节摄食活动** 下丘脑调节饥饿和饱感。特别是弓状核含有增加和降低饥饿和能量消耗的激素受体，以及长时间控制体质的激素的受体。（见下文）。

**3. 调节水平衡（见下文）。**

**4. 内分泌功能** 下丘脑不仅本身分泌多种激素，如 ADH、催产素（缩宫素），经下丘脑－垂体束运抵神经垂体储存，并可调节其释放，而且分泌多种调节性质多肽，经垂体门脉系统到达腺垂体，促进或抑制腺垂体激素的分泌（详见第十一章）。

**5. 睡眠和生物节律** 下丘脑尾部是网状结构的一部分，它含有调节睡眠与觉醒节律的神经核。机体内的许多生理活动能按一定的时间顺序发生周期性变化，这一现象称为**生物节律**（biorhythm）。人和动物的生物节律，按其频率的高低，可分为高频（周期低于 1 天，如心动周期、呼吸周期等）、中频（日周期，如血细胞计数、体温、促肾上腺皮质激素（ACTH）分泌、生长激素分泌等）和低频（周期长于 1 天，如月经周期）。研究结果表明，下丘脑的**视交叉上核**（suprachiasmatic nucleus）可能是日周期节律的控制中心。毁坏动物视交叉上核后，分泌 ACTH 及褪黑激素的日周期节律活动消失，动情周期受到破坏。下丘脑视交叉上核可通过视网膜－视交叉上核束与视觉感觉装置发生联系，因此外界的昼夜光照变化可影响其活动，从而使体内日周期节律和外界的昼夜节律趋于同步。

**6. 记忆** 位于信号从海马传递到丘脑途径的乳头体核，是脑的一个重要记忆中枢，它在记忆中起重要作用，损害乳头体核会引起记忆缺损。

**7. 对免疫功能的影响**　环境应激可抑制机体的免疫功能，导致辅助性 T 细胞数量减少和自然杀伤细胞活性降低。免疫抑制甚至可通过经典条件反射活动而产生。上述作用的机制之一与下丘脑释放促肾上腺皮质激素释放激素有关。促肾上腺皮质激素释放激素促使腺垂体释放促肾上腺皮质激素，后者又刺激肾上腺皮质激素分泌，肾上腺皮质激素起免疫抑制作用。神经系统也可直接作用于淋巴样组织。免疫系统也可影响神经系统活动，例如，白介素 -1 可促进下丘脑释放促肾上腺皮质激素释放激素。

**（四）大脑皮质对内脏活动的调节**

**1. 新皮质**　电刺激动物的新皮质，除能引起躯体运动外，也能引起内脏活动的改变。例如，刺激皮质内侧面 4 区一定部位，会产生直肠与膀胱运动的变化；刺激皮质外侧面一定部位，会引发呼吸、血管运动的变化；刺激 4 区底部，会发生消化道运动及唾液分泌的变化；刺激 6 区一定部位，会出现竖毛、出汗，以及上、下肢血管的舒缩反应；刺激 8 区和 19 区等，除可引起眼外肌运动外，还能产生瞳孔的反应。电刺激人类大脑皮质也能见到类似的结果。

**2. 边缘系统**　大脑半球内侧面皮质与脑干连接部和胼胝体旁的环周结构，包括海马、穹隆、扣带回、海马回、海马旁回、隔区和梨状叶等，称为**边缘叶**。由于边缘叶在结构和功能上与大脑皮质的岛叶、颞极、眶回等，以及皮质下的杏仁核、伏隔核、下丘脑、丘脑前核等密切相关，于是有人把边缘叶连同这些结构统称为**边缘系统**（limbic system）（图 10-40）。更有人因中脑中央灰质、被盖等与上述结构也有双向纤维联系，于是把这些中脑结构也包括进去，从而形成**边缘前脑**（limbic forebrain）与**边缘中脑**（limbic midbrain）的概念。

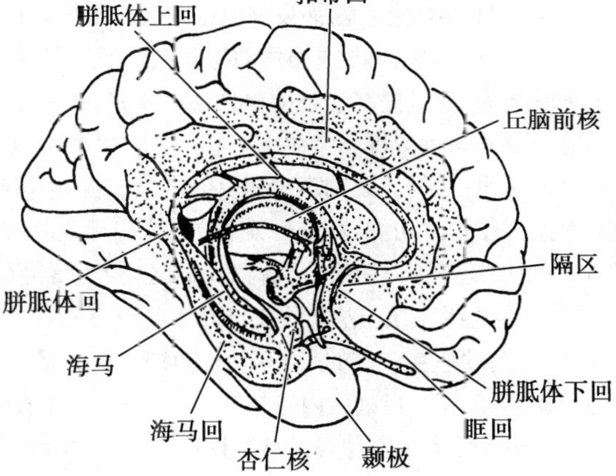


图 10-40　大脑内侧面示边缘系统各部分

刺激或损伤边缘系统的一些区域，可引起内脏活动的明显改变。例如，刺激杏仁核可引起血压、心率、胃肠运动和分泌的变化，排便排尿，扩瞳，竖毛，以及腺垂体激素（尤其是促性腺激素及 ACTH）的分泌；刺激隔区出现阴茎勃起，血压下降或升高，呼吸暂停或加强等。由于边缘系统对内脏活动的调节是通过促进或抑制各初级中枢的活动来实现的，因此刺激边缘系统所得的反应往往跟随动物当时所处的情况而变。

## 三、本能行为和情绪的神经学基础

本能行为是指动物在进化过程中形成并经遗传固定下来的对个体和种属生存具有重要意义的行为，如摄食、饮水和性行为等。情绪是指人类对客观环境刺激所表达的一种特殊的心理体验和某种固定形式的躯体行为表现。情绪有恐惧、焦虑、发怒、平静、愉快、痛苦、悲哀和惊讶等多种表现形式。在本能行为和情绪活动过程中，常伴发自主神经系统和内分泌系统功能活动的改变。本能行为和情绪主要受下丘脑和边缘系统的调节。

**（一）本能行为**

**1. 摄食行为**　下丘脑外侧区有摄食中枢，腹内侧核有饱中枢（图 10-41）。电刺激摄食中枢引起贪食，而破坏之则动物严重拒食，动物消瘦可致死；电刺激饱中枢，动物拒食，而破坏之则多食，可发生肥胖。近代

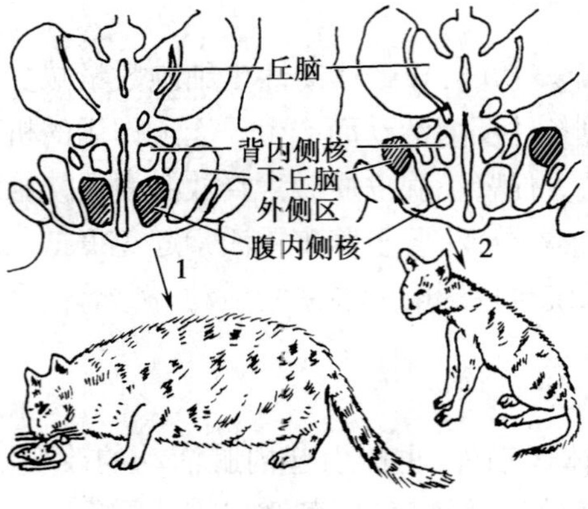


图 10-41 下丘脑损伤对食欲的影响

1. 两侧腹内侧核损伤造成贪食症，肥胖；2. 两侧下丘脑外侧区损伤造成猫的厌食，消瘦

证明下丘脑特别是弓状核通过调节能量摄入与能量消耗，在维持正常的能量平衡中起重要作用。下丘脑从胃肠道、血液和脂肪组织等获得有关饥饱和营养状况的信号，通过一定的传出途径，调节食物的摄入量及能量消耗，以维持正常的体重。

**2. 饮水行为** 下丘脑存在饮水中枢（渴中枢），位于下丘脑视前区的前外侧。电刺激该部位，动物出现口渴和饮水，破坏之则拒饮。任何引起细胞内脱水的因素（如血压容量减少、血浆渗透压升高等）都将引起渴感。此外，细胞外液减少时，肾素分泌增加，使循环 AⅡ水平升高，AⅡ也可刺激渴中枢引起渴感。对水排出的控制则是通过下丘脑视上核释放 ADH 实现的，而细胞外液渗透压升高及 AⅡ又可刺激下丘脑分泌 ADH。因此控制 ADH 分泌及渴的机制有许多相似之处。

**3. 性行为** 性反射中枢位于脊髓及低位脑干，但伴随性反射的行为表现，如性欲、性行为等在很大程度上是由下丘脑及边缘系统调节的。杏仁核在性行为方面特别重要，破坏幼年大鼠的双侧杏仁核与终纹，可使其青春期提前出现。去除猫和猴杏仁核上方梨状皮质，性活动明显增强，并出现异常性行为（与同性动物、幼年动物及其他种属动物或非生命物体交配）。损伤人双侧杏仁核或附近结构后性欲增强，这说明杏仁核有抑制性功能作用。大脑皮质对性行为具有很强的控制作用。

### （二）情绪

**1. 恐惧和发怒** 恐惧和发怒是一种本能的防御反应。动物在恐惧时表现为出汗、瞳孔扩大、蜷缩、左右探头企图寻找逃跑等，而发怒时则常表现出攻击行为，如张牙舞爪、发出咆哮等。

（1）下丘脑：刺激或损伤动物和人的下丘脑对情绪行为产生明显的影响：刺激下丘脑外侧部不仅引起渴和吃行为，而且提高动物的整体活动水平，有时出现狂怒和攻击行为；而损伤下丘脑两外侧部，动物不仅不吃、不喝，而且变得非常温顺。相反，电刺激下丘脑腹内侧核及其周围区，动物不仅产生饱足感，吃得少，而且很安静；而损伤之则产生相反的结果，动物不仅吃得多、喝得多，而且变得非常凶恶，受到轻微刺激便引起大怒。在正常动物，发怒现象主要被来自下丘脑腹内侧核的抑制性信号抑制。在人类，下丘脑损伤（如垂体手术时偶尔损伤下丘脑）或病变（如脑炎）也常伴有不正常的情绪反应（如受到普通刺激便引起大怒）。

（2）边缘系统：边缘系统与情绪反应有密切的关系。破坏猴两侧杏仁核，动物变得很温顺和异常安静，而电刺激猫杏仁核的某些部位，动物易于发怒（类似刺激下丘脑引起的发怒）；而损伤杏仁核变得温顺的动物，再破坏下丘脑腹内侧核后又变为狂怒。国外有人用损害双侧杏仁核方法治疗焦虑、攻击性精神病，治疗后患者变得很安静、易管理，且不出现性功能亢进及遗忘症。

**2. 愉快和痛苦** 愉快是一种积极的情绪，通常由能够满足机体需要的刺激所引起。而痛苦则是一种消极的情绪，一般由躯体或精神受伤害的刺激或因渴望得不到满足而产生。用猴自我刺激实验方法证明脑内存在**奖赏系统**和**惩罚系统**。即把猴子放置在有可踩杠杆的箱子里，动物迟早（偶而）会踩到它。每当踩到杠杆就会接通预先埋植于动物脑内某部位（奖赏系统）的电极并产生刺激，则动物会回到杠杆且一再踩它，甚至不吃不喝地踩；另一方面，当电极植在脑的其他部位（惩罚系统）时，则动物不会去踩压杠杆。

（1）奖赏系统：从中脑被盖腹侧区延伸到额叶皮质的近中线部分，包括中脑被盖腹侧区、内侧前脑束、伏隔核和额叶皮质等结构。电刺激产生愉快感觉。

（2）惩罚系统：下丘脑后部的外侧部分，中脑背部和内嗅皮质。电刺激这些部位动物出现退缩、回避等表现。

### （三）情绪的生理反应

**1. 自主神经系统功能活动的改变** 情绪的生理反应有时表现为交感神经兴奋加强的反应：如瞳孔散大、出汗、心率加快、血压升高、骨骼肌血管收缩、皮肤内脏血管收缩、呼吸加快、肌紧张增强等。在某些情况下也可表现为副交感神经活动加强的反应：如皮肤血管扩张、面部通红，心跳减慢甚至抑制；焦急不安时引起排尿和排便；悲伤时流泪。

**2. 内分泌系统功能活动的改变** 情绪生理反应常引起多种激素分泌改变，如创伤、疼痛引起痛苦、恐惧和焦虑情绪反应时，血液中促肾上腺皮质激素释放激素和肾上腺糖皮质激素水平明显升高，肾上腺素、去甲肾上腺素等激素水平也升高。

### （四）动机与成瘾

**1. 动机** 动机是推（驱）动人从事某种行为的念头（冲动）。前脑腹侧被盖区及伏隔核参与动机行为，例如奖赏、笑、愉快、成瘾及恐惧。这些区域称为脑的**奖赏中枢**（reward center）或**愉快中枢**（pleasure center）。从中脑投射到伏隔核的间皮质（mesocortical）多巴胺能神经元及额叶皮质也参与动机。

**2. 成瘾** 成瘾是反复强迫使用某种物质，尽管知道它对健康有不良影响，可由各种不同的药物所引起。根据WTO资料，全世界有76 000 000人滥用乙醇而成瘾，超过15 000 000人滥用药物而受害。乙醇和药物成瘾与奖赏系统有关。易成瘾的药物主要有阿片肽（吗啡、海洛因）、可卡因、苯丙胺、乙醇、大麻素及烟碱等。虽然他们以不同的途径作用于脑，但他们都增加作用于伏隔核$D_3$受体的多巴胺递质数量，刺激脑的奖赏系统。长时间成瘾者可产生对该药物的**耐受性**和**依赖性**，即需增加药物的剂量才能产生效果，一旦停止使用便会产生戒断症状：烦躁不安、失眠、疼痛加剧、肌肉震颤、呕吐、腹痛、流泪流涕等。注射β受体拮抗剂或$\alpha_2$受体激动剂于终纹的床核（bed nucleus），以及双侧损坏被盖（去甲）肾上腺素能纤维，缓解阿片肽的戒断症状。此外，还可用作用于中枢吗啡和海洛因受体的各种药物，例如美沙酮（methadone）和丁丙诺啡（buprenorphine）治疗阿片肽戒断症状；用**纳曲酮**（naltrexone）、阿坎酸钙（acamprosate）及双硫醒（戒酒醒，disulfiram）治疗滥用酒精者。纳曲酮是一种阿片受体的拮抗剂，阻断奖赏系统和对酒精的渴望。阿坎酸钙可减轻滥用酒精引起的戒断症状，双硫醒通过阻止酒精完全降解引起乙醛堆积，导致对饮酒的不愉快反应（例如，面部潮红、恶心和心悸）。托吡酯（topiramate），一种$Na^+$通道阻断剂，临床已试用于酒精成瘾的治疗。成瘾者在治疗后易复发（复瘾）。复瘾常因接触过去使用药物时有关的情景、声音和环境而发生。复瘾可能与记忆有关的内侧额叶皮质、海马和杏仁核投射至伏隔核的谷氨酸能兴奋性递质释放有关。

# 第六节 脑的电活动与觉醒、睡眠机制

脑由众多神经元和胶质细胞组成。神经元的生物电活动是中枢神经系统调控各种生命活动的基础，因此，了解脑电活动的表现及产生机制，对阐明脑的各种功能活动具有十分重要的意义。

## 一、脑电活动

大脑皮质的神经元具有生物电活动。应用电生理学方法，在大脑皮质可记录到两种不同形式的脑电活动，一种是由于某种感觉传入系统受到刺激时，在皮质上某一局限区域引出的形式较为固定的电位变化，称为**皮质诱发电位**（evoked cortical potential）；另一种是在无明显刺激情况下，大脑皮质经常性自发产生的节律性电位变化，称为**自发脑电活动**（spontaneous electric activity of the brain）。

### （一）皮质诱发电位

**皮质诱发电位**是指外加特定刺激作用于外周感受器或感觉投射系统的有关结构及脑区，在皮质上某一局限区域引导出的较为固定的电位变化。

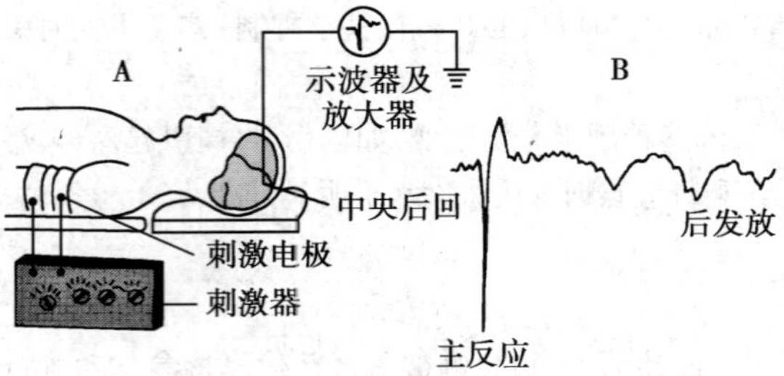


图 10-42 人的体感诱发电位
A. 人诱发电位的记录方法；
B. 猫大脑皮质感觉区诱发电位

皮质诱发电位一般分为 3 部分（图 10-42）：①主反应：皮质诱发电位的主反应是指在刺激标记后，经一定潜伏期在大脑皮质出现的一个先正后负的电位变化。潜伏期的长短决定于刺激部位离皮质的距离、神经纤维的传导速度和所经过的突触数目等因素。②次反应：皮质诱发电位的次反应是跟随主反应之后的扩散性继发反应，可见于皮质的广泛区域。次反应的特点是潜伏期较长，频率低，振幅大而不稳定的负相电位波动。③后发放：皮质诱发电位后发放为一系列正相的周期性电位波动。

利用记录诱发电位的方法，有助于进行各种感觉投射在大脑皮质的定位研究，也是研究和诊断神经系统疾病的一种手段。如皮质感觉代表区的投射规律就是应用诱发电位的方法而获得的。诱发电位也可在颅外头皮上记录到，但是非常微弱，且又混杂在人的自发脑电活动中，因此通常要用电子计算机对记录到的脑电活动进行叠加和平均处理。一般经过数十次叠加和平均处理后，诱发电位的主反应可被显示出来。由于皮质诱发电位常出现在自发脑电活动的背景上，因此较难分辨，运用计算机将电位变化叠加和平均处理则能使皮质诱发电位突出地显示出来。用这种方法记录到的电位称为**平均诱发电位**（averaged evoked potential）。

临床常用记录**体感诱发电位**（somatosensory evoked potential）（图 10-43）、**听觉诱发电位**（auditory evoked potential）**和视觉诱发电位**（visual evoked potential）的方法来确定神经系统的损伤部位。

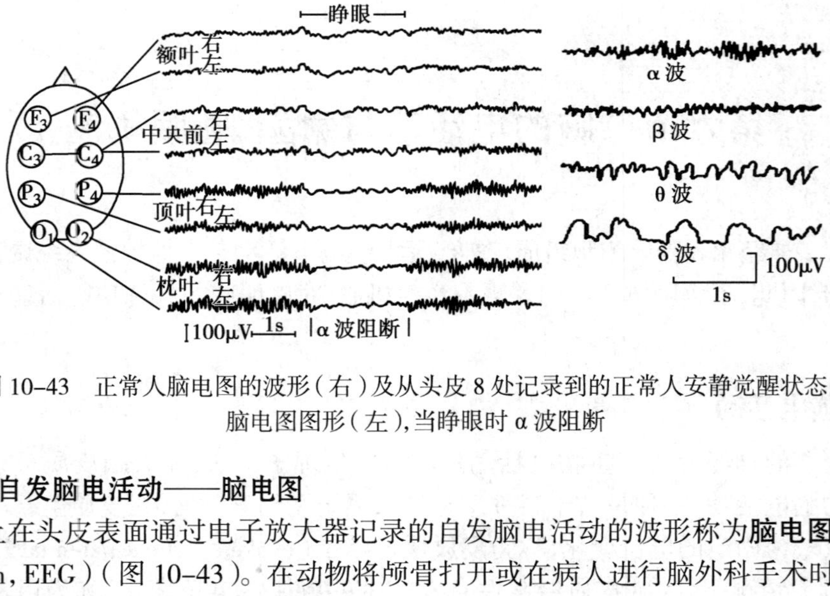


图 10-43 正常人脑电图的波形（右）及从头皮 8 处记录到的正常人安静觉醒状态的脑电图图形（左），当睁眼时 α 波阻断

**（二）自发脑电活动——脑电图**

临床上在头皮表面通过电子放大器记录的自发脑电活动的波形称为**脑电图**（electroencephalogram，EEG）（图 10-43）。在动物将颅骨打开或在病人进行脑外科手术时，直接在皮质表面引导的电位变化，称为**皮质电位图**（electrocorticogram，ECoG）。

**1. 脑电图的波形** 正常情况下，脑电图的基本波形依据其频率可分为 α 波、β 波、θ 波和 δ 波四种。各种波形都可在皮质的不同区域引出，但在不同脑区和在不同条件下的表现有显著的差别。

（1）α 波：频率为每秒 8~13 次，波幅为 20~100μV。α 波是成年人处于安静状态时脑电图的主要波形。α 波在清醒、安静并闭眼时出现，波幅先由小逐渐变大，再由大变小，如此反复而形成梭形，每一梭形持续 1~2 秒。α 波在枕叶的记录中最为显著。睁开眼睛或接受其他刺激（如声音、触觉及进行思维活动）时，α 波立即消失而呈现快波，这一现象称为 **α 波阻断**（α-block）。当再次安静闭眼时，则 α 波又重现。

（2）β 波：频率为每秒 14~30 次，波幅为 5~20μV，在睁眼或大脑皮质处于紧张活动状态时可出现 β 波，在额叶和顶叶比较显著。有时 β 波与 α 波同时出现在一个部位，β 波重合在 α 波上，不易分辨，当 α 波阻断时才显现出来，因此，β 波主要代表皮质处于兴奋状态，又称快波。

（3）θ 波：频率为每秒 4~7 次，波幅为 100~150μV，少年时期或当成年人困倦时，在额叶和顶叶可记录到明显的 θ 波。θ 波表明此时皮质处于轻度抑制状态。如果成人觉醒状态频繁出现 θ 波，提示精神应激或脑疾病。

（4）δ 波：频率为每秒 0.5~3 次，波幅为 20~200μV，成年人在深度入睡后，或处于极度疲劳、麻醉状态等情况时可出现 δ 波。δ 波在颞叶和枕叶较明显。δ 波主要代表皮质处于深度抑制状态。如成人觉醒状态频繁出现 δ 波，表明严重脑损伤。

人类脑电图在安静时的主要波形可随年龄而发生变化。新生儿的脑电图呈不规则的低幅波。婴幼儿时期可出现 δ 波，少年时期常见到 θ 样波形，到青春期开始出现成人型的 α 波。可见，随着年龄的增长，脑电波的频率由慢变快、波幅由低变高、由不规则变为规则。进入老年期，脑电波又出现频率变慢的趋势，在两侧颞部甚至可以出现少量的 θ 波或 δ 波。不同生理情况下脑电波也有变化，例如，在血糖、体温和糖皮质激素处于低水平，以及动脉血氧分压处于高水平时，α 波的频率减慢；在与上述情况相反的条件下，α 波的频率加快。

临床上，癫痫病患者或皮质有占位病变（如肿瘤等）的病人，脑电波会发生改变，如癫痫患者常产生异常的高频、高幅脑电波或在高频、高幅波后跟随一个慢波的综合波形。因此，利用脑电波改变的特点并结合临床资料，可用来诊断癫痫或探索肿瘤所在的部位。

**2. 脑电波形成的机制** 脑电波是由大量大脑皮层表面神经元同步发生的突触后电位经总和后形成的。突触后电位总和的结构基础是锥体细胞在皮层排列整齐，其顶树突相互平行并垂直于皮层表面，因此其同步电活动易于发生总和而形成强大电场，从而改变皮层表面的电位，形成脑电波。

大量皮层神经元的同步电活动与丘脑的功能有关。如果以每秒 8~12 次的频率电刺激丘脑非特异性投射系统的神经核（髓板内核群），在此皮层上可引出每秒 8~12 次相似节律的电变化，说明丘脑的非特异性投射系统的同步活动可促进皮层的同步化电活动。

## 二、觉醒与睡眠

觉醒与睡眠是一种昼夜周期的生理活动。从单细胞生物到人类，几乎所有生物的生命活动都存在节律性、周期性的变化，其中以觉醒与睡眠的交替最为明显。觉醒和睡眠都是人体正常生活中不可缺少的两个生理过程，只有在觉醒状态下，人体才能进行劳动和其他活动；而通过睡眠，可以使人体的精力和体力得到恢复，于睡眠后保持良好的觉醒状态。各种研究表明，睡眠对于维持脑的发育成熟、代谢 - 热量平衡、体温恒定、免疫功能、学习（认知）和记忆巩固，特别是恢复各神经中枢之间的自然平衡都是必要的。成年人一般需要 7~8 小时，儿童需要的睡眠时间较长，每天需要 12~14 小时，新生儿需 18~20 小时，老年人睡眠时间较短。睡眠时机体许多生理功能发生了不同于觉醒时的变化，主要有各种感觉减退、意识逐渐消失、机体逐渐失去了对环境的适应能力；骨骼肌反射和肌紧张减弱；许多内脏活动发生改变，如血压下降、心率减慢、瞳孔缩小、呼吸减慢、代谢率降低、尿量减少、体温降低、胃液分泌增多、发汗功能增强等。

**（一）觉醒状态的维持**

各种感觉冲动的传入对觉醒状态的维持十分重要。实验研究发现，选择性破坏动物中脑网状结构的头端，动物即进入持久的昏睡状态，脑电波表现为同步化慢波。如在中脑水平切断特异性传导途径，而不破坏中脑网状结构，则动物仍可处于觉醒状态。因此，觉醒状态的维持与脑干网状结构上行激活系统（参见本章第三节非特异性投射系统及图10-23）的作用有关。此外，大脑皮质的感觉运动区、额叶、眶回、扣带回、颞上回、海马、杏仁核及下丘脑等部位也有下行纤维到达并兴奋网状结构，因此，来自外周的感觉信息及中枢多个脑区的下行兴奋作用可激活脑干网状结构上行激动系统，从而维持觉醒状态。参与脑干网状结构上行唤醒作用的递质系统可能有乙酰胆碱、去甲肾上腺素和多巴胺。参与觉醒维持的下丘脑神经递质是组胺和增食素。

**（二）睡眠的两种状态**

睡眠是动物的一种行为状态。通过对整个睡眠过程的仔细观察，发现睡眠具有两种不同的时相（状态）。一是脑电波呈现同步化慢波的时相，称为**慢波睡眠**（slow wave sleep，SWS）；二是脑电波呈现去同步化快波的时相，称为**快波睡眠**（fast wave sleep，FWS）。

**1. 慢波睡眠** 根据脑电波的特点，可将人的慢波睡眠分为Ⅰ-Ⅳ期（图10-44）。慢波睡眠Ⅰ期（SWS-Ⅰ）为入睡期（瞌睡期），α波频率、波幅及所占时间的比例逐渐减小，脑电波趋于平坦，正常人此期通常不超过数分钟。慢波睡眠Ⅱ期（SWS-Ⅱ）为浅睡期，出现睡眠梭形波，即σ波，频率较快（13~15Hz），幅度较低（20~40μV），并有少量δ波。梭形波的持续时间为0.5~1秒。慢波睡眠Ⅲ期（SWS-Ⅲ）为中度睡眠期，出现高幅的δ波（>75μV），出现这种节律的时间占该时期的20%~50%，或出现δ波和梭形波的复合，即κ复合波。慢波睡眠Ⅳ期（SWS-Ⅳ）为深度睡眠期，出现频率为1.5~2Hz，幅度为75μV以上的δ波，其数量超过50%。

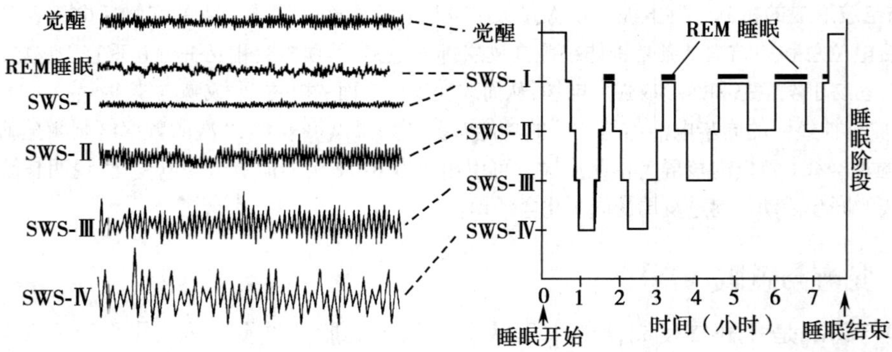


图10-44 正常成年人觉醒、快波和慢波睡眠期间的脑电波（左）及不同睡眠阶段的转变（右）
在8小时的睡眠期间，首先进入SWS-Ⅰ，依次进入SWS-Ⅱ、SWS-Ⅲ和SWS-Ⅳ阶段，然后又返回REM睡眠。随着睡眠的持续，REM睡眠时间越长。SWS：慢波睡眠；REM睡眠：快速眼球运动睡眠即快波睡眠。注意REM睡眠与觉醒时的脑电波类似

此期睡眠时，循环系统、呼吸系统和交感神经系统的活动水平降低（如心跳、呼吸频率、血压及基础代谢率轻度降低），且相当稳定。肌张力也轻度降低，常变换体位，较易唤醒。神经垂体生长素的分泌明显增多，有利于促进生长和体力的恢复，由于这个睡眠时期眼球不出现快速运动，故又称**无眼球快速运动**（non-rapid eye movement，NREM）**睡眠**。梦游及梦语发

生在此期睡眠。

**2. 快波睡眠** 快波睡眠（FWS）的脑电图与觉醒时十分相似，主要呈不规则的β节律（去同步化的低振幅快波），但在行为上却处于熟睡状态，因此称为异相睡眠或矛盾睡眠（paradoxical sleep，PS）。

在快波睡眠时肌张力（特别是躯干肌）更进一步降低，呈完全松弛状，但某些肌肉出现阵发性收缩，特别是眼外肌，结果引起眼球快速运动，故又称快速眼球运动（rapid eye movements，REM）睡眠，各种感觉功能进一步减退，较难以唤醒。血压、心率、呼吸出现明显不规则的短时变化，血压上升或降低，心率加快，呼吸加快而不规则。这可能是某些疾病在夜间突然发作的部分原因，例如心绞痛、哮喘发作。阴茎可勃起，体温调节能力暂时消失。约有 80% 的人在此期睡眠做着各种各样的梦，因此又有人称此期睡眠为有梦睡眠（虽然 SWS 有人称之为无梦睡眠，其实 SWS 也会做梦，甚至噩梦，不过其梦不能回忆罢了）。快波睡眠期间，脑内蛋白质合成加快，脑细胞处于高度活动状态，脑代谢率增加，脑血流量增加。人在紧张的脑力劳动或精神高度紧张时，快波睡眠增加。快波睡眠有利于建立新的突触关系，促进学习记忆，促进精力恢复和幼儿神经系统发育成熟。

睡眠过程中两个时相交替进行。正常成人夜间进入睡眠后，首先是慢波睡眠，持续 80~120 分钟后转入快波睡眠，维持 20~30 分钟后又转入慢波睡眠；整个睡眠过程中交替 4~5 次，越近睡眠的后期，异相睡眠持续时间越长（图 10-44）。两种睡眠状态均可直接转变为觉醒状态，但从觉醒状态只能进入慢波睡眠，而不能直接进入快波睡眠。早产婴儿 REM 睡眠占其全部睡眠的 80%，在正常足月的新生儿则是 50%，此后 REM 睡眠的比率快速降低，在 25% 达到稳定期，到老年再进一步降低。

两种睡眠都为正常人所必需。一般成年人如果持续觉醒 15~16 小时，便可称为睡眠剥夺，此时人极易进入睡眠状态。人在长期被剥夺睡眠后，如果再任其自然睡眠，慢波睡眠的时间明显增加，睡眠程度加深，以补偿前阶段睡眠的不足。如果连续数天在受试者一进入快波睡眠时就将其唤醒，即选择性地剥夺其快波睡眠而不缩短其慢波睡眠时间，此时受试者将变得容易激动。随后，当受试者的睡眠不再受干扰时，则异相睡眠出现的次数和持续时间明显增加，即出现补偿性快波睡眠增加。在这种情况下，受试者可从觉醒状态直接进入快波睡眠。如果长期剥夺动物的快波睡眠，动物体重会减轻，最终死亡。研究证明，睡眠对于神经系统的成熟、维持代谢、热量与体温平衡、免疫功能及认知、学习与记忆，特别是恢复各个神经中枢之间的正常平衡都是必要的。

### （三）促进睡眠和觉醒的神经机制

睡眠与觉醒之间的转换表现为昼夜节律，平均为 8 小时睡眠和 16 小时觉醒。**网状结构上行激活系统**（reticular activating system，RAS）和下丘脑的神经核对于这两种意识状态的转换起关键作用。RAS 由起源于脑干及下丘脑的不同神经元群和神经通路组成。RAS 广泛投射到大脑皮质和丘脑。这些神经元群的激活和抑制介导觉醒与睡眠之间的转换。

觉醒状态是由于 RAS 的上行途径广泛激活皮质和丘脑的结果。起源于脑干的 RAS 神经元轴突末梢广泛投射于整个脑，释放单胺能递质去甲肾上腺素、5-HT 和组胺，能增强皮质的兴奋性突触活动。此外，来自脑桥及基底前脑的神经元释放 ACh，促进上升的感觉信息通过丘脑的传递和增强丘脑与皮质之间的联系。由下丘脑神经元产生的神经肽增食素［orexin，因刺激食欲而得名，又称下丘脑泌素（hypocretin），因由下丘脑产生］在对维持觉醒状态也起重要作用。下丘脑增食素神经元广泛投射到整个皮质和丘脑，它们还密切支配和刺激 RAS 单胺能神经元发放动作电位。缺乏增食素或其受体的实验动物和人产生发作性睡病（在正常醒觉状态下不能预料地突然入睡）。人摄入增食素受体阻断剂促进睡眠。随着年龄的增长，增食素神经元损失，所以老年人有时难以入睡。此外，增食素还具有增强代谢和激活交感肾上腺髓质系统的作用。

睡眠时的神经元活动型式和神经递质的释放明显不同于觉醒。其中最重要的是"睡眠中枢"神经元(位于下丘脑腹外侧视前核的某些神经元)主动放电。这些神经元释放抑制性递质 GABA 到脑干和下丘脑的神经元，包括分泌增食素和单胺类的神经元，抑制这些神经元，降低整个脑增食素、去甲肾上腺素、5-HT 及组胺的水平。这些递质都与觉醒的维持有关。因此 GABA 抑制它们的释放倾向于促进睡眠。临床上已用 GABA 的激动剂苯二氮䓬类(如地西泮和阿普唑仑)有效地治疗焦虑和失眠。

ACh 释放型式在不同睡眠阶段是不同的，NREM 睡眠时降低，而在 REM 睡眠时升高到类似觉醒时的水平。REM 睡眠时 ACh 增加促进丘脑与皮质之间的联系，增强皮质活动和做梦。

增食素分泌细胞主要受三方面传入冲动的刺激，促进转换为觉醒状态(图 10-45)：①来自视交叉上核(SCN)的动作电位：SCN 是体内主要的昼夜节律起搏点，它确定受光及其他日常刺激调节的日周期。早晨它激活增食素细胞，晚上它触发褪黑激素分泌。褪黑激素已用于治疗失眠和高速飞行引起的生理节奏破坏。②能量代谢负平衡信号：此信号起因于长期饥饿引起血糖浓度降低，血浆食欲刺激素(ghrelin)水平升高和抑制食欲的瘦素水产降低。这些情况都刺激增食素释放。③边缘系统发出的激动性情绪状态，如恐惧与愤怒，也刺激增食素神经元，当需要对影响自身生存的情况产生反应时，中断睡眠是适合的。

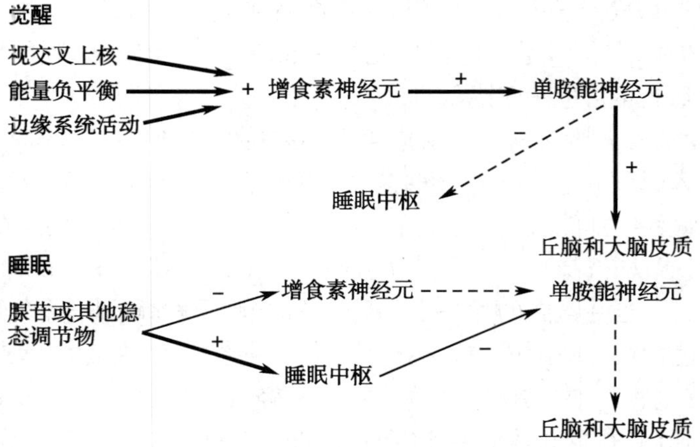


图 10-45 觉醒状态与睡眠的转换调节示意图

粗箭头和 + 表示刺激作用；细箭头和 - 表示抑制途径；增食素神经元和睡眠中枢位于下丘脑；单胺能神经元释放去甲肾上腺素、5- 羟色胺和组胺

激活睡眠中枢的因素目前尚不完全了解。已证明腺苷(ATP 的代谢物)降低增食素神经元的放电，长时间觉醒后脑中腺苷的浓度增加。咖啡因可阻断脑中腺苷受体，这可解释其兴奋作用。另一个促进睡眠状态的物质是白介素 -1(一种在免疫防御中具有重要作用的细胞因子)。

**睡眠障碍：发作性睡病**(narcolepsy)是一种慢性神经性障碍，因脑不能正常调节睡眠 - 觉醒周期所致。其表现为突然丧失肌肉张力(猝倒)，最终在白天活动时压抑不住而睡着。也可能在睡眠开始或结束时出现短暂发作的全瘫。发作性睡病的特征是突然发生快波睡眠(REM 睡眠)，而正常人不会在尚未发生慢波睡眠就开始出现快波睡眠。发作性睡病具有家族遗传倾向。发作性睡病患者下丘脑产生增食因子(orexin)的神经元比正常人的含量少(增食因子具有促进觉醒的作用)。**阻塞性睡眠呼吸暂停**(obstructive sleep apnea，OSA)是由于晚上间断性睡眠造成白天活动时瞌睡的最普遍原因，在美国中年男性发生率约为 24%，女性为 9%。在上呼吸道（特别是咽）阻塞频繁发生（由于肌张力降低）时，呼吸暂停超过 10 秒。OSA 者一般入睡后立即打鼾。打鼾进行性加强（鼾声越来越响亮）直至被呼吸暂停所打断，然后继之响亮的鼻息和喘气，就像用力呼吸那样。OSA 者总的睡眠时间实际上没有减少，但慢波睡眠Ⅰ期较长，从占总睡眠时间的 10% 增加到 30%~50%，Ⅱ、Ⅲ期均明显减少。OSA 的发病机制与到睡眠开始时神经－肌肉张力降低及呼吸中枢驱动发生改变有关（参见第五章“生理与临床”相关内容）。**周期性肢体运动障碍**（periodic limb movement disorder, PLMD）是睡眠时大踇趾刻板的节律性伸展和踝关节、膝关节背屈，持续 0.5~10 秒，间断 20~90 秒，然后再发。运动从踝关节或踇趾轻微的持续运动到腿及臂的大幅度强烈的举腿和挥舞。肌电图显示，在快波睡眠的第一小时暴发活动，伴有短暂的觉醒的 EEG 信号。与正常同年龄者相比，慢波睡眠Ⅰ期持续时间可能增加，Ⅲ、Ⅳ期可能减少。据报道，年龄在 30~50 岁者 PLMD 的发生率为 5%，超过 65 岁时增加到 44%。LPMD 类似于**下肢不宁综合征**（restless leg syndrome），后者在休息时整天腿压抑不住地运动。

**梦游**（sleepwalking, somnambulism）、**尿床**（bed-wetting）和**夜惊**（night terrors）被称为深眠状态，是一种与从慢波睡眠和快波睡眠中觉醒有关的睡眠障碍。梦游在儿童中比成人常见，且大多是男性。梦游可持续数分钟，梦游者会睁开眼睛走路并避开障碍物，但他们被叫醒后却不记得所发生的事。

# 第七节 脑的高级功能

脑的高级功能包括学习、记忆、判断、语言和其他心理活动功能，长期以来对这些功能的研究手段十分有限。近年来新发展起来并被广泛应用的**正电子发射断层扫描**（position emission tomography, PET）和**功能性磁共振影像**（functional magnetic resonance imaging, fMRI）及其相关技术给脑的高级功能研究带来了一场革命。

## 一、学习与记忆

学习与记忆是脑的高级功能之一。**学习**（learning）是指人和动物依赖于经验来改变自身行为以适应环境的神经活动过程。而**记忆**（memory）则是将学习到的经验或行为习惯（各种信息）贮存一定时期并能回忆和（或）“读出”的神经活动过程。学习和记忆是两个有联系的神经活动过程，学习是记忆的前提，是基础，而记忆是学习的结果。

### （一）学习的形式

**1. 简单学习** 发生在对单个重复刺激发生反应时，它不需刺激和反应之间形成某种明确的联系，又称**非联合型学习**（nonassociative learning）。**习惯化**（habituation）和**敏感化**（sensitization）就属于这种类型的学习。习惯化是指中性刺激重复好几次，第一次施予刺激时是新奇的，可引起反应（朝向反射或“这是什么？”等反应），但是，重复刺激时，电反应会愈来愈小，最后个体变得习惯这种刺激而忽视它。例如，当某人买了一个新时钟，起初由于时钟嘀嗒声的打扰，会使人难以入睡，但几个夜晚之后，时钟的嘀嗒声便不再被注意了。敏感化是指重复刺激使反射反应加强的过程，一个弱刺激仅引起弱的反应，但在强刺激作用后弱刺激的反应就明显加强。例如，在多种噪声中睡眠的母亲，能被其身边婴儿微弱的哭叫声迅速警醒。在这里，强刺激与弱刺激之间并不需建立什么联系。

**2. 联合型学习** 联合型学习（associative learning）是两个事件在时间上很靠近地重复发生，最后在脑内逐渐形成联系，从而使人或动物学会在两个刺激间或刺激与行为之间建立联系。如经典的条件反射和操作式条件反射则属于这种类型的学习。

（1）经典条件反射：在巴甫洛夫的经典动物实验中，给犬喂食物可引起唾液分泌，这是非条件反射，食物就是**非条件刺激**（unconditioned stimulus）；而给犬以铃声刺激则不会引起唾液分泌，因为铃声与食物无关，这种情况下铃声为无关刺激。但是，如果每次喂食物之前先给予铃声刺激，然后再给食物刺激，这样多次结合以后，当铃声一响，动物就会出现唾液分泌。在这种情况下，铃声不再是无关刺激，具有引起唾液分泌的作用而成为进食的信号，称为条件刺激（conditioned stimulus）或信号刺激。因此，条件反射是条件刺激与非条件刺激在时间上的结合而建立起来的。无关刺激与非条件刺激在时间上的结合，称为**强化**（reinforcement）。

在上述经典条件反射建立后，如果反复应用条件刺激（铃声）而不给予非条件刺激（喂食）强化，条件反射（唾液分泌）就会减弱，最后完全不出现。这称为条件反射的**消退**（extinction）。条件反射的消退不是条件反射的简单丧失，而是中枢把原先引起兴奋性效应的信号转变为产生抑制性效应的信号。实验表明，非条件刺激若不能激动奖赏系统或惩罚系统，条件反射将很难建立；如果非条件刺激能通过这两个系统引起愉快或痛苦的情绪活动，则条件反射就比较容易建立。愉快性强化称为**正性强化**（positive reinforcement），而痛苦性强化则称为**负性强化**（negative reinforcement）。

（2）操作式条件反射：操作式条件反射是一种比经典条件反射更为复杂的条件反射，它要求人或动物通过学习而完成一系列操作，在此过程中获取经验，从而建立能得到奖励或逃避惩罚的条件反射。这种条件反射是要求动物在执行一定的操作后才能建立起来的。例如，先训练动物使它学会踩动杠杆而得食的操作。然后，以灯光或其他信号为条件刺激建立条件反射，即在出现某种信号后去踩杠杆才能得到食物，称为**操作式条件反射**（operate conditioned reflex）。得到食物是一种奖赏性刺激，称为**趋向性条件反射**（conditioned approach reflex）；如果预先在食物中注入一种不影响食物色香味且动物食用后会发生呕吐或其他不适的药物，则动物在多次强化后，便在见到信号后就不再愿意去踩动杠杆。由于得到惩罚而产生的抑制性条件反射，称为**回避性条件反射**（avoidance conditioned reflex）。马戏团里的动物表演，许多就是形形色色的操作式条件反射，其获得的奖赏主要是它喜欢吃的食物。

（3）经典条件反射的消退和分化：条件反射建立后，如果反复用条件刺激而没有非条件刺激强化，条件反射逐渐减弱，最后完全不出现，这称为条件反射的消退。如铃声与喂食多次结合应用，使犬建立了条件反射；然后，反复单独用铃声而不给予食物（不强化），则铃声引起的唾液分泌量会逐渐减少，最后完全不能引起分泌。条件反射的消退是由于皮质中枢内发生了抑制过程，这种抑制称为消退抑制。

在条件反射建立过程中，初期给予与条件刺激相近似的刺激，也能或多或少地具有条件刺激的效应，引起条件反射，这种现象为条件反射的泛化。如果以后只对原来的条件刺激给予强化，而对近似刺激不强化，经多次重复后，近似刺激不再引起条件反射，这种现象称为条件反射的分化。条件反射的泛化是由于条件反射引起的兴奋向周围皮质扩散所致；而分化的形成则是由于近似刺激得不到强化，使皮质产生了抑制过程，这种抑制称为分化抑制。

（4）条件反射的生理意义：条件反射的主要特征是反射反应出现在条件刺激开始之后，非条件刺激开始之前，甚至不出现时。这样就在非条件刺激来到之前，机体便产生特定的反应，事先做好准备。例如，食物的信号（颜色、气味、进食的环境等）所引起的唾液分泌为进食准备了条件，劳动信号引起的呼吸、代谢、血液循环等方面的变化为劳动过程准备了条件。

当看到危害身体的事物，就可以避开它。因此，使机体具有预见性，提高了机体适应环境的能力。可以想象，如果只依靠食物掉入口中才引起吃食动作或身体遭受伤害时才引起防御动作，机体将无法适应复杂多变的环境。

此外，由于条件反射是灵活的，可随环境的改变而改变，即当条件刺激失去信号意义后，条件反射便会消退，同时又可根据新的环境条件，不断建立新的条件反射。因此，使动物和人类能对环境的变化进行精确的适应。

（5）人类条件反射的特征及第二信号系统：条件反射是大脑皮质活动的具体表现，引起条件反射的刺激是信号刺激，由信号刺激引起的皮质神经活动也就是信号活动。信号的数目、种类非常多，可区分为两大类：一类是具体信号，如灯光、铃声、食物的形状、气味等，它们都是以本身的理化性质来发挥刺激作用的，这些信号为第一信号；另一类是抽象信号，即语言和文字，它们是以所代表的含义，而不是其物理性质（语音或语调的高低、强弱、快慢，文字的形象、色彩等）来发挥刺激作用的。例如，“灯光”这个词语，并不是单指某个具体的灯发出的光，而是概括世界上一切灯发出的光，是这一具体事物的抽象概括，因此是具体信号的信号，故称为第二信号。能对第一信号发生反应的大脑皮质功能系统，被称为**第一信号系统**（first signal system），是人类和动物所共有的。对第二信号发生反应的大脑皮质功能系统，被称为**第二信号系统**（second signal system），这是人类所特有的，也是人类区别于动物的主要标志。动物经过训练可以对语言、文字的物理性质发生反应，而不能对其内容作出反应。

### （二）记忆的形式

**1. 根据记忆的贮存和回忆的方式分类** 可分为以下两类。

（1）陈述性记忆：**陈述性记忆**（declarative memory）也称**清晰记忆**（explicit memory），是对自身经历和学习的事件进行编码、贮存并回忆、再现的过程，是将片段信息进行加工、重组，有意识地回忆、读出，并表达出来。它与认知或意识有关，依赖于记忆在海马、内侧颞叶及其他脑区内的滞留时间，往往只经过一次测试或一次经验即能建立起来。陈述性记忆可分为两个亚类：①对一件具体事物或一个场面的**情景式记忆**（episodic memory），例如，记得“早餐吃过什么”；②对文字、规则和语言等的**语义式记忆**（semantic memory），概念、公式、事实的叙述，如能记得住“首都是什么城市”“你的母亲的小名”。

（2）非陈述性记忆：**非陈述性记忆**（nondeclarative memory）也称**含糊记忆**（implicit memory）和程序性记忆（procedural memory），它的形成和认知或意识无关，也不涉及在海马的滞留，主要涉及基底神经节、小脑及运动辅助区，需要经过多次重复测试才能逐步形成，其表现主要是反复操作某些作业时，使动作具有连续性并逐渐掌握其步骤和程序，操作更加完善。如某些技巧性的动作、习惯性行为和条件反射等。该类型记忆一旦形成，则往往不能用语言表达出来，且不易忘记。例如司机知道怎样换挡，人知道怎样系鞋带。

陈述性记忆与非陈述性记忆是既有区别又有联系的两种记忆形式，前者必须通过意识，用语言表达出来，而后者只用一系列行为来表达。但是两者也可以转化，如学习骑自行车过程中需要对某些情景有陈述性记忆，但一旦学会后就变成一种技巧性动作，此时陈述性记忆即转变为非陈述性记忆。

**2. 根据记忆保留时间的长短分类** 可将记忆分为以下3类。

（1）短时程记忆：**短时程记忆**（short-term memory）也称为**工作性记忆**（working memory），其保留时间的长短仅能满足完成某项极为简单的工作的需要，如打电话时拨一个新的电话号码，拨完后记忆就马上消失。记忆保留的时间仅几秒钟到几分钟。

（2）中间时程记忆：**中间时程记忆**（intermediate-term memory）保留时间自几分钟到几天，记忆在海马和其他脑区内进行处理，并能转变为长时程记忆。

（3）长时程记忆：**长时程记忆**（long-term memory）的信息量相当大，保留时间自几天到数年，有些内容，如与自己和最为接近的人密切相关的信息，例如自己及家人的名字和外貌，可终身保持记忆。

### （三）人类的记忆过程

人类的记忆过程可以分成四个阶段（图 10–46），即感觉性记忆、第一级记忆、第二级记忆和第三级记忆。前两个阶段相当于上述的短时程记忆。感觉性记忆是指通过感觉系统获得信息后，首先在脑的感觉区内贮存的阶段，这阶段记忆贮存的时间很短，一般不超过 1 秒，如果没有经过注意和处理就会很快消失。例如，一辆汽车从你眼前开过，你尽管看见了它的车号但没有注意，却记不清它的号码，就属于这类记忆。如果信息在这阶段经过加工处理，把那些不连续的、先后进来的信息整合成新的连续的印象，就可以从短暂的感觉性记忆转入第一级记忆。这种转移一般可通过两种途径来实现，一种是通过把感觉性记忆的资料变成口头表达性的符号（如语言符号）而转移到第一级记忆，这是最常见的；另一种是非口头表达性的途径，这在目前还了解得不多，但它可能是幼儿学习所必须采取的途径。但是，信息在第一级记忆中停留的时间仍然很短暂，平均约几秒钟。通过反复运用学习，信息便在第一级记忆中循环，从而延长信息在第一级记忆中停留的时间，这样就使信息容易转入第二级记忆之中。第二级记忆是一个大而持久的贮存系统。发生在第二级记忆内的遗忘似乎是由于先前的或后来的信息干扰所造成的，这种干扰分别称为前活动性干扰和后活动性干扰。有些记忆的痕迹，如自己的名字和每天都在进行操作的手艺等，通过长年累月的运用，是不易遗忘的，这一类记忆贮存在第三级记忆中。

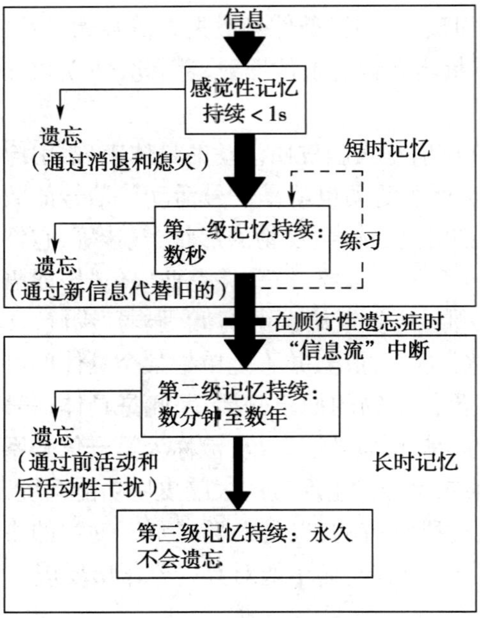


图 10–46 从感觉性记忆到第三级记忆的信息流图解

词语材料被引入第一级记忆，在那里被重复（练习）或者被遗忘，一部分被练习的材料进入第二级记忆，练习可使第一级记忆过渡到第二级记忆变得容易

### （四）遗忘

**遗忘**（loss of memory）是指部分或完全失去回忆和再认的能力，包括生理性遗忘和病理性遗忘两类。生理性遗忘是一种正常的生理现象。遗忘在学习后就开始，最初遗忘的速率很快，以后逐渐减慢。遗忘并不意味着记忆痕迹的消失，因为复习已经遗忘的材料总比学习新的材料容易。产生遗忘的原因，一是条件刺激久不强化、久不复习所引起的消退抑制；二是后来信息的干扰。

病理性遗忘是脑疾患的常见症状，称为**记忆障碍或遗忘症**（amnesia），并分为**顺行性遗忘症**（anterograde amnesia）和**逆行性遗忘症**（retrograde amnesia）两类。顺行性遗忘表现为不能保留新近获得的信息。该症多见于慢性酒精中毒，其发生机制可能是由于信息不能从第一级记忆转入第二级记忆。逆行性遗忘表现为不能回忆脑功能障碍发生之前一段时间内的经历（事件），多见于脑震荡，其发生机制可能是第二级记忆发生了紊乱。而第三级记忆却未受影响。

### （五）学习和记忆的机制

**1. 学习和记忆的脑功能定位** 临床观察发现，Korsakoff 精神病患者表现为长时程记忆的严重障碍，而信息短时间保持的能力仍未损伤；内侧颞叶（包括海马）损伤的病人对新信息的获得能力发生障碍，而长时程记忆的回忆能力则不受损害。这些现象表明学习和记忆在脑内有一定的功能定位。目前已知与记忆功能有密切关系的脑内结构有大脑皮质联络区、海马及其邻近结构、杏仁核、丘脑和脑干网状结构等。

（1）大脑皮质联络区：该区是指感觉区、运动区及语言中枢以外的广大皮质区。它们之间有广泛的纤维联系，可以集中各方面的信息并进行加工、处理，成为记忆痕迹的最后贮存区域。破坏联络区的不同区域可引起各种选择性的遗忘症（包括各种失语症和失用症，见后）。电刺激清醒的癫痫病人额叶皮质外侧表面,能诱发对往事的回忆;刺激颞上回,病人似乎听到了以往曾听过的音乐演奏,甚至还似乎看到乐队的映像。顶叶皮质可能贮存有关地点的映像记忆。额叶皮质在短时程记忆中起重要作用。

（2）海马及其邻近结构:大量实验资料和临床观察表明,海马与学习记忆有关。例如,由于手术切除双侧颞叶的病人或第三脑室囊肿而不慎损伤穹隆后部的病人常丧失近期记忆能力。下丘脑乳头体或乳头体丘脑束的疾病也会导致近期记忆能力的丧失。因此,与近期记忆功能有关的神经结构就是海马环路。

（3）其他脑区:丘脑的损伤也可引起记忆丧失,但损伤主要引起顺行性遗忘,而对已经形成的久远记忆影响较小,表明丘脑不是长时程记忆的贮存部位。

**2. 陈述性记忆和非陈述性记忆的形成机制**

（1）陈述性记忆的机制:中、短时程的陈述性记忆需要大脑皮质联络区和海马的参与,海马环路是其形成的重要结构基础。陈述性记忆的神经通路大致是:视、听、触－压觉冲动进入大脑感觉皮质后到达皮质联络区,而味、嗅觉冲动主要经额叶和额叶的边缘皮质到达皮质联络区,两路信息再经内侧颞叶边缘系统、丘脑内侧核团、额叶腹内侧部分进入基底－前脑胆碱能系统,最后又回到大脑皮质联络区。

（2）非陈述性记忆的机制:参与非陈述性记忆的主要中枢结构是大脑皮质－纹状体系统,小脑、基底神经节、脑干和脊髓也参与部分活动。技巧性运动记忆通常在训练完成后由大脑皮质转移到较低级的中枢部位。如破坏猴的大脑皮质可阻断对新技巧操作的学习,但不会影响已经学会的动作。非陈述性记忆的神经通路大致是:感觉冲动进入感觉皮质后先到达皮质联络区,经颞叶皮质进入纹状体,又经纹状体－黑质通路进一步到达脑干运动系统,这一通路在协助锥体系完成已经学会的运动中具有重要意义。此外,从大脑皮质、边缘系统经伏隔核到纹状体苍白球的通路在运动学习的动机形成中起重要作用。

**3. 记忆的细胞与分子基础**

（1）神经生理学基础:近年来对突触可塑性的研究发现,突触发生习惯化、敏感化、强直后增强、长时程增强和长时程抑制等现象存在于中枢神经系统的许多区域,尤其在海马等与学习记忆有关的脑区内。在训练大鼠进行旋转平台的空间分辨学习中,发现记忆能力强的大鼠海马的长时程增强反应大,而记忆能力差的大鼠反应小。所以,许多学者认为这些突触的可塑性改变可能是学习和记忆的神经生理学基础。

（2）神经生物学基础:从神经生物学角度来看,较长时间的记忆必然与脑内的物质代谢有关,尤其是与脑内的蛋白质合成有关。蛋白质的合成和基因的激活通常发生在从短时程工作记忆起到长时程记忆的这段时间里。在动物,如果在每次学习训练后的5分钟内让动物接受麻醉,或电击,或低温处理,或给能阻断蛋白质合成的药物、抗体、寡核苷酸,则长时程记忆反应将不能建立。如果这种干预由5分钟一次改为4小时一次,则长时程记忆的建立将不受影响。在人类,类似于这种情况的是脑震荡或电休克治疗后出现的逆行性遗忘症。

（3）神经解剖学基础:从神经解剖学角度来看,永久性记忆可能与建立新的突触联系及脑的形态学改变有关。动物实验中观察到,生活在复杂环境中的大鼠,其皮质的厚度和沟回的复杂程度较生活在简单环境中鼠的脑皮质要明显地增厚和加深。说明学习记忆活动多的大鼠,其大脑皮质发达,神经元之间突触的联系多而复杂。

## 二、大脑皮质的语言功能

语言是人类特有的交流手段,人类通过语言交流思想、进行思维和推理。在人群中的大多数右利者,语言功能区定位于大脑左半球,其理解和表达能力定位于左半球大脑皮质的不同区域,这些区域受损将导致不同形式的失语症。

### （一）大脑皮质的语言中枢

与语言有关的脑区位于大脑侧裂附近。在颞上回后端有一区域称为韦尼克（Wernicke）区,它接受来自视觉（阅读）或听觉皮质的传入冲动,与理解听觉和视觉信息的意义有关。它有纤维通过弓状束投射到紧邻运动皮质下部前方的布洛卡（Broca）区。Broca区能将来自 Wernicke 区的信息处理为具体的和协调的说话的运动程序（指令），再输送到邻近的运动皮质，引起唇、舌、喉的适当运动而产生语言（图 10-47）。当人们看到某一物体或听到某物体声音并说出该物体名称时，整个信号传递过程可能按图 10-52 中所示的顺序进行。在 Wernicke 区后面（顶叶、颞叶与枕叶交界处）的角回，是整合听觉、视觉与躯体感觉信息的中枢，可将来自阅读文字形式的信息转化为 Wernicke 区能接受的听觉文字形式的信息。此区有神经纤维投射到 Wernicke 区。

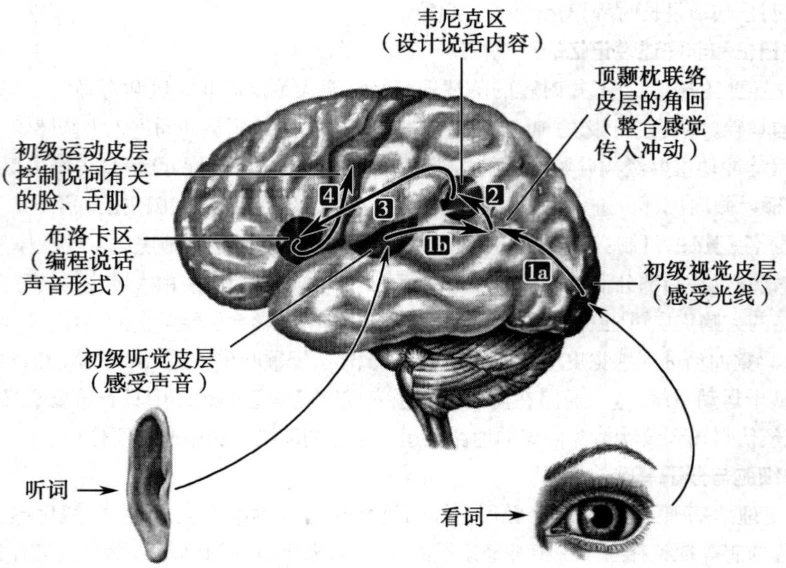


图 10-47 语言中枢传送和处理视、听觉输入信息的有关脑区和纤维联系示意图

### （二）语言功能障碍

临床发现，人类大脑皮质一定区域的损伤（图 10-48），可引起各种特殊的语言活动功能障碍（失语症），根据损伤部位、语言输出、复述、理解和命名等临床特征，将语言功能障碍分为以下几类。

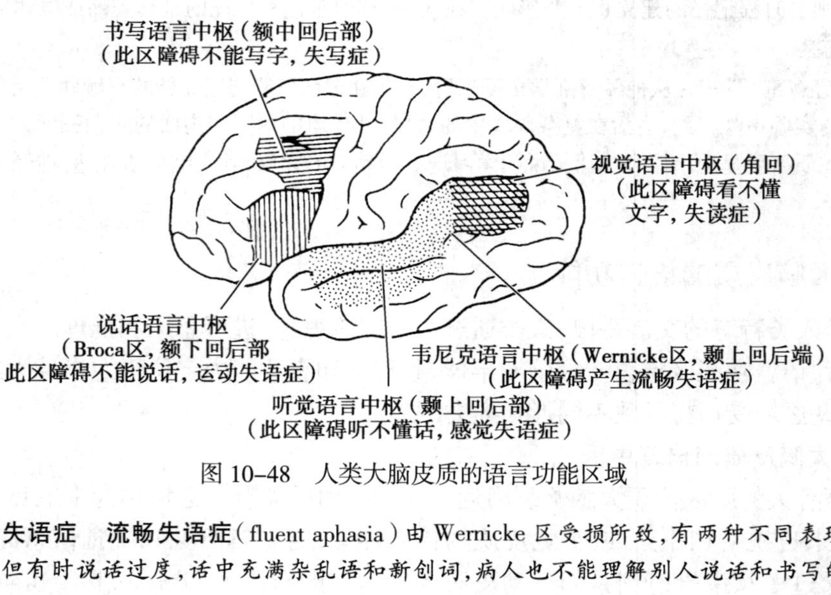


图 10-48 人类大脑皮质的语言功能区域

**1. 流畅失语症** 流畅失语症（fluent aphasia）由 Wernicke 区受损所致，有两种不同表现：一种是病人说话正常，但有时说话过度，话中充满杂乱语和新创词，病人也不能理解别人说话和书写的含义；另一

种流畅失语症是有条件的，病人说话相当好，也能回想起某些地名和人名，回忆动词和形容词的能力也都正常。能理解别人说话的含义，无法把话的不同部分凑在一起或回想起话语，这种失语症称为**传导失语症**（conduction aphasia）。因为其产生的原因以前被认为是弓状束的病变，使 Wernicke 和 Broca 区失去联系，但现在认为似乎是听觉皮质及其附近发生病变。

**2. 运动失语症** **运动失语症**（motor aphasia）指若中央前回底部前方的 Broca 三角区受损，病人可以看懂文字与听懂别人的谈话，但自己不会说话，不能用词语来口头表达自己的思想，与发音有关的肌肉并不麻痹。

**3. 失写症** **失写症**（agraphia）因损伤额中回后部接近中央前回的手部代表区所致，病人可以听懂别人说话，看懂文字，自己也会说话，但不会书写，手部的其他运动并不受到影响。

**4. 感觉失语症** **感觉失语症**（sensory aphasia）由颞上回后部的损伤所致，病人可以讲话及书写，也能看懂文字，但听不懂别人的谈话；病人并非听不到别人的发音，而是听不懂谈话的含义，好像听到不懂的外国语一样。

**5. 失读症** **失读症**（alexia）指如果角回受损，则病人看不懂文字的含义；但他的视觉和其他语言功能（包括书写、说话和听懂别人谈话等）均健全。由此看来，语言活动的完整功能与广大皮质区域的活动有关，各区域的功能是密切相关的，严重的失语症可同时出现上述多种语言活动功能障碍。

## 三、大脑半球互补性特化与大脑半球优势

大脑皮质与语言有关的一组功能，包括理解说出的话、印出的文字以及说话、写字所表达的意思，偏重一侧半球是很明确的事实，此半球和分类及创造符号体系的能力有关，并常称为**优势半球**（dominant hemisphere）。然而，另一半球并不是不发达，或“不占优势”，而是特化成时空关系的区域，例如，由形辨物及音乐主旋律的认知都和此半球有关。它还在脸孔的辨识上起重要作用。因此，“大脑优势半球”及优势不优势半球的概念已被半球互补性特化（专门化）所取代：一半球担负序列分析过程（**筹畴半球**：categorical hemisphere），另一半球则与视觉空间有关（**具象半球**：representational hemisphere），前者和语言功能有关。

筹畴半球的病变会有语言功能障碍，而具象半球广泛性病变则无。反之，具象半球的病变会产生实体觉缺失，即无法通过触摸物体来辨识物体及其他感觉失常。感觉失常是泛指无法以某一感觉形式来辨识物体，即使感觉本身没有什么损伤。具象半球病变会造成单侧忽视及忽视。此病无明显的初级视觉、听觉或躯体感觉缺损，但患者会忽视对侧身体受到的刺激，导致无法照顾半边身体，甚至有的人脸只刮半边、衣服穿半边或读书每页读一半。这种无法在一侧建立视觉空间图像是由于视线转移到受损一侧的脑部，戴含有棱镜的眼镜可得到部分改善。

半球特化也扩展到皮质的其他部位，筹畴半球病变的患者困扰于他们的无能为力，且常觉得压抑，而具象半球病变的患者有时不关心（不在意），有时很高兴。不同部位的筹畴半球损伤可产生流畅性、非流畅性失语症和命名性失语症（anomic aphasia）。虽然筹畴半球损伤产生失语症，具象半球损伤也有影响。例如，患者讲故事或说笑话的能力不足。患者也可能无法完全知道笑话的笑点，甚至不能理解音调变化的意义及言语的“色彩”（音色）。这是半球特化而不仅是优势不优势的又一个例子。

半球特化和惯用手（利手，handedness）有关，而惯用手似乎是遗传决定的。人群中 91% 的人惯用右手（右利手），右利手者 96% 左半球较占优势或为筹畴半球，而剩下的 4% 则为右半球占优势。左利手者 70% 左半球是筹畴半球，15% 右半球是筹畴半球，而 15% 没有明显的半球特化。有趣的是，学习障碍如学习阅读的能力损害的诵读困难的发生率，在左利手者是右利手者的 12 倍，可能是左半球某些基本的异常使惯用手在发展的早期发生转

变。然而,左利手者的空间才能比一般人强,艺术家、音乐家和数学家为左利手者特别多。一项调查发现,在大学艺术(美术)研究生中左利手数量比普通人群的数量高得多,还有,列奥纳多·达·芬奇(Leonardo da Vinci)及米开朗基罗(Michelangelo)(两人均为意大利著名画家)都是左利手。不知什么原因,左利手者的寿命比右利手者稍短。

两半球某些解剖差异可能与功能差异有关。位于颞上回的颞界面(planum temporale)参与语言相关的听觉处理,通常左侧比右侧大。虽然语言是人类的特征,但黑猩猩的左侧脑也较大。显像技术研究显示,右利手者左颞叶上部较大,左枕叶较宽且超过中线。此外,两侧脑也存在化学上的差异,例如,右利手者的左侧黑质-纹状体通路多巴胺浓度较高,但左利手者其右侧浓度较高。这些差异的生理意义不明。

对精神分裂症患者的磁共振成像(MRI)研究显示,其左侧前海马、杏仁核、海马旁回和颞回后上方的灰质体积减小,而左侧颞上回减小的程度与此病思考障碍的程度有关。此病的多巴胺系统和大脑血流也有明显的异常。

## 四、两侧大脑皮质功能的相关

两侧大脑皮质之间有许多连合纤维。在哺乳类动物中最大的连合纤维结构是胼胝体,进化愈高等则胼胝体愈发达,人类的胼胝体估计含有100万根纤维。两侧大脑皮质的感觉分析功能是相关的,胼胝体连合纤维能将一侧皮质的活动向另一侧传送。电生理研究指出,刺激一侧皮质的某一点可以加强另一侧皮质对应点的感觉传入冲动引发的诱发电位,即起着易化作用。这一易化作用是通过胼胝体连合纤维完成的,而且这类纤维主要联系两侧皮质相对应的部位。在人类,两侧大脑皮质的功能也是相关的,两半球之间的连合纤维对完成双侧的运动、一般感觉和视觉的协调功能有重要作用。右手学会了一种技巧运动,左手虽然没有经过训练,但在一定程度上也会完成这种技巧运动,说明一侧皮质的学习活动功能可以通过连合纤维向另一侧传送。

### 生理与临床:脑卒中:一个致命的多米诺效应

脑损伤最常见的原因是**脑血管意外(cerebro-vascular accident,CVA)**,或**脑卒中(stroke)**。当脑血管被血块阻塞(占脑卒中的80%以上)或破裂时,该血管所分布的脑组织便失去所必需的$O_2$及葡萄糖供应,结果是导致失血脑组织的损伤和死亡。现已发现,神经损伤及随后的神经功能丧失大大超出缺血区的范围。这是由于神经毒作用的结果,导致毗邻的更多细胞死亡。起初的缺血细胞因坏死而死亡,毗邻细胞的死亡是细胞凋亡(自杀性细胞死亡)。在一个被称为神经兴奋毒作用的过程中,起初缺$O_2$的细胞释放大量谷氨酸(一种兴奋性递质)。谷氨酸与其周围过度激活的神经元结合,特别是与起钙通道作用的兴奋性谷氨酸受体结合。这些受体通道被激活的结果是通道维持长时间开放,使大量$Ca^{2+}$进入受影响的毗邻神经元,细胞内$Ca^{2+}$水平升高触发细胞自我破坏(由于细胞内$Ca^{2+}$显著升高,导致细胞内钙依赖的蛋白酶的激活,蛋白酶破坏维持神经元完整性的微管及其他结构蛋白;激活磷脂酶,分解膜磷脂,导致脂过氧化形成有细胞毒作用的氧自由基;激活细胞内核酸内切酶,导致DNA断裂和染色体破坏;引起线粒体肿胀并损害三羧酸循环形成ATP等)。而且,$Ca^{2+}$凋亡信号可从这些快死的细胞通过缝隙连接传播到毗邻的正常细胞(缝隙连接允许$Ca^{2+}$及其他小离子在细胞之间自由扩散),从而甚至杀死更多的神经元。因此,脑卒中后死亡的大多数神经元起初是没有受到损害的细胞,是在起初缺$O_2$细胞释放的毒性谷氨酸发动的反应链中连累自杀的。

在十多年以前，医生不能阻止脑卒中后神经元不可避免的丧失，给患者遗留下一个不能预料的神经缺陷。处理措施限于损伤已经完成的细胞修复治疗。近年来，根据对脑卒中引起神经元死亡的根本因素的知识，医药界正在寻找阻止杀伤细胞的多米诺效应的方法，目的是限制神经元损伤的范围，由此减少甚至防止诸如瘫痪一类临床症状的发生。早在20世纪90年代初，便开始在脑卒中发生后的3小时内使用溶栓药，恢复被阻断的脑血管血流。其他还在研究中的方法是阻止使邻近和经元致死的神经毒谷氨酸的释放，这包括阻滞$Ca^{2+}$受体通道，从而切断谷氨酸引起的致死性连锁反应；阻止导致自我完成的凋亡途径；阻断允许$Ca^{2+}$信使传播到毗邻细胞的缝隙连接等。

## 临床病例分析：M受体拮抗剂治疗晕动病产生的不良反应

**病例简介**：一妇女因需10天的航行，请求医生开预防晕动病的药，医生开了东莨菪碱（scopolamine，一种阿托品类似剂），给患者在整个航行（旅游）期间服用。此妇女服此药后没有发生预期会发生的恶心和呕吐。然而，她感到口干、瞳孔散大、心跳加快和排尿困难。

**病例分析**：东莨菪碱像阿托品一样，阻断靶组织上的胆碱能M受体。它能有效地治疗晕动病是因为此病的发生与前庭系统M受体激活有关。妇女服用东莨菪碱后产生的不良反应（副作用），可用靶组织M受体的生理学知识加以解释：激活M受体引起唾液分泌增加，瞳孔缩小（虹膜括约肌收缩），心率减慢和排尿时膀胱收缩。因此用东莨菪碱阻断上述靶器官上的M受体，就引起唾液分泌减少（口干），瞳孔散大（由于失去对抗交感神经对扩瞳肌的作用），心率增加和排尿困难（因膀胱壁失去收缩力）。

**处理**：停用东莨菪碱。

（李光华　胡淑婷）

# 第十一章

# 内 分 泌

## 第一节 概 述

内分泌系统（endocrine system）是由机体的内分泌腺体（如垂体、甲状腺、甲状旁腺、肾上腺、性腺等）和散在分布于某些组织器官（如消化道、心脏、肾、肺、中枢神经系统等）中的内分泌细胞组成的信息传递系统，在机体的神经－内分泌－免疫网络调控中担负着重要的信息传递和功能调节作用。内分泌系统既能独立活动，又与神经系统和免疫系统相互作用，相互影响，共同调节机体的各种功能活动和代谢水平，使机体的功能活动与内、外环境的改变相适应，起到稳定自身、适应环境的作用。

关于"内分泌作用"的现象，人们早有认识。1849 年 Berthold 首先证明，给公鸡体内移植睾丸组织可防止阉鸡鸡冠的萎缩（睾丸的内分泌作用）。但直到 1902 年 Bayliss 与 Starling 发现盐酸刺激去神经小肠可以引起胰液分泌，并且从盐酸浸泡过的小肠黏膜中提取了促胰液素（secretin）后才首次提出，机体内除神经调节外，还存在另一种化学信息的调节方式。1905 年，Starling 把这类化学物质命名为激素（hormone）。激素指的是由内分泌细胞产生的具有高度生物活性的有机化合物（生物活性物质）。由于这类物质不经过某些固定的管道排入特定部位，而是直接释放入细胞外液的内环境中，故称为内分泌（internal secretion）。

### 一、激素的分类

激素可按其来源、功能及化学性质分类。按其化学性质可分为如下几类（表 11-1）。

**表 11-1 激素的主要来源与化学性质**

| 腺体 / 组织 | 激素中文（英文）名称 | 英文缩写 | 化学性质 |
|---|---|---|---|
| 下丘脑 | 促甲状腺激素释放激素（thyrotropin-releasing hormone） | TRH | 肽类 |
| | 促性腺激素释放激素（gonadtropin-releasing hormone） | GnRH | 肽类 |
| | 生长激素抑制激素（growth hormone-inhibiting hormone），生长抑素（somatostatin） | GHIH（SS） | 肽类 |
| | 生长激素释放激素（growth hormone-releasing hormone） | GHRH | 肽类 |
| | 促肾上腺皮质激素释放激素（corticotropin-releasing hormone） | CRH | 肽类 |
| | 催乳素释放因子（prolactin-releasing factor） | PRF | 肽类 |
| | 催乳素释放抑制因子（prolactin-inhibiting factor，多巴胺） | PIF | 胺类 |
| | 血管升压素（vasopressin），抗利尿激素（antidiuretic hormone） | VP（ADH） | 肽类 |
| | 缩宫素（oxytocin）（催产素） | OT | 肽类 |

续表

| 腺体 / 组织 | 激素中文（英文）名称 | 英文缩写 | 化学性质 |
|---|---|---|---|
| 腺垂体 | 生长激素（growth hormone, somatotropin） | GH | 肽类 |
| | 催乳素（prolactin） | PRL | 肽类 |
| | 促甲状腺激素（thyrotropin） | TSH | 蛋白质类 |
| | 促肾上腺皮质激素（adrenocorticotropic hormone） | ACTH | 蛋白质类 |
| | 卵泡刺激素，配子生成素（follicle stimulating hormone, gametogenic hormone） | FSH | 蛋白质类 |
| | 黄体生成素，间质细胞刺激素（luteinizing hormone, interstitial cell stimulating hormone） | LH（ICSH） | 蛋白质类 |
| 松果体 | 褪黑素（melatonin） | MT | 胺类 |
| 甲状腺 | 甲状腺素（thyroxine） | $T_4$ | 胺类 |
| | 3，5，3′－三碘甲腺原氨酸（3，5，3′－thyroxine） | $T_3$ | 胺类 |
| | 降钙素（calcitonin） | CT | 肽类 |
| 甲状旁腺 | 甲状旁腺激素（parathyroid hormone） | PTH | 肽类 |
| 胸腺 | 胸腺素（thymosin） | | 肽类 |
| 胰岛 | 胰岛素（insulin） | | 蛋白质类 |
| | 胰高血糖素（glucagons） | | 肽类 |
| 肾上腺皮质 | 皮质醇（cortisol） | | 类固醇类 |
| | 醛固酮（aldosterone） | Ald | 类固醇类 |
| 肾上腺髓质 | 肾上腺素（adrenaline, epinephrine） | Ad, E | 胺类 |
| | 去甲肾上腺素（noradrenaline, norepinephrine） | NA, NE | 胺类 |
| 睾丸 | 睾酮（testosterone） | T | 类固醇类 |
| | 抑制素（inhibin） | | 蛋白质类 |
| 卵巢 | 雌二醇（estradiol） | $E_2$ | 类固醇类 |
| | 孕酮（progesterone） | P | 类固醇类 |
| | 松弛素（relaxin） | | 肽类 |
| 胎盘 | 人绒毛膜生长激素（human chorionic somatotropin） | HCS | 肽类 |
| | 人绒毛膜促性腺激素（human chorionic gonadotropin） | HCG | 肽类 |
| 心脏 | 心房钠尿肽（atrial natriuretic peptide） | ANP | 肽类 |
| 血管内皮 | 内皮素（endothelin） | ET | 肽类 |
| 肝脏 | 胰岛素样生长因子（insulin-like growth factors） | $IGF_S$ | 肽类 |
| 肾脏 | 1，2-二羟胆钙化醇；1，25-二羟维生素 $D_3$（1，25-dihydrooxycholecalciferol，1，25-dihydroxy vitamin $D_3$） | 1，25-$(OH)_2D_3$ | 固醇类 |
| | 促红细胞生成素（erythropoietin） | EPO | 肽类 |
| 胃肠道 | 促胰液素（secretin） | | 肽类 |
| | 缩胆囊素（cholecystokinin） | CCK | 肽类 |
| | 促胃液素（gastrin） | | 肽类 |
| 脂肪组织 | 瘦素（leptin） | | 蛋白质 |
| 血浆 | 血管紧张素Ⅱ（angiotensin Ⅱ） | Ang Ⅱ | 肽类 |
| 各种组织 | 前列腺素 prostaglandins | PGs | 廿烷酸 |

**（一）含氮类激素（肽、蛋白质及胺类）**

**1. 肽、蛋白质类激素** 此类激素种类、数量繁多，分子量相差也很大，从简单的 3 肽到近 200 个氨基酸组成的多肽链，主要包括由下丘脑分泌的释放激素及抑制激素，腺垂体分泌的生长激素、催乳素和促激素，下丘脑合成的抗利尿激素、催产素（缩宫素），甲状腺滤泡旁细胞分泌的降钙素，甲状旁腺分泌的甲状旁腺素，胰岛分泌的胰岛素、胰高血糖素、生长抑素等，散在分布于机体各组织中的内分泌细胞分泌的多肽类激素（如促胃液素、内啡肽、P 物质等）。

**2. 胺类激素** 此类激素多为氨基酸的衍生物，包括肾上腺髓质分泌的肾上腺素与去甲肾上腺素，甲状腺滤泡细胞分泌的甲状腺激素，松果体分泌的褪黑素。

除甲状腺激素属于亲脂激素外，其他的肽类、蛋白质类以及胺类激素都是亲水性激素（hydrophilic hormone），它们易溶于水，在血液中主要以游离形式存在和运输。由于这类激素不能通过脂质双分子层直接进入细胞，因此，它们先要与细胞膜上的受体结合，通过启动细胞的跨膜信号转导途径才能发挥作用。

**（二）脂类激素**

此类激素是以脂类为原料合成的激素，包括以下几类。

**1. 类固醇激素**（steroid hormone） 是以胆固醇为原料合成的激素，包括肾上腺皮质、性腺（卵巢和睾丸）及妊娠时的胎盘等合成与分泌的激素，如皮质醇、醛固酮、雌二醇、孕酮、睾酮以及胆钙化醇等。此类激素的分子量小，相对不溶于水，易溶于脂类，因此又称亲脂激素（lipophilic hormone）。

**胆钙化醇**（cholecalciferol）即 1，25- 二羟维生素 $D_3$，又称钙三醇（calcitriol），是在皮肤、肝和肾等器官合成的胆固醇衍生物，也称固醇类激素（sterol hormone）。

**2. 廿烷酸类**（类花生酸，eicosanoids） 包括由花生四烯酸（arachidonic acid）转化而成的前列腺素类（prostaglandins，$PG_S$）、血栓烷类（thromboxane，TX）及白三烯类（leukotrienes，LTs）。体内几乎所有组织细胞都能生成类花生酸，它们主要对局部组织功能活动进行调节，可看作局部（旁分泌）激素。类固醇激素、甲状腺激素及胆钙化醇（维生素 $D_3$）这类亲脂激素能通过细胞膜进入细胞内，与胞质或核内受体结合产生生物学效应。

## 二、激素的作用

人体的激素种类繁多，作用广泛，可概括为以下 5 方面：①调节三大营养物质、水盐及能量代谢，维持代谢的稳态，为机体的活动提供能量；②促进细胞的分裂与分化，确保各组织、器官的正常发育、成熟及生长，并影响衰老过程；③影响中枢神经系统及自主神经系统的发育及其活动，从而影响学习、记忆与行为；④促进生殖器官与生殖细胞的发育与成熟，调节包括受精、受精卵的运行、着床、怀孕以及分娩、泌乳在内的生殖过程；⑤激素与神经系统、免疫系统协调配合，维持机体的稳态和使机体能更好地适应环境变化。

## 三、激素的传递方式及作用的一般特征

**（一）激素传递方式**

大多数激素经血液运输至远距离的靶组织而发挥作用，这种方式为**远距分泌**（telecrine）；一部分激素分泌后经组织液扩散至邻近的细胞而发挥作用，这种方式称为**旁分泌**（paracrine）；有些激素分泌后，经组织液扩散又作用于该分泌细胞自身而发挥作用，

这种方式称为**自分泌**（autocrine）；有的激素直接在合成该激素的细胞内发挥作用，称为内在分泌或**胞内分泌**（intracrine）；另外，某些神经细胞既有神经细胞功能，又能合成和释放激素，这类细胞称为神经分泌神经元，它们产生的激素称为神经激素（neurohormone）。神经激素可沿神经细胞轴突借轴浆流动运送至末梢而释放，这种方式称为**神经激素分泌**（neurohormone）（图 11-1）。

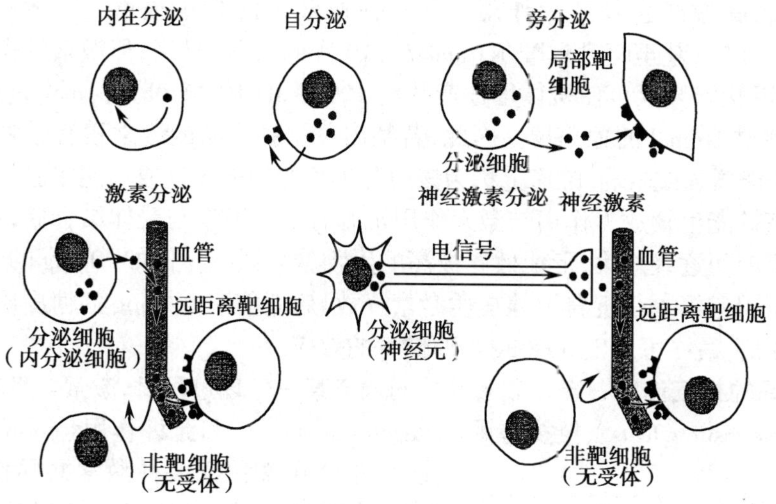


图 11-1　激素的传递方式

**（二）激素作用的一般特征**

各种激素由于化学结构的不同，其作用机制也不一样，但是它们在发挥调节作用的过程中仍具有以下共同特征。

**1. 激素作用的相对特异性**　激素被释放入血后，可到达全身各部位，与各种组织细胞接触，但它们只选择性地作用于某些组织细胞（靶细胞），对其他细胞不起作用，这称为激素作用的特异性。例如腺垂体分泌的促甲状腺素只作用于甲状腺，促肾上腺皮质激素只作用于肾上腺皮质细胞。但有些激素的作用比较广泛，没有特定的靶组织、靶细胞，如甲状腺素、生长激素可广泛作用于全身大多数组织细胞。激素作用的特异性与靶细胞上存在与激素特异性结合的受体有关。

激素受体是存在于细胞膜或细胞内能与特定激素结合的特殊蛋白质，每个细胞具有2000~10 000 个受体。它们不是细胞的稳定成分，在神经和体液因素的调节下，其数量和与激素结合的能力即亲和力是可以改变的。当体内某种激素过多时，其相应受体的数量减少，这种现象称为**减量调节**（down regulation）或"下调"；而当激素不足时，其相应的受体数量增加，这称为**增量调节**（up regulation）或"上调"。

激素与受体的亲和力也可随生理条件的变化而变化。例如，长期使用大剂量胰岛素可导致靶细胞（如脂肪细胞）与胰岛素的亲和力降低，胰岛素受体数量减少，结果使靶细胞对胰岛素的敏感性降低，即脱敏（desensitize）现象。当减少胰岛素的使用剂量后，受体的数量和亲和力又可恢复。为了防止脱敏现象的发生，体内许多肽类激素以脉冲式分泌（pulsatile secretin）而不是连续地分泌。

**2. 激素的信息传递作用**　内分泌系统与神经系统均为机体的生物信息传递系统，但两者的信息传递形式不同。神经系统在神经纤维上以电信号（动作电位）形式传递信息；在突触或神经-效应器接头处，电信号转变成化学信号传递信息；内分泌系统是以化学信号——激素形式传递信息。激素作用于靶细胞只能通过增强或减弱细胞内原有的生理生化反应发挥调节作用，而不能发动细胞内本来不存在的新陈代谢过程，也不能给细胞添加成分和提供能量，只是将生物信息传递给靶细胞的信使（messenger）物质，启动和调节靶细胞固有的生理生化反应。

**3. 激素的高效能生物放大作用** 激素在血液中的含量很低。一般在每升纳摩尔（nmol/L，$10^{-9}$mol/L），甚至每升皮摩尔（pmol/L，$10^{-12}$mol/L）数量级，但激素的作用十分显著。例如，1mg的甲状腺激素可使机体增加产热约1000kcal（约4200kJ），1mol的肾上腺素能引起肝生成和释放$10^{8}$mol的葡萄糖。因此，若某内分泌腺分泌的激素稍有过多或不足，便可引起明显的功能增强或减弱，临床上称为该内分泌腺的功能亢进或功能减退。

激素的高效能生物放大作用与激素作用机制有关。激素与受体结合后，在细胞内发生一系列酶促反应而逐级放大，形成效能极高的生物放大系统。例如，0.1μg的促肾上腺皮质激素释放激素引起了1μg促肾上腺皮质激素释放，后者能引起40μg的糖皮质激素分泌，效应放大了400倍，最终可产生6000μg糖原储备的效应。

**4. 激素间的相互作用** 当多数激素共同调节某一生理过程时，激素与激素之间存在着**协同作用**（synergistic effects）、**拮抗作用**（antagonistic effects）和**允许作用**（permissive effects）。①协同作用：2种或多种激素共同作用产生相加的互补效应，表现为效应的增强和叠加。例如，生长素、肾上腺素、胰高血糖素、糖皮质激素作用于相同或不同的代谢环节，都有升高血糖的作用（图11-2）。又如，乳腺产生和分泌乳汁需要多种激素——雌激素、皮质醇、催乳素和催产素的协同作用，它们具有相互加强的作用。②拮抗作用：一种激素的作用对抗另一种激素的作用。例如，胰岛素有降低血糖的作用，与上述升高血糖的激素效应拮抗。③允许作用：是指某些激素本身并不是直接对某器官或细胞发生作用，但它的存在却使另一种激素产生的效应明显增强，这种现象称为激素的允许作用，例如，皮质醇本身并不能引起血管平滑肌收缩，但只有它存在时，去甲肾上腺素才能更有效地发挥其缩血管作用。允许作用的机制可能是由于前一激素的作用可使后一激素的受体数量或受体对激素的敏感性增加，或使有作用的激素灭活减少所致。

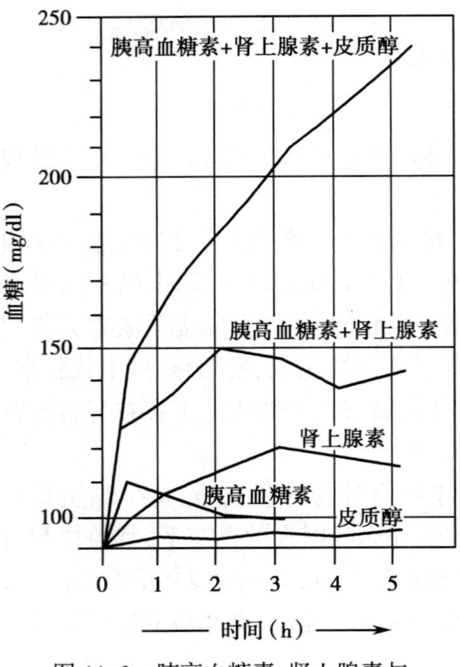


图11-2 胰高血糖素、肾上腺素与皮质醇升高血糖的协同效应

## 四、激素的作用机制

激素作为一种信号分子，其对靶细胞的作用原理也遵循细胞间信息传递的一般原理（见第二章第三节）。激素要对细胞发挥作用，首先需与细胞上的相应受体结合。细胞上的受体大多数存在于细胞膜上（膜受体），有的在细胞内（胞质或细胞核受体）。作用于膜受体的激素（亲水性激素）一般（大多数）要通过“第二信使”才能产生生理效应，而作用于细胞

内受体的激素(亲脂性激素)是通过“基因调控”或“基因表达”起作用的。

**(一)亲水性激素的作用机制**

一些含氮类激素分子量较大,且非脂溶性,一般不易通过细胞膜直接进入细胞,而需先与膜上的特异性受体蛋白结合,然后通过信号跨膜转导途径产生细胞反应。膜受体是一类跨膜蛋白质分子,主要有离子通道偶联受体、G 蛋白偶联受体、酪氨酸激酶受体、酪氨酸激酶结合型受体和鸟苷酸环化酶受体等。经 G 蛋白偶联受体介导的信号转导过程,需经第二信使介导。起第二信使作用的有 cAMP、cGMP、$IP_3$、DG 及 $Ca^{2+}$ 等(见第二章第三节)。

激素经第二信使 cAMP 介异的途径不仅可产生核外效应,即激活或抑制一系列特定的酶而调节代谢过程;还可产生核内效应,即启动和调节基因转录,合成新的功能蛋白质(图 11-3)。

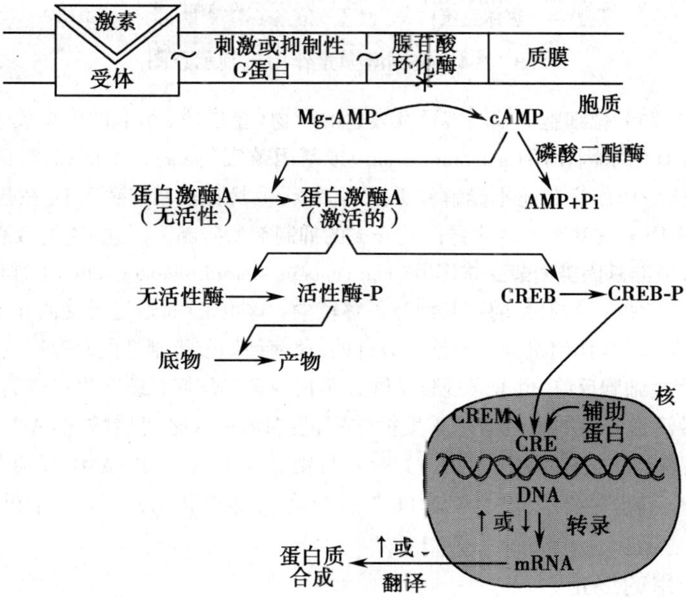


图 11-3 通过 G 蛋白 -cAMP 第二信使的激素作用机制

CREM:cAMP 反应元件调制物(cAMP response element modulator);CRE:cAMP 反应元件(cAMP response element);CREB:cAMP 反应元件结合蛋白;CREB-P:磷酸化 CREB

**(二)亲脂性激素的作用机制**

许多亲脂性激素不是通过结合于细胞膜受体,而是结合于细胞内受体(包括胞质受体及核受体)发挥作用的。由于胞质受体与激素结合后也要转入核内发挥作用,因此也视胞质受体为核受体。这类受体是一个超家族成员,包括类固醇激素、甲状腺激素及维甲酸(retinoid)和维生素 D 受体;此外,还包括一些迄今还没有确定配体的相关受体——孤儿受体(orphan receptor)。类固醇激素、维甲酸是经扩散进入细胞,甲状腺激素是经载体介导的转运进入细胞。这些分子一旦进入细胞便结合于细胞内受体,这些配体结合的受体是活性的转录因子,通过结合于特定的 DNA 序列来调节靶基因的表达(转录)。

在正常生理条件下,胞质受体是与一种称为伴侣蛋白(又称为热休克蛋白,heat shock protein,HSP)结合的复合物。当亲脂性激素(如类固醇激素)进入细胞后,与胞质受体结合,受体构型改变,使热休克蛋白与受体分离,同时暴露出受体中的核转运信号,使激素 -

受体复合物转移到核内，与 DNA 上特定的**激素反应元件**（hormone response element，HRE）结合，然后启动特定基因转录，生成新的 mRNA，mRNA 在核糖体翻译，从而促进某些特定功能蛋白（包括酶）的合成，最终导致细胞功能改变。甲状腺激素、雌激素、孕激素、维甲酸的受体定位于核内，结合于相应的 DNA 激素反应组件上，配体与受体结合，启动基因转录（图 11-4）。

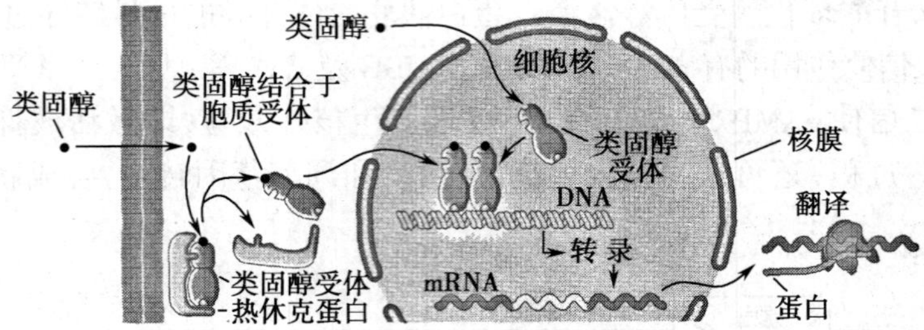


图 11-4 类固醇激素作用机制示意图

亲脂性激素通过调节靶细胞的基因转录及表达的产物（蛋白质）引起的生物效应，称为类固醇激素、甲状腺激素、维生素 D 的基因作用（genomic action）或**基因效应**（genomic effect），需要数十分钟甚至更长时间才能显现。但这一作用机制还不能解释类固醇激素、甲状腺素和维生素 $D_3$ 在数秒至数分钟内发生的某些作用。这些作用不被基因表达或蛋白质合成的抑制剂所阻断。因此，这类激素还存在非基因作用（non genomic action）或**非基因类固醇受体作用**（non genomic steroid receptor action），这种快速的非基因效应是通过膜受体和第二信使介导的，目前对其细节了解较少。这也说明，通过膜受体介导的激素作用机制与通过细胞内受体介导的激素作用机制不是绝对分开的，这两种调节机制是同时存在的。例如，类固醇激素主要通过基因效应产生细胞反应，也可通过膜受体 G 蛋白 - 第二信使系统产生快速的细胞反应；第二信使 cAMP 不仅可通过激活胞质内的蛋白激酶 A 发挥作用，蛋白激酶 A 还可磷酸化 cAMP 反应原件结合蛋白（cAMP response element binding protein，CREB），后者与靶 DNA 分子上的 cAMP 反应元件（cAMP response element，CRE）相互作用起转录因子作用（图 11-3）。总之，激素的作用机制是一个很复杂的问题，许多细节待进一步研究。

#### （三）激素作用的终止

激素产生的效应只有及时终止，才能保证靶细胞不断接受新信息，适时产生精确的调节。激素作用的终止是许多环节综合作用的结果。激素分泌的调节系统使内分泌细胞能适时终止分泌激素，如提高磷酸二酯酶活性，水解 cAMP，从而终止该途径的信号转导；激素与受体分离；激素被靶细胞内吞并进行处理（如被溶酶体灭活）；激素在肝脏经水解、氧化、还原、羟化、脱羧和甲基化而降解。此外，激素在信号转导过程中生成一些中间产物也能限制自身信号转导过程。

### 五、激素分泌的调节

激素的分泌除了有本身的分泌规律，如基础分泌、昼夜节律、脉冲式分泌等外，不同激素之间还形成多级（层次）调节关系，发生相互影响。此外，激素分泌还受神经系统的调节。

#### （一）生物节律性分泌

许多激素呈节律性分泌，即不是以恒定速率的连续性分泌，而是按一定时间间隔的波动式分泌，分泌间隔之间激素分泌很少甚至不分泌。这种节律性分泌，短者表现以分钟或小时计的脉冲式分泌，长者表现为按日、月、季节为周期的波动。例如，下丘脑的一些神经内分泌激素和一些腺垂体分泌的激素表现为脉冲式分泌；褪黑素、皮质醇、促肾上腺皮质激素、生长激素等表现为呈昼夜节律性分泌；女性生殖周期中性激素呈月周期性分泌；甲状腺激素则存在季节性周期性波动。激素分泌的这种节律性受机体的生物钟（biological clock）控制，下丘脑视交叉上核是生物钟的关键部位所在。

**（二）体液调节**

激素分泌体液调节的主要形式是反馈（feedback）调节。内分泌细胞除了能合成与释放其自身的激素外，还有能感受激素产生的生物学效应的能力，从而使内分泌细胞能调整其激素分泌的速率，以适应机体功能的需要，维持稳态。

**1. 直接反馈调节** 当刺激引起内分泌细胞分泌激素时，此内分泌细胞即受到它的靶细胞或激素所造成的体液成分变化的调节，包括正反馈和负反馈，但多为负反馈，这是一个闭合环路（图 11-5），例如，血糖升高，刺激胰岛 B 细胞分泌胰岛素，后者作用于肝脏、肌肉、脂肪等细胞，引起血糖降低，B 细胞降低它的分泌速率，从而维持血糖水平的相对稳定。少数情况下为正反馈，如卵泡发育过程中，卵巢所分泌的雌激素在血液中达到一定浓度后可正反馈地引起黄体生成素分泌增多，最终引起排卵（详见第十二章第二节）。

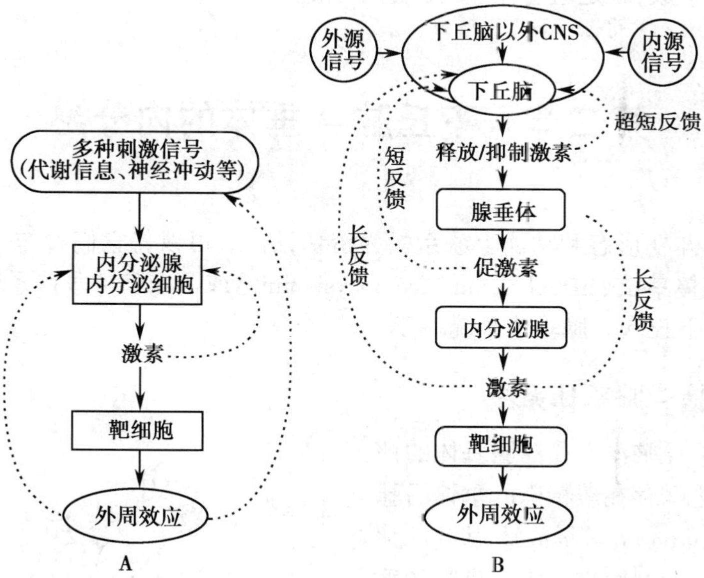


图 11-5 内分泌系统的正反馈、负反馈和多级反馈机制
A 为直接反馈；B 为多级反馈
⟶ 作用途径；⋯⋯➤ 反馈途径

**2. 多级反馈轴系反馈** 内分泌系统最普遍存在的反馈控制要比上述直接反馈更复杂，要涉及二级环路。腺垂体控制各种内分泌腺产生激素就涉及多级水平的反馈调节（见图 11-5）。例如，控制靶腺肾上腺分泌类固醇或甲状腺分泌甲状腺激素或性腺（卵巢、睾丸）产生性激素是从下丘脑产生释放激素（releasing hormone，RH）开始的，RH 刺激腺垂体分泌促激素（trophic hormone，TH），后者刺激靶腺产生内分泌细胞激素（endocrine cell hormone，EH）。EH 又能负反馈作用抑制下丘脑和腺垂体 RH 及 TH 的分泌（称为长反馈）；此外，TH 还可抑制下丘脑 RH 的分泌（称为短反馈），在某些情况下 RH 可抑制下丘脑自身分泌 RH（称为超短反馈）。如此形成下丘脑－腺垂体－靶腺轴调节系统，包括下丘脑－腺垂体－肾上腺皮质轴、下丘脑－腺垂体－甲状腺轴及下丘脑－腺垂体－性腺（睾丸和卵

巢)轴。

**(三)神经调节**

体内的内分泌腺和散在的内分泌细胞都受到神经系统的直接或间接控制。肾上腺髓质、胰岛、松果体、甲状腺和许多散在的内分泌细胞(如分泌促胃液素的G细胞,释放肾素的近球细胞等)都由自主神经纤维支配,中枢神经系统可以直接控制或影响它们的分泌活动。例如,机体受到强烈刺激时,交感神经活动加强,引起儿茶酚胺分泌增加,与交感神经共同参与应急反应(见后述)。夜间睡眠期间,迷走神经活动占优势,可促进胰岛B细胞分泌胰岛素,后者有助于机体的合成代谢和能量积蓄。肾上腺皮质、甲状腺和性腺通过下丘脑-腺垂体-靶腺轴间接受中枢神经系统的控制。下丘脑是神经系统与内分泌系统相互联系的重要枢纽。

下丘脑与中枢神经系统有广泛的神经联系,体内外的许多刺激通过中枢神经系统可影响下丘脑的神经内分泌细胞的分泌活动,从而影响靶腺激素的分泌。例如寒冷刺激引起甲状腺激素分泌增加,应激刺激引起肾上腺皮质激素(皮质醇)分泌增加,婴儿吸吮乳头引起催乳素和缩宫素释放,就是通过神经反射途径引起的。

## 第二节 下丘脑-垂体的内分泌

下丘脑与垂体在形态和功能上联系极为密切,所以,可以将它们看作一个功能单位,称之为**下丘脑-垂体单位**(hypothalamus-hypophysis unit)或下丘脑-垂体系统,包括下丘脑-神经垂体系统和下丘脑-腺垂体系统。

### 一、下丘脑-腺垂体系统

在形态上,下丘脑没有通向腺垂体的神经通路,但它们之间存在着特殊的**垂体门脉系统**(hypophyseal portal system)。基底动脉环分出几支垂体上动脉,进入正中隆起和垂体柄近端后分出许多毛细血管网(初级毛细血管网)。下丘脑内侧基底部(包括正中隆起,弓状核、腹内侧核、视交叉上核及室周核等)即促垂体区的神经内分泌细胞的轴突末梢与门脉系统的初级毛细胞血管网接触,其分泌的肽类激素直接释放入门脉系统,到达腺垂体,再从位于腺垂体的次级毛细血管网释放出来,从而调节腺垂体的活动(图11-6)。下丘脑的神经内分泌细胞一方面合成和分泌神经激素,经垂体门脉系统控制腺垂体的内分泌功能,同时又与中脑、大脑边缘系统以及大脑皮质等处传来的神经

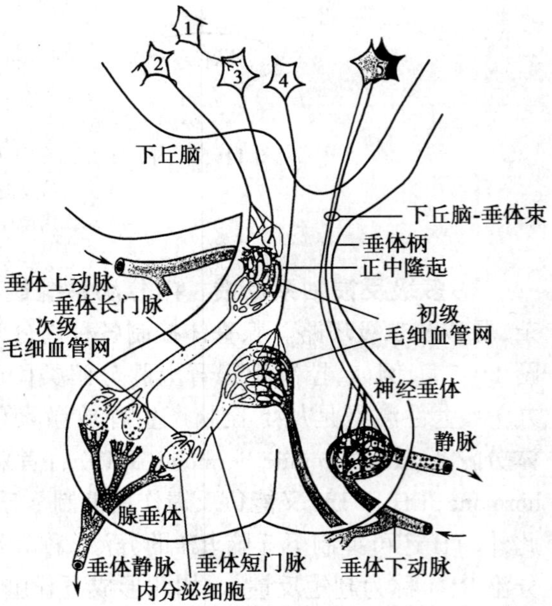


图11-6 下丘脑-垂体功能单位

纤维构成突触联系，接受中枢神经系统的控制。这样，体内外的有关刺激作用于中枢神经系统，通过下丘脑的中介可影响垂体激素的分泌。

**（一）下丘脑调节肽**

下丘脑促垂体区肽能神经元分泌的肽类激素，主要作用是调节腺垂体的活动，因此称为**下丘脑调节肽**（hypothalamus regulatory peptide，HRP）。1968 年 Guillemin 从 27 万只羊的下丘脑中成功地分离出促甲状腺激素释放激素，它是第一个分离的下丘脑促垂体激素释放激素。此后，促性腺激素释放激素与生长素释放激素等 5 种激素相继分离成功，并确定了化学结构。另外，还有几种下丘脑产生的调节物质因尚未弄清其化学结构，故暂称为“因子”。目前已确定，下丘脑调节肽至少有 7 种（表 11-2），其中 5 种已经分离并确定了化学结构，定为激素，其余尚未弄清化学结构的暂称之为因子。它们有许多共同的特性和作用，包括：①脉冲式分泌；②作用于特异性膜受体；③通过 cAMP、$IP_3$/DG 和（或）$Ca^{2+}$ 等第二信使转导信号；④刺激贮存于腺垂体的激素释放；⑤在转录水平刺激靶腺垂体激素的合成；⑥通过转录后作用（如糖基化等）修饰垂体激素的生物学活性；⑦刺激靶腺细胞的增生和肥大；⑧通过受体的增量调节和减量调节，修饰其作用。

表 11-2　下丘脑调节肽的化学性质及主要作用

| 中文名 | 英文缩写 | 化学结构 | 对垂体的作用 |
|---|---|---|---|
| 促甲状腺（激）素释放激素 | TRH | 3 肽 | 促进 TSH、PRL 释放 |
| 促性腺激素释放激素 | GnRH | 10 肽 | 促进 LH、FSH 释放 |
| 生长（激）素抑制激素（生长抑素） | GIH | 14 肽 | 抑制 GH、PRL、TSH、LH、FSH、ACTH 释放 |
| 生长（激）素释放激素 | GHRH | 44 肽 | 促进 GH 释放 |
| 促肾上腺皮质激素释放激素 | CRH | 41 肽 | 促进 ACTH、促脂解素、β- 内啡肽释放 |
| 催乳素释放因子 | PRF | 未定 | 促进 PRL 释放 |
| 催乳素释放抑制因子 | PIF | 多巴胺 | 抑制 PRL、TSH 释放 |

**1. 促甲状腺素释放激素**　TRH 是 Shally（波兰人）和 Guillemin（法国人）经过多年艰苦的努力，于 1969 年从 27 万只羊的下丘脑组织中分离和提纯并人工合成的第一个下丘脑促垂体激素释放激素。TRH 为 3 肽激素［（焦）谷 - 组 - 脯 -$NH_2$］，它能与腺垂体中分泌促甲状腺素（TSH）的细胞膜受体结合，通过第二信使 $Ca^{2+}$ 的作用引起 TSH 分泌。此外，还可刺激催乳素的分泌，还可能与神经信息的传递有关。

**2. 促性腺激素释放激素**　GnRH 为 10 肽激素，于 1971 年分离和提纯，它的主要生理作用是促进腺垂体促性腺细胞分泌黄体生成素（LH）和促卵泡激素（FSH），但促进 LH 分泌的作用较强。GnRH 通过垂体分泌 LH 及 FSH 的间接作用可激发排卵，促进孕激素的生成，也可刺激雄激素（睾酮）生成与精子生成，可用于治疗不孕不育症。但 GnRH 对性腺的直接作用是抑制性的，在药理剂量下，可抑制卵泡发育和排卵，使雄激素和孕激素生成减少，抑制精子生成，使睾酮分泌降低。所以用大剂量 GnRH 及其类似物被用作抗生育的药物。

下丘脑 GnRH 的释放是脉冲式的，这种分泌对于垂体促性腺激素的合成与释放有重要作用。如果持续灌注 GnRH 可下调腺垂体 GnRH 受体，因此降低 FSH 和 LH 的分泌；而脉冲式分泌，腺垂体促性腺细胞对 GnRH 不产生脱敏，使 FSH、LH 分泌正常。临床上给人使用人工合成的 GnRH，首先引起 FSH、LH 分泌增加，然后降低。后来的降低是由于腺垂体细胞对持续接触 GnRH 后脱敏。LH 降低引起睾酮分泌降低，或卵巢雌二醇分泌降低。睾酮分泌降低对治疗良性男性前列腺增生有用。睾酮支持前列腺异常增生。给予合成的 GnRH 类似物，降低女性雌二醇分泌，对治疗子宫内膜异位有用。GnRH 类似物下调腺垂体 GnRH 受体，结果促性腺激素（FSH、LH）分泌受抑制，降低雌激素分泌从而缩小异位的内膜组织。异位的内膜组织生长依赖于雌激素。

**3. 生长激素释放抑制激素** GIH 又称生长抑素，为 14 肽，在下丘脑和胃肠的内分泌细胞中均有存在。它是一种作用广泛的下丘脑神经激素。它对腺垂体的生长素分泌细胞有抑制作用，对 LH、FSH、TSH、PRL 和 ACTH 的分泌也有抑制作用。由于它还广泛分布于脑、脊髓、胃肠道和交感神经末梢，故对胃肠运动和各种胃肠激素的分泌均有抑制作用。此外，它还抑制胰岛素、胰高血糖素、肾素、甲状旁腺素和降钙素的分泌，故又称激素抑制物。目前已能人工合成，并用于胰岛细胞瘤、溃疡病、糖尿病与巨人症的治疗。

**4. 生长激素释放激素** GHIH 为 44 肽，1982 年首先从人胰腺肿瘤中分离和提纯。GHIH 选择性地作用于腺垂体生长素细胞，通过第二信使 cAMP、$Ca^{2+}$ 促进腺垂体生长素激素的分泌。

**5. 促肾上腺皮质激素释放激素** CRH 为含 41 个氨基酸的多肽，其经垂体门脉系统作用于腺垂体，与腺垂体促肾上腺皮质激素（ACTH）细胞膜上的 CRH 受体结合，通过第二信使 cAMP 和 $Ca^{2+}$ 促进 ACTH 的合成与释放。CRH 呈脉冲式释放，表现有昼夜周期，觉醒时达高峰，午夜最低。ACTH 及肾上腺皮质激素的分泌也与此节律同步。

**6. 催乳素释放抑制因子和催乳素释放因子** PIF 是多巴胺类物质，PRF 的化学结构尚未确定。它们的作用分别是抑制腺垂体催乳素的分泌和促进催乳素的分泌。临床上可用多巴胺受体激动剂治疗肿瘤分泌性催乳素过多。

近年来研究表明，下丘脑调节性多肽不仅产生于下丘脑促垂体区，还存在于神经系统的其他部位及机体其他组织中，如大脑皮质、边缘系统、脊髓、自主神经节、感觉神经元、胰岛、胃肠道。因此下丘脑调节肽除调节腺垂体功能外，还有垂体外作用。

下丘脑直接或经过多突触传递，间接接受大脑、网状结构上行激活系统、中脑、边缘系统（杏仁核、嗅球、海马及伏隔核）、眼及新皮质的传入冲动，通过这些传入冲动，垂体功能可受疼痛、睡眠、觉醒、惊吓、愤怒、嗅觉、光线甚至思维的影响。这些影响能使垂体功能与神经系统的反应相协调。能影响下丘脑肽能神经元分泌活动的神经递质种类较多，包括 ACh、去甲肾上腺素、多巴胺、5-HT、GABA 及 β- 内啡肽等。下丘脑的多巴胺还可进入门脉血管，直接作用于腺垂体的内分泌细胞，影响腺垂体促激素的释放。

### （二）腺垂体激素

腺垂体主要分泌 7 种激素，其中 4 种均有各自的靶腺，通过调节靶腺的活动而发挥作用，故称**促激素**（tropic hormone）。而生长激素、催产素（缩宫素）及促黑激素分别直接调节个体生长、乳腺分泌及黑色素代谢等。

**1. 生长激素** **人生长激素**（human growth hormone，hGH）是含 191 个氨基酸残基的蛋白质类激素，结构上与催乳素相似。GH 有较弱的催乳素作用，催乳素也有较弱的促生长作用。GH 具有种属特异性，除猴以外，其他动物的 GH 对人类无效，而人类的生长激素对动物有效。成人血浆中 GH 浓度男性不超过 5μg/L，女性稍高于男性，但也不超过 10μg /L，儿童高于成人。GH 分泌呈节律性波动。

（1）生长激素的生理作用

1）促生长作用：机体的生长发育受多种激素的调节（表 11-3），但 GH 是机体生长过程中起关键作用的激素，几乎对身体所有组织都有作用，可使细胞的体积增大，通过促进细胞的有丝分裂而使细胞数量增多，从而使相应器官的功能增强。它可促进骨骼以及

表 11-3 影响生长的主要激素及其作用

| 激素 | 主要作用 |
|---|---|
| 生长激素 | 是机（躯）体生长过程中起关键作用的激素，几乎对身体所有组织都具有作用，它可使细胞体积增大，促进细胞有丝分裂，使细胞数量增多，从而使相应器官的功能增强，促进蛋白质合成，刺激肝分泌胰岛素样生长因子 -1（IGF-1） |
| 胰岛素 | 刺激蛋白质合成，抑制蛋白质分解，刺激胎儿及出生后躯体生长，刺激胰岛素样生长因子 -1 分泌 |
| 甲状腺激素 | 促进中枢神经系统的发育，促进生长素分泌，对生长素有允许作用，刺激许多结构和酶蛋白的合成，促进骨骼沉钙作用 |
| 雄激素（睾酮） | 刺激男性蛋白质合成，促进生长素分泌，促进青春期生长和生殖器官生长发育，刺激青春期骨生长，转化为雌激素引起骨骺软骨闭合 |
| 雌激素 | 刺激青春期生长素分泌，刺激骨生长，引起骺软骨闭合，此作用比雄激素较强 |
| 皮质醇 | 抑制生长，促进蛋白质分解代谢 |

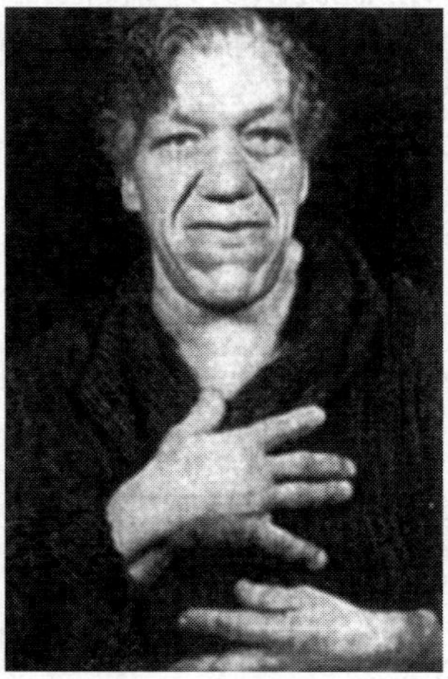
图 11-7 肢端肥大症

肌肉、心脏、结缔组织、皮肤、内脏（如肝、肾、胰腺、肠）、内分泌腺（肾上腺、甲状旁腺、胰岛）的生长。幼年动物切除垂体后生长立即停止。如每日补充 GH，可恢复生长。人在幼年时如 GH 缺乏（或 GH 受体缺乏，或 GH 介质缺乏）则生长缓慢、身体矮小（身高仅 1m 左右），但智力一般不受影响，称为**侏儒症**（dwarfism）。如在青春期前生长素分泌过多，则生长过度，身材高大，尤为四肢明显，称为**巨人症**（giantism）。成年后如生长素分泌过多，由于骨骺已经闭合，长骨不能纵向生长，则将刺激肢端短骨、面部扁骨等增生，出现手大、指粗、下颌突出，称为**肢端肥大症**（acromegaly）（图 11-7）。肢端肥大症者内脏器官如肝、肾、脾等也将增大，产生内脏肥大现象。GH 促进生长作用必须在胰岛素的协同作用并有充足的糖供应条件下才能实现，因为这可保证生长代谢的能量需要，而且胰岛素可促进氨基酸进入细胞。

GH 有升高血糖水平的作用，可致糖尿病。人 GH 分泌过多会引起血糖水平升高，而持续的高血糖又刺激胰岛持续分泌胰岛素。如果长时间（数周或数月）刺激可引起β细胞衰竭，降低胰岛β细胞合成与分泌胰岛素的能力，导致糖尿病。

GH 促进机体生长，特别是骨和软骨的生长并不是它的直接作用，而主要是通过**生长素介质**（somatomedin，SM）的间接作用。由于 SM 的化学结构和功能与胰岛素相似，故又称为**胰岛素样生长因子**（insulin-like growth factor，IGF）。现已分离出两种 IGF，即 IGF-1 和 IGF-2。GH 的促生长作用主要是通过 IGF-1 介导的，IGF-2 对胎儿生长发育起重要作用。IGF 是在 GH 的作用下由肝、肾和其他组织产生的一种多肽，它能促进蛋白质合成，增强硫酸软骨素和胶原组织沉积于软骨细胞及成骨细胞，促进骺板软骨细胞分裂、软骨生长，促进软骨细胞转变为骨细胞（骨化），使骨加长和加粗。IGF 对其他多种组织也产生类似作用。非洲人较为矮小，可能与他们先天性不能合成足够数量的IGF有关。

充足的饮食特别是蛋白质，对于产生IGF是必需的，这可解释许多儿童长得比年轻时饮食不充足的父母显著更高。营养不良（蛋白质缺乏症）儿童，尽管其生长激素分泌可能正常或升高，但生长速度及血中IGF水平降低，给这些儿童充足的饮食，IGF水平及生长速度增高。在美国的牛乳场广泛使用生长激素以刺激奶牛泌乳，可使每头奶牛的产乳量增加，支持者声称这对人体健康没有影响，而在欧盟则禁止给奶牛使用生长激素。

2）对代谢的作用：生长激素可促进氨基酸进入细胞，促进细胞核的DNA的转录，加速RNA的翻译，加速蛋白质的合成，同时又降低机体蛋白质的分解，产生正氮平衡，增加瘦体重。伴随衰老的肌肉消瘦，至少部分是由于伴随衰老生长激素分泌减少所致。生长激素对脂肪代谢的作用是激活激素敏感的脂酶，促进脂肪组织脂肪分解，使组织的脂肪量减少，特别是肢体的脂肪减少，使血中游离脂肪酸浓度增加，使脂肪酸进入肝，经氧化后提供能量。如果生长素分泌过多或长期使用生长激素，可引起体脂大量动用，一方面会使肝形成大量乙酰乙酸（生酮作用），从而可能造成酮中毒；另一方面也常形成脂肪肝。生长激素对糖代谢的作用主要是减少组织（如骨骼肌和脂肪组织）对葡萄糖的摄取，抑制肝糖原生成，促进其分解，增加葡萄糖释放，减少葡萄糖的氧化供能，结果使血糖浓度升高，甚至出现糖尿。因此巨人症一般都有高血糖症，严重的可导致糖尿病（垂体性糖尿病）。生长素还可促进机体对钠、钾、钙、磷、硫等元素的摄取和利用。由于GH抑制糖的消耗，加速脂肪分解，使能量来源由糖代谢向脂肪代谢转移，为低血糖、饥饿及应激时提供一个稳定的能量来源，并有利于机体的生长和修复过程。

（2）生长激素分泌调节：腺垂体GH的分泌受下丘脑GHRH与GHIH的双重控制及IGF的负反馈控制，GHRH促进GH分泌，而GHIH则抑制GH分泌。由于下丘脑GHRH呈脉冲式释放，GH也呈脉冲式分泌。血中的IGF-1对GH分泌有负反馈调节作用（图11-8），这种作用可通过刺激下丘脑释放GHIH实现，也可以通过直接作用于腺垂体细胞来抑制GH的分泌。此外，GH分泌还受许多因素影响：①睡眠的影响：觉醒状态下，GH分泌较少，进入慢波睡眠后，GH分泌明显增加，转入异相睡眠后，GH分泌又减少。②代谢因素影响：低血糖刺激GH分泌，相反，血糖升高可使GH分泌减少。这可能是血糖降低刺激下丘脑GHRH神经元，释放GHRH增加，使GH分泌增加，减少了外周组织对葡萄糖的利用所致。血中游离脂肪酸降低也可刺激GH分泌。运动、应激刺激、饥

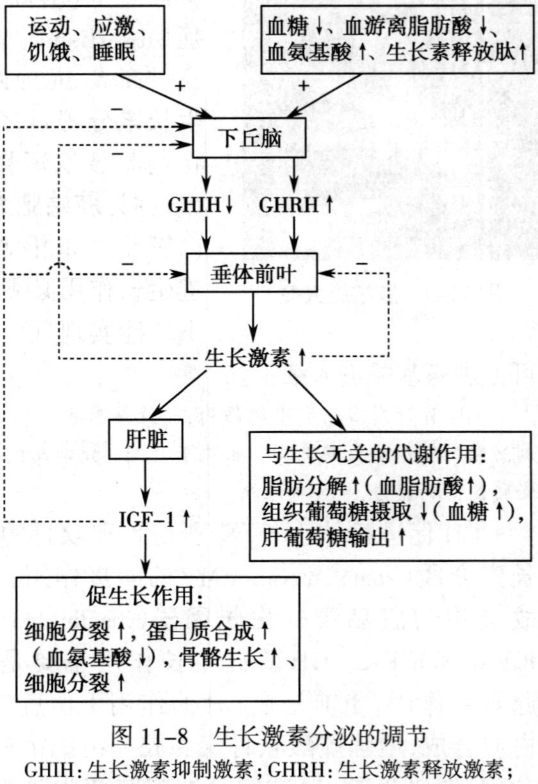


图11-8 生长激素分泌的调节

GHIH：生长激素抑制激素；GHRH：生长激素释放激素；IGF-1：胰岛素样生长因子-1；+：刺激作用；–：抑制作用

饿（蛋白质缺乏）、创伤、雌激素与雄激素均能促进 GH 分泌。葡萄糖及游离脂肪酸浓度升高、皮质醇分泌增多则抑制 GH 分泌。肥胖、妊娠和老年期 GH 分泌降低。青春期 GH 分泌增加。

（3）生长激素的作用机制：生长激素与催乳素、促红细胞生成素、干扰素及许多细胞因子的受体属于同一超家族，即为酪氨酸激酶结合受体（参见第二章第三节）。GH 分子具有两个与受体分子结合的部位（序列），与 2 个 GH 受体分子结合而使受体成为同源二聚体（homodimer），然后吸引并锚接胞质内一个或多个 Janus 家族的酪氨酸激酶（JAK，又称 Janus 激酶），受体与 JAK 结合导致 JAK 自身和受体磷酸化，然后受体 -JAK 复合物与信号转导及转录活化蛋白（STAT）结合，STAT 被磷酸化，并与受体 -JAK 复合物脱离，磷酸化的 STAT 二聚体转入核内激活某种或某些基因转录（图 11-9）。

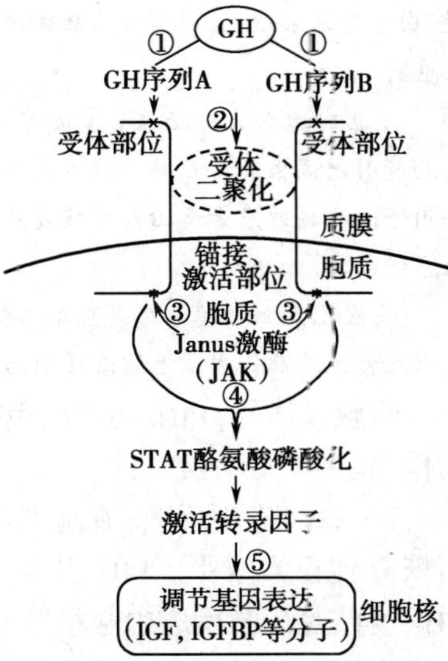


图 11-9　生长激素信号转导

GH：生长激素；STAT：信号转导与转录因子活化蛋白；IGF：胰岛素样生长因子；IGFBP：胰岛素生长因子结合蛋白

**2. 催乳素**　催乳素（prolactin，PRL）是含 199 个氨基酸残基的单键多肽，分子量为 23 000。成人血浆中 PRL 浓度 <20μg/L。

（1）PRL 的生理作用：PRL 作用极为广泛，因种属不同而有明显差异。下面仅就对人类的主要作用简要说明。

1）对乳腺的作用：PRL 的重要作用是促进乳腺生长发育，发动并维持泌乳。女性青春期前后 PRL 与雌激素、孕激素、皮质醇、生长激素一起，刺激乳腺导管的增生和分支。妊娠期，PRL 与雌激素、孕激素、皮质醇一起引起小叶腺泡充分发育，并使其具备泌乳能力，但很少泌乳，其原因是此时血中雌激素与孕激素浓度过高，它们与 PRL 竞争乳腺细胞上的受体，使 PRL 失去作用，从而抑制 PRL 的泌乳作用。分娩后，血中雌、孕激素浓度明显降低，PRL 与胰岛素、皮质醇共同刺激乳汁分泌。在妊娠期 PRL 与催产素维持乳汁分泌。

2）对生殖功能的影响：PRL 对生殖功能有刺激和抑制两方面作用。低浓度 PRL 可诱导合成性腺类固醇，特别是合成孕酮某些所需酶的基因转录，从而促进它们的合成。但血浆催乳素浓度过高时（如垂体肿瘤）可抑制下丘脑 GnRH 的合成与脉冲式释放，引起腺垂体 LH 及 FSH 分泌减少，从而可导致生殖功能障碍：在女性可引致性欲降低、排卵停止、闭经，同时出现乳汁分泌，临床上称为“闭经溢乳综合征”；在男性引起性欲低下，睾酮分泌减少，精子生成抑制，阳痿，并出现乳溢现象。在哺乳期妇女，由于血中 PRL 水平较高，卵泡的成熟发育受到抑制，很少有新的卵泡发育成熟并出现排卵，因此哺乳期再次受孕概率较低，仅 5%~10% 的妇女有可能发生受孕。

**高催乳素血症**：高达 70% 腺垂体嫌色细胞腺瘤患者血浆催乳素水平升高，在某些情况下，催乳素水平升高是由于垂体柄受损，但大多数病例是由于肿瘤细胞分泌催乳素。高催乳素血症可引起溢乳，但许多患者不能证明存在内分泌异常；相反，大多数具有溢乳的妇女催乳素水平正常。

另一个有意义的发现是 15%~20% 的继发性闭经妇女催乳素水平升高，当催乳素分泌降低时，恢复正常月经周期和生育。催乳素通过阻断垂体促性腺激素对卵巢的作用产生闭经。催乳素瘤引起性腺功能减退,由于雌激素缺乏,伴有骨质疏松。男性高催乳素血症会引起勃起功能障碍和性功能减退,当催乳素分泌降低时,消失。

正常时腺垂体分泌催乳素是受到神经递质多巴胺的抑制性调节的,因此使用某些阻断多巴胺作用的药物能引起高催乳素血症。这些药物包括氟哌啶醇(安定药)、吩噻嗪(抗蠕虫药),以及大多数抗精神病药和用于治疗癌症患者恶心和胃肠反应的药西沙必利。如果可能,应该停用或减量使用可能会引起高催乳素血症的药物。

高催乳素血症的治疗是应尽力恢复正常的催乳素水平,避免对卵巢的抑制作用和维持骨密度。许多高催乳素血症病例用多巴胺激动剂治疗有效,包括催乳素瘤。

除腺垂体外,PRL 还可由免疫细胞及妊娠期子宫合成,可能具有抑制妊娠母体排斥胎儿的作用。

3)参与应激反应:在应激状态下,PRL 在血中浓度增加,直到刺激停止数小时后才逐渐恢复到正常水平。PRL 升高与 ACTH 和 GH 浓度增加同时出现。看来 PRL 与 ACTH 及 GH 一样,是应激反应中腺垂体分泌的三大激素之一。临床上,在心肌梗死及外科手术的紧张刺激后,血中 PRL 浓度明显升高,并认为这些紧张性刺激产生的心律失常可能与 PRL 升高有关。

4)调节免疫功能:PRL 可协同一些细胞因子共同促进淋巴细胞增殖、直接或间接促进 B 淋巴细胞分泌 IgM 和 IgG,增加抗体产量。催乳素和生长激素对于胸腺 T 淋巴细胞正常分泌是不可少的。

(2)PRL 分泌的调节

1)下丘脑调节肽的调节:催乳素也接受下丘脑催乳素释放因子和催乳素释放抑制因子(多巴胺)的双重控制。如切断下丘脑与腺垂体的联系,催乳素分泌明显增加,说明生理情况下,催乳素释放抑制因子对催乳素分泌起经常性抑制作用。

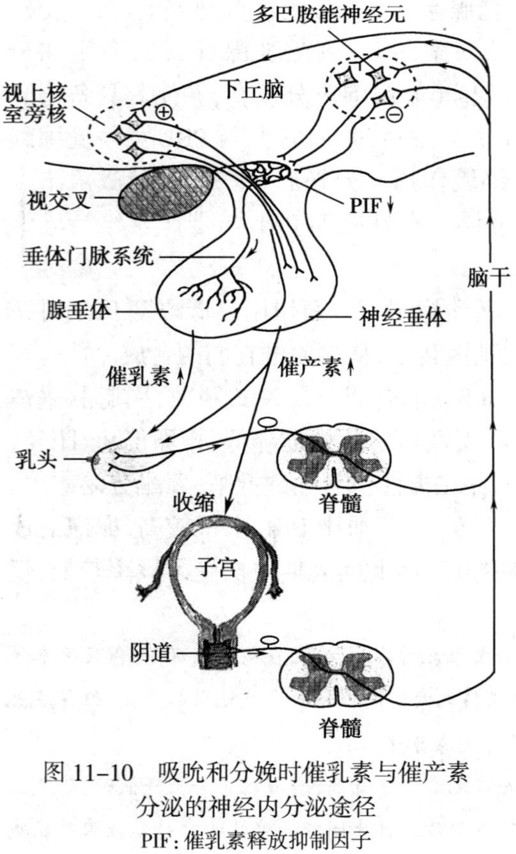


图 11-10 吸吮和分娩时催乳素与催产素分泌的神经内分泌途径
PIF:催乳素释放抑制因子

2)下丘脑-垂体的负反馈调节:血浆中催乳素水平升高又可负反馈抑制催乳素的分泌,这一作用主要是通过抑制下丘脑 GnRH 分泌,继而抑制腺垂体催乳素的分泌。

3)其他因素的影响:妊娠期催乳素分泌增加,从而促进乳腺小叶和腺泡广泛发育,分娩时达到峰值,分娩后第 8 天左右降至正常水平。左旋多巴(合成多巴胺的前体,在体内可转化为多巴胺)及多巴胺激动剂(例如溴隐亭)可抑制催乳素的分泌(后者可用于治疗高催乳素血症),而多巴胺拮抗剂(例如精神抑制药地西泮)则促进催乳素分泌。TRH、阿片样物质、雌激素和催产素也刺激催乳素分泌。吸吮或刺激乳头可反射性引起催乳素释放抑制因子分泌减少,继而引起催乳素分泌增加,这是一种神经-内分泌反射(图 11-10),是正常情况下催乳素分泌的有效刺激。婴儿断乳后

2~3 周内血浆 PRL 水平降至正常非妊娠水平。睡眠、妊娠和哺乳时催乳素分泌增加。

3. **促激素** 腺垂体分泌的促激素有 4 种，即**促甲状腺激素**（thyroid-stimulating hormone，TSH）、**促肾上腺素皮质激素**（adrenocorticotropic hormone，ACTH）、**促卵泡激素**（follicle stimulating hormone，FSH）和**黄体生成素**（luteinizing hormone，LH），其中 FSH、LH 又合称为**促性腺激素**（gonadotropic hormone）。在男性，FSH 又称**配子生成素**（gametogenic hormone），LH 又称**间质细胞刺激素**（interstitial cell stimulating hormone，ICSH）。

## 二、下丘脑 - 神经垂体系统

神经垂体不能合成激素，所谓神经垂体激素是指神经垂体释放的**催产素**（oxytocin，OXT，又称缩宫素）和**血管升压素**（vasopressin，VP，又称抗利尿激素），它们是由下丘脑的视上核和室旁核的大细胞神经元产生，前者主要产生血管升压素，后者主要产生催产素。两种激素都是 9 肽，人血管升压素的第 8 位氨基酸为精氨酸，故又称为精氨酸血管升压素（arginine vasopressin，AVP）。它们在视上核和室旁核神经元内先合成血管升压素与催产素前体物质（激素原），再裂解成神经垂体激素，并与同时合成的神经垂体激素运载蛋白形成复合物，包装于囊泡中，囊泡经下丘脑 - 垂体束纤维运至神经垂体，贮存于神经末梢中。当视上核和室旁核受到刺激时，神经冲动沿着下丘脑 - 垂体束传至神经垂体中的神经末梢，使之去极化，通过出胞作用将神经垂体激素与其运载蛋白一并释放入血液循环（见图 11-6）。有资料表明，神经垂体激素也可进入垂体门脉，影响腺垂体分泌活动。

### （一）血管升压素

正常情况下，血液中血管升压素浓度很低（仅 1pg/ml），半衰期又短（6~8 分钟），所以对正常血压调节没有重要作用，但在机体失血的情况下，通过其缩血管作用，对维持血压有一定作用。当使用药理剂量（超生理剂量）的血管升压素时，可引起全身小动脉（冠状动脉和脑血管除外）收缩，外周阻力增加，血压升高，故临床常用于治疗肺和食管出血。正常情况下，血管升压素的主要作用是使肾潴留水分，使尿量减少，因此又称为抗利尿激素（ADH）。ADH 可增加远曲小管和集合管对水的通透性，增加水的重吸收，减少尿量（详见第八章）。

VP 受体有 $V_1$（$V_{1A}$）、$V_3$（$V_{1B}$）和 $V_2$ 三类，它们都是 G 蛋白偶联受体。$V_{1A}$ 和 $V_{1B}$ 受体通过磷脂酰肌醇水解升高胞质 $Ca^{2+}$ 起作用。$V_2$ 受体通过 Gs 升高胞质 cAMP 发挥抗利尿作用（参见第八章第五节）。$V_1$ 受体主要分布在血管平滑肌、肝细胞和脑细胞，分别介导 VP 的缩血管作用、糖原分解和作为神经递质；$V_2$ 主要分布在远曲小管和集合管上皮细胞；$V_3$ 受体分布于腺垂体促皮质激素细胞，介导其释放 ACTH。此外，还存在于肾、胸腺、心脏、肺、脾、子宫、乳腺。

### （二）催产素（缩宫素）

#### 1. 催产素的生理作用

（1）对乳腺的作用：哺乳期乳腺分泌乳汁，贮存于腺泡中，当吸吮乳头时，刺激局部神经末梢，经感觉神经传至下丘脑，使分泌催产素的神经元兴奋，神经冲动经下丘脑 - 垂体束传送到神经垂体的轴突末梢，引起催产素释放入血液循环。催产素使乳腺中腺泡周围的肌上皮细胞及乳腺导管平滑肌细胞收缩，使乳汁射出，形成**射乳反射**（milk-ejection reflex）（见图 11-10）。

（2）对子宫的作用：催产素能引起子宫平滑肌收缩，故也称缩宫素。催产素对子宫的收缩作用与子宫的功能状态有关。对非妊娠子宫作用较弱，而对妊娠特别是妊娠晚期子宫作用较强。雌激素增加子宫对催产素的敏感性，而孕激素则相反。催产素增加细胞外钙进入子宫平滑肌细胞，提高胞质 $Ca^{2+}$ 浓度，经钙调蛋白与蛋白激酶的参与下引起子宫肌细胞收缩。在分娩过程中，胎儿刺激子宫颈可反射性引起催产素释放，形成正反馈调节机制，不断加强子宫收缩，起到“催产”的作用。药理剂量的催产素可使子宫体肌肉强烈收缩，常用于减少产后流血和足月妊娠妇女的催产。

**2. 分泌的调节** 临产和分娩时，子宫颈和阴道受到胎儿的压迫和牵引，可反射性引起催产素的释放。哺乳时，婴儿吸吮乳头，亦可反射性引起催产素释放（射乳反射，见图 11-10）。在此反射基础上很容易建立条件反射：在乳牛，吸乳器的声音足以引起乳牛的乳汁分泌；当母亲见到婴儿，特别是听到饥饿婴儿的哭叫声或电视节目中的婴儿哭叫声，以及抚摸婴儿均可引起催产素分泌和射乳反射。而身体和精神应激通过儿茶酚胺介导可抑制射乳反射。乙醇也抑制催产素分泌。此外，在哺乳期妇女，性交及情绪刺激也引起催产素分泌和子宫收缩，有时引起射乳。从上述催产素释放调节来看，应积极提倡母乳喂养婴儿，因为哺乳活动可反射性引起催乳素和催产素释放增多，不仅乳汁分泌及排放增加有利于婴儿生长发育，而且催产素可使产后子宫收缩复原，亦有利于母亲的产后康复。这也能解释许多产妇分娩后第一次哺乳时感到下腹部痛，即所谓产后痛（after-pains）。

# 第三节 甲 状 腺

甲状腺是人体内最大的内分泌腺，重约 20g，主要由许多大小不等的滤泡（腺泡）组成。滤泡由单层柱状上皮细胞围成，滤泡腔内充满胶状质，主要成分是甲状腺球蛋白。甲状腺球蛋白上形成的甲状腺激素以胶状质形式贮存于腺泡腔，是体内唯一一种大量贮存于细胞外的激素。甲状腺激素贮存量大，可供机体约 2 个月的代谢需要。除滤泡细胞外，甲状腺还有另外一种类型的细胞，称为滤泡旁细胞（又称 C 细胞），散于甲状腺滤泡之间，分泌降钙素（图 11-11）。

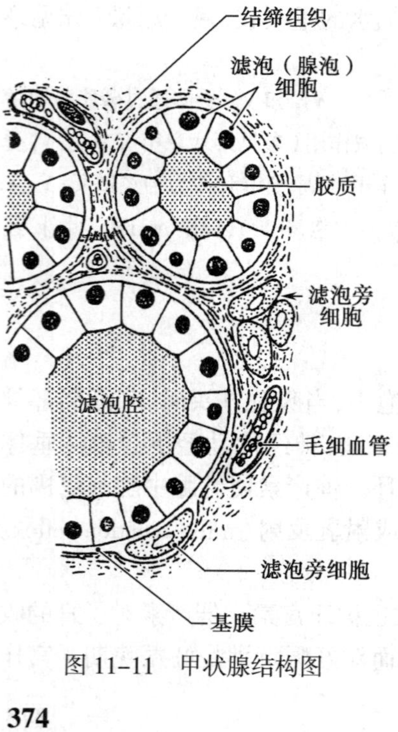

图 11-11 甲状腺结构图

## 一、甲状腺激素的合成与代谢

由甲状腺腺泡上皮细胞合成并分泌的甲状腺激素（thyroid hormone，TH）是酪氨酸的衍生物，其特点是分子中含有碘原子，主要有两种：**甲状腺素**（thyroxine，又称四碘甲腺原氨酸，$T_4$）和**三碘甲腺原氨酸**（3，5，3′-triiodothyronine，$T_3$）两种。另外还有一种逆 $T_3$（reverse triiodothyronine，$rT_3$，一个碘原子的位置与 $T_3$ 不同），含量较少，不具有甲状腺激素的生理作用。$T_4$ 占甲状腺激素总量的 90% 以上，但活性较低。$T_4$ 脱碘后转变成 $T_3$，其含量不到甲状腺激素总量的 7%，但生物活性较强，约为 $T_4$ 的 5 倍，是甲状腺激素的主要活性形式（图 11-12）。

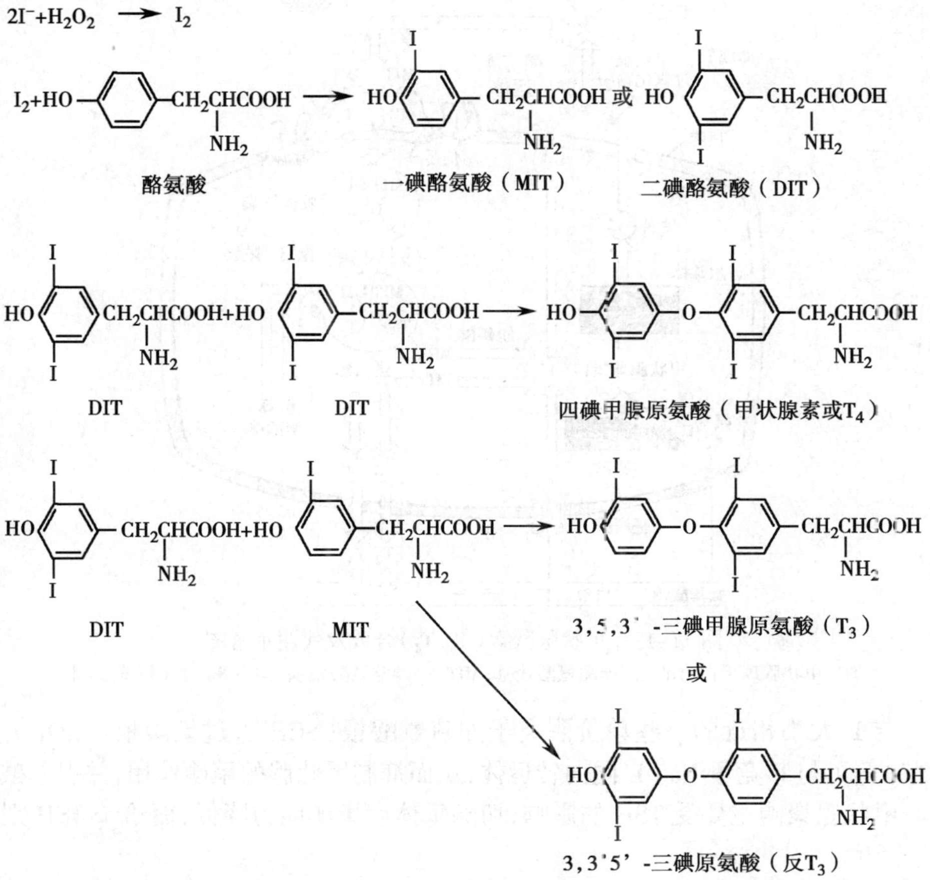


图 11-12 酪氨酸及其碘化衍生物

### （一）甲状腺激素的合成

合成甲状腺激素的主要原料是碘和**甲状腺球蛋白**（thyroglobulin, TG）。甲状腺球蛋白由甲状腺上皮细胞合成后被分泌到腺泡腔内贮存。甲状腺球蛋白的酪氨酸残基经碘化后形成甲状腺激素。为了合成正常所需的甲状腺激素，一个成年人每年需从外界碘化物（主要来源于食物，少量来源于饮水及空气）中摄取大约 50mg 的碘（约为每周 1mg）。约有 120μg/d 的碘进入甲状腺。国际上推荐的碘摄入量为 150μg/d。国人从饮食中摄入碘量为 100~200μg/d。

在胚胎期 11~12 周，胎儿甲状腺开始合成甲状腺激素，到了 13~14 周，在胎儿促甲状腺激素（TSH）刺激下，甲状腺激素的分泌加强，对胎儿脑的发育起着关键作用，因为母体的甲状腺激素进入胎儿体内的量很少。甲状腺激素的合成过程包括三个步骤（图 11-13）。

**1. 甲状腺滤泡聚碘** 血中的碘以 $I^-$ 的形式存在，浓度约为 250μg/L。甲状腺内 $I^-$ 浓度比血液高 20~25 倍，因此甲状腺对碘的摄取是逆电 - 化学梯度的主动转运过程。甲状腺上皮细胞的基底膜存在 **$Na^+$-$I^-$ 同向转运体**（sodium-iodide symporter, NIS）不断将 $I^-$ 转入细胞，转运 $I^-$ 所需能量来自钠泵活动造成的膜外高 $Na^+$ 的势能，故滤泡聚碘属继发性主动转运。甲状腺滤泡细胞通过此主动机制摄取和浓集碘的过程称为**碘捕获**（iodide trap）。滤泡细胞碘捕获能力可用甲状腺 / 血浆碘比率（thyroid/plasm-free iodide ratio）来评价，正常约为 30，当其活性加强时，可达 250。毒毛旋花苷 G（哇巴因，ouabain）抑制 ATP 酶，可使聚碘发

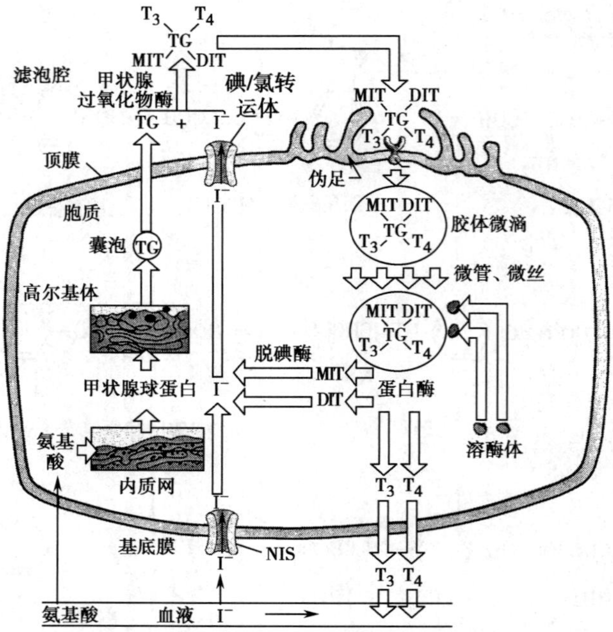


图 11-13 甲状腺激素（$T_3$、$T_4$）合成及代谢示意图

TG：甲状腺球蛋白；DIT：二碘酪氨酸残基；MIT：一碘酪氨酸残基；NIS：$Na^+$–$I^-$ 同向转运体

生障碍。与 $I^-$ 大小相近的一些单价阴离子如硫氰酸根（$SCH^-$）、过氯酸根（$ClO_4^-$）、过锝酸根（$TcO_4^-$）等可与 $I^-$ 竞争 $Na^+$–$I^-$ 同向转运体，从而抑制甲状腺的聚碘作用，并引起碘从甲状腺释放。甲状腺聚碘主要受 TSH 的影响，切除垂体后聚碘能力降低，而给予 TSH 则可促进聚碘。

NIS 异常与某些疾病有关。如 NIS 基因突变可引起先天性甲状腺功能减退或先天性甲状腺肿；突眼性甲状腺肿（Graves 病）患者甲状腺滤泡 NIS 表达增多、分布密度增加；甲状腺癌（瘤）细胞则 NIS 表达很少或缺乏。

**天然致甲状腺肿物**：一些植物能产生天然的致甲状腺肿物质，食用过多后可在不缺乏饮食碘的情况下产生甲状腺肿大。这些植物包括花椰菜、汤菜（抱子甘蓝）、花菜及卷心菜（甘蓝）。这些植物都含有葡糖硫苷（thioglucoside），消化后产生硫氰酸盐（根）和异硫氰酸盐（根）。此外，木薯、竹笋、白薯（红薯）和利马豆荚中含葡糖氰苷（cyanide glucoside），它在体内也可转化为氰化物，然后去毒转化为硫氰酸盐。硫氰酸盐和异硫氰酸盐可干扰（阻碍）甲状腺细胞上的 $Na^+$–$I^-$ 同向转运体，阻碍碘的吸收。当这些物质在体内达到一定数量时，使甲状腺吸收碘减少，甲状腺激素产生减少，导致原发性甲状腺功能降低；体内甲状腺激素水平降低，使腺垂体的促甲状腺素（TSH）释放增加（因取消了甲状腺激素对腺垂体的负反馈作用），TSH 可促使甲状腺增生和肿大。食用这些物质是否会产生甲状腺肿？其决定因素是摄入的饮食碘与硫氰酸盐的比例，这可从尿液中两种物质排泄的比例得到反映，如果尿中每排泄 1mg 硫氰酸盐而排泄的碘少于 3μg，就可能产生甲状腺肿。

**2. $I^-$ 的活化** 进入滤泡上皮细胞的 $I^-$ 在上皮细胞顶端膜与腺泡腔交界处（图 11-13），在过氧化氢存在的条件下，经甲状腺**过氧化物酶**（thyroid peroxidase，TPO）的催化迅速被氧化为“活化碘”$I^0$（碘原子）。$I^-$ 的活化是碘取代酪氨酸残基上氢原子的先决条件。如先天性缺乏 TPO，$I^-$ 不能活化，影响甲状腺激素的合成。

甲状腺碘捕获的能力可通过放射活性碘摄取率来评定，即给患者摄入微量的 $^{131}I$ 后 3~6 小时和 24 小时，将 γ 探测器安放于颈部，探测 $^{131}I$ 的口服吸收率，正常个体 6 小时为 5%~25%，24 小时约为 25%。如果 24 小时 >60%，表明甲状腺功能亢进，若 <5% 表明甲状腺功能减退。

**3. 酪氨酸碘化与甲状腺激素的合成** 活化后的 $I^-$ 取代酪氨酸残基上氢原子的过程称为酪氨酸碘化。1 分子甲状腺球蛋白含有约 5000 个氨基酸残基，其中 3% 为酪氨酸，其中约 10% 的酪氨酸可被碘化。碘化后的酪氨酸先形成一碘酪氨酸（MIT）和二碘酪氨酸（DIT），然后 2 分子 DIT 耦联缩合生成 $T_4$，1 分子 DIT 和 1 分子 MIT 耦联缩合生成 $T_3$ 以及极少量的 $rT_3$。在正常成人甲状腺内有机碘化合物的比例大致为 MIT 23%、DIT 33%、$T_4$ 35%、$T_3$ 7%，其余为 $rT_3$ 及其他化合物。

以上 $I^-$ 的活化、酪氨酸碘化以及缩合的过程，都是在甲状腺过氧化物酶（TPO）的催化下完成的。因此，能抑制 TPO 活性的药物，如硫尿嘧啶有阻断 $T_3$、$T_4$ 合成的作用，可用于治疗甲状腺功能亢进。

### （二）甲状腺激素的贮存、释放、运输与代谢

**1. 贮存** 在甲状腺球蛋白上形成的甲状腺激素，以胶质形式贮存于腺泡腔内，贮存量很大，可供机体用 2 个月之久，是体内贮存量最多的激素，所以使用抗甲状腺药物时，需要较长时间才能奏效。

**2. 释放** 当甲状腺受到 TSH 刺激后，滤泡细胞顶端伸出伪足，将含有 MIT、DIT、$T_3$、$T_4$ 的甲状腺球蛋白的胶质小滴吞入腺细胞内，再与溶酶体融合而形成吞噬体，并在溶酶体蛋白水解酶作用下，将 $T_4$、$T_3$、MIT 和 DIT 水解下来，MIT 和 DIT 受脱碘酶作用而脱碘，脱下的碘大部分供重新合成激素用，小部分释放入血液。$T_3$、$T_4$ 对滤泡上皮细胞内的脱碘酶不敏感，可迅速进入血液。经脱掉 $T_4$、$T_3$、MIT 和 DIT 的甲状腺球蛋白，由于分子量大，不易进入血，而被溶酶体的蛋白水解酶水解。甲状腺分泌的激素主要是 $T_4$，占总量的 90% 以上，$T_3$ 分泌量较少。

在急性和亚急性甲状腺炎时，甲状腺滤泡的破坏导致甲状腺球蛋白漏入血液循环。血浆中甲状腺球蛋白水平的升高可作为这类疾病的诊断依据。在甲状腺癌的病例中，腺体全切除和用放射性碘治疗残留的腺组织后，血液中出现甲状腺球蛋白水平升高，提示身体某处仍有或有复发的甲状腺癌细胞。

**3. 运输** 人甲状腺每日约分泌 80μg（103mmol）的 $T_4$，4μg（7nmol）的 $T_3$ 和 2μg（3.5nmol）的 $rT_3$。$T_3$、$T_4$ 释放入血后，多数与血浆蛋白结合，游离状态甚少，但只有游离的甲状腺激素才能进入细胞发挥作用。结合型的甲状腺激素没有生物活性，但起到大的循环储备和防止甲状腺激素从尿中排出，因此，结合型甲状腺激素是其贮存形式。游离型甲状腺激素是其活性形式，能够发挥甲状腺激素的生理功能。能与甲状腺激素结合的血浆蛋白有 3 种：甲状腺素结合球蛋白（thyroxine-binding globulin，TBG）、甲状腺素结合前白蛋白（thyroxine-binding prealbumin，TBPA，又称运甲状腺素蛋白，transthyretin）及白蛋白。血液中 $T_4$ 有 99.97% 与蛋白质结合（游离的占 0.03%），其中与 TBG 结合占 75%，与 TBPA 结合占 15%，10% 与白蛋白结合。$T_3$ 99.7% 与蛋白质结合（游离的占 0.3%），主要与 TBG 及白蛋白结合（分别占 75% 和 25%）。正常成人血清中 $T_4$ 浓度为 50~120μg/L，$T_3$ 浓度为 1.2~1.9μg/L，游离 $T_4$ 为 7~19ng/L，游离 $T_3$ 为 1.9~5.8ng/L。

**4. 代谢** $T_4$ 的半衰期（half-life）约为 7 天，$T_3$ 约 1 天。$T_4$ 和 $T_3$ 在肝、肾等组织脱碘。在成人循环中，1/3 的 $T_4$ 被转化为 $T_3$（由 5′-脱碘酶催化），45% 转化为 $rT_3$（由 5-脱碘酶催化）。循环中，仅约 13% 的 $T_3$ 由甲状腺分泌而来，87% 由 $T_4$ 脱碘形成；5% 的 $rT_3$ 由甲状腺分泌，95% 由 $T_4$ 脱碘形成。$T_3$ 和 $rT_4$ 然后转化为各种二碘甲腺原氨酸。

$T_3$ 与 $T_4$ 在肝与葡糖醛酸和硫酸结合，经胆汁排入小肠，经水解后部分被小肠吸收（通过肠肝循环），部分随粪便排出。此外，部分 $T_3$、$T_4$ 还可从循环直接进入肠腔。

许多因素和疾病可抑制5′-脱碘酶的活性，从而使$T_4$转化为$T_3$减少（因此$T_3$浓度降低），而转化为$rT_3$增加。例如，妊娠、饥饿、烧伤、创伤、代谢性疾病、肝硬化、肾衰竭、心肌梗死、发热、硒缺乏以及使用硫氧嘧啶（抗甲状腺药）和β肾上腺素能阻断剂，活性甲状腺激素的数量降低。但这种低水平的$T_3$状态可随着上述因素的消除或疾病治愈、好转而恢复。肥胖增加$T_4$转变为$T_3$的数量。

## 二、甲状腺激素的作用

甲状腺激素作用于机体许多组织，作用极为广泛，它调节物质代谢与能量代谢、生长和发育过程等。

### （一）甲状腺激素的作用机制

甲状腺激素是亲脂性激素，其作用主要是由核受体介导，通过调节基因转录，诱导多种功能蛋白质合成而实现的。

位于核内的甲状腺激素受体（thyroid hormone receptor，THR）与DNA上的甲状腺激素反应组件（thyroid hormone response element，TRE）结合，TRE上有两个半位点（half side），THR仅结合一个半位点，另一个半位点与视黄酸X受体（retinoid X receptor，RXR）结合。THR与RXR结合于TRE上的两个半位点，形成异二聚体形式的激素-受体复合物，复合物在其他转录调节因子的协同作用下刺激基因表达，合成新的结构与功能蛋白质，最终产生细胞反应（图11-14）。

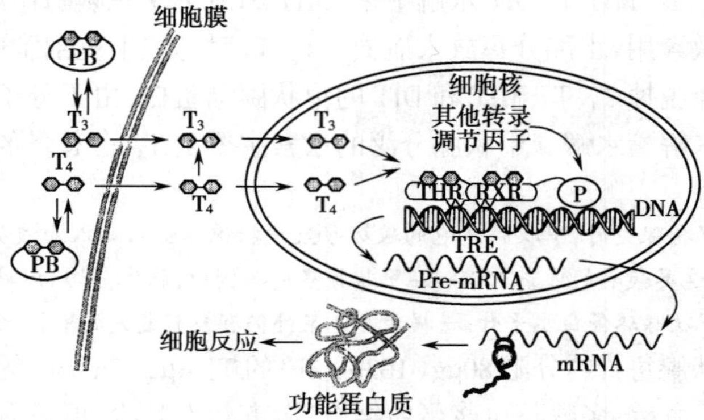


图11-14 甲状腺激素作用机制

PB：甲状腺激素血浆结合蛋白；TRE：甲状腺激素反应组件；
THR：甲状腺激素受体；RXR：视黄酸X受体；Pre-mRNA：前信使RNA

在缺乏TH配体时，THR与辅阻遏蛋白（corepressor protein）结合，抑制基因转录，因此虽然THR和RXR结合于DNA上，但HRE被抑制，当THR与TH结合时，辅阻遏蛋白被移走，并与辅激活蛋白（coactivator protein）结合。

TH（$T_3$、$T_4$）通过扩散或载体介导的转运进入细胞，在胞质内$T_4$脱碘转化为$T_3$，再进入核内与THR结合。TRE上的两个半位点也能同时与两个THR结合，形成同二聚体（homodimer），激活基因转录。

### （二）甲状腺激素的生理作用

甲状腺激素的主要生理作用是调节物质与能量代谢，促进生长和发育。

**1. 对代谢的影响**

（1）产热作用：甲状腺激素可提高机体除成人脑、皮肤、淋巴器官、性腺以外所有组织的耗氧率，加速细胞的氧化速率，增加产热。给予1mg甲状腺激素增加产热4187kJ（1000kcal）。因此，甲状腺功能亢进时，过量的甲状腺激素可以使基础代谢率提高60%~100%。当甲状腺功能减退时，基础代谢率可下降30%~50%。所以，甲状腺功能亢进病人产热量增多，食欲增加，怕热多汗，基础体温升高；而甲状腺功能减退病人产热减少，畏寒，食欲下降，基础体温偏低。给甲状腺功能减退症患者皮下注射 1mg $T_3$，一天内可使患者的基础代谢率从 –20% 升至 +10%，第 4 天时升至 +20%。

甲状腺激素对一些器官系统的作用常继发于其产热、耗氧效应。如体温升高时启动体温调节机制，使皮肤外周血管扩张，增加皮肤血流量，加强体表散失热量，维持正常体温，同时又导致体循环血管舒张，外周阻力降低。

（2）调节物质代谢：甲状腺激素通过激活参与编码糖、脂肪、蛋白质代谢多种酶的基因，影响其靶细胞的中间代谢过程。当甲状腺激素缺乏时，糖、脂肪和蛋白质代谢过程减慢，对其他调节因素，例如其他激素的反应降低。相反，甲状腺激素分泌过多时，上述代谢过程加速。

1）糖代谢：甲状腺激素几乎刺激糖代谢的各方面，如增加糖酵解和糖原异生，增加肠道对糖的吸收，并可增强肾上腺素、胰高血糖素、生长激素、糖皮质激素的糖原异生作用，因此使血糖升高。甲状腺激素又能加强外周组织对糖的利用，使血糖降低，但升血糖作用大于降血糖作用。因此甲状腺功能亢进时，血糖升高，甚至出现尿糖。

2）脂类代谢：甲状腺激素也影响脂肪代谢的各方面，特别是加速脂肪组织的动用（氧化），降低体脂贮存。增强儿茶酚胺与胰高血糖素敏感脂酶的活性。甲状腺激素可促进胆固醇合成，但又刺激肝细胞低密度脂蛋白受体的生成，使更多胆固醇从血中清除，从而降低血清胆固醇水平。甲状腺功能亢进患者总体脂减少，血中胆固醇水平低于正常；甲状腺功能减退患者，胆固醇多于正常，易致动脉粥样硬化。

3）对蛋白质代谢的影响：甲状腺激素对蛋白质代谢的作用因其剂量不同而不同。生理剂量的甲状腺激素促进蛋白质合成，引起正氮平衡，大剂量则促进蛋白质分解，引起负氮平衡，特别是加速骨骼肌蛋白质的分解，故甲状腺功能亢进时，出现肌肉消瘦无力，且尿中肌酸含量增加。又因动员骨蛋白质分解，而导致高血钙、高尿钙和骨质疏松、生长发育停滞。甲状腺激素分泌不足时，蛋白质合成减少，肌肉无力，但细胞间的黏蛋白增加，后者结合大量正离子与水分子，使皮下组织细胞间液增加，引起水肿，称为**黏液性水肿**（myxedema）（图 11–15）。如给予甲状腺激素治疗，可使黏蛋白吸收，并促进水分随尿排出。

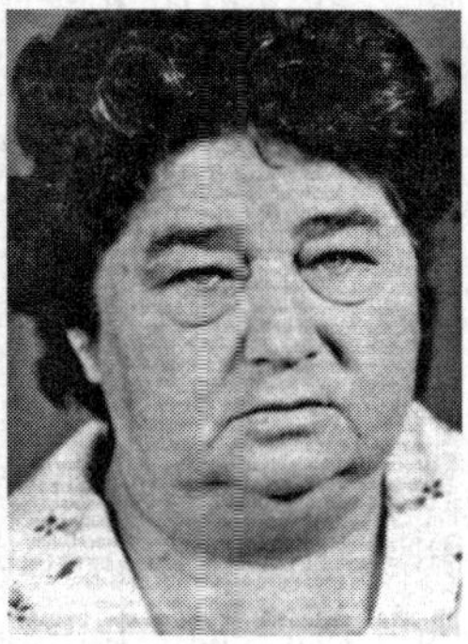

图 11–15 黏液性水肿患者

代谢率增加时，机体所有的维生素需要量也会增加，可能使维生素缺乏症突然发生。甲状腺激素为肝转变胡萝卜素为维生素 A 所必需，甲状腺功能减低时胡萝卜素在血中积聚（胡萝卜素血症），造成皮肤黄染（但巩膜不黄染）。

**2. 促进生长发育** 甲状腺激素促进器官、组织的分化、生长和成熟。很早就已发现将蝌蚪置于含有甲状腺激素的水中，蝌蚪会加速变态成蛙，这时蝌蚪的尾部被吸收并很快长出四肢，尽管这时蛙的体积只有苍蝇一般大小（微型蛙）。反之，若将蝌蚪的甲状腺切除就不能演变成蛙。甲状腺激素对哺乳动物和人类的正常生长发育特别重要，尤其是对脑和长骨的发育与生长作用更明显。先天性缺碘或甲状腺发育不全的胎儿，出生时身长可基本正常，但脑的发育已受到程度不同的影响，在数周至 3~4 个月后才出现智力迟钝和长骨生长停滞现象，这是**呆小病或克汀病**（cretinism）的主要症状（图

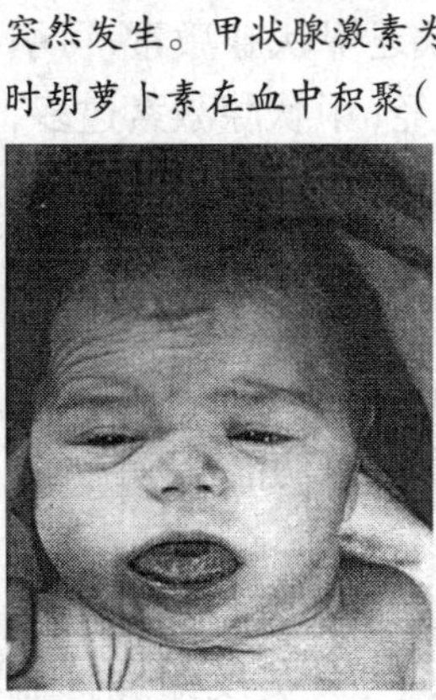

图 11–16 呆小病患儿

11-16)。这说明在这一段时间里,甲状腺激素对脑和长骨的正常发育至关重要。研究资料表明,神经元增殖、分化、迁移,神经细胞树突与轴突的形成,髓鞘的形成与胶质细胞的生长,神经系统功能的发生与发展以及脑血流供应均需要有适量的 $T_4$ 或 $T_3$,如胎儿及婴儿早期缺乏 $T_4$ 或 $T_3$,上述过程即不能顺利完成,因而智力迟钝、长骨的生长停滞,以致身材矮小,上、下身长度不成比例,牙齿发育不全等。从胎儿到出生后 2 年内是脑发育的关键时期,此时期如缺乏甲状腺激素,将引起结构和功能损害,此后补充甲状腺激素也不能逆转缺乏甲状腺激素所造成的损害。所以,治疗呆小病必须抓住时机,在出生后 3 个月左右就开始补充甲状腺激素。

此外,甲状腺激素对垂体生长激素有允许作用,甲状腺激素能增强 GH 基因转录,使 GH 生成增加。缺乏甲状腺激素,GH 便不能很好地发挥作用,而且其合成与分泌也减少。

**3. 影响器官系统功能** 由于甲状腺激素明显影响三大物质代谢及能量代谢,因此对机体许多器官系统都有不同程度的影响。

(1)中枢神经系统:在成年人,甲状腺激素对中枢神经功能有明显兴奋作用。甲状腺激素促进觉醒、警惕性、对不同刺激的反应性,提高听觉、记忆及学习能力,加强外周神经反应速度。甲状腺功能亢进时,注意力不易集中,神经过敏,多愁善感,喜怒失常,性情急躁,影响睡眠而且多梦,以及肌肉纤颤。相反,甲状腺功能低下时,中枢神经系统兴奋性降低,出现记忆减退,谈话和行动迟缓。

(2)心血管系统:甲状腺激素可使心率增快,心肌收缩速度加快,收缩力量增强,引起心输出量与做功量增加。甲亢患者心动过速,心肌逐渐肥大,甚至出现心力衰竭。由于耗氧量增加,组织相对缺氧,$CO_2$ 生成增加及产热效应,以致小血管舒张,血管外周阻力降低,因此,血压表现为收缩压增高,舒张压降低,脉压增大。甲状腺激素除通过增强交感神经的作用和增强儿茶酚胺对心脏的作用,间接加强心脏活动外,还可直接作用于心肌。甲状腺激素抑制 $Na^+$-$Ca^{2+}$ 逆向转运体的表达,因此升高细胞内 $Ca^{2+}$;$T_3$ 能增加心肌细胞肌质网 $Ca^{2+}$ 释放通道(ryanodine 受体)数量,从而促进心肌收缩期肌质网释放 $Ca^{2+}$;它又增加肌质网 $Ca^{2+}$ 泵数量,从而促进心肌舒张期 $Ca^{2+}$ 的回收,缩短舒张期。此外,甲状腺激素还增加心肌肌动蛋白和肌球蛋白的数量,增加 $Na^+$-$K^+$-ATP 酶数量和活性,诱导心肌细胞表达高密度的 $\beta_1$ 受体,因此对心肌产生正性变力和变时作用。

(3)消化系统:甲状腺激素促进消化腺的分泌和消化道的运动。故甲亢患者食量明显增多,但仍感饥饿,而且伴有明显消瘦,还常有腹泻症状。甲减患者则常有便秘。

(4)生殖系统:甲状腺激素对于维持正常的性功能也是必要的,缺乏甲状腺激素,可引起男、女性欲降低,甚至丧失,在妇女可引起痛经或月经过多、不规则月经;甲状腺激素过多,男性可引起阳痿,妇女常引起月经过少,偶尔闭经。

## 三、甲状腺功能的调节

甲状腺的功能活动主要受下丘脑与垂体的调节。下丘脑、垂体和甲状腺形成下丘脑-垂体-甲状腺轴,在功能上"整体连动"调节。另外,甲状腺还具有自身调节功能。

### (一)下丘脑-腺垂体-甲状腺轴调节系统

下丘脑释放 TRH 通过垂体门脉系统刺激腺垂体分泌 TSH,TSH 又刺激甲状腺滤泡增生,合成和分泌甲状腺激素增加;当血液中游离的 $T_3$、$T_4$ 达到一定水平,又负反馈地抑制 TSH 及 TRH 分泌,以维持血液中甲状腺激素于正常水平。

**1. 腺垂体 TSH 对甲状腺功能的调节** 腺垂体分泌的促甲状腺激素（TSH）是调节甲状腺功能的主要激素。TSH 释放后，经血液运送到甲状腺，与腺泡细胞膜上的相应受体结合，通过 G 蛋白激活腺苷酸环化酶，使细胞内 cAMP 生成增加，然后激活蛋白激酶 A（PKA），促进甲状腺激素的释放与合成。TSH 首先加速甲状腺球蛋白的水解与 $T_4$、$T_3$ 释放入血，然后是加强碘的摄取和甲状腺激素的合成（刺激滤泡细胞 $Na^+$-$I^-$ 同向转运体的合成，促进甲状腺球蛋白酪氨酸的碘化及含碘酪氨酸的缩合）。TSH 的长期效应是刺激滤泡上皮细胞核酸与蛋白质合成，促进甲状腺滤泡细胞增生和生长。因此，如果甲状腺细胞长期受高浓度的 TSH 刺激，可导致甲状腺肿，而长期缺乏 TSH 时会出现甲状腺腺体萎缩。

腺垂体 TSH 呈脉冲式释放，并有明显的日周期变化，血浆 TSH 水平在晚上 9 时开始升高，午夜最高，以后降低。TSH 平均血浆水平均 2μU/L，生物半衰期约 60 分钟。

由于人绒毛膜促性腺激素（HCG，见第十二章）的 α 亚单位与 TSH 的相同，因此，高浓度 HCG 可激活甲状腺受体。某些胎盘肿瘤患者，血浆 HCG 水平升高，可导致轻度甲状腺功能亢进。

某些甲状腺功能亢进患者，血浆 TSH 浓度比正常低，甚至接近为零。但血中存在由 B 淋巴细胞合成的、化学结构和作用类似 TSH 的免疫球蛋白抗体，称为**刺激甲状腺免疫球蛋白**（thyroid-stimulating immunoglobulin，TSI）。TSI 与 TSH 竞争甲状腺细胞膜上的受体，从而刺激甲状腺分泌，引起甲状腺激素分泌增加，并可使甲状腺增生和肥大，导致甲状腺功能亢进。甲状腺素分泌过多又抑制腺垂体分泌 TSH。

**2. 下丘脑对腺垂体的调节** 腺垂体分泌 TSH 受到下丘脑分泌的 TRH 的控制。下丘脑的 TRH 神经元合成的 TRH 经垂体门脉系统运送到腺垂体，促进腺垂体合成和释放 TSH。TRH 与腺垂体促甲状腺素细胞膜上的 TRH 受体结合，激活磷脂酶 C，生成第二信使 $IP_3$ 和 DG。DG 刺激蛋白激酶 C，导致蛋白质磷酸化；$IP_3$ 触发胞质内钙贮库释放 $Ca^{2+}$，升高细胞内 $Ca^{2+}$ 水平。最终导致 TSH 合成和释放。在整体情况下，下丘脑神经元可受内外环境因素的影响而改变 TRH 的分泌量，从而影响甲状腺的分泌活动。例如寒冷刺激的信息到达中枢神经，一方面作用于下丘脑前部的体温调节中枢，激活产热机制，抑制散热机制；另一方面作用于体温调节中枢邻近的 TRH 神经元，使 TRH 分泌增加，从而使 TSH 及甲状腺激素释放增加，结果产热量增加，有利于御寒。相反，发热期间倾向于减少 TSH 及甲状腺激素的分泌。此外，创伤、应激（如饥饿）、焦虑、感染时抑制 TRH 和 TSH 分泌，继而降低甲状腺激素分泌。另外，多巴胺、生长抑素及糖皮质激素也抑制 TSH 分泌。而雌激素可增加腺垂体 TSH 细胞对 TRH 的反应性。下丘脑还可通过生长抑素控制 TSH 的分泌（图 11-17）。

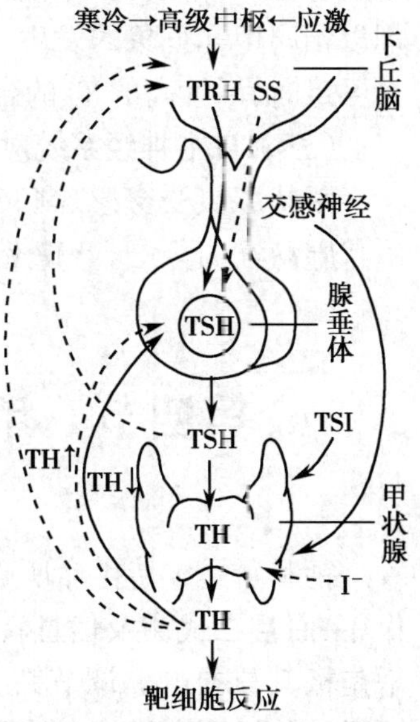


图 11-17 甲状腺分泌调节

TRH：促甲状腺素释放激素；TSH：促甲状腺激素；TH：甲状腺激素；SS：生长抑素；TSI：刺激甲状腺免疫球蛋白。实线箭头表示促进作用或分泌；虚线箭头表示抑制作用

**3. 甲状腺激素的反馈作用** 当血中游离甲状腺激素（$T_3$，$T_4$）浓度增加时，可刺激腺垂体促甲状腺细胞产生一种抑制性蛋白，后者使 TSH 的合成与释放减少，同时还使促甲状腺激素细胞 TRH 受体下调，使腺垂体对 TRH 的反应性降低，最终使血中 $T_3$、$T_4$ 的浓度降低。反之，血中 $T_3$、$T_4$ 浓度降低时，上述负反馈作用减弱或被取消，腺垂体促甲状腺激素

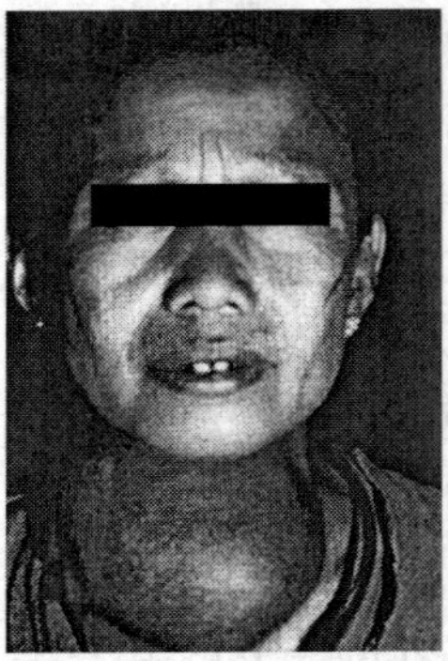

图 11-18 碘缺乏引起的单纯性甲状腺肿

细胞的 TRH 受体上调，对 TRH 的反应性增强，腺垂体 TSH 的分泌增加，使血中 $T_3$、$T_4$ 水平升高。当饮食中缺碘时，体内 $T_3$、$T_4$ 合成减少，对腺垂体的负反馈抑制作用减弱，使 TSH 分泌增加，从而导致甲状腺组织代偿性增生和肥大，称为地方性甲状腺肿或单纯性甲状腺肿（图 11-18）。肿大的甲状腺增加从血液聚碘和合成 $T_3$、$T_4$ 的能力。但如饮食中严重缺碘，增大的甲状腺也难以产生足够的甲状腺激素。为了防止碘缺乏及甲状腺肿的发生，大多数发展中国家普遍实行了在食盐中加入少量碘（碘化盐）。此外，$T_3$、$T_4$ 对下丘脑 TRH 神经元也有负反馈调节作用（见图 11-17）。

甲状腺功能亢进的孕妇，血中游离 $T_3$ 浓度升高，后者可通过胎盘进入胎儿体内，因此孕妇及胎儿体内 TSH 水平降低。胎儿出生后，$T_3$ 迅速被代谢，但 TSH 仍处于低水平，从而导致婴儿暂时性甲状腺功能过低。相反，甲状腺功能减退的孕妇，孕妇及其胎儿循环 TSH 水平升高，胎儿出生后将引起暂时性甲状腺功能亢进。

**（二）甲状腺的自身调节**

在没有神经和体液因素的影响下，甲状腺还可根据碘供给的多少改变其自身摄取碘及合成甲状腺激素的能力，称为甲状腺的自身调节。

当摄入的碘相对较少时，甲状腺激素合成的速率与摄入碘的多少直接相关，但如果摄碘量超过 2mg/d 时，滤泡细胞内碘浓度增加，可抑制碘的转运及甲状腺激素的合成，使合成甲状腺激素的速率不会进一步增加。甲状腺的这种自身调节称为碘阻滞效应（Wolff-Chaikoff 效应）。随着甲状腺内碘水平的降低，抑制甲状腺聚碘及甲状腺激素合成的作用被解除（脱逸），甲状腺激素的合成恢复正常。在异常情况下，过量碘抑制甲状腺激素合成，可足以导致甲状腺激素缺乏。由于过量碘可暂时抑制甲状腺激素的合成，因此可在短期内给予大量碘剂以预防甲亢危象的发生。在碘摄入充足时，甲状腺合成的 $T_3$ 与 $T_4$ 比例为 20∶1，但当碘摄入不足时，活性高的 $T_3$ 的合成比例升高，这也是甲状腺自身调节的一种表现。

**（三）自主神经系统对甲状腺分泌的调节**

甲状腺接受交感、副交感神经支配。电刺激交感神经和副交感神经可分别促进和抑制甲状腺激素的分泌。VIP 也可以刺激甲状腺激素的分泌。

## 第四节 甲状旁腺、甲状腺 C 细胞和维生素 $D_3$

钙和磷是维持生命所必需的物质，它们不仅在硬组织（即骨骼和牙齿）中起重要的结构作用，而且在代谢及信息转导途径中也起重要作用。因此，维持和调节体内钙、磷的正常水平是极其重要的。调节钙、磷代谢的激素主要有 3 种，即 1，25-（OH）$_2D_3$、甲状旁腺素及降钙素。并且钙和磷代谢的调节是密切相关联的。

血浆钙、磷水平与骨代谢密切相关。正常情况下成骨过程与溶骨过程处于动态平衡，成骨过程中，钙、磷沉积于骨，血中钙、磷水平降低；而溶骨过程中，骨质分解，血中钙、磷水平升高。在多种激素的共同调节下，骨不断更新与重建，并为血中钙、磷水平稳态提供基本保证。

体内的钙大部分存在于骨骼和牙齿中，约 1kg，细胞外液中的钙约为 1g（1000mg）。一般每日从饮食中摄入 800~1200mg 的钙，肠道吸收约 1/3（300mg），同时肠道分泌 150mg/d，因此每日净吸收 150mg。每日约有 500mg 的钙在骨与细胞外液之间双向转移。肾每日滤过 10 000mg 的钙，98% 以上被重吸收，净排泄 150mg，与肠道净吸收的钙相等。血浆钙浓度约为 2.5mmol/L（10mg/dl），其中游离 $Ca^{2+}$ 和与血浆蛋白等结合的钙各占 50%。血浆 pH 及血浆蛋白（白蛋白）浓度影响血浆 $Ca^{2+}$ 水平：血浆 pH 升高（碱中毒）使更多的钙与白蛋白结合，倾向于降低游离 $Ca^{2+}$；相反，酸中毒时，则升高 $Ca^{2+}$ 水平。体液中的游离 $Ca^{2+}$ 是极重要的第二信使分子，它还参与血液凝固、动作电位的产生、肌肉收缩、细胞分裂与分泌、细胞骨架重建及调节酶活性等。

磷也主要存在于骨，约为 0.6kg，在软组织存在的磷（如磷脂、磷蛋白、核酸、核苷酸）约为 0.1kg，不到 500mg 的无机磷存在于细胞外液中。通常成人每日从饮食中摄入磷约 1400mg，肠道净吸收约 900mg，骨与细胞外液之间互相转换约为 210mg/d，肾每日滤过 7000mg 磷，重吸收 6100mg 磷，净排泄 900mg 磷。血浆磷浓度为 0.80~1.45 mmol/L，其中游离磷约为 50%。由于软组织磷的含量比钙高 10 倍，所以软组织损伤（如大面积肌细胞压榨性损伤）可引起高磷酸盐血症。磷对于所有的生命系统也是极其重要的，是糖、脂肪和蛋白质代谢中许多中间物的组成成分，它参与下列物质的组成：①高能转移和贮存化合物，如 ATP、磷酸肌酸；②辅因子，例如 NAD、NADP 及焦磷酸硫胺素；③第二信使，如 cAMP/$IP_3$；④DNA 和 RNA。通过蛋白质（酶）的磷酸化和去磷酸化参与细胞功能的调节。

## 一、甲状旁腺激素

**甲状旁腺激素**（parathyroid hormone，PTH）是由 84 个氨基酸残基组成的蛋白质，分子量为 9500。正常人血浆中的 PTH 浓度为 10~55ng/L，在体循环中的半衰期约为 10 分钟，主要在肝内水解灭活，其代谢产物经肾脏排出体外。

### （一）甲状旁腺激素的生理作用

很早学者们就发现，甲状旁腺功能亢进可引起骨钙溶解（骨吸收，骨钙进入血液），使细胞外液 $Ca^{2+}$ 浓度升高；相反，甲状旁腺功能减退时，如甲状腺切除或颈前手术时误切除甲状旁腺或阻断其血供，出现低血钙，常发生手足搐搦（肢端肌肉抽搐），如不及时治疗，可因喉部肌肉痉挛而窒息死亡。因此，PTH 为生命所必需。PTH 的主要作用是升高血钙、降低血磷，是调节血钙和血磷水平最重要的激素。PTH 作用的主要靶器官是骨和肾。

**1. 对骨的作用** PTH 促进骨钙入血。其作用包括快速效应和延缓效应两个时相。快速效应在 PTH 作用后数分钟即出现，其产生机制是 PTH 能迅速提高骨细胞膜对 $Ca^{2+}$ 的通透性，使骨液中的钙进入细胞，进而激活骨细胞膜上的钙泵将进入细胞内的 $Ca^{2+}$ 转运到细胞外液中，增加血钙浓度。延缓效应在 PTH 作用后 12~14 小时出现，在几天或几周后达高峰，这一作用是通过 PTH 促进破骨细胞的生成，加强破骨细胞活动，加速骨基质溶解（骨吸收），使钙、磷释放进入血液。有趣的是这并不是 PTH 的直接作用，因为破骨细胞上没有 PTH 受体。PTH 的这一作用是通过其分泌的一些旁分泌物包括护骨蛋白（osteoprotegerin）和被称为破骨细胞分化因子的**核因子 κB 受体活化因子配体**（receptor activator of nuclear factor-κB ligand，RNAKL）介导的，后者与成熟的和未成熟的破骨细胞上的 RNAK 结合，使之转变为成熟的破骨细胞和增加其活性（图 11-19）。现已试用 RANKL 单克隆抗体，阻止 RANKL 与 RANK 结合，治疗骨质疏松症，RNAKL 抑制剂已用于治疗骨丢失过度性疾病。因此，PTH 分泌过多（如原发性甲状旁腺功亢进）可增强溶骨过程（破骨细胞活动过强），导致骨量丢失、骨质疏松、病理性骨折和囊性纤维性骨炎（骨中的矿物质及有机质吸收，被纤维组织取代）。

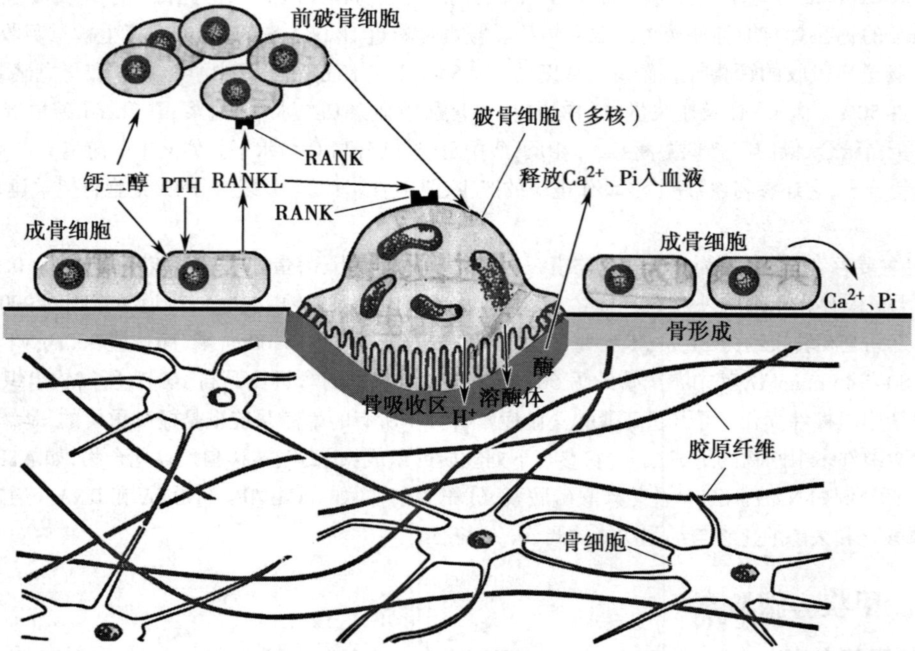


图 11-19 PTH 刺激破骨细胞骨吸收作用机制

RANKL：核因子 κB 受体活化因子配体；RANK：核因子 κB 活化因子受体

**2. 对肾的作用** PTH 增加远端肾小管上皮对 $Ca^{2+}$ 的重吸收，减少尿钙排出，使血钙升高；同时，PTH 能抑制近端小管对磷酸盐的重吸收，促进尿中磷酸盐的排泄。这可使 PTH 在引起骨钙、磷释放增加时，使血磷不升高。此外，PTH 还能激活肾内 1α- 羟化酶，使 25- 羟维生素 $D_3$ 转化成活性更强的 1，25- 二羟维生素 $D_3$，后者可促进小肠及肾小管对钙和磷的吸收。

### （二）甲状旁腺激素分泌的调节

PTH 的分泌主要受血浆钙浓度调节，血浆钙浓度轻微下降就可直接刺激甲状旁腺细胞释放 PTH，从而促进骨钙释放和肾小管对钙的重吸收，使血钙水平迅速回升；相反，血钙浓度升高时，PTH 分泌减少，促进钙沉积于骨。长时间的血钙升高，可引起甲状旁腺萎缩；而持续低血钙则会导致甲状旁腺增生。

PTH 的分泌还受其他一些因素的影响，如血磷升高可使血钙降低，从而间接刺激 PTH 分泌。血镁降低也可刺激 PTH 分泌，但血镁慢性降低可减少 PTH 分泌和靶器官对 PTH 的反应性。降钙素的大量释放促进 PTH 的分泌。生长抑素能够抑制 PTH 分泌。

**甲状旁腺激素相关蛋白**（parathyroid hormone-related protein，PTHrP）是一种甲状旁腺样激素，其终末氨基酸具有与 PTH 明显的同源性，并作用于 PTH/PTHrP 受体，由许多癌组织产生，主要起旁分泌作用。高血钙是恶性肿瘤普遍的一个代谢并发症，其中约 80% 是由于癌组织分泌大量 PTHrP 引起的。PTHrP 水平升高，引起高血钙（恶性高血钙）及高尿钙。

**甲状腺功能亢进与肾结石**：肾结石的成分虽然有多种，但钙常常是其重要成分。肾结石的原因虽不完全清楚，但少数肾结石明显地与甲状旁腺激素分泌过多有关。甲状旁腺激素分泌过多往往是由于甲状旁腺肿瘤或分泌甲状旁腺激素的其他肿瘤所致。由于肿瘤的自主性，血钙过高不能反馈抑制肿瘤分泌甲状旁腺激素。高浓度的 $Ca^{2+}$ 自由滤过肾小球，因此滤液中的 $Ca^{2+}$ 明显升高，使尿钙浓度升高。此外，甲状旁腺激素还抑制肾小管重吸收磷，导致尿中磷含量增高。因此，甲状旁腺功能亢进时，尿中 $Ca^{2+}$ 和 $HPO_4^-$ 浓度升高，超过其溶解度，结果以磷酸钙结晶的形式沉积于肾盂。因此，肾绞痛可能是甲状旁腺功能亢进的第一个症状，具有肾结石者应查看有无甲状旁腺功能亢进。

## 二、维生素 $D_3$

维生素 $D_3$ 虽然不由内分泌细胞合成与分泌，但其在体内经修饰活化后生成的 1，25- 二羟维生素 $D_3$ 是参与钙、磷代谢的重要激素。

### （一）活性维生素 $D_3$——1，25- 二羟维生素 $D_3$ 的生成

维生素 $D_3$ 是胆固醇的衍生物，也称**胆钙化醇**（cholecalciferol）或**钙三醇**（calcitriol），可由肝、乳、鱼肝油等食物中摄取，也可由皮肤中的 7- 脱氢胆固醇经日光中的紫外线照射转变而成。维生素 $D_3$ 需经羟化后才有活性，首先在肝脏经 25- 羟化酶作用下生成 25- 羟维生素 $D_3$，再在肾内经 1α- 羟化酶催化生成活性更高的 1，25- 二羟维生素 $D_3$［1，25-（OH）$_2D_3$］（图 11-20）。血浆中 1，25-（OH）$_2D_3$ 的浓度为 65~156pmol/L，半衰期为 12~15 小时。此外，胎盘和巨噬细胞等组织细胞也能合成 1，25-（OH）$_2D_3$。

### （二）1，25- 二羟维生素 $D_3$ 的生理作用

1，25-（OH）$_2D_3$ 与靶细胞内特异的核受体结合后，调节相关基因（如钙结合蛋白、骨钙蛋白基因等）的表达产生效应。1，25-（OH）$_2D_3$ 还可通过信号转导系统使钙通道开放，发挥其对钙、磷代谢的快速调节作用。1，25-（OH）$_2D_3$ 受体分布很广泛，除了存在于小肠、肾脏和骨细胞外，还存在于胰岛、腺垂体、下丘脑、卵巢、胎盘、皮肤成纤维细胞、主动脉内膜等组织细胞。1，25-（OH）$_2D_3$ 的主要作用是升高血钙、血磷。

**1. 对小肠的作用** 1，25-（OH）$_2D_3$ 进入肠上皮细胞内，通过其特异性受体促进 DNA 转录，生成钙结合蛋白（calcium-binding protein，CaBP），直接参与小肠上皮细胞吸收钙的转运过程。此外，1，25-（OH）$_2D_3$ 也促进小肠黏膜细胞吸收磷，使血磷升高。1，25-（OH）$_2D_3$ 缺乏时，肠道吸收钙、磷减少，骨钙沉积障碍。

**2. 对骨的作用** 1，25-（OH）$_2D_3$ 对骨的吸收与骨钙沉积均有作用。一方面，1，25-（OH）$_2D_3$ 可通过增加破骨细胞的数量，增加骨溶解，使骨钙、磷释放入血，从而升高血钙和血磷；另一方面，1，25-（OH）$_2D_3$ 又能刺激成骨细胞的活动，促进骨钙、磷沉积和骨的形成。

总之，1，25-（OH）$_2D_3$ 大剂量引起骨吸收，促进骨钙、骨磷释放进入细胞外液，缺乏 1，25-（OH）$_2D_3$ 时，PTH 促进骨吸收的作用也明显降低甚至受阻；小剂量促进钙沉积（骨矿化），即促进新生的前骨质矿化，这个过程需要钙和磷。这对于骨骼迅速生长的儿童及青春期极为重要。

**3. 对肾脏的作用** 1，25-（OH）$_2D_3$ 通过促进肾小管上皮细胞钙结合蛋白合成，增加钙的重吸收；此外，1，25-（OH）$_2D_3$ 也促进磷的重吸收，减少钙、磷的排泄。但此作用

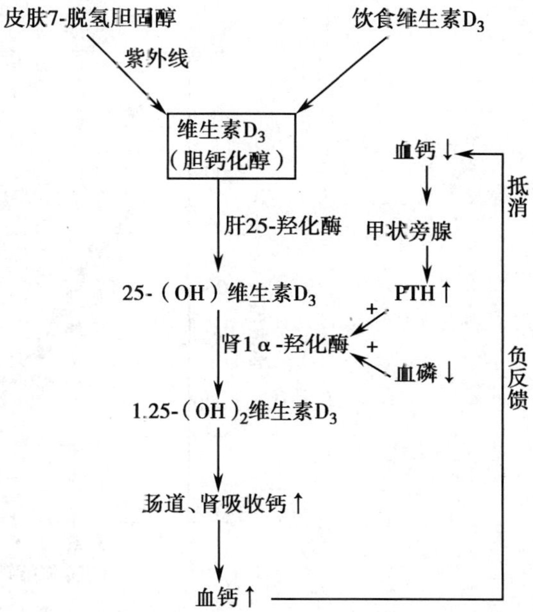


图 11-20 1，25-（OH）$_2D_3$ 的合成与激活
+：表示促进

在维持细胞外钙、磷水平中作用较弱。

**4. 其他作用** 活性维生素 $D_3$ 对于免疫系统是必需的。维生素 D 缺乏者较易感染，长期缺乏维生素 D 时自身免疫性疾病发生率增加。维生素 D 直接作用于 T 淋巴细胞，调节其功能；能增强巨噬细胞及单核细胞的抗菌活性，降低炎症反应。维生素 D 还能促进体内抗氧化剂的产生，降低血压、心脏病发作及卒中的风险，帮助清除阿尔茨海默病患者脑内的 β 淀粉样斑块。维生素 D 可作为一个免疫抑制剂，用于治疗自身免疫性疾病及防止器官移植后的排斥反应。它还可用于治疗增生性皮肤病，如银屑病（与糖皮质激素并用）。

**（三）1,25- 二羟维生素 $D_3$ 生成的调节**

1,25-（OH）$_2D_3$ 的生成主要受血钙水平的控制，当血钙及血磷降低时，1,25-（OH）$_2D_3$ 的生成增加。PTH 通过增强肾内 1α- 羟化酶活性而促进 25- 羟维生素 $D_3$ 羟化，使 1,25-（OH）$_2D_3$ 的生成增加（见图 11-20）。雌激素也具有激活 1α- 羟化酶，促进 1,25-（OH）$_2D_3$ 生成的作用，而糖皮质激素则抑制 1,25-（OH）$_2D_3$ 生成。

**蘑菇也能合成维生素 D**：像人一样，蘑菇（主要是新鲜蘑菇）晒太阳（或接受其他来源的紫外线照射）也能产生维生素 D。据悉尼一所大学的研究，在冬天张开的蘑菇平均每 100 克在中午的太阳下晒 1 小时可产生 10 微克的维生素 D，这是一个成人每日推荐量所需的维生素 D。如果是帽状的蘑菇即需要晒 2 小时。如果是在春季和秋季，所需时间还可短些，如果是在夏季，所需时间就更短。因此，买来的蘑菇不妨先晒晒太阳再吃，以便获得天然的维生素 D。

## 三、降钙素

**降钙素**（calcitonin，CT）主要由甲状腺滤泡旁细胞（又称 C 细胞）所分泌（图 11-21）。它是由 32 个氨基酸残基组成的多肽，分子量为 3500，已能人工合成。正常成人血清 CT 浓度为 10~20ng/L，血中半衰期小于 1 小时。在甲状腺以外的一些组织中如下丘脑、垂体及起源于神经嵴的细胞也发现有 CT 存在。在人的血液中还存在一种与 CT 来自同一基因的**降钙素基因相关肽**（calcitonin gene-related peptide，CGRP），CGRP 由 37 个氨基酸残基组成，主要分布于神经和心血管系统，具有强烈的舒血管、增强心肌收缩力及加快心率作用。

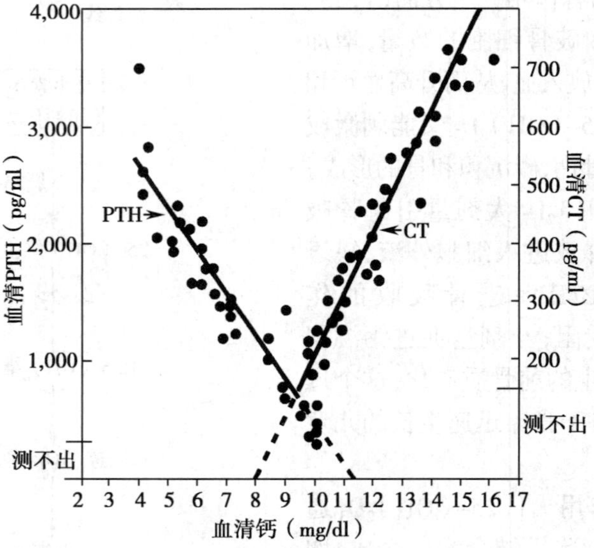


图 11-21 血清钙浓度改变对甲状旁腺素及降钙素分泌的影响

PTH：甲状旁腺素；CT：降钙素

**（一）降钙素的生理作用**

CT 的主要作用是降低血钙和血磷浓度。其作用的靶器官主要是骨和肾脏。

**1. 对骨的作用** CT 对骨的作用主要是抑制原始骨细胞向破骨细胞转化，同时抑制破骨细胞的活动。此外，降钙素还能使成骨细胞活动增强。由于破骨细胞的数量减少，活动减弱，导致溶骨过程减弱，而成骨过程加强，从而使骨组织中钙、磷沉积增加，血中钙、磷水平降低。在成年人，由于溶骨过程所能提供的钙非常少，因此降钙素对血钙水平影响不大；但在儿童时期，骨更新速度很快，细胞外液与骨之间交换的钙较多，每日骨钙的吸收与沉积达 5g，相当于细胞外液总钙量的 5~10 倍。所以，降钙素在儿童对血钙的调节作用很明显。

**2. 对肾的作用** CT 还能抑制肾小管对钙、磷、钠、氯的重吸收，增加它们在尿中的排出。迄今还尚未发现因缺乏 CT 引起的临床综合征，甲状腺切除后（C 细胞也切除），只要甲状旁腺是完整的，血钙水平仍正常。青少年 CT 分泌速率较高，可能有助于骨骼的生长；此外，CT 对防止妊娠期妇女过多的钙丢失也有一定作用。临床上 CT 主要用于治疗变形性骨炎（Paget 病，溶骨过程明显增强），可解除患者的疼痛，恢复骨的正常结构。此外，还可用于治疗甲状旁腺肿瘤和维生素 D 中毒引起的高血钙。有趣的是，鲑鱼的降钙素在人体的活性比人类的降钙素大 20 倍，因此，临床上常用鲑鱼降钙素（注射或喷鼻）。

**（二）降钙素分泌的调节**

**1. 血钙水平的影响** CT 的分泌主要受血钙浓度的影响。血钙浓度升高，立即引起 CT 分泌增加。血钙浓度受 PTH 与 CT 的双重反馈调节（图 11-21），CT 主要在血钙浓度升高（>2.62mmol/L）时起作用，PTH 主要在血钙浓度降低（<2.25mmol/L）时起作用。在 2.25~2.62mmol/L 即正常血钙范围内，受 CT 与 PTH 两者共同调节。由于 CT 的作用快速而短暂，故可能有助于防止高钙饮食引起的餐后血钙升高。

**2. 其他调节** 进食可刺激 CT 分泌，这可能与一些胃肠激素，如促胃液素、促胰液素、缩胆囊素和胰高血糖素的分泌有关，这些胃肠激素均可促进 CT 的分泌，其中以促胃液素的作用最强。此外，血镁浓度升高也可刺激 CT 分泌。

PTH、钙三醇和 CT 对血钙浓度的调节和相互关系如图 11-22 所示。

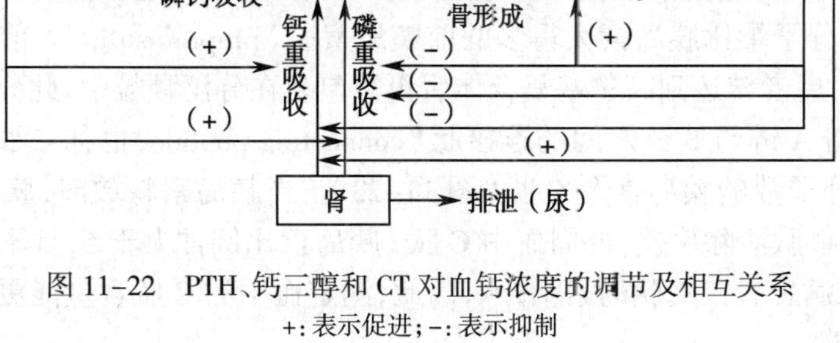


图 11-22 PTH、钙三醇和 CT 对血钙浓度的调节及相互关系

+：表示促进；−：表示抑制

钙、磷代谢除了主要受上述钙、磷代谢调节激素的调节作用外，还受到其他一些调节生长发育的激素的影响（表 11–4）。

**表 11–4 参与调节钙和骨代谢的因素**

| 调节物 | 作 用 |
|---|---|
| 甲状旁腺素 | 增加骨吸收和升高血钙 |
| 1，25–（OH）$_2$–D | 增加肠钙吸收、骨吸收，促进肾对钙的重吸收 |
| 降钙素 | 降低骨吸收及血浆钙 |
| 性腺类固醇（雄激素和雌激素） | 增加 1α– 羟化酶活性，增加护骨蛋白（osteoprotegerin）合成，降低骨丢失 |
| 生长激素和胰岛素样生长因子 | 刺激骨生成和生长 |
| 甲状腺激素 | 增加骨吸收，使血钙、尿钙升高 |
| 催乳素 | 增加肾对钙的重吸收和 1α– 羟化酶活性，促进钙三醇合成 |
| 糖皮质激素 | 增加骨吸收，降低骨生成，长期使用可引起骨质疏松 |
| 炎症细胞因子 | 增加骨吸收 |

# 第五节 胰 岛

人胰腺中散在分布 100 万 ~200 万个胰岛。人胰岛细胞按其染色和形态学特征主要分为 A（α）细胞、B（β）细胞、D（δ）细胞、F（PP）细胞及 ε 细胞等。A 细胞约占胰岛细胞的 20%，分泌**胰高血糖素**（glucagon）；B 细胞数量最多，约占 75%，分泌**胰岛素**（insulin）；D 细胞约占 5%，分泌生长抑素；F 细胞数量很少，分泌**胰多肽**（pancreatic polypeptide，PP），ε 细胞分泌**食欲刺激素**（ghrelin）。其中，胰岛素和胰高血糖素的主要作用是调节三大营养物质代谢，生长抑素调节胰岛细胞的分泌功能，胰多肽的生理作用是抑制生长抑素分泌、胆囊收缩和餐后胰酶分泌。新近发现，哺乳动物胰岛还有 ε 细胞，分泌食欲刺激素（ghrelin），本节主要讨论胰岛素和胰高血糖素。

## 一、胰岛素

### （一）胰岛素的生物合成

胰岛素是由胰岛的 B 细胞合成和分泌的酸性蛋白，由两条多肽链构成，A 链含 21 个氨基酸残基，B 链含 30 个氨基酸残基，两链之间借 2 个二硫键相连。B 细胞内胰岛素生物合成的最早前体是分子量比胰岛素大得多的前胰岛素原（preproinsulin）。前胰岛素原被水解转化为胰岛素原，后者转运到高尔基复合体后再被包装在分泌颗粒中，此分泌颗粒含有组织激肽释放酶，它将 A 链与 B 链之间的**连接肽**（connecting peptide，也称 C 肽）从胰岛素原断裂下来，形成等分子数的胰岛素及 C 肽（图 11–23）。当胰岛素释放时，胰岛素与 C 肽同时进入血中。由于 C 肽清除率慢，外周血中 C 肽 / 胰岛素比例常大于 5，且不受外源性胰岛素影响（例如，糖尿病患者接受胰岛素治疗），因此，测定血中的 C 肽含量能更准确地反映胰岛 B 细胞的分泌功能。

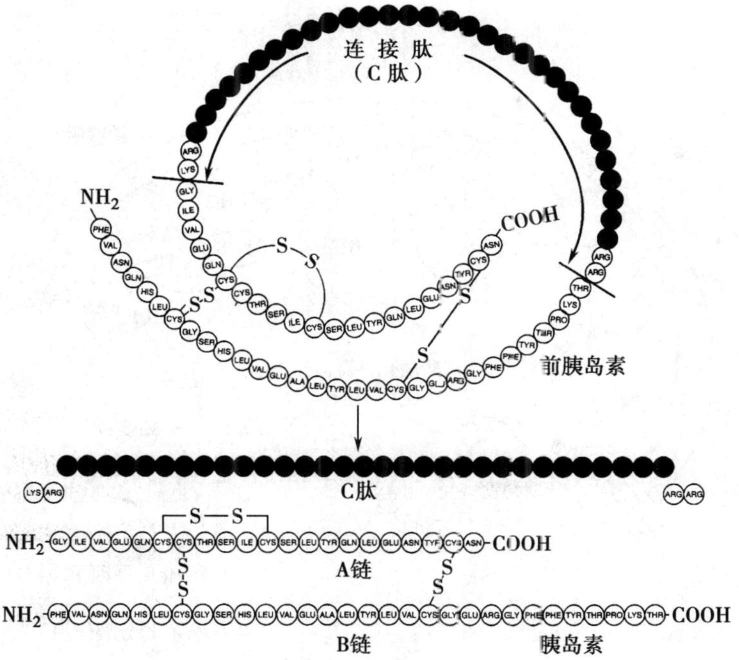


图 11-23　前胰岛素及胰岛素的结构

前胰岛素两个二肽链脱落形成 C 肽和胰岛素

正常人空腹血清胰岛素浓度为 35~145pmol/L（5~20mU/L），C 肽含量为 400pmol/L。胰岛素在血液中的半衰期为 5 分钟，主要灭活场所是肝脏，肾和肌肉组织也能灭活一部分胰岛素。

**（二）胰岛素的作用机制**

**1. 胰岛素受体**　胰岛素受体属于酪氨酸激酶受体，其本身为受体酪氨酸激酶，是由两个 α 亚单位和两个 β 亚单位组成的四聚体糖蛋白（图 11-24）。两个 α 亚单位暴露在细胞膜外，是与胰岛素结合的部位。两个 α 亚单位之间以及 α 与 β 亚单位之间由二硫键相连。两个 β 亚单位为跨膜结构，其胞质侧含有酪氨酸激酶，即能使 ATP 分解，释放其末端磷酸基与 β 亚单位或其他蛋白（包括酶）的酪氨酸残基结合——磷酸化。胰岛素受体存在于体内许多组织细胞中，但各类细胞受体数量有很大差异。胰岛素受体的数量远比胰岛素产生充分作用所需要的数量多，因此，许多胰岛素受体是"备用的"。胰岛素受体的数量和亲和力受运动、饮食、胰岛素及其他激素的影响。长期胰岛素水平升高、肥胖及生长素过多，下调胰岛素受体；而运动及饥饿上调胰岛素受体数量。胰岛素与胰岛素受体的亲和力在肾上腺功能不足时增加，而糖皮质激素分泌过多时降低。

**2. 信号转导机制**　胰岛素与胰岛素受体的 α 亚单位结合引起受体构象发生改变，激活胞质侧的 β 亚单位的酪氨酸激酶活性，导致 β 亚单位的酪氨酸残基磷酸化。这些磷酸化（激活）的酪氨酸激酶征集并磷酸化若干被称为**胰岛素受体底物**（insulin-receptor substrates，IRS）的细胞内蛋白质。这些 IRS 蛋白（包括 IRS1-IRS4 数种）锚接并磷酸化（激活）许多下游信号转导途径的蛋白，例如，**磷酸酰肌醇 -3- 激酶**（phosphoinesitide-3-kinase，PI3K）及生长因子受体结合蛋白（Grb2），前者可使磷脂酰肌醇 4，5- 二磷酸（$PIP_2$）转变为磷脂酰肌醇 3，4，5- 三磷酸（$PIP_3$）；$PIP_3$ 激活蛋白激酶 B（PKB），PKB 再磷酸化参与代谢的靶酶及促进胞质内的葡萄糖转运体 4 细胞（GLUT4）镶嵌于细胞膜上；后者介导胰岛素的促生长和促细胞分裂作用。

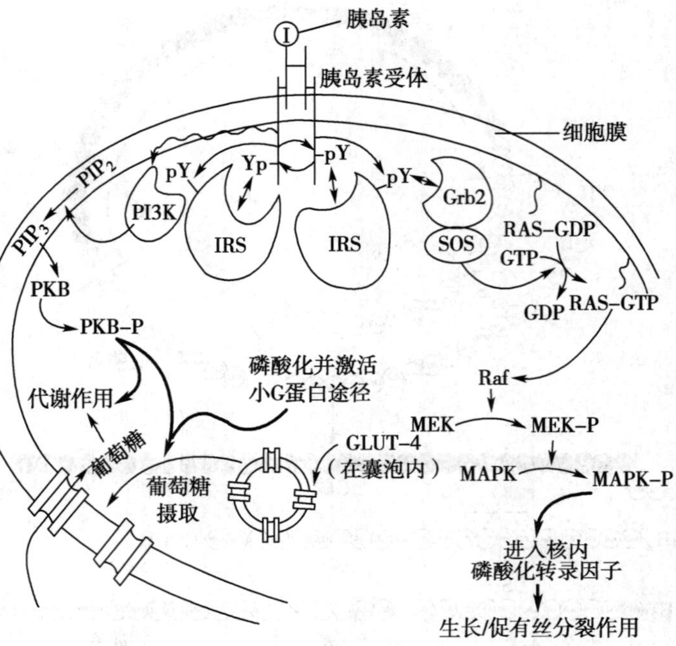


图 11–24 偶联胰岛素受体的细胞内信号转导途径

$PIP_2$：磷脂酰肌醇 4，5– 磷酸；$PIP_3$：磷脂酰肌醇 3，4，5– 磷酸；pY：磷酸化酪氨酸残基；PI3K：磷酸肌醇 –3– 激酶；PKB：蛋白激酶 B；Grb2：生长因子受体结合蛋白 2；SOS：一种鸟苷酸交换因子，促使 GTP 取代 RAS 上的 GDP，RAS 被激活；IRS：胰岛素受体底物；MAPK：促细胞分裂剂激活的蛋白激酶；MEK：MAPK 的激酶；Raf：MEK 的激酶（MAPK 的激酶的激酶）

**（三）胰岛素的生理作用**

胰岛素是促进物质合成代谢的主要激素，它具有促进糖原、脂肪及蛋白质合成的作用，对于机体能源物质的贮存及机体生长具有重要作用。

**1. 对糖代谢的作用** 胰岛素是体内维持血糖浓度稳态的主要激素。血糖浓度升高可迅速引起胰岛素分泌；而胰岛素又迅速引起体内几乎所有组织（脑除外），特别是肝、肌肉和脂肪组织摄取、贮存和利用葡萄糖，结果使血糖回降。其作用途径如下：①胰岛素促进胞质内葡萄糖转运体 4（GLUT4）镶嵌于细胞膜上，从而促进葡萄糖进入细胞，缺乏胰岛素时葡萄糖不易通过组织的细胞膜；②提高己糖激酶的活性，加速葡萄糖的磷酸化，促进葡萄糖氧化；③提高糖原合成酶活性，促进肝糖原、肌糖原合成。另外，胰岛素能够抑制糖异生过程有关酶的活性而抑制糖异生；抑制糖原磷酸化酶活性而抑制糖原分解；胰岛素还能促进葡萄糖转变为脂肪酸并存储于脂肪组织。可见，胰岛素既可以减少血糖来源，又可增加血糖的去路，从而降低血糖水平。胰岛素分泌不足和（或）作用缺陷时血糖浓度升高，当超过肾糖阈时，葡萄糖将由尿排出，出现糖尿。2 型糖尿病患者对胰岛素不敏感（胰岛素抵抗），但运动时肌肉收缩触发不依赖于胰岛素的 GLUT4 镶嵌于肌细胞膜，因此运动可增加葡萄糖的摄取。此外，运动还增加葡萄糖的氧化及增加细胞对胰岛素的敏感性。由于运动能增加肌内摄取和利用葡萄糖，因此对于糖尿病患者来说，运动可减少胰岛素的需要量。所以运动是控制糖尿病的规范治疗的措施之一。糖尿病病人运动时应摄取额外热量或适当减少胰岛素剂量。

**2. 对脂肪代谢的作用** 胰岛素能促进脂肪的合成与贮存，同时抑制脂肪的分解。作用途径：①促进肝合成脂肪酸并转运到脂肪组织贮存。②促进葡萄糖进入脂肪细胞，部分用于合成脂肪酸，大部分形成α-磷酸甘油，并与脂肪酸形成三酰甘油贮存于脂肪细胞；增加脂肪组织对脂肪酸的摄取。③抑制脂解酶活性，从而抑制脂肪分解，降低脂肪酸在肝的β氧化；降低血浆游离脂肪酸水平。

胰岛素严重缺乏时，由于脂肪酸分解增多，生成大量酮体，可引起酮症酸中毒，甚至昏迷。

**3. 对蛋白质代谢的作用** 胰岛素可通过以下途径促进蛋白的合成：①促进氨基酸跨膜转运进入细胞；②促进DNA的复制和转录过程；③作用于核糖体，加速mRNA的翻译过程。此外，胰岛素还能抑制蛋白质分解。

**4. 对电解质代谢的作用** 刺激$Na^+$-$K^+$泵活动，促进$K^+$、$Mg^{2+}$及磷酸根离子进入细胞，使血$K^+$降低。临床上可注射胰岛素以降低高血钾。

**5. 对生长的作用** 胰岛素具有重要的促进生长作用。除了生长激素要发挥正常的刺激生长作用必须有胰岛素的存在（允许作用），以及胰岛素有促进蛋白质、DNA合成和抑制蛋白质降解作用，这些作用都是组织生长所必需的。此外，胰岛素对胎儿期及儿童期的细胞分化和分裂有直接的促进作用。

由上述可见，胰岛素除能加强葡萄糖的分解并释放能量外，尚能加强糖原、脂肪和蛋白质的合成与贮存，因此，可以把它看作一个贮存营养物质的激素。胰岛素的这些作用有利于组织细胞的再生及修复。

**6. 参与摄食平衡的调节** 胰岛素不仅在细胞水平调节代谢活动，也在整体水平参与机体摄食平衡的调节。胰岛素在这方面的作用类似瘦素，并增强后者的作用。当体内脂肪贮存过多（肥胖）时，胰岛素和瘦素水平升高，作用于下丘脑和低位脑干，引起饱腹感，且两者使能刺激摄食的神经肽Y生成减少，使抑制摄食的α-促黑激素的生成和释放增加，从而抑制摄食活动（食欲降低）；胰岛素和瘦素还可提高交感神经的紧张性，增加能量消耗，提高代谢率（参见第六章第八节）。

**7. 对心血管的作用** 胰岛素刺激血管内皮细胞产生NO，所以具有舒血管及抗血栓形成作用。它还抑制血管平滑肌生长及迁移。糖尿病时因缺乏胰岛素或对胰岛素抵亢，这些重要的抗动脉粥样硬化作用降低。这可能与糖尿病患者动脉粥样硬化缺血性心脏病及肢体缺血发病率较高有关。糖尿病是上述情况的主要危险因素之一。

### （四）胰岛素分泌的调节

胰岛素可影响体内营养物质的代谢，而机体的营养物质代谢状况及神经体液等因素又可影响胰岛素分泌。

**1. 营养成分的调节** 胰岛素的分泌直接受外源性营养成分的反馈调节：外源性营养成分充足时，引起胰岛素分泌，胰岛素刺激组织细胞利用这些营养成分，同时抑制内源性能源物质的动用；反之，当外源性营养成分过少或缺乏时，胰岛素分泌减少，增加内源性能源物质的动用。

血中葡萄糖水平是调节胰岛素分泌的最重要因素。胰岛B细胞对血糖水平变化很敏感，血糖水平升高时，胰岛素分泌增加，血糖水平降低，当血糖达到16.7mmol/L（300mg/dl）时产生最大分泌反应；当血糖水平降低时，胰岛素分泌也迅速减少，当降至2.8mmol/L（50mg/dl）时则无胰岛素分泌。在持续的高血糖刺激下，胰岛素分泌呈现双相反应：先在1分钟胰岛素分泌达到高峰，然后降至基础水平；随着高血糖的持续刺激，10分钟后又逐渐升至高峰，并维持数小时。第一相胰岛素的分泌可能是由于 B 细胞内贮存的胰岛素被分泌释放，而第二相可能是高血糖刺激 B 细胞的胰岛素合成酶系，促进了胰岛素的合成与释放。如果高血糖持续 1 周左右，胰岛素分泌将进一步增加。

餐后血中氨基酸水平升高也刺激胰岛素分泌，其中以精氨酸、赖氨酸的作用最强。血浆氨基酸与葡萄糖刺激胰岛素分泌有协同作用，两者同时作用时，胰岛素分泌成倍地增长。

脂肪酸对胰岛素分泌有轻度刺激作用，可能间接通过抑胃肽实现的。长时间饥饿时酮体增加可刺激胰岛素分泌，有助于在缺乏摄入的营养物质刺激 B 细胞分泌的情况下，维持基础水平的胰岛素分泌。游离脂肪酸，特别是长链饱和脂肪酸，可增强 B 细胞对葡萄糖的反应性分泌。但游离脂肪酸也刺激 B 细胞凋亡。由于长时间的高血糖、高氨基酸和高脂血症可持续刺激胰岛素的分泌，有可能导致胰岛 B 细胞功能衰竭而引发糖尿病。

**2. 激素的调节**

（1）胃肠激素：口服葡萄糖或氨基酸引起的胰岛素分泌反应比静脉注射更大，提示胃肠道黏膜分泌的胃肠激素有刺激胰岛素分泌作用。在胃肠激素中，缩胆囊素、抑胃肽、胰高血糖素样肽 -1（glucagon like peptide-1，GLP-1）及促胰液素，特别是 GLP-1 及抑胃肽都具有刺激胰岛素分泌的作用，因此有 **"肠促胰岛素"**（incretin）之称。其意义在于使得食物尚在肠道中时胰岛素分泌便已增多，为即将从食物中吸收来的葡萄糖、氨基酸及脂肪酸的利用做好准备，所以这是一种前馈调节。

（2）其他激素：胰高血糖素可通过对 B 细胞的直接作用及升高血糖的间接作用刺激胰岛素分泌。生长激素、皮质醇及甲状腺激素通过升高血糖而间接刺激胰岛素分泌。如果这些激素中任一激素长期分泌过多，或临床上大剂量长期使用，都有可能使 B 细胞衰竭而产生糖尿病，尤其是当胰岛的功能贮备因胰腺部分切除或使用小剂量四氧嘧啶药物而下降时更加明显。肾上腺素和去甲肾上腺素作用于 $\alpha_2$ 受体抑制胰岛素分泌，这可防止血糖过低，特别是运动时。生长抑素、瘦素也有抑制胰岛素分泌作用。

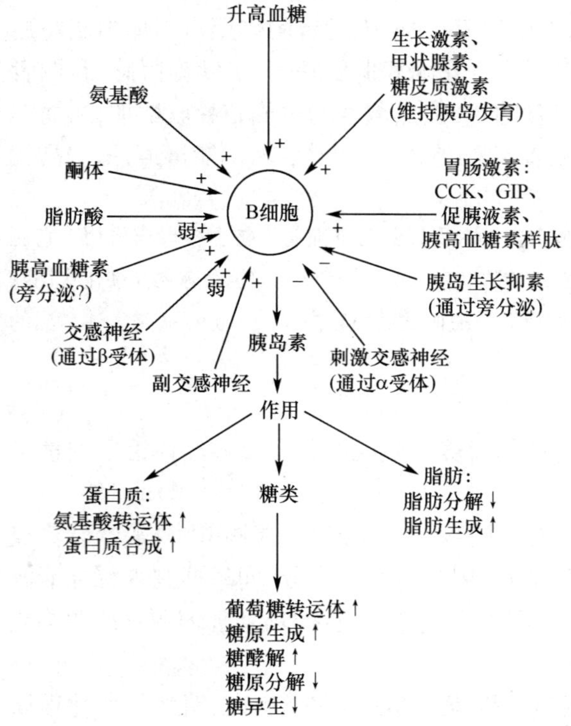


图 11-25 胰岛素分泌调节及作用示意图

CCK：缩胆囊素；GIP：抑胃肽

**3. 神经调节** 胰岛素受迷走神经和交感神经支配。迷走神经兴奋通过 M 受体直接促进胰岛素分泌，还可通过刺激胃肠激素释放，间接促进胰岛素分泌。交感神经兴奋通过 α 受体抑制胰岛素分泌，通过 β 受体刺激胰岛素分泌，但以前一作用为主。运动时交感神经兴奋抑制胰岛素分泌，可防止低血糖的发生。

各种因素对胰岛素分泌的作用及其细胞机制分别见图 11-25、图 11-26。

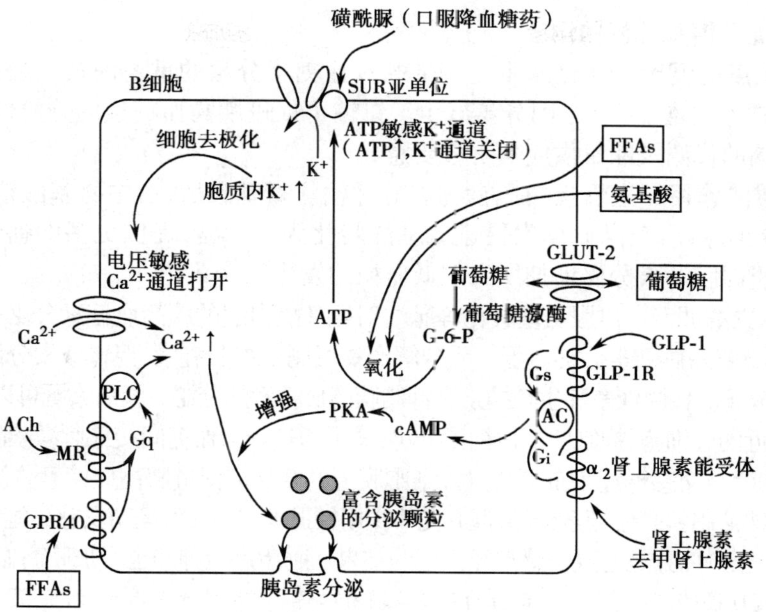


图 11-26　能源物质（葡萄糖、氨基酸、游离脂肪酸）、神经递质和激素调节胰岛素分泌机制示意图

SUR：ATP 结合亚单位；FFAs：游离脂肪酸；GLUT-2：葡萄糖转运体 2；GLP-1：胰高血糖素样肽 1；GLP-1R：胰高血糖样肽 1 受体；Gi：抑制性 G 蛋白；Gs：兴奋性 G 蛋白；G-6-P：葡萄糖 -6- 磷酸；PKA：蛋白激酶 A；PLC：蛋白激酶 C；MR：M 受体；Gq：G 蛋白 q；GPR40：G 蛋白偶联受体 40

**糖尿病（diabetes mellitus）**：糖尿病的特征是持续的高血糖和尿中存在葡萄糖。主要有两种类型的糖尿病：1 型糖尿病，又称胰岛素依赖型糖尿病，是由于胰岛 B 细胞自身免疫性破坏引起胰岛素缺乏，占糖尿病人的 3% ～ 5%，90% 在儿童，大多数在 10~14 岁之间发病。此类糖尿病人需要给予外源性胰岛素维持生命和预防酮中毒。2 型糖尿病，又称非胰岛素依赖型糖尿病，是最普遍的一种糖尿病。它主要是由于胰岛素抵抗或组织对胰岛素的作用不敏感（敏感性降低），因此需要比正常更多的胰岛素才能产生正常作用。此外还有妊娠糖尿病，约占妊娠妇女的 4%，是由于胰岛素分泌不能满足胎儿利用的需要，导致胰岛素相对缺乏。没有发生糖尿病的妊娠妇女，由于胰岛 B 细胞增殖能增加胰岛素的分泌。

糖尿病的特征是多尿、多饮、多食、体重减轻、高血糖、糖尿，严重时可发生酮中毒及昏迷。

## 二、胰高血糖素

胰高血糖素（glucagon）是由胰岛 A 细胞分泌的由 29 个氨基酸残基组成的直链多肽，分子量为 3485。它在血浆中的浓度为 50~100ng/L，半衰期为 5~10 分钟，主要在肝中灭活，部分在肾内降解。

### （一）胰高血糖素的生理作用

胰高血糖素的作用在许多方面与胰岛素相反，它使血糖水平升高，是一种促进物质分解代谢的激素。其生理作用包括：①促进肝糖原分解，加速糖异生，使血糖升高。②促进脂肪分解，促进释放的甘油经肝转化为糖；促进脂肪酸氧化，使酮体生成增多。③促进肝蛋白质分解，抑制其合成；加速氨基酸进入细胞并脱去氨基，经糖异生作用转化为糖。

胰高血糖素与其肝细胞膜上的受体结合后，通过 cAMP-PKA 途径或 $IP_3$/DG-PKC 途径，激活肝细胞内的磷酸化酶、脂肪酶和与糖异生有关的酶系，加速糖原、脂肪分解和糖异生。药理剂量的胰高血糖素通过升高心肌细胞的 cAMP 水平，增强心肌收缩力，增加心输出量，升高血压，用于心源性休克的治疗。

### （二）胰高血糖素分泌的调节

**1. 血糖浓度的调节** 血糖水平是调节胰高血糖素分泌的重要因素。当血糖水平降低时，胰高血糖素分泌增加；反之则分泌减少。饥饿可促进胰高血糖素的分泌，这对于维持血糖水平、保证脑的代谢及能量供应具有重要意义。

**2. 氨基酸的作用** 进食蛋白质食物或静脉输注氨基酸后，血中氨基酸浓度升高，刺激胰高血糖素分泌，然后胰高血糖素促进氨基酸转化为葡萄糖，提供更多的葡萄糖供组织利用，同时可防止因胰岛素分泌增加所致的低血糖的发生。

**3. 其他激素的调节** 口服氨基酸比静脉注射氨基酸引起的胰高血糖素分泌更多，提示某些胃肠激素可刺激胰高血糖素分泌。蛋白质分解产物可刺激缩胆囊素、促胃液素分泌，两者又可促进胰高血糖素分泌。促胰液素和生长抑素则抑制胰高血糖素的分泌。胰岛素既可以旁分泌的方式直接作用于邻近的A细胞，抑制胰高血糖素分泌，又可通过降低血糖间接地刺激胰高血糖素分泌。

**4. 神经调节** 交感神经兴奋可通过A细胞膜上的β受体促进胰高血糖素分泌（若刺激α肾上腺素能受体即抑制胰高血糖素分泌，但β受体作用较强）。在应激、运动及感染等情况下，胰高血糖素分泌增加，至少部分是通过交感神经作用的结果。刺激迷走神经也增加胰高血糖素的分泌。

**低血糖和高血糖的临床表现：** 低血糖的早期表现有心悸（心动过速）、出汗、焦虑、通气过度、颤抖、虚弱、饥饿及恶心，长时间或严重低血糖表现有意识模糊、异常行为、幻觉、癫痫发作、低体温、局部神经学缺陷和昏迷。早期高血糖表现有软弱、多尿、烦渴、视觉改变、体重减轻及轻度脱水，长时间或严重高血糖（伴有代谢性酸中毒或糖尿病酮症酸中毒）时表现为呼吸深快、木僵、昏迷、低血压和心律失常。

# 第六节 肾上腺内分泌

肾上腺包括皮质和髓质两部分，皮质和髓质在起源发生、结构和功能上都不相同，是两个独立的内分泌腺。但由于髓质的血液供应来自皮质，两者在功能上有一定的联系。

## 一、肾上腺皮质激素

**肾上腺皮质激素**（adrenal cortical hormones）简称皮质激素（corticoids），是胆固醇的衍生物。肾上腺皮质自外向内分为球状带、束状带和网状带。球状带合成和分泌以醛固酮（aldosterone）为代表的**盐皮质激素**（mineralocorticoid，MC），束状带和网状带分泌以皮质醇（cortisol）为代表的**糖皮质激素**（glucocorticoid，GC），网状带还分泌少量的以脱氢表雄酮（dehydroepiandrosterone）为代表的性激素（gonadal hormone）。肾上腺皮质也分泌少量的雌激素（图 11-27）。

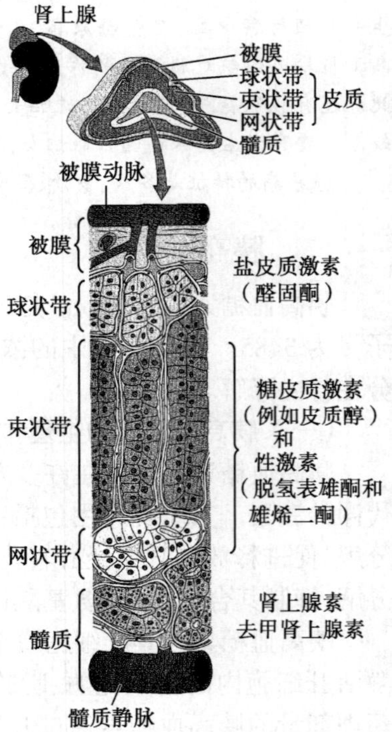

图 11-27 肾上腺结构示意图

肾上腺皮质是维持生命所必需的内分泌腺，动物实验中摘除两侧肾上腺后，如无适当治疗，则在 1~2 周内动物死亡，如仅保留肾上腺皮质，动物可存活较长时间。动物死亡的主要原因是水盐代谢及三大物质代谢紊乱，导致血容量减少，血压下降，机体抵抗力降低，即使遭受极小的有害刺激也难以承受，终因循环衰竭而死亡。若及时补充相应激素，动物可继续生存。由此可见，肾上腺皮质激素是维持生命所必需的激素。

合成类固醇的原料是胆固醇。胆固醇除了少量是由乙酸合成外，大部分从循环中的低密度脂蛋白（LDL）摄取（因此，肾上腺皮质细胞膜上的LDL受体对皮质激素的合成特别重要）。在皮质细胞线粒体内膜或内质网中所含碳链裂解酶与羟化酶等酶系的作用下，胆固醇先转变成孕烯醇酮，然后才进一步转变为各种皮质激素。由于肾上腺皮质各层细胞存在酶系的不同，所以合成的皮质激素也不相同（图 11-28）。

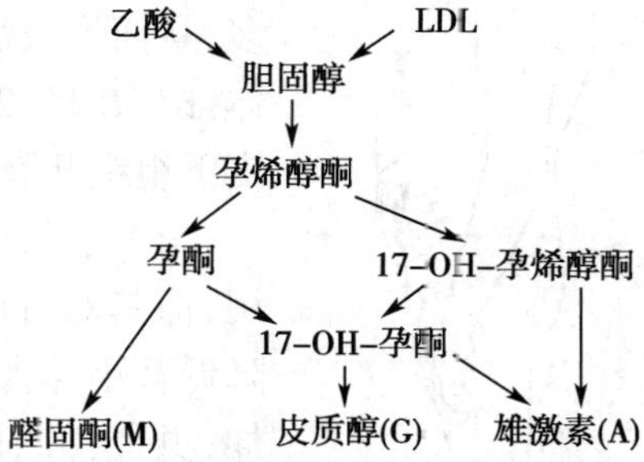

图 11-28 主要的肾上腺类固醇合成的主要步骤

M：盐皮质激素作用；G.：糖皮质激素作用；A：雄激素作用；LDL：低密度脂蛋白

血中皮质醇 90% 与**皮质醇结合球蛋白**（corticosteroid-binding globulin，CBG）又称皮质激素运载蛋白（transcortin）结合，6% 与白蛋白结合，游离的仅占 4%，结合型和游离型可以互相转化，维持动态平衡，从而可防止游离激素浓度大的波动。游离的皮质醇进入细胞发挥作用。血中醛固酮 60% 与血浆蛋白结合，40% 以游离状态存在和运输。皮质醇半衰期约为 70 分钟，在肝中降解而失活。另约有 15% 皮质醇从胆汁和粪便排泄。醛固酮半衰期约 20 分钟，通过肝一次几乎全部失活（与葡糖醛酸结合），产物从肾排泄。

**（一）糖皮质激素的生理作用及分泌的调节**

**1. 糖皮质激素的生理作用** 正常人血浆中的糖皮质激素主要为皮质醇，其次为皮质酮，后者仅为前者的 1/20~1/10。糖皮质激素为亲脂性激素，主要经胞质内高亲和力糖皮质激素受体介导而影响靶细胞基因的转录、表达而引起生物效应。还可能与靶细胞膜中的受体结合，通过第二信使产生快速效应（非基因效应）。糖皮质激素的作用广泛而复杂，在维持代谢平衡和对机体功能的全面调节方面都具有重要作用。

（1）对物质代谢的作用

1）糖代谢：糖皮质激素因能升高血糖而得名。糖皮质激素可增强肝脏糖异生和糖原合成过程中所需酶的活性，促进蛋白质和脂肪分解代谢，其生成的氨基酸和甘油供糖原异生，从而加速糖异生，增加肝糖原的生成和输出速度。另外，糖皮质激素能对抗胰岛素的作用，抑制外周组织摄取和利用葡萄糖，从而升高血糖。肾上腺皮质功能亢进（如**库欣综合征**，Cushing syndrome）时，由于糖皮质激素大量分泌，会出现血糖升高，甚至出现糖尿；相反，肾上腺皮质功能不全（如**艾迪生病**，Addison disease）的患者则血糖下降，严重者可出现低血糖性昏迷。

2）蛋白质代谢：糖皮质激素可促进肝外组织（如肌肉、骨骼、皮肤、淋巴组织等）的蛋白分解，加速氨基酸转移至肝为糖异生提供原料。此外，它还可抑制肝外组织对氨基酸的摄取和蛋白质的合成。而在肝内，糖皮质激素却可加速蛋白质的合成。肾上腺皮质功能亢进时，患者肝外组织的蛋白质分解加强，合成减少，可表现为儿童生长停滞、肌肉消瘦无力、皮肤和毛细血管壁变薄、骨质疏松、淋巴组织萎缩及创口愈合延迟等。因此，糖皮质激素在某些情况下具有抗生长作用。在儿童如因感染或其他应激原作用，使血中糖皮质激素水平升高，是造成这些患病儿童生长减慢的原因之一。

3）脂肪代谢：糖皮质激素能促进脂肪分解和脂肪酸在肝内的氧化，其分解产物可用作

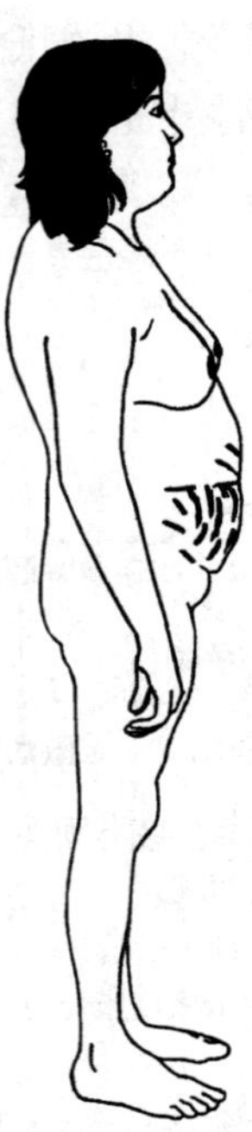
图 11-29 肾上腺皮质功能亢进患者的体态特征

肝糖异生的原料。但糖皮质激素引起的高血糖可继发引起胰岛素的分泌增加，反而加强其成脂作用，增加脂肪沉积。糖皮质激素对不同部位脂肪细胞代谢的影响存在差异，当肾上腺皮质功能亢进或长期服用糖皮质激素时，四肢脂肪分解代谢增强，而面部、腹部和躯干的脂肪沉积增多，从而形成满月脸、水牛背、悬垂腹、四肢消瘦的“**向心性肥胖**”的特殊体征（图 11-29）。由于薄薄的皮肤在腹部受到增加的皮下脂肪牵拉时皮下组织断裂，形成明显的红紫色纹。

4）水盐代谢：糖皮质激素与醛固酮结构相似，有一定的醛固酮作用，但其对肾的保钠保水排钾作用远弱于醛固酮。此外，糖皮质激素可降低肾小球入球小动脉阻力，增加肾小球血浆流量而使肾小球滤过率增加；并能抑制抗利尿激素（ADH）的分泌和作用，是 ADH 的拮抗剂，缺乏糖皮质激素时，ADH 的作用增强。总效应是有利于水的排出。肾上腺皮质功能减退的患者，肾脏排水能力降低，严重时可出现“水中毒”，此时若适量补充糖皮质激素，症状可获得缓解。糖皮质激素可减少近端小管对钙、磷的重吸收，增加它们的排泄。

（2）对器官系统的作用

1）对血细胞的作用：糖皮质激素可使血中红细胞、血小板和中性粒细胞数量增加，而使淋巴细胞和嗜酸性粒细胞减少，其原因各异。红细胞及血小板的增加是由于增加骨髓造血功能，红细胞增加还与皮质醇能刺激促红细胞生成素合成有关。皮质醇缺乏时易发生贫血，皮质醇水平过高时发生红细胞增多。中性粒细胞增加是促进骨髓中的中性粒细胞释放进入血液循环和动员附着在血管边缘的中性粒细胞进入血液循环所致。同时糖皮质激素还能降低中性粒细胞游走、吞噬作用而减轻炎症反应。糖皮质激素能抑制胸腺与淋巴组织细胞的有丝分裂，并增加淋巴细胞与嗜酸性粒细胞在脾和肺的破坏，故血液中淋巴细胞和嗜酸性粒细胞数量减少。大剂量应用糖皮质激素可使淋巴组织萎缩，淋巴细胞及抗体生成减少，故糖皮质激素可作为免疫抑制剂，用于防治器官移植时的免疫排斥反应。而长期使用糖皮质激素可导致机体免疫功能下降，容易发生感染。

*皮质醇能使嗜酸性粒细胞减少，临床上常给患者一定数量促肾上腺皮质激素（ACTH），然后检查血液嗜酸性粒细胞数量，以了解肾上腺皮质的功能。*

2）对循环系统的作用：糖皮质激素对去甲肾上腺素和肾上腺素的缩血管作用具有允许作用，因此对于正常血压的维持是必要的。糖皮质激素可维持心肌的收缩性，提高小动脉对儿茶酚胺、血管紧张素Ⅱ缩血管作用的反应性，其作用机制可能是抑制膜 $Na^+$-$Ca^{2+}$ 交换（即 $Na^+$ 进入细胞，$Ca^{2+}$ 移出细胞），从而使胞质 $Ca^{2+}$ 短暂性升高。糖皮质激素可降低血管壁的通透性，减少血浆滤出，有利于维持血容量。

3）对胃肠道的作用：糖皮质激素提高胃腺细胞对迷走神经与促胃液素的反应性，增加胃酸及胃蛋白酶原的分泌，增加食欲，长期大量应用糖皮质激素易诱发或加剧胃溃疡，故消化道溃疡患者应慎用糖皮质激素，肾上腺皮质功能亢进者往往体重增加。

4）对其他系统的作用：糖皮质激素可影响神经系统的兴奋性及个体的行为和情绪；肾上腺皮质功能亢进者可出现思维不集中、欣快、烦躁不安和失眠等精神症状。抑制骨细胞增殖和蛋白质、胶原等的合成，降低成骨细胞的活性，增加破骨细胞的数量和活性，从而促进骨溶解吸收，抑制骨形成；此外，还降低肠和肾对钙的吸收和重吸收，因此长期使用糖皮质激素易患骨质疏松症。促进胎儿肺泡Ⅱ型上皮细胞形成及肺泡表面活性物质的产生，故糖皮质激素可防治新生儿呼吸窘迫综合征。

（3）在应激反应中的作用：当人体突然受到创伤、手术、寒冷、饥饿、疼痛、缺氧、大失血等有害刺激时，血液中 ACTH 的浓度急剧增高，糖皮质激素的分泌也大大增加，这种现象称为**应激反应**（stress response）。能引起应激反应的刺激称为**应激原**（stressor）。事实上，在应激反应中，除了 ACTH、糖皮质激素分泌增加外，其他许多激素如生长激素、催乳素、血管升压素、胰高血糖素、β- 内啡肽、醛固酮等分泌亦增加、交感 - 肾上腺髓质系统的活动也大大增强，说明应激反应是多种激素参与的一种非特异性全身反应。应激反应有利于机体对抗应激原，减轻各种不良反应，保证葡萄糖对重要器官的供应，维持血压等，因此可增强机体对有害刺激的耐受力，对维持生命具有极其重要的意义。肾上腺皮质功能不全时，机体难以耐受这些应激刺激，容易导致死亡。

糖皮质激素作用广泛而复杂，大剂量（药理剂量）糖皮质激素具有抗炎、抗过敏、抗休克和抑制免疫系统等作用（详见药理学）。

**2. 糖皮质激素分泌的调节** 糖皮质激素的分泌主要受下丘脑 - 腺垂体 - 肾上腺皮质轴的调节。

（1）下丘脑促肾上腺皮质激素释放激素的作用：下丘脑分泌的 CRH 通过垂体门脉系统作用于腺垂体，促进腺垂体 ACTH 细胞合成和释放 ACTH。下丘脑分泌 CRH 的细胞又接受边缘系统和低位脑干广泛神经纤维的投射，因此，下丘脑 CRH 的神经元可把许多脑区的神经信息转变成激素信息而调节机体活动。人体处于应激状态时，各种应激性刺激传入中枢神经系统，最后信息汇集于下丘脑，使下丘脑 - 腺垂体 - 肾上腺皮质轴的活动加强，血中 ACTH 和糖皮质激素水平明显升高。下丘脑 CRH 神经元分泌的 CRH 还可反馈影响自身的分泌。

（2）腺垂体促肾上腺皮质激素的作用：肾上腺皮质直接受腺垂体释放的 ACTH 的调节，ACTH 促进肾上腺皮质合成和释放糖皮质激素，也能促进束状带和网状带细胞的生长发育，因此，当腺垂体功能低下时，ACTH 分泌减少，肾上腺皮质网状带和束状带萎缩。正常情况下，腺垂体每天分泌一定量的 ACTH，以维持糖皮质激素的基础分泌。ACTH 的分泌具有昼夜波动性，正常人血中 ACTH 水平在清晨（6~8 时）最高，白天维持较低水平，入睡后更低，午夜最低，随后又逐渐升高，至觉醒起床前进入分泌高峰。ACTH 分泌的昼夜节律性受下丘脑 CRH 节律性释放的控制，并使糖皮质激素的分泌也呈现出相应的周期性波动（图 11-30）。这种波动与睡眠时低水平血糖维持、觉醒后高水平血糖需求相适应。早晨 ACTH 和糖皮质激素分泌的高峰，为新一天活动提供足够的能量奠定了基础。

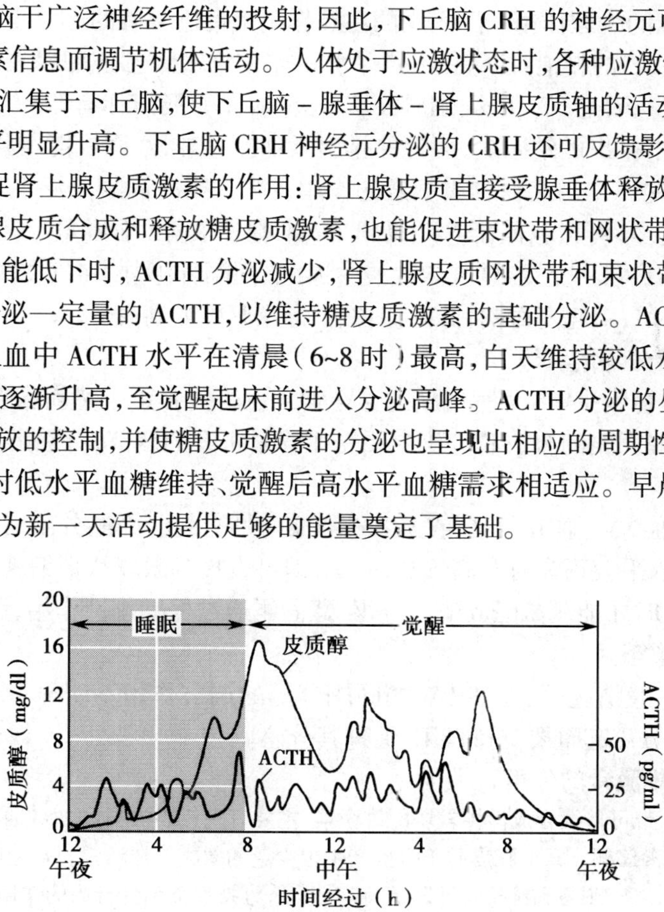


图 11-30 皮质醇和 ACTH 分泌水平的昼夜节律

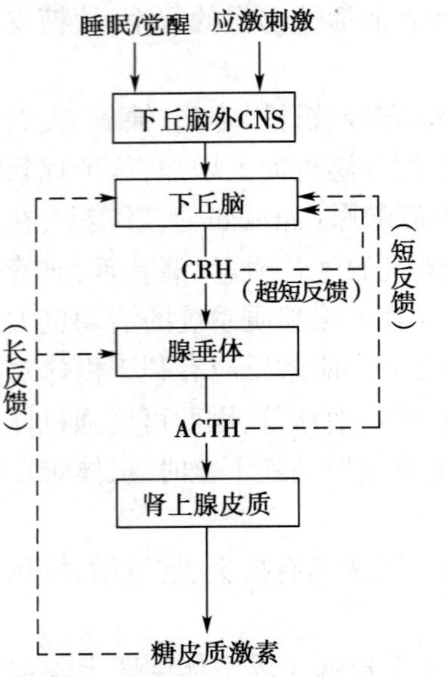


图 11-31 糖皮质激素分泌调节示意图
实线箭头表示促进作用或分泌活动；
虚线箭头表示抑制作用

（3）糖皮质激素对腺垂体和下丘脑分泌的负反馈调节：当血液中糖皮质激素浓度升高时，通过负反馈作用既可抑制腺垂体 ACTH 的分泌，又可作用于下丘脑使 CRH 分泌减少。此外，血中 ACTH 的升高也可通过反馈作用抑制 CRH 释放（图 11-31）。由于糖皮质激素对 ACTH 和 CRH 的分泌存在上述的负反馈抑制，因此，长期大量使用糖皮质激素的病人，腺垂体 ACTH 分泌受抑制，会引起肾上腺皮质萎缩，分泌功能降低。在这种情况下若突然停药，可能出现糖皮质激素分泌不足的症状，甚至危及生命。故长期大量使用糖皮质激素需要停药时应逐渐减量，缓慢停药，以便肾上腺皮质逐渐恢复其分泌功能。在应激状态下，可能由于下丘脑和腺垂体对反馈刺激的敏感性降低，使这些负反馈作用暂时失效，ACTH 和糖皮质激素的分泌明显增加。

### （二）盐皮质激素的作用及调节

盐皮质激素主要包括醛固酮、11- 脱氧皮质酮和 11- 脱氧皮质醇等，其中以醛固酮的生物活性最大。

**1. 盐皮质激素的生理作用** 醛固酮的主要作用是促进肾脏的远曲小管和集合管对 $Na^+$ 及水的重吸收和对 $K^+$ 的排泄，即有保 $Na^+$ 保水和排 $K^+$ 作用，这对机体维持细胞外液量和循环血量的稳态具有重要意义。醛固酮对汗腺、唾液腺及胃肠道亦有“保钠排钾”作用，能使汗液、唾液及粪便中排出的钠减少，而钾的排出增加。另外，醛固酮能增强血管平滑肌对儿茶酚胺的敏感性，这一作用比糖皮质激素的作用更强。当醛固酮分泌不足时（醛固酮减少症），$Na^+$、水排出过多，可出现低血 $Na^+$、高血 $K^+$、细胞外液量（血容量）减少和低血压，由于 $K^+$-$Na^+$ 交换增强，$H^+$-$Na^+$ 交换减弱，导致酸中毒；醛固酮分泌过多时（如原发性醛固酮增多症），则引起钠水潴留，引起高血钠、低血钾、碱中毒及顽固的高血压。

**2. 盐皮质激素分泌的调节**

（1）肾素 - 血管紧张素 - 醛固酮系统：肾素 - 血管紧张素 - 醛固酮系统是调节醛固酮分泌的主要因素，醛固酮的合成和分泌主要受血管紧张素的调节，特别是血管紧张素Ⅱ（详见第八章）。

（2）血 $K^+$ 和血 $Na^+$：血 $K^+$ 升高或血 $Na^+$ 降低均可引起醛固酮分泌，其中以血钾升高的影响较大。血 $K^+$ 水平较正常时升高仅 0.1mol/L 即可直接刺激球状带细胞分泌醛固酮；而血 $Na^+$ 降低 10% 以上时才能刺激醛固酮的分泌，醛固酮通过保钠排钾作用，调节细胞外液和血 $Na^+$、血 $K^+$ 水平的稳态。

（3）ACTH：一般情况下，ACTH 对醛固酮分泌的调节作用不明显。但在应激反应中，ACTH 对醛固酮的分泌起重要支持作用，促进其分泌。

### （三）肾上腺雄激素的作用

肾上腺皮质网状带可持续合成活性较弱的雄激素，主要有脱氢表雄酮、雄烯二酮，但在外周组织可转化为作用更强的雄激素睾酮。肾上腺皮质正常也产生很少量的睾酮及雌激素。肾上腺合成的雄激素是女性雄激素的主要来源，具有刺激和维持女性阴毛、腋毛生长，维持性欲和性行为的作用；而肾上腺雌激素则是绝经后妇女重要的雌激素来源。在某些病理情况下（如肾上腺肿瘤、Cushing 综合征、先天性肾上腺增生),肾上腺分泌的雄激素过多,可导致女性出现痤疮、多毛及男性化或男性性早熟。由于肾上腺皮质雄激素和雌激素的存在,所以成年女性切除卵巢不一定会降低性欲和性能力。停经后的女性仍有性行为,和停经前的频率没有很大变化,有的人由于解除了害怕妊娠的顾虑,甚至频率更高。

## 二、肾上腺髓质激素

肾上腺髓质与交感神经节均起源于外胚层,肾上腺髓质内含有嗜铬细胞,其结构与功能类似交感神经节后神经元。嗜铬细胞能合成、分泌**肾上腺素**(epinephrine, E)和**去甲肾上腺素**(norepinephrine, NE),两者均属于**儿茶酚胺**(catecholamine, CA)类化合物,体内重要的儿茶酚胺还有多巴胺(dopamine, DA)。肾上腺髓质激素的合成与交感神经节后纤维合成去甲肾上腺素的过程基本一致,都是以酪氨酸为原料,在一系列酶的作用下生成的,不同的是嗜铬细胞的胞质中含有大量苯乙醇胺氮位甲基移位酶,可使去甲肾上腺素甲基化而成为肾上腺素。正常情况下,髓质中肾上腺素和去甲肾上腺素的比例约为4:1。血液中去甲肾上腺素主要来自肾上腺素能神经纤维,而肾上腺素则主要来自肾上腺髓质。儿茶酚胺在循环中的半衰期短(约为2分钟),它们大部分经单胺氧化酶和儿茶酚胺氧位甲基转移酶降解,降解产物主要是变肾上腺素、变去甲肾上腺素和香草扁桃酸,由尿排出。

### (一)肾上腺髓质激素的生理作用

血液中肾上腺素和去甲肾上腺素通过与靶细胞膜上的β受体和α受体结合而发挥作用。它们对各组织器官的作用已在有关章节中分别介绍,在此主要强调它们对物质代谢的影响和在应激整合中的作用。

**1. 调节物质代谢** 肾上腺髓质激素基本属于促分解代谢的激素,通过不同受体调节机体的物质代谢活动。通过$\alpha_1$受体可增强糖异生;$\alpha_2$受体能抑制胰岛素的分泌;$\beta_2$受体可促进糖原分解,并减少葡萄糖的利用等,这些作用都能导致血糖升高。通过$\beta_1$受体促进脂肪分解,酮体生成增加;$\beta_3$受体动员脂肪,增加机体的耗氧量和产热量,提高基础代谢率。

**2. 参与应激整合** 肾上腺髓质细胞直接受交感神经节前纤维的支配,交感神经兴奋时,髓质激素分泌增多。肾上腺髓质激素的作用与交感神经兴奋时的效应相似。交感神经与肾上腺髓质共同组成交感-肾上腺髓质系统。当人体遇到紧急情况时,如恐惧、愤怒、搏斗、焦虑、剧痛、失血、低血糖、暴热、寒冷和剧烈运动等,这一系统的活动明显增强,肾上腺髓质激素大量分泌,引起中枢神经系统兴奋性增高,人体处于警觉状态,反应灵敏;心率加快,心肌收缩力加强,心输出量增加,血压升高;内脏血管收缩,骨骼肌血管舒张;呼吸加深加快,肺通气量增加;糖原和脂肪分解增加,为骨骼肌、心肌等活动提供更多的能量。总之,动员体内许多器官的功能贮备提高机体的适应能力,以适应体内外环境的急剧变化,使机体渡过紧急时刻,维持内环境的相对稳定。以往将这种紧急情况下交感-肾上腺髓质系统发生的适应性反应称为**应急反应**(emergency reaction)。

发生肾上腺髓质肿瘤(称嗜铬细胞瘤)时,肾上腺素和去甲肾上腺素大量分泌,产生的作用类似交感神经持续兴奋,其症状有血压升高、心悸、代谢率增高、血糖升高、尿糖、神经过敏、消化道运动减弱和便秘、出汗等。在这种情况下机体极易疲劳,从而易导致其他疾病。患者尿中儿茶酚胺降解产物(变肾上腺素、香草扁桃酸)增高可用于该病的诊断。

实际上,引起应急反应的刺激也引起应激反应。现在许多学者都认为由交感-肾上腺髓质系统引起的应急反应与主要由下丘脑-腺垂体-肾上腺皮质系统引起的应激反应(stress response)有关,都是机体在受到伤害性刺激时,通过中枢神经系统整合同时出现的保护性反应,以应对并适应内外环境的紧急变化。应急反应提高了机体的警觉性和对环境突变的应变力，而应激反应重在增强机体对有害刺激的耐受性和抵抗力。

**（二）肾上腺髓质激素分泌的调节**

**1. 交感神经的作用** 肾上腺髓质接受内脏大神经交感神经节前纤维支配，交感神经兴奋时，末梢释放乙酰胆碱，作用于肾上腺髓质嗜铬细胞上 N1 型胆碱能受体，使肾上腺素和去甲肾上腺素分泌增加。

**2. ACTH 的作用** ACTH 可通过糖皮质激素间接作用或其直接作用提高嗜铬细胞中多巴胺 β- 羟化酶与苯乙醇胺氮位甲基移位酶的活性，促进肾上腺髓质儿茶酚胺的合成。

**3. 儿茶酚胺的反馈作用** 当肾上腺髓质细胞内儿茶酚胺浓度增加到一定程度时，可抑制某些合成酶的活性，通过自身调节方式使儿茶酚胺合成减少。如当髓质细胞内去甲肾上腺素或多巴胺含量达到一定水平时，可反过来抑制儿茶酚胺合成的限速酶——酪氨酸羟化酶的活性，从而以内在分泌的方式反馈抑制肾上腺髓质激素的进一步合成。

## 第七节 其他激素

### 一、松果体激素

松果体位于四叠体背面，接受颈上交感神经节后纤维支配。松果体主要分泌**褪黑素**（melatonin，MT）。

褪黑素具有广泛的生理和药理作用，包括：①抑制下丘脑 - 腺垂体 - 靶腺轴的活动，特别是对性腺轴抑制作用更明显。松果体破坏性肿瘤的男孩会出现性早熟现象；切除幼年动物松果体的最突出表现是性早熟，性腺、甲状腺和肾上腺的重量增加，活动增强。②抗衰老作用：研究发现褪黑素可通过清除体内自由基，调节机体的免疫功能而延缓衰老。③调整生物节律：实验证明外源性褪黑素可使功能紊乱的生物钟，如“时差”得以恢复或重建，也可改善衰老时生物钟不同步等障碍。④镇静、催眠、镇痛、抗惊厥等作用。

调节褪黑素分泌的环境因素是光照。褪黑素的分泌有明显的昼夜节律，白天分泌减少，夜晚分泌增加。实验证实持续光照可造成大鼠松果体重量减轻，细胞缩小，褪黑素合成减少；相反，持续生活在黑暗环境的大鼠，褪黑素合成增加。分别摘除动物眼球、切除支配松果体的交感神经或损毁动物的视交叉上核后，褪黑素分泌的昼夜节律消失。现认为视交叉上核是控制褪黑素昼夜节律分泌的中枢。外界环境昼夜节律变化刺激视网膜，冲动通过视网膜 - 下丘脑神经纤维到达视交叉上核，后者发出纤维，下行至胸段脊髓的灰质外侧柱的交感神经节前神经元，节前纤维在颈上神经换元后，节后纤维（递质为去甲肾上腺素）支配松果体，通过松果体细胞的 $\beta_1$ 受体介导的信号转导途径促进褪黑素的合成与分泌（图 11-32）。但人褪黑素分泌的昼夜节律可

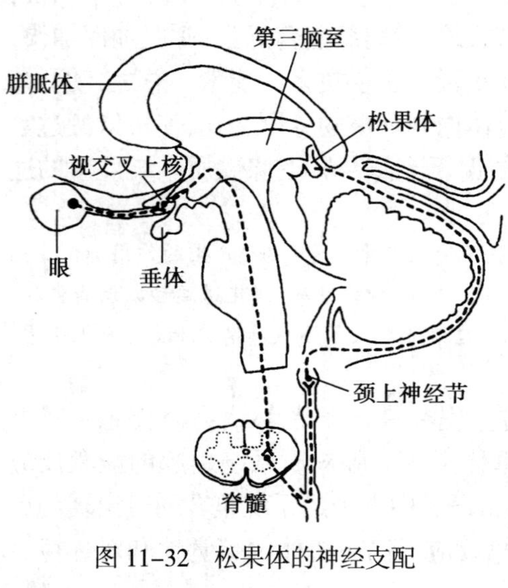


图 11-32 松果体的神经支配

能是内源性的，持续光照或无光照的季节里，其日节律依然存在。

## 二、前列腺素

**前列腺素**（prostaglandin，PG）是广泛存在于人和哺乳动物各种组织与体液中的一组重要激素。最初在人体精液和绵羊的精囊中发现，当时推测它来自前列腺，故命名为PG。现在已知，体内几乎所有组织均可合成PG。各组织合成的PG大部分不进入血液循环，因此，血液中PG浓度很低。PG在局部产生和释放（旁分泌），并主要在局部发挥作用，被视为局部激素。

### （一）PG的生物合成

PG由花生四烯酸（arachidonic acid，AA）转化而成，是由一个五碳环和两条侧链构成的20碳不饱和脂肪酸。首先是细胞膜的磷脂在磷脂酶 $A_2$ 的作用下释放花生四烯酸。

合成的第一步是通过磷脂酶的作用，AA从膜磷脂裂解。游离的AA迅速经两种途径被代谢：一是在环加氧酶的作用下形成PG环内过氧化物，即 $PGG_2$ 和 $PGH_2$。$PGG_2$ 和 $PGH_2$ 分别经不同的异构酶代谢转变为 $PGD_2$、$PGF_{2\alpha}$、$PGI_2$ 及 $TXA_2$，后两者的化学性质不稳定，迅速被酶促分别分解为稳定的相对无生理活性的终产物6-酮-$PGF_{1\alpha}$ 和 $TXB_2$。另一代谢途径是通过脂加氧酶加氧作用，形成氢过氧廿碳四烯酸（HPETE），后者还原为羟廿碳四烯酸（HETE）或分子重排形成不稳定的**白三烯**（leukotrienes，LT）$A_4$（$LTA_4$）。$LTA_4$ 经有关酶作用生成 $LTB_4$、$LTC_4$、$LTD_4$、$LTE_4$、$LTF_4$。人白细胞合成的HPETE在脂加氧酶作用下还可生成脂氧素（lipoxin）A（LXA）和脂氧素B（LXB）。糖皮素激素通过抑制磷脂酶 $A_2$ 的激活，可抑制某些组织和细胞的PG合成，阿司匹林类药物（非甾体抗炎药，NSAID）则可抑制环加氧酶活性，因此可抑制整个PG系列的合成（图11-33）。

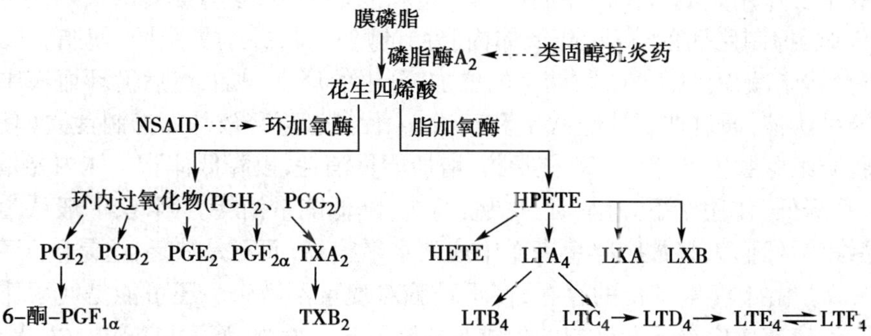


图11-33 前列腺素的生物合成途径

HPETE：氢过氧廿碳四烯酸；HETE：羟廿碳四烯酸；NSAID：非甾体抗炎药；LT：白三烯；LX：脂氧素；虚线箭头表示抑制作用

### （二）PG的生理作用

PG的生物学作用极为广泛而复杂，几乎对机体各个系统的功能活动均有影响。例如，脑内的PGE对中枢神经系统有镇静、安定和抗惊厥作用。PGE使调定点上移能致发热。交感神经兴奋，引起PGE合成与释放，而PGE又抑制交感神经释放NE，形成反馈调节神经活动。由血小板产生的 $TXA_2$ 具有强烈的聚集血小板作用，还有强烈的缩血管作用，而血管内膜生成的 $PGI_2$ 则抑制血小板聚集，并有舒血管作用。肾合成的 $PGI_2$ 和 $PGE_2$ 使肾血管扩张，增加肾血流量和肾小球滤过率，促进排钠利尿。$PGE_2$ 可促进胃运动，明显抑制胃酸分泌，而且对胃黏膜细胞有保护作用。$PGE_2$和$PGI_2$有扩张支气管作用，而$PGF_{2\alpha}$和$TXA_2$则为支气管收缩剂。肺内支气管扩张作用与收缩作用的各种PG合成与分解维持平衡，是正常气道张力得以维持的原因之一，而这种平衡失调又是造成支气管哮喘的原因之一。对非孕子宫，PGE抑制其收缩，而$PGF_{2\alpha}$促进其收缩，但对妊娠子宫，两者都促进其收缩，$PGE_2$和$PGI_2$产生过多可能引起胎儿早产、子宫内膜异位及痛经。PG对心血管的作用可参阅第四章。脂加氧酶途径产物参与炎症及过敏反应，$LTC_4$、$LTD_4$和$LTE_4$曾被称为**过敏性慢反应物质**，参与过敏与炎症反应。

## 三、脂肪激素

脂肪组织不仅是机体储存能量的主要载体，而且还是一个活跃的内分泌器官。已有研究发现脂肪组织可分泌多种激素或脂肪因子（adipokines），参与摄食调节、物质代谢及影响胰岛素敏感性等过程，并与肥胖、2型糖尿病、心血管疾病及免疫反应密切相关。

脂肪细胞分泌的激素主要有**瘦素**（leptin）、**脂联素**（adiponectin）、**抵抗素**（resistin）、肿瘤坏死因子-α（tumor necrosis factor, alpha, TNF-α）及视黄醇结合蛋白4（retinol binding protein 4等）。这些脂肪因子能进入血液，作用于远距离靶器官，因此把它们视为激素。

### （一）瘦素

瘦素又称瘦因子、瘦蛋白、苗条素、抗肥胖蛋白、脂肪细胞因子等，是1994年发现的一种由脂肪细胞产生的蛋白质，含有167个氨基酸残基，分子量为16 000。瘦素主要由白色脂肪组织合成和分泌，合成的多少取决于体内脂肪存储量的多少，其血浆中的水平与肥胖及营养状态直接相关。在机体能量的摄入与消耗取得平衡的情况下，瘦素的分泌量可反映体内脂肪的存储量。禁食时，血清瘦素浓度降低，进食时增加。

瘦素的主要作用是调节体内脂肪的储存量和能量平衡，参与摄食的长期调节。瘦素作用于脂肪细胞，抑制脂肪的合成，降低体内脂肪的贮存量，并动员脂肪，使脂肪贮存的能量转化和释放，体脂减少。随着脂肪储存的增加，分泌的瘦素增加，然后循环血液中的瘦素作用于下丘脑弓状核，通过抑制神经肽Y和刺激α-促黑激素释放从而抑制食欲（使摄食量减少），激动脂肪细胞膜上$\beta_3$受体，动员脂肪，增加能量消耗，以降低体脂。体内能量储存减少时，瘦素水平降低，作用于下丘脑，促进摄食行为，降低能量消耗。因此，一般认为瘦素是一个抗肥胖激素。然而大多数肥胖患者血中瘦素水平很高，而不是缺乏，这是由于存在“瘦素抵抗”的缘故。由于瘦素抵抗的存在，使下丘脑对瘦素不敏感。还可能是瘦素作用的靶细胞瘦素第二信使或效应器下游机制的生成有缺陷所致。此外，瘦素可能对激发青春期发育，并对维持女性正常的生殖状态是必要的。瘦素在骨形成过程中也起重要作用。

### （二）抵抗素

**抵抗素**由白色脂肪组织分泌，由114个氨基酸组成。它可引起胰岛素抵抗（拮抗胰岛素的作用），可降低肥胖和2型糖尿病患者骨骼肌等组织对胰岛素的敏感性。抗糖尿病药噻唑烷二酮类（TZDs）可显著抑制抵抗素基因的表达及蛋白质合成，这可能是TZDs治疗糖尿病的部分作用机制。

### （三）脂联素

**脂联素**又称Acrp30、adipoQ、apM1，是1995年和1996年由两个不同实验室发现的蛋白质类激素。脂联素增加细胞胰岛素依赖的葡萄糖摄取，刺激肝脏游离脂肪酸氧化，减少肝葡萄糖的输出，降低肌细胞内三酰甘油的含量。通过这些作用，脂联素可增加细胞对胰岛素的敏感性，有抗糖尿病作用。与瘦素不同的是体内脂肪储存增大时脂联素分泌反而减少，体重减轻后水平升高。肥胖及2型糖尿病患者脂联素水平降低。刺激脂肪细胞核受体蛋白PPAR（peroxisome proliferator activated receptor）的药物，通过增加脂肪细胞脂联素的分泌,可增加对胰岛素的敏感性。动物实验表明,脂联素具有防止和改善动脉粥样硬化作用。

### （四）肿瘤坏死因子 -α

**肿瘤坏死因子 -α**（tumor necrosis factor-alpha, TNF-α）原先是一个由内毒素诱导的可致肿瘤坏死的肽,是急性炎症的一个重要成分和先天性免疫系统的一个调节物。TNF-α 与代谢的联系是由于发现巨噬细胞产生的恶病质素（cachectin）。恶病质是一种消耗性综合征,患者（常为广泛性癌）表现为明显的代谢失衡,即能量需要增加与食欲不匹配（食欲降低）,脂肪和瘦体重进行性降低,虚弱和贫血。TNF-α 是第一个被发现的可由脂肪细胞合成的细胞因子。其表达及血浆水平与脂肪贮存量呈正相关。TFN-α 强力对抗胰岛素对脂肪组织的生脂作用,并具有抗脂解作用,抑制瘦素和脂联素的产生。通过降低瘦素和脂联素,增加循环游离脂肪酸水平。TNF-α 降低肝和肌细胞对胰岛素的敏感性,具有抗胰岛素作用。肥胖及 2 型糖尿病患者 TNT-α 分泌增加。TNF-α 可通过抑制胰岛素受体自身磷酸化、抑制葡萄糖和脂肪酸转运体的基因表达、降低脂蛋白脂酶的活性等机制导致胰岛素抵抗。在脂肪组织,TNF-α 还能下调某些脂肪细胞分化相关基因的转录水平。

## 生理与临床:骨质疏松症

骨质疏松症是一种以骨量（主要是骨的基质）减少、骨微细结构破坏,导致骨密度降低、骨脆性增加、易发生骨折为特征的全身性疾病。骨质疏松症可发生于不同性别和任何年龄,多见于绝经后妇女和老年男性。骨质疏松分为绝经后骨质疏松症（Ⅰ型）和老年性骨质疏松症（Ⅱ型）。前者发生于绝经后妇女,是由于绝经后雌激素缺乏,导致骨密度降低所致;后者多见于 60 岁以上老年人,可能与 $Ca^{2+}$ 吸收能力随着年龄增长而降低有关,此外也与雌激素降低有关,因为女性比男性发病率高 1 倍。

骨的代谢存在于整个生命过程,包括骨形成（成骨）和骨吸收（溶骨）两个过程。骨形成是指骨细胞分泌有机成分（也称有机质或类骨质）,然后在一定条件下无机盐有序地沉积于有机质内的全过程。骨吸收是指新骨形成的同时,一部分旧骨在破骨细胞作用下不断地被水解破坏的过程。当骨形成的骨量超过骨吸收的骨量,体内骨量增加;反之,当骨吸收作用增强且超过骨形成时,骨量便会减少。

骨质疏松症发生的原因包括:①不活动导致骨缺乏机械应力。②营养不良不能形成足够的蛋白质基质。③饮食中钙和维生素 D 缺乏。足够的钙摄入是维持骨量的基础,而维生素 D 缺乏会影响肠道对钙的吸收。④绝经后雌激素缺乏,因为雌激素可降低破骨细胞的数量及活性。⑤老龄:老年人生长激素及其他生长因子分泌大为减少,维生素 D 和钙的吸收能力降低,加上蛋白质同化过程也随年龄增长而降低,影响骨基质的形成。⑥Cushing 综合征:由于患者分泌大量糖皮质激素,引起机体蛋白质沉积减少,蛋白质分解代谢增加,抑制成骨过程。

雌激素替代治疗、补钙及规律的负重（weight-bearing）运动是用于减少或逆转骨丢失的普遍的传统的治疗手段。但雌激素治疗发生乳腺癌的危险性增加。已用于治疗骨质疏松症的药物有阿仑膦酸钠（alendronate）、降钙素（喷鼻型）和雷洛昔芬（raloxifene）等。雷洛昔芬是一类选择性雌激素受体调节剂,它不与生殖器官的雌激素受体结合,而与生殖器官以外的器官如骨的雌激素受体结合,模拟雌激素对骨的有益作用,没有增加乳腺癌危险的有害作用。非基因组雌激素样信号激活剂是一类新的骨质疏松症治疗药。大多数雌激素的作用是通过与靶细胞上的核受体结合产生的。此类新雌激素类似物药与胞质受体结合,通过胞质信号转导途径阻断成骨细胞的凋亡而发挥作用。

尽管药物治疗骨质疏松症已取得很大进展,但治疗效果仍不十分令人满意,所有治疗都伴有某些不良副作用,因此预防此类疾病是最好的手段。绝经前开始摄取富含优质钙的饮食及足够的运动以增强骨骼、增加骨量,是骨质疏松症的最好预防措施。在中年蓄积大量骨量可以延缓以后生活期间骨质疏松症的临床表现。经常坚持活动可推迟或防止骨丢失。增加身体运动,可增加骨密度;缺乏肌肉活动,可导致失用性骨量丢失。例如长期卧床及太空航行导致骨密度降低。运动员的骨密度直接与运动时受到的负荷有关：如股骨的骨密度以举重运动员的最大，依次为投掷运动员、赛跑运动员、足球运动员、游泳运动员。游泳运动员的骨密度与非运动员的对照组没有差别。因为游泳对骨骼的重力负荷很小。又如网球运动员，握球拍的手臂的骨密度比另一手臂大35%（男性）或23%（女性）。一项研究发现，在家护理平均年龄为82岁的病人36个月，不仅减慢骨丢失，甚至引起骨形成。因此，运动能很好地预防骨质疏松症。

## 临床病例分析：长胡须的女子糖尿病

**病例简介**：王女士于绝经后开始生长过多的脸毛，寻求医生治疗。此外，她还感到比过去更口渴，尿量也比过去更多。临床检查发现有高血糖。医生告诫她有内分泌障碍，她的病被称为"长胡须的女子糖尿病"（"diabetes of bearded ladies"）。

**问题**：根据王女士的症状及你所学的内分泌知识，你认为王女士是什么内分泌障碍？

**解答**："长胡须的女子糖尿病"是描写一种皮质醇及肾上腺雄激素分泌过多的疾病。皮质醇分泌过多引起血糖生升高及糖尿，糖尿引起渗透利尿，从而导致脱水及代偿性口渴。所有这些症状：高血糖、糖尿、多尿和烦渴，都类似糖尿病。女性雄激素过多促进男性化特征的出现，例如长胡须。皮质醇和肾上腺雄激素同时分泌过多，最可能是由于下丘脑促肾上腺皮质激素释放激素（CRH）或腺垂体促肾上腺皮质激素（ACTH）分泌过多所致。ACTH刺激肾上腺皮质分泌皮质醇和雄激素。

（杨 英 吕 军 孙艳宏）

# 第十二章

# 生　殖

生物体生长发育到一定阶段时能产生与自己相似的子代个体，这种功能称为**生殖**（reproduction）。在人类和其他高等动物，生殖需要通过两性生殖系统的共同活动来实现，包括两性生殖细胞（germ cell）的生成、交配、受精、着床、胚胎发育以及分娩等一系列过程，而这些过程受下丘脑 – 腺垂体 – 性腺轴为主的神经和内分泌系统的调控。

## 第一节　男性生殖功能

男性生殖包括精子的产生、输送和性激素的合成与分泌。男性的主性器官睾丸具有生成精子和分泌激素的双重功能，其功能受下丘脑 – 腺垂体 – 睾丸轴的调节。

### 一、睾丸的功能

睾丸由数百条生精小管和间质细胞（interstitial cell，leydig cell）组成，分别占睾丸总体积的80% 和 20%。生精小管是在睾丸内盘曲的、长 30~70cm 的细管，总长度可达 250m。生精小管上皮由支持细胞和 5~8 层生精细胞组成，是产生精子的部位。间质细胞可合成和分泌雄激素。

#### （一）睾丸的生精功能

**1. 精子的生成**　精子的生成是在生精小管内进行的。原始生精细胞（精原细胞）紧贴于生精小管的基底膜。青春期开始后，在腺垂体分泌的促卵泡激素（FSH）和黄体生成素（LH）的作用下，精原细胞依次经历初级精母细胞、次级精母细胞、精子细胞、精子等各个不同阶段，最终发育为脱离支持细胞进入管腔的成熟精子（图 12–1），这个过程称为**精子发生**。在人类，从精原细胞发育成为精子约需 70 天。

精子的生成包括有丝分裂、减数分裂和精子成熟三个连续阶段。首先，精原细胞通过多次有丝分裂变成初级精母细胞。然后，初级精母细胞进行第一次减数分裂形成次级精母细胞，染色体数目减半，包含 22 条常染色体和 1 条 X 或 Y 性染色体。随后，次级精母细胞再进行第二次减数分裂形成精子细胞，此时染色体数目不再减半。最后，精子细胞分化形成带有鞭毛的成熟精子（图 12–1）。

进入生精小管管腔中的精子暂时还不具备运动能力，需要借助管周肌样细胞的收缩和管腔液的流动将其输送至附睾内，在此停留 18~24 小时后，精子进一步成熟并获得初步运动能力。由于附睾液中含有多种抑制精子运动的蛋白，所以只有射精后才能真正获得运动能力。附睾内可储存少量精子，而大量精子则储存于输精管中。若精子在附睾内滞留时间过久，将发生老化而失去受精能力。在性交过程中，精子随着输精管的蠕动被输送至后尿道，

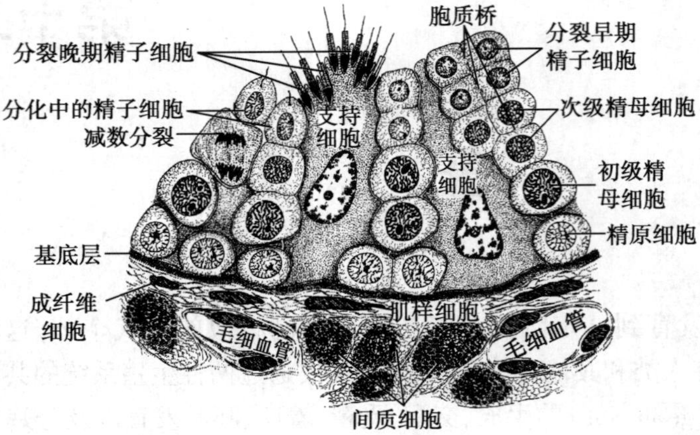


图 12-1 睾丸生精小管生精过程

与附睾、精囊、前列腺及尿道球腺的分泌液混合形成**精液**（semen）。正常成年男性每次射出3~6ml 精液，每毫升精液中含 0.2 亿 ~4 亿个精子。若每毫升精液的精子总数低于 0.2 亿则不易使卵子受精。

精子的生成可受许多因素影响：①年龄：从青春期到老年期，睾丸都具有生精能力，50岁之后，生精能力开始降低，但许多人终身能维持生殖功能及精子生成。②温度：睾丸内的温度可影响精子生成。正常情况下，睾丸位于阴囊内，其温度较腹腔内低 2℃左右（32℃），是精子生成的适宜温度。阴囊具有调节睾丸温度的作用，这主要与阴囊周围的空气循环以及阴囊内部的动静脉热交换结构相关。隐睾症患者的睾丸由于停留在腹腔内或腹股沟内而未降入阴囊，造成睾丸周围温度升高而影响精子生成。③其他因素：如接触放射性物质、疾病状态、吸烟、酗酒、环境、雌激素等均可导致精子活力降低，畸形率增加，少精或无精。

**2. 睾丸支持细胞对精子生成的作用** 支持细胞是生精上皮中唯一的体细胞，对精子的生成具有重要作用（图 12-2）：①支持细胞可将体液中的营养物质直接或经过加工后供给无直接血液供应的生精细胞，从而有利于精子的生成。②为生精细胞提供机械支持作用，各级生精细胞都镶嵌在支持细胞间形成的小室中完成其发育成熟过程。③形成**血 - 睾屏障**（blood-testis barrier）。支持细胞间紧密连接是构成血 - 睾屏障的主要结构基础，既能阻止血液中有害物质进入生精小管管腔中影响生精细胞的发育，同时又能防止生精细胞分泌的抗原物质进入血液循环而引起自身免疫反应；此外，还选择性地允许某些物质如睾酮进入生精小管内以刺激生精。④分泌多种蛋白，如**雄激素结合蛋白**（androgen-binding protein，ABP）、生长因子、抑制素（inhibin）、芳香化酶等。ABP 与雄激素（睾酮）结合，可提高睾酮在生精小管中的浓度，有利于生精作用；抑制素可负反馈抑制腺垂体 FSH 的分泌；芳香化酶可使间质细胞产生的扩散到支持细胞的睾酮转化为雌二醇，可能具有反馈调节间质细胞分泌雄激素的作用；分泌的生长因子及其他旁分泌物，可增加间质细胞 LH 受体的数量及睾酮产生，增加精原细胞、精母细胞和精子细胞数量和运动能力。因此 FSH 对精子发生的刺激作用，不是 FSH 的直接作用，而是通过 FSH 对支持细胞的间接作用（图 12-2）。⑤吞噬死亡和受损或有缺陷的生殖细胞，维持生精细胞分化发育微环境的稳态。⑥胚胎期分泌苗勒（Mullerian）抑制物质，引起原始女性生殖道退化。

**（二）睾丸的内分泌功能**

睾丸的内分泌功能是由睾丸间质细胞和支持细胞完成的，间质细胞可分泌雄激素，支持细胞可分泌抑制素。

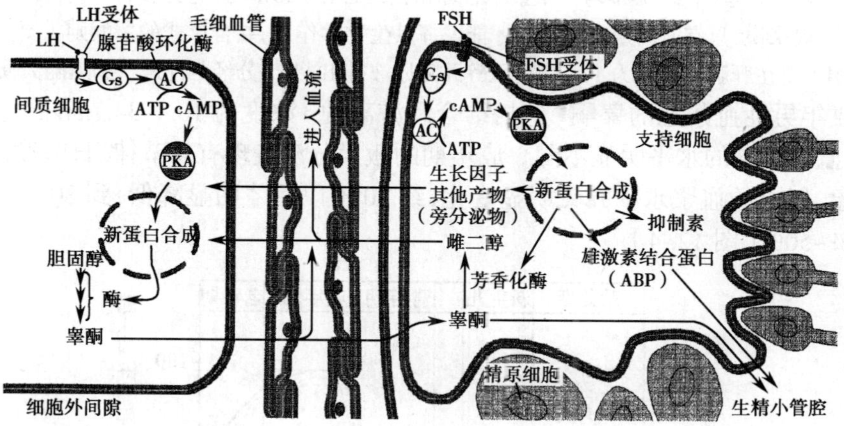


图 12-2 睾丸间质细胞和支持细胞的作用

间质细胞（左）具有 LH 受体，LH 与受体结合增加睾酮合成。支持细胞（右）具有 FSH 受体，FSH 促进 ABP、芳香化酶、生长因子及抑制素合成。间质细胞与支持细胞相互作用，间质细胞合成睾酮作用于支持细胞，相反支持细胞转化某些睾酮为雌二醇（通过芳香化酶），可作用于间质细胞。支持细胞也合成长因子，作用于间质细胞，促进其生长发育，增加数量

**1. 雄激素** 雄激素是几种激素的总称，主要包括**睾酮**（testosterone，T）、**雄烯二酮**（androstenedione）、**脱氢表雄酮**（dehydroiepiandrosterone，DHEA）和**雄酮**（androsterone）等，其中睾酮的生物活性最强，而其他雄激素的生物活性不及睾酮的 1/5。睾酮进入组织转变为**双氢睾酮**（dihydrotestosterone，DHT）后其活性可成倍增加。

（1）睾酮的合成、运输和代谢：睾酮是含 19 个碳原子的类固醇激素。睾丸间质细胞通过受体介导的内吞作用直接从血液中摄取低密度脂蛋白中的胆固醇，或通过滑面内质网中的乙酰辅酶 A 将醋酸盐合成胆固醇作为合成睾酮的原料，胆固醇在线粒体中经羟化、侧链裂解，形成孕烯醇酮，后者经羟化、脱氢等转化为雄烯二酮，再经 17- 羟类固醇脱氢酶的作用转化为睾酮。睾酮进入靶器官内，与细胞内受体结合形成激素 - 受体复合物，通过促进某些基因转录而发挥作用。在部分靶细胞中，睾酮经 5α- 还原酶作用形成双氢睾酮后再发挥作用。与睾酮相比，双氢睾酮与受体结合形成的复合物稳定性更强。在某些器官（如脑、脂肪），睾酮经芳香化酶转化成雌二醇发挥作用（图 12-3）。

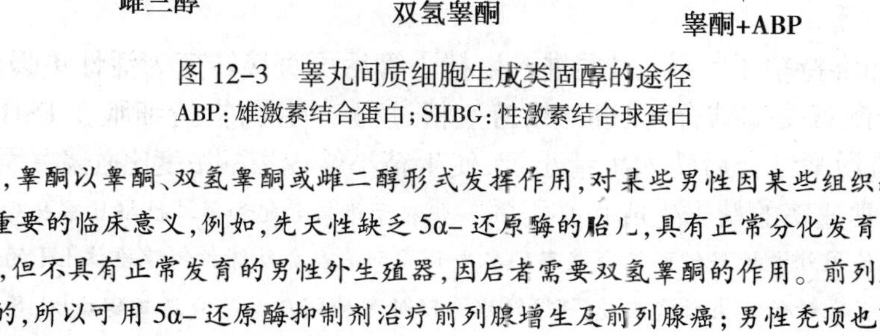


图 12-3 睾丸间质细胞生成类固醇的途径

ABP：雄激素结合蛋白；SHBG：性激素结合球蛋白

在不同组织，睾酮以睾酮、双氢睾酮或雌二醇形式发挥作用，对某些男性因某些组织缺乏 5α- 还原酶或芳香化酶具有重要的临床意义，例如，先天性缺乏 5α- 还原酶的胎儿，具有正常分化发育的男性生殖道结构（睾酮的作用），但不具有正常发育的男性外生殖器，因后者需要双氢睾酮的作用。前列腺细胞的生长是受双氢睾酮刺激的，所以可用 5α- 还原酶抑制剂治疗前列腺增生及前列腺癌；男性秃顶也可用 5α- 还原酶抑制剂治疗，因为双氢睾酮促进头皮毛发脱落。

睾酮分泌入血后，其中约 65% 与性激素结合球蛋白结合，约 33% 与白蛋白结合，而游离形式的睾酮仅为 1%~2%。一般来说，只有游离形式的睾酮才能发挥其生物学作用，结合形式的睾酮则主要作为血浆中的储存库。睾酮主要在肝脏被转化为 17- 酮类固醇并随尿液排出，少部分经胆汁进入肠道随粪便排出。

正常成年男性血浆总的睾酮（包括结合和游离的）浓度为 10.4~34.7nmol/L。在不同的年龄阶段，血中睾酮的水平明显不同。成年期的激素分泌表现有年节律、日节律以及脉冲式分泌的现象，但总的血浆水平并无明显变化，约 70 岁以后才明显降低，到 80 岁时仍可达到峰值的 20%~50%（图 12-4）。

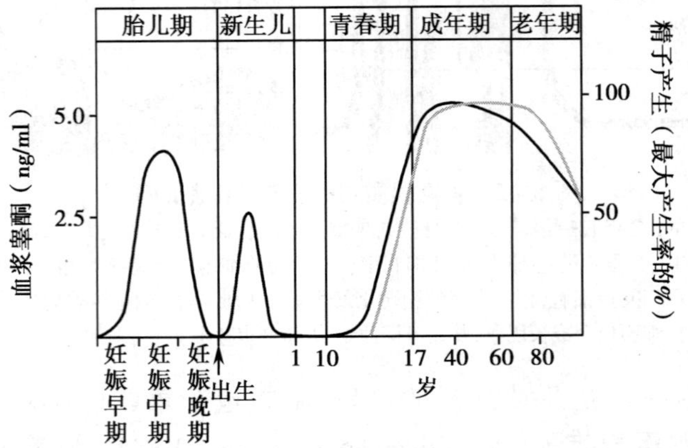


图 12-4　正常男性各年龄血浆睾酮水平（黑色曲线）及精子产生率（灰色曲线）

（2）雄激素的生理作用：雄激素对机体的发育和代谢调节具有重要作用（图 12-5）。

1）对胚胎性别分化的影响：机体在胚胎 7 周时分化出睾丸，并分泌雄激素，进而诱导含有 Y 染色体的胚胎向男性分化。若某些原因使胚胎期雄激素含量过低，可引起胚胎分化异常，导致男性假两性畸形；若雄激素分泌过多，男胎可引起巨大生殖器畸形，女胎可导致女性假两性畸形。此外，睾酮对睾丸的下降也有重要作用。

2）对附性器官及副性征的影响：雄激素能刺激附性器官的生长发育，其中睾酮主要促进附睾、输精管、精囊等内生殖器的发育，双氢睾酮主要刺激阴茎、阴囊等外生殖器的发育，使阴茎生长，前列腺、精囊、尿道球腺等增大并分泌液体。此外，雄激素还能刺激男性第二性征的出现并维持在正常状态，如喉结突起，声带变长、增宽，嗓音低沉，长出阴毛、腋毛和胡须，皮脂腺分泌增多，骨骼粗壮，肌肉发达、肌力增强等典型的男性体征。雄激素还与男性的性行为和正常性欲的维持密切相关。临床发现，睾丸功能低下的患者，血中雄激素水平降低，常出现阳痿和性欲减退。用雄激素治疗后，可明显增强夜间阴茎的自发性勃起频率和提高性欲。如果在青春期前切除睾丸，则成年后体貌、体态等近似女性，声音较尖细，阴茎等附性器官处于童年状态，而且性欲极低；若成年后切除睾丸，附性器官和第二性征也将逐渐退化，性欲显著降低。

3）促进和维持精子生成：睾酮进入生精小管后可直接转变为活性更强的双氢睾酮，与生精细胞的雄激素受体结合，促进并维持生精过程。同时，支持细胞在 FSH 的作用下合成 ABP，ABP 与雄激素结合后转入生精小管，使生精小管内睾酮浓度比血浆睾酮浓度高 100 倍，这对于维持正常速率的精子生成是必需的。但对于维持勃起和第二性征只需相对较低浓度的睾酮。睾酮水平降低者使用外源性睾酮可使血浆睾酮水平升高到足以负反馈抑制腺垂体 LH 的分泌，但睾丸内的睾酮水平达不到正常精子发生所需浓度；而 LH 水平降低可使间质细胞分泌睾酮减少，导致精子生成减少。这可能作为研制男性口服避孕药的一个途径，也是滥用类固醇导致某些人不育的原因。

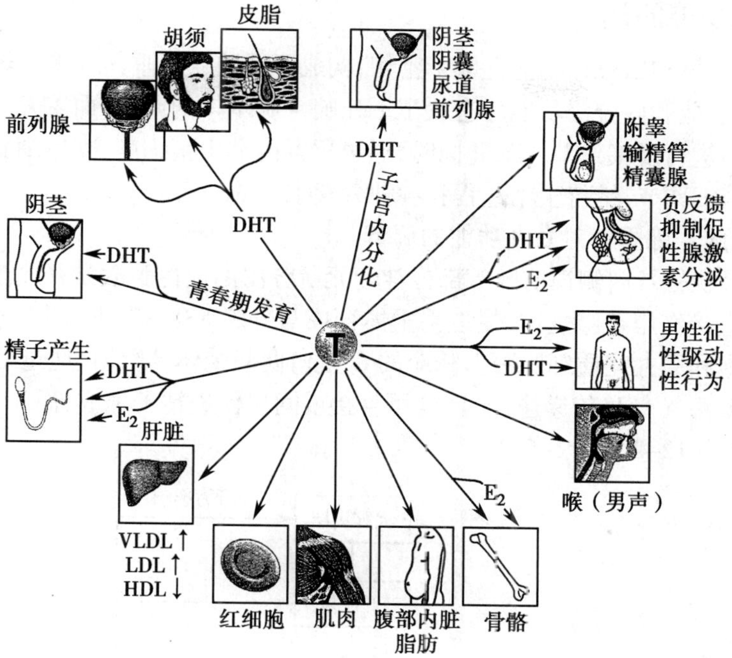


图 12–5 雄激素的生理作用

部分作用是睾酮（T）本身的作用，而其他作用是经睾酮转化成的双氢睾酮（DHT）和雌二醇（$E_2$）的作用。VLDL、LDL 和 HDL 分别为极低密度脂蛋白、低密度脂蛋白和高密度脂蛋白

4）对代谢的影响：睾酮可促进蛋白质的合成代谢，对生殖器官和肌肉组织的同化作用尤为明显，可加速肌肉生长，增强肌肉的收缩能力，使男性在青春期后肌肉发达有力。睾丸能影响脂代谢，可升高血中低密度脂蛋白，降低高密度脂蛋白，因而成年男性患心血管疾病的危险性高于同年龄的女性。睾丸能促进骨骼生长和钙盐沉积，使身高迅速增长，当身高增长到一定程度又导致骨骺和长骨的融合，最终终止长骨的生长过程，故性征发育过早的男孩身材通常不会太高。睾酮可参与水和电解质代谢，引起钠、钾、钙、硫、磷及水等的适度潴留。此外，睾酮可通过刺激肾脏生成促红细胞生成素，或直接刺激骨髓造血功能，促进红细胞生成。

5）调节腺垂体促性腺激素的分泌：当血浆睾酮浓度升高时，可反馈性抑制腺垂体分泌 LH，从而维持血浆睾酮水平，大剂量睾酮还可反馈性抑制 FSH 的分泌。

6）其他作用：刺激皮脂腺分泌，青春期睾酮分泌过多，产生痤疮；虽然雄激素可增加体毛，但却抑制头顶头发的生长，睾酮过多易发生秃顶。

雄激素是同化激素，可促进蛋白质合成，故称为同化类固醇。睾酮及人工合成的雄激素，可促进肌肉及其他器官蛋白质的合成，增加瘦体重和肌力，所以一些运动员为了提高运动成绩而滥用。但也引起许多不良副作用，由于雄激素在肝脏和脂肪组织可转化为雌激素，男运动员使用后常产生男子女性型乳房。高水平的外源性雄激素也抑制垂体分泌 FSH 和 LH，引起睾丸萎缩和勃起功能障碍。外源性雄激素还促进痤疮、攻击行为、男性型秃顶及骺板软骨过早融合，阻碍青春期生长。女性长期使用外源性雄激素产生男性化及攻击行为。同化类固醇可升高低密度脂蛋白（LDL）和三酰甘油水平，降低高密度脂蛋白（HDL），升高血压，因此，使用者患心脏病和脑卒中的危险性增加。国际体育组织是禁止使用这些激素的。

**2. 抑制素** 抑制素是由睾丸支持细胞分泌的一种糖蛋白激素，可直接作用于腺垂体，强烈抑制 FSH 的合成和分泌，从而参与对下丘脑－腺垂体－睾丸轴功能的调节。

## 二、睾丸功能的调节

下丘脑、腺垂体和睾丸在功能上联系密切，构成下丘脑－腺垂体－睾丸轴。从青春期开始，睾丸的生精功能和内分泌功能均有赖于下丘脑－腺垂体的调节，而睾丸分泌的激素又对下丘脑－腺垂体进行反馈调节。与此同时，通过睾丸内部生精细胞、支持细胞与间质细胞之间进行的局部精细调节，维持生精过程和各种激素水平的稳态。

### （一）下丘脑－腺垂体对睾丸功能的调节

由下丘脑弓状核及内侧视前区等部位神经元所分泌的促性腺激素释放激素（GnRH）经垂体门脉系统直接作用于腺垂体，促进腺垂体合成与分泌 FSH 和 LH，两者分别与睾丸生精小管的支持细胞和睾丸间质细胞膜上相应的 G 蛋白偶联受体结合后，通过 G 蛋白－腺苷酸环化酶－蛋白激酶 A 信息传递途径，FSH 可直接或间接促进精子生成，而 LH 则促进睾酮的合成和分泌（见图 12-2，图 12-6）。

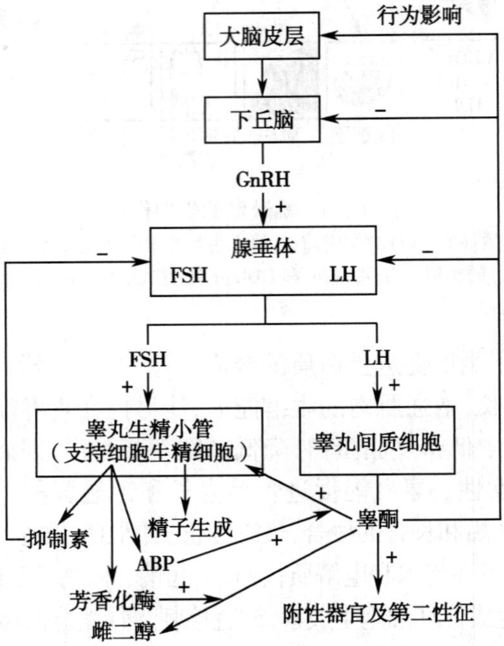


图 12-6　下丘脑－垂体－睾丸激素系统的功能及睾酮的反馈作用示意图

ABP：雄激素结合蛋白；+：表示促进；−：表示抑制

**1. 腺垂体对睾丸生精功能的调节**　FSH 和 LH 可调节生精过程。在 FSH 作用下，支持细胞分泌 ABP，ABP 可与睾酮和双氢睾酮结合并转运至生精小管内，辅助生精过程（图 12-2）。FSH 作用于支持细胞，对于发育的精细胞的滋养、抑制素及生长因子的产生起重要作用。生长因子作用于间质细胞可增加其数量及睾酮产生，从而有助于精子生成及第二性征发育。LH 通过刺激睾丸间质细胞分泌睾酮而调控生精过程。临床上，LH 可用于治疗精子缺乏和精子减少。若将成年雄性动物的垂体摘除，则睾丸萎缩，生精细胞和间质细胞均发生退变，数量减少，生精过程停止，雄激素等分泌减少，附性器官萎缩。如果实验动物及时补充腺垂体促性腺激素，则可以避免或逆转这些现象。

**2. 腺垂体对睾丸内分泌功能的调节**　腺垂体分泌的 LH 可与睾丸间质细胞膜上的 LH 受体结合，通过 G 蛋白介导，可使细胞内环磷酸腺苷生成增加，加速细胞内功能蛋白质的磷酸化过程，导致胆固醇酯转化为胆固醇，并通过蛋白激酶A使胆固醇转化为孕烯醇酮，促进睾酮合成。同时，LH可使睾丸间质细胞线粒体和滑面内质网中与睾酮合成的有关酶系的活性增强，从而加速睾酮合成。此外，LH还能增加睾丸间质细胞膜对钙离子的通透性，使细胞内钙离子浓度升高，促进睾酮的分泌。

**（二）睾丸激素对下丘脑－腺垂体的反馈调节**

当血中睾酮浓度达到一定水平后，睾酮可与下丘脑和腺垂体的雄激素受体结合，降低下丘脑GnRH神经元的放电频率，并使腺垂体对GnRH的反应性降低，从而反馈抑制GnRH和LH的分泌，使血中睾酮浓度保持在机体所需的相对稳定水平（图12-6）。

当睾丸生精过程达到一定水平时，支持细胞在FSH的作用下分泌抑制素，抑制素对腺垂体FSH的分泌具有负反馈调节作用。由于下丘脑不存在抑制素受体，因此抑制素对下丘脑GnRH的分泌无影响（见图12-6）。由于抑制素是通过抑制FSH的分泌抑制睾丸的生精功能，因此并不影响LH的分泌，不会影响性欲，目前已经有人将其开发为男性节育药物。

**（三）睾丸内的局部调节**

睾丸的功能除受下丘脑－腺垂体－性腺轴的调节外，睾丸内部还存在局部调节。例如睾丸间质细胞合成β-内啡肽，与支持细胞阿片受体结合，抑制其增殖，对支持细胞数量进行反馈调节。支持细胞可转化间质细胞合成的睾酮为雌二醇，再作用于间质细胞，可能调节间质细胞对LH的反应。此外，FSH刺激支持细胞产生生长因子，增加间质细胞LH受体的数量，从而促进睾酮产生（见图12-2）。

**手机对精子的不良影响：**研究发现，不育男性的精子DNA损伤的发生率较高，DNA损伤的精子其运动、识别及与卵子结合（受精）的能力较低。引起精子DNA损伤的一个关键因素可能是氧化应激反应。氧化应激是由于活性氧簇（ROS）与抗氧化剂之间失去平衡。未发育完全的精子残余的胞质产生ROS，正常、健康射出的精子、精液中存在的抗氧化剂可对抗过多的ROS的有害作用。

研究发现，手机发射的电磁波可不利地影响精子（液）中的ROS/抗氧化剂平衡。在美国克利夫兰市进行的一项大样本的前瞻性研究，对手机发射的电磁波（900~1900MHz）对于精子各种特性（例如数量、运动、形态及成活力）的作用进行评价。结果发现射出的精液标本接受商店购买的手机发射的电磁波1小时，与未接受电磁波的精液中的精子比较，精子的运动、成活力显著降低，ROS水平升高，总体抗ROS氧化能力降低。

此项研究团队指出，许多男性把手机放在裤口袋里或挂在腰带上，使睾丸接受高功率手机磁感应，可能会产生在体外试验的类似结果。至于手机电磁波的频率、手机离信号源的距离及通话的持续时间对精子的影响还不明确。

**前列腺特异抗原（prostate-specific antigen，PSA）：**PSA是前列腺产生和分泌进入精液和血流的一种30kD的丝氨酸蛋白酶，能水解精液中的精子运动抑制因子semenogelin，但其精确机制仍不清楚。前列腺癌时血浆PSA水平升高，已广泛用于筛选此病。但是PSA在良性前列腺增生及前列腺炎时血浆水平也升高，因此PSA筛选单独作为诊断前列腺癌的手段是值得怀疑的。

## 第二节 女性生殖功能

女性生殖包括卵子的产生、卵泡的成熟和排卵、激素的合成与分泌以及妊娠、分娩等生理过程。女性的主性器官卵巢具有产生卵子和分泌类固醇激素的双重功能，其功能受下丘脑－腺垂体－卵巢轴的调节，从而使女性生殖系统的活动呈现规律性的月周期变化。

## 一、卵巢功能

### （一）卵巢的生卵功能及卵巢周期

卵泡是卵巢的基本功能单位，由卵母细胞及其周围的卵泡细胞所构成。在卵巢内有许多处于不同发育阶段的卵泡。青春期开始后，在腺垂体分泌的促性腺激素作用下，卵巢的结构和生卵功能发生月周期性变化，称为卵巢周期。一般以成熟的卵泡释放其中的卵细胞为界，将卵巢的周期活动分为卵泡期和黄体期两个主要阶段（图 12-7）。

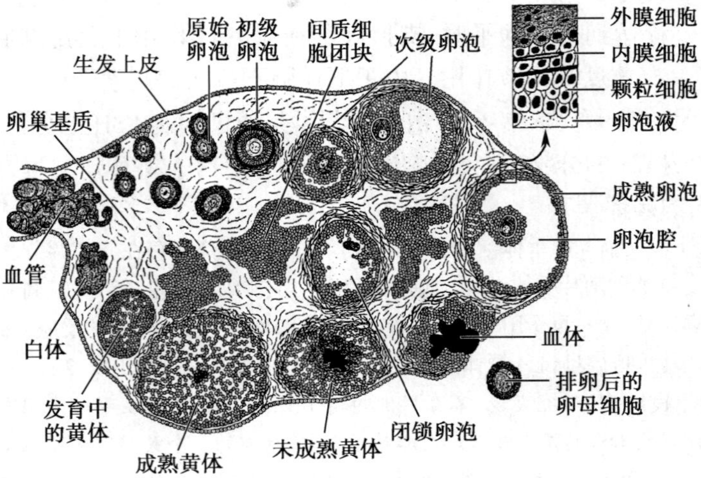


图 12-7 卵巢生卵过程示意图

**1. 卵泡期** 卵泡期（follicular phase）是卵泡发育并成熟的阶段。原始卵泡依次经历初级卵泡和次级卵泡的不同发育阶段，最终成为成熟卵泡。此期平均为 14 天，但个体差异较大。

（1）原始卵泡：原始卵泡位于皮质浅部，体积小，数量多，由一个初级卵母细胞及其周围的单层扁平卵泡细胞（又称前颗粒细胞）组成，卵泡细胞具有支持和营养卵母细胞的作用。在胚胎 5 个月时，卵巢内有 600 万 ~700 万个未发育的原始卵泡。随后，由于原始卵泡陆续退化死亡（闭锁），数量急剧减少，到出生时，卵巢内约有 100 万个原始卵泡，到青春期剩下约 30 万个。

（2）初级卵泡：初级卵泡由原始卵泡发育形成。此时的初级卵母细胞体积增大，卵泡细胞由单层扁平变成多层立方或柱状，称为颗粒细胞。在卵母细胞与颗粒细胞之间出现一层含糖蛋白的嗜酸性膜，称为透明带。在此期，颗粒细胞膜上出现 FSH 受体，但不产生卵巢激素，此期卵泡的生长主要依赖卵母细胞产生的旁分泌物。

（3）次级卵泡：初级卵泡继续发育，颗粒细胞增至 6~12 层，细胞之间出现卵泡腔，称为次级卵泡。卵泡腔内有卵泡液，对卵泡的发育成熟有重要作用。此时的初级卵母细胞体积已达最大（125~150μm），同时卵泡周围的间质细胞分化为内膜细胞和外膜细胞（总称为膜细胞）。在此期，膜细胞表达 LH 受体，并在 LH 的作用下合成雄激素；FSH 则刺激颗粒细胞增殖，并诱导颗粒细胞芳香化酶的表达，此酶将从膜细胞转运来的雄激素转化为雌激素（雌二醇）。

（4）成熟卵泡：成熟卵泡是卵泡发育的最后阶段。卵泡体积很大，直径可达 20~33mm，并向卵巢表面突出（图 12-7）。在此阶段，FSH 促使颗粒细胞继续增殖，芳香化酶活性进一步增强，雌激素（雌二醇）水平达高峰，对下丘脑 - 腺垂体产生正反馈，使促性腺激素（LH、FSH）释放急剧增加，形成排卵前 LH 峰值及较小的 FSH 峰值。

从青春期开始，每个月有 15~20 个卵泡继续生长发育，使卵巢内同时存在多个处于不同发育阶段的卵泡，但通常每个月仅有一个卵泡能成为**优势卵泡**（dominant follicle）（该卵泡具有较多的血供和更多的 FSH 受体），含有优势卵泡的卵巢称为该周期的优势卵巢（优势卵巢是随机产生的，也有人认为是两卵巢交替产生），并最终发育成熟，排出卵子。正常女性一生中排卵400~500个，其余卵泡均在发育不同阶段退化闭锁。给妇女注射高纯度的人类促性腺激素，可引起2个或多个卵泡同时发育成优势卵泡，若排卵后受孕，可导致双胎或多胎妊娠。在自然条件下，2个或多个卵泡成为优势卵泡仅占所有卵巢周期的1%~2%。

**2. 排卵**　成熟卵泡在LH分泌高峰的作用下向卵巢表面移动，卵泡壁破裂，卵细胞与透明带、放射冠一起随卵泡液排出，此过程称为**排卵**（ovulation）。排出的卵细胞随即被输卵管伞所摄取并送入输卵管中。排卵一般发生在月经周期的第14天，即本次月经来潮后的第14天，LH达峰值后的12小时左右。卵子从卵泡排出后约可存活72小时，但可受精时间少得多。在排卵日及排卵日前1~2天性交的受孕率约为36%。

**3. 黄体期**　黄体期（luteal phase）是排卵后卵泡塌陷转化为黄体的阶段。排卵后，卵泡破裂口被纤维蛋白封闭，残余的卵泡壁塌陷，其腔内由卵泡破裂时流出的血液所填充并凝固，形成血体。随着血液被吸收，新生血管长入，剩余的颗粒细胞和卵泡膜细胞在LH的作用下增殖分化为黄体细胞，形成一个临时性的外观呈黄色的内分泌结构，称为黄体（corpus luteum）。在黄体期，LH刺激黄体细胞分泌大量的孕激素与较少数量的雌激素，使子宫内膜保持分泌期变化，为受精卵的植入做准备。若排出的卵子未受精，则在排卵后第9~10天黄体细胞开始变性，分泌颗粒减少，血管减少，黄体逐渐被结缔组织取代变为白体而退化。黄体退化导致血液中孕激素与雌激素水平急剧下降，下一个卵巢周期开始，子宫内膜即进入月经期。

### （二）卵巢的内分泌功能

卵巢主要分泌**雌激素**（estrogen）和**孕激素**（progesterone），此外还分泌少量的抑制素、雄激素和**松弛素**（relaxin）。在卵泡期由颗粒细胞和内膜细胞分泌雌激素，而在黄体期则由黄体细胞分泌雌激素、孕激素和松弛素。

**1. 雌激素**　人类的雌激素包括**雌二醇**（estradiol，$E_2$）、**雌酮**（estrone，$E_1$）和**雌三醇**（estriol，$E_3$），其中雌二醇的生物活性最强，雌酮的生物活性仅为雌二醇的10%，雌三醇的生物活性最低。

（1）雌激素的合成、运输和代谢：雌激素是含18个碳原子的类固醇激素，由卵泡的内膜细胞和颗粒细胞共同参与合成。卵泡内膜细胞在LH作用下产生的雄激素（雄烯二酮和睾酮），通过扩散进入到颗粒细胞中，在FSH作用下，颗粒细胞中的芳香化酶被激活，将雄烯二酮转变为雌二醇，然后进入卵泡腔和血液循环，分别作用于卵泡（促进囊状卵泡的形成及颗粒细胞增殖）和产生全身作用。此为**雌激素合成的双重细胞学说**（图12-8）。

雌激素主要与血浆中的雌激素结合蛋白及白蛋白结合，运输到靶器官后，雌激素被释放出来，进而发挥作用。雌激素主要在肝脏被降解，其降解产物大部分经尿液排出体外，小部分随粪便排出。

（2）雌激素的生理作用：雌激素主要调节女性生殖系统的形态和功能，同时对机体其他系统也有重要影响。

1）对生殖器官的作用：雌激素不仅可加速卵巢组织生长，还可协同FSH促进卵泡发育，诱导排卵前LH高峰的出现而诱发排卵。雌激素可促进输卵管黏膜上皮细胞增生和分泌，增强输卵管的节律性收缩，有利于将受精卵运送至子宫。雌激素可促进子宫发育，使子宫内膜发生增生期变化，增加子宫颈黏液的分泌且拉丝度加强，利于精子穿行。雌激素刺激阴道上皮细胞增生、黏膜增厚并出现皱褶，促进表层细胞角化，使上皮细胞糖原合成增加，在乳酸杆菌作用下，糖原被分解为乳酸，使阴道分泌物呈酸性，可抑制其他微生物的繁殖，增强阴道对感染和损伤的抵抗力。雌激素还能促进外生殖器的发育，使阴唇丰满、色素沉着加深等。如青春期前雌激素分泌过少，生殖器官不能正常发育成

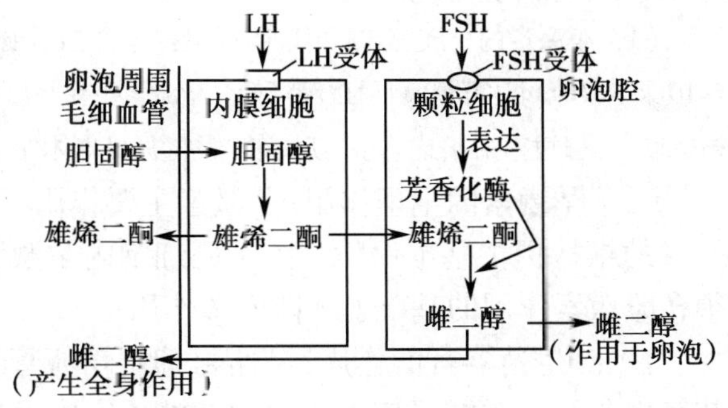


图12-8　内膜细胞与颗粒细胞在合成雌二醇中的相互作用——雌激素分泌的双重细胞学说

熟；雌激素分泌过多则会引起性早熟现象。

2）对乳腺和第二性征的作用：青春期后，雌激素可刺激乳腺导管和结缔组织增生，促使乳腺发育和脂肪组织沉积，产生乳晕。此外，雌激素可促进女性其他第二性征形成，如使脂肪和毛发呈女性分布（脂肪沉积于臀部和股部），声调较高，骨盆宽大，臀部肥厚等。

3）对代谢的影响：雌激素可加速蛋白质合成，增加血浆中高密度脂蛋白（"好的"脂蛋白）而降低低密度脂蛋白（"不好的"脂蛋白）含量，促进胆固醇代谢和转运，降低血中胆固醇水平，可防止动脉粥样硬化。妇女绝经期后，冠心病发病率有所升高。雌激素通过增强激素敏感的脂酶活性可减少脂肪组织，雌激素丧失引起脂肪组织堆积，尤其是腹部。雌激素能促进醛固酮的分泌，有轻度水、钠潴留作用，这可能是某些妇女经前水肿的原因之一。雌激素能增强成骨细胞的活动，减少破骨细胞形成，加速其凋亡，促进钙、磷在骨质沉积，加速骨的生长，促进骨的成熟和骨骺愈合。因而在青春期女性身高的增长较男性快，但由于雌激素促进长骨骨骺愈合，最终身高矮于男性。青春期较早出现的女孩，由于雌激素刺激骨骺较早闭合，长骨较早停止生长，故成年后其身高一般较矮。妇女进入绝经期后，随着雌激素水平下降，骨钙大量流失导致骨质疏松而易发生骨折。

4）其他作用：雌激素对中枢神经系统有保护作用，抑制低氧或其他损伤引起的神经细胞死亡；促进中枢神经系统的发育，增加树突和突触终结的数量，增强其分化及可塑性。通过增加局部 NO 的合成，具有舒血管作用；增加皮肤血管数量，因此，女性皮肤比男性较温暖，皮肤切割后出血较多。在皮肤，使皮脂腺分泌较多的液体，因此可对抗睾酮的作用，抑制粉刺和痤疮的形成；增加皮肤的丰满度及胶原产生，降低皮肤皱纹深度，保持皮肤弹性；降低毛细血管脆性。严重肝病患者由于肝脏对雄烯二酮的代谢降低，使更多的雄烯二酮转变为雌激素，从而出现"肝掌"、蜘蛛痣及乳房轻度增大。

**雌激素与乳腺癌**：乳腺癌是妇女一种常见的恶性肿瘤，约 2/3 的乳腺肿瘤的增生是由卵巢雌激素引起的，因为发现乳腺肿瘤细胞表达高水平的雌激素受体（ER）。100 多年前就有医生报告过乳腺癌患者切除卵巢后可延缓疾病发展的案例。现代确定乳腺癌患者是否 ER 阳性是作出治疗决策和预后的一项极其重要的诊断试验。ER 阳性一般是恶性程度低，其预后较好。现在，ER 阳性乳腺癌用特异性抑制 ER 的药物（如他莫昔芬，tamoxifen）可加速肿瘤的消退，而不是采取卵巢切除术。绝经后的妇女，雌激素由生殖器官以外的组织（肾上腺皮质）合成的睾酮代谢转化而来，而不是来自卵巢，芳香化酶抑制剂可阻止雄激素转化为雌激素，因此阻断了乳腺癌细胞持续增生的重要信号分子，临床上已用于治疗 ER 阳性乳腺癌。

**2. 孕激素** 人类的孕激素主要为**孕酮**（progesterone，P）、20α- 羟孕酮和 17α- 羟孕酮，其中孕酮的生物活性最强。

（1）孕激素的合成、运输和代谢：孕激素是含 21 个碳原子的类固醇激素，主要由黄体细胞分泌，在排卵后 5~10 天孕激素可达峰值，以后逐渐降低。孕激素主要与血浆白蛋白结合，少量与血中皮质醇结合球蛋白结合而被运输。孕酮主要在肝内降解，其代谢产物随尿排出体外。

（2）孕激素的生理作用：孕激素主要作用于子宫内膜和子宫平滑肌等，为受精卵着床和妊娠的维持提供基本保障。由于靶细胞内孕激素受体的含量受雌激素调节，因此孕激素必须在雌激素作用的基础上才能发挥作用。

1）对生殖器官的作用：孕酮可抑制输卵管黏膜上皮细胞的增生和分泌，减弱输卵管的节律性收缩。孕酮可使处于增生期的子宫内膜进一步增厚并发生分泌期变化，使子宫颈黏液分泌减少，黏度增大且拉丝度降低，阻止精子穿行。孕酮使阴道上皮细胞角化减少，上皮细胞卷曲、脱落增加。另外，孕酮能降低子宫肌细胞的兴奋性和子宫肌对催产素的敏感性，防止子宫收缩。同时孕酮还可抑制母体的免疫排斥反应，避免将胚胎排出子宫，保证胚胎发育。

2）对乳腺的作用：孕酮可促进乳腺小叶和乳腺腺泡发育成熟，并与其他相关激素共同为分娩后的泌乳作充分准备。

3）产热作用：孕酮可提高下丘脑体温调定点，使基础体温在排卵后升高0.5℃左右，并在黄体期一直维持这一水平（见图7-5）。临床上常将女性基础体温（早晨起床前测得的口温或肛温）的变化作为判断是否排卵的标志之一。妇女在绝经后或卵巢摘除术后，这种基础体温的特征性变化消失，注射孕酮可使基础体温升高。

4）对腺垂体激素分泌的调节：排卵前，孕酮可协同雌激素诱发腺垂体LH分泌高峰的出现；排卵后，孕酮对腺垂体激素的分泌产生负反馈调节作用。

**3. 抑制素** 抑制素是由卵泡颗粒细胞分泌的一种糖蛋白激素，可抑制腺垂体促性腺激素细胞FSH的合成与分泌。此外，还具有卵巢内作用，即降低卵泡内膜细胞产生雄激素，继发性抑制卵泡颗粒细胞产生雌激素，从而调控卵泡的生长发育。此外，黄体也分泌抑制素，抑制FSH的分泌，从而可阻止卵泡的发育和不发生连续多次排卵。

**4. 雄激素** 女性体内有少量雄激素，是由卵泡内膜细胞和肾上腺皮质网状带细胞产生的。适量雄激素配合雌激素可刺激女性阴毛和腋毛的生长。如女性的雄激素分泌过多，可出现男性化特征及多毛症。

**5. 松弛素** 每个卵巢周期黄体产生少量松弛素，可抑制子宫肌收缩，使胚胞（胎）有一个安静的子宫环境。妊娠时胎盘产生大量松弛素，在妊娠末期松弛素可增加耻骨联合的柔软性和舒张子宫颈，有助于胎儿娩出。

## 二、卵巢功能的调节

下丘脑、腺垂体和卵巢在功能上联系密切，构成下丘脑－腺垂体－卵巢轴。下丘脑分泌的GnRH作用于腺垂体，促使腺垂体分泌FSH和LH，两者促进卵巢中的卵泡发育、排卵、黄体生成以及卵巢激素的分泌，卵巢分泌的激素再对下丘脑－腺垂体进行反馈调节（图12-9）。

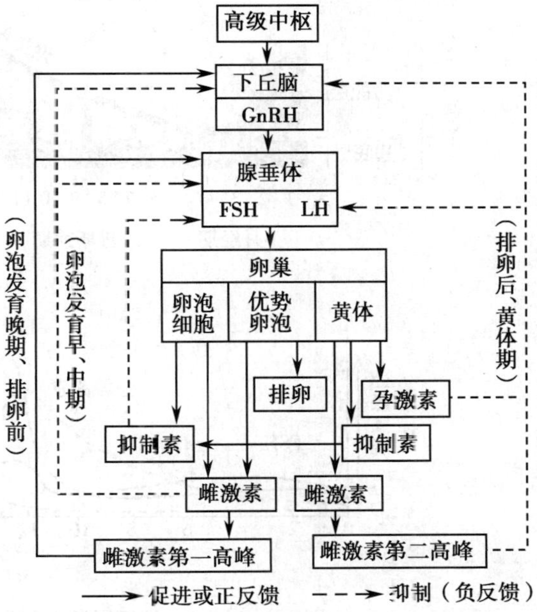


图12-9 下丘脑－腺垂体－卵巢轴

### （一）下丘脑促性腺激素释放激素的作用

下丘脑分泌的GnRH与腺垂体细胞膜上的GnRH受体结合，引起FSH和LH的释放，从而调节卵巢的活动（图12-9，图12-10）。

下丘脑神经内分泌细胞脉冲式释放GnRH。这种脉冲式释放可以维持腺垂体细胞对GnRH的反应，并引起LH及FSH也呈脉冲式释放。脑的许多部位可传递信号到下丘脑调节GnRH的释放。因此来自内、外环境的刺激可能通过中枢神经系统影响下丘脑分泌GnRH，从而改变卵巢的活动。精神过度紧张、生活规律剧烈变动等,可造成月经紊乱,说明神经系统对卵巢活动有调节作用。

### (二)腺垂体促性腺激素对卵巢功能的调节

腺垂体释放 FSH 和 LH 调节卵巢的功能。FSH 促进卵泡生长及发育成熟,并协同 LH 使卵泡分泌雌激素。LH 对卵巢有四方面的作用:①在 FSH 的协同作用下使卵泡分泌雌激素。②在卵泡期末,血液的 LH 浓度突然升高——LH 高峰,使成熟卵泡排卵。③使排卵后破裂的卵泡转变为黄体,并触发黄体分泌孕激素和雌激素。④维持黄体的功能。

### (三)雌激素和孕激素对下丘脑-腺垂体的反馈作用

卵泡发育早、中期阶段,分泌少量的雌激素对下丘脑分泌的 GnRH 和腺垂体分泌的 FSH 及 LH 起负反馈作用(其中以对腺垂体的负反馈作用较强)。随着卵泡的生长发育,卵泡颗粒细胞分泌的抑制素也逐渐增多,负反馈作用于腺垂体,抑制 FSH 分泌。到了成熟卵泡阶段,即卵泡期末,优势卵泡分泌大量雌激素,此时负反馈转变为正反馈,结果引起排卵前促性腺激素大量分泌(分泌高峰),其中以 LH 高峰最为显著(图 12-9,图 12-10)。排卵后,黄体分泌大量雌激素、孕激素和抑制素,对下丘脑及腺垂体起负反馈作用,抑制 GnRH 以及 FSH 和 LH 的分泌,阻止黄体期及妊娠时出现 LH 高峰。

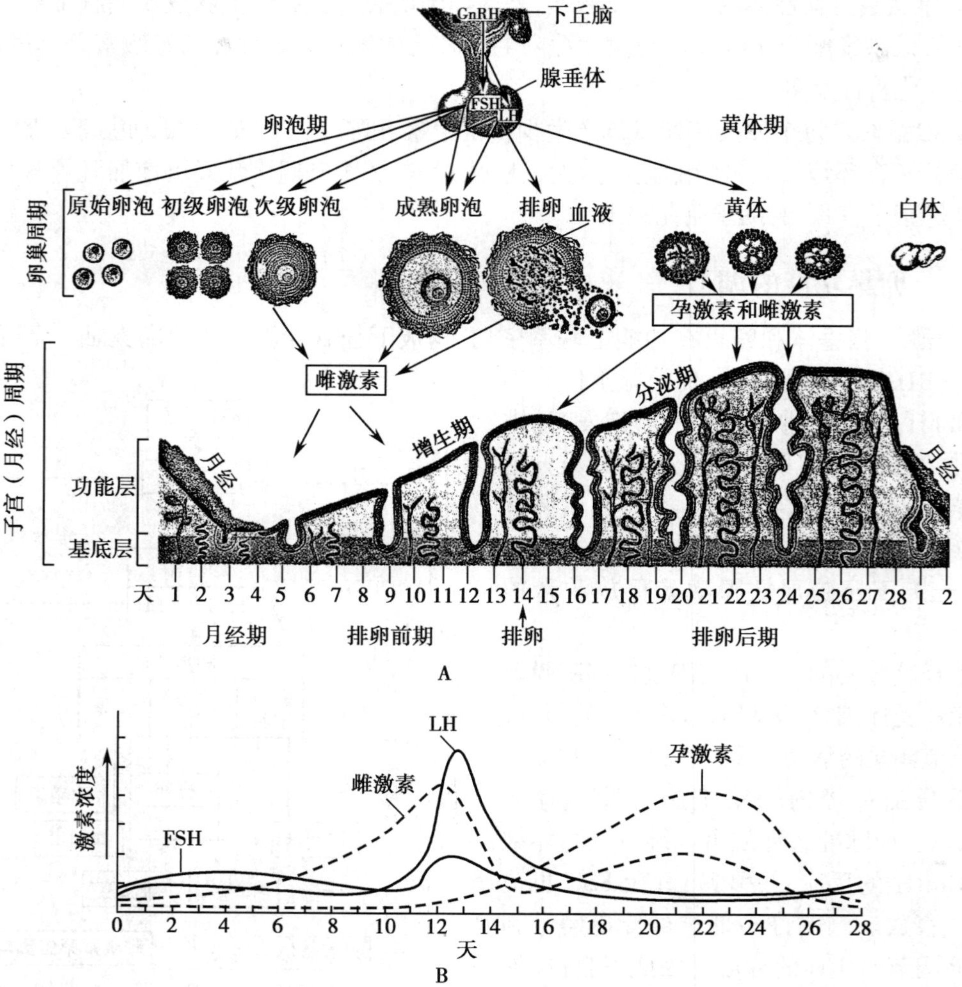


图 12-10 一个月经周期中卵巢、子宫内膜及血浆激素浓度的变化

A. 卵巢和子宫周期的激素调节;B. 腺垂体和卵巢激素浓度的改变

## 三、月经周期

生育年龄女性，随着卵巢中卵泡的生长发育、排卵与黄体形成的周期性变化，卵巢中雌激素和孕激素的分泌也会相应发生周期性变化（卵巢周期），进而引起生殖器特别是子宫内膜呈现周期性变化（子宫周期）。从青春期开始，除妊娠外，最明显的变化是每个月出现一次子宫内膜脱落伴随出血，并经阴道流出的现象，称为**月经**（menstruation）。子宫内膜这种结构的周期性变化，称为**月经周期**（menstrual cycle），即两次月经第一天之间的时间间隔。健康女性的月经周期为21~35天，平均28天，在20~40天范围内均属正常。一般情况下女孩12~14岁第一次月经来潮称为月经初潮（menarche）。月经初潮后一段时间内，月经周期可能不规则，1~2年后便逐渐规律起来。45~50岁月经周期停止，以后称为绝经期。每个月经周期可分为月经期、增生期和分泌期3个时期。

### （一）月经周期中子宫内膜的变化

**1. 月经期** 从月经开始至出血停止的时期称为月经期，为月经周期的第1~4天。此期子宫内膜变化的主要特点是缺血、坏死、剥脱和出血。这是由于排出的卵子未和精子结合，黄体则发生退化萎缩，使孕激素和雌激素分泌减少，导致血中两种激素水平突然降低，子宫内膜失去这两种激素的支持，内膜中的螺旋小动脉发生收缩、痉挛、断裂，导致子宫内膜靠近腔面2/3的功能层失去营养而缺血、坏死，最后剥脱，血管破裂出血而致月经来潮。剥脱的子宫内膜混于月经血中经阴道排出。由于子宫内膜中含有纤溶酶原激活物，可使月经血中的纤溶酶原转变为纤溶酶，因此月经血不凝固而呈液化状态（血量过多时可能有血凝块）。月经期通常持续3~5天，流血量平均为30ml，多于80ml为异常。子宫肌收缩有助于月经血从子宫腔排出，月经期经常出现的痛经可能与此相关，同时子宫内膜脱落形成创面容易感染，要注意保持外阴清洁卫生，避免剧烈活动。

**2. 增生期** 从月经停止到排卵为止的时期称为增生期，为月经周期的第5~14天。此期子宫内膜变化的主要特点是迅速增生变厚。这是由于卵巢中的卵泡不断生长发育，雌激素的分泌逐渐增多，在雌激素的作用下，月经期损伤的子宫内膜修复并增生，其中的血管和腺体也随之增生，但腺体尚不分泌。卵巢中的卵泡在此期末发育成熟并排卵。

**3. 分泌期** 从排卵后到下次月经前的时期称为分泌期，对应于卵巢周期的黄体期，为月经周期的第15~28天。此期子宫内膜变化的主要特点是腺体出现分泌现象。这是由于排卵后形成黄体，可分泌大量的孕激素，孕激素作用于子宫内膜，使子宫内膜进一步增生变厚，腺体迂曲并分泌大量黏液，有利于受精卵的植入；孕激素还可防止子宫肌收缩，从而避免新植入的胚胎被排出。

如果排出的卵子受精，黄体则成为妊娠黄体，继续分泌孕激素和雌激素，维持子宫内膜继续增厚而不发生脱落，故妊娠后不来月经。如果排出的卵子未受精，则黄体退化，血中雌激素、孕激素水平明显下降，又进入下一个月经周期。

**无排卵周期**：在某些情况下，月经周期没有排卵现象发生。此现象常见于初潮后12~18个月中或停经之前。若无排卵，黄体就不会生成，黄体对子宫内膜的效应也消失。雌激素持续引起内膜生长，增生的内膜变厚并开始脱落，到开始出血所需的时间差异很大，通常距上次月经少于28天。出血量差异也很大，可由很少到很多。

### （二）月经周期的形成

月经周期的形成主要受下丘脑－腺垂体－卵巢轴的调控。在月经周期中，卵泡发育及其激素的分泌都受到下丘脑和腺垂体的调控,而卵巢分泌的激素同时对下丘脑、腺垂体进行反馈性调节,三者间相互作用保证了月经周期的正常(见图 12-10)。

**1. 增生期的形成** 女性自青春期开始,下丘脑分泌的 GnRH 使腺垂体分泌 FSH 和 LH。FSH 促使卵泡生长发育成熟,并与 LH 配合使卵泡分泌雌激素。在雌激素的作用下,子宫内膜呈增生期变化。排卵前一天,血中雌激素浓度达高峰,通过正反馈作用使 GnRH 分泌增加,进而使 FSH 和 LH,尤其是 LH 的分泌增加更多,形成 LH 峰,引起排卵。FSH 的峰值较小。

**2. 分泌期和月经期的形成** 排卵后,残余卵泡形成黄体并继续分泌雌激素和大量孕激素。这两种激素,尤其是孕激素使子宫内膜呈分泌期变化。随着黄体长大,雌激素和孕激素分泌不断增加并至排卵后 8~10 天达高峰,通过负反馈作用抑制 GnRH 和 FSH、LH 的分泌。此期若未受孕,黄体将因 LH 分泌减少而退化萎缩,导致雌激素、孕激素分泌迅速减少,子宫内膜突然失去这两种激素的维持而崩溃出血,形成月经。

随着血中雌激素、孕激素浓度减少,对下丘脑、腺垂体的抑制作用解除,卵泡又在 FSH 的作用下生长发育,开始新的月经周期。由于中枢神经系统接受内、外环境的刺激,能通过下丘脑 - 腺垂体系统调节卵巢功能,从而影响月经周期。因此,强烈的情绪波动,生活环境的改变以及体内其他系统的疾病,往往都会引起月经失调。所以,在防治月经疾病中,应作全面而周密的分析研究。研究还发现,鼻腔嗅上皮也发送信息(通过嗅束及杏仁核接替)到下丘脑 GnRH 神经元,因此嗅觉可影响 GnRH 的分泌,从而影响生殖系统的功能。这一途径也可解释**集体寝室效应**(dormitory effect),即同住一室的女性月经周期有同步化的倾向,如果新来住的女性用棉花塞住鼻腔,则不发生月经同步化现象,说明集体寝室效应是由于化学物质(外激素,pheromone)的作用,人的这些化学物质主要产生于腋窝,排泄到体外,作用于嗅感受器,可影响同类者的生理和行为。青春前期,下丘脑、腺垂体发育尚未成熟,GnRH、FSH、LH 分泌极少,不能引起卵巢和子宫内膜周期性变化。随着青春期到来,下丘脑、腺垂体发育成熟,月经周期便表现出来。妇女 45~50 岁以后,卵巢功能退化,对 FSH、LH 的反应性降低。卵泡停止发育,雌激素、孕激素分泌减少。子宫内膜不再呈现周期性变化,月经停止,进入绝经期。

## 四、妊娠

妊娠(pregnancy)是指母体内新个体的产生和孕育的过程,包括受精、着床、妊娠的维持以及胎儿的生长。

### (一)受精

**受精**(fertilization)是指精子穿入卵子并相互融合的过程,一般发生于排卵后的第 6~7 天。在阴道中运行的精子经过子宫颈、子宫腔、输卵管到达输卵管壶腹部,在这里与卵子相遇。精子与卵子相融合即成为受精卵。精子和卵子各含 23 条染色体,受精卵则含有 23 对染色体,携带父母双方(亲代)的遗传特性。

一次射精能排出 2 亿 ~5 亿个精子,但最后只有数十个能到达受精部位,而其中往往只有 1 个精子可使卵子受精。精液射入阴道后,大约 1 分钟就被凝固成胶冻状态,这样可暂时避免精液流出体外,并能保护精子免受阴道酸性环境的破坏。在雌激素的作用下,处于排卵期间的宫颈黏液稀薄,其中黏液蛋白分子纵行排列成行,有助于精子穿行;而在黄体期,孕激素分泌逐渐增加,使子宫颈黏液变得黏稠,黏液蛋白分子卷曲,交织成网,形成黏液栓,致使精子难以通过子宫颈。

人类和大多数哺乳动物的精子必须在子宫或输卵管内停留一段时间,才能获得使卵子受精的能力,称为**精子获能**(capacitation of spermatozoa)。精子经过在附睾中的发育,虽然已经具备了受精能力,但由于附睾和精液中存在的去获能因子与精子结合,从而抑制了精子使卵子受精的能力。当精子进入女性(雌性)生殖道后,去获能因子被水解,从而暴露出精子表面识别卵子的位点。当精子与卵子相遇后,精子释放出顶体酶，将卵子外围的放射冠及透明带溶解，与此同时，进入卵子的精子尾部迅速退化，细胞核膨大形成雄性原核，随即与雌性原核融合，形成受精卵。

受精卵在输卵管内不断进行细胞分裂形成桑葚胚，与此同时，借助输卵管的蠕动和输卵管管腔上皮纤毛的摆动，桑葚胚逐渐向宫腔方向移动，在受精后 3~5 天后到达宫腔并继续分裂成为胚泡。胚泡在宫腔内一般停留 3 天。

### （二）着床

胚泡植入子宫内膜的过程称为**着床**（implantation）。着床包括定位、黏着和穿透三个过程。当胚泡进入子宫腔后，在一定位置靠近子宫内膜，随后胚泡附着于子宫内膜细胞，并进一步与内膜融合而穿入内膜的基质，最后完全植入子宫内膜中。胚泡植入子宫内膜后，其滋养层细胞分泌蛋白酶分解基质成分，同时分泌几种旁分泌因子促进着床部位所在区域的基质细胞发生广泛的蜕膜化，成为致密蜕膜区。蜕膜细胞可为植入早期的胚胎提供营养，同时致密蜕膜区可建立起机械及免疫学屏障，防止胚泡过度侵入。在黄体分泌大量孕激素及一定量雌激素的协同作用下，已经增殖到一定程度的子宫内膜发生形态及功能的变化而具备对胚胎的接受性。

### （三）妊娠的维持与激素调节

人类的妊娠时间从受精开始计算，平均约 270 天，若从月经周期第一天开始计算则约为 284 天。正常妊娠的维持有赖于垂体、卵巢和胎盘分泌的各种激素的相互配合。着床发生后，胚泡滋养层细胞和母体蜕膜细胞迅速增生形成胎盘。胎盘是母体与胎儿之间进行物质交换的重要器官，胎儿发育所需的各种营养物质和氧气都从母体的血液循环通过胎盘提供给胎儿，同时胎儿代谢产生的二氧化碳和其他废物也通过胎盘进入母体的血液循环。此外，胎盘还是妊娠期间重要的内分泌器官，可分泌大量的蛋白质激素、肽类激素和类固醇激素，这些激素对妊娠的维持和胎儿的生长发育具有重要作用。

**1. 人绒毛膜促性腺激素**　**人绒毛膜促性腺激素**（human chorionic gonadotropin，hCG）是由胎盘绒毛组织的合体滋养层细胞分泌的一种糖蛋白激素，与 LH 在结构和功能上基本相似。受精后 7~12 天，合体滋养层细胞开始以指数增长的速度分泌大量 hCG，至妊娠 8~10 周时 hCG 分泌达高峰，随后逐渐下降；到妊娠 20 周左右降至较低水平，并一直维持到妊娠末期（图 12-11）。在妊娠早期，hCG 可防止黄体退化并使之发育为妊娠黄体，继续分泌大量的孕激素和雌激素以维持妊娠。妊娠黄体只能维持 12 周后便萎缩退化，此时由胎盘分泌的孕激素和雌激素逐渐取代妊娠黄体的作用。

**2. 其他蛋白质激素和肽类激素**　胎盘还可分泌**人绒毛膜生长激素**（human chorionic somatotropin，hCS）、绒毛膜促甲状腺激素、ACTH、TRH、GnRH 和 β- 内啡肽等。hCS 是由合体滋养层细胞分泌的蛋白质激素，其结构和某些生理功能和生长素及催乳素基本相同，故又称人催乳素。它可降低母体对葡萄糖的利用，将葡萄糖转给胎儿利用，作为能量来源；同时促进脂肪分解，使母体游离脂肪酸增多，也有利于胎儿摄取更多的营养。此外，此激素还具有催乳素作用，如可刺激乳腺生长和发育，还可能有营养黄体的作用。

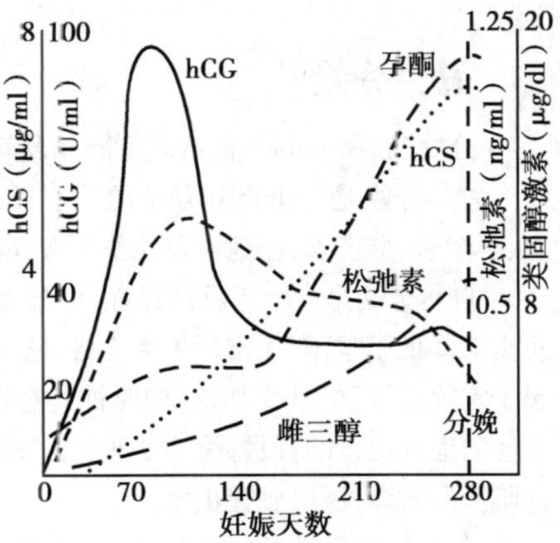


图 12-11　妊娠期间的激素水平
hCG：人绒毛膜促性腺激素；
hCS：人绒毛膜生长激素

**3. 类固醇激素**　胎盘本身虽然不能独立合成类固醇激素，但可以将母体和胎儿提供的前体物质转化为孕激素和雌激素。

（1）孕激素：由胎盘的合体滋养层细胞分泌。母体血液中的胆固醇进入胎盘，在胎盘胆固醇转化为孕烯醇酮，然后再转化为孕酮。在妊娠第6周，胎盘开始分泌孕酮，第8周以后成为孕酮的主要来源。母体血中孕酮浓度随孕期而稳步上升（从黄体期的79.3nmol/L升高到158.5nmol/L），到妊娠第12周后孕酮含量迅速升高，至妊娠末期达到高峰（图12-11）。妊娠期高浓度的孕激素可抑制子宫收缩，防止流产；可刺激子宫内膜蜕膜化，为早期胚胎提供营养物质；可促进乳腺的发育，为授乳做准备。

（2）雌激素：胎盘分泌的雌激素有雌酮、雌二醇和雌三醇，以雌三醇量居多。雌三醇是胎儿和胎盘共同参与合成的。胎盘从胆固醇合成孕烯醇酮和孕酮，部分孕烯醇酮进入胎儿肾上腺皮质，合成脱氢表雄酮硫酸盐，经肝脏羟化为16-羟脱氢表雄酮硫酸盐，然后随血液返回胎盘脱去硫酸盐，经芳香化酶作用转变为雌三醇。由于胎儿16-羟脱氢表雄酮硫酸盐是合成雌三醇的底物，雌三醇由孕妇尿排出，因此，妊娠晚期孕妇尿中雌三醇突然减少，可能表明胎儿已经死亡（图12-12）。妊娠期胎盘雌激素可进一步促进子宫和乳腺的发育，同时松弛盆腔韧带和关节，有利于以后胎儿的娩出。促进胚胎的生长。

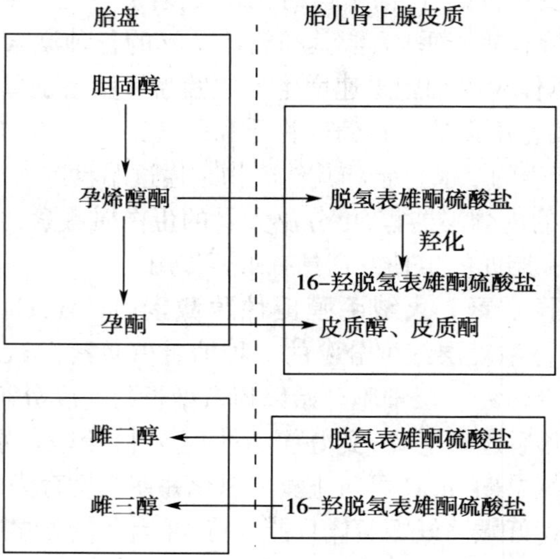


图12-12 胎盘和胎儿肾上腺皮质共同合成雌三醇

## 五、分娩

**分娩**（parturition）是指成熟胎儿及其附属物从母体子宫经阴道排出体外的过程。一般发生在妊娠40周左右。分娩是一个极其复杂的生理过程，其启动机制至今仍不清楚。动物实验表明，糖皮质激素、雌激素、孕激素、催产素、松弛素及儿茶酚胺等都参与了分娩的启动和完成。

自然分娩是一个正反馈过程，可分为三个阶段：首先，子宫底部开始收缩并逐渐向子宫颈扩布，推动胎儿头部紧抵子宫颈，使宫颈扩大变薄，这一阶段可长达几小时。然后，胎头对子宫颈的牵张刺激反射性地引起子宫收缩增强，频率加快，同时神经垂体释放的催产素进一步加强子宫收缩，这一过程不断增强，迫使胎儿经阴道娩出，此阶段持续1~2小时。最后，在胎儿娩出后约10分钟，胎盘与子宫分离并排出母体，同时子宫肌强烈收缩，压迫血管止血。

在分娩过程中，子宫肌发生的节律性收缩是胎儿从母体子宫自然娩出的主要动力。许多因素均可引发宫缩：①分娩前子宫肌中孕激素/雌激素的比率下降，导致前列腺素分泌，触发子宫肌收缩；②子宫蜕膜和胎盘可分泌催产素，同时子宫肌催产素受体的数量明显增多，都可促进分娩过程中以及胎盘与子宫蜕膜分离后子宫肌的强烈收缩;③分娩时疼痛和紧张刺激引起肾上腺素大量分泌,也能增强子宫肌的收缩强度。

### 六、哺乳

妊娠时血中高水平的雌激素、孕激素及催乳素刺激乳腺增大。早在妊娠第5个月已有少量乳汁分泌进入乳腺导管,但在分娩后1~3天才分泌大量乳汁,这是由于胎盘排出后雌激素及孕激素水平急骤降低的缘故。哺乳不仅能反射性引起催产素的释放和排乳,还可通过刺激催乳素分泌以维持和促进乳汁的分泌。由于雌激素具有拮抗催乳素对乳腺的泌乳作用,因此,对不愿哺乳的产妇可使用雌激素使其停止泌乳。

不哺乳的妇女,通常于分娩后第6周恢复月经,而正常哺乳的妇女,则需要25~30周后才开始恢复月经,而且月经恢复后头6个月的月经周期几乎50%是无排卵性的。哺乳刺激催乳素分泌,而后者又可抑制GnRH分泌,抑制GnRH对腺垂体的作用,拮抗促性腺激素对卵巢的作用。结果卵巢活动和排卵被抑制,使雌激素及孕酮分泌降至低水平,因此,仅有5%~10%的妇女在哺乳期再次妊娠,哺乳也是避孕的一种方法。

**男性女乳症**:男性乳房发育称为男性(子)女性型乳房(男性女乳症),可以为单侧,但通常为双侧,约见于1%的男性,但新生儿发生率达70%,是由于母体雌激素通过胎盘进入胎儿所引起。70%的青春期正常男孩和许多超过50岁的男性都曾有过轻微的、短暂性乳房增大。男性女乳症的原因通常是由于男性的雌激素增加,还有许多病例的原因不明。正常情况下男性高水平的睾酮(雄激素)有抑制乳房发育的作用,但当雌激素合成显著增加或睾酮产生降低时,这种抑制作用被削弱或消除,可导致乳房发育。男性雌激素合成增加的因素主要有肥胖,因为脂肪组织含有芳香化酶,可将体内的雄激素转化为雌激素,导致许多肥胖男子出现乳房发育等女性化特征。此外,慢性肝病、甲状腺毒症以及分泌雌激素的肿瘤,都可引起血中雌激素水平升高,导致乳房发育。睾酮降低见于无睾症以及高催乳素血症。一些药物也可抑制睾酮合成,如螺内酯(安体舒通,利尿药)、地高辛(强心苷)、酮康唑(抗真菌药),特别是雄激素拮抗药,例如,醋酸环丙孕酮。

男性女乳症会给人带来一些烦恼,但通常不会发展为乳腺癌。如果男性女乳症确定不是由疾病引起的,唯一的治疗是做整容性手术。

## 第三节 性 生 理 学

性生理学是研究和探讨正常性行为和性功能活动规律的科学。性生理学是生殖医学、性心理学、性医学的重要基础,与计划生育和生殖健康关系密切。

### 一、性的成熟和特征

青春期是从少年到成年的过渡阶段,也是从性不成熟到发育成熟的时期。女孩的青春期通常开始于9~11岁,较男孩要早两年。在青春期,由于机体迅速发育成熟,男孩和女孩在性器官、体格形态及第二性征等方面都将发生很大变化。

#### (一)性器官发育

男孩进入青春期最早出现的变化是睾丸体积增大,睾丸间质细胞分泌睾酮增加,使阴囊、阴茎、前列腺等附属性器官快速生长。15岁以后,睾丸及附属性器官已接近成人大小,精子的数量和睾酮的分泌也与成人基本相同。

女孩进入青春期后,卵巢体积增大,并开始有卵泡发育,卵巢开始分泌雌激素。在雌激素的作用下,子宫体增大,阴道长度也由青春前期的8cm增加到月经初潮时的11cm。大阴唇、小阴唇及阴蒂均开始发育。月经初潮时一般为无排卵性月经,经半年至一年半后开始有排卵,但黄体期通常很短。

#### (二)体格形态的变化

进入青春期后,男孩和女孩的身高上升速度明显加快,称为青春期突长。女孩的青春期突长开始于青春期的早期，多数到月经初潮时结束，在此阶段身高约增长25cm。男孩的青春期突长接近青春期的末期，故男孩青春期突长的平均年龄比女性大2岁左右。男孩在青春期阶段身高约增长28cm。由于青春期突长前身高的差异以及突长程度的不同，使成年男女的平均身高相差12cm左右。

在青春期，男孩和女孩在机体构成方面亦存在显著变化。发育成熟前，两者的骨量、净体重以及身体脂肪等基本相同，但在发育成熟后，男性的骨量、净体重和肌肉约为女性的1.5倍，而女性的脂肪则为男性的2倍。

#### （三）第二性征的出现

青春期阶段，在性激素作用下开始出现第二性征。男性第二性征的主要表现为声调变低，喉结突出，长出胡须、腋毛和阴毛，肌肉发达，出现男性特有的气味等。女性第二性征的主要表现为乳房开始发育，乳晕逐渐增大，乳头突出，骨盆变大，皮下脂肪增多，腋毛和阴毛相继长出，出现女性特有的气味等。生理状态下，男性平均在3.5年内完成第二性征发育，而女性平均在4.2年内完成第二性征发育。

#### （四）性成熟的调节

进入青春期后，由于中枢神经系统逐渐成熟，下丘脑－腺垂体的功能被激活，GnRH、FSH和LH的释放增加，可引起青春期的一系列变化。因此，下丘脑－腺垂体分泌活动的增强对青春期的生理变化起着启动作用。

在青春期前，下丘脑－腺垂体的分泌对性激素的负反馈作用敏感性较高，低水平的性激素即可以抑制下丘脑GnRH的分泌。进入青春期后，下丘脑－腺垂体对性激素的敏感性降低，GnRH、FSH、LH的分泌增多，从而促进性腺的发育和性激素的分泌；同时，血浆中雌二醇和睾酮的浓度逐渐升高，并刺激男女生殖器官的发育和第二性征的出现。

此外，肾上腺皮质的功能也与性成熟有关，肾上腺皮质分泌的脱氢表雄酮、硫酸脱氢表雄酮及雄烯二酮与青春期阴毛和腋毛的生长有关。如果在青春期生殖内分泌紊乱，则可引起青春期发育异常，如出现性早熟或青春期延迟等。

### 二、性兴奋与性行为

当人在精神或肉体上受到有关性的刺激时，性器官和身体其他部位会出现一系列的生理变化，称为**性兴奋**（sexual excitation）。**性行为**（sexual behavior）主要是指在性兴奋的基础上男女两性发生性器官的接触或性交（sexual intercourse）的过程，也可包括虽无两性器官的接触，但与性器官有关系的行为，如性自慰等。

#### （一）男性的性兴奋与性行为

男性的性兴奋除心理活动外，主要表现为阴茎勃起和射精。

**1. 阴茎勃起** 阴茎受到性刺激时可迅速胀大、变硬并挺伸的现象，称为**阴茎勃起**（erection）。阴茎勃起时，其长度可由松弛时的6~11cm长到13~19cm。站立时，阴茎上挺的勃起角可达到或超过90°。勃起时，阴茎内动脉扩张，导致阴茎的血流量明显增加，可达到80~200ml，阴茎海绵体内的压力可达75mmHg。勃起时，较小的阴茎涨大的容积比例较大，而较大的阴茎涨大的容积比例较小，因此，松弛时似乎差别较大的阴茎，在勃起时差别就不明显了。阴茎的勃起除受性刺激的影响外，还可受其他一些因素的影响，如睡觉时过热、内裤过紧以及一些疾病等。

**2. 射精** 男性性高潮时精液经尿道射出体外的过程称为**射精**（ejaculation）。射精的过程分为移精和排射两个阶段。首先是腹下神经兴奋，附睾、输精管平滑肌按一定的顺序收缩，将精子输送至尿道，并与前列腺和精囊腺的分泌物混合组成精液，此过程称为移精（emission）。然后，阴部神经兴奋，使环绕阴茎基底部的尿道海绵体肌发生节律性收缩，压迫尿道，使精液射出。射精的同时伴有一种强烈的欣快感，即性兴奋达到性高潮。

射精是一种反射活动，其传入冲动起源于生殖器，基本中枢位于脊髓腰骶段，而高位中枢在大脑皮质。高位中枢可通过儿茶酚胺和5–羟色胺系统对脊髓中枢的活动进行调节，前者起激活作用，而后者起抑制作用。

#### （二）女性的性兴奋与性行为

女性的性兴奋主要包括阴道润滑、阴蒂勃起及性高潮。

**1. 阴道润滑** 女性在受到性刺激后10~30秒可出现阴道润滑。这是由于阴道壁内的血管充血，从阴道血管渗出一种稀薄的黏性液体，该液体可由阴道流至外阴部以润滑阴道和外阴，有利于男性阴茎的插入和抽动。

**2. 阴蒂勃起** 阴蒂是女性的性感受器之一，其头部有丰富的感觉神经末梢。性兴奋时，阴蒂充血、膨胀、勃起、敏感性升高，使女性获得性快感并达到性高潮。

**3. 性高潮** 当外阴和阴道受到的刺激达到一定程度时，子宫、阴道、会阴及骨盆部的肌肉会突然出现自主的节律性收缩，并伴有一些全身性反应，类似男性射精时的兴奋状态，称为女性性高潮。

## （三）性反应周期

从性兴奋开始到消退的周期称为性反应周期。性反应周期可划分为四个阶段，即兴奋期、平台期、高潮期和消退期。

**1. 兴奋期** 兴奋期指性欲发动，身体进入性紧张阶段。对男女两性来说，无论是来自肉体的还是精神的性刺激都能引起性兴奋。在兴奋期，男女双方皮肤均可能出现一种类似于斑丘疹的“性红晕”，多起于上腹部并迅速扩散到胸部。此外，男女两性还有随意性肌紧张的增强、心率加快、血压升高等。男女两性在性兴奋期的主要差别是男性能够随时迅速地达到性兴奋，而女性进入性兴奋则较缓慢，需要更多的爱抚。

**2. 平台期** 平台期是兴奋期后一段短促的性紧张平衡发展的阶段，持续30秒到几分钟。在平台期，男性阴茎完全勃起，而女性最显著的变化是“高潮平台”的形成，即阴道壁的外1/3因充血肿张而明显增厚，阴道管变得狭小，这时对阴茎的紧握力量明显增强，此外还出现肌强直现象，阴蒂升高，小阴唇充血变色等。与此同时，男女双方呼吸频率可进一步增加，心率可达100~175次/分，血压进一步增高，收缩压增高20~80mmHg，舒张压增高10~40mmHg，神经系统的兴奋也达到更高程度。

**3. 高潮期** 高潮期系性反应的顶峰，是性紧张过程中最短暂的瞬间，一般只持续数秒。在男性，性高潮是由盆腔器官一系列节律性收缩组成的，这时有无法抑制的射精感并有射精，随之带来快感，射精后产生不自主的排汗反应。在女性，高潮期的反应过程基本上与男性相似，其主要生理反应是肌肉的节律性收缩，由于喉部肌肉痉挛性收缩，女性可出现不随意呻吟或喊叫。同时，女性在高潮时有一种以阴蒂为中心向外周呈波浪式扩散的感觉。在高潮期，男女双方心率进一步加快，可达110~180次/分，呼吸频率可高达40次/分，收缩压和舒张压可分别增高到200mmHg和110mmHg，双方可有暂时的意识改变和知觉丧失，所以冠状动脉梗阻急性发作后刚刚康复的病人要节制性交活动。

**4. 消退期** 消退期是指身体紧张逐步松弛恢复的过程，需5~10分钟，在这一过程中通常有一种轻松的感觉，脉搏、呼吸、血压均恢复正常。

整个性反应周期的时间因人而异，一般为10~30分钟，也有短至几分钟，长达数小时者。时间的差异主要在性兴奋期。

## （四）性兴奋和性行为的调节

人类的性兴奋和性行为主要受神经和内分泌的调节，此外也受环境及心理等因素的影响。

**1. 性兴奋和性行为的神经调节**

（1）性兴奋和性行为的神经调节中枢：按照功能，可将性兴奋和性行为的神经调节中枢分为三级：①第一级，也称初级中枢，位于脊髓。支配性器官的交感神经，由脊髓1~3腰段发出，经肠系膜下神经节到达性器官及其附近的器官。支配性器官的副交感神经，由脊髓2~4骶段发出，通过盆神经到达性器官，主要支配阴茎或阴蒂的活动，以及附属性腺的分泌。支配性器官的躯体神经（阴部神经）由骶丛发出支配会阴和阴茎（阴蒂），控制坐骨海绵体肌及球海绵体肌的张力，增加阴茎勃起和阴蒂勃起的坚硬度。从阴茎皮肤和阴茎头（阴蒂）的感觉冲动，通过阴茎（阴蒂）背神经、阴部神经及骶神经到达脊髓。②第二级，即性兴奋和性行为的较高级中枢，位于下丘脑。③第三级，即性兴奋和性行为的最高中枢，在大脑皮质的边缘系统及其有关结构。性的视、听、嗅、触等感觉的传入或性幻想，可由边缘系统及其下丘脑发出促进或抑制的信号，来激发或抑制男性的阴茎勃起以及女性的阴道充血和润滑。人类性高潮的出现，可能和隔区活动有关。

（2）性兴奋和性行为调节的神经递质：以男性为例，传统认为阴茎的勃起是以去甲肾上腺素和乙酰胆碱为递质的，去甲肾上腺素参与勃起消退和维持阴茎萎缩状态，而乙酰胆碱参与阴茎的勃起。但近年来研究发现，阴茎勃起时血流的改变（增加）主要是由于一氧化氮（NO）的作用。在动物实验中，给予一氧化氮合酶抑制剂可阻断刺激盆神经引起的阴茎勃起，故认为NO是引起阴茎勃起的重要递质。勃起主要是由支配阴茎动脉的副交感神经纤维释放的NO介导的，后者促进cGMP生成，cGMP舒张血管，引起阴茎深动脉扩张。磷酸二酯酶抑制剂，可抑制cGMP分解，从而升高和维持cGMP水平，有助于阴茎的勃起。

**2. 性兴奋和性行为的激素调节**

（1）性激素：在男性，雄激素可刺激性欲，引起阴茎勃起。在女性，雌激素有刺激性欲的作用，但女性性欲的维持需要雄激素的存在。睾酮水平高的女性，阴道对性刺激的敏感性较高。孕激素有降低性欲的作用。

（2）催乳素和催产素：催乳素对大脑性中枢有直接抑制作用。在男性，高泌乳素血症可引起男子阳痿和性欲低下。在女性，高泌乳素血症亦能引起性欲低下和月经紊乱。催产素对男女两性的性功能及性行为也有明显的抑制作用。

## 三、避孕

**避孕**（contraception）是指采用一定的方法使妇女暂时不受孕。其方法很多，避孕的各种方法及成功率见表12-1。

**表12-1　常用避孕方法**

| 方法 | 第一年失败率 | 避孕的生理机制 |
|---|---|---|
| 安全期避孕法 | 25% | 避开排卵期一周性交 |
| 屏障方法 | 12% | |
| 避孕套（男、女） | | 阻止精子进入子宫 |
| 隔膜（子宫颈帽） | | |
| 杀精子剂（女） | 20% | 杀死阴道内的精子（授精后） |
| 绝育手术 | <0.5% | 阻止精子进入精液，阻止精子与卵子相遇 |
| 输精管切除（断） | | |
| 输卵管切断 | | |
| 宫内避孕器（IUD）（女） | 3% | 阻止胚泡植入 |
| 雌激素和/或孕激素 | | 抑制LH高峰阻止排卵；使宫颈黏液变黏稠， |
| 口服避孕丸（女） | 3% | 阻止精子进入子宫；改变内膜阻止胚泡植入 |
| 注射或植入孕酮（女） | <0.5% | |
| 经皮埋入（皮肤膜片）（女） | <1% | |
| 阴道环（女） | <1% | |

**男性避孕—输精管结扎术**：双侧输精管结扎是相对安全、简便、有效和常用的男性避孕方法。但是做此手术者有50%术后产生抗精子抗体。由于此抗体的存在，如果输精管再接通，其不生育率增加。替代此方法的是用硅栓阻塞输精管，输精管较完整，想要再接通较容易，但避孕不如输精管结扎有效。

### 生理与临床：环境雌激素对人类生殖健康的影响

随着经济和工业化的进展，人类合成大量的内分泌干扰物（endocrine disrupters）。这些激素样污染物与体内的激素受体结合，或者模拟或者阻断体内正常激素的作用。大多数内分泌干扰物产生女性化作用，它们模拟或者改变雌激素的作用，还有的会阻断男性自身的雄激素作用。研究结果表明，这些雌激素干扰物是造成某些生殖健康障碍的原因，例如男性精子数量减少及妇女乳腺癌发病率增加，睾丸和前列腺癌的发生率增加，男性生殖系统先天性异常（隐睾症、尿道下裂），男性出生率降低等。

环境中处处都存在雌激素干扰物，它污染我们的食物、饮用水及空气。证明有女性化作用的合成化合物包括：①某些杀草剂及杀虫剂；②某些洗涤剂的分解产物；③汽车尾气中的石油副产物；④用于防止酸败的食品普通防腐剂；⑤制造塑料用的塑料软化剂（塑化剂）。这些塑化剂普遍存在于食品包装材料中，当与食品接触，特别是与受热的食品接触时，容易渗入食品中。它也存在于某些婴儿使用的嚼环（供出牙婴儿咬嚼的出牙玩具），以及许多医疗产品中，例如贮血袋。塑化剂是我们环境中最多的工业污染物。

除雌激素干扰物外，新近还鉴定出一种新的化学干扰物——雄激素干扰物（androgen disrupter），它模拟或抑制男性激素的作用。研究发现，来自纸厂废水中的细菌能将松木纸浆中的固醇转化为雄激素。相反，在普通使用的喷雾蔬菜和水果的杀菌剂中发现抗雄激素化合物。还有一些家畜饲养场为了增加瘦肉的产量，使用雄激素（雄激素具有蛋白同化作用）。这些药不仅存在于瘦肉中，还可通过粪便污染水源。

为了避免环境雌激素的危害，除了加大对污染严重企业的治理力度，减少向环境释放这些有害物质外，人们在日常生活中要加强自我保护：不要用塑料容器加热食品和用塑料盛装热食品，儿童奶瓶最好用玻璃制品；避免食用受污染水中的鱼类；少食用罐头食品、含化学色素的食品；少用或不用化学材料制作的家庭装修材料，包括涂料和有机黏合剂；减少使用各种杀虫剂、驱蚊剂及除草剂；垃圾要分类处理，尽可能就地回收利用，不要焚烧；慎用雌激素类药物，如含己烯雌酚的避孕药和保胎药；少用化学合成的化妆品；对食品的清洗要彻底，以除去更多的化学农药。由于环境雌激素对人体的损害之一是通过氧化作用产生的，因此，平时还可多食用一些富含抗氧化剂维生素 C、维生素 E 和胡萝卜素的食物。

## 临床病例分析：运动性闭经

**病例简介**：小王是一位大二学生，去校医务所就医，诉说闭经已好几个月了。以前月经一直正常。小王身高 165cm，体重 45kg。第二性征发育正常。几年前曾有甲状腺功能减退，为此服用过甲状腺片。小王在一个地方体育馆教练一个增氧健身班（指跑步、散步、游泳等加强心肺循环功能的运动），每天至少运动 7 小时。对她做了妊娠试验为阴性，血检甲状腺激素水平正常。除血胆固醇低于正常外，其他血液指标也在正常范围。

**问题**：引起小王闭经的原因是什么？应如何治疗？

**解答**：小王无月经不伴有疼痛，也无闭经或月经过多的病史。闭经前有月经的事实可以排除原发性闭经。她的继发性闭经也不是妊娠所致，因为妊娠试验阴性。闭经也不是由于甲状腺功能减退引起，因她规律地服用甲状腺片，并且甲状腺激素水平正常。小王继发性闭经最可能的原因是精神紧张、低体重和（或）紧张的运动安排。她如果想恢复其正常的月经周期，应当设法消除或减轻上述情况。如果不愿增加体重和（或）减少体育运动，医生可推荐她服口服避孕药，以帮助恢复规律的月经周期。

（王 杨）

# 第十三章

# 衰老生理学

**衰老**（aging）是全人类面临的重大医学问题。随着社会的进步，生产力发展，人民生活水平的提高，人类的平均寿命逐渐增加。据世界卫生组织公布的数据，2018 年全球总体人平均预期寿命为 72 岁（男 69.8 岁，女 72.4 岁），中国 76.4 岁（男 75 岁，女 77.9 岁）。人均寿命排在前几位的是日本（84.2 岁），瑞士（83.3 岁）、西班牙（83.1 岁）、法国（82.9 岁）。中国（大陆）排名第 52 位。目前全世界 60 岁以上的老年人已达 6.06 亿，在中国，老年人占全国总人口的 17.31%、约 2.3 亿，中国已成为老龄化国家。

## 一、衰老的定义

衰老是成熟机体结构和功能随着年龄的增长而进行性衰退，对内、外环境应激的适应性降低而导致机体生存能力减弱的综合性进程。世界卫生组织规定：44 岁以下为青年人，45~59 岁为中年人，60~74 岁为年轻的老年人（较老年的人），75~89 岁为老年人，90 岁以上是长寿的老年人。

## 二、衰老的主要变化及特征

人体伴随衰老的变化个体间的差异较大，衰老对各个生理系统的影响也不一样。虽然衰老过程的本质在男女之间是类似的（生殖系统除外），但存在明显的量的差别。

### （一）身高和瘦体重

老年人的身高和瘦体重减小，但脂肪增加和重新分布。

女性在 16~17 岁、男性在 18~19 岁身高达到峰值，女性在 20 岁之前，男性在 25 岁时身高开始下降，主要是由于椎间软骨盘受压及脊椎骨量丢失。70 岁时身高比最高值降低 2.5%~5%。大多数成年期男女不含脂肪体重（体重减去脂肪组织的脂肪重量）及瘦体重（不含脂肪体重减去骨骼重量及非脂肪组织脂肪重量）进行性降低。虽然坐着不动的生活方式可促进这种降低，但终身田径运动员也表现不含脂肪体重及瘦体重随年龄进行性降低。

脂肪组织的脂肪重量在成年期增加，但其程度个体间有很大差异。虽然固定不动的生活方式可能是一个因素，甚至身体没有表现体重伴随年龄增加的个体，脂肪组织脂肪重量也小的但进行性增加（与上述不含脂肪体重降低并行）。此外，体脂的分布随着年龄增长而改变：脂肪组织堆积在腹腔内脏周围及腹部皮下组织。同时人四肢及脸部脂肪减少，脸部脂肪丢失而出现老年人特征性的瘦削面貌。

### （二）皮肤、肌肉 - 骨骼系统

衰老使皮肤变薄，肌肉 - 骨骼系统变弱、变脆和不灵活。

**1. 皮肤** 衰老时表皮厚度轻度减小，最外面角质层无变化。角化细胞生成速度随着年龄增长而减慢，因此角质层存在时间延长。黑素细胞数量减少，光保护作用削弱，朗格汉斯（Langerhans）细胞数量减少，导致免疫监视功能降低。

真皮的老化主要影响细胞外基质。弹性蛋白及胶原数量减少，其结构发生改变。葡糖胺聚糖组成也改变，结果真皮变薄 20%，变得更不易移动，较少延伸性，因此更易损伤。

光老化（长期接受太阳紫外线照射引起的皮肤损伤）加速表皮和真皮固有的伴随年龄变化的程度，并引起粗糙的皱纹。衰老也降低汗腺的数量和功能，以及皮脂腺生成皮脂的数量，毛囊活动的黑素细胞数量减少，头发灰白，指甲生长减慢。

**2. 骨骼肌**　骨骼肌的重量随着衰老持续地减少（肌减少症），特别是50岁以后。主要是肌纤维的数量减少，肌纤维大小（粗细）变化较小。肌减少症部分是由于不活动引起，但也由于支配Ⅱ型运动单位的运动神经元进行性减少。随着运动神经的丧失，受影响的肌纤维萎缩和死亡，或者由邻近健康神经元轴突形成的幼芽支配，最终形成较大的运动单位，因此精细运动能力降低。肌肉强度及肌力的降低常常是老年人丧失劳动能力的原因。但老年人强度训练能增加肌纤维的大小，因此能增加肌肉质量。

**3. 骨**　整个成年期都进行骨的重建。骨的重建包括破骨细胞（起吸收骨的作用）与成骨细胞（起成骨作用）的协调活动。中年以前骨吸收与骨形成处于平衡状态，但中年开始骨吸收大于骨形成（原因之一是由于老年人血中活性维生素 $D_3$ 水平降低，影响到小肠对钙的吸收，主要依靠贮存的骨钙维持足够的血钙水平），因此导致骨量进行性丢失。妇女绝经后的头几年骨丢失速度较快。骨丢失可发展以致骨质疏松，骨质疏松易引起骨折。

**4. 关节**　成年人随着年龄的增长，由于关节软骨老化，关节柔软性降低。这主要是由于关节软骨水含量减少，软骨变薄，导致关节机械特性改变，如可伸展韧性、抗疲劳性和强度降低。衰老损害软骨细胞的功能，增加胶原交联，蛋白多糖丢失。关节软骨的老年性变化对骨关节炎的发生起重要作用。

## （三）中枢神经系统

一个很普遍的错误观点是认为神经系统随着年龄的增长而明显衰退。其实并在不存在神经系统病变，如阿尔茨海默病和帕金森病时，衰老对神经系统的影响不是很大的。

**1. 感觉功能**　大多数感觉功能随着人变老出现某些退化。触觉、振动觉和两点辨别觉降低。本体感觉，包括内耳前庭感觉也有些退化。许多老年人由于感受冷、热觉的功能下降，使体温调节能力降低。

（1）听觉：听觉减退，特别是高频音。这是由于柯蒂（Corti）器毛细胞或基底膜相关部位听神经纤维丧失或血供降低所致。

（2）视觉：晶状体调节能力进行性丧失（老视）。视网膜视锥细胞数量减少，对光反射改变瞳孔大小的能力减小。视杆细胞暗适应能力降低。此外，许多老年人伴随衰老的疾病——白内障、青光眼及黄斑变性，可明显降低视力。

（3）味觉：老年人的嗅觉敏感性明显降低，味觉细胞减少，觉察甜、酸、咸和苦味的能力有些退化，许多老年人生活在“淡味觉”的世界中。

**2. 运动功能**　老年人的反射时间延长，信息在中枢传递过程减慢，加上肌肉收缩强度、视觉及本体感觉功能降低，因此老年人的动作比年轻人迟缓，维持姿势及平衡能力变差，较易发生跌倒和骨折。老年人步行速度减慢，步伐缩短。这种步行方式可减轻灵活性较差的膝关节和踝关节的负荷。

**3. 认知功能**　在不存在痴呆的情况下，健康老年人的认知（如智力、记忆、学习）功能没有明显降低，但解决新问题的能力降低。老年人由于海马退行性变，短期记忆能力减退，例如，不能回忆汽车钥匙丢在什么地方，但其他记忆没有丧失，例如仍能在计算机（网上）检索信息。老年人能学习，但掌握知识的速度不如年轻人。

## （四）心血管系统

老年人动脉顺应性（可扩张性）降低，使收缩压升高，舒张压轻度降低，脉压增大。动脉压升高，使总外周阻力增加，左心室后负荷增加，可导致左心室肥厚（由于心肌细胞增大）。75岁左右以后可能由于心肌收缩力逐渐降低，血压又开始下降。压力感受性反射减弱，对β肾上腺素能刺激的反应降低，许多老年人易患直立性低血压（从卧位或蹲位到直立位时血压降低，可产生短暂性头晕）。由于部分窦房结起搏细胞被纤维组织取代，心脏固有心率（无自主神经支配时的心率）及应激（如运动）时能达到的最大心率及最大心输出量逐渐降低，因此心脏对应激（如剧烈运动）的适应能力受限。毛细血管密度降低。

## （五）呼吸系统

由于Ⅱα型骨骼肌纤维萎缩导致呼吸肌收缩强度和收缩的持久性随着年龄增长而降低。肋骨及脊柱变化导致胸壁顺应性降低，呼吸功增大。由于肺泡弹性回缩力降低而使肺顺应性增大，肺活量减小和功能残气增加。45岁时肺活量降至其最大值的82%，65岁时降至62%，85岁时降至50%。由于胶原及弹性蛋白支持结构退化气道塌陷（肺膨胀不全）的倾向增加，导致局部肺的通气受损，通气 - 灌注失匹配增加。随着年龄的增长，肺泡及肺毛细血管数量减少，部分肺泡被结缔组织取代，气体交换面积减小，气体交换能力降低，以致动脉 $PO_2$ 降低，$PCO_2$ 可能小幅升高，特别是运动时。因此当测定老年患者的血气时，应认识到较低的动脉 $PO_2$ 是衰老的结果，不是疾病造成的。老年人通过咳嗽清洁气道的能力降低。

### （六）泌尿系统

衰老引起肾的结构与功能较为显著的变化。约 30 岁以后，有功能的肾小球数目和 2/3 的人的肾小球滤过率开始减少，80 岁时肾小球数量从峰值的 220 万个降至 120 万个。由于肾小动脉及入球小动脉变化，肾血流量降低，结果肌酐清除率降低 30%。尿的浓缩与稀释能力也降低。抽样研究表明，肾小管转运功能随着年龄增长而降低，对钠负荷改变的反应及排钾、磷和酸的能力稍许降低。尽管如此，健康老年人基本的水和电解质平衡仍无明显改变。由于瘦体重降低，身体总水量减少，所以老年人脱水的危险性增大。渴觉也随着衰老而减退。血浆渗透压升高引起的 ADH 分泌反应减弱，因此脱水时维持身体总水量及血容量能力减小。由于肾小球滤过率及肾小管转运功能的上述变化，药物在体内的半衰期延长。由于膀胱的容量及可扩张性随着年龄的增长而减小，控制膀胱排尿的肌肉收缩减弱，膀胱的自发性收缩频率增加，因此控制排尿的能力降低，排尿的速度减慢，排尿后剩余在膀胱的尿量增加。男性排尿次数增多和尿流不畅也可由前列腺肥大引起。

### （七）消化系统

衰老时胃肠功能改变比其他系统较轻微。老年人往往唾液分泌减少，加上咽肌收缩功能减退，可能引起吞咽困难。味蕾的敏感性降低，可导致食欲降低和对某些食物的喜爱。吞咽困难加上胃食管反流，可能增加吸入性肺炎的危险。结肠倾向增粗，收缩强度增加，可能增加憩室（由结肠壁形成的袋状结构）的危险。小肠绒毛缩短，使吸收面积减小。维生素 D 吸收减少和老年人接受日照减少，可导致维生素 D 缺乏。结、直肠运动轻度降低，可导致便秘。肝重量、肝血流以及肝对某些药物的代谢清除能力降低。肝损伤后的再生能力降低。

### （八）内分泌系统

衰老对大多数内分泌功能的影响较小。老年人由于活动减少，总的能量消耗量降低。由于老年人不含脂肪体重降低，基础代谢率（BMR）降低（每千克不含脂肪体重的 BMR 不降低）。

**1. 胰内分泌** 老年人由于机体对胰岛素敏感性轻微降低，葡萄糖耐受性受损，饥饿（空腹）血糖倾向于升高，因此发生 2 型糖尿病的危险增加。随着年龄的增长，血清低密度脂蛋白升高。

**2. 垂体** 老年人生长激素及胰岛素样生长因子 1（IGF-1）浓度降低，这可能是造成老年人肌肉质量减少的原因。有人主张生长激素缺乏者用生长激素替代治疗。

**3. 肾上腺皮质** 基础的、昼夜节律性的及刺激引起的皮质醇分泌随着年龄的增长变化不大。醛固酮的分泌也能很好地维持。但血浆脱氢表雄酮浓度随着年龄的增长而明显降低。

**4. 甲状腺** 在 90 岁以前甲状腺功能似乎不受年龄影响。然而，百岁老人 TSH 的分泌及血浆浓度可能降低。由于 5′/3′脱碘酶受损，$T_3$ 水平可能降低。甲状旁腺激素水平随着年龄增长而升高。

**5. 性腺** 女性至 50 岁左右时卵巢功能停止，生殖能力突然终止，引起绝经。雌激素水平降低引起腺垂体促性腺激素分泌增加（由于失去负反馈），并导致许多生理功能的变化，其中最为明显的骨矿物质密度降低（骨量减少），严重时可导致骨质疏松，骨折的危险增大。低水平雌激素还可引起自主神经系统和行为改变以及全身症状，更年期后心血管障碍的发生率较高。男性生殖功能降低比女性轻微得多，生殖功能及相关功能缓慢地进行性降低（男性更年期）。虽然老年男性血浆游离睾酮及总睾酮水平及精子生成率降低，但直至 80 岁仍有生育能力。

## 三、衰老的细胞分子机制

关于衰老的原因至今仍不十分清楚，其学说也较多，现介绍 3 种主要的细胞分子机制：①氧化应激及相关因素损伤；②损伤修复缺失；③细胞数量调节失常。衰老的根本机制可能是由于损伤与修复之间长期失去平衡。在生长发育期间，遗传程序不仅产生复杂的结构，而且也修复在该过程中产生的损伤分子。发育成熟以后是一个短暂的成年期，损伤与修复处于平衡（稳定）状态，然后开始长时期损伤占优势的不平衡期。

### （一）氧化应激及相关过程损伤大分子物质可能是导致衰老的原因之一

**1. 活性氧簇　活性氧簇**（reactive oxygen species，ROS）包括某些分子如氢过氧化物（$H_2O_2$），中性自由基如羟自由基（·OH），及阴离子自由基如超氧阴离子自由基（$O_2^{\cdot-}$）。ROS 特别是·OH 是最活泼的，对重要生物分子如蛋白质、脂类及 DNA 具有潜在的损害作用。ROS 也能由电离辐射形成，但其最主要来源是线粒体电子传递链。电子传递链复合物Ⅰ和复合物Ⅱ生成 $O_2^{\cdot-}$，作为副产物。超氧化物歧化酶（SOD）转化 $O_2^{\cdot-}$ 为 $H_2O_2$，后者再产生·OH。

虽然仅小部分 $O_2$（<1%）用于有氧代谢产生 ROS，但在缺乏保护机制的情况下，该数量的 ROS 可以是致死的。幸好机体有两个自由基防御系统，其一是酶防御系统（起主要作用），如 SOD，过氧化氢酶及谷胱甘肽过氧化物酶（SOD 分解 $O_2^{\cdot-}$ 产生的 $H_2O_2$ 被过氧化氢酶和谷胱甘肽酶分解产生相对无反应性产物 $H_2O$、$O_2$ 和谷胱甘肽）。其二是非酶性防御系统，也称抗氧化剂或自由基净化剂。这类物质有维生素 E、C，硒等。上述自由基防御机制系统也不是能完全起到保护作用的，而且随着年龄的增长，这种保护机制逐渐减弱。根据氧化应激学说，ROS 的产生与除去之间失平衡是衰老的主要原因。

**2. 糖基化和糖化氧化**　糖基化（glycation）和糖化氧化（glycoxidation）是还原糖（如葡萄糖）的羧基与生物大分子（如蛋白质、DNA）的氨基非酶促反应形成**晚期糖基化终产物**（advanced glycation end products，AGE）。糖基化对蛋白质特别是生存期长的蛋白质的结构和功能有重要影响，可能在糖尿病的长期并发症中起作用。衰老的表现型与糖尿病患者的表现型相似，有人提出衰老的糖基化学说。葡萄糖是参与糖基化的一个重要还原糖，因此血糖水平是糖基化的一个主要因素。糖尿病患者高血糖期间血红蛋白糖基化增强。含 AGE 的蛋白质其结构和功能特性发生改变，例如，眼球晶状体蛋白形成 AGE 可能促进老年人晶状体的不透明化，而且随着年龄增长，结缔组织（如血管）中胶原韧性增加，部分有助于 AGE 对胶原的交联作用。AGE 诱导的 DNA 损伤可导致基因组功能改变。

**3. 线粒体损伤**　由于线粒体是 ROS 的主要来源，因此可能是氧化损伤的一个重要靶点。随着年龄的增长，对线粒体 DNA（mtDNA）的损伤大为增加，因为 mtDNA 与基因组 DNA 不同，不被组蛋白保护。根据衰老的线粒体学说，mtDNA 损伤使线粒体生成 ATP 的能力降低，ATP 产生减少导致细胞功能丧失，从而引起衰老。

氧化应激是 DNA 损伤的一个主要原因。放射及一些环境作用物，例如有毒化学物质可引起基因组 DNA 及 mtDNA 损伤。细胞能修复 DNA 的大部分损伤，使损伤与修复过程处于稳定状态。但累积的 DNA 损伤干扰 DNA 复制和转录，因此损害细胞的功能，并引起衰老。而且这种功能丧失随着稳定状态的 DNA 损伤水平的增加而增加。虽然氧化应激引起 DNA 损伤，但 DNA 损伤及体细胞突变如何能够引起机体功能衰老性退化仍不清楚。

### （二）衰老修复过程不足

与衰老相关的修复过程不足可能促进衰老。许多生物老年医学家认为，引起整个一生损伤的因素不是衰老的真正原因，衰老的发生是由于修复这种损伤的能力伴随着年龄增长而进行性丧失。

**1. DNA 修复**　如前所述，稳定状态的 DNA 损伤水平取决于损伤与修复过程之间的平衡。衰老的 DNA 修复学说认为，DNA 的修复随着年龄的增长而降低，最终衰退，因此导致稳定状态的 DNA 损伤增加，其基因组完整性受损。

**2. 蛋白质转换**　除了氧化应激和非酶促糖基化外，还发生其他许多过程，包括脱氨基作用、消旋作用及异构作用。这些变化引起蛋白质分子的二级和三级结构改变，以及聚集与断裂，所有这些变化都干扰蛋白质的功能。阻止机体改变的蛋白质的过度积累是蛋白质水解降解及随后的生物合成替补——蛋白质转换。

人体总的蛋白质转换率随着年龄增长而降低。因此，大多数（不是所有）种类蛋白质的平均寿命随着年龄增长而延长。对损伤特别敏感的是细胞外基质的长生存期蛋白，尤其是胶原蛋白和弹性蛋白，它们随着年龄增长，经受诸如氧化、糖基化和交联的变化。这些变化可改变嵌入基质的细胞特性，例如增殖、迁移以及对细胞因子的反应性。改变的蛋白质数量增加，导致有功能的蛋白质丧失，可能促进衰老。

**3. 膜衰退**　因为许多膜的磷脂质双层富含多不饱和脂肪酸，氧化过程产生的脂过氧化物随着年龄增长累积在膜上。而且，脂过氧化物会分解产生活性的脂醛，进一步损伤膜及膜蛋白。虽然细胞会迅速由新的膜替换膜脂类，但这种替换会改变膜结构。因此脂肪酸中的双键数量逐渐减少，膜脂类中的胆固醇对磷脂的比例逐渐增加，从而随着年龄的增长，膜的流动性逐渐降低。这些伴随年龄的变化可干扰膜的重要功能，如屏障功能、转运功能及信号转导过程。

### （三）细胞数量稳态功能障碍可能是衰老的一个主要因素

成年人大多数种类的细胞数量维持基本恒定。细胞分裂占优势的失平衡引起细胞增殖，如老年人发生的前列腺增生或肿瘤。这是一种发病率随着年龄增长而增加的疾病。细胞消除占优势的失衡引起细胞数量减少，例如，骨骼肌细胞随着年龄增长而减少。

**1. 细胞分裂的极限**　1961 年，Leonard Hayflick 及 Paul Moorhead 报告，培养的人成纤维细胞仅分裂增殖若干倍，这一现象称为 Hayflick 极限。后来在其他体细胞类型也得到证实。虽然在培养系统的这种有限制的细胞增殖是衰老的一种 “试管” 模型，尚不足以作为一个有效的机体衰老模型。但对 Hayflick 极限的深入研究又发现端粒在衰老中的作用。

端粒是接近 DNA 末端成分，由重复的特异性 DNA 序列组成，伴有蛋白。20 世纪 80 年代有人发现，培养的人体细胞每次有丝分裂后端粒缩短，当端粒缩短到一个临界长度时，细胞不再分裂。这可能是 Hayflick 极限的原因。这样的细胞也表现有其他功能改变。端粒长度缩短对于细胞数量随着年龄增长而降低的细胞类型可能起作用，但不可能真正是成年期有丝分裂后细胞衰老的一个因素。端粒在该种系细胞不缩短，即与体细胞不同，含有丰富的端粒酶（一种能催化端粒长度延伸的酶）。癌细胞也富含端粒酶。

虽然衰老与细胞数量的主要调节障碍无关，但衰老可损害细胞遇到某些挑战时需要的细胞增殖。例如，随着年龄的增长，免疫系统防止感染的能力降低。一个重要的因素可能是抗原挑战可触发 T 淋巴细胞增殖，或许因为 T 淋巴细胞端粒的长度随着年龄增长而减小。

**2. 细胞消除**　坏死和凋亡是身体细胞丧失的两个主要过程。坏死是严重创伤的一种细胞反应，表现为细胞结构不受控制的分解，细胞溶解及炎症反应。坏死的形态学特征是细胞肿胀及膜完整性破坏。细胞凋亡即程序性细胞死亡。它在器官发生和组织再生（修复）中起关键作用，并且也发生在相对轻微损伤时。细胞凋亡需要 ATP，是基因驱动的，特征为保存细胞器和维持膜的完整性，无炎症，细胞皱缩和断裂成复杂的由膜包裹的凋亡小体。巨噬细胞或邻近细胞通过吞噬作用除去凋亡小体。

凋亡调节障碍促进衰老。凋亡不能除去损伤细胞时可引起功能异常或增加癌症的危险。过度凋亡会使细胞数量不必要地减少。

## 四、衰老的延缓

延缓衰老过程从而延长寿命一直是人类追求的目标。在 20 世纪人的预期寿命明显增加。然而这在很大程度上归功于对感染性疾病及其他环境事故导致的过早死亡的预防。仍没有确定的是人的预期寿命的增加多大程度上是由于延缓衰老的结果。事实上，在过去几个世纪，人群中最老的老年人的寿命变化不大，尽管达到老年人的数量显著增加。相反在一些动物种属，通过环境和遗传手段能明显延长其最高寿命。

### （一）限制热量摄入（节食）

限制热量摄入能减缓某些种属包括哺乳动物和非人类灵长类的衰老，并延长其寿命。早在 1953 年 Clive McCay 首先报告，大鼠刚断乳便立即开始限制其食物量，可增加其平均及最高寿命。通过控制纯化大鼠的饮食成分（蛋白质、脂肪、糖类、矿物质、维生素），证明通过限制摄食延长寿命的作用是由于限制了热量的摄入，而不是限制摄入某种特定的食物成分。后来进一步证明，限制食物摄入量（甚至从年轻或中年开始）也能延长小鼠、仓鼠、犬、若干无脊椎动物、酵母菌及恒河猴（仍在研究中）的寿命。而且还观察到，限制食物摄入量的啮齿动物，比不限制摄食量的同年龄啮齿动物，维持的生理功能显得更年轻。限制摄食量还可能延缓与衰老过程相伴随的许多疾病（如肿瘤、变性及免疫性疾病）的发生或发展。

关于限制食物摄入量可延长寿命的机制有许多学说。其中有一较为流行的观点是节制食物通过降低氧化应激延长寿命。事实上，节食可降低与衰老过程有关的氧化应激损伤的积累。节食也引起血浆葡萄糖水平持续降低，这可降低糖基化及糖化氧化作用。节食还可引起血浆胰岛素及胰岛素样生长因子 1（IGF-1）明显和持续降低。遗传学研究表明，降低胰岛素样信号转导（活动）可延长寿命。因此，降低胰岛素及 IGF-1 可能对延长寿命起相当重要的作用。

限制热量摄入量的抗衰老作用的另一学说是**毒物兴奋效应**（hormesis）。此学说认为，对细胞的轻微反复应激产生有益的作用，如刺激细胞的维护和修复过程，因此可延缓衰老。在延长寿命水平上的节食是一种重复的轻微应激。而且节食的啮齿动物对急性、强烈损伤如手术、有毒化学物质及环境高温的适应能力增强。

### （二）改变遗传基因

改变遗传基因能延长动物的寿命。限制热量摄入延长寿命是环境因素决定寿命的一个例子。此外，遗传学因素也具有重要的作用。例如，不同种属的动物寿命相差很大，主要就是遗传差别的结果。寿命是由多基因决定的。早在 1988 年有人报道，秀丽隐杆线虫年龄 -1（*age-1*）基因突变使其寿命明显增加。*age-1* 基因编码磷酸肌醇 -3- 激酶（胰岛素样信号转导途径的一个组成部分），而秀丽隐杆线虫具有与人类胰岛素和 IGF-1 一样的信号转导途径。在其他一些基因突变导致动物寿命延长的研究中，也发现与胰岛素样信号转导途径功能部分丧失有关。

用敲除 *GHR/BP*（生长激素受体 / 生长激素结合蛋白）基因小鼠的研究进一步支持降低胰岛素样信号转导活动对延长寿命的的作用。敲除 *GHR/BP* 基因小鼠表现生长延缓，血浆 GH 水平升高，IGF-1 水平降低，寿命明显延长。降低小鼠脂肪组织胰岛素受体的表达 85%~90%，引起寿命明显延长。还有，小鼠克罗托（*Klotho*）基因表达过度，升高血浆 Klotho 蛋白水平，抑制胰岛素及 IGF-1 信号转导，延长小鼠的寿命。

酵母 *sir2* 基因过度表达升高**延寿蛋白**（sirtuin）Sir2 的水平，并延长酿酒酵母的复制寿命。Sir2 是稳定核糖体 DNA 的脱乙酰基酶。Sir2 可能在其他种属起作用。事实上刺激 Sir2 纯合子可延长秀丽隐杆线虫及果蝇及人细胞系的寿命，但仍不明确是否延寿蛋白在限制热量摄入延长寿命中起重要作用。

### （三）运动、饮食和药物

抗衰老医学的实践已相当盛行，并且在预防某些老年相关疾病的发生与发展中起重要作用。例如，通过运动及调整饮食能降低冠心病、脑卒中和 2 型糖尿病的发病率。此外，一些抗衰老医学专业人员及药品、保健品供应商还推荐一些有延缓衰老的作用物，包括抗氧化剂（例如，维生素 E、维生素 C），氨基酸（例如，甲硫氨酸），药物［例如，司来吉兰（deprenyl）］和激素（例如，褪黑激素、脱氢表雄酮、生长激素、雌激素和睾酮）。但迄今尚没有确凿的证据表明上述保健品或药品、激素能逆转或减慢人体衰老。动物研究强力表明，胰岛素样信号转导活动促进衰老，近代有人使用重组 GH 防治衰老是值得关注的，虽然 GH 增加老年人的瘦体重，但在 GH 作为抗衰老药使用前，仍需进行更多精心设计的科学研究。

（孙庆伟　谢新华）

# 第十四章

# 运动生理学

## 一、肌肉收缩时的能量变化

人体的各种运动功能主要靠肌肉的收缩活动来完成。肌肉只能动用体内贮存能量的营养物质，如糖、脂肪、蛋白质等，通过一系列分解代谢反应，将贮存在分子结构内的化学能逐渐释放出来，并转移、贮存到腺苷三磷酸（ATP）分子内。在 ATP 酶催化下将 ATP 分子水解，释放出能量供肌肉收缩。与提供能量有关的物质都称作供能物质或能源物质。将 ATP 称为肌肉收缩的直接能源物质。实际中，肌肉内 ATP 的含量有限。要为肌肉不断提供能量，就得依靠其他能量系统不断地合成 ATP。通常将这些能量系统分为三大系统，即磷酸原供能系统（ATP-CP 系统）、糖酵解供能系统和有氧供能系统。能源物质分解供能时，有时需要氧气，有时不需氧气，通常把需氧的代谢称为有氧代谢供能，不需氧气的代谢则称为无氧代谢供能。

### （一）肌肉收缩时的三大供能系统

**1. 磷酸原供能系统（ATP-CP 系统）** ATP 是肌肉收缩的直接能源，但肌肉中的 ATP 含量有限，只能维持肌肉作 3 秒钟的最大运动，因此即使在短时间的运动项目中，也必须持续生成新的 ATP。ATP 和**磷酸肌酸**（creatine phosphate，CP）通过分子内的高能磷酸键裂解时释放能量以实现快速供能。因此在运动供能系统中把 ATP、CP 和腺苷二磷酸（ADP）等一起称作磷酸原系统。

肌肉中 CP 的主要功能是将能量转移给 ADP，使之重新合成 ATP。肌肉内 CP 的含量为 ATP 的 2~4 倍。不同类型肌纤维内 CP 的含量不同，快肌的 CP 含量高于慢肌。

（1）ATP 和 CP 的供能过程：ATP 与水结合，在 ATP 酶的催化下生成 ADP 和磷酸（Pi），同时产生 1.03kcal/mmol 的能量。ADP 再接受其他分子传递的能量，与 Pi 结合又生成 ATP。因此，人们形象地将 ATP 称为充满电的“电池”，而将 ADP 称为放了电的“电池”。细胞内的 ATP 就是在这样反复“充电”和“放电”的过程中为细胞提供能量的。ATP 供能的化学方程式为：

$$\text{ATP} \xrightleftharpoons{\text{ATP 酶}} \text{ADP+Pi+ 能量}$$

CP 不能被肌肉直接利用。当肌肉内 ATP 分解生成 ADP 时，CP 把“~P”转移给 ADP，重新合成 ATP。催化这一反应的酶是**肌酸激酶**（creatine kinase，CK）：

$$\text{CP+ADP} \xrightleftharpoons{\text{CK}} \text{肌酸 +ATP}$$

CP 是快速供能物质。CK 对 ADP 浓度变化极敏感，当 ATP 分解生成 ADP 时，CK 几乎同步起作用，催化 CP 分解，利用 ADP 重新合成 ATP。

（2）ATP 和 CP 的供能能力与剧烈运动：磷酸原系统合成 ATP 的速度极快，可防止大多场合下 ATP 的下降。这种迅速合成与 CK 高活性有关。

运动时单独依靠磷酸原系统做功，一个 70kg 体重的成人可维持最大强度动力运动的时间为 8~10 秒，差不多能满足 100m 赛跑所需能量。因此，磷酸原供能系统是为肌肉在极短时间的暴发式运动提供能量。

**2. 糖酵解供能系统** 当氧供应不足时，肌肉剧烈收缩对能量的需求过大，磷酸原供能不能满足需求时，肌肉内的糖原先转化为葡萄糖，然后葡萄糖用于供能。此过程的第一阶段，称为糖酵解，不需氧。在糖酵解过程中，每分子葡萄糖分解生成 2 分子丙酮酸，其释放的能量生成 2 分子 ATP。然后，在通常情况下丙酮酸进入肌细胞线粒体中与氧发生反应，生成更多的 ATP。但是，在葡萄糖代谢第二阶段（氧化阶段）出现氧供应不足时，大部分丙酮酸则转化为乳酸，这时在完全不消耗氧的情况下生成大量的 ATP。

糖酵解供能系统的另一特点是其生成 ATP 的速度是线粒体氧化机制的 2.5 倍，约为磷酸肌酸供能系统速度的一半。因此，无氧糖酵解机制能为短到稍长时间运动的肌肉收缩提供快速的能量供应。在适宜条件下，糖酵解系统可供肌肉做 1.3~1.6 分钟的最大收缩活动，而磷酸肌酸系统只能供肌肉做 8~10 秒的最大收缩活动。

**3. 有氧氧化供能系统** 有氧氧化合成 ATP 的部位在肌细胞的线粒体内。当肌细胞内供氧充足时，糖、脂肪和蛋白质经有氧代谢途径分解，释放能量使 ADP 和 AMP 转化为 ATP。实际运动中，主要氧化供能物质是肌糖原和脂肪，蛋白质供能的量非常少。有氧氧化系统的特点是糖、脂肪和蛋白质在氧充足条件下，氧化生成 $CO_2$ 和 $H_2O$，释放能量供运动需要。每分子葡萄糖氧化可产生 38 分子 ATP。糖和脂肪在体内的贮存量较多，大强度运动 2 小时左右，肌糖原才接近耗尽。脂肪贮存量约占体重的 10%，可供长时间运动。但是脂肪动用受氧利用率的影响，只有在运动强度低、氧供应充足时脂肪才能被大量利用，所以步行是减肥的一个好方法。

因此，一个人在做持续几秒钟的爆发性运动时是靠磷酸原供能系统（ATP-CP 系统）供能的，而在长时间耐力运动时则需要有氧氧化系统供能，介于两者之间的是糖酵解（糖原 - 乳酸）系统。下面列举各种运动时所需的供能系统：①几乎完全由 ATP-CP 供能的运动：100m 赛跑、跳高、举重、跳水、足球冲刺、棒球三垒打等。②ATP-CP 与糖酵解系统：200m 赛跑、篮球、棒球运动、冰球冲跑等。③主要由糖原 - 乳酸系统供能：400m 赛跑、100m 游泳、打网球、英式足球等。④糖酵解和有氧氧化系统供能：800m 赛跑、200m 游泳、1500m 滑冰、拳击、2000m 划船、1500m 赛跑、400m 游泳等。⑤有氧氧化供能系统：10 000m 滑冰、跨国滑雪、马拉松跑（42.2km）、慢跑。

### （二）氧债

在正常情况下，机体有 2L 的氧气储备可用于在没有吸入任何新鲜氧的情况下进行有氧代谢。储备的氧包括：①肺内 0.5L；②体液中溶解的氧 0.25L；③与血红蛋白结合的氧 1L；④与肌红蛋白结合的氧 0.3L。在剧烈运动时，所有这些储备的氧可用于进行约 1 分钟的有氧代谢。因此，在运动结束后，这些氧储备需通过超过正常氧需要量的呼吸来弥补。另外，还需消耗约 9L 多的氧来恢复磷酸肌酸系统和乳酸系统。所有这些额外的氧必须"偿还"，共约 11.5L。这称为**氧债**（oxygen debt）。

### （三）肌肉中糖原的恢复

肌肉中耗竭的糖原（肌糖原）的恢复往往需要几天，而磷酸肌酸和乳酸代谢系统的恢复只需几秒、几分钟或几小时。在高糖饮食情况下完全恢复需要 2 天，而高脂肪、高蛋白饮食或未进食时，长达 5 天后才恢复一小部分。这个对比提示我们：①运动员在进行极强度运动前应摄入高糖食物；②在进行极强度运动之前 48 小时不要参加消耗性运动。

### （四）肌肉活动期间的营养供给

肌肉运动时，特别是开始阶段，除了需要大量的糖外，还需要从以脂肪酸和乙酰乙酸形式的大量脂肪中获得能量，只从很少量的蛋白质中以氨基酸形式获得能量。事实上，即使在最适宜的条件下，持续时间超过 4~5 小时的耐力运动，肌肉中的糖原储备几乎完全耗尽，难以给肌肉收缩提供能量，此时肌肉依靠其他能源，主要是脂肪。在长时间的耐力运动中，在运动的前几秒或几分钟，能量由糖供给，但是在疲劳阶段，高达 60%~85% 的能量来自脂肪而不是糖类。

不是所有的糖类能量都来自储存的肌糖原，几乎与肌糖原一样多的肝糖原分解为葡萄糖释放入血液，然后被肌肉摄取作为能源。此外，运动员还可在运动过程中摄取葡萄糖溶液。通过这种方式在像马拉松一类长时间的运动中可提供 30%~40% 的能量。因此，如果肌糖原和血中葡萄糖充足，就成为剧烈运动的供能物质。但是，对于长时间的耐力运动，在开始运动 3~4 小时后，超过 50% 的能量由脂肪提供。

## 二、运动时呼吸的变化和调节

### （一）运动时呼吸及肺通气的变化

运动时机体代谢增强，耗 $O_2$ 量和 $CO_2$ 产生量均随运动量的加大而增加，循环及呼吸系统都将发生一系列变化以适应机体的需要。心输出量增加和血液的重新分配使活动加强的器官，特别是肌肉的血流量大大增加；呼吸加深、加快，潮气量可从平静呼吸的 500ml 上升到 2000ml，呼吸频率可从 12~18 次 / 分增加到 50 次 / 分，每分通气量可增加到 100L/min 以上，相当于安静时的十几倍甚至几十倍，从而确保运动时 $O_2$ 的供应和 $CO_2$ 的排出。

运动时肺通气量增加和恢复有一个过程。运动之初，通气量突然增加，然后较缓慢升高，随后达到一个稳态水平。运动停止后，也是通气量首先骤降，然后缓慢降到运动前的水平（图 14-1）。

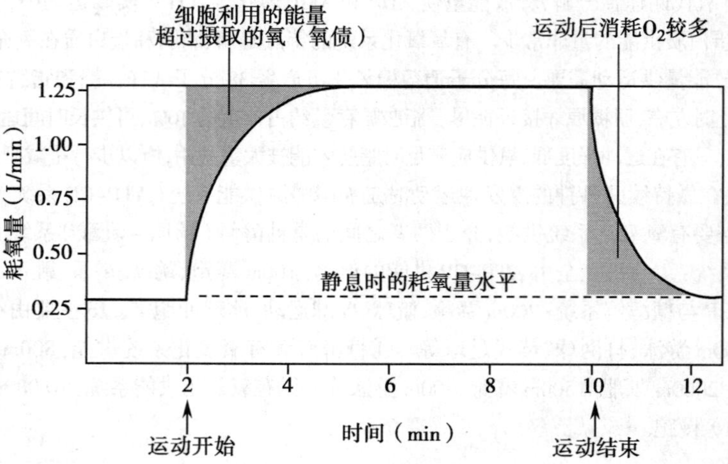


图 14-1　运动时的氧消耗
运动细胞的氧供滞后于利用的能量，产生氧债。运动后较多的耗氧补偿氧债

### （二）运动时呼吸变化的机制

运动开始时，肺通气量的骤增反应主要是由条件反射及来自肌肉、肌腱关节的传入冲动引起的，因为收缩肌肉引起的血液 $PO_2$ 降低、$PCO_2$ 和 $H^+$ 升高的变化要经过 20 秒或更长时间才能刺激外周和中枢化学感受器。随后肺通气较缓和地增加可能是由于血液化学因素的变化，虽然中等程度运动时，动脉血 pH、$PO_2$ 及 $PCO_2$ 仍保持相对的稳定，但它们随呼吸而呈周期性波动。运动时，这种波动幅度的增大，可能在运动通气反应中起重要作用。此外，运动时体温及血浆 $K^+$ 水平升高，它们可通过刺激中枢和外周化学感受器兴奋呼吸。剧烈运动时血液中乳酸增加，可进一步增加通气。

运动停止后，通气未立即恢复到安静水平。这是因为运动时，供 $O_2$ 量小于耗 $O_2$ 量，欠下了“$O_2$ 债”。所以运动停止后一段时间内，耗 $O_2$ 量仍大于安静时的，以偿还“$O_2$ 债”，待偿还后，通气才恢复。这时维持通气增强的刺激主要是 $H^+$。

## 三、运动时的心血管反应

运动开始时，来自运动肌肉的机械感受器传入冲动兴奋皮质运动区，再由运动区下行途径兴奋延髓心血管中枢，通过交感神经使心输出量增加及外周小动脉收缩。

### （一）心输出量

剧烈运动时心输出量明显增加，未受过训练者心输出量增加 4 倍，即从 5L/min 到 20L/min。有训练的运动员可增加到 6~8 倍，最大可达到 40L/min。由于 $O_2$ 是由心血管运输的，所以心血管系统的功能是决定运动耐受力的主要因素。因此有训练的运动员能耐受比无训练者更剧烈的运动。

心输出量增加是心率和搏出量增加的结果。运动开始时心率的变化是由于心迷走神经活动（紧张性）降低，从静息心率增加到约 100 次 / 分（窦房结的内在频率）。同时心交感中枢紧张性增加。心交感神经兴奋产生两个作用：增加心肌收缩力，从而增加搏出量；增加心率，使心舒期缩短，使心室不会充盈过度，避免心室过度牵张而造成心肌损伤。

### （二）肌肉血流量

静息时骨骼肌的血流量不到心输出量的 1/4，约 1.2L/min。运动时由于局部及反射性反应，外周血流发生显著的改变。高度有训练的运动员，剧烈运动时由于心输出量增加及肌肉血管扩张，通过运动的肌肉血流量超过 22.1L/min，从静息时占心输出量的 21% 到占 88%。

运动时血流量的重新分配是由于骨骼肌小动脉扩张和其他组织的血管收缩所致。在运动开始时，心血管中枢发出的交感神经冲动，引起外周组织血管收缩。肌肉收缩使肌肉组织的微循环发生改变：组织 $O_2$ 浓度降低，而肌纤维周围组织间液的温度、$CO_2$ 浓度及酸度增加。这些因素起旁分泌物作用，引起局部血管舒张，抵消交感缩血管作用。总的作用是使血流从不活动的组织转移到运动的肌肉。

### （三）血压

运动期间血压仅轻度升高。外周血压是由心输出量和外周阻力共同作用决定的，即：

$$平均动脉压 = 心输出量 \times 外周阻力$$

运动期间心输出量增加，因此有助于血压升高。外周阻力的变化较难预测，因为某些外周小动脉收缩，而另一些血管则舒张。运动时骨骼肌血管舒张降低外周阻力，同时交感性非运动组织血管收缩，仅部分抵消舒血管的作用，因此，总外周阻力随着运动开始明显降低，当运动达到最大耗氧量的 75% 时，降至最低。如果不存在其他补偿机制，外周阻力的这种降低将明显降低动脉血压。但心输出量增加又可部分抵消外周阻力的降低对血压的作用。监测运动期间的血压表明，随着运动强度的增加，平均动脉压实际上是轻度升高的。

### （四）运动时的压力感受性反射

正常时血压的稳定是通过颈动脉窦和主动脉弓的压力感受性反射来调节的。但运动期间血压升高不发动压力感受性反射引起血压降低。其原因是：①运动期间来自运动皮质的信号重调动脉压力感受器的阈值到较高的血压水平，在运动时血压轻度升高不激发维持稳态的降压反应。②压力感受器传入神经元的信号在脊髓被突触前抑制阻断，使运动时的压力感受性反射不起作用。③肌肉强烈运动时产生的代谢物（可能是 $H^+$），刺激肌肉内的化学感受器，肌肉化学感受器的传入冲动与来自活动肌肉的机械感受器的传入冲动累加在一起，中枢神经系统对这些传入冲动的反应超过来自压力感受器的反射，从而血压升高、增加肌肉的灌注。

## 四、运动期间的体温调节

进行运动时，代谢产生的热破坏稳态。代谢时产生的能量大部分不能转化为 ATP，而是以热的形式释放。持续运动时产生的热大于发散的热，体温升高。耐力运动时体温可达到 40~42℃，正常情况下认为是发热了。

运动时体温升高触发两个体温调节机制：出汗和增加皮肤血流量。这两个机制有助于调节体温，但同时又破坏稳态。当出汗通过蒸发降低体温时，细胞外液水分丢失可引起脱水，显著降低循环血量。由于汗液为低渗液，水分失去过多使体液渗透压升高。长时间运动时，细胞外液量降低和渗透压升高共同发动复杂的稳态机制，包括口渴和肾潴留水分，以防止脱水。增加皮肤血流量，使体热通过对流放散到周围环境中。但运动时交感神经兴奋又引起皮肤血管收缩，对抗体温调节反应。运动时交感舒血管系统激活，引起多毛的皮肤（如躯干和肢体）血管舒张。这些胆碱能交感舒血管纤维随着体温升高而激活，舒张某些皮肤血管而不改变身体其他部位的交感缩血管作用。

虽然皮肤血管舒张对体温调节是必需的，但由于降低外周阻力和使肌肉血流减少，它又破坏稳态。对这些对立的需要，机体起初是选择体温调节。但是如果中心静脉压降低到临界最小值时，机体为了维持脑的血流量而不顾体温调节。

机体对两者的调节程度取决于运动开始的种类及运动强度和持续时间。在热和湿度大的环境下剧烈运动可严重损坏正常的体温调节机制并引起热休克，为一种潜在致命的情况，除非迅速采取措施降低体温，否则体温会一直升到 43℃。

但是,通过**习服**(acclimatization)机体能适应在热环境中反复运动。在热习服过程中,生理机制转变到适应于环境条件的变化。随着机体对热环境运动的适应,出汗开始较早,出汗量增加 2~3 倍,蒸发散热增加。习服后汗液也变得更稀薄,这是因为随着汗液通过汗腺导管,由于醛固酮分泌增加,盐分被重吸收。对于未习服者在热环境中运动,盐丢失可达到 30g/d NaCl,而习服一个月后减少到 3g/d。

## 五、运动与健康

规律(经常)运动不仅可以强身健体,普遍提高机体的精力,保持较旺盛的工作能力,而且对某些疾病产生特定的预防和治疗作用。

### (一)升高"好的"脂蛋白水平

长期的动力(耐力)性运动能升高循环高密度脂蛋白(HDL,"好的"脂蛋白)水平,降低低密度脂蛋白(LDL,"不好的"脂蛋白)水平,升高 HDL 对总胆固醇的比率。这一作用对任何年龄的人群都是有效的。这是由于经常运动可增加肌肉和脂肪组织脂蛋白脂酶活性。因此,对于脂蛋白水平已成为冠心病高危因素的人来说,运动是限制饮食和减肥降低胆固醇的必要补充。

### (二)预防心血管疾病和降低其死亡率

身体不活动与心血管疾病死亡率之间有直接相关关系,身体不活动是发生冠心病的一个独立危险因素,其重要性类似高胆固醇血症、高血压和吸烟。规律的运动不仅通过改变 HDL 对总胆固醇的比率降低动脉粥样硬化和冠心病危险,而且规律运动能减轻体重和增加对胰岛素的敏感性,这有助于降低肥胖相关的高血压;此外,经常运动还可降低交感神经的紧张性和增加迷走神经的紧张性。交感神经紧张性降低,全身血管阻力降低,因此经常运动可降低静息动脉血压。迷走神经紧张性增加可减少心肌缺血时发生心脏纤维性颤动的危险。

### (三)预防和减轻糖尿病

现已广泛接受的观点是,规律的运动可预防和减轻糖尿病及其并发症,包括微血管视网膜病、糖尿病神经病及心血管病。规律运动能上调(增加)细胞膜上胰岛素转运体和受体的数量。胰岛素的降血糖作用首先需要胰岛素与细胞膜上的胰岛素受体结合,再启动细胞膜上的葡萄糖转运体,将血中葡萄糖转运入细胞。2 型糖尿病患者,依赖于胰岛素的葡萄糖转运体有缺陷,细胞膜不能转运葡萄糖,所以虽有胰岛素,血糖也不能进入细胞被利用,使血糖升高,产生了所谓的"胰岛素抵抗"。骨骼肌运动时,不依赖于胰岛素的葡萄糖转运体就会从细胞质转移到细胞膜上,将血中葡萄糖转运到细胞内,并且还加速细胞内葡萄糖的氧化,所以血糖降低。而且这一作用很迅速,一次运动立即能降低糖尿病患者的血糖,运动停止后血糖降低水平仍维持几小时。1 型糖尿病患者体内胰岛素分泌不足或缺乏,必须依靠外源性胰岛素,而经常(规律)运动能增加 1 型糖尿病患者细胞膜上胰岛素受体的数量,因此能增加细胞对胰岛素的敏感性,使患者的组织细胞对低水平的胰岛素产生作用,从而可减少胰岛素的需要量。因此,规律(经常)运动对 1 型和 2 型糖尿病患者都有益。运动对糖尿病的有益作用还可能与经常运动能减肥和增加肌肉质量的间接作用有关。由于运动能增加肌肉摄取和利用葡萄糖,糖尿病病人运动时应摄取额外的热量或减少胰岛素的剂量。

### (四)预防骨质疏松和治疗骨关节炎

人的骨质一生都处于不断的重建中,骨重建包括骨吸收(破骨、骨溶解,主要是破骨细胞起作用)和骨形成(成骨,主要是成骨细胞起作用)两个过程,这两个过程的强弱影响骨的矿物质密度和几何结构,并且与作用于骨的重力和肌肉收缩作用于骨的力量密切相关。这提示为预防和治疗骨质疏松,应强调负重活动和强度,以及持久的训练。增加身体运动可增加骨密度,缺乏肌肉运动可导致失用性骨量丢失。例如长期卧床及太空航行导致骨密度降低,运动员的骨密度即直接与运动时受到的负荷有关:如股骨的骨密度以举重运动员的最大,依次为投掷运动员、赛跑运动员、足球运动员、游泳运动员。又如网球运动员,握球拍的手臂的骨密度比另一手臂的大 35%。由于运动可增进身体(步态)平衡、协调、本体感受器功能,使反应灵敏,所以可减少跌倒和骨折的危险。规律运动的老年人髋骨骨折的发生率降低近 50%。但是,即使是最适当的运动,其对骨量的影响也只占 25%,遗传对骨量的影响占 75%。

运动对治疗骨关节炎也有作用。对照临床研究发现,适当的规律运动可减轻关节疼痛和降低失去劳动能力的程度。运动还能增加类风湿关节炎患者肌肉收缩的强度和功能,不会增加疼痛或药物的需要量。

### (五)对肥胖的作用

坐着不活动的人群,其肥胖发生率很高。肥胖增加高血压、心脏病和糖尿病的危险。肥胖是由于长时间摄入的热量超过机体消耗的能量。由于运动增加能量消耗,因此增加机体活动是肥胖的一个主要支柱治疗。活动强度大时食欲和食物摄入量是与能量消耗相平衡的,所以体重不会有明显的增加。肥胖者规律的适度身体活动的能量消耗要大于摄入的能量,所以体重会进行性减轻,这一方法控制体重要比单纯控制食物摄入量更佳,因为显著限制热量摄入[<2092kJ/d(500kcal/d)]会引起基础代谢率降低和显著减少瘦体重(无脂肪体重)。运动对能量平衡还有其他更微妙的积极作用。一次运动可增加基础能量消耗达 7 小时,并增加摄食的热效应。

### (六)影响免疫功能

运动对免疫功能具有有利和不利的作用。当机体的主要能源物质(糖和脂肪)供应不足时,机体需动用蛋白质供能,会降低免疫球蛋白质水平,并损害机体对感染的抵抗力。显然,在这种情况下运动只能促进饥饿过程,由于增加每日的能量消耗,将进一步降低免疫功能。早在 1944 年的纳粹劳工集中营成为死亡集中营,劳工死亡原因大部分就是由于食物严重不足加上体力劳动强度大,导致免疫功能降低,感染疾病而死亡。

流行病学研究证明,运动与降低疾病的发生率有关。而且许多人认为,运动能增强免疫力,预防癌症以及可减缓艾滋病病毒感染者发展为艾滋病。但是只有少数严格的对照研究支持这一观点。中等(适度)及规律的运动可以提高免疫力,增强机体抗感染能力;而剧烈运动是一种应激形式,它引起糖皮质激素释放和可能的γ- 干扰素释放,抑制免疫反应(图 14-2)。长期间高强度运动(训练)升高中性粒细胞和降低淋巴细胞数量,损害吞噬细胞和中性粒细胞杀菌功能,降低黏膜免疫球蛋白水平,增加致炎因子的释放。在长时间剧烈运动(比赛)期间及其后几周,上呼吸道感染的危险性增加。所以专家建议剧烈运动后 6 小时应避免到人群拥挤的公共场所或与感冒(流感)患者接触。

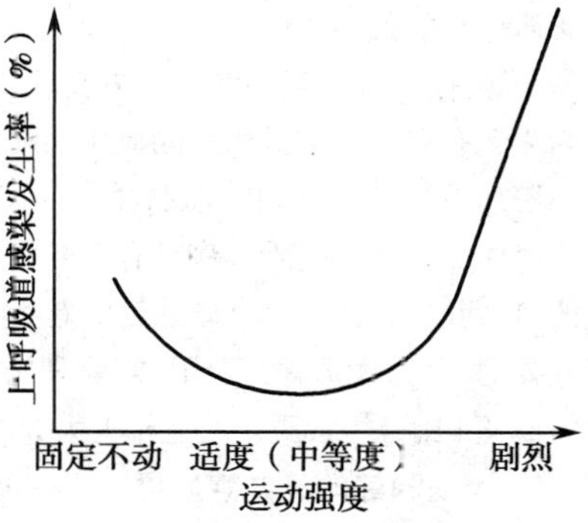


图 14-2　运动与免疫功能的关系
适度运动者上呼吸道感染的发生率比不运动或剧烈运动者更低

### (七)健脑

研究证明,规律性的有氧运动(低至中等强度运动)能增进老年人的认知功能,减慢阿尔茨海默病患者病情的发展,减轻老年人及成年人的情绪障碍,如抑郁状态或抑郁症。研究证明,运动与抑郁呈反相关关系。规律运动的人比无规律运动的人显著较少发生有临床症状的抑郁。运动能增加脑中 5- 羟色胺的活性,临床上已使用增加脑 5- 羟色胺活性的药物治疗抑郁症。运动能增强脑的代谢活动,因此促进脑的功能和减慢脑的衰退,特别是激活下丘脑 ATP 激活的蛋白激酶,增强整体代谢。运动能诱导海马代谢变化,运动的小鼠或大鼠比不运动者在较高水平表达参与突触传递的某些蛋白,这些蛋白有增强记忆的作用。

### (八)影响胃肠功能

高强度的动力运动减慢胃排空,其机制不明。强烈的餐后运动通过改变食管运动可诱发胃食管反流。经常性的体力活动加快胃排空速度和食物通过小肠,从而增加食欲。规律运动导致摄食量增加者,小肠也产生适应性变化:肠黏膜表面积增大,微绒毛增高,黏膜表面的消化酶及黏膜细胞的物质转运体的数量增加。因此,消化和吸收的速度加快。

到胃肠的血流与运动的强度呈反比关系,运动时胃肠交感神经紧张性增加,使血流量减少。比赛期间,水、电解质及葡萄糖吸收可能相应减慢,耐力项目运动员在比赛期间常发生急性腹泻,不过这些作用是短暂的。健康人短时间或长期运动不会发生吸收不良。有证据表明,经常性动力运动可降低炎症性肠病发生的危险，显著降低结肠癌的危险，可能通过增加食物及纤维的摄入量，从而缩短食物在结肠的通过时间。运动已被推荐用于治疗术后肠梗阻、无合并症的便秘及易激综合征。

### （九）提高重症患者的疗效

近年来由于危重病造成的死亡率下降，重症患者出院后的健康恢复状况已成为一个新热点。长时间住重症监护病房（ICU），普遍发生持续的并且往往是严重的神经－肌肉虚弱。在重症监护病房发生的虚弱主要是由于长期卧床不动引起的。在独立的患者群的研究证明，适度（当）的运动对抵抗炎症情况及由于不活动引起的肌肉萎缩，以及促进肌力和身体功能的恢复都是有益的。因危重病长期卧床一般都会引起肌肉蛋白质合成降低，尿氮排泄增加（表明肌肉蛋白分解代谢），以及降低肌肉质量，特别是下肢。长期卧床不动，可引起促炎因子，例如白介素－1β、白介素－2，以及干扰素－γ－促炎细胞因子产生，导致促炎症状态，这又可促进体内活性氧的产生，降低机体的抗氧化保护作用，激活核转录因子，最终导致蛋白质丢失。新近对 ICU 患者的研究证明，早期运动（活动），包括行走（移动）及物理治疗，可提高临床疗效。发现早期运动和减少镇静状态，对机械通气的患者具有增效作用，可减少机械通气的持续时间，缩短在 ICU 及医院住院的时间，使 ICU 生还者身体功能及生活质量得到全面改善。

### （十）延长寿命

经常坚持体育运动可以强身健体，增强身体素质。而良好的身体素质即强健的体魄，加上合适的运动形式和控制体重，可以延长人特别是 50~70 岁老年人的寿命。研究表明，身体素质最好的人死亡率比身体素质最差的人小 3 倍。

为什么身体强健能延长寿命呢？首先，身体强健和控制体重可大大降低心血管疾病的发生率。这是因为运动可维持较低水平的血压和降低胆固醇及低密度脂蛋白水平，升高高密度脂蛋白水平。从而可减少心脏病发作、脑卒中和肾脏病的发生率。其次，坚持体育运动的人具有更大（多）的身体储备，当生病时这些身体储备对于战胜疾病具有重要作用。例如，一个身体素质差的 80 岁老人的呼吸系统只能输送 $<1L/min$ 的 $O_2$ 到组织，而一个身体强健的老年人，可达 2L/min。这对于维持像患肺炎一类疾病老年人的生命是极其重要的，因为在这种情况下，需要利用全部的呼吸储备。此外，身体强健的老年人增加心输出量的能力（心力储备）比身体素质差的老年人大 50%。

运动和好的身体素质可减少一些与肥胖有关的慢性病的风险，如胰岛素抵抗和 2 型糖尿病。适当运动即使体重没有明显下降，也可以提高 2 型糖尿病患者对胰岛素的敏感性，减少甚至在某些情况下取消胰岛素治疗。

强健的身体素质也能降低罹患某些癌症的风险，如乳腺癌、前列腺癌和结肠癌。运动对身体的益处，许多可能与减肥有关。但是，实验动物及人的研究表明，规律的运动降低某些慢性病的风险是通过完全不了解的机制，而且至少部分是与降低体重或减肥无关的。

（黄　诚）

# 参 考 文 献

[1] 王庭槐 . 生理学 . 9 版 . 北京: 人民卫生出版社, 2018.

[2] 孙庆伟, 周萍, 吴敏范, 等 . 医用生理学 . 6 版 . 北京: 北京大学医学出版社, 2016.

[3] 孙庆伟, 刘云霞, 杨英, 徐昌水 . 人体生理学 . 北京: 科学出版社, 2016.

[4] 孙庆伟, 孙涌 . 生理学图表详解 . 北京: 中国医药科技出版社, 2012.

[5] 孙庆伟 . 生理学课外读本 . 北京: 人民卫生出版社, 2008.

[6] Pocok G, Richards CD, Richards DA, et al.Human Physiology.4th.ed.Oxford: Oxford University Press, 2013.

[7] Rhoades RA, Bell DR.Medical Physiology Principles for Clinical Medicine.4th ed.New York: Lippincott Williams & Wilkins, 2013.

[8] Fox SI.Human Physiology.13th ed.New York: The McGraw-Hill Companies, 2016.

[9] Carroll RG.Elsevier's Intergrated Physiology.New York: Mosby Inc., 2007.

[10] Berne RM, Levy MN.Physiology.8th ed.St Louis: CV Mosby Co, 2018.

[11] Boron WF, Boulpaep EL.Medical Physiology: A Cellular and Molecular Approach. Updated 3rd ed.Philadelphia: Elsevier Saunders, 2016.

[12] Barrett KM, Barman SM, Boitano S, et al.Ganong's Review of Medical Physiology.25th ed.New York: McGraw-Hill Inc., 2018.

[13] Guyton AC, Hall JE.Textbook of Medical Physiology.13th ed .Philadelphia: W, R.Saunders Co., 2016.

[14] Sherwood L.Human Physiology from Cell to System.9th ed.Toronto: Nelson education Ltd., 2016.

[15] Sherwood L.Fundamentals of Human Physiology.4th ed.Australia: Volanda Cossio, 2012.

[16] Widmaier EP, Raff H, Strang KT.Vander's Human Physiology, the Mechanisms of Body Function.14th ed.New York: McGraw-Hill Inc., 2014.

[17] Raff H, Levitzky M.Medical Physiology: A Systems Approach.New York: McGraw-Hill Co., Inc.2011.

[18] Stanfield CL.Principles of Human Physiology.5th ed.New Jersey: Pearson Education Inc., 2013.

[19] Siegel A, Sapru HN.Essential Neuroscience.3rd ed.Philadelphia: Lippincott Williams &Wilkins, 2015.

[20] Greenstein B, Wood D.The Endocrine System at a Glance.3rd ed.Hoboken: Wiley-Blackwell, 2011.

[21] Brown TA.Rapid Review Physiology.2nd ed.Philadelphia: Mosby Inc., 2007.

[22] Costanzo LS.Physiology Cases and Problems.4th ed.New York: Lippincott

Williams & Wilkins, 2012.

[23] Hinson J, Raven P, Chew S.The Endocrine System.2nd ed.Amsterdam: Elsevier limited, 2010.

[24] Smith ME, Morton DG.The Digestive System.2nd ed.Amsterdam: Elsevier limited, 2010.

[25] Noble A, Johnson R, Thomas A, et al.The Cardiovascular System.2nd ed.Amsterdam: Elsevier limited, 2010.

[26] Tortora GJ, Derrickson B.Principle of Anatomy and Physiology.14th ed.Hoboken: John Wiley & Sons, Inc., 2016.

[27] Feher J.Quantitative Human Physiology: an introduction.2nd ed Amsterdam: Elsevier Inc., 2017.

[28] Regan J, Russo A.Seeley's essentials of anatomy & Physiology.9th ed.New York: McGraw-Hill, 2016.

[29] Silverthorn DU. Human physiology: an integrated approach. 7th ed. San Francisco: Pearson Education, 2016.

# 中英文名词对照

α 波阻断(α-block)
α 强直(α-rigidity)
γ- 氨基丁酸(γ-aminobutyric acid, GABA)
γ 强直(γ-rigidity)
1 秒用力呼气量(forced expiratory volume in 1 second, $FEV_1$)

## A

阿片肽(opioid peptide)
ADH 分泌失调综合征(syndrome of inappropriate ADH secretion, SIADH)
暗视觉(scotopic vision)
暗适应(dark adaptation)
APUD 细胞(amine precursor uptake decarboxylation cells)

## B

白三烯(leukotrienes, LT)
白细胞渗出(diapedesis)
胞内分泌(intracrine)
爆式促进因子(burst promoting activator, BPA)
爆式红系集落形成单位(burst forming unit-erythroid, BFU-E)
背景电流(background current, $I_b$)
被动转运(passive transport)
本体感觉(proprioception)
比顺应性(specific compliance)
避孕(contraception)
边缘池(marginal pool)
表面张力(surface tension)
丙谷胺(proglumide)
波尔效应(Bohr effect)
泊肃叶定律(Poiseuille law)
补呼气量(expiratory reserve volume, ERV)
补吸气量(inspiratory reserve volume, IRV)
不感蒸发(insensible perspiration)

## C

餐后碱潮(postprandial alkaline tide)
操作式条件反射(operate conditioned reflex)
层流(laminar flow)
长时程记忆(long-term memory)
长时间压抑(long-term depression, LTD)
长时间增强(long-term potentiation, LTP)
肠促胰岛素(incretin)
肠泌酸素(entero-oxyntin)
肠神经系统(enteric nervous system)
肠嗜铬样细胞(enterochromaffin-like cell)
肠抑胃素(enterogastrone)
超极化(hyperpolarization)
超射(overshoot)
潮气量(tidal volume, TV)
陈－施呼吸(Cheyne-Stokes respiration)
陈述性记忆(declarative memory)
筹畴半球(categorical hemisphere)
出胞(exocytosis)
出血时间(bleeding time, BT)
初级运动区(primary motor area, MⅠ)
传导(conduction)
传导蛋白(transducin)
雌二醇(estradiol, $E_2$)
雌激素(estrogen)
雌三醇(estriol, $E_3$)
雌酮(estrone, $E_1$)
刺激甲状腺免疫球蛋白(thyroid-stimulating immunoglobulin, TSI)
$CO_2$ 解离曲线(carbon dioxide dissociation curve)
促代谢型受体(metabotropic receptor)
促红细胞生成素(erythropoietin, EPO)
促激素(tropic hormone)
促离子型受体(ionotropic receptor)

促胃液素(gastrin)
促胃液素释放肽(gastrin-releasing peptide,GRP)
催产素(oxytocin,OXT)
催化型受体(catalytic receptor)

## D

大小原则(size principle)
代偿间歇(compensatory pause)
单收缩(twitch)
胆钙化醇(cholecalciferol)
胆固醇胆(结)石(cholesterol gallstone)
胆碱能受体(cholinergic receptor)
胆碱能纤维(cholinergic fiber)
胆色素胆石(bile pigment gallstones)
胆盐的肠肝循环(enterohepatic circulation of bile salt)
弹性阻力(elastic resistance)
蛋白激酶A(protein kinase A,PKA)
蛋白激酶C(protein kinase C)
等长收缩(isometric contraction)
等长自身调节(homeometric autoregulation)
等容收缩期(isovolumic contraction period)
等容舒张期(isovolumic relaxation period)
等渗溶液(iso-osmotic solution)
等张收缩(isotonic contraction)
等张液(isotonic solution)
低渗溶液(hypoosmotic solution)
抵抗素(resistin)
第二感觉区(somatic sensory area Ⅱ)
第二信号系统(second signal system)
第一感觉区(somatic sensory area Ⅰ)
第一信号系统(first signal system)
递质共存(coexistence of transmitters)
碘捕获(iodide trap)
电紧张传播(导)(electrotonic conduction)
电突触(electrical synapse)
电压钳(voltage clamp)
调定点(set point)
叠连形成(rouleaux formation)
定向祖细胞(committed stem cell)
动脉脉搏(arterial pulse)
动作电位(action potential)
窦性心律(sinus rhythm)
毒物兴奋效应(hormesis)
毒蕈碱受体(muscarinic receptor)
短时程记忆(short-term memory)
短暂性钙电流(transient calcium current,$I_{Ca-T}$)
对侧伸肌反射(crossed extensor reflex)
对流(convection)
多巴胺(dopamine,DA)
多系集落刺激因子(multi-CSF)

## E

恶性贫血(pernicious anemia)
儿茶酚胺(catecholamine,CA)
耳蜗内电位(endocochlear potential)
耳蜗微音器电位(cochlear microphonic potential)
二价金属离子转运体1(divalent metal transporter1,DMT1)
二氢吡啶(dihydropyridine,DHP)
二酰基甘油(diacylglycerol,DG)

## F

发生器电位(generator potential)
发作性睡病(narcolepsy)
翻正反射(righting reflex)
反牵张反射(inverse stretch reflex)
反射(reflex)
房室延搁(atrio-ventricular delay)
非陈述性记忆(nondeclarative memory)
非蛋白呼吸商(non-protein respiratory quotient,NPRQ)
非弹性阻力(nonelastic resistance)
非联合型学习(nonassociative learning)
非特异投射核(nonspecific projection nucleus)
非特异性投射系统(nonspecific projection system)
非条件刺激(unconditioned stimulus)
非突触性化学传递(non-synaptic chemical transmission)
肺表面活性物质(pulmonary surfactant)
肺活量(vital capacity,VC)
肺扩张反射(pulmonary inflation reflex)
肺内压(intrapulmonary pressure)
肺泡通气量(alveolar ventilation volume)
肺牵张反射(pulmonary stretch reflex)
肺容积(pulmonary volume)
肺通气(pulmonary ventilation)
肺通气量(pulmonary ventilation volume)
肺萎陷反射(pulmonary deflation reflex)

肺总量（total lung capacity，TCL）
分节运动（segmentation contraction）
分娩（parturition）
锋电位（spike potential）
缝隙连接（jap junction）
呋塞米（furosemide）
辐射（radiation）
负反馈（negative feedback）
复合动作电位（compound action potential）
复极化（repolarization）
复视（diplopia）
腹式呼吸（abdominal breathing）

## G

G 蛋白偶联受体（G-protein-linked receptor）
钙调蛋白（calmodulin，CaM）
钙结合蛋白（$Ca^{2+}$-binding protein，CaBP）
钙结合蛋白（calbindin）
钙三醇（calcitriol）
钙诱（触）发钙释放（$Ca^{2+}$ induced $Ca^{2+}$release）
甘氨酸（glycine，Gly）
肝素（heparin）
感觉失语症（sensory aphasia）
感觉运动区（sensorimotor area）
感觉柱（sensory column）
感受器电位（receptor potential）
高渗溶液（hyperosmotic solution）
睾酮（testosterone，T）
功能余气量（functional residual capacity，FRC）
谷氨酸（glutamate，Glu）
管－球反馈（tubuloglomerular feedback，TGF）
光（视）蛋白（photopsin）
过敏性慢反应物质（slow-reactive substance of anaphylaxis，SRS-A）
过氧化物酶（thyroid peroxidase，TPO）

## H

海人酸（kainic acid，KA）
何尔登效应（Haldane effect）
河豚毒素（tetrodoxin，TTX）
核因子-κB 激活物受体的配体（receptor activator of nuclear factor-κB ligand，RNAKL）
黑－伯反射（Hering-Breuer reflex）
亨廷顿病（Huntington disease）
横管（transverse tubule）
横桥（cross-bridge）
横桥循环（cross bridge cycling）
红细胞沉降率（erythrocyte sedimentation rate，ESR）
红细胞的悬浮稳定性（suspension stability of erythrocyte，SSR）
后超极化（after hyperpolarization）
后放（after discharge）
后负荷（afterload）
后去极化（after depolarization）
呼吸（respiration）
呼吸泵（respiratory pump）
呼吸商（respiratory quotient，RQ）
呼吸性窦性心律不齐（respiratory sinus arrhythmia）
呼吸运动（respiratory movement）
互感性光反射（consensual light reflex）
滑丝学说（sliding filament theory）
化学感受器触发区（chemoreceptor trigger zone）
化学信使（chemical messenger）
缓激肽（bradykinin）
黄疸（jaundice）
回避性条件反射（avoidance conditioned reflex）
会聚学说（convergence theory）
混合微胶粒（mixed micelles）
活性氧簇（reactive oxygen species，ROS）

## J

饥饿收缩（hunger contraction）
肌动蛋白（actin）
肌钙蛋白（troponin，Tn）
肌球蛋白（myosin）
肌球蛋白轻链激酶（myosin light chain kinase）
肌肉泵（skeletal muscle pump）
肌肉收缩效能（performance of contraction）
肌酸激酶（creatine kinase，CK）
肌梭（muscle spindle）
肌萎缩侧索硬化症（amyotrophic lateral sclerosis，ALS）
基本电节律（basic electrical rhythm）
基础代谢率（basal metabolic rate，BMR）
激动剂（agonist）
激素反应组件（hormone response element，HRE）
脊髓背根舒血管神经纤维（dorsal root vasodilator fiber）

集落刺激因子(colony stimulating factor, CSF)
集团运动(mass movements)
甲状旁腺激素(parathyroid hormone, PTH)
甲状旁腺激素相关蛋白(parathyroid hormone-related protein, PTHrP)
甲状腺球蛋白(thyroglobulin, TG)
甲状腺素(thyroxine)
假饲(sham feeding)
减量调节(down regulation)
减慢充盈期(slow filling phase)
减慢射血期(slow ejection phase)
简单扩散(simple diffusion)
简化眼(reduced eye)
腱器官(tendon organ)
奖赏中枢(reward center)
降钙素(calcitonin, CT)
降钙素基因相关肽(calcitonin gene-related peptide, CGRP)
交感-肾上腺髓质系统(sympathetic-adrenomedullary system)
交感缩血管紧张(sympathetic vasoconstrictor tone)
交感缩血管神经(sympathetic vasoconstrictor nerve)
交互抑制(reciprocal inhibition)
胶体渗透压(colloid osmotic pressure)
节间反射(intersegmental reflex)
拮抗剂(antagonist)
拮抗作用(antagonism)
睫状神经营养因子(ciliary neurotrophic factor)
紧张性牵张反射(tonic stretch reflex)
近点(near point)
近视(myopia)
晶体渗透压(crystal osmotic pressure)
精子获能(capacitation of spermatozoa)
颈动脉窦综合征(carotid sinus syndrome)
颈紧张反射(tonic neck reflex)
静态顺应性(static compliance)
静息电位(resting potential, RP)
局部电位(local potential)
咀嚼(mastication)
巨噬细胞集落刺激因子(M-CSF)
巨幼细胞贫血(megaloblastic anemia)
具象半球(representational hemisphere)
绝对不应期(absolute refractory period)

## K

$K^+$的平衡电位($K^+$ equilibrium potential)
抗利尿激素(antidiuretic hormone, ADH)
咳嗽反射(cough reflex)
可塑变形性(deformability)
可兴奋组织(excitable tissue)
克汀病(cretinism)
空间总和(spatial summation)
跨壁压(transmural pressure)
跨膜蛋白(transmembrane protein)
跨膜信号转导(transmembrane signal transductions)
快波睡眠(fast wave sleep, FWS)
快速充盈期(rapid filling phase)
快速射血期(rapid ejection phase)
快痛(fast pain)
扩散通量(flux)
扩散系数(diffusion coefficient)

## L

L型钙电流(long lasting calcium current, $I_{Ca-L}$)
赖氨酰缓激肽(lysylbradykinin)
兰伯特-伊顿综合征(Lambert-Eaton syndrome)
兰尼定(ryanodine)
老视眼(presbyopia)
酪氨酸激酶结合受体(tyrosine kinase-associated receptor)
酪氨酸激酶受体(tyrosine kinase receptor, TKR)
酪氨酸磷酸酶受体(tyrosine phosphatase receptor)
冷敏神经元(cold-sensitive neuron)
立体视觉(stereoscopic vision)
粒细胞-巨噬细胞集落刺激因子(GM-CSF)
粒细胞集落刺激因子(G-CSF)
连接肽(connecting peptide,也称C肽)
联合型学习(associative learning)
联络核(associated nucleus)
良性阵发性位置性眩晕(bengin paroxysmal positioning vertigo, BPPV)
临界融合频率(critical fusion frequency)
磷酸二酯酶(phosphodiesterase, PDE)
磷酸肌醇-3-激酶(phosphatidylinositol-3-kinase, PI3K)
磷酸肌酸(creatine phosphate, CP)

磷脂酶 $A_2$(phospholipase $A_2$, $PLA_2$)
磷脂酶 $A_2$($PLA_2$)
磷脂酶 C(phospholipase C, PLC)
流畅失语症(fluent aphasia)
滤过分数(filtration fraction, FF)
滤过平衡(filtration equilibrium)
滤过系数(filtration coefficient, $K_f$)
氯转移(chloride shift)

## M

脉搏压(pulse pressure)
慢波睡眠(slow wave sleep, SWS)
慢痛(stow pain)
盲点(blind spot)
梅尼埃病(M'eniere disease)
每搏输出量(stroke volume, SV)
每分输出量(minute volume)
梦游(sleepwalking, somnambulism)
迷路紧张反射(tonic labyrinthine reflex)
迷走-迷走反射(vago-vagal reflex)
迷走-迷走胃胰反射(vago-vagal gastropancreatic reflex)
迷走-胰岛素系统(vago-insulin system)
敏感化(sensitization)
明视觉(photopic vision)
明适应(light adaptation)
膜电位(membrane potential, $V_m$)
膜反应曲线(membrane responsive curve)
膜片钳(patch clamp)
膜屏障作用(membrance barrier action)
膜铁转运蛋白(ferroportin)

## N

$Na^+$-葡萄糖同向转运体 1(sodium-glucose transporter 1, SGLT1)
$Na^+$-$I^-$ 同向转运体(sodium-iodide symporter, NIS)
脑肠肽(brain-gut peptides)
脑啡肽(enkephalin)
脑缺血反应(brain ischemic response)
脑血管意外(cerebro-vascular accident, CVA)
脑源性生长因子(brain-derived growth factor)
脑卒中(stroke)
内啡肽(endorphin)
内环境(internal environment)
内淋巴电位(endolymphatic potential)
内向整流 $K^+$ 电流(inward rectifying $K^+$ current, $I_{K1}$)
内移(internalization)
内因子(intrinsic factor)
能量代谢(energy metabolism)
逆蠕动(antiperistalsis)
逆向转运(antiport)
逆行性遗忘症(retrograde amnesia)
黏附(adhesion)
黏液-碳酸氢盐屏障(mucus bicarbonate barrier)
黏液性水肿(myxedema)
鸟苷酸环化酶受体(guanylyl cyclase receptor)
尿床(bed-wetting)
尿激酶型纤溶酶原激活物(urokinase plasminogen activator, u-PA)
尿素的再循环(urea recirculation)
凝血酶调节蛋白(thrombomodulin)
凝血因子(coagulation factors)

## P

帕金森病(Parkinson disease)
排便(defecation)
排卵(ovulation)
旁分泌(paracrine)
配体(ligand)
喷嚏反射(sneeze reflex)
皮质醇结合球蛋白(corticosteroid-binding globulin, CBG)
皮质诱发电位(evoked cortical potential)
疲劳(fatique)
贫血(anemia)
频率总和(frequency summation)
平静呼吸(eupnea)
平均动脉压(mean arterial pressure)
平均诱发电位(averaged evoked potential)
平台期(plateau)
葡萄糖转运体 2(glucose transporter 2, GLUT2)
普通生理学(general physiology)

## Q

期前收缩(premature systole)
气道阻力(airway resistance)
气体扩散速率(diffusion rate, $D$)

牵涉痛（referred pain）
牵张反射（stretch reflex）
前负荷（preload）
前列腺素（prostaglandin，PG）
前体细胞（precursor）
潜水反射（diving reflex）
强啡肽（dynorphin）
强化（reinforcement）
强直后增强（posttetanic potentiation）
强直收缩（tetanus）
切率（shear rate）
球－管平衡（glomerulotubular balance）
球旁器（juxtaglomerular apparatus）
屈肌反射（flexor reflex）
躯体感觉（somatic sensation）
躯体感觉代表区（somatic sensory area）
躯体交感反射（somatic sympathetic reflex）
趋化性（chemotaxis）
趋化因子（chemokines）
趋向性条件反射（conditioned approach reflex）
去大脑强直（decerebrate rigidity）
去极化（depolarization）
去甲肾上腺素（norepinephrine，NE）
去皮质强直（decorticate rigidity）
缺铁性贫血（iron deficiency anemia）

## R

热敏神经元（heat-sensitive neuron）
人工呼吸（artificial respiration）
人类白细胞抗原（human leukocyte antigen，HLA）
人类主要组织兼容性复合体（major histocompatibility antigen，MHC）
人绒毛膜促性腺激素（human chorionic gonadotropin，hCG）
人绒毛膜生长激素（human chorionic somatotropin，hCS）
人生长激素（human growth hormone，hGH）
Rh 因子（Rh factor）
容受性舒张（receptive relaxation）
溶剂拖曳（solvent drag）
溶血（hemolysis）
蠕动（peristalsis）
蠕动冲（peristaltic rush）
乳糜微粒（chylomicron）
乳糖不耐受（lactose intolerance）

## S

噻嗪类（thiazide）
三碘甲腺原氨酸（3，5，3′-triiodothyronine，$T_3$）
三磷酸肌醇（inositol triphosphate，$IP_3$）
三原色学说（trichromatic theory）
散光（astigmatism）
搔扒反射（scratching reflex）
色盲（color blindness）
射精（ejaculation）
射乳反射（milk-ejection reflex）
射血分数（ejection fraction）
深静脉血栓形成（deep vein thrombosis，DVT）
神经－体液调节（neurohumoral regulation）
神经递质（neurotransmitter）
神经调节（neural regulation）
神经分泌（neurocrine）
神经胶质细胞（neuroglial cell）
神经生长因子（nerve growth factor，NGF）
神经营养因子（neurotrophins，NT）
肾－体液控制机制（renal-body fluid mechanism）
肾单位（nephron）
肾上腺皮质激素（adrenal cortical hormones）
肾上腺素（epinephrine，E）
肾素－血管紧张素－醛固酮系统（renin-angiotensin-aldosterone system，RAAS）
肾小球滤过率（glomerular filtration rate，GFR）
肾性贫血（renal anemia）
渗漏通道（leakage channel）
渗透脆性（osmotic fragility）
渗透性利尿（osmotic diuresis）
渗透压感受器（osmoreceptor）
生长素介质（somatomedin，SM）
生电 $Na^+$ 泵（electrogenic $Na^+$ pump）
生理性止血（hemostasis）
生理学（physiology）
生物节律（biorhythm）
失弛缓症（achalasia）
失读症（alexia）
失敏（desensitization）
失写症（agraphia）

石房蛤毒素(saxitoxin, STX)
时间总和(temporal summation)
食管下括约肌(lower esophageal sphincter, LES)
食物的热价(thermal equivalent of food)
食物的特殊动力效应(specific dynamic effect)
视蛋白(opsin)
视黄醛(retinene)
视前区-下丘脑前部(preoptic anterior hypothalamus, PO/AH)
视野(visual field)
视紫红质(rhodopsin)
视紫蓝质(iodopsin)
适宜刺激(adequate stimulus)
释放反应(release reaction)
收钙素(calsequestrin)
收缩压(systolic pressure)
手足徐动症(athetosis)
受精(fertilization)
受体(receptor)
受体介导式入胞(receptor-mediated endocytosis)
受体内化(internalization)
瘦素(leptin)
舒张压(diastolic pressure)
树眼镜蛇毒(dendrotoxin)
衰老(aging)
双氢睾酮(dihydrotestosterone, DHT)
双眼视觉(binocular vision)
睡眠呼吸暂停(sleep apnea)
顺行性遗忘症(anterograde amnesia)
顺应性(compliance, C)
松弛素(relaxin)
酸性脂酶(acid lipase)
随意运动(voluntary movement)

## T

太空晕动病(space motion sickness)
肽转运体1(peptide transporter 1, PepT1)
糖皮质激素(glucocorticoid, GC)
特殊感觉器官
特异感觉接替核(specific sensory relay nucleus)
特异性投射系统(specific sensory projection system)
体腔壁痛(parietal pain)
体位性低血压(postural hypotension)
体温(body temperature)
体液调节(humoral regulation)
体重指数(body mass index, BMI)
天冬氨酸(aspartate, Asp)
跳跃式传导(saltatory conduction)
铁蛋白(ferrin)
铁调素(hepcidin)
听域(hearing span)
听阈(hearing threshold)
通道(channels)
同向转运(symport)
瞳孔调节反射(pupillary accommodation reflex)
瞳孔对光反射(pupillary light reflex)
瞳孔近反射(near reflex of the pupil)
突触后抑制(postsynaptic inhibition)
突触可塑性(synaptic plasticity)
突触囊泡蛋白(synaptobrevin)
突触前受体(presynaptic receptor)
突触前抑制(presynaptic inhibition)
突触前易化(presynaptic facilitation)
突触融合蛋白(syntaxin)
湍流(turbulent flow)
褪黑素(melatonin, MT)
吞噬作用(phagocytosis)
吞咽(deglutition)
吞饮(pinocytosis)

## W

外向整流 $K^+$ 电流(outward rectifying $K^+$ current, $I_K$)
外周化学感受器(peripheral chemoreceptor)
外周阻力(peripheral resistance)
晚期糖基化终产物(advanced glycation end products, AGE)
网状结构上行激活系统(ascending reticular activating system)
微循环(microcirculation)
微终板电位(miniature end plate potential)
位相性牵张反射(phase stretch reflex)
味觉性出汗(gustatory sweating)
胃-回肠反射(gastroileal reflex)
胃-结肠反射(gastrocolic reflex)
胃肠激素(gut hormones)
胃肠肽(gastrointestinal peptides)

胃黏膜屏障(gastric mucosal barrier)
胃排空(gastric emptying)
稳态(homeostasis)
五肽促胃液素(pentagastrin)

## X

吸收(absorption)
稀释段(diluting segment)
习服(acclimatization)
习惯化(habituation)
细胞因子(cytokine)
下丘脑调节肽(hypothalamus regulatory peptide, HRP)
下肢不宁综合征(restless leg syndrome)
纤溶(fibrinolysis)
纤溶酶(plasmin)
纤溶酶原(plasminogen)
纤溶酶原激活物(plasminogen activator, PA)
纤维蛋白降解产物(fibrin degradation products, FDP)
鲜味(umami)
限制性通气不足(restrictive hypoventilation)
腺苷(adenosine)
腺苷酸环化酶(adenylate cyclase, AC)
相对不应期(relative refractory period)
消化(digestion)
小细胞低色素性贫血(microcytic hypochromic anemia)
协同作用(synergistic effects)
血-睾屏障(blood-testis barrier)
血管迷走性晕厥(vasovagal syncope)
血管升压素(vasopressin)
血管性血友病因子(von Willebrand factor, vWF)
血管应力性舒张(stress-relaxation)
血红蛋白(hemoglobin, Hb)
血流量(blood flow, F 或 Q)
血流阻力(blood resistance)
血细胞比容(hematocrit)
血小板聚集(aggregation)
血小板膜糖蛋白(glycoprotein, GP)
血小板生成素(thrombopoietin, TPO)
血压(blood pressure)
血液(blood)
心动过缓(bradycardia)
心动过速(tachycardia)
心动周期(cardiac cycle)
心房钠尿肽(atrial natriuretic peptide, ANP)
心肌收缩能力(myocardial contractility)
心交感紧张(cardiac sympathetic tone)
心力贮备(cardiac reserve)
心迷走紧张(cardiac vagal tone)
心室功能曲线(ventricula function curve)
心室收缩末期容量(ventricular end-systolic volume)
心室舒张末期容量(ventricular end-diastolic volume)
心室压力-容积环(ventricular pressure-volume)
心音(heart sound)
心音图(phonocardiogram)
心指数(cardiac index)
新生儿呼吸窘迫综合征(neonatal respiratory distress syndrome, NRDS)
兴奋性(excitability)
兴奋性突触后电位(excitatory postsynaptic potential, EPSP)
行波(travelling wave)
行为性体温调节(behavioral thermoregulation)
性兴奋(sexual excitation)
性行为(sexual behavior)
胸膜腔内压(intrapleural pressure)
胸式呼吸(thoracic breathing)
雄激素结合蛋白(androgen-binding protein, ABP)
雄酮(androsterone)
嗅敏度(olfactory acuity)
循环池(circulating pool)
循环系统平均充盈压(mean circulatory filling pressure)

## Y

压力-容积功(volume-pressure work)
压力感受性反射(baroreceptor reflex)
压力性利尿(pressure diuresis)
压力性尿排钠增多(pressure natriuresis)
烟碱(nicotine)
烟碱受体(nicotinic receptor)
延寿蛋白(sirtuin)
盐皮质激素(mineralocorticoid, MC)
眼心反射(oculocardiac reflex)
眼震(nystagmus)
氧解离曲线(oxygen dissociation curve)
氧热价(thermal equivalent of $O_2$)
氧债(oxygen debt)

痒(itch)
夜惊(night terrors)
夜盲症(night blindness)
液态镶嵌模型(fluid mosaic model)
一过性外向电流(transient outward current, $I_{to}$)
一过性外向 $K^+$ 电流(transient outward $K^+$ current, $I_{to}$)
一氧化氮合酶(nitric oxide synthase)
胰岛素(insulin)
胰岛素受体底物(insulin-receptor substrates, IRS)
胰岛素样生长因子(insulin-like growth factor, IGF)
胰多肽(pancreatic polypeptide, PP)
胰高血糖素(glucagon)
移行性复合运动(migrating motility complex, MMC)
移行性复合运动(MMC)
移植物抗宿主反应(graft versus host reaction, GVHR)
乙酰胆碱(acetylcholine, ACh)
异长自身调节(heterometric autoregulation)
抑制区(inhibitory area)
抑制性突触后电位(inhibitory postsynaptic potential, IPSP)
易化(facilitation)
易化扩散(facilitated diffusion)
易化区(facilitatory area)
易化学说(facilitation theory)
意向性震颤(intention tremor)
阴茎勃起(erection)
应激反应(stress response)
应急反应(emergency reaction)
用力肺活量(forced vital capacity, FVC)
用力呼吸(forced breathing)
优势半球(dominant hemisphere)
优势卵泡(dominant follicle)
幽门螺杆菌(Helicobacter pylori, Hp)
有效滤过压(effective filtration pressure, EFP)
余气量(residual volume, RV)
愉快中枢(pleasure center)
阈刺激(threshold stimulus)
阈电位(threshold potential)
阈上刺激(supraliminal stimulus)
阈下刺激(subthreshold stimulus)
原发性主动转运(primary active transport)
原肌球蛋白(tropomyosin)
远距分泌(telecrine)
远视(hyperopia)
月经(menstruation)
月经周期(menstrual cycle)
晕动病(motion sickness)
允许作用(permissive effects)
孕激素(progesterone)
孕酮(progesterone, P)
运动单位(motor unit)
运动失语症(motor aphasia)
运动柱(motor column)
运铁蛋白(transferrin, Tf)

## Z

载体(carrier)
造血干细胞移植(hematopoietic stem cell transplantation, HSCT)
造血干细胞(hematopoietic stem cell, HSC)
增量调节(up regulation)
张力热(tension heat)
着床(implantation)
蒸发(evaporation)
整合生理学(integrative physiology)
正常起搏点(normal pacemaker)
正反馈(positive feedback)
正性变传导作用(positive dromotropic action)
正性变力作用(positive inotropic action)
正性变时作用(positive chronotropic action)
脂联素(adiponectin)
直肠括约肌反射(rectosphincteric reflex)
质子泵(proton pump)
致热原(pyrogen)
中间时程记忆(intermediate-term memory)
中枢化学感受器(central chemoreceptor)
中枢延搁(central delay)
中心静脉压(central venous pressure, CVP)
终板电位(endplate potential)
周期性肢体运动障碍(periodic limb movement disorder, PLMD)
轴浆运输(axoplasmic transport)
主动转运(active transport)
转(运)铁蛋白(transferrin)
锥体外系(extrapyramidal system)
锥体系(pyramidal system)